Frohn

Rezeptfrei

AF569421

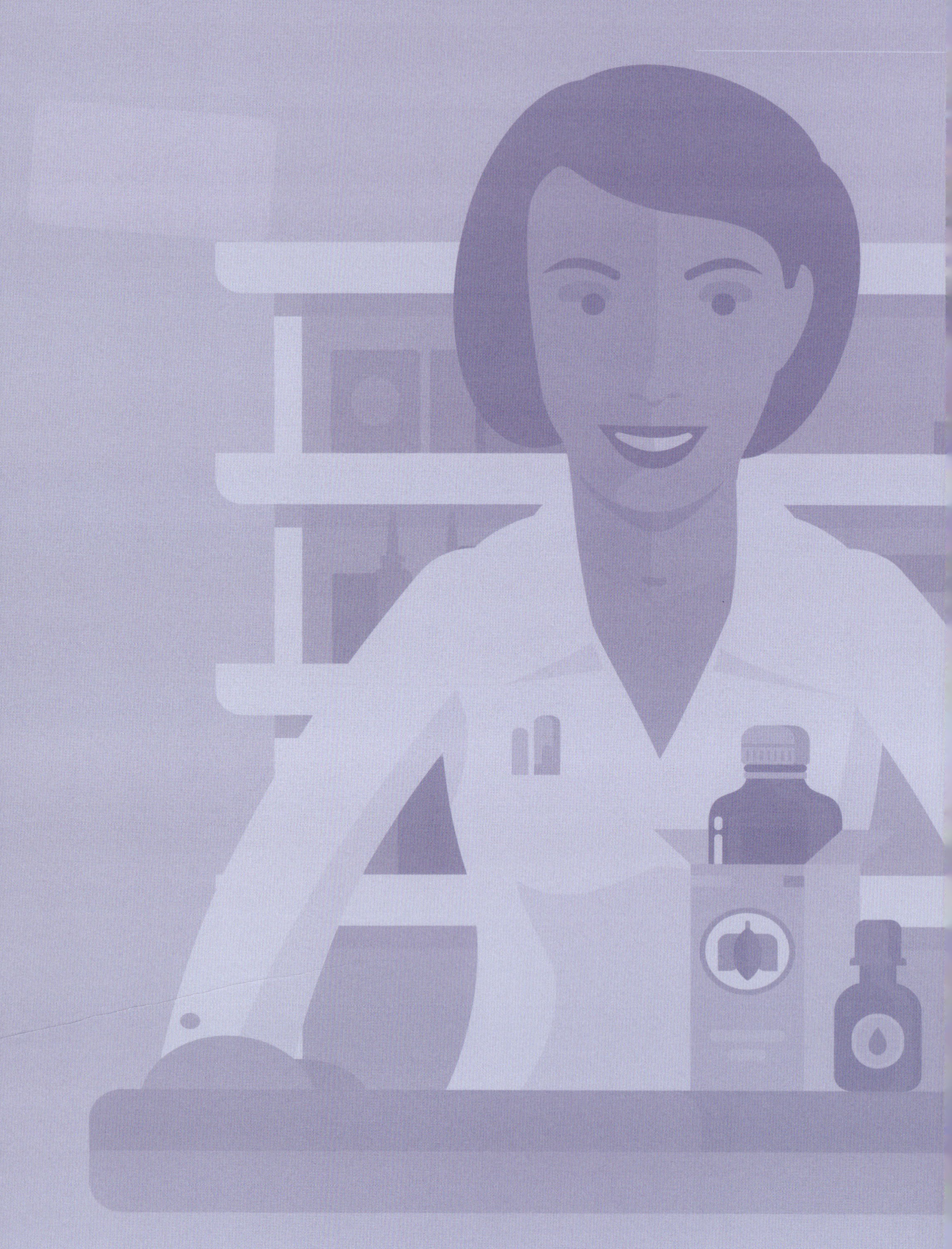

Lars P. Frohn

# Rezeptfrei

## Beratungskompass Selbstmedikation

Herausgegeben von Lars P. Frohn, Bonn

Mit Beiträgen von
Stephanie Paul
Ilva Großbach
Lars P. Frohn
Karin Diesner
Ines Winterhagen

Mit 148 Abbildungen und 217 Tabellen

DAV Deutscher Apotheker Verlag

**Zuschriften an**
lektorat@dav-medien.de

**Anschrift des Herausgebers**
Lars P. Frohn
Humboldtstr. 42
53115 Bonn
www.lpfrohn.de

**Hinweis:** Um die Lesbarkeit des Buches zu verbessern, verzichten wir auf die gleichzeitige Nennung männlicher und weiblicher Sprachformen. Alle Formen schließen Männer und Frauen ein.

Alle Angaben in diesem Werk wurden sorgfältig geprüft. Dennoch können der Herausgeber und der Verlag keine Gewähr für deren Richtigkeit übernehmen.

Ein Markenzeichen kann markenrechtlich geschützt sein, auch wenn ein Hinweis auf etwa bestehende Schutzrechte fehlt.

Bibliografische Information der Deutschen Nationalbibliothek
Die Deutsche Nationalbibliothek verzeichnet diese Publikation in der Deutschen Nationalbibliografie; detaillierte bibliografische Daten sind im Internet unter https://portal.dnb.de abrufbar.

Jede Verwertung des Werkes außerhalb der Grenzen des Urheberrechtsgesetzes ist unzulässig und strafbar. Das gilt insbesondere für Übersetzungen, Nachdrucke, Mikroverfilmungen oder vergleichbare Verfahren sowie für die Speicherung in Datenverarbeitungsanlagen.

1. Auflage 2018
ISBN 978-3-7692-6806-5 (Print)
ISBN 978-3-7692-7140-9 (E-Book, PDF)

© 2018 Deutscher Apotheker Verlag
Birkenwaldstraße 44, 70191 Stuttgart
www.deutscher-apotheker-verlag.de
Printed in Germany

Satz: primustype Hurler GmbH, Notzingen
Druck und Bindung: Druckerei Kohlhammer, Stuttgart
Umschlagabbildung: Nach einer Illustration von jossdim/fotolia
Umschlaggestaltung: deblik, Berlin

# Vorwort

Liebe Leser,
vor Ihnen liegt ein umfassendes, neues und informatives Werk über die Selbstmedikation in der Apotheke. Es wurde geschrieben von Apothekerinnen und Apothekern, die Ihre langjährigen praktischen Erfahrungen in der Beratung in der Offizin in dieses Buch einbringen. In 17 Kapiteln werden die gängigsten Themen der Selbstmedikation im HV, aber auch vermeintliche „Randthemen" ausführlich behandelt. Bewusst ist dieses Buch nicht rein wissenschaftlich ausgelegt. Es orientiert sich aber bei den Therapieempfehlungen an Leitlinien und aktuellen wissenschaftlichen Erkenntnissen. Daneben gibt es aber auch Hinweise auf komplementärmedizinische Behandlungsmöglichkeiten. Das bietet Ihnen die Möglichkeit, allen Kundenbedürfnissen gerecht zu werden.

Dieses Buch eignet sich sowohl für Neueinsteiger in den Beruf, als auch zum „Auffrischen" des Wissens für Apotheker und PTA, die längere Zeit nicht in der Offizin gearbeitet haben. Dieses umfassende Werk kann aber auch als Nachschlagewerk dienen, um im Apothekenalltag schnell etwas nachzuschauen und mit diesen Informationen die Kunden ausgiebig zu beraten. Pharmazeuten im Praktikum, die sich auf das 3. Staatsexamen vorbereiten, nutzen dieses anschaulich und lesefreundlich gestaltete Buch als optimale Vorbereitung auf die Prüfung, da alle Inhalte ausführlich und selbsterklärend dargestellt werden, sodass keine Fragen offen bleiben.

In diesen unruhigen Zeiten für die Apotheken bedingt durch das EUGH-Urteil oder unklarer rechtlicher Dinge und Vorgänge wie rund um den Abgabe-Automaten in Hüffenhardt, aber auch durch die permanenten Probleme bei der Umsetzung der Rabattverträge, hat die Apotheke vor Ort jedoch die Beratungsleistung nach wie vor selbst in der Hand und kann sich besonders in der Selbstmedikation dem Kunden gegenüber profilieren und positionieren. Die Apotheke vor Ort schätzen die Patienten bei der Versorgung mit rezeptpflichtigen Arzneimitteln als verlässlichen Ansprechpartner. Die Beratung bei der Selbstmedikation in der Apotheke spielt aber zusätzlich eine besonders wichtige Rolle. Das belegt die Zahl der verkauften Packungen in der Selbstmedikation: Der Umsatz an rezeptfreien Arzneimitteln ist 2016 um 2,4 Prozent gestiegen. Auf den Vertriebsweg Apotheke inklusive Versandhandel entfallen 97 Prozent des Umsatzes.

Der Selbstmedikationsmarkt mit rezeptfreien, apothekenpflichtigen und freiverkäuflichen Arzneimitteln sowie Gesundheitsmitteln in Apotheken und im Versandhandel beträgt 6,9 Milliarden Euro! Der größte Anteil – 72 Prozent nach Umsatz und 74 Prozent nach Absatz – entfällt auf apothekenpflichtige Arzneimittel! Die Apotheke vor Ort ist somit der wichtigste Vertriebsweg für rezeptfreie Arzneimittel. Die Selbstmedikation in Verbindung mit der heilberuflichen Beratung in der Apotheke ist wirksam, sicher und effizient. Im Rahmen der rezeptfreien Selbstmedikation haben die Empfehlungen der Apotheker und der Ärzte eine große Bedeutung: Im Jahr 2016 wurden 742 Millionen Arzneimittel-Packungen in diesem Segment abgegeben! Auch wenn viele Kunden heutzutage nur noch als „Schnäppchenjäger" unterwegs sind, bleibt eine gute Beratung eher im Bewusstsein des Kunden als der Preis.

Nach der Apothekenbetriebsordnung ist das pharmazeutische Personal verpflichtet, zu ermitteln, ob das vom Kunden für die Selbstmedikation gewünschte Arzneimittel überhaupt geeignet ist oder wann ein Arzt aufzusuchen ist. Notwendige Informationen über die richtige Anwendung, Nebenwirkung und Wechselwirkung sind vom pharmazeutischen Personal immer zu leisten. Bei der Abgabe von Arzneimitteln ist durch Nachfrage der Beratungsbedarf festzustellen. Eine Beratung muss immer aktiv angeboten werden. Den Kunden zu beraten ist also unerlässlich, am besten nach der BAK Leitlinie „Information und Beratung des Patienten bei der Abgabe von Arzneimitteln – Selbstmedikation". Sehen Sie diese Aufgabe nicht als lästige Pflicht! Gestalten Sie Beratung lebhaft und ausgefallen, aber immer individuell. Ihnen soll die Beratung am Kunden Spaß machen und das soll der Kunde auch spüren. Ihren Kunden soll mit Ihrer Beratung geholfen werden. Denken Sie immer daran: Sie haben als Apotheker und PTA einer der besten und angesehensten Berufe! Vermitteln Sie das dem Kunden!

In diesem Sinne wünsche ich Ihnen viel Spaß beim Lesen und Beraten.

Mein Dank gilt allen beteiligten Autoren, Lektoren und dem Deutschen Apotheker Verlag für die großartige Umsetzung dieses umfassenden Werks. Mein besonderer Dank gilt der Autorin Frau Stephanie Paul, die einen großen Teil dieses Buches übernommen hat und damit das rechtzeitige Erscheinen möglich gemacht hat.

Bonn, im Frühjahr 2018 Lars P. Frohn

# Inhaltsverzeichnis

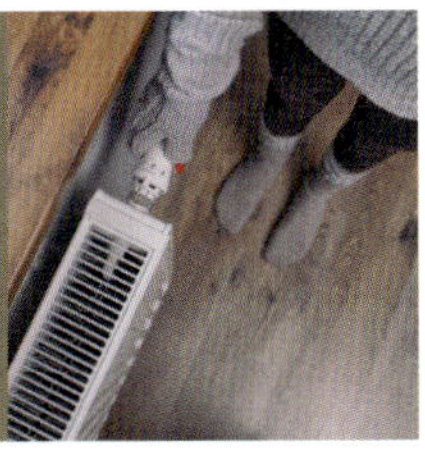

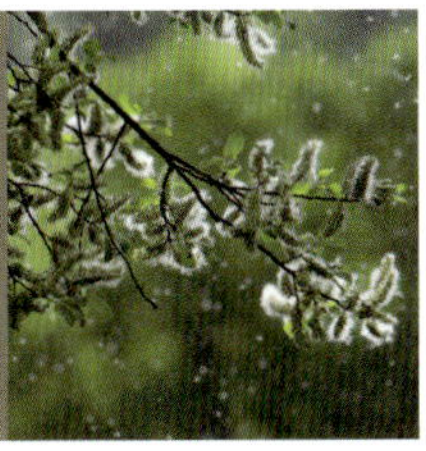

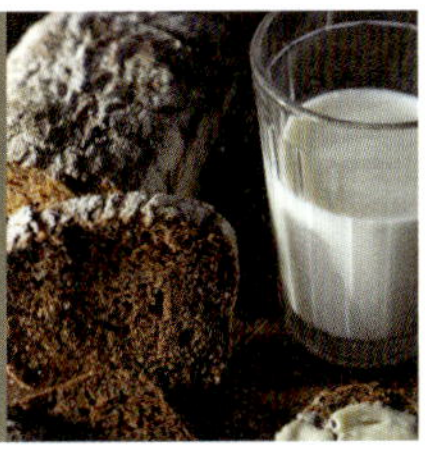

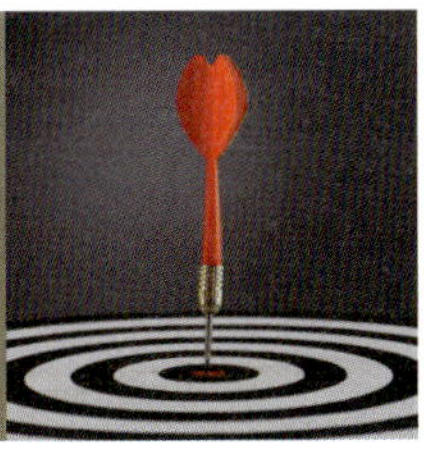

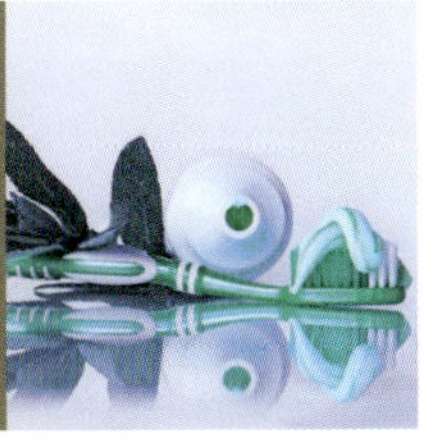

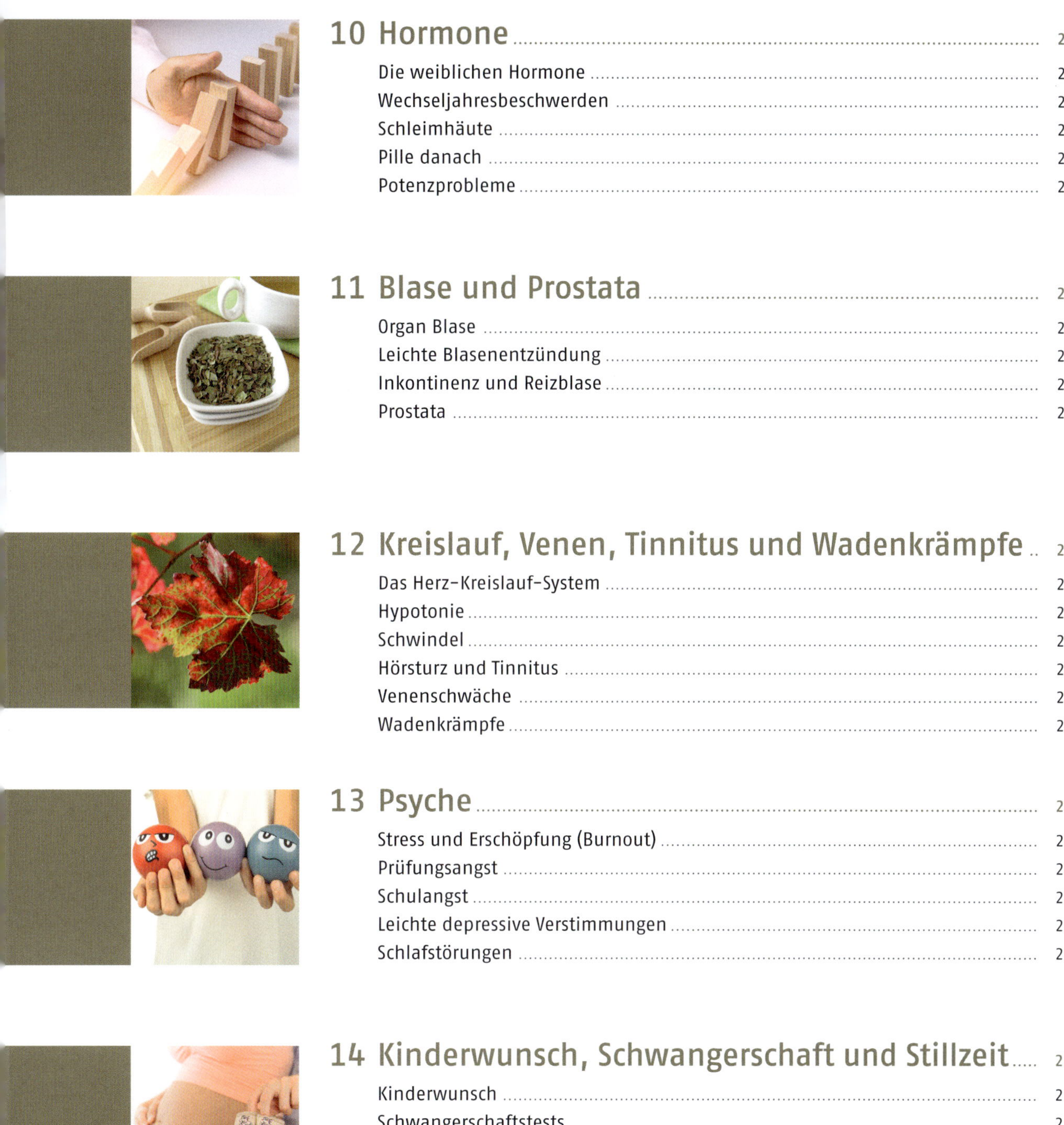

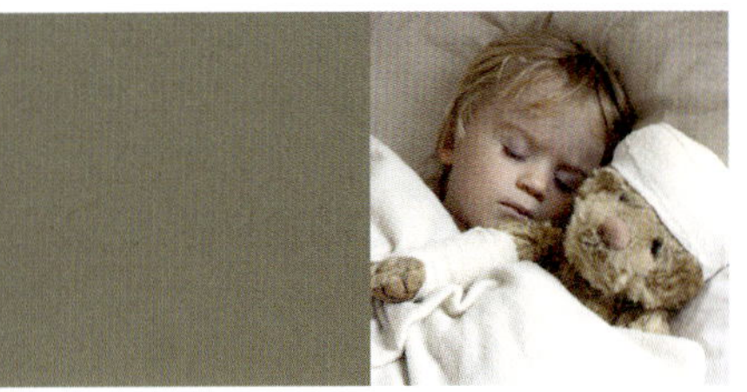
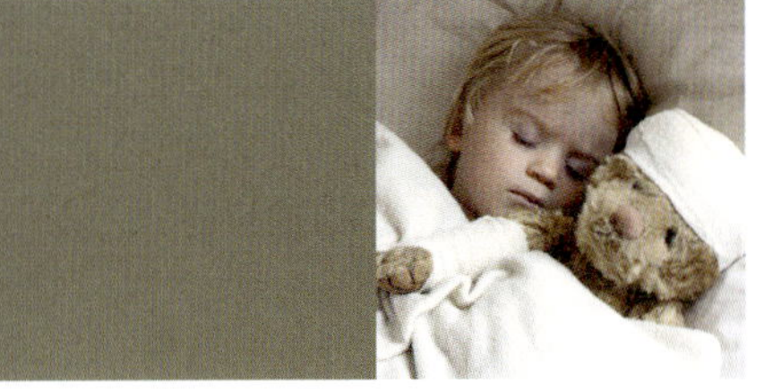



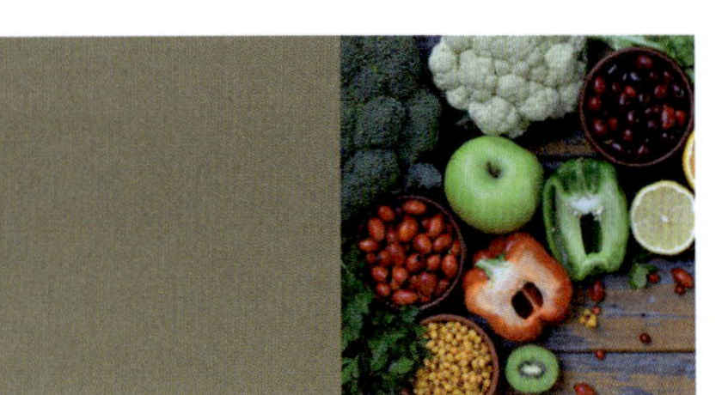



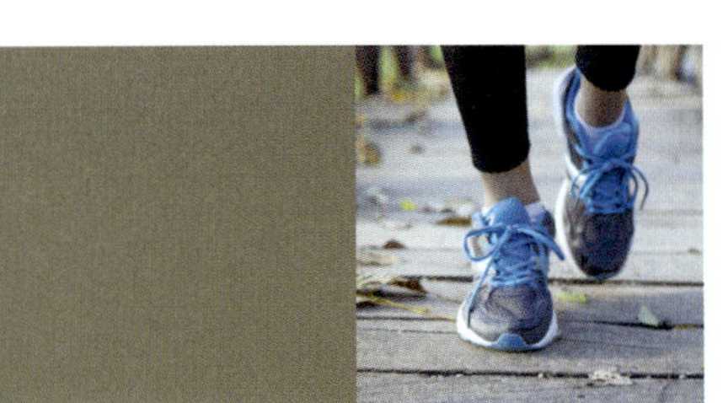

# Abkürzungen Darreichungsformen

**A**

AEO Ätherisches Öl
ASN Augen- und Nasensalbe
AT Augentropfen
AUG Augengel
AUS Augensalbe

**B**

BAD Bad
BAL Balsam

**C**

CRE Creme

**D**

DIL Dilution
DRA Dragees

**E**

EIN Einreibung
ELI Elixier
EMU Emulsion
ESS Essenz

**F**

FBE Filterbeutel
FLE Flüssigkeit zum Einnehmen
FLU Flüssigkeit
FTA Filmtabletten

**G**

GEL Gel
GLO Globuli
GRA Granulat

**H**

HKP Hartkapseln

**I**

INH Inhalat

**K**

KAP Kapseln
KDA Kaudragees
KLI Klistiere
KTA Kautabletten
KON Konzentrat

**L**

LIQ Liquidum
LOT Lotion
LSG Lösung
LUP Lutschpastillen
LUT Lutschtabletten

**M**

MIL Milch

**N**

NAO Nasenöl
NAS Nasenspray
NSA Nasensalbe
NTR Nasentropfen

**O**

OEL Öl
OHT Ohrentropfen

**P**

PAS Pastillen
PFL Pflaster
PPL Pumplösung
PST Paste
PUD Puder
PUL Pulver

**R**

REK Retardkapseln
RET Retardtabletten

**S**

SAF Saft
SAL Salbe
SCH Schaum
SIR Sirup
SHA Shampoo
SMT Schmelztabletten
SPR Spray
SUP Zäpfchen
SUS Suspension

**T**

TAB Tabletten
TEE Tee
TEI Tropfen zum Einnehmen
TIN Tinktur
TON Tonikum
TRA Trinkampullen
TRI Trituration

**U**

UTA Überzogene Tabletten

**V**

VCR Vaginalcreme
VGE Vaginalgel
VKA Vaginalkapseln
VSU Vaginalzäpfchen
VTA Vaginaltabletten

**W**

WKP Weichkapseln
WUE Würfel

**Z**

ZGE Zahnungsgel
ZPA Zahnpasta

**X**

XDG Duschgel

# Einführung

Die Selbstmedikation in Verbindung mit der heilberuflichen Beratung in der Apotheke ist wirksam, sicher und effizient. Der Patient, der in der Apotheke sich selbst mit Medikamenten versorgen möchte, braucht eine unabhängige, heilberufliche Beratung. Beim Beratungsgespräch sollte sich das pharmazeutische Personal an der Leitlinie der BAK „ Information und Beratung des Patienten bei der Abgabe von Arzneimitteln - Selbstmedikation" orientieren. Es muss klar sein, für wen das Arzneimittel bestimmt ist. Die Eigendiagnose des Patienten muss durch die bekannten W-Fragen hinterfragt werden. Selbstverständlich ist im Gespräch festzustellen, ob die Abgabe möglich ist oder eher zum Arztbesuch geraten werden sollte. Die Auswahl des Arzneistoffes erfolgt dann unter Berücksichtigung des Patientenwunsches und nach pharmazeutischen Gesichtspunkten. Bei der Abgabe ist die Information zum Arzneimittel, Dosierung, Anwendung, Anwendungsdauer zwingend. Nichtmedikamentöse Zusatzinformationen, wie im Buch immer unter „ergänzende Empfehlungen" aufgelistet, runden das Beratungsgespräch ab. Erarbeiten Sie mit Ihren Kolleginnen und Kollegen im Team Beratungsstrukturen. So macht Beratung Spaß - und was gibt es Schöneres, als wenn der Patient Ihnen für die gute Beratung dankt!

## Wie Sie dieses Buch benutzen:

Die Kapitel des Buches sind wie folgt aufgebaut: Nach einer kurzen Geschichte, die ein Fallbeispiel rund um den Alltag einer weiblichen Studenten-WG beschreibt, finden Sie eine Einführung in die Thematik des Kapitels. Bei den meisten Kapiteln, sofern möglich, wird anfangs die Physiologie des betreffenden Organs bzw. der Körperfunktion beschrieben. Der Teil, der für die Beratung in der Apotheke am wichtigsten ist, ist die Auswahl des geeigneten Arzneimittels: Der Fokus jedes Kapitels liegt auf der Beschreibung der allopathischen und phytotherapeutischen Arzneimittel zur Selbstmedikation. Homöopathische und anthroposophische Arzneimittel sowie Schüßler-Salze werden auch genannt, aber nicht detailliert thematisiert. Das gilt nicht für das Kapitel „Bagatellerkrankungen bei Säuglingen und Kleinkindern", weil dort der Einsatz homöopathischer Mittel vor allem im Säuglings- und Kleinkindalter oft die einzige Therapiemöglichkeit darstellt und auch viele Eltern lieber auf nichtchemische Mittel zurückgreifen möchten.

Für ausführliche Informationen zur Behandlung mit Homöopathika verweisen wir auf Bücher, die sich ausschließlich mit dieser Thematik befassen.

Dosierungen zu den Fertigarzneimitteln finden Sie gelegentlich, aber nicht immer. Das liegt daran, dass eine Dosierungsempfehlung teilweise individuell im persönlichen Beratungsgespräch festgelegt werden muss.

Die im Fließtext erwähnten Wirkstoffe bzw. die dazugehörigen Fertigarzneimittel finden Sie übersichtlich am Ende der Unterkapitel als Tabelle.

Zusatzempfehlungen, also nicht medikamentöse Maßnahmen, die Sie Ihren Kunden und Patienten weitergeben können, werden ebenfalls dargestellt.

Für jede Indikation werden die Grenzen der Selbstmedikation aufgezeigt. Sie erfahren immer in einem separaten Unterkapitel, mit welchen Symptomen Sie Ihren Kunden besser zum Arzt schicken.

Alles in allem finden Sie schnell und übersichtlich die Informationen, nach denen Sie suchen und die Sie für ein ausführliches Beratungsgespräch benötigen.

## Dargestellte Therapiemöglichkeiten:

Für den Bereich der heutigen Pharmakotherapie, also der Nutzung „klassischer Arzneimittel", zu denen wir in der Apotheke beraten und die wir verkaufen, prägte der Gründer des homöopathischen Heilverfahrens, Samuel Hahnemann (1755–1843), den Begriff **Allopathie** – damals für bestimmte nicht-homöopathische Behandlungsmethoden. Er leitet sich von den griechischen Worten für „allos", anderer, und „pathos", Leiden ab. Verkürzt gesagt, wird das Leiden oder die Krankheit durch einen anderen, entgegengesetzt wirkenden Stoff bekämpft. Unter allopathischen Arzneimitteln versteht man Arzneimittel, die in der Schulmedizin therapeutisch eingesetzt werden, also nach wissenschaftlich anerkannten Methoden.

Unter **komplementärer Medizin**, auch Alternativmedizin, versteht man Diagnose-oder Therapieverfahren, die eine Ergänzung zur Schulmedizin darstellen, die aber oft einer wissenschaftlichen Nachvollziehbarkeit nicht standhalten. Dazu gehören Heilverfahren, die einen anderen Ansatz als die Schulmedizin haben, wie Homöopathie, anthroposophische Medizin, Therapie mit Schüßler-Salzen oder auch Osteopathie und Akupunktur als Teil der Traditionellen Chinesischen Medizin.

Die **Homöopathie** beruht auf dem Ähnlichkeitsprinzip „Ähnliches möge durch Ähnliches geheilt werden". Im Gegensatz zur Allopathie geht die homöopathische Lehre davon aus, dass die Bioaktivität eines Heilmittels beim Verdünnen ansteigt.

Die einzelne Gabe homöopathischer Mittel besteht aus 3–5 Globuli, 5–10 Tropfen oder 1 Tablette, die Häufigkeit richtet sich danach, ob die Beschwerden akut oder chronisch auftreten und reicht von stündlich bis 2–4 x täglich.

**Anthroposophische Arzneimittel** richten sich nicht gegen die einzelne Krankheit oder ein Symptom, sondern aktivieren die Gesundungskräfte des gesamten Organismus und unterstützen den Heilungsprozess.

**Schüßler-Salze** beruhen auf der Erkenntnis, dass Organstörungen ihre Ursache in einem Mangel von Mineralsalzen haben. Bei Einnahme homöopathischer Potenzen üben sie einen Reiz auf den Körper aus.

Die Dosierungsempfehlungen variieren je nach Literatur- und Herstellerangaben. Die Dosierungen richten sich danach, ob die Erkrankung chronisch ist oder ob akute Beschwerden vorliegen:

Die allgemeine Dosierungsempfehlung lautet: Bei chronischen Beschwerden nehmen Erwachsene und Kinder ab 6 Jahren: 3 x 1 Tablette oder 3 x 5 Tropfen ein. Säuglinge und Kinder bis 6 Jahre sollen 3 x 1 Tablette oder 3 x 5 Tropfen einnehmen.
Das Behandlungsschema bei akuten Beschwerden ist während circa 1–2 Stunden alle 5 Minuten eine Tablette auf der Zunge zergehen zu lassen. In flüssiger Form sollen 5 Tropfen pur oder in Wasser aufgelöst eingenommen werden.

Die Einnahme der Schüßler-Salze soll vor dem Essen erfolgen. Das ist deswegen so wichtig, weil das potenzierte Schüßler-Salz seine Wirkung direkt über die Mundschleimhaut entfaltet und nicht in Magen oder Darm. Nach dem Essen ist der Mund mit den „Informationen" der Speise so überstrapaziert, dass man frühestens 1–2 Stunden danach die Mineralsalze anwenden sollte, um einen optimalen Wirkeffekt zu erzielen.

Merke: 1 Tablette entspricht 5 Globuli oder 5 Tropfen der Dilution.

# 1 Erkältungsbeschwerden

Ilva Großbach

Bea begleitet ihre Freundin Tanja in die Apotheke. Tanja hat es oft nicht leicht mit der Doppelbelastung Kind und Studium und deswegen kümmert sich Bea ab und zu um sie. Tanja sieht müde aus. Auf dem Arm trägt sie Felix, der an einem Brötchen knabbert. Sie wird von einer PTA freundlich begrüßt und gefragt, wie man ihr helfen könne. „Mein Freund ist krank und hat mich zu Ihnen geschickt. Er hat die ganze Nacht gehustet, die Nase läuft. Wissen Sie, da konnte ich auch nicht schlafen. Wenn der mal krank ist könnte man meinen die Welt geht unter. Aber arbeiten geht er trotzdem." Sie setzt Felix auf dem HV-Tisch ab. „Das verstehe ich gut. Dann sind Sie am Morgen beide müde. Seit wann hat er die Beschwerden?", fragt die PTA. „So genau weiß ich das gar nicht. Aber er hat gestern früh schon über Kopfschmerzen geklagt." Die PTA fragt nach weiteren Symptomen wie Fieber oder Halsschmerzen: „Jetzt mache ich mir natürlich Sorgen, dass sich der Kleine ansteckt. Er war dieses Jahr doch schon so oft erkältet...", sagt Tanja etwas verzweifelt. „Das wird schon wieder", versucht Bea Tanja zu ermutigen.

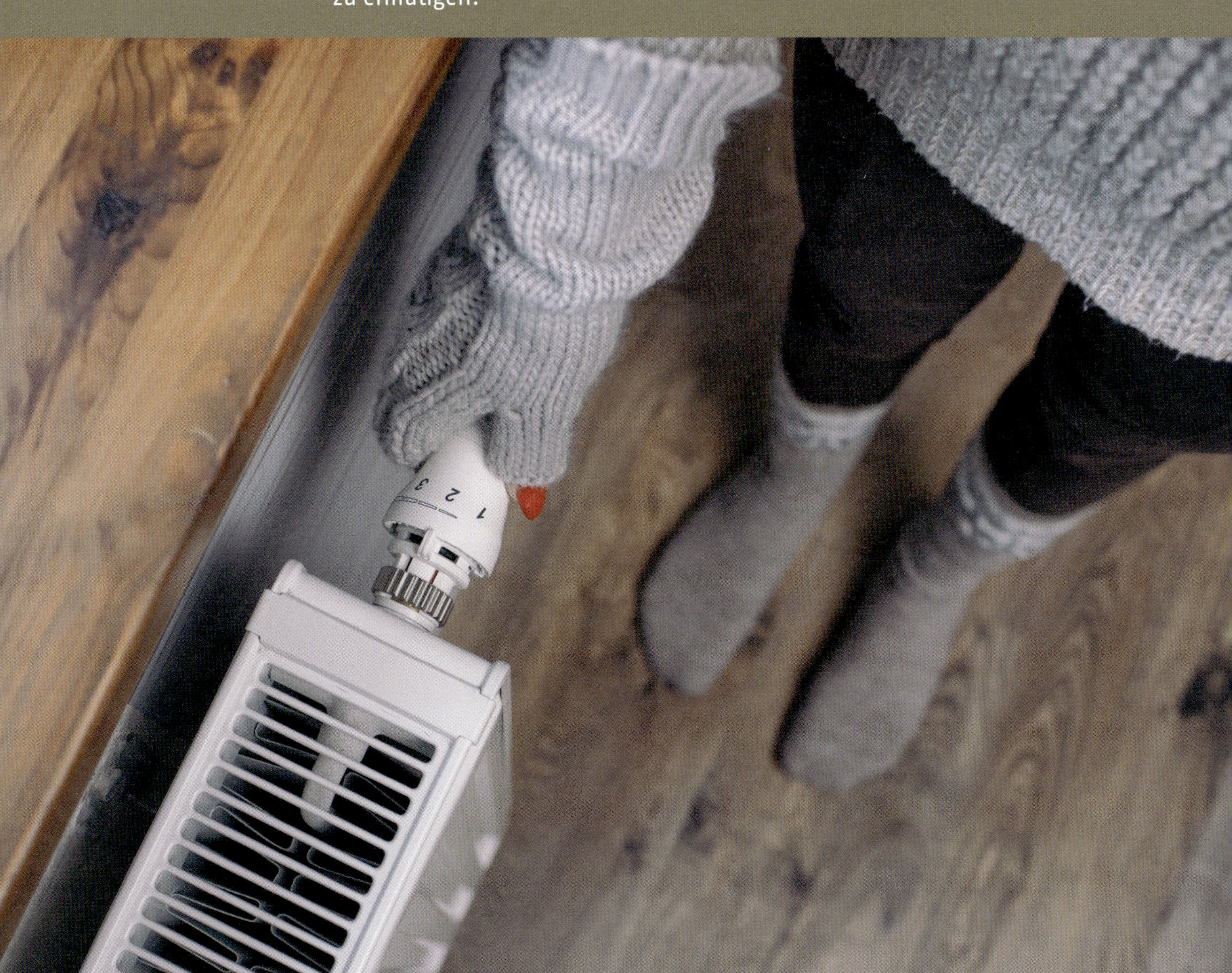

# Die Atemwege

Der Respirationstrakt wird in die oberen und unteren Atemwege unterteilt. Zu den oberen Atemwegen gehören der Mund- und Rachenraum, die Nase und die Nasennebenhöhlen. Die Luftröhre, Bronchien und Lungenflügel gehören zu den unteren Atemwegen. Der Kehlkopf sitzt genau an der Grenze. Luft wird durch Nase oder Mund eingeatmet, befeuchtet, angewärmt und vorgereinigt, bevor sie über ein weit verzweigtes röhrenartiges Netzwerk (Bronchien, Bronchiolen, Alveolen) in der Lunge ankommt.

Zu den **Nasennebenhöhlen** zählen die Stirn- und Kieferhöhlen, Siebbeinzellen und Keilbeinhöhlen (o Abb. 1.1). Sie sind über kleine Verbindungen (Ostien) mit der Nasenhaupthöhle verbunden und erwärmen und befeuchten ebenfalls die eingeatmete Luft. Der knorpelige Kehlkopf übernimmt Funktionen beim Atmen und Sprechen und sorgt dafür, dass Nahrung nicht in die Luftröhre gelangt.

Ein Großteil der Atemwege ist mit **respiratorischem Flimmerepithel** ausgekleidet, einer speziellen Schleimhaut, die auf der Oberfläche Flimmerhärchen besitzt. Diese Flimmerhärchen bewirken einen koordinierten Sekrettransport Richtung Rachenraum (mukoziliäre Clearance), wo die Sekrete normalerweise verschluckt werden. Staub, Krankheitserreger oder andere Fremdpartikel bleiben nach dem Einatmen auf dem Sekret hängen und werden automatisch wieder aus den Atemwegen hinausbefördert. Die Sekretproduktion übernehmen Becherzellen und verschiedene Drüsen, die seröse und muköse Schleime bilden. Oberflächenaktives Surfactant reduziert die Oberflächenspannung, sodass auch beim Ausatmen die für den Gasaustausch essenziellen Lungenbläschen (Alveolen) nicht kollabieren.

# Allgemeine Erkältungsbeschwerden

## Ursachen und Symptome

Unter dem Begriff Erkältung oder grippaler Infekt werden verschiedene Symptome zusammengefasst, die während einer Infektion der oberen oder unteren Atemwege auftreten können. In den meisten Fällen sind Viren für Erkältungen verantwortlich. Neben Rhinoviren sind das Parainfluenzaviren, Corona- und Adenoviren sowie Myxoviren. Da sich Viren genetisch sehr schnell verändern können, entstehen laufend neue Formen, sodass eine Impfstoffentwicklung derzeit noch nicht gelungen ist. Die Ansteckung erfolgt durch Tröpfcheninfektion oder Kontaktinfektion über verunreinigte Oberflächen wie Lichtschalter, Türklinken oder Haltegriffe in Bussen und Bahnen. Die Inkubationszeit der Erkältung ist sehr unterschiedlich und wird mit Stunden bis Tagen angegeben.

Erwachsene leiden durchschnittlich zwei- bis fünfmal pro Jahr an einer Erkältung, Kinder sind mit zehn- bis zwölfmal jährlich deutlich häufiger betroffen, da ihr Immunsystem noch nicht völlig ausgereift ist.

Ein Atemwegsinfekt beginnt häufig mit Halsschmerzen und Hustenreiz, dicht gefolgt von Schnupfen sowie Kopf- und Gliederschmerzen. Begleitend fühlt sich der Patient abgeschlagen und müde, die Körpertemperatur kann langsam ansteigen und ist oft abends höher als morgens. Möglich ist auch Schüttelfrost. Nach wenigen Tagen kann sich der Infekt auf die unteren Atemwege ausbreiten. Der Husten geht in die produktive Phase über, der Patient leidet unter festsitzendem Sekret und verstärktem Hustenreiz. Infektionen bei denen die Lunge mit betroffen ist, sind langwieriger und es kann ein Reizhusten bis zu acht Wochen nach der Erkältung bestehen bleiben. Der Übergang der Infektion von den oberen zu den unteren Atemwegen wird als Etagenwechsel bezeichnet.

Eine echte Grippe (Influenza) unterscheidet sich durch ihren sehr plötzlichen Beginn mit Fieber, Schüttelfrost sowie

Einteilung und Lage der Nasennebenhöhlen

o Abb. 1.1

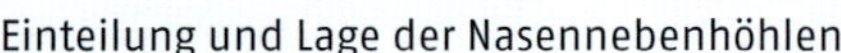

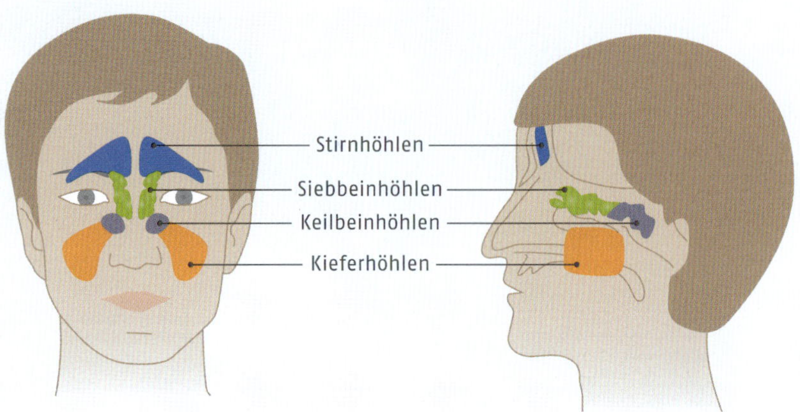

starken Kopf- und Gliederschmerzen. Patienten mit dieser Symptomatik müssen sich umgehend in ärztliche Behandlung begeben.

## Therapiemöglichkeiten

Eine kausale Therapie gibt es nicht, die Erkrankung ist selbstlimitierend und dauert in der Regel sieben bis zehn Tage. Die Behandlung der Erkältung zielt daher hauptsächlich auf die Linderung der Symptome ab. Dabei richtet sich die Wahl der Arzneimittel nach dem individuellen Beschwerdebild. Da sich dieses innerhalb einer Erkältung wandelt, kann der Patient darauf hingewiesen werden, dass er sich bei Entwicklung weiterer Symptome erneut an die Apotheke wenden soll.

**Antibiotika** sind nur bei bakteriellen Infektionen indiziert. Da die meisten Erkältungen viraler Natur sind oder zumindest viral beginnen, sollten Patienten zunächst nicht mit Antibiotika behandelt werden. Da Erkältungspatienten häufig ohne Rezept in die Apotheke kommen, besteht besonders großer Beratungsbedarf um die optimale Behandlung empfehlen zu können.

Kopf- und Gliederschmerzen sowie Fieber werden mit Acetylsalicylsäure, Ibuprofen oder Paracetamol behandelt. Aufgrund ihrer entzündungshemmenden Wirkung ist NSAIDs nach Möglichkeit der Vorzug zu geben. Die Schmerzmittel werden unter Berücksichtigung möglicher Kontraindikationen ausgewählt (▸ Kap. 8).

Bei Patienten sind **Komplexarzneimittel** zur Behandlung von Erkältungskrankheiten beliebt. Sie sind jedoch mit Vorsicht zu genießen, da sie nicht bei allen Patienten gleichermaßen geeignet sind und die Gefahr besteht, dass Wirkstoffe eingenommen werden, die der Körper gar nicht benötigt. Äußert der Patient im Beratungsgespräch den Wunsch nach einem Komplexarzneimittel sollte in jedem Fall überprüft werden, ob die enthaltenen Wirkstoffe die Symptome abdecken und richtig dosiert sind. Die einzelnen Produkte sind sehr unterschiedlich zusammengesetzt. Enthalten sind oft Analgetika (Acetylsalicylsäure, Ibuprofen, Paracetamol), systemisch wirksame α-Sympathomimetika (Pseudoephedrin, Phenylpropanolamin, Phenylephrin) und Hustenlöser (Guaifenesin) oder Hustenstiller (Dextromethorphan).

Kontraindiziert sind **Komplexarzneimittel** beispielsweise bei schwerer Hypertonie, Herzinsuffizienz und Leber- oder Nierenfunktionsstörungen, erhöhter Blutungsneigung sowie in Schwangerschaft und Stillzeit.

Positiv ist die Wirkung der α-Sympathomimetika, die die Schleimhäute der Nase und der Nasennebenhöhlen abschwellen. Die Nasenatmung wird deutlich erleichtert, die Belüftung der Nebenhöhlen ermöglicht. Sie haben außerdem einen leicht aufputschenden Effekt, sodass sich der Patient weniger abgeschlagen fühlt. Um die Nachtruhe nicht zu gefährden ist die Einnahme zur Nacht nicht zu empfehlen.

**Pflanzliche Alternativen** können entweder die chemisch-synthetische Therapie unterstützen, aber auch eigenständig eingesetzt werden. Sie können bereits im sehr frühen Krankheitsstadium eingenommen werden, wenn der Patient merkt, dass eine Erkältung im Anzug ist. Die Kombination aus Kapuzinerkresse und Meerrettichwurzel wirkt aufgrund der enthaltenen Senföle antiviral, antibakteriell und immunstärkend (○ Abb. 1.2).

Im Bereich der Homöopathie und Anthroposophie gibt es einige gut zusammengesetzte Komplexmittel, die die Selbstheilungskräfte bei viralen Infekten unterstützen. Sie eignen sich häufig auch bei Kindern, Schwangeren und Stillenden. Die Einnahme erfolgt zügig beim Auftreten der ersten Symptome.

Die spezifische Behandlung einzelner Erkältungssymptome wird in den jeweiligen Unterkapiteln behandelt.

Kapuzinerkresse (A) und Meerrettichwurzel (B): die enthaltenen Senföle sorgen für den scharfen Geschmack. ○ Abb. 1.2

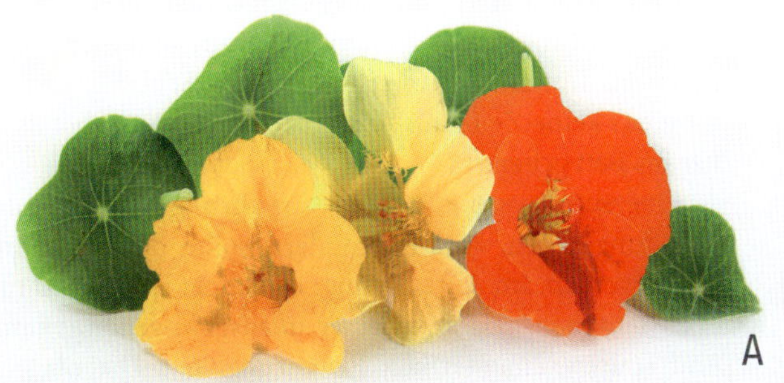


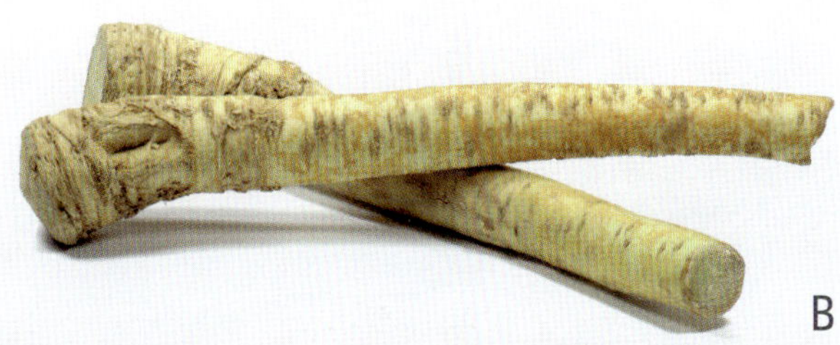

### Exkurs: Richtig Fiebermessen

Zum Fiebermessen werden digitale Stab-, Ohr- und Stirnthermometer eingesetzt. Stabthermometer liefern bei rektaler Messung das exakteste Ergebnis. Die Messdauer variiert je nach Modell von zehn Sekunden bis über eine Minute. Durch flexible Spitzen kann das Messen angenehmer sein. Mit Stirnthermometern misst man berührungslos, sodass bei Kindern auch gut in der Nacht gemessen werden kann ohne sie aufzuwecken. Häufig können sie auch Oberflächentemperaturen von Babynahrung oder Badewasser bestimmen. Ohrthermometer, die es mittlerweile auch ohne Einmalschutzhüllen auf dem Markt gibt, liefern bei Mittelohrentzündungen falsch positive Ergebnisse.
Messungen mit Stirn- und Ohrthermometern dauern nur wenige Sekunden. Für das richtige Ergebnis ist allerdings die korrekte Durchführung der Messung entscheidend.
Als Faustregel gilt: Erhöhte Temperatur beginnt bei 37 °C, Fieber bei 38 °C und hohes Fieber bei 39 °C.

## Ergänzende Empfehlungen

Arzneitees können ergänzend zu einer Arzneimitteltherapie empfohlen oder bei leichten Beschwerden alleine eingesetzt werden. Der Kunde hat die Wahl zwischen einzelnen Teedrogen und bereits fertigen **Teemischungen**. Erkältungstees enthalten oft Linden- und Holunderblüten, die Schwitzkuren unterstützen und Reizhusten lindern. Kamille wirkt entzündungshemmend, antibakteriell und wundheilungsfördernd. Ihre wässrige Zubereitung eignet sich zum Trinken, Inhalieren und Mundspülen. Thymian wirkt stark antiviral und antibakteriell und ist daher eine gute Wahl bei akuter Bronchitis und Halsschmerzen. Auch Salbei lindert Halsschmerzen durch seine antimikrobiellen, adstringierenden und entzündungshemmenden Eigenschaften. Gegen Reizhusten helfen Spitzwegerich, Eibisch, Malve und Süßholz.

Wadenwickel vermögen Fieber zu senken. **o Abb. 1.3**

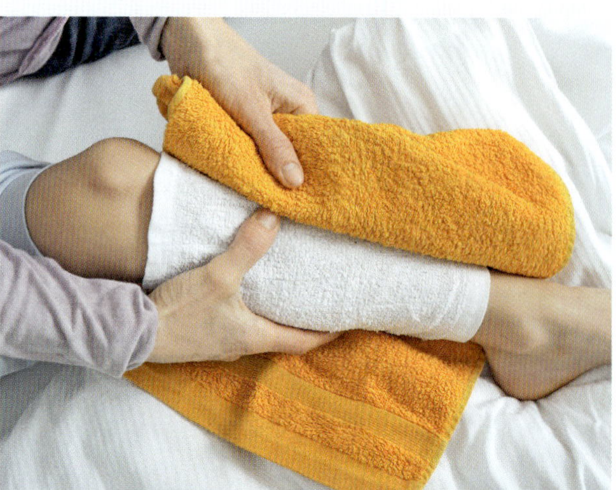

Wichtig ist die korrekte Zubereitung: Den Tee lässt man nach dem Übergießen mit kochendem Wasser für acht bis zehn Minuten ziehen. Bei Verwendung von Teedrogen, die ätherische Öle enthalten, wird das Gefäß abgedeckt, damit sich die flüchtigen Bestandteile nicht verflüchtigen. Bei Schleimstoffdrogen, wie beispielsweise Malve oder Eibisch, wird vereinzelt ein Kaltauszug empfohlen. Die Teedroge wird über Nacht mit kaltem Wasser stehen gelassen und am nächsten Tag abgeseiht. Um die mikrobiologische Belastung zu reduzieren wird der Auszug vor dem Trinken kurz aufgekocht.

Regelmäßiges, gründliches Händewaschen und die Verwendung eines **Handdesinfektionsmittels** in Zeiten großer Ansteckungsgefahr reduziert das Risiko selbst krank zu werden. Husten und Niesen sollte nicht in die Hand, sondern in die Armbeuge erfolgen, um Keime nicht zu verbreiten. Da sich Viren in schlecht gelüfteten Räumen ansammeln können, sollte man häufig Stoßlüften.

Erkältungsbäder mit ätherischen Ölen wirken befreiend auf die Atmung und stimulieren die Immunabwehr durch die Wärme. Sie dürfen nur angewendet werden, wenn der Patient fieberfrei ist.

Bei Fieber ab 39 °C können Wadenwickel durchgeführt werden, wenn sich der Körper überall gleich warm anfühlt (o Abb. 1.3). Dazu werden Tücher in handwarmes Wasser getaucht, ausgewrungen und anschließend dicht um die Waden gewickelt. Als zweite Schicht wird ein trockenes Handtuch um die feuchten Tücher gelegt. Sobald sich der Wickel innen erwärmt hat, kann er noch zwei- bis dreimal erneuert werden.

Starke **ätherische Öle** wie Kampfer, Pfefferminz- und Eukalyptusöl können bei Säuglingen und Kleinkindern zu einem lebensbedrohlichen Stimmritzenkrampf (Laryngospasmus) führen. Da dies vielen Eltern nicht bewusst ist, sollte bei der Abgabe von Produkten mit starken ätherischen Ölen darauf hingewiesen werden.

Einige Erkältungssalben und -tropfen zum Einreiben von Brust und Rücken sind speziell für Babys und Kinder auf dem Markt. Sie enthalten schwache ätherische Öle wie Fichten- oder Kiefernnadelöl oder Sternanisöl.

Unumgänglich ist die körperliche Schonung während einer Erkältung. Dazu gehören viel Ruhe und mehr Schlaf, denn das Immunsystem erholt sich im Schlaf besser. Wer morgens keine Zeit zum Ausschlafen hat, kann abends früher ins Bett gehen.

Eine ausgewogene, gesunde Ernährung ist nicht nur in Erkältungszeiten wichtig, sondern sollte dauerhaft angestrebt werden. Im Alltag gelingt dies nicht jedem und manche Menschen neigen zu einer unausgewogenen, vitamin- und spurenelementarmen Ernährung. Die Datenlage zur gezielten prophylaktischen oder therapeutischen Zufuhr dieser Stoffe während einer Atemwegsinfektion ist widersprüchlich. Viele postulierte Effekte, wie die Hemmung von Rhinoviren durch Vitamin C, konnten bisher nur im Labor nachgewiesen werden. Zurzeit kann hier keine wissenschaftlich untermauerte Empfehlung ausgesprochen werden. Dennoch benötigen Immunzellen Vitamine und Spurenelemente für ihre Funktion. Hinzu kommt, dass ihr Bedarf bei Infekten ansteigen kann. Das Angebot an Nahrungsergänzungsmitteln, die speziell zur Stärkung des Immunsystems beworben werden, reicht von niedrig dosierten Vitamin C- und Zink-Präparaten bis hin zu komplex zusammengesetzten Produkten mit Vitaminen, Spurenelementen und pflanzlichen Sekundärstoffen, die als Antioxidanzien fungieren sollen (▸ Kap. 16).

## Grenzen der Selbstmedikation

- Fieber über 39 °C,
- starkes Krankheitsgefühl,
- plötzlich einsetzende, sehr starke Beschwerden mit Fieber, Kopf- und Gliederschmerzen,
- Atemnot,
- eitrige oder blutige Sekrete,
- starke Schmerzen,
- bestehende schwere Grunderkrankung,
- keine Symptomverbesserung nach fünf Tagen,
- Dauer länger als zehn Tage.

▫ Tab. 1.1 Präparatebeispiele bei allgemeinen Erkältungsbeschwerden

| Wirkstoff | Handelspräparat |
|---|---|
| **Allopathika** | |
| **Analgetika** | |
| Acetylsalicylsäure | Aspirin® (TAB) |
| Ibuprofen | Dolormin 400 mg (WKP), Nurofen® Ibuprofen 400 mg (UTA) |
| Paracetamol (250 mg) | ben-u-ron® 250 mg (SUP) |
| Paracetamol (600 mg) + Vit. C (50 mg) | Grippostad® Heißgetränk (PUL) |
| **Komplexmittel** | |
| Acetylsalicylsäure (500 mg) + Pseudoephedrin hydrochl. (30 mg) | Aspirin® Complex 500 mg/30 mg (GRA) |
| Acetylsalicylsäure (400 mg) + Vit. C (240 mg) | Aspirin® Plus C (BTA) |
| Acetylsalicylsäure (600 mg) + Vit. C (200 mg) | ASS+C-ratiopharm® gegen Schmerzen (BTA) |
| Ibuprofen (200 mg) + Pseudoephedrin hydrochl. (30 mg) | BoxaGrippal® 200 mg/30 mg (FTA), Olytabs 200 mg/30 mg (FTA) |
| Paracetamol (500 mg) + Dextromethorphan hydrobr. (15 mg) + Phenylephrin hydrochl. (10 mg) | CeteGrippal plus Hustenstiller Heißgetränk (GRA) |
| Paracetamol (200 mg) + Chlorphenamin hydrogenm. (2,5 mg) + Coffein (25 mg) + Vit. C (150 mg) | Grippostad® C (HKP) |
| Paracetamol (500 mg) + Guaifenesin (200 mg) + Phenylephrin hydrochl. (10 mg) | Wick DayMed Kombi-Erkältungsgetränk (PUL) |
| Paracetamol (600 mg) + Doxylamin hydrogensucc. (7,5 mg) + Dextromethorphan hydrobr. (15 mg) + Ephedrin hemis. (8 mg) | Wick MediNait Erkältungssirup für die Nacht (SIR) |
| **Erkältungsbäder** | |
| D-Kampfer, Eukalyptusöl, Levomenthol | Pinimenthol® Erkältungsbad (BAD) |
| **Erkältungssalben** | |
| Eukalyptus- u. Fichtennadelöl | Babix®-Babybalsam (BAL) |
| Eukalyptus- u. Kiefernnadelöl, Levomenthol | Pinimenthol® Erkältungssalbe (CRE) |
| Rac. Kampfer, Cineol, Levomenthol | Transpulmin® Erkältungsbalsam (CRE) |
| Rac. Kampfer, Eukalyptus- u. ger. Terpentinöl, Levomenthol | Wick VapoRub Erkältungssalbe (SAL) |

◻ Tab. 1.1 Präparatebeispiele bei allgemeinen Erkältungsbeschwerden (Fortsetzung)

| Wirkstoff | Handelspräparat |
|---|---|
| **Phytopharmaka** | |
| Kapuzinerkressenkraut, Meerrettichwurzel | Angocin® Anti-Infekt N (FTA) |
| Eibischwurzel, Eichenrinde, Kamillenblüten, Löwenzahn-, Schachtelhalm- u. Schafgarbenkraut, Walnussblätter | Imupret® N (DRA, TRO) |
| **Homöopathische Komplexmittel** | |
| Aconitum napellus Ø, Atropa belladonna Ø, Echinacea Ø, Eupatorium perfoliatum Ø | Contramutan® (TRO) |
| Apis mellifica D12, Bryonia D2, Echinacea purpurea D1, Eupatorium perfoliatum D2, Lachesis D8, Thuja occidentalis D1 | Echtrosept® (TAB) |
| Sulfur D4, D10, Vincetoxicum hirundinaria D6, D10, D30 | Engystol® (TAB) |
| Aconitinum D5, Atropinum sulfuricum D5, Hydrargyrum cyanatus D8 | Meditonsin® (GLO, TRO) |
| Aconitum napellus D3, Bryonia D2, Cephaelis ipecacuanha D3, Eupatorium perfoliatum D1, Gelsemium sempervirens D3, Phosphorus D5 | Nisylen® (TAB, TRO) |
| Atropa belladonna D2, Calcium carbonicum Hahnemanni D8, Chamomilla recutita D1, Plantago major D3, Pulsatilla pratensis D2 | Viburcol® N (SUP) |
| **Anthroposophika** | |
| Aconitum napellus D3, Bryonia D2, Eucalyptus globulus D2, Eupatorium perfoliatum D2, Phosphorus D4, Schoenocaulon officinale D3 | Infludo® Mischung (LSG), Infludoron® Weleda (GLO) |
| Ferrum sidereum aquosum D11, Phosphorus D5, Quarz aquosum D11 | Meteoreisen velati WALA® (GLO) |
| Argentum metallicum praeparatum D19, Atropa belladonna D3, Chamomilla, radix-ethanol. Decoctum D2, Echinacea Ø, Echinacea purpurea ex planta tota Ø, Papaver somniferum D3 | Weleda Fieber- und Zahnungszäpfchen (SUP) |
| **Nahrungsergänzungsmittel** | |
| Vit. $B_1$, $B_2$, $B_3$, $B_5$, $B_6$, D, Selen, Zink, Aroniabeer-Konzentrat, Levocarnitin | Aronia+immun (TRA) |
| Vit. $B_2$, $B_6$, $B_{12}$ C, E, Folsäure, Kupfer, Magnesium, Mangan, Molybdän, Selen, Zink, Betacarotin, Glycin, L-Arginin, L-Cystein, L-Glutamin, L-Lysin, L-Methionin, Taurin | Aminoplus® immun |
| Vit. C, D, E, Molybdän, Selen, Zink, Zistuskraut-, Tomaten- u. Traubenschalen-Extrakt | Aspecton® Immun (TRA) |
| Vit. A, $B_1$, $B_2$, $B_3$, $B_5$,$B_6$, $B_7$, $B_9$, $B_{12}$, C, D, E, K, Calcium, Chrom, Eisen, Iod, Kupfer, Magnesium, Mangan, Molybdän, Phosphor, Selen, Zink, Lutein | Centrum® von A bis Zink (TAB) |
| Vit. C, Zink | Cetebe® Abwehr Fit (LUT) |
| Vit. C, D, Zink | Cetebe® Abwehr plus (KAP) |
| Vit. A, $B_1$, $B_2$, $B_3$, $B_5$, $B_6$, $B_7$, $B_9$, $B_{12}$, C, D, E, K, Chrom, Eisen, Iod, Kupfer, Mangan, Molybdän, Selen, Zink, Beta-Carotin, Citrus-Bioflavonoide, Lutein, Lycopin | Orthomol Immun® (TRA, TAB) |
| Vit. A, $B_1$, $B_2$, $B_3$, $B_5$, $B_6$, $B_7$, $B_9$, $B_{12}$, C, D, E, Chrom, Eisen, Kupfer, Molybdän, Selen, Zink, gemischte Carotinoide, Citrus-Bioflavonoide, Cranberry-Extrakt | Orthoexpert® immun-boost (TRA, GRA) |

# Schnupfen

## Ursachen und Symptome

Unter Schnupfen (Rhinitis) versteht man eine verstärkte Sekretproduktion der Nasenschleimhäute. Zunächst wird dünnflüssiges, wässrig-klares Sekret gebildet (Fließschnupfen), später ist es dickflüssiger und gelblich (Stockschnupfen). Die Nasenatmung ist behindert, manchmal tränen die Augen und der Geruchs- und Geschmackssinn können beeinträchtigt sein.

Beim Schnupfen besteht immer die Gefahr, dass sich eine Nasennebenhöhlenentzündung (Sinusitis) entwickelt. Durch die **Ostien** (Verbindungen zwischen Nasenneben- und Nasenhaupthöhle) können Viren, Bakterien und Sekrete in die Nebenhöhlen gedrückt werden und dort ebenfalls Entzündungen verursachen. Da die Ostien sehr kleine Verbindungsgänge sind, können sie schnell zuschwellen, sodass ein Sekretstau in den Nebenhöhlen entsteht. Die Folge sind Schmerzen und ein Druckgefühl im Bereich der Wangenknochen und oberhalb der Augen, die bis in die Kiefer- und Ohrregionen ausstrahlen können. Isolierte Nasennebenhöhlenentzündungen kommen nur selten vor, sie treten normalerweise mit einer Rhinitis gemeinsam auf. Die korrekte Bezeichnung lautet dann Rhinosinusitis.

Die Ursache für die erkältungsbedingte Rhinitis und Sinusitis sind Erkältungsviren, die vor allem auf schlecht durchbluteten Schleimhäuten in der kalten Jahreszeit und bei geschwächter Immunabwehr ein leichtes Spiel haben. Die Viren schleusen sich in körpereigene Zellen ein, wo ihre RNA oder DNA im Zellkern vielfach repliziert wird. Wenn die Wirtszelle anschließend stirbt, werden viele neue Viren freigegeben, die wiederum neue Körperzellen infizieren. Der Körper reagiert mit einer Entzündungsreaktion und aktiviert das Immunsystem. In der Folge wird vermehrt Nasensekret gebildet und die Schleimhäute schwellen an. Eine bakterielle Nasennebenhöhlenentzündung entwickelt sich im Normalfall aus einer viralen Sinusitis heraus, betroffen sind jedoch nur bis zu zwei Prozent der Sinusitis-Patienten.

## Therapiemöglichkeiten

Das Ziel ist die wieder hergestellte Nasenatmung und der ungehinderte Sekretabfluss um die Sinusitisgefahr zu reduzieren, die Schlafqualität zu erhöhen und die reine Atmung durch den Mund zu verhindern. Zur Verfügung stehen verschiedene Nasalia, Komplexarzneimittel mit Analgetika und α-Sympathomimetika, Phytopharmaka zur Behandlung der Sinusitis sowie homöopathische und anthroposophische Therapiemöglichkeiten.

### Abschwellende Nasalia

Zum Einsatz kommen die α-Sympathomimetika Oxymetazolin, Xylometazolin und Tramazolin. Durch ihre vasokonstriktorischen Eigenschaften wirken sie innerhalb von Minuten abschwellend auf die Nasenschleimhäute. Ihre Anwendung ist auf dreimal täglich für maximal sieben Tage begrenzt, da bei längerer Verwendung die Gefahr eines Rebound-Phänomens besteht. Mit der Zeit kann die Nasenschleimhaut irreversibel geschädigt werden. Die gängigen Darreichungsformen sind Sprays sowie Tropfen als Mehrdosenbehältnis und Einzeldosispipetten.

Kontraindiziert sind abschwellende Nasalia bei erhöhtem Augeninnendruck, Prostatahyperplasie und schweren Herz-Kreislauf-Erkrankungen wie Hypertonie und koronarer Herzkrankheit. Bei zu häufigem Gebrauch kann sich der Blutdruck erhöhen.

α-Sympathomimetika können bereits ab dem Säuglingsalter gegeben werden. Es stehen Tropfen mit 0,025 %iger Xylometazolin-Lösung zur Verfügung. Da bei unsachgemäßer Anwendung die Gefahr einer lebensgefährlichen **Intoxikation** besteht, sind die Eltern darauf hinzuweisen, dass nicht die gesamte Pipette entleert werden darf, sondern jeweils nur ein bis zwei Tropfen. Zu den Symptomen einer Überdosierung gehören Atemdepressionen, Herz-Kreislauf-Störungen (Blutdruckveränderungen, Herz-Rhythmus-Störungen, Herzstillstand) und zentralnervöse Reaktionen wie Schläfrigkeit, Erregungszustände oder Koma. Der unkritische Einsatz von abschwellenden Nasalia bei Säuglingen und Kleinkindern ist daher abzulehnen. Auch bei schlecht eingestellten Hypertonie-Patienten ist Vorsicht geboten. Sind Kochsalzlösungen bei Schwangeren und Stillenden nicht ausreichend wirksam, so können unter Beachtung der üblichen Vorsichtsmaßnahmen Oxymetazolin- und Xylometazolin-haltige Nasalia kurzzeitig angewendet werden.

### Weitere Nasalia

Kochsalz- und Meersalz-haltige Sprays und Tropfen stellen eine zweite wichtige Gruppe bei der Behandlung der Rhinitis dar. Sie dienen der Befeuchtung und Reinigung der Nase. Der abschwellende Effekt ist jedoch selbst bei hypertonen Salzlösungen nur gering. Ein Vorteil ist, dass sie unbedenklich längere Zeit angewendet werden können und auch bei

Nasensprays lassen Nasenschleimhäute abschwellen. ○ Abb. 1.4

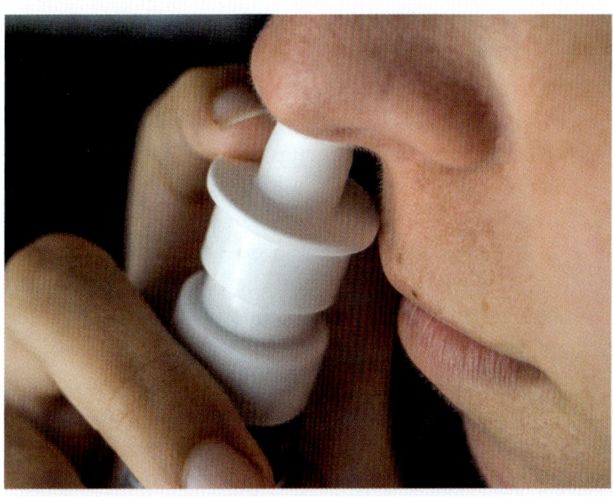

Die Homöopathie bietet alternative Therapiemöglichkeiten bei Erkältungsbeschwerden. ○ Abb. 1.5

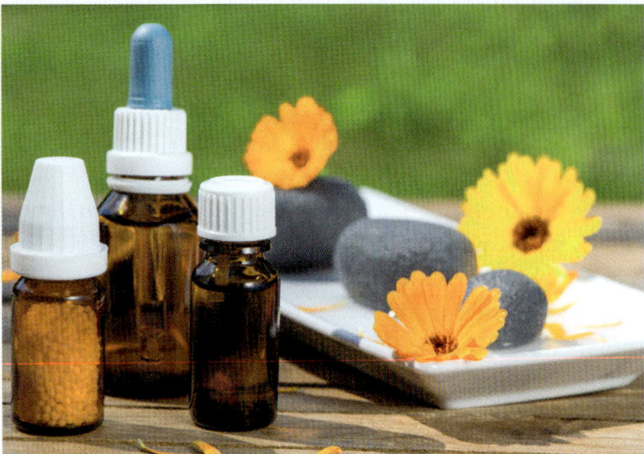

Säuglingen und Kleinkindern eine gut verträgliche Option zu abschwellenden Nasentropfen sind. Teilweise sind Zusätze wie ätherische Öle, **Dexpanthenol**, Aloe vera oder Ectoin enthalten. Ätherische Öle sind bei Kleinkindern aufgrund des Risikos für Stimmritzenkrämpfe kontraindiziert, bei älteren Kindern und Erwachsenen führen sie zu einer subjektiv empfundenen verbesserten Nasenatmung. Dexpanthenol fördert die Wundheilung der geschädigten Schleimhäute, Aloe vera wirkt befeuchtend. Ectoin bindet Wasser, befeuchtet und beruhigt.

Nasensprays mit Glycerol wirken abschwellend durch die starke osmotische Wirkung des Glycerols. Den Schleimhäuten wird Wasser entzogen, der Patient kann wieder besser durch die Nase atmen.

Die Nasenschleimhäute, die empfindliche Haut zwischen Nase und Lippen und die Nasenflügel sind meist wund und gereizt durch die abfließenden Sekrete und häufiges Naseputzen. Zum Schutz und zur besseren Abheilung eignen sich spezielle **Nasensalben** auf Vaselinebasis.

Im Anschluss an einen Schnupfen kann es zu trockenen, verkrusteten sowie gereizten Nasenschleimhäuten kommen. Nasenöle pflegen und schützen durch ihre längere Verweildauer in diesem Fall effektiver als rein pflegende Nasensprays.

### Komplexarzneimittel

Die gleichzeitige Anwendung von Analgetika und systemisch wirksamen α-Sympathomimetika wie Pseudoephedrin, Phenylephrin und Phenylpropanolamin empfiehlt sich bei entzündeten Nasennebenhöhlen um Schmerzen sowie Entzündungen zu behandeln und die Schleimhäute innerhalb der Nebenhöhlen effektiv abzuschwellen. Somit wird der Sekretabfluss erleichtert und die Nebenhöhlen werden wieder belüftet. Durch die systemische Gabe werden die Schleimhäute der Nebenhöhlen besser erreicht als durch abschwellende Nasalia. Pseudoephedrin scheint dabei das am besten verträgliche systemisch wirksame α-Sympathomimetikum zu sein. Die NSAIDs Ibuprofen und Acetylsalicylsäure haben gegenüber Paracetamol den Vorteil der Entzündungshemmung. Bei der Auswahl der Analgetika sind die substanzspezifischen Kontraindikationen zu beachten, α-Sympathomimetika sollten bei schlecht eingestellten Hypertoniepatienten und Glaukomerkrankungen nicht eingesetzt werden.

### Phytopharmaka

Myrtol, Cineol und die Kombination pflanzlicher Extrakte aus Enzianwurzel, Schlüsselblumenblüten, Ampferkraut, Holunderblüten und Eisenkraut wirken antiphlogistisch, antimikrobiell und sekretolytisch. Durch die Entzündungshemmung schwellen die Schleimhäute in den Nasennebenhöhlen ab, sodass diese wieder besser belüftet werden. Durch die Anregung der **mukoziliären Clearance** wird angestautes Sekret abtransportiert. Sinupret® Saft kann bereits ab zwei Jahren eingesetzt werden, für Erwachsene stehen Tabletten und Tropfen zur Verfügung, die jeweils bis zu dreimal täglich angewendet werden. Präparate mit Myrtol oder Cineol gibt es ausschließlich als Weichkapseln, die bis zu viermal täglich eine halbe Stunde vor dem Essen mit maximal zimmerwarmer Flüssigkeit eingenommen werden. Auch sie sind teilweise bereits für Zweijährige zugelassen, jedoch wird nicht jedes Kind Kapseln schlucken können oder wollen.

### Homöopathika

Luffa operculata (Kürbisschwämmchen), Euphorbium (Wolfsmilch), Kalium bichromicum, Cinnabaris (Zinnober) und Echinacea (Sonnenhut) sind klassische homöopathische Mittel zur Behandlung von Rhinitis und Sinusitis. Verschiedene Komplexhomöopathika sind als Tropfen, Tabletten und Nasentropfen auf dem Markt.

### Anthroposophika

Zur Symptomlinderung können unterstützend auch anthroposophische Arzneimittel angewendet werden. Bei Schnupfen eignen sich Nasalia mit pflanzlichen oder salzhaltigen Zusätzen sowie ätherischen Ölen. Silber, Quarz und Berberitze werden in flüssiger Form bei der akuten und chronischen Nasennebenhöhlenentzündung empfohlen.

## Ergänzende Empfehlungen

Inhalationen mit Kamillenblüten oder ätherischen Ölen befeuchten die Atemwege und regen die Durchblutung in den Schleimhäuten an, sodass dort das Immunsystem wieder besser arbeitet. **Nasenduschen** mit salzhaltigen, isotonischen Lösungen können mehrmals täglich durchgeführt werden. Sie haben leicht abschwellende Wirkungen, spülen Krankheitserreger und Sekrete aus und dienen ebenfalls der Befeuchtung. Ausreichend viel trinken um die Sekretverflüssigung zu unterstützen ist wichtig. Gut geeignet sind Arzneitees mit Anis, Fenchel und Linde.

Beim Schnäuzen kann Sekret über die Ostien in die Nasennebenhöhlen gedrückt werden. Daher sollte das Schnäuzen mit wenig Druck erfolgen und möglichst nicht beide Seiten gleichzeitig. Starker Druckschmerz im Bereich der Nasennebenhöhlen kann gelindert werden, wenn nachts mit leicht erhöhtem Oberkörper geschlafen wird.

## Grenzen der Selbstmedikation

- Keine Symptomverbesserung nach fünf Tagen,
- Dauer länger als zehn Tage,
- eitriges oder blutiges Sekret,
- Fieber über 39 °C,
- starkes Krankheitsgefühl,
- Verschlechterung nach initialer Symptomverbesserung.

Tab. 1.2 Präparatebeispiele bei Schnupfen

| Wirkstoff | Handelspräparat |
|---|---|
| **Allopathika** | |
| **Vasokonstringenzien** | |
| Oxymetazolin | Nasivin® für Erwachsene und Schulkinder (NTR) |
| Oxymetazolin (+ rac. Kampfer, Cineol, Levomenthol) | Wick Sinex Schnupfenspray (NAS) |
| Tramazolin | Rhinospray® bei Schnupfen (NAS) |
| Xylometazolin | Imidin® N (NAS), Otriven® gegen Schnupfen 0,1 % (NAS) |
| Xylometazolin (+ Cineol, Levomenthol) | Otriven SinuSpray 0,1 % (NAS) |
| Xylometazolin (+ Dexpanthenol) | Nasic® (NAS), XyloDuo-ratiopharm (NAS) |
| Xylometazolin (+ Eukalyptusöl, Levomenthol) | Schnupfen endrine® Tropfen 0,1 % (NTR) |
| **Salzhaltige Zubereitungen** | |
| Isotonische Salzlösung | Olynth® salin (NTR) |
| Meerwasser, isotonisiert | Rhinomer® (NAS) |
| Meerwasser, isotonisiert (+ Aloe vera, Eukalyptusöl) | Rinupret® Pflege (NAS) |
| Mineralstoffe (Natrium, Kalium, Chlorid, Hydrogencarbonat, Sulfat) | Emser® Nasenspülsalz physiologisch (PUL) |
| Natürliches Emser Salz | Emser® (NAS, NTR) |
| **Nasensalben und -öle** | |
| Dexpanthenol | Bepanthen® (ASN) |
| Natürliches Emser Salz | Emser® sensitiv (NSA) |
| Apfelsinenschalenöl, Cetiol CC, raff. Sesamöl, Zitronenöl | GeloSitin® Nasenpflege (NAO) |
| Natriumchlorid, Natriumhydrogencarbonat | Nisita® (NSA) (apothekenexklusiv) |
| **Weitere Nasalia** | |
| Meerwasser, hyperton (+Ectoin) | Olynth® Ectomed (NAS) |
| Glycerol, grüner Tee-Extrakt, Heidelbeerblätter-, Holunderbeeren- u. Cranberry-Extrakt | Emser® Sinusitis Spray Forte (NAS) |
| **Homöopathika** | |
| Argentum nitricum D10, Euphorbium D4, Hepar sulfuris D10, Hydrargyrum biiodatum D8, Luffa operculata D2, Pulsatilla pratensis D2 | Euphorbium comp. SN® (NTR) |
| Luffa operculata D4 | Luffa Nasenspray DHU (NAS) |
| **Anthroposophika** | |
| Agropyron e radice ferm 33c D3, Kalium carbonicum e cinere fagi aquosum D9, Taraxacum officinale ferm 34c D4, Zinnober D6 | Agropyron Velati WALA® (GLO) |

▫ Tab. 1.2 Präparatebeispiele bei Schnupfen (Fortsetzung)

| Wirkstoff | Handelspräparat |
|---|---|
| Berberis e fructibus ferm 33 c Ø, Cajeputöl, Eukalyptusöl, Perubalsam, Prunus spinosa, Fructus rec. LA 25 %, wässrige, kolloidale Siliciumdioxidlösung | Nasenbalsam WALA® (SAL) |
| Aloe vera-Blätter-Extrakt, Kaliumchlorid, Natriumchlorid | Rhinodoron® Weleda (NAS) |
| Aesculin, Berberis vulgaris e fructibus Ø, Bryonia D3, D-Kampfer, Echinacea purpurea ex planta tota Ø, Eukalyptusöl, Hydrargyrum sulfuratum rubrum D4, Pfefferminzöl, Prunus spinosa e fructibus Ø, Thymianöl | Schnupfencreme Weleda (CRE) |
| Calendula officinalis, Flos H 10 % Ursubstanz, D-Kampfer, Chamomilla recutita, Flos H 10 % Ursubstanz, Eukalyptusöl, Hydrargyrum sulfuratum rubrum D5, Pfefferminzöl, Thymianöl | Weleda Nasenöl (NTR) |

▫ Tab. 1.3 Präparatebeispiele bei Nasennebenhöhlenentzündung

| Wirkstoff | Handelspräparat |
|---|---|
| **Allopathika** | |
| **Komplexmittel** | |
| Acetylsalicylsäure (500 mg) + Pseudoephedrin hydrochl. (30 mg) | Aspirin® Complex 500 mg/30 mg (GRA) |
| Ibuprofen (200 mg) + Pseudoephedrin hydrochl. (30 mg) | BoxaGrippal® 200 mg/30 mg (FTA), Olytabs 200 mg/30 mg (FTA) |
| **Salzhaltige Zubereitungen** | |
| Mineralsalze | Emser® Nasenspülsalz physiologisch (PUL) |
| **Phytopharmaka** | |
| Eukalyptusöl | Aspecton® Eukaps 200 mg (apothekenexklusiv) (WKA) |
| Apfelsinenschalenöl-, Eukalyptusöl-, Myrtenöl- u. Zitronenöl-Destillat | GeloMyrtol® forte (WKA) |
| Eisenkraut-, Enzianwurzel-, Holunderblüten-, Primel mit Kelch- u. Sauerampferkraut-Pulver | Sinupret® forte/extract (UTA) |
| Cineol | Soledum® Kapseln forte (WKA) |
| **Homöopathische Komplexmittel** | |
| Echinacea D1, Hydrargyrum sulfuratum rubrum D3, Hydrastasis canadensis D3, Kalium bichromicum D3 | Cinnabsin DHU (TAB) |
| Acidum silicicum D2, Apis mellifica D4, Baptisia tinctoria D4, Echinacea D2, Euspongia officinalis D6, Hepar sulfuris D3, Hydrargyrum biiodatum D9, Hydrargyrum sulfuratum rubrum D3, Kalium bichromicum D8, Lachesis D8, Luffa operculata D4 | Sinusitis Hevert® SL (TAB) |
| Hydrargyrum sulfuratum rubrum D8, Kalium bichromicum D4, Luffa operculata D6 | Sinuvowen® (TRO zum Einnehmen) |
| **Anthroposophikum** | |
| Argentum metallicum praeparatum D20, Berberis vulgaris e fructibus D3, Quarz D12 | Sinudoron® Weleda (DIL) |

# Halsschmerzen und Heiserkeit

## Ursachen und Symptome

Die Entzündung der Rachenschleimhaut (Pharyngitis) ist ein typisches Erkältungssymptom, das bei vielen Menschen den Beginn einer Erkältung ankündigt. Sie führt zu Halsschmerzen, geröteten und geschwollenen Schleimhäuten sowie zu Schluckbeschwerden. Meist ist sie zunächst viral bedingt, jedoch besteht immer die Gefahr einer bakteriellen Superinfektion. Sind die Tonsillen eitrig, liegt eine bakterielle **Mandelentzündung** (eitrige Tonsillitis) vor, die häufig von Streptokokken ausgelöst wird. Heiserkeit und temporärer Stimmverlust sind die Folge einer Kehlkopfentzündung (Laryngitis). Die Ausprägungen von Halsschmerzen reichen von leichtem Halskratzen bis hin zu extrem starken Schmerzen beim Sprechen und Schlucken.

Einseitig bedingte Halsschmerzen können auf eine bakterielle Infektion hindeuten, beidseitige Schmerzen sind typisch für Virusinfektionen.

Halsschmerzen, Fieber und Übelkeit in Kombination können auf eine **Scharlach-Infektion** hindeuten, die durch Streptokokken ausgelöst wird. Im weiteren Verlauf zeigen sich oft eine tiefrote Zungenfärbung (o Abb. 1.6), die als Himbeerzunge bezeichnet wird, sowie ein kleinfleckiges Exanthem, das den gesamten Körper überziehen kann. Scharlach ist hochansteckend und tritt meist bei Kindern bis zum Ende der Grundschulzeit auf.

## Therapiemöglichkeiten

Die Behandlung von Halsschmerzen zielt sowohl auf die Keimreduktion als auch auf die Symptomlinderung ab. Zur Verfügung stehen desinfizierende Wirkstoffe, wie beispielsweise Benzalkoniumchlorid, Cetylpyridiniumchlorid, Chlorhexidin, Cresol, Dequaliniumchlorid, Dichlorbenzylalkohol und Hexamidin. Die Wirkung dieser **antiseptischen Lokaltherapeutika** ist stark umstritten, da sie nur oberflächlich und nicht in den tiefer liegenden Gewebeschichten wirken. Ein Großteil der Handelspräparate enthält jedoch mindestens ein Lokalantiseptikum.

Benzocain und Lidocain zählen zu den **lokalanästhetischen Wirkstoffen**, die eine Schmerzlinderung über die oberflächliche Betäubung bewirken. Als Nebenwirkung wird häufig ein pelziges Gefühl im Mund- und Rachenraum beschrieben und vor allem Benzocain zählt zu den potenziell allergieauslösenden Stoffen. Niedrig dosiert wirkt auch Ambroxol schmerzlindernd durch seine lokalanästhetischen Eigenschaften. Hochdosiert wird es zur Schleimlösung bei produktivem Husten eingesetzt. Aufgrund seiner guten Verträglichkeit wird es gerne in Form von Lutschtabletten zur Behandlung der Pharyngitis eingesetzt.

Tyrothricin ist ein lokal wirksames Antibiotikum und als Zusatz in manchen Lutschtabletten enthalten. Nicht sinnvoll sind lokalantibiotische Zusätze jedoch bei rein viralen Entzündungen.

Antiphlogistisch und schmerzlindernd wirkt das NSAID **Flurbiprofen**, dessen Wirkungseintritt ungefähr 30 Minuten beträgt. Es kommt als Spray oder Lutschtablette zum Einsatz.

Ein weiterer analgetischer Wirkstoff mit leicht lokalanästhetischer Wirkung ist Benzydamin, das in denselben Darreichungsformen wie Flurbiprofen und zudem als Lösung zur Verfügung steht.

Gut geeignet sind Ibuprofen, Acetylsalicylsäure und Paracetamol in oraler Form. Ibuprofen und Acetylsalicylsäure haben als NSAIDs den Vorteil der antiphlogistischen Wirkung, Paracetamol führt weniger häufig zu gastrointestinalen Beschwerden. Der Zusatz von Coffein zur Acetylsalicylsäure scheint deren Wirksamkeit zu erhöhen. Die gängigen Kontraindikationen der einzelnen Wirkstoffe sind bei der Auswahl des geeigneten Schmerzmittels zu beachten.

Je nach persönlicher Vorliebe des Patienten können Sprays, Gurgellösungen oder Lutschtabletten ausgewählt werden. Ihnen allen ist gemeinsam, dass nach der Anwendung mindestens eine halbe Stunde auf Essen, Trinken und Zähneputzen verzichtet werden soll um die applizierten Wirkstoffe nicht sofort wieder auszuspülen.

Krankheiten von Hals und Rachen — o Abb. 1.6

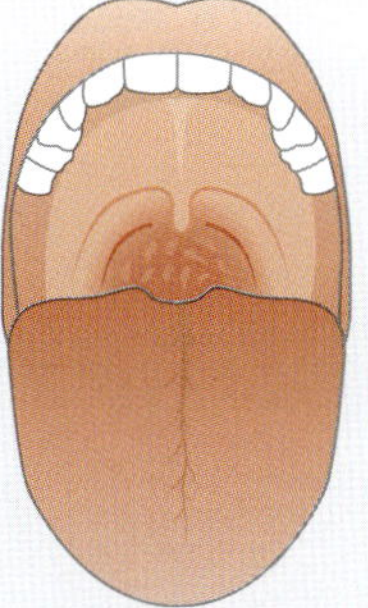

gesunder Hals

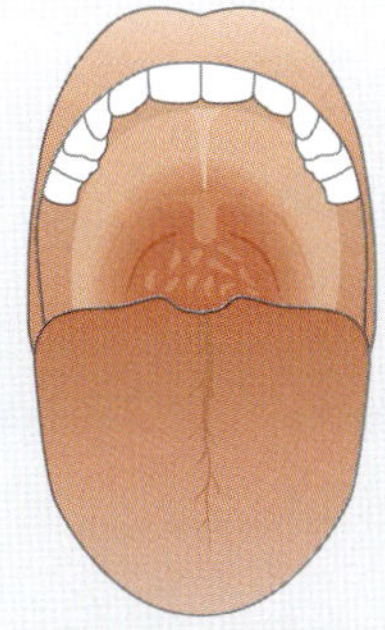

Laryngitis, Pharyngitis

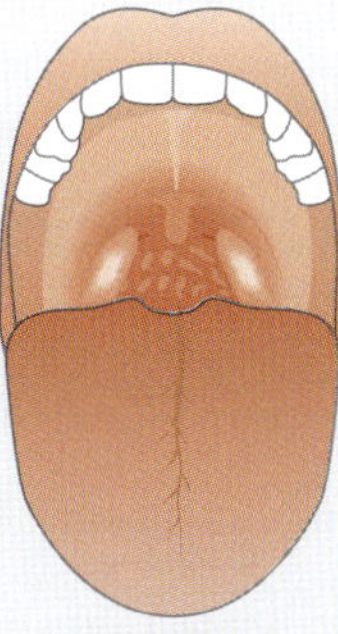

Tonsilitis

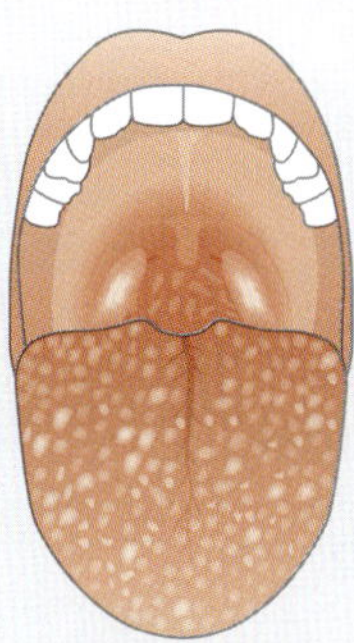

Scharlach

## Tipps zur Anwendung von Sprays und Lutschtabletten

Werden von einem Spray mehrere Spühstöße pro Anwendung gegeben, empfiehlt es sich den Sprühkopf abwechselnd leicht nach links oder rechts zu drehen um eine möglichst vollständige Benetzung der Schleimhäute zu ermöglichen.
Lutschtabletten können in der Backentasche belassen werden um den Auflösungsprozess zu verlangsamen und dadurch die Kontaktzeit der Wirkstoffe mit den entzündeten Bereichen zu erhöhen. Die Seiten sollten dabei regelmäßig getauscht werden.

Die meisten Lutschtabletten sind für Kinder ab sechs Jahren zugelassen, einzelne Produkte bereits ab vier Jahren.

Paracetamol ist das Mittel der Wahl in der Schwangerschaft, Ibuprofen kann bis zum Ende des zweiten Trimenon eingesetzt werden. In der Stillzeit können beide Wirkstoffe verwendet werden, in jedem Fall möglichst niedrig dosiert und kurzzeitig. Die Webseite www.embryotox.de dient als Nachschlagewerk für die Eignung einzelner Wirkstoffe in der Schwangerschaft (▸Kap. 14). Auch neue Erkenntnisse werden hier berücksichtigt, sodass die Beratung immer nach den aktuellen wissenschaftlichen Standards erfolgen kann.

Im Handel sind viele **Komplexhomöopathika**, die sowohl zur Monotherapie als auch zur Unterstützung schulmedizinischer Therapien eingesetzt werden können. Häufig verwendete Ausgangsstoffe sind Apis, Belladonna, Capsicum, Kalium bichromicum und Phytolacca.

Bei reiner Heiserkeit und Reizungen im Mund- und Rachenraum werden filmbildende Wirkstoffe bevorzugt. Isländisch Moos, Carbomere, Hyaluronsäure und Mineralsalze legen sich wie ein Schutzfilm auf die gereizten Schleimhäute. Diese Lutschtabletten sind nichtmedizinischen Bonbons auch deshalb vorzuziehen, weil die Befeuchtung länger anhält.

## Ergänzende Empfehlungen

Zu den gängigen Hausmitteln gehören Halswickel, das Lutschen von Bonbons um den Speichelfluss anzuregen und die Schleimhäute zu befeuchten, ausreichend viel zu trinken und das Gurgeln mit Salzwasser. Die **Speichelbildung** ist wichtig, da der Speichel das antibakteriell wirksame Lysozym enthält. Vermieden werden sollten Rauchen und Flüstern um den Stimmapparat nicht zusätzlich zu belasten.

Viele Arzneitees haben bei Halsschmerzen positive Wirkungen: Kamillenblüten wirken antiphlogistisch und wundheilungsfördernd, Salbei wirkt adstringierend, antimikrobiell und entzündungshemmend. Thymian hat sowohl antibakterielle als auch antivirale Eigenschaften.

## Grenzen der Selbstmedikation

- Fieber über 39 °C,
- eitrig belegte Mandeln,
- starke Lymphknotenschwellungen,
- Symptome länger als drei Tage,
- zusätzlicher Hautausschlag,
- Atemnot,
- Verdacht auf schwerwiegende Erkrankungen wie Pfeiffersches Drüsenfieber, Agranulozytose, Influenza.

□ Tab. 1.4 Präparatebeispiele zur lokalen Therapie von Halsschmerzen

| Wirkstoff | Handelspräparat |
|---|---|
| **Allopathika** | |
| **Lokalanästhetika** | |
| Ambroxol | Mucoangin® gegen Halsschmerzen Minze (LUT) |
| Benzocain | Dolo-Dobendan® 1,4 mg/10 mg (LUT), Dorithricin® (LUT) |
| Benzydamin | Tantum Verde® 1,5 mg/ml (LSG, SPR), Tantum Verde® 3 mg mit Zitronengeschmack (LUT) |
| Lidocain | Lemocin (LUT), Trachilid® (LUT), Wick Sulagil Halsspray (LSG zum Einsprühen) |
| **Lokalantiseptika** | |
| Amylmetacresol | Dobensana® Junior 1,2 mg/0,6 mg (LUT), Neo-angin® (LUT) |
| Benzalkoniumchlorid | Dorithricin® (LUT) |
| Cetylpyridiniumchlorid | Dolo-Dobendan® 1,4 mg/10 mg (LUT), Wick Sulagil Halsspray |
| Dequaliniumchlorid | Gurgellösung-ratiopharm®, Wick Sulagil Halsspray |
| Dichlorbenzylalkohol | Dobensana® Junior 1,2 mg/0,6 mg (LUT), Neo-angin® (LUT) |
| Hexamidin | Laryngomedin® N (LSG) |

◻ Tab. 1.4 Präparatebeispiele zur lokalen Therapie von Halsschmerzen (Fortsetzung)

| Wirkstoff | Handelspräparat |
|---|---|
| **NSAIDs** | |
| Flurbiprofen | Dobendan Direkt Flurbiprofen 8,75 mg (LUT, SPR) |
| **Lokalantibiotika** | |
| Tyrothricin | Dorithricin® (LUT), Lemocin (LUT) |
| **Filmbildner** | |
| Carbomere + Hyaluronsäure | GeloRevoice® (LUT), Isla® med hydro+ (PAS) |
| Isländisch Moos | Aspecton® Halstabletten Anis (LUT), Isla® junior (PAS), Isla® med hydro+ (PAS) |
| Isländisch Moos, Malvenblütenextrakt | Neo-angin® junior Halsschmerzsaft (SIR) |
| **Sonstige Präparate** | |
| Natürliches Emser-Salz | Emser Pastillen® mit Mentholfrische (LUT), Emser® Hals- und Rachenspray (LSG), Emsillen® Kinder-Halstabletten (LUT) |
| Kamillenblüten-Extrakt, Kamillenblütenöl | Kamillosan® Mund- und Rachenspray (SPR) |

◻ Tab. 1.5 Präparatebeispiele zur systemischen Therapie von Halsschmerzen

| Wirkstoff | Handelspräparat |
|---|---|
| **Allopathika (Analgetika)** | |
| Acetylsalicylsäure | Aspirin® (TAB), ASS-ratiopharm® 500 mg (TAB) |
| Ibuprofen | IBU-Lysin-ratiopharm® 684 mg (FTA), IbuHexal® akut 400 mg (FTA), Nurofen® 200 mg Schmelztabletten Lemon (SMT) |
| Paracetamol | Paracetamol Stada® 500 mg (TAB), ben-u-ron® direkt Erdbeer/Vanille 500 mg (GRA) |
| **Anthroposophika** | |
| Apis ex animale-Glycerolauszug D4, Atropa belladona e fructibus ferm 33a D3 | Apis Belladona velati WALA® (GLO) |
| **Homöopathische Komplexmittel** | |
| Acidum silicicum D2, Atropinum sulfuricum D5, Hepar sulfuris D3, Hydrargyrum biiodatum D8, Kalium bichromicum D4 | Tonsiotren® H (TAB) |
| Capsicum annuum D3, Guaiacum D3, Phytolacca americana Ø | Tonsipret® (TAB) |

# Ohrenschmerzen

## Ursachen und Symptome

Ohrenschmerzen werden im Fachjargon als Otalgie bezeichnet. Sie können lokale Ursachen haben wie Gehörgangsekzeme, Furunkeln und Entzündungen des Mittelohrs oder Symptom anderer Erkrankungen wie Neuralgien sein bei denen der Schmerz über Nervenfasern in den Bereich des Ohrs projiziert wird.

Im Zusammenhang mit Erkältungen sind Ohrenschmerzen oft mit eingeschränktem Hörvermögen und einem Druckgefühl verbunden, wenn der Sekretabfluss zwischen Mittelohr und Nasenrachenraum aufgrund einer verengten Eustachischen Röhre behindert ist. Auf umgekehrtem Weg ist so die Infektion des Mittelohrs möglich.

Die Mittelohrentzündung (Otitis media) kommt bei Kindern deutlich häufiger vor als bei Erwachsenen. Daher sollte bei Kindern, die unter Ohrenschmerzen leiden, immer an eine Mittelohrentzündung gedacht werden und gegebenenfalls an den Kinderarzt verwiesen werden. Weitere Symptome sind Fieber, Reizbarkeit und Hörstörungen. Heute weiß man, dass die meisten Mittelohrentzündungen durch Viren ausgelöst werden, sodass nur in wenigen Fällen ein Antibiotikum benötigt wird. Im Normalfall heilt eine Otitis media komplikationslos ab.

## Therapiemöglichkeiten

In der Selbstmedikation sind die Therapiemöglichkeiten eingeschränkt. Um Komplikationen zu vermeiden und eine eventuelle antibiotische Behandlung nicht zu verzögern sollte mit der ärztlichen Diagnose nicht zu lange gewartet werden.

Schmerzen und Entzündungen können mit Ibuprofen und Acetylsalicylsäure behandelt werden. Bei einer Otitis media empfiehlt sich die durchgängige Ibuprofengabe über drei Tage unabhängig vom Auftreten von Ohrenschmerzen um die antiphlogistische Wirkung des Ibuprofens auszunutzen.

Wenn NSAIDs kontraindiziert sind, kann Paracetamol zur Schmerzlinderung eingesetzt werden.

**Abschwellende Nasalia** mit Oxymetazolin, Tramazolin und Xylometazolin sorgen dafür, dass die Eustachische Röhre wieder durchgängig wird. Sekret kann abfließen und der Druckausgleich wird ermöglicht (◘ Tab. 1.2).

Ohrentropfen sind nur indiziert, wenn die Ursache der Beschwerden im Außenohr oder dem Gehörgang liegt und das Trommelfell intakt ist. Nach Schwimmbadbesuchen, Tauchgängen (▸Kap. 17) oder durch einen Luftzug können hier Entzündungen, Reizungen und Juckreiz entstehen. Ohrentropfen mit Glycerol schützen die gereizte Haut und entziehen dem Gewebe durch ihren osmotischen Effekt Wasser. Dadurch werden Schwellungen reduziert, sodass der Schmerz abnimmt.

Phenazon wirkt analgetisch und leicht entzündungshemmend, Procain kommt als Lokalanästhetikum zum Einsatz.

Komplexhomöopathika werden gerne bei Kindern und zur Therapieunterstützung eingesetzt. Da sie innerlich angewendet werden, sind sie auch bei der Mittelohrentzündung indiziert.

### Exkurs: Anwendung von Ohrentropfen

Otoguttae werden vor ihrer Verwendung kurz angewärmt um Schwindel und Schmerzen bei der Applikation zu vermeiden. Dazu werden sie entweder einige Minuten in der Hand gehalten oder in der Hosentasche aufbewahrt. Kinder erhalten zwei bis drei Tropfen, bei Erwachsenen werden zwei bis fünf Tropfen appliziert. Der Patient legt seinen Kopf auf die Seite und verbleibt nach dem Eintropfen einige Minuten in dieser Position damit sich die Flüssigkeit gut verteilen kann und nicht sofort wieder herausläuft.

Wie auch beim Fiebermessen mit einem Ohrthermometer wird das Ohr bei Kleinkindern nach Möglichkeit leicht nach hinten und unten gezogen, beim Erwachsenen nach hinten und oben. So wird die natürliche Krümmung des Gehörgangs ausgeglichen, die Ohrentropfen können leichter an ihren Wirkort gelangen.

Der Gehörgang sollte nicht durch Watte fest verschlossen werden, da die Gefahr besteht, dass sich im entstehenden feuchtwarmen Klima Bakterien, Viren oder Pilze vermehren.

Die Eustachische Röhre ist bei Kindern kleiner und enger gebaut als bei Erwachsenen. Deshalb sind Kinder von Mittelohrentzündung relativ häufig betroffen. ○ Abb. 1.7

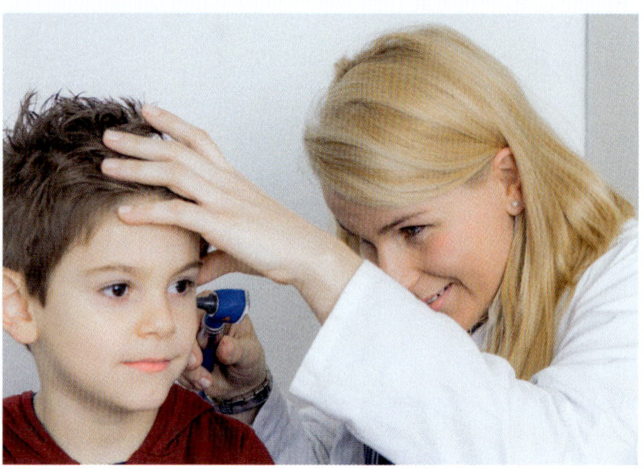

## Ergänzende Empfehlungen

Ruhe, Schutz vor Zugluft und das Auflegen warmer Tücher oder feuchtwarmer Zwiebelsäckchen können ergänzend empfohlen werden. Für ein Zwiebelsäckchen wird eine Zwiebel fein geschnitten, leicht erwärmt, in ein Baumwolltuch eingewickelt und direkt aufs Ohr gelegt. Das Säckchen wird mit einem Schal oder Stirnband für mindestens eine halbe Stunde fixiert. Die Inhaltsstoffe der Zwiebel wirken antibakteriell und schleimlösend.

Tab. 1.6 Präparatebeispiele bei Ohrenschmerzen

| Wirkstoff | Handelspräparat |
|---|---|
| **Allopathika** | |
| Osmotische Präparate | |
| Butan-1,3-diol, Glycerol, Dexpanthenol | GeloBacin® Ohrentropfen (LSG) |
| Glycerol | Otodolor® direkt (LSG) |
| Lokalanästhetikum plus Lokalanalgetikum | |
| Procain plus Phenazon | Otalgan® (LSG) |
| **Homöopathische Komplexmittel** | |
| Aconitum napellus D6, Capsicum annuum D4, Chamomilla recutita Ø, Echinacea purpurea Ø, Hydrargyrum bicyanatum D6, Hydrastis canadensis D4, Iodum D4, Natrium tetraboracicum D4, Sambucus nigra Ø, Sanguinaria canadensis Ø | Otovowen® (TRO zum Einnehmen) |
| Aconitum napellus D6, Capsicum annuum D4, Chamomilla recutita D1, Echinacea purpurea D1, Hydrargyrum bicyanatum D8, Hydrastis Canadensis D4, Iodum D4, Natrium tetraboracicum D4, Sambucus nigra D1, Sanguinaria canadensis D2 | VoWen®-T (TAB) |
| **Anthroposophika** | |
| Aconitum napellus e tubere ferm 33c oleosum D9, D-Kampfer, Lavendelöl, Quarz oleosum D9 | Aconit Ohrentropfen WALA® (OHT) |
| Levisticum officinale, radix sicc. H 10 % | Otidoron® Weleda (OHT) |

## Grenzen der Selbstmedikation

- Häufig wiederkehrende Beschwerden,
- Beschwerden länger als zwei Tage,
- beidseitige oder starke Ohrenschmerzen,
- kein Zusammenhang mit Erkältung erkennbar,
- Flüssigkeitssekretion aus dem Ohr,
- Kinder unter zwei Jahren,
- Nackensteifigkeit und Kopfschmerzen (Verdacht auf Meningitis).

# Husten

## Ursachen und Symptome

Bei Atemwegsinfektionen entsteht Husten durch Reizungen und Entzündungen der Rachen- und Bronchialschleimhaut. Die Ursache hierfür sind Viren oder Bakterien, die von den oberen Atemwegen in die Bronchien wandern. Der **Hustenreflex** dient dem Auswurf von Fremd- und Schadstoffen sowie Bronchialsekret und kann auch willkürlich ausgelöst werden. Hustenrezeptoren befinden sich in großer Anzahl in Rachen, Bronchien, Kehlkopf und Luftröhre und werden unterteilt in Chemo- und Dehnungsrezeptoren. Durch Entzündungsmediatoren werden die Chemorezeptoren angesprochen, Sekrete hingegen erregen die Dehnungsrezeptoren. Die entstehenden Impulse werden zunächst ins Gehirn geleitet und anschließend zur Auslösung des Hustens zu Zwerchfell, Atem- und Bauchmuskulatur. Dies erklärt warum es medikamentöse Eingriffsmöglichkeiten sowohl in peripheren als auch in zentralen Regionen gibt.

Die akute Bronchitis beginnt oft mit unproduktivem Husten, geht dann in eine produktive Phase über und wird meist durch Viren ausgelöst. Es besteht die Gefahr einer bakteriellen Superinfektion. Kommen hohes Fieber, Atemnot und ein starkes Krankheitsgefühl hinzu, sollte an eine Lungenentzündung gedacht und umgehend ein Arzt aufgesucht werden.

Der akute Husten dauert bis zu acht Wochen, anschließend spricht man von chronischem Husten. Beim unproduktiven oder trockenen Husten besteht häufiger Hustenreiz ohne dass Bronchialsekret in größerer Menge ausgeworfen wird. Nach Abklingen einer Erkältung kann der Reizhusten noch bis zu acht Wochen bestehen, da die Schleimhäute und Flimmerhärchen sich erst mit der Zeit erholen und die Reizschwelle der Hustenrezeptoren herabgesetzt sein kann.

Der produktive Husten geht mit einer erhöhten Schleimbildung einher. Der Schleim ist oft zu fest und tiefsitzend um problemlos abgehustet zu werden. Da er einen guten Nährboden für Keime darstellt ist das Behandlungsziel die Sekretverflüssigung und den Transport in der Lunge zu verbessern um den Auswurf zu erleichtern. Entgegen der weit verbreiteten Annahme ist die Farbe des Auswurfs kein Indikator für die Unterscheidung zwischen einer bakteriellen und einer viralen Infektion.

Husten ist für viele weitere Erkrankungen ein **Leitsymptom**. Dazu gehören Pertussis, Krupp (aufgrund flächendeckender Diphtherie-Impfungen in Deutschland selten), Pseudokrupp (▸ Exkurskasten), akute allergische Reaktionen oder Lungentumore. Steht der Husten nicht in ursächlichem Zusammenhang mit einer Atemwegsinfektion oder besteht länger als acht Wochen ist eine ärztliche Konsultation zwingend notwendig. Beispielsweise deuten nächtliche Hustenattacken in Verbindung mit Sodbrennen auf einen Reflux hin.

Die bekannteste Nebenwirkung einer ACE-Hemmer-Therapie ist ein chronisch verlaufender Reizhusten. In diesem Fall hilft nur die Umstellung auf ein anderes Antihypertonikum.

### Exkurs: Pseudokrupp

Der Pseudokrupp ist eine Kehlkopfentzündung mit Schleimhautschwellung und kommt häufig in der kalten Jahreszeit bei Kindern bis zum Alter von sechs Jahren vor. Meist sind Parainfluenzaviren der Auslöser für die oft nächtlich auftretenden, anfallsartigen Beschwerden. Zu den Symptomen zählen Atemnot, bellender Husten sowie Heiserkeit. Schnelle Hilfe bewirkt kalte, feuchte Luft (Fenster öffnen, kaltes Wasser in der Dusche laufen lassen) und Beruhigung des Kindes. Für Notfälle verordnet der Arzt kortisonhaltige Zäpfchen oder Saft und gegebenenfalls Epinephrin-haltige Inhalate.

## Therapiemöglichkeiten

Im Beratungsgespräch ist es essenziell wichtig zu unterscheiden, ob ein produktiver oder ein unproduktiver Husten vorliegt, denn die Behandlungsansätze sind völlig verschieden. Ein Reizhusten wird mit Antitussiva behandelt, die den Hustenreiz unterdrücken um weitere Schleimhautschädigungen zu vermeiden. Beim produktiven Husten wird das Sekret verflüssigt und der Abtransport verbessert. Antitussiva und Expektoranzien dürfen niemals zeitgleich angewendet werden, denn durch die hustendämpfende Wirkung der Hustenreizstiller kann gelöstes Sekret nicht mehr abgehustet werden und bildet folglich einen guten Nährboden für Krankheitserreger in der Lunge. Um dem Patienten eine vorwiegend hustenfreie Nachtruhe zu ermöglichen, können tagsüber Expektoranzien gegeben werden und kurz vor dem Schlafengehen ein Hustenstiller.

Isländisch Moos hilft gegen Hustenreiz. ○ Abb. 1.8

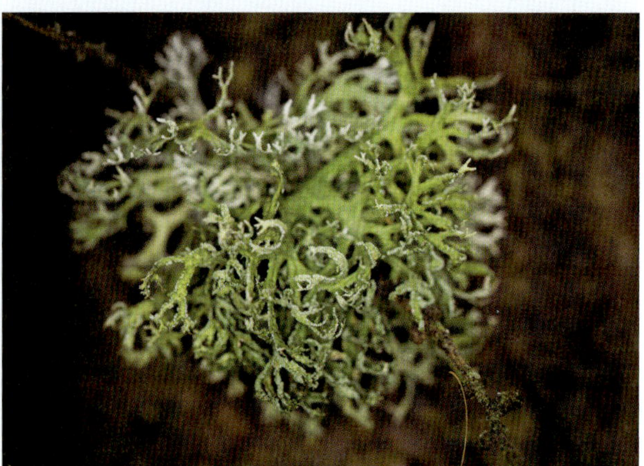

### Antitussiva

Zentral wirksam sind Dextromethorphan und Pentoxyverin. Sie stehen in den unterschiedlichsten Darreichungsformen zur Verfügung: Saft, Tropfen, Lutschtabletten und Kapseln. Aufgrund ihrer Wirkungsweise ist mit zentralen Nebenwirkungen wie Müdigkeit und **Beeinträchtigungen der Reaktionsfähigkeit** zu rechnen. Nach der Einnahme darf somit nicht mehr Auto gefahren werden und die Kombination mit Alkohol ist Tabu.

Pentoxyverin kann bei Kindern ab zwei Jahren eingesetzt werden, Dextromethorphan ab sechs Jahren. Beide Wirkstoffe sind in der Stillzeit kontraindiziert, Dextromethorphan kann unter Beachtung der üblichen Vorsichtsmaßnahmen in der Schwangerschaft kurzzeitig angewendet werden. Wird Dextromethorphan überdosiert, kann es zu Euphorie und Halluzinationen kommen. Intoxikationen können lebensbedrohlich sein und führen unter anderem zu Atemdepressionen, Blutdruckveränderungen und Bewusstseinsstörungen. Die missbräuchliche Verwendung wird vor allem bei Jugendlichen beobachtet. Die wiederholte Nachfrage oder der Kauf größerer Mengen können ein Indiz für den Arzneimittelmissbrauch sein. Das BfArM empfiehlt daher die Abgabe alternativer Wirkstoffe an Jugendliche.

Zur Verfügung stehen auch die peripher angreifenden Wirkstoffe Dropropizin und Benproperin. Sie haben beide gewisse zentrale Wirkungen, sodass mit Auswirkungen auf die Reaktionsfähigkeit gerechnet werden muss. Beide Wirkstoffe spielen in der Praxis eine untergeordnete Rolle.

Im Bereich der Phytotherapie kommen Isländisch Moos, Eibisch und Spitzwegerich häufig zum Einsatz. Ihre Wirkung beruht darauf, durch ihre **Schleimstoffe** eine Schutzschicht über den gereizten Hustenrezeptoren auszubilden (Mucilaginosa). Der Hustenreiz geht zurück, die Wirkung ist jedoch von kurzer Dauer. Daher werden die Säfte und Lutschtabletten häufiger angewendet und möglichst lange im Mund belassen. Auf Essen, Trinken und Zähneputzen wird anschließend mindestens eine halbe Stunde verzichtet um die Kontaktzeit nicht zu verkürzen.

### Expektoranzien

Sie können unterteilt werden in Sekretolytika bzw. Mukolytika und Sekretomotorika. Sekretolytika verflüssigen Bronchialsekrete, Sekretomotorika verstärken den Sekretabtransport. Die Übergänge sind jedoch fließend, sodass die Zuordnung häufig nicht eindeutig erfolgen kann.

Die gängigsten chemisch-synthetischen Expektoranzien sind Ambroxol und N-Acetylcystein (NAC). Ambroxol ist der aktive Metabolit des seltener eingesetzten Bromhexins. Es bewirkt eine Verflüssigung des Bronchialschleims und verbessert die lungeneigene Reinigungsfunktion (mukoziliäre Clearance) über eine vermehrte **Surfactant-Bildung**, welches als Schmiermittel zwischen den verschiedenen Schleimhautsekreten dient. Ambroxol kann bereits ab dem Säuglingsalter gegeben sowie nach strenger Indikationsstellung in Schwangerschaft und Stillzeit eingesetzt werden.

N-Acetylcystein spaltet Disulfidbrücken im Bronchialschleim, sodass dieser verflüssigt wird. NAC kann Antibiotika wie Aminoglykoside, Cephalosporine, Penicilline und Tetracycline inaktivieren. Patienten, die NAC und Antibiotika einnehmen, müssen einen zeitlichen Einnahmeabstand von zwei Stunden einhalten. Der Einsatz in Schwangerschaft und Stillzeit ist nach strenger Indikationsstellung möglich. Für Kinder ab zwei Jahren gibt es Säfte.

Ein weiteres Expektorans von untergeordneter Bedeutung ist Guaifenesin. Es wirkt sekretolytisch sowie sekretomotorisch und darf weder in der Schwangerschaft noch in der Stillzeit angewendet werden.

**Pflanzliche Zubereitungen** mit Myrtol, Cineol, Thymian, Efeu, Primel und der Kapland-Pelargonie werden aufgrund ihrer guten Verträglichkeit und vergleichsweise guter Datenlage gerne bei produktivem Husten eingesetzt. Dabei sind Kombinationen aus Thymian und Efeu bzw. Thymian und Primel effektiver als die einzelnen Arzneidrogen.

Cineol und Myrtol wirken sekretolytisch und sekretomotorisch und weisen zudem antientzündliche sowie antimikrobielle Eigenschaften auf. Im Handel sind Weichkapseln, die mit maximal zimmerwarmer Flüssigkeit eine halbe Stunde vor den Mahlzeiten eingenommen werden. Dadurch wird verhindert, dass sich die Kapseln vor Erreichen des Dünndarms bereits auflösen und es zu Aufstoßen mit Eukalyptusgeschmack kommt.

Thymian wirkt antibakteriell, auswurffördernd und bronchospasmolytisch und fördert sowohl die Verflüssigung des Bronchialschleims als auch den Abtransport durch eine indirekte Aktivierung des Flimmerepithels.

Spasmolytische, sekretolytische und expektorierende Eigenschaften weist auch Efeu auf.

Primel-Extrakte steigern indirekt die Bronchialsekretion und wirken antibakteriell, antiviral und fungizid.

Ein standardisierter, alkoholischer Pelargonium-Extrakt regt die mukoziliäre Clearance an, wirkt antimikrobiell, zytoprotektiv und immunstärkend. Aufgrund der enthaltenen Cumarine ist eine verstärkte Wirkung gerinnungshemmender Medikamente denkbar, daher sollte bei dieser Patientengruppe von der gleichzeitigen Anwendung eines Pelargonium-Extrakts abgesehen werden. Auch bei schweren Leber- und Nierenfunktionsstörungen ist die Kapland-Pelargonie kontraindiziert. Studien deuten darauf hin, dass nur der alkoholische Extrakt eine Symptomverbesserung bewirkt. Tabletten und nicht-alkoholische Darreichungsformen hingegen scheinen keine ausreichenden Wirkungen zu zeigen.

Bereits für Kinder unter einem Jahr stehen pflanzliche, schleimlösende Hustensäfte zur Verfügung, die nach ärztlicher Rücksprache angewendet werden können.

### Homöopathie

Verschiedene homöopathische Wirkstoffe kommen bei produktivem und unproduktivem Husten zum Einsatz. Auf dem Markt sind einige gut zusammengesetzte Komplexhomöopathika in denen vor allem Bryonia, Cuprum, Drosera, Hedera und Ipecacuanha enthalten ist. Viele von ihnen decken sowohl die produktive Phase als auch die Reizhustensymptomatik ab.

## Ergänzende Empfehlungen

Gerade für die Indikation Husten stehen viele Arzneitees zur Verfügung, die unterstützend zum Einsatz kommen können. Eibisch, Malve, Süßholz und Holunder eignen sich bei Reizhusten, während Thymian und Spitzwegerich in allen Phasen der unteren Atemwegsinfektion durch ihre spasmolytischen und antibakteriellen Eigenschaften positive Wirkungen haben. Dem etwas abgekühlten Tee kann Honig zugesetzt werden, der ebenfalls gegen möglicherweise vorkommende Bakterien hilft.

Trockene, kalte und verrauchte Luft sollte bei Reizhusten vermieden werden. In der Wohnung können feuchte Handtücher aufgehängt oder Wasserschälchen auf die Heizung gestellt werden um die **Luftfeuchtigkeit** zu erhöhen. Um die Atemwege direkt zu befeuchten eignen sich Inhalationen mit Kochsalz oder Kamillenblüten. Patienten sollen zwar auf eine ausreichende Flüssigkeitszufuhr achten, aber keine extra großen Trinkmengen zuführen, da speziell bei Infektionen der unteren Atemwege die Gefahr von Elektrolytverschiebungen besteht. Die Schleimhäute können mit Hilfe von Lutschbonbons feucht gehalten werden.

Arzneitees versetzt mit etwas Honig lindern den Hustenreiz und wirken antibakteriell. ○ Abb. 1.9

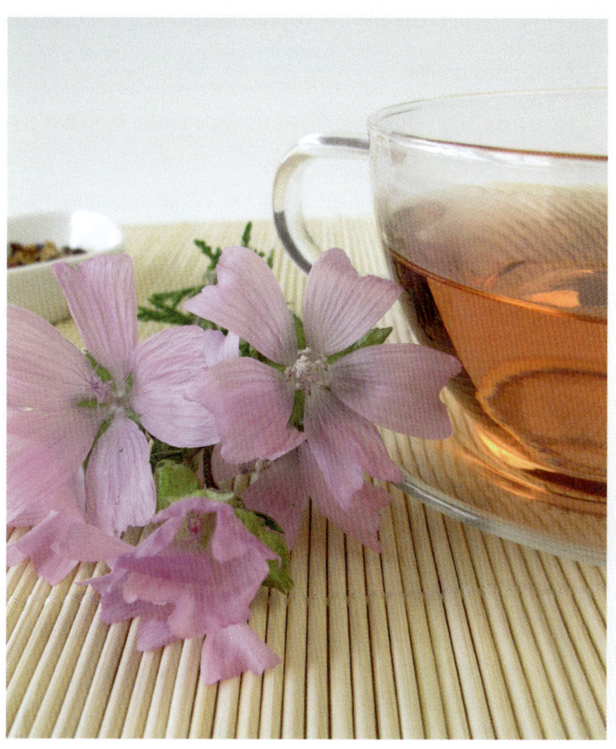

Tab. 1.7 Präparatebeispiele bei Reizhusten

| Wirkstoff | Handelspräparat |
|---|---|
| **Allopathika** | |
| **Zentral wirksame Antitussiva** | |
| Dextromethorphan | Silomat® DMP gegen Reizhusten (PAS, KAP) |
| Pentoxyverin | Silomat® gegen Reizhusten Pentoxyverin (SAF, TRO), Sedotussin® Hustenstiller 2,13 mg/ml (SAF, TRO) |
| **Peripher wirksame Antitussiva** | |
| Benproperin | Tussafug® (TAB) |
| Dropropizin | Larylin® Husten-Stiller Saft (SIR) |
| **Phytopharmaka** | |
| Eibischwurzel | Phytohustil® Hustenreizstiller (PAS) |
| Eibischwurzel + Bienenhonig | Silomat® gegen Reizhusten Eibisch/Honig-Sirup (SIR) |
| Isländisches Moos | Aspecton® Hustenstiller (SAF) |
| Spitzwegerichblätter | Broncho-Sern® (SIR) |
| **Homöopathische Komplexmittel** | |
| Cephaelis ipecacuanha D4, Cinchona pubescens D1, Cuprum sulfuricum D4, Dactylopius coccus D1, Drosera Ø, Hedera helix Ø, Hyoscyamus niger D4 | Monapax® (SAF, TRO) |
| Bryonia D2, Cephaelis ipecacuanha D3, Drosera D2, Eucalyptus globulus D2, Stibium sulfuratum aurantiacum D6 | Tussistin S (TAB) |
| Aralia racemosa D2, Cephaelis ipecacuanha D4, Cetraria islandica D3, Drosera D2, Grindelia robusta D3, Inula helenium D3, Sanguinaria canadensis D3, Solanum dulcamara D4 | Tussovowen® (TRO) |
| Cephaelis ipecacuanha D3, Cuprum aceticum D3, Drosera D1 | Viropect® (TAB) |
| **Anthroposophika** | |
| Fichtenspitzen-Fluidextrakt, Petasites e radice ferm 33c D3, Spitzwegerichblätter-Fluidextrakt | Plantago Hustensaft WALA® (SIR) |
| Eukalyptus-, süßes Fenchel-, Fichtennadel-, Pfefferminz-, Rosmarin- u. Wacholderbeeren-Öl, dalmatinische Salbeiöle | Weleda Bronchialbalsam (ölige EIN) |
| Anisöl, ger. Bienenhonig, Isländisches Moos-, Rentierflechten- u. Usnea barbata-Extrakt, Lobaria pulomonaria Ø | Weleda Flechtenhonig (SIR) |
| Andornkraut-, Anis-, Bittersüßstängel-, Quendelkraut- u. Thymiankraut-Dekokt, Cephaelis ipecacuanha, ethanol Decoctum Ø, Drosera D2, Eibischwurzel-Extrakt, Gerstenmalz-Extrakt, Pulsatilla pratensis D3 | Weleda Hustenelixier (SIR) |

## Grenzen der Selbstmedikation

- Blut im Auswurf,
- sehr starker Husten,
- Schmerzen beim Husten,
- Atemnot,
- Dauer länger als acht Wochen,
- Kinder unter zwei Jahren,
- Anzeichen für Pertussis, Pseudokrupp oder ACE-Hemmer-Husten.

▫ Tab. 1.8 Präparatebeispiele bei produktivem Husten

| Wirkstoff | Handelspräparat |
|---|---|
| **Allopathika** | |
| Acetylcystein | ACC® akut 600 mg Hustenlöser (BTA), Fluimucil Kindersaft 2 % (LSG) |
| Ambroxol | Ambroxol-ratiopharm® Hustensaft (LSG), Mucosolvan® Lutschpastillen 15 mg (PAS) |
| Bromhexin | Bisolvon® Hustensaft (LSG), Bromhexin Krewel Meuselbach® Tropfen 12 mg/ml (LSG) |
| Guaifenesin | Fagusan® (LSG), Wick Husten-Löser (SIR) |
| **Phytopharmaka** | |
| Apfelsinenschalenöl-, Eukalyptusöl-, Myrtenöl- u. Zitronenöl-Destillat | GeloMyrtol® forte (WKA) |
| Cineol | Soledum® Kapseln forte (WKA) |
| Efeublätter | Bronchipret® Saft TE (LSG), Bronchoverde Hustenlöser 50 mg (GRA), Hedelix® (BTA), Prospan® Hustenliquid (BEU) |
| Pelargonium sidoides-Wurzel | Umckaloabo® (LSG) |
| Primelwurzel | Bronchicum® Elixir (FLE), Bronchipret® TP (FTA) |
| Spitzwegerichblätter | Broncho-Sern® (SIR) |
| Thymian | Aspecton® Hustensaft (FLE), Bronchicum® Elixir (FLE), Bronchipret® Saft TE (LSG), Bronchipret® TP (FTA), Tussamag® Hustenlösung (LSG) |
| **Homöopathische Komplexmittel** | |
| Cephaelis ipecacuanha D4, Cinchona pubescens D1, Cuprum sulfuricum D4, Dactylopius coccus D1, Drosera Ø, Hedera helix Ø, Hyoscyamus niger D4 | Monapax® (SAF, TRO) |
| Drosera D1, Echinacea purpurea, Kalium iodatum D4, Lobelia inflata D4, Pinus sylvestris | Pectovowen® (TRO) |
| Bryonia D2, Cephaelis ipecacuanha D3, Drosera D2, Eucalyptus globulus D2, Stibium sulfuratum aurantiacum D6 | Tussistin S (TAB) |
| **Anthroposophika** | |
| Fichtenspitzen-Fluidextrakt, Petasites e radice ferm 33c D3, Spitzwegerichblätter-Fluidextrakt | Plantago Hustensaft WALA® (SIR) |
| Eukalyptus-, süßes Fenchel-, Fichtennadel-, Pfefferminz-, Rosmarin-, Wacholderbeeren-Öl, dalmatinische Salbeiöle | Weleda Bronchialbalsam (ölige EIN) |
| Anisöl, ger. Bienenhonig, Bartflechte, Echte Lungen- u. Rentierflechte, Echter Sternanis, Isländisches Moos | Weleda Flechtenhonig (SIR) |
| Andornkraut-, Anis-, Bittersüßstängel-, Quendelkraut- u. Thymiankraut-Dekokt, Cephaelis ipecacuanha, ethanol Decoctum Ø, Drosera D2, Eibischwurzel-Extrakt, Gerstenmalz-Extrakt, Pulsatilla pratensis D3 | Weleda Hustenelixier (SIR) |

## Literatur

Ammon HPT. Hunnius Pharmazeutisches Wörterbuch. 11. Aufl., Walter de Gruyter, Berlin 2014

DEGAM-Leitlinie Halsschmerzen. Stand 10/2009; wird zurzeit überprüft. Verfügbar unter: www.awmf.org/uploads/tx_szleitlinien/053-010_S3_Halsschmerzen_Lang_10-2009_12-2013_abgelaufen.pdf (Zugriff 15.06.17)

DEGAM-Leitlinie Husten. Stand 02/2014. Verfügbar unter: www.degam.de/files/Inhalte/Leitlinien-Inhalte/Dokumente/DEGAM-S3-Leitlinien/Leitlinien-Entwuerfe/053-013%20Husten/Langfassung_Leitlinie_Husten_20140323.pdf (Zugriff 15.06.17)

DEGAM-Leitlinie Ohrenschmerzen. Stand 11/14. Verfügbar unter: www.awmf.org/uploads/tx_szleitlinien/053-009l_S2k_Ohrenschmerzen_2014-12.pdf (Zugriff 21.06.17)

DrugBase: www.drugbase.de; Wirkstoffdossier zu Flurbiprofen

Embryotox: www.embryotox.de

Grünwald J, Jänicke C. Grüne Apotheke, 6. Aufl., Gräfe und Unzer, München 2004

Günther J, Hinneburg I. Pelargonium bei Atemwegsinfekten. Pharm Ztg online, 2016. Verfügbar unter: www.pharmazeutische-zeitung.de/index.php?id=62179 (Zugriff 11.05.17)

Kircher W. Arzneiformen richtig anwenden. 4. Aufl., Wissenschaftliche Verlagsgesellschaft Stuttgart, 2016

Lennecke K, Hagel K. Selbstmedikation für die Kitteltasche. 6. Aufl., Wissenschaftliche Verlagsgesellschaft Stuttgart, 2017

Rhinology: European Position Paper on Rhinosinusitis and Nasal Polyps 2012. Verfügbar unter: www.ep3os.org/EPOS2012.pdf (Zugriff 05.07.17)

# 2 Allergien

Ilva Großbach

Es ist ein für diese Jahreszeit warmer, sonniger Tag Anfang Februar. Klaus, der Onkel von Bea, Mitte 40 und immer gut gekleidet, betritt eine Apotheke. Er wird freundlich von einer PTA begrüßt, grüßt freundlich zurück, doch bevor er einen Beratungswunsch äußern kann, überfällt ihn eine Niesattacke. Leicht genervt erklärt er, dass er schon seit zwei Tagen unter einem Fließschnupfen und häufigem Niesen leidet.
„Ich hätte gerne ein gutes Schnupfenspray und etwas fürs Immunsystem. Wir gehen nächste Woche Skifahren, da darf ich auf keinen Fall krank werden!" Der PTA fällt auf, dass er gerötete Augen hat und sie fragt ihn, ob er weitere Erkältungssymptome wie Fieber, Hals- oder Gliederschmerzen oder Husten habe. „Nein, aber ich fühle mich ganz erschöpft und meine Augen jucken die ganze Zeit."
„In den letzten Tagen hatten wir einige Kunden, die unter denselben Symptomen litten wie Sie jetzt. Aufgrund des milden Winters fliegen dieses Jahr Pollen von Erle und Hasel schon früher", erklärt die PTA. „Wurde bei Ihnen in der Vergangenheit schon Heuschnupfen diagnostiziert?" Klaus berichtet, dass bei ihm vor einigen Jahren eine Allergie gegen Haselpollen festgestellt wurde, die Beschwerden aber immer erst im März begonnen hatten.

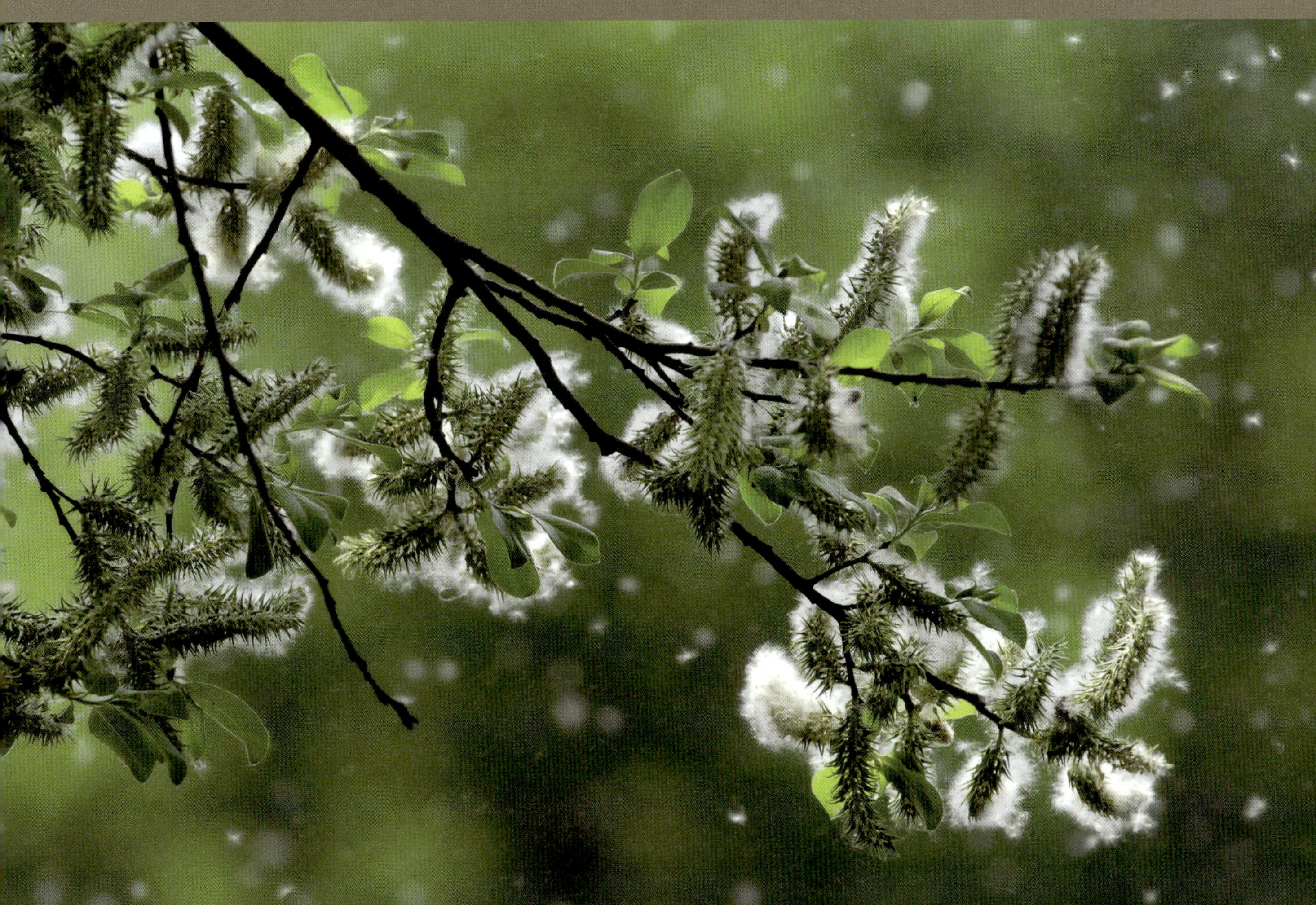

# Die Allergie

Allergien sind meist dosisunabhängige, stoffunspezifische Reaktionen, denen vorher zwingend eine **Sensibilisierung** vorangegangen sein muss. Häufig genügen kleinste Mengen eines Antigens um allergische Beschwerden auszulösen. Die Ursache ist eine Überreaktion des Organismus auf normalerweise harmlose Stoffe, die selbst oft zu klein sind um allergisierend zu wirken, aber nach Anlagerung an ein körpereigenes Protein (Hapten-Bildung) als Allergen wirken. Am bekanntesten ist die Einteilung der Allergien nach Coombs und Gell in vier verschiedene Typen aufgrund ihres Pathomechanismus.

### Exkurs: Die Anaphylaxie – ein lebensbedrohlicher Notfall

Durch einen Allergenkontakt (Nahrungsmittel, Arzneimittel, Insektenstiche) wird eine allergische Sofortreaktion ausgelöst. Die freigesetzten Entzündungsmediatoren (vor allem Histamin) führen zu Herz-Kreislauf-Beschwerden wie Blutdruckabfall, Tachykardie, Bewusstseinsverlust und Herzstillstand. Es muss umgehend ein Notarzt gerufen werden!
Erste Anzeichen einer beginnenden Anaphylaxie sind Atemnot, Übelkeit, Bauch- und Kopfschmerzen, Quaddelbildung sowie Hautrötungen.
Für Allergiker gibt es ein lebensrettendes Notfallset, das aus einem flüssigen Glucocorticoid, einem flüssigen $H_1$-Antihistaminikum sowie einem Adrenalin-Autoinjektor besteht. Es muss immer mitgeführt werden und wichtige Bezugspersonen sollten regelmäßig im Umgang damit geschult werden.

# Heuschnupfen

## Ursachen und Symptome

Ungefähr 20 Prozent der Bevölkerung sind von der Diagnose allergische Rhinokonjunktivitis betroffen und entwickeln nach einem Allergenkontakt Symptome wie Juckreiz an Augen und Nase, Niesattacken, Fließschnupfen oder verstopfte Nase, Riechstörungen oder gerötete, tränende sowie brennende Augen. Gaumenjucken, Hustenreiz und Hautreaktionen gehören ebenfalls zum Beschwerdebild. Reagiert das Immunsystem überempfindlich auf Gräser- und Blütenpollen oder auch auf Schimmelpilze, so spricht man von der **saisonalen allergischen Rhinitis** (Heuschnupfen), da die Beschwerden nicht ganzjährig auftreten.

Reaktionen auf Tierhaare oder Milben gehören hingegen zu der perennialen allergischen Rhinitis, da sie unabhängig von den Jahreszeiten Beschwerden verursachen können. Wenn sowohl die Augen als auch die Nase betroffen sind, bezeichnet man den Symptomenkomplex als allergische Rhinokonjunktivitis.

Die Ursache der Beschwerden liegt in einer IgE-vermittelten Sofortreaktion nach dem Kontakt mit Allergenen. Es kommt innerhalb von Sekunden bis Minuten zur Freisetzung von Entzündungsmediatoren (vor allem Histamin und Leukotriene), die die Symptome an Augen, Nase, Rachenraum und Haut auslösen.

Abgeschlagenheit, Leistungsschwäche, Konzentrationsstörungen und schnelle Ermüdung sind weitere Folgen, sodass die Arbeitsleistung der Betroffenen häufig reduziert ist. Werden größere Mengen Pollen verschluckt, sind Übelkeit, Durchfall und Bauchschmerzen möglich.

Tab. 2.1 Die verschiedenen Allergietypen nach Coombs und Gell

| Typ | Dauer bis zum Eintreten der Symptome | Pathomechanismus | Mögliche Beschwerden | Auslöser |
|---|---|---|---|---|
| Typ-I-Reaktion (Sofortreaktion) | Sekunden bis Stunden | IgE-vermittelt, Histaminfreisetzung | Allergische Rhinitis, Asthma, anaphylaktischer Schock, Nesselsucht | Pollen, Beta-Lactam-Antibiotika, Sulfonamide, Nahrungsmittel |
| Typ-II-Reaktion (Zytotoxische Reaktion) | Minuten bis Tage | IgG- und IgM-vermittelt, Aktivierung des Komplementsystems und Zelllyse | Agranulozytose, Hämolyse, Thrombozytopenie | Analgetika, Antiepileptika, Transfusionszwischenfall |
| Typ-III-Reaktion (Immunkomplex-Reaktion) | Minuten bis Tage | IgG- und IgM-vermittelt, Aktivierung Komplementsystem und Freisetzung zytotoxischer Enzyme | Allergische Gefäßentzündung | Penicilline, verschimmeltes Heu, Tauben- und Hühnerexkremente |
| Typ-IV-Reaktion (Spättyp-Reaktion) | Stunden bis Wochen | Zellvermittelt über T-Lymphozyten, Entzündungsreaktion | Hautausschläge, Transplantatabstoßung | Kontaktallergene, Chloramphenicol, Bufexamac, Antiepileptika, Nahrungsmittel |

Wird eine allergische Rhinitis nicht ausreichend therapiert, kann sich mit der Zeit ein allergisches Asthma ausbilden (**Etagenwechsel**). Häufig kommen bei Heuschnupfen-Patienten mit den Jahren weitere Pollenallergien hinzu, sodass die Beschwerden nicht auf wenige Wochen im Jahr beschränkt bleiben, sondern Monate andauern können.

Die Pollensaison startet mit Hasel und Erle, deren Hauptblüte zwar erst im Februar und März stattfindet, aber während eines milden Winters können schon im Januar Pollen vorkommen. Baum- und Sträucherpollen (Esche, Birke, Buche, Kiefer) fliegen im Allgemeinen im Frühjahr zwischen Februar und Juni, während Gräser- und Getreidepollen ihr Hauptvorkommen zwischen April und September haben. Kräuter wie Spitzwegerich (o Abb. 2.2) und Brennnessel verteilen ihre Pollen ungefähr von Mai bis September.

Die genauen Blütezeiten sind stark abhängig von den Temperaturen und Niederschlagsmengen des vorangegangenen Winters und des Wetters des laufenden Jahres. Zudem ist bekannt, dass Pollen, die durch Schadstoffe belastet sind (wenn die Pflanzen beispielsweise nahe der Autobahn wachsen), stärker allergen wirken als ihre unbelasteten Verwandten.

Häufig reagieren Pollenallergiker auch auf bestimmte Nahrungsmittel, bei denen strukturelle Ähnlichkeiten mit den Epitopen der Pollenallergene bestehen. Dies wird als **Kreuzreaktion** oder pollenassoziierte Nahrungsmittelallergie bezeichnet. Teilweise werden die Nahrungsmittel nur während der Pollensaison nicht vertragen.

▫ Tab. 2.2 Typische Kreuzreaktionen

| Inhalationsallergene | Nahrungsmittel |
|---|---|
| Birken-, Erlen-, Haselpollen | Apfel, Birne, Erdbeere, Erdnuss, Feige, Haselnuss, Karotte, Kartoffel, Kiwi, Mandel, Nektarine, Pfirsich, Sellerie, Sojaprodukte |
| Beifußpollen | Anis, Chili, Dill, Fenchel, Kamille, Karotte, Koriander, Kümmel, Löwenzahn, Oregano, Paprika, Pistazien, Sellerie, Thymian |
| Gräser-, Roggenpollen | Getreide, Hülsenfrüchte, Melone, Tomate |

Heuschnupfen und Erkältungsschnupfen sind sich oft äußerst ähnlich im Beschwerdebild. Es gibt jedoch einige Kriterien, die zur Unterscheidung im Beratungsgespräch herangezogen werden können. Beim Heuschnupfen leidet der Patient tendenziell eher unter wässrigem Nasensekret und Juckreiz und die Beschwerden treten nach Allergenkontakt schlagartig auf. Während einem leichten Regenguss verstärken sich die Beschwerden, da die Pollen von Oberflächen aufgewirbelt werden, nach einem länger

Pollen unter dem Mikroskop: Sie können Heuschnupfen und allergische Rhinits auslösen. o Abb. 2.1

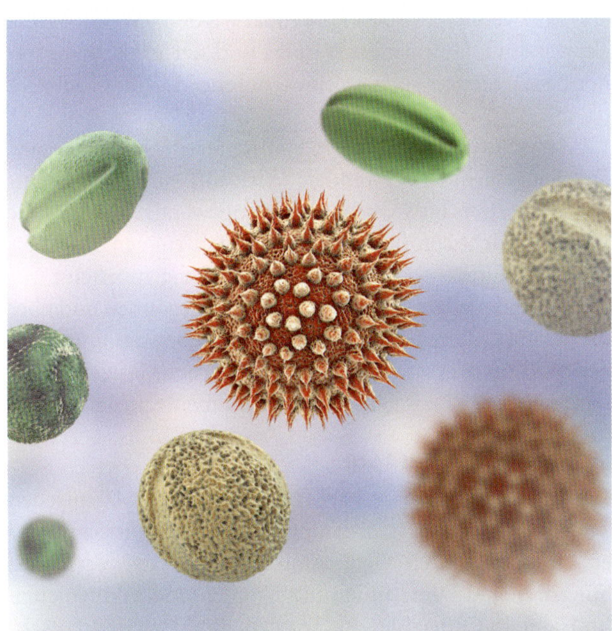

Die Spitzwegerichsamen verteilen sich durch Wind über lange Strecken hinweg. o Abb. 2.2

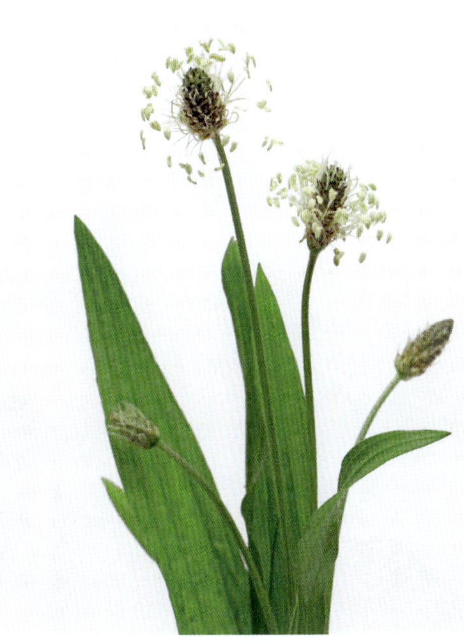

andauernden Regen geht es dem Patienten besser, da die Luft pollenärmer ist.

Fieber, geschwollene Lymphknoten und Halsschmerzen sind Indizien für eine Erkältung.

## Therapiemöglichkeiten

Im Bereich der Selbstmedikation stehen viele sehr gut wirksame Arzneimittel der Allopathie, Homöopathie und Anthroposophie zur Verfügung.

Die erste Wahl ist zunächst immer die lokale Therapie von Augen, Nase, Rachenraum oder Haut. Erst wenn dies nicht ausreichend Linderung verschafft oder aber wenn mehrere Organsysteme gleichzeitig stark betroffen sind, greift man zu systemischen Therapiemöglichkeiten. Für den Patienten ist es wichtig zu wissen, dass nur die Symptome des Heuschnupfens behandelbar sind, nicht jedoch die Ursache. Der Arzt kann eine **Hyposensibilisierung** (SIT = Spezifische Immuntherapie) durchführen um das Immunsystem an die allergieauslösenden Stoffe zu gewöhnen. Die Erfolgschancen auf eine deutliche Reduktion der Beschwerden sind gut, die Therapie ist aber auch langwierig und aufwändig. Zur Verfügung stehen die subkutane Immuntherapie (SCIT), die sublinguale Immuntherapie (SLIT) sowie die orale Immuntherapie.

### Lokale Therapie

**$H_1$-Antihistaminika** kommen in erster Linie zum Einsatz. **Azelastin** und **Levocabastin** gibt es als Nasenspray oder Augentropfen. Über eine kompetitive Hemmung peripherer $H_1$-Rezeptoren wird die Histaminwirkung verringert. Vorteilhaft ist, dass eine zweimal tägliche Anwendung meist genügt, der Wirkungseintritt innerhalb von 30 Minuten erfolgt und somit die Anwendung nicht zwingend prophylaktisch erforderlich ist. Weiß man jedoch im Voraus, dass ein Pollenkontakt bevorsteht, ist es sinnvoll das Arzneimittel davor anzuwenden. Nach der Applikation kann es zu kurzzeitigem Brennen kommen. Die derzeit im Handel erhältlichen Levocabastin-Suspensionen sind vor der Anwendung unbedingt aufzuschütteln um eine gleichmäßige Wirkstoffverteilung zu gewährleisten. Beide Antihistaminika sind in etwa gleich gut wirksam, erfahrungsgemäß gibt es jedoch Patienten, die den einen oder anderen Wirkstoff bei sich als wirksamer empfinden. Daher lohnt es sich bei unzureichender Wirkung die Alternative auszuprobieren. Levocabastin ist ab einem Jahr zugelassen, Azelastin-haltige Augentropfen ab vier Jahren, das Nasenspray ab sechs Jahren (Herstellerangaben sind zu berücksichtigen).

Ein weiteres $H_1$-Antihistaminikum ist **Ketotifen**, das zusätzlich zur oben beschriebenen Wirkung auch mastzellstabilisierende Eigenschaften aufweist. Bei der Behandlung der allergischen Rhinitis spielt es derzeit eine untergeordnete Rolle.

**Cortisone** werden bei mittelstarken bis starken Beschwerden im Bereich der Nase mit Fließ- oder Stockschnupfen angewandt. Bei Erwachsenen können Nasensprays mit Beclomatason, Fluticason oder Mometason eingesetzt werden. Sie werden zweimal täglich appliziert, die Wirkung tritt allerdings erst nach einigen Tagen ein. Deshalb ist hier die regelmäßige Anwendung wichtig. Durch die Entzündungshemmung schwillt die Nasenschleimhaut langsam ab, der Schnupfen verbessert sich, Juckreiz und Niesattacken werden gelindert.

**α-Sympathomimetika** helfen die Beschwerden zu lindern, bis die Wirkung der Cortisone einsetzt. Abschwellende Nasensprays enthalten **Xylometazolin** oder **Oxymetazolin**. Da der langfristige Gebrauch zu einem Rebound-Phänomen führt, ist der Patient unbedingt über die maximale Anwendungsdauer von sieben Tagen zu informieren.

**Homöopathische und anthroposophische Alternativen** zur lokalen Therapie sind Euphorbium comp. Nasentropfen SN, Weleda Heuschnupfenspray und bei gereizten, geröteten Augen Zubereitungen mit Euphrasia.

**Nasenduschen** zur Reinigung der Nase stehen für Kinder und Erwachsene zur Verfügung. Sie sollten regelmäßig ein- bis zweimal täglich angewendet werden. Wichtig ist die Verwendung lauwarmen Wassers und der exakt bemessenen Salzmenge, sodass eine isotone Lösung entsteht (o Abb. 2.3).

**Mastzellstabilisierung** ist ein weiterer Therapieansatz. Der hauptsächlich verwendete Wirkstoff ist **Cromoglicinsäure**, die zwei- bis viermal täglich angewendet wird. Da die Wirkung nicht sofort, sondern erst nach einigen Tagen bis Wochen eintritt, wird mit der Behandlung möglichst vor Einsetzen der allergischen Beschwerden begonnen und über die gesamte Allergiesaison fortgeführt. Neben der umstrittenen Wirksamkeit ist dies der Grund, warum Mastzellstabilisatoren in der Praxis keine große Rolle mehr spielen.

o Abb. 2.3 Nasenduschen lösen nicht nur zähen Schleim – auch Unreinheiten und Pollen werden ausgespült.

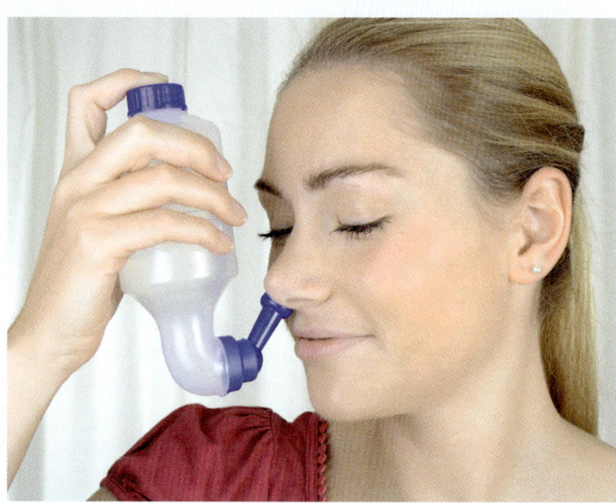

### Systemische Therapie

**$H_1$-Antihistaminika** sind der Hauptpfeiler der systemischen Therapie. Hier kommen hauptsächlich oral wirksame der ersten und zweiten Generation zum Einsatz. Verschreibungsfrei sind **Dimetinden** (als Tropfen und Filmtabletten im Handel), **Cetirizin** (Saft, Tropfen, Tabletten und Lutschtabletten) sowie **Loratadin** (Tabletten). Der Wirkungseintritt erfolgt rasch innerhalb von 20 bis 30 Minuten und hält bis zu 24 Stunden an. Je nach Wirkstoff, Darreichungsform und Alter des Patienten erfolgt die Arzneimitteleinnahme ein- bis dreimal täglich. Für Kinder ab einem Jahr eignen sich die dimetindenhaltigen Tropfen, ab zwei Jahren stehen Cetirizin-Säfte zur Verfügung. Loratadin kann ab einem Körpergewicht von 30 kg angewendet werden.

Dimetinden gehört zu den $H_1$-Antihistaminika der ersten Generation, ist ZNS-gängig und kann daher die Reaktionsfähigkeit beeinträchtigen. Benommenheit, Schläfrigkeit, Nervosität und Erschöpfung sind Nebenwirkungen, die regelmäßig von Dimetinden beobachtet werden können.

Loratadin und Cetirizin wirken vor allem an peripheren $H_1$-Rezeptoren und führen weniger häufig zu Müdigkeit und Schläfrigkeit. Gegebenenfalls wird das Arzneimittel vor dem Schlafengehen eingenommen.

Ein **Kombinationspräparat** aus Cetirizin und Pseudoephedrin ist zur Behandlung der allergischen Rhinitis mit verstopfter Nase auf dem Markt. Die Retardtabletten sind im Alter von zwölf bis 60 Jahren indiziert und können zweimal täglich für maximal 14 Tage eingenommen werden. Das α-Sympathomimetikum Pseudoephedrin wirkt vasokonstriktorisch und sorgt somit für eine rasche Abschwellung der Nasenschleimhaut.

**Alternative Therapieansätze** sind sehr gefragt, da Heuschnupfen in vielen Fällen ein lebenslanger Begleiter ist. Sie sind sowohl als eigenständige Therapie als auch unterstützend zur Schulmedizin einsetzbar. Es ist für die Betroffenen wichtig, sehr gut verträgliche Behandlungsmöglichkeiten zu haben mit denen sie die Beschwerden effektiv lindern können und im Alltag nicht durch Nebenwirkungen eingeschränkt sind.

Die Einnahme eines **Tragantwurzel-Extrakts** (Astragalus membranaceus) kann die Empfindlichkeit gegenüber Pollen reduzieren und die Immunreaktion normalisieren. Eine dauerhafte Anwendung während der Allergiesaison ist notwendig.

Als **homöopathische Einzelmittel** werden Luffa operculata (Kürbisschwämmchen), Galphimia glauca (Kleiner Goldregen) und die Adhatoda-Pflanze gerne eingesetzt. Bei Stockschnupfen wird Luffa D6 gewählt, bei Fließschnupfen Luffa D12. Galphimia glauca D12 wirkt antiallergisch und desensibilisierend und ist daher ein bewährtes Mittel bei Heuschnupfen, Bronchitis, Asthma sowie bei Hautausschlägen. Es kommt vor allem zum Einsatz, wenn die Augen ständig tränen, die Nasenatmung eingeschränkt ist und der Patient von heftigen Niesattacken geplagt wird.

Beide Mittel sind als Tabletten und Globuli im Handel. Sie können gut bei Kindern, sowie in Schwangerschaft und Stillzeit angewendet werden.

Zubereitungen mit Indischem Lungenkraut (Adhatoda vasica) gibt es als Tropfen, Tabletten und Globuli. Sie haben antiallergische und antientzündliche Eigenschaften.

Ein Kombinationspräparat mit Luffa, Galphimia glauca und Cardiospermum, welches auch als homöopathisches Cortison bezeichnet wird, ist als Tropfen und Tabletten erhältlich. Beliebt sind die Homöopathika bei Eltern. Ihre Kinder können sie in die Schule mitnehmen um akute Symptome zu behandeln ohne dass die Gefahr schwerer Folgen bei Missbrauch besteht.

## Ergänzende Empfehlungen

Es gibt eine Vielzahl an nichtmedikamentösen Maßnahmen, die die Pollenbelastung im Alltag reduzieren und damit zu einer deutlichen Verbesserung der Symptomatik führen können. Allergiker lüften zu Zeiten des Pollenflugs morgens, wenn sie in der Stadt wohnen, in ländlicher Umgebung hingegen abends. Die Augen kann man im Freien mit einer eng anliegenden Sonnenbrille schützen. Die getragene Kleidung sollte außerhalb des Schlafzimmers gelagert werden und Haare waschen vor dem Schlafengehen sorgt für eine reduzierte Allergenbelastung in der Nacht. Für Auto und Staubsauger sind spezielle **Pollenfilter** im Handel, Wäsche wird in der Allergiesaison nicht im Freien getrocknet und der Rasen wird möglichst von einem Nichtallergiker kurz gehalten.

Wer unter starken Beschwerden leidet hat eventuell die Möglichkeit in der Pollenflugzeit zu verreisen. Gewählt wird dann ein Urlaubsort, der wenig oder gar keine Pollenbelastung hat (Meer und Hochgebirge). Mit Hilfe eines Pollenflugkalenders kann man die Zeit der stärksten Belastung eingrenzen.

### Pollenflugkalender

Tagesaktuelle Werte zu Pollenkonzentrationen in der Luft sowie Vorhersagen bieten mittlerweile einige Websites an, wie beispielsweise www.dwd.de/pollenflug oder www.pollenflug.de. Für Smartphone-Nutzer gibt es zahlreiche kostenlose Pollenflug-Apps, die häufig personalisierbar sind und auch Tagebuch-Funktionen zur Erfassung der eigenen Beschwerden ermöglichen.

Allergien bei Kindern kann vorgebeugt werden indem in Schwangerschaft und Stillzeit auf Alkohol und Rauchen strikt verzichtet wird und der Säugling vier Monate lang voll gestillt wird. Wenn beide Elternteile unter Allergien leiden, so ist das Risiko für das Kind um 50 Prozent erhöht.

Nahrungsmittelallergiker haben die Möglichkeit einen **Ernährungsberater** aufzusuchen um sich individuell beraten zu lassen. Sie müssen lernen in welchen Lebensmitteln und unter welchen Bezeichnungen sich ihr Allergen verstecken kann und gegebenenfalls wie sie sich trotz Einschränkungen gesund und abwechslungsreich ernähren können. Obst und Gemüse werden nach Erhitzen teilweise besser vertragen und Stress und Alkohol können die Kreuzallergie verstärken.

## Grenzen der Selbstmedikation

- Atembeschwerden, Asthma,
- allerg. Rhinitis länger als sechs Wochen oder keine Besserung unter Therapie innerhalb von zwei Tagen,
- starke Beschwerden.

Tab. 2.3 Präparatebeispiele zur lokalen Therapie von Heuschnupfen

| Wirkstoff | Handelspräparat |
|---|---|
| **Allopathika** | |
| $H_1$-Antihistaminika | |
| Azelastin | Allergodil® akut (AT, NAS), Vividrin® akut Azelastin antiallergische AT bzw. NAS gegen Heuschnupfen |
| Ketotifen | Allergo-Vision® sine 0,25 mg/ml (AT in EDO), Zaditen® ophtha 0,25 mg/ml (AT), Zaditen® ophtha sine 0,25 mg/ml (AT in EDO) |
| Levocabastin | Livocab® direkt 0,05 % (AT, NAS) |
| Mastzellstabilisatoren | |
| Cromoglicinsäure | Allergo-Comod® (AT ohne Kons.), Vividrin® antiallergische AT, Vividrin iso EDO® antiallergische AT |
| Vasokonstringenzien | |
| Xylometazolin | Olynth 0,1 %® (NAS) |
| Xylometazolin + Dexpanthenol | Nasic® (NAS) |
| Oxymetazolin | Nasivin® o. K. f. Erwachsene und Schulkinder 0,05 % (NAS) |
| Glucocorticoide | |
| Beclometason | Rhinivict® nasal 0,05 mg (NAS), RatioAllerg® Heuschnupfenspray (NAS) |
| Fluticason | Otri-Allergie® Nasenspray Fluticason (NAS) |
| Mometason | MometaHEXAL® Heuschnupfenspray (NAS), MomeAllerg® (NAS) |
| Sonstige Präparate | |
| Mineralstoffe (Natrium, Kalium, Chlorid, Hydrogencarbonat, Sulfat) | Emser® Nasendusche Nasanita®, Emser Salz® 1,475 g (PUL) komb. mit Nasanita Nasendusche Junior, Emser® Nasenspülsalz physiologisch (PUL) |
| **Anthroposophika** | |
| Euphrasia ferm 33c D2, Rosae aetheroleum D7 | Euphrasia Augentropfen WALA® (AT) |
| Euphrasia 3c D3 | Euphrasia D3 Weleda (AT) |
| Quittenfrüchteextrakt, Zitronensaft | Weleda Heuschnupfenspray (NAS), Gencydo® 0,1 % Weleda (AT) |
| **Homöopathisches Komplexmittel** | |
| Argentum nitricum D10, Euphorbium D4, Hepar sulfuris D10, Hydrargyrum biiodatum D8, Luffa operculata D2, Pulsatilla pratensis D2 | Euphorbium comp. SN® (NTR) |

Tab. 2.4 Präparatebeispiele zur systemischen Therapie von Heuschnupfen

| Wirkstoff | Handelspräparat |
|---|---|
| **Allopathika** | |
| $H_1$-Antihistaminika | |
| Cetirizin | Cetirizin ADGC® (FTA), Cetirizin beta® Tropfen 10 mg/ml (TEI), Cetirizin AL direkt (LUT) |
| Loratadin | Lorano® akut (TAB), Loratadin Stada® 10 mg (TAB) |
| Dimetinden | Fenistil® (DRA, TRO) |
| Sonstige Präparate | |
| Ascorbinsäure, Astragalus membranaceus-Wurzel-Extrakt, Calciumcarbonat | Allvent® (KAP) |
| Cetirizin dihydrochl. (5 mg), Pseudoephedrin hydrochl. ret. (120 mg) | Reactine duo® (RET) |
| **Homöopathika** | |
| Thyrallis glauca | Galphimia glauca D6 DHU (GLO), D12 (DIL) |
| Cardiospermum halicabum D3, Luffa operculata D4, Thyrallis glauca D3 | Heuschnupfenmittel DHU (TAB) |
| Adhatoda vasica D2 | Klosterfrau Allergin Tropfen (TEI) |
| Luffa operculata | Luffa operculata D6 DHU (GLO), D12 (DIL) |
| Acidum formicicum D2, Gelsemium sempervirens D2, Kalium chromosulfuricum D1 | Pascallerg® (TAB) |

# Kontaktallergien

## Ursachen und Symptome

Als Auslöser einer Kontaktallergie kommen unzählige **Substanzen** natürlichen und chemischen Ursprungs in Frage. Farb-, Duft- und Konservierungsstoffe, Weichmacher, Reinigungs- und Desinfektionsmittel, Latex, Nickel, Epoxidharze sowie ätherische Öle wie Teebaumöl gehören dazu.

Aber auch Korbblütler-Allergien beispielsweise auf Kamille, Arnika, Beifuß oder Schafgarbe gehören zu den Kontaktallergien. Apothekenmitarbeiter sollten hellhörig werden, wenn ein Patient von allergischen Hautreaktionen berichtet, der Arzneimittel anwendet, die häufig zu Allergien führen. Auch wenn die Medikamente bereits seit Jahren gut vertragen wurden, ist eine Arzneimittelallergie in Betracht zu ziehen. Ältere Menschen scheiden Arzneistoffe langsamer aus und sind somit stärker gefährdet eine allergische Hautreaktion zu entwickeln. Antiepileptika, Beta-Lactam-Antibiotika wie Penicillin, Sulfonamide, Acetylsalicylsäure und Allopurinol gehören zu den Wirkstoffen, die häufig Arzneimittelallergien auslösen.

Einen Sonderfall stellen **aerogene Allergene**, die zum Beispiel in Wandfarben und Pflanzen vorkommen, dar. Sie werden durch die Luft übertragen und verursachen daher hauptsächlich an nicht bedeckten Körperstellen allergische Reaktionen.

Wird das Allergen nicht gemieden, so kann sich das Ekzem nach einigen Jahren chronifizieren. Dies führt zur flächenhaften Verdickung der Haut, einer gröberen Hautstruktur, Rhagaden-Bildung und einer weniger scharfen Begrenzung der betroffenen Areale.

Mithilfe eines Epikutantests (Abb. 2.5) kann der Hautarzt den Allergieauslöser bestimmen und einen Allergiepass ausfüllen, der vom Patient jederzeit mitgeführt werden sollte.

Zu den Symptomen an Haut- und Schleimhaut, die nach 24 bis 48 Stunden nach Allergenkontakt auftreten, gehören Juckreiz, Quaddelbildung, Schmerzen, entzündete und nässende Stellen sowie Hautrötungen. Kosmetika, die in Augennähe angewendet werden, und **Kontaktlinsenpflegemittel** können allergische Bindehautentzündungen verursachen.

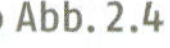
Eine Vielzahl von Inhaltsstoffen in Reinigungsmitteln können eine Allergie auslösen. Hersteller von Putzmitteln bieten deshalb mittlerweile verschiedene Allergiker-Reinigungsmittel an, in denen die bekannten Allergieauslöser nicht enthalten sind. Abb. 2.4

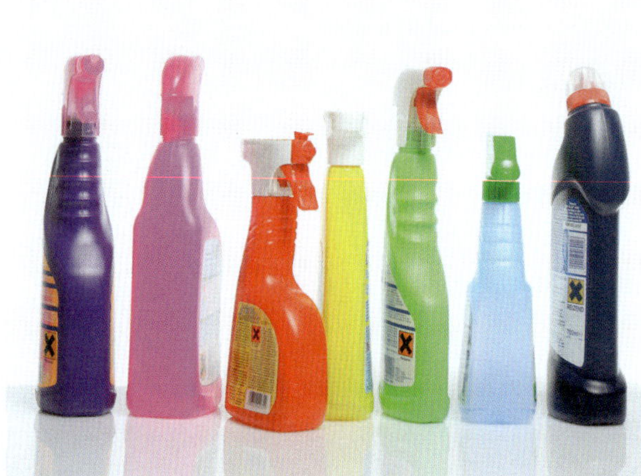

Beim Epikutantest werden die Testallergene auf die Haut aufgetragen. Abb. 2.5

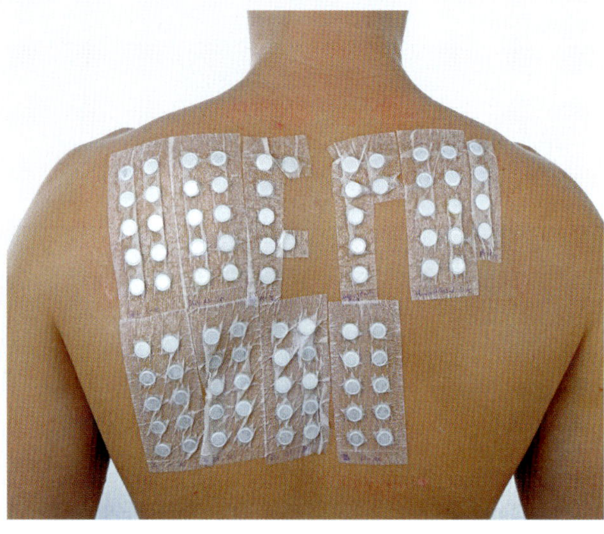

Hier zählen Juckreiz, Rötung, verstärkter Tränenfluss und Brennen zu den Beschwerden.

## Therapiemöglichkeiten

Da eine Kontaktallergie bisher nicht heilbar ist, stützt sich die Therapie auf die Vermeidung der entsprechenden Allergene sowie die Akutbehandlung nach Allergen-Exposition. Bei starken Beschwerden mit hohem Leidensdruck, nicht örtlich begrenzter Symptomatik oder schlecht zugänglichen Stellen werden systemisch wirksame Arzneimittel ausgewählt. Zur Unterstützung der systemischen Therapie oder bei lokal begrenzten Reaktionen stehen topische Medikamente zur Verfügung.

### Lokale Therapie

Zum Einsatz kommen **hydrocortisonhaltige Externa**, die schnell gegen Juckreiz helfen und die Reaktionen des Immunsystems lokal reduzieren, sodass die allergischen Beschwerden wieder abklingen. Wichtig in der Beratung ist der Hinweis auf die maximale Therapiedauer von maximal vierzehn Tagen in der Selbstmedikation. Aufgrund seiner lokalanästhetischen Wirkung stillt auch **Polidocanol** den Juckreiz. Ist die Haut gereizt und gerötet kann sie mit **dexpanthenolhaltigen** Lotionen oder Schäumen und Thermalwassersprays beruhigt werden. Letztere haben zusätzlich eine kühlende Wirkung, die für eine sofortige Linderung sorgt. Denselben Effekt hat auch die Zinkoxidschüttelmixtur, die zusätzlich antientzündliche Eigenschaften aufweist. Gele mit dem antiallergischen Wirkstoff **Dimetinden** kühlen, wirken juckreizstillend und spenden Feuchtigkeit.

**Die korrekte Auswahl der Grundlage** ist wichtig bei Dermatika: bei akuten Ekzemen werden Cremes, Sprays, Gele oder Lotionen verwendet (O/W-Grundlagen) um einen Okklusionseffekt zu vermeiden, während hingegen bei chronischen Ekzemen W/O-Grundlagen bevorzugt werden.

**Augenreizungen**, die allergisch bedingt sind, können mit Euphrasia-Augentropfen oder Ophthalmika mit Levocabastin oder Azelastin behandelt werden (▸ Seite 24).

Im Bereich der Alternativtherapie stehen Zubereitungen mit Cardiospermum-Urtinktur, dem sogenannten homöopathischen Cortison, zur Verfügung. Sie können auch bei beruflich bedingten Kontaktallergien eingesetzt werden und verringern bei längerer Behandlungszeit Schuppungen und Hautverdickungen bei chronischen Ekzemen. Durch die gezielten antiallergischen, antientzündlichen und juckreizstillenden Wirkungen sind sie für die Akutbehandlung gut geeignet, können aber im Gegensatz zu chemisch-synthetischen cortisonhaltigen Externa länger angewendet werden.

Die Anthroposophie empfiehlt eine Salbe mit Münzkraut- und Bittersüß-Auszügen bei akuten und chronischen Ekzemen, die in allen Altersstufen eingesetzt werden kann.

### Systemische Therapie

Wie auch bei der Therapie des Heuschnupfens (▸ Seite 24) kann die Kontaktallergie bei Kindern ab einem Jahr und bei Erwachsenen mit $H_1$-Antihistaminika behandelt werden. Die apothekenpflichtigen Wirkstoffe Dimetinden, Cetirizin und Loratadin gibt es in verschiedenen Darreichungsformen, die zügig innerhalb einer halben Stunde wirken. Sie sind für die **Akutbehandlung** gedacht oder in Einzelfällen vor einem unvermeidbaren Allergenkontakt, eignen sich jedoch nicht zur Dauertherapie.

Tab. 2.5 Präparatebeispiele zur lokalen Therapie von Kontaktallergien

| Wirkstoff | Handelspräparat |
|---|---|
| **Allopathika** | |
| Glucocorticoide | |
| Hydrocortison | Ebenol® 0,25 %/0,5 % (CRE), Systral® Hydrocort 0,5 % (CRE) bzw. 0,25 % Emulsion, Soventol® Hydrocort 0,25 %/0,5 % (CRE) |
| $H_1$-Antihistaminika | |
| Azelastin | Allergodil® akut (AT) |
| Dimetinden | Fenistil® (GEL) |
| Levocabastin | Livocab® direkt (AT) |
| Sonstige Präparate | |
| Polidocanol | Anaesthesulf® Lotio (SUS) |
| Kieselerde, Mineralstoffe, Spurenelemente | Avène Thermalwasser (SPR) |
| Dexpanthenol | Bepanthol® Körperlotion (LOT) |
| Dexpanthenol + Glycerin | Eucerin® pH5 Hautschutz Handcreme (CRE) |
| Zinkoxid | Zinkoxidschüttelmixtur (SUS) |
| **Anthroposophika** | |
| Bittersüßblüten- u. Pfennigkraut-Extrakt | Dermatodoron® Weleda (SAL) |
| Euphrasia ferm 33c D2, Rosae aetheroleum D7 | Euphrasia Augentropfen WALA® (AT) |
| **Homöopathika** | |
| Cardiospermum halicacabum Ø | Halicar® (CRE), Dermaplant® (SAL) |

Tab. 2.6 Präparatebeispiele zur systemischen Therapie von Kontaktallergien

| Wirkstoff | Handelspräparat |
|---|---|
| **Allopathika ($H_1$-Antihistaminika)** | |
| Dimetinden | Fenistil® (DRA, TRO) |
| Cetirizin | Cetirizin AL 10 mg (FTA), Cetirizin-ratiopharm® (SAF) |
| Loratadin | Loratadin-CT® 10 mg (TAB) |
| **Anthroposophika** | |
| Quercus e cortice cum Calcio carbonico Ø | Calcium Quercus WALA® (GLO) |
| Bittersüßblüten- u. Pfennigkraut-Extrakt | Dermatodoron® Weleda (DIL) |

## Ergänzende Empfehlungen

Eine strikte **Allergenkarenz** ist die wichtigste Maßnahme, der jeder Betroffene höchste Priorität einräumen sollte. Lässt sich ein Allergenkontakt nicht komplett vermeiden, so müssen Vorkehrungen getroffen werden um die Exposition möglichst gering zu halten. In manchen Fällen hilft bereits das Tragen von puder- und latexfreien Handschuhen oder das Tragen eines Mundschutzes um Stäube nicht einzuatmen. Bei Kontaktallergien, die im beruflichen Umfeld auftreten, ist zu überlegen inwieweit Arbeitsabläufe verändert werden können oder auf die allergieauslösenden Stoffe verzichtet werden kann um eine Weiterbeschäftigung zu ermöglichen.

Kontaktallergiker verwenden nach Möglichkeit rückfettende Seifen und Waschlotionen, eine geeignete Basishautpflege und bei Bedarf spezielle Hautschutzsalben. Bei Juckreiz werden kühlende Umschläge oft als angenehm empfunden.

## Grenzen der Selbstmedikation

- Großflächige Ausdehnung der Symptome wie Quaddeln, Juckreiz, Rötung, Schmerzen, Schwellungen, Nässen und Krustenbildung,
- kreisförmige, juckende Stellen (Verdacht auf Pilzinfektion),
- Atembeschwerden,
- Kreislaufbeschwerden,
- bei Anzeichen für einen anaphylaktischen Schock,
- wiederholt auftretende Beschwerden mit unklarer Ursache,
- Verdacht auf Berufskrankheit,
- Reaktionen auf Arzneimittel.

## Literatur

ALK-Abelló Arzneimittel GmbH: www.allergiecheck.de

DrugBase: www.drugbase.de; Wirkstoffdossiers zu Dimetinden, Loratadin, Cetirizin

Fachinformationen der einzelnen Arzneimittel: www.fachinfo.de

Gießen H. Gefährliche Attacke auf die Haut. Pharm Ztg online, 2012. Verfügbar unter: www.pharmazeutische-zeitung.de/index.php?id=42901 (Zugriff 23.05.17)

Lennecke K, Hagel K. Selbstmedikation für die Kitteltasche. 6. Aufl., Wissenschaftliche Verlagsgesellschaft Stuttgart, 2017

Mutschler E, Geisslinger G, Kroemer HK et al. Mutschler Arzneimittelwirkungen. 10. Aufl., Wissenschaftliche Verlagsgesellschaft Stuttgart, 2012

Rall B. Ernährungsberatung in der Apotheke. 2. Aufl., Wissenschaftliche Verlagsgesellschaft Stuttgart, 2014

S1-Leitlinie Kontaktekzem. Stand 08/2013. Verfügbar unter: www.awmf.org/uploads/tx_szleitlinien/013-055lS1__Kontaktekzem_2013-verlaengert.pdf (Zugriff 24.05.17)

Wiesenauer M, Kirschner-Brouns S. Das große Homöopathie Handbuch. 5. Aufl., Gräfe und Unzer Verlag, München 2011

# 3 Nahrungsmittelunverträglichkeiten

Ilva Großbach

Melanie's Vater und ihr zehnjähriger Bruder Max betreten ihre Stamm-Apotheke, in der sie seit Jahren alle Rezepte einlösen und sich sehr gut beraten fühlen. „Guten Morgen Herr Walter, guten Morgen Max". Was kann ich denn heute für Sie tun?" werden Sie vom Apotheker begrüßt, der sie schon jahrelang kennt.

„Max hat seit einiger Zeit immer wieder Bauchschmerzen und Durchfall. Als er heute früh zur Schule wollte ging es wieder los. Ich konnte ihn gar nicht gehen lassen, so schlimm war das." „Ist dir dann auch schlecht oder musst du dich übergeben?", fragt der Apotheker nach. Max ist verlegen und schaut seinen Papa fragend an. „Nein, kein Erbrechen. Immer nur die krampfartigen Schmerzen und der Durchfall", antwortet der Vater für Max.

Der Apotheker erkundigt sich wann die Beschwerden genau auftreten und wie lange sie andauern. „Immer vormittags. Ich frage mich, ob das psychisch sein kann wegen der Schule ..." „Das wäre möglich. Die Symptome können jedoch auch auf eine Nahrungsmittelunverträglichkeit hinweisen. Was isst du denn normalerweise zum Frühstück?"

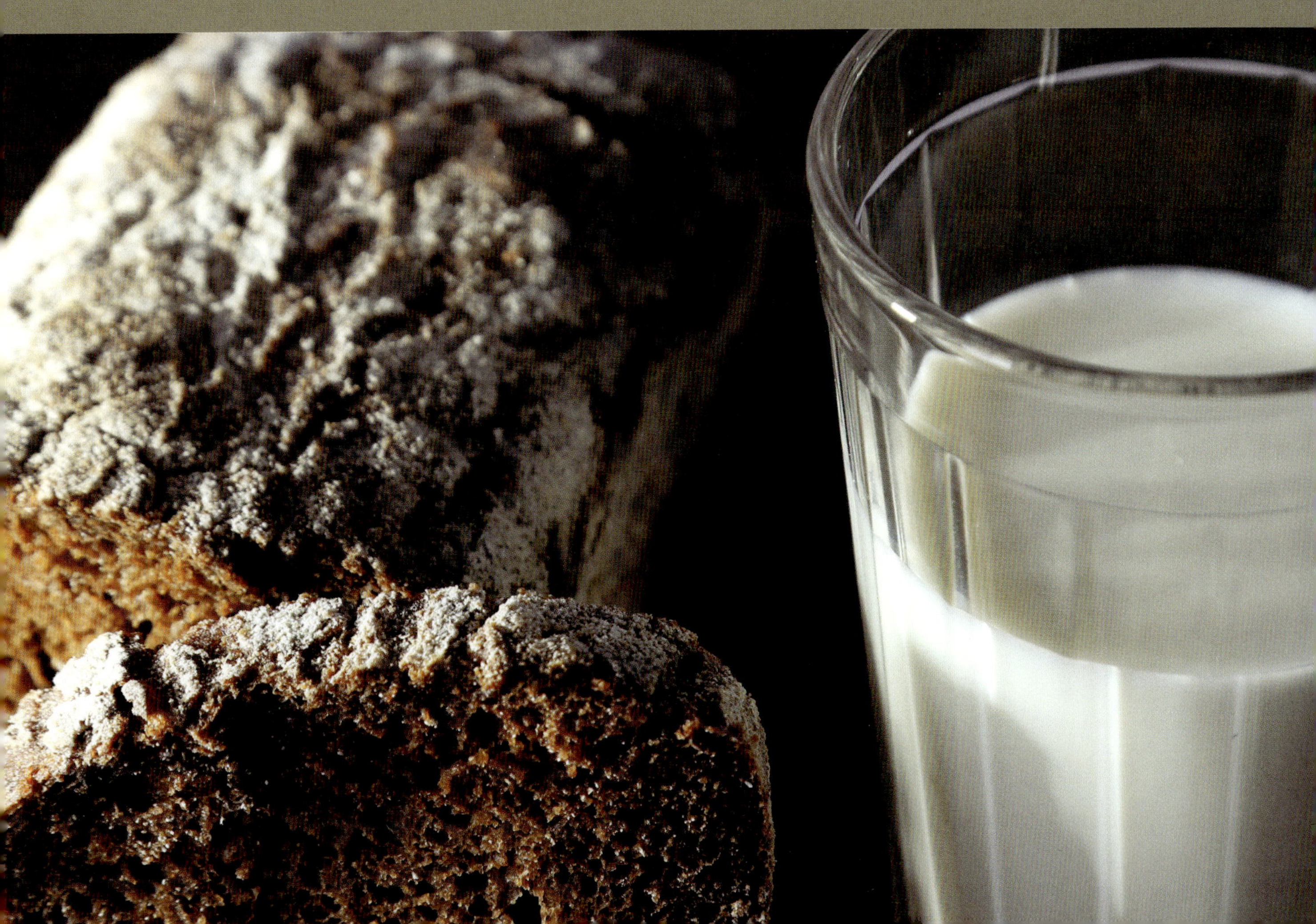

# Nahrungsmittelunverträglichkeiten

Der häufig verwendete Begriff der Nahrungsmittelunverträglichkeit ist ein Sammelbegriff für verschiedene, durch Nahrungsmittel ausgelöste Beschwerden, die an den unterschiedlichsten Organsystemen lokalisiert sein können (o Abb. 3.1). Sind die Reaktionen auf Nahrungsmittel immunologisch und nicht-toxisch bedingt, so spricht man von der **Nahrungsmittelallergie**. Werden die Symptome durch toxische Stoffe ausgelöst, die sich beispielsweise in verdorbenen Nahrungsmitteln oder giftigen Pilzen befinden, handelt es sich um eine **Lebensmittelvergiftung**. Die häufigste Form der Unverträglichkeit ist die **Nahrungsmittelintoleranz**, die durch nicht-immunologische Vorgänge, wie Enzymdefekte oder Malabsorptionen, hervorgerufen wird. Rein pharmakologische Reaktionen, bei denen das Immunsystem vorher nicht sensibilisiert wurde, werden als **Pseudoallergien** bezeichnet. Hier aktivieren Stoffe aus der Nahrung konzentrationsabhängig und direkt bestimmte Immunzellen, sodass eine allergische Sofortreaktion mit Nesselsucht, Angioödem (akute, schmerzlose Hautschwellung) und Anaphylaxie eintritt.

Viele Menschen entwickeln nach dem Genuss schwerverdaulicher Nahrungsmittel, wie Hülsenfrüchte oder Zwiebel-, Lauch- und Kohlsorten, Blähungen, Bauchschmerzen, Völlegefühl und Durchfall. Hierbei handelt es sich nicht um echte Nahrungsmittelunverträglichkeiten.

# Nahrungsmittelallergien

## Ursachen und Symptome

Nur circa drei bis vier Prozent der Bevölkerung leiden an einer Nahrungsmittelallergie, wobei Kinder häufiger betroffen sind als Erwachsene. Die Liste an potenziell allergenen Lebensmitteln ist lang: Soja, Kuhmilch, Nüsse, Hühnereiweiß, Fisch sowie Krebs- und Schalentiere, Johannisbrotkernmehl, viele Obst- und Gemüsesorten (Äpfel, Bananen, Kiwis, Erdbeeren, Tomaten, Gurken).

In den ersten Lebensjahren bilden sich Allergien auf Hühnereiweiß und Kuhmilch häufig zurück, während Lebensmittel, wie Erdnüsse oder Fisch, meist lebenslang allergische Reaktionen auslösen.

Im Normalfall handelt es sich um eine durch IgE-Antikörper vermittelte **Reaktion vom Soforttyp** (Typ-I-Allergie). Beim (Erst-)Kontakt findet hierbei die Bildung spezifischer IgE-Antikörper statt, wenn der Körper das Allergen (Antigen) fälschlicherweise als schädigenden Stoff identifiziert (Sensibilisierung). Diese Antikörper binden an Basophile und Mastzellen. Bei jedem weiteren Allergenkontakt kommt es nach der Bindung des Antigens an den IgE-Antikörper zur Degranulierung von Zellen und der Ausschüttung großer Mengen an Histamin, Leukotrienen und Prostaglandinen. Innerhalb von Sekunden bis Minuten manifestieren sich körperliche Symptome wie Nesselsucht (o Abb. 3.2), Juckreiz, Kopfschmerzen, Rhinokonjunktivitis, Asthma, Durchfall, Übelkeit, Erbrechen und im schlimmsten Fall eine Anaphylaxie. Auch Beschwerden im Mund- und Rachenraum wie Schwellungen und Kribbeln sind typisch.

Pollenallergiker entwickeln häufig **Kreuzreaktionen** auf Lebensmittel. In diesem Fall spricht man von pollenassoziierter Nahrungsmittelallergie (▸ Kap. 2).

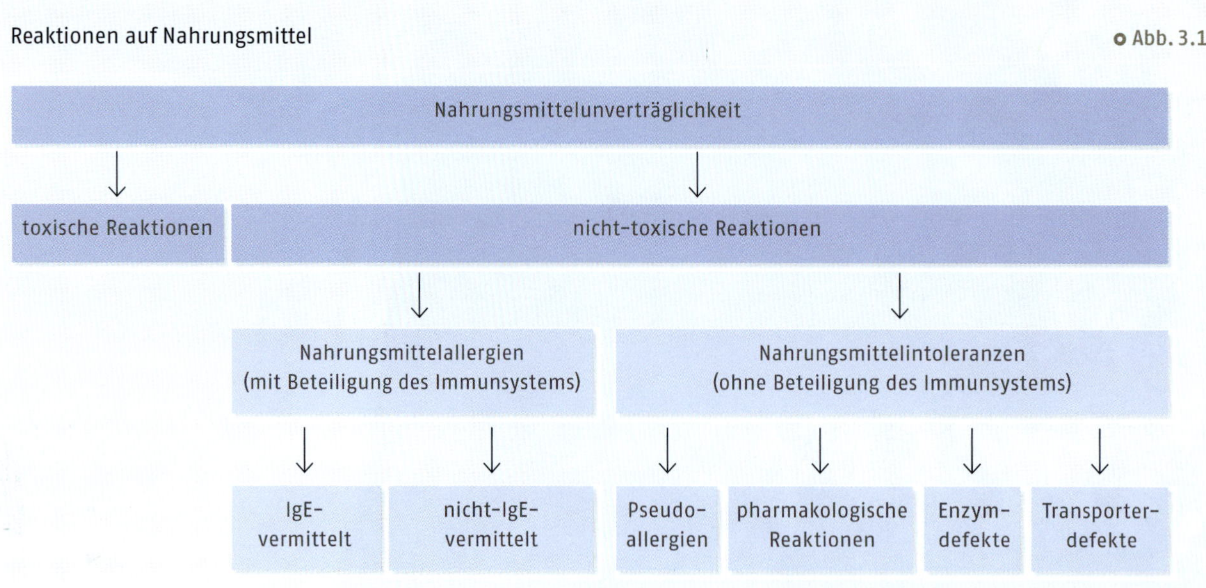

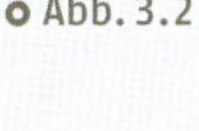

Typische Nesselsucht-Symptome sind plötzlich auftretende Rötungen mit stark juckenden und brennenden Erhebungen auf der Haut. ◘ Abb. 3.2

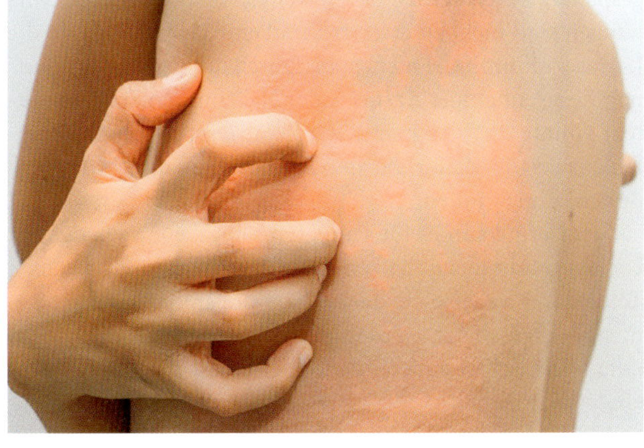

## Therapiemöglichkeiten

Die wichtigste Maßnahme bei einer Nahrungsmittelallergie ist, das Allergen strikt zu meiden. Nach versehentlicher Allergenaufnahme hängt das Vorgehen stark von der Symptomatik ab. Bei leichteren Beschwerden wie Kribbeln, Juckreiz oder leichter Nesselsucht kann ein **$H_1$-Antihistaminikum** (Cetirizin, Loratadin, Dimetinden) eingesetzt werden (▸ Kap. 2).

Bei allen Anzeichen einer Kreislaufbeteiligung oder einer Anaphylaxie muss umgehend ein Notarzt gerufen werden. Patienten, die bereits solch schwere Reaktionen erlitten haben, sollten ihr **Notfallset**, das aus einem flüssigen Glucocorticoid, einem flüssigen $H_1$-Antihistaminikum und einem Adrenalin-Injektor besteht, ständig bei sich tragen. Bei Allergikern, die zur Beteiligung der Atemwege neigen, wird es um ein Asthmaspray ergänzt.

## Ergänzende Empfehlungen

Dem Patienten kann bei Verdacht auf eine Nahrungsmittelallergie zum Führen eines **Ernährungs- und Symptomtagebuchs** geraten werden, das dem Arzt bei der Diagnosestellung eine Hilfe sein kann. Angehörige, Freunde, Lehrer, Kollegen und selbstverständlich auch der Patient selbst müssen regelmäßig in der Anwendung des Adrenalin-Injektors geschult werden um im Notfall professionell erste Hilfe leisten zu können. Schulungsmaßnahmen gibt es auch zur sicheren Vermeidung der Nahrungsmittelallergene (▸ Exkurskasten Seite 22).

◘ Tab. 3.1 Präparatebeispiele bei Nahrungsmittelallergien

| Wirkstoff | Handelspräparat |
|---|---|
| Dimetinden | Fenistil® (DRA, TRO) |
| Cetirizin | Cetirizin ADGC® (FTA), Cetirizin Hexal® (SAF), Cetirizin beta® 10 mg/ml (TRO), Cetirizin AL direkt (LUT) |
| Loratadin | Lorano® akut (TAB), Loratadin Stada® 10 mg (TAB) |

## Grenzen der Selbstmedikation

- Erstdiagnose noch nicht erfolgt,
- starke Beschwerden unklarer Herkunft,
- häufig wiederkehrende oder anhaltende Beschwerden.

# Lactoseintoleranz

## Ursachen und Symptome

Nordeuropäer und hellhäutige Nordamerikaner besitzen zu ca. 85 Prozent die Fähigkeit, Lactose im Darm zu spalten und anschließend zu resorbieren. In vielen anderen Teilen der Welt wie in Asien, Afrika und Südeuropa ist die Lactoseintoleranz jedoch der Normalfall. Zum Zeitpunkt der Geburt kann fast jeder Mensch größere Lactosemengen verdauen. Dies erklärt, warum Muttermilch trotz ihres äußerst hohen Lactosegehalts nicht zu Problemen führt.

### Primäre Lactoseintoleranz

In sehr seltenen Fällen ist die Lactoseunverträglichkeit Ursache eines Gendefekts und somit angeboren (kongenitaler

Der Verzehr von Milchprodukten kann bei Menschen mit Lactoseintoleranz Verdauungsprobleme verursachen. ◘ Abb. 3.3

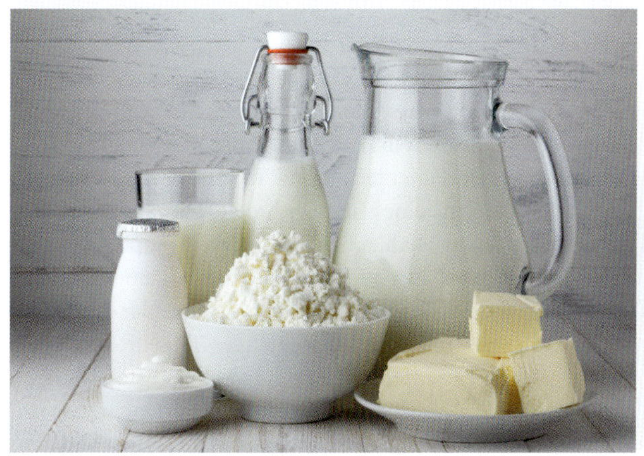

Lactasemangel). Frühchen können eine kurzzeitige Intoleranz aufweisen, wenn zum Zeitpunkt ihrer Geburt die Enzymaktivität der Lactase noch nicht vollständig ausgereift ist (entwicklungsbedingte Lactoseintoleranz). Hauptsächlich wird eine Milchzuckerunverträglichkeit jedoch mit der Zeit erworben und verschlechtert sich oft über die Jahre (endemische Lactoseintoleranz). Dieser Vorgang ist nicht reversibel.

### Sekundäre Lactoseintoleranz

Durch Erkrankungen des Darmtrakts wie beispielsweise Morbus Crohn oder Zöliakie können die Bürstensaumzellen im Dünndarm geschädigt werden, sodass weniger oder keine Lactase mehr vorhanden ist. Auch eine bakterielle Fehlbesiedlung des Dünndarms oder ein chronischer Alkoholmissbrauch sind Gründe für die Abnahme der Lactase-Aktivität. Infolgedessen kann der Milchzucker nicht mehr verdaut werden. Dies ist prinzipiell reversibel und damit besteht nach Beseitigung der Ursache die Chance, dass Lactose nach einiger Zeit wieder gut vertragen wird.

Lactose ist ein Disaccharid, das sich aus Glucose und Galaktose zusammensetzt. Nach der Aufnahme über die Nahrung findet im Dünndarm die Spaltung in die genannten Monosaccharide durch das Enzym **Lactase** statt, das auch als β-Galaktosidase bezeichnet wird. Gelangt Lactose in den Dickdarm wird sie dort durch Bakterien zu Kohlendioxid, Methan, Schwefelwasserstoffen, Wasserstoff, kurzkettigen Fettsäuren und anderen Abbauprodukten zersetzt. Die Darmperistaltik und der osmotische Wassereinstrom ins Darmlumen nehmen zu, was zu Durchfall und Bauchschmerzen, Völlegefühl, Magen-Darm-Krämpfen, Blähungen und teilweise auch zu Übelkeit und Erbrechen führt. Bei manchen Patienten werden unspezifische Symptome wie Kopfschmerzen, Schwindel, Konzentrationsstörungen und Müdigkeit beobachtet.

Je nach Dauer der Magen-Darm-Passage können diese Beschwerden früher oder später nach der Nahrungsaufnahme auftreten, sodass Betroffene die Symptome oft nicht direkt mit ihr in Verbindung bringen.

## Therapiemöglichkeiten

Die meisten Kunden mit Lactoseintoleranz weisen noch eine **Restaktivität** des Enzyms auf. Jeder sollte die eigene Lactosetoleranzschwelle ermitteln, sodass die Lebensqualität nicht unnötigerweise durch absoluten Verzicht eingeschränkt wird.

Auch in Arzneimitteln wird häufig Lactose aufgrund ihrer positiven Eigenschaften bei der Tablettierung zugesetzt. Hierbei handelt es sich meist um sehr geringe Mengen, die keine Beschwerden auslösen und weit unter der individuellen Toleranzschwelle der Patienten liegen. In der Praxis zeigt sich jedoch bei vielen eine (unbegründete) Sorge gegenüber Lactosezusätzen in Medikamenten. Um die Compliance nicht zu gefährden oder Nocebo-Effekte auszulösen empfiehlt sich wo möglich die Abgabe lactosefreier Präparate oder die gleichzeitige Einnahme mit einer lactasehaltigen Tablette.

Nur wenige Patienten zeigen schon bei kleinsten Mengen Symptome. Für sie gilt, dass sie weniger als 0,1 g Lactose pro Tag aufnehmen dürfen oder in entsprechendem Maß auf Lactasepräparate zurückgreifen müssen. Hier ist auch bei der Medikamentenauswahl Vorsicht geboten.

Für den gelegentlichen Genuss lactosehaltiger Nahrungsmittel oder Lactosemengen, die über der persönlich gut verträglichen Menge liegen, kann das Enzym Lactase gleichzeitig mit aufgenommen werden. Die Lactose wird dadurch gespalten, Beschwerden treten weniger stark auf. Nebenwirkungen sind nicht zu erwarten und eine Gewöhnung an die Lactasezufuhr findet nicht statt. Durch die gleichzeitige Aufnahme eisenhaltiger Arznei- oder Nahrungsergänzungsmitteln könnte die Enzymaktivität herabgesetzt werden. Empfehlenswert ist daher die zeitversetzte Einnahme von mindestens drei Stunden.

Schwierig kann es für Patienten sein, die jeweils richtige Lactasezufuhr abzuschätzen. Dies liegt an der individuellen Toleranzschwelle sowie daran, dass die enthaltene Lactosemenge abgeschätzt werden muss. In Fertiglebensmitteln oder nicht selbst zubereiteten Speisen ist dies meist nicht eindeutig möglich.

Viel diskutiert, aber wissenschaftlich bisher nicht belegt, ist die Gabe von Probiotika, die Lactobacillen enthalten und die Lactosetoleranz verbessern sollen. Hier empfiehlt sich ein Selbstversuch.

## Ergänzende Empfehlungen

Lactose ist nicht nur in Milch und Milchprodukten enthalten, sondern auch häufig Zusatzstoff in Lebens- und Arzneimitteln. Vor allem Fertigprodukte können große Mengen enthalten. Für Betroffene ist es vorteilhaft, dass der Zusatz von Lactose deklariert werden muss. Vorsicht ist angebracht bei Fertigsoßen, Tütensuppen, Fisch- und Wurstprodukten, Backwaren und Gewürzmischungen. In Zutatenlisten muss auch auf die Bezeichnungen Milch- oder Molkepulver, Käse, Rahm und Schokolade geachtet werden, denn hier verbirgt sich ebenfalls der Milchzucker.

#### Lactosegehalt

Der Lactosegehalt in Milchprodukten ist je nach Art der Verarbeitung sehr unterschiedlich. Butter sowie Schnitt- und Hartkäse sind lactosearm und werden oft gut vertragen. Buttermilch und Molke enthalten hingegen relativ viel Lactose, sind jedoch im immer breiter werdenden Angebot der lactosefreien Produkte zu finden. Durch den Zusatz an Lactase ist die Lactose hier bereits gespalten und dadurch schmecken sie etwas süßer. Fertigungsbedingt enthalten sie noch bis zu 0,1 % Lactose, was jedoch nicht mehr zu Beschwerden führt.

Durch den dauerhaften Verzicht auf Milch(produkte) steigt infolge der geringeren Calciumzufuhr das Risiko für **Osteoporose** an. Dem kann man durch den Verzehr lactosefreier, calciumhaltiger Nahrungsmittel oder calciumreichem Mineralwasser entgegen wirken. Wer keine regelmäßige Calciumaufnahme hat, sollte regelmäßig seinen Calciumspiegel beim Arzt überprüfen lassen und sowohl Calcium als auch Vitamin $D_3$ substituieren.

Mithilfe eines Ernährungs- und Symptomtagebuchs kann jeder seine individuelle **Lactosetoleranzschwelle** ermitteln. Nach einigen Tagen lactosefreier Ernährung wird jeden Tag etwas mehr Milchzucker aufgenommen. Sobald sich Symptome einstellen ist die verträgliche Grenze erreicht.

Je länger die Kontaktzeit im Darm desto mehr Lactose kann verdaut werden. Aus diesem Grund sind kalte Nahrungsmittel oder Lactosehaltiges in Kombination mit eiweiß- oder fettreichen Speisen besser verträglich.

Die endgültige Abklärung ob eine Lactoseunverträglichkeit vorliegt, wird beim Arzt mithilfe eines Wasserstoffatemtests oder eines Lactosebelastungstests festgestellt.

### Grenzen der Selbstmedikation

- Erstdiagnose noch nicht erfolgt,
- starke Beschwerden unklarer Herkunft,
- häufig wiederkehrende oder anhaltende Beschwerden.

**Tab. 3.2** Präparatebeispiele bei Lactoseintoleranz

| Wirkstoff | Handelspräparat |
|---|---|
| Tilactase | Lactrase® (KAP, TAB), LactoStop® (TAB), Lactosolv® (KAP) |

## Intestinale Fructoseintoleranz

### Ursachen und Symptome

Die intestinale Fructoseintoleranz wird häufig auch als Fructosemalabsorption bezeichnet, wobei die Malabsorption mit und ohne Symptome verlaufen kann, während bei der Intoleranz immer davon ausgegangen wird, dass Beschwerden auftreten. Im folgenden Text werden die Begriffe synonym verwendet und es ist immer die symptomatisch verlaufende Form der Malabsorption gemeint.

Bei der Unverträglichkeit kommt es im Dünndarm durch einen **Mangel an Fructosetransportern** (GLUT5-Transporter) zur unzureichenden Fructoseaufnahme, die dann unverändert in den Dickdarm gelangt und analog zur Lactoseintoleranz von den dort ansässigen Bakterien vergärt wird. Die entstehenden Gase, kurzkettigen Fettsäuren und andere Abbauprodukte führen auch zu denselben Symptomen wie krampfartigen Bauchschmerzen, Völlegefühl, Blähungen, Flatulenz und Diarrhö.

Ein Fünftel der Bevölkerung Deutschlands ist von einer Fructosemalabsorption betroffen, es sind jedoch keine Zusammenhänge mit dem Alter oder der ethnischen Zugehörigkeit zu erkennen. Offensichtlich ist jedoch die Häufung gleichzeitig auftretender Sorbitunverträglichkeiten (▸ Exkurskasten Seite 36).

Normalerweise wird das Monosaccharid über den GLUT5-Transporter im Dünndarm aufgenommen, der in den Bürstensaumzellen lokalisiert ist. Wenn gleichzeitig Glucose anwesend ist, so wird der GLUT2-Transporter aktiviert, der ebenfalls Fructose transportieren kann.

> Die Fructosemalabsorption darf nicht mit der hereditären Fructoseintoleranz verwechselt werden, bei der eine echte Stoffwechselstörung vorliegt (▸ Exkurskasten).

#### Primäre Fructosemalabsorption

Sie ist angeboren, die Ursache ist jedoch nicht geklärt. Diskutiert werden hauptsächlich genetische Mutationen.

#### Sekundäre Fructosemalabsorption

Auslöser sind Erkrankungen wie Morbus Crohn oder Zöliakie, die die Darmschleimhaut schädigen und somit die Aktivität der Transporter reduzieren oder Prozesse, die die Kontaktzeit der Fructose mit der Dünndarmwand durch eine schnellere Darmpassage verringern. Die Aufnahmestörung kann sowohl lebenslang bestehen als auch nur zeitweise.

**Exkurs: Hereditäre Fructoseintoleranz**

Dieser angeborenen Stoffwechselstörung liegt ein Defekt des Enzyms Aldolase B zugrunde. Sie tritt nur äußerst selten auf und wird zudem oft erst im Erwachsenenalter diagnostiziert, denn Betroffene entwickeln früh eine große Abneigung gegen Süßes, sodass sie zunächst kaum Fruchtzucker aufnehmen. Durch das Fehlen des Enzyms ist der Fructoseabbau gestört und infolgedessen können sowohl die Glykolyse als auch die Gluconeogenese nicht mehr korrekt ablaufen. Symptome sind Übelkeit, Erbrechen, Wachstumsstörungen, Krampfanfälle, Hypoglykämien, Gewichtsverlust und Organschädigungen. Die Erkrankung ist hochgradig lebensbedrohlich, wenn nicht konsequent auf Fructose und Sorbit verzichtet wird.

**Abb. 3.4** Besonders fructosereich sind Früchte und sämtliche Produkte, in denen Früchte verarbeitet wurden.

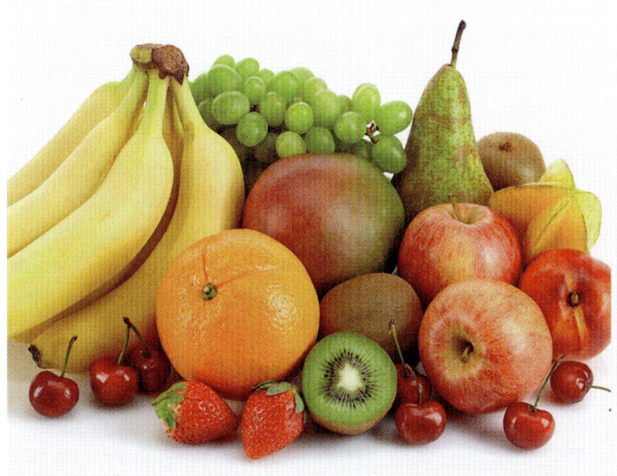

Tab. 3.3 Präparatebeispiel bei intestinaler Fructose-intoleranz

| Wirkstoff | Handelspräparat |
|---|---|
| Xyloseisomerase | Fructaid® (KAP) |

## Therapiemöglichkeiten

Wichtig ist, dass die Patienten nach der ärztlich gesicherten Diagnose (Wasserstoffatemtest, Fructosebelastungstest) ihre individuelle Toleranzschwelle herausfinden. Hierzu wird nach einigen Tagen strikter **Fructose- und Sorbitkarenz** langsam und tageweise die Fructoseaufnahme gesteigert bis die typischen Beschwerden eintreten. Da die Transporter nicht komplett fehlen, werden kleine Fructosemengen meist gut vertragen. Anschließend wird die Toleranzgrenze durch schrittweise Erhöhung der Fruchtzuckerzufuhr und durch Ausprobieren, welche fructosehaltigen Nahrungsmittel verträglich sind, langsam gesteigert. Nach Möglichkeit wird eine Ernährungsberatung in Anspruch genommen. Das Ziel für jeden Patienten ist es, sich ohne allzu große Einschränkungen der Lebensqualität ausgewogen und gesund ernähren zu können.

Es besteht die Möglichkeit zu fructosehaltigen Speisen Xyloseisomerase mit aufzunehmen. Dieses Enzym sorgt für die Umwandlung von Fructose in Glucose. Verschiebt sich im Dünndarm das Gleichgewicht zwischen den beiden Monosacchariden durch die Transporter-gesteuerte Glucoseaufnahme, kann das Enzym die Fructose immer weiter umwandeln.

## Ergänzende Empfehlungen

Da Glucose die Fructoseresorption indirekt verbessert, können Betroffene die Verträglichkeit fruchtzuckerhaltiger Nahrung erhöhen, indem sie **Traubenzucker** aufstreuen oder untermischen.

Natürlicherweise ist Fruchtzucker in Obst, Gemüse, Honig und Trockenobst enthalten. Birnen, Pflaumen, Rosinen und Äpfel sowie Zwiebeln, Artischocken und Karotten gehören hier zu den fructosereichen Nahrungsmitteln.

Fructose wird als Zusatz in der Lebensmittelindustrie in großem Maß eingesetzt, da sie eine höhere Süßkraft als Saccharose besitzt und im Vergleich wesentlich weniger Insulin nach Aufnahme freigesetzt wird. Diabetiker sollten jedoch keine speziell mit Fructose gesüßten Lebensmittel mehr bevorzugen, da man heute weiß, dass ein erhöhter Fructosekonsum auch **Stoffwechselstörungen** wie Diabetes, Gicht und Bluthochdruck begünstigt. Auch für gesunde Menschen gelten größere Fructosemengen als gesundheitsschädlich.

Fructose aus Fertigprodukten ist oft schlechter verträglich als aus naturbelassenen Nahrungsmitteln, da hier meist ein besseres Verhältnis von Fructose und Glucose vorliegt.

Fruchtzucker versteckt sich hinter Bezeichnungen wie Maisstärkesirup, Fructooligosaccharide oder Lävulose.

## Grenzen der Selbstmedikation

- Erstdiagnose noch nicht erfolgt,
- starke Beschwerden unklarer Herkunft,
- häufig wiederkehrende oder anhaltende Beschwerden.

**Exkurs: Sorbitintoleranz**

Die Symptome der Fruchtzuckerintoleranz sind auch für eine Sorbitunverträglichkeit charakteristisch. Sorbit ist ein Zuckeraustauschstoff, der auch als Feuchthaltefaktor und Trägerstoff in der Lebensmitteltechnologie verwendet wird. Da es dieselben Transportsysteme nutzt wie die Fructose, kann die gleichzeitige Aufnahme eine Fructoseintoleranz verschlechtern.

Bei der isolierten Sorbitintoleranz wird Fructose problemlos vertragen, nur der Zuckeraustauschstoff macht Probleme nach der Aufnahme, da er im Dünndarm nicht vollständig resorbiert wird.

Sorbit kommt in vielen Obstsorten vor (Apfel, Birne, Kirsche, Pflaume), in Fertigprodukten und Süßigkeiten.

# Histaminintoleranz

## Ursachen und Symptome

Histamin ist ein biogenes Amin, das über eine enzymvermittelte Reaktion aus der Aminosäure Histidin entsteht. Im Körper übernimmt es vielfältige Funktionen als Neurotransmitter und Gewebshormon, spielt eine große Rolle bei allergischen und Entzündungsreaktionen, ist für die Entstehung von Übelkeit und Erbrechen mit verantwortlich, beeinflusst die Magensäuresekretion und die Regulation der Blutgefäße. Das Amin wird sowohl mit der Nahrung aufgenommen als auch direkt im Organismus gebildet. Gespeichert wird es hauptsächlich Heparin-gebunden in Mastzellen und basophilen Granulozyten. Für den Abbau ist das Enzym **Diaminoxidase** (DAO) im extrazellulären Bereich zuständig, intrazellulär übernimmt die Histamin-N-Methyltransferase (HNMT) diese Aufgabe.

Die Histaminintoleranz kommt bei ein bis drei Prozent der Bevölkerung vor, wobei deutlich mehr Frauen als Männer betroffen sind. Aufgrund des unspezifischen Symptomkomplexes, dem geringen Bekanntheitsgrad der Erkrankung und der schwierigen Diagnostik kann man davon ausgehen, dass viele Histaminintolerante nicht als solche identifiziert sind.

Die Erkrankung weist Merkmale einer pharmakologischen Reaktion, einer Pseudoallergie und eines Enzymmangels auf, sodass die systematische Zuordnung nicht eindeutig möglich ist.

### Ursachen

Die Ursache der enteralen Histaminose ist ein **Ungleichgewicht** zwischen der DAO-Aktivität und den anfallenden Histaminmengen im Körper:

**Primäre Histaminintoleranz:** Aufgrund eines Gendefekts kommt es zum DAO-Mangel.

**Sekundäre Histaminintoleranz:** Darmerkrankungen führen dazu, dass zu wenig DAO im Dünndarm gebildet wird. Sammelt sich Histamin in der Leber aufgrund eines ungenügenden Abbaus durch die Diaminoxidase an, entsteht mehr N-Methylhistamin. Dieses hemmt die intrazelluläre HNMT, sodass noch weniger Histamin abgebaut wird und Symptome einer Histaminintoleranz auftreten können. Die Ursache können entzündliche, degenerative Darmerkrankungen sein wie Morbus Crohn, die Hemmung der DAO-Aktivität durch Alkohol, Arzneimittel oder Toxine und ein Kurzdarmsyndrom. Bakterielle Fehlbesiedelungen des Darms, ein Kupfermangel, Epithelschädigungen sowie eine erhöhte Dünndarmpermeabilität, die beispielsweise durch Entzündungen oder Infekte verursacht sein kann, können ebenfalls eine sekundäre Histaminintoleranz auslösen.

**DAO-Hemmung:** Durch Lebens- und Arzneimittel kann die Diaminoxidase blockiert werden, sodass sie nicht mehr in der Lage ist, Histamin in ausreichendem Maß abzubauen. Schokolade, Energydrinks, Alkohol, grüner und schwarzer Tee sowie Lebensmittel, die selbst sehr viele biogene Amine enthalten wie gereifter Käse, Himbeeren, Orangen oder Rotwein, führen zu dieser Enzyminhibition. Zu diesen biogenen Aminen gehören auch Tyramin und Putrescin, die ebenfalls starke physiologische Wirkungen haben. Putrescin entsteht aus Ornithin durch Decarboxylierung und spielt eine Rolle bei der Fleischfäulnis. ACC, Ambroxol, Diazepam und Metamizol sind Beispiele aus dem Arzneimittelbereich.

**Histamin-Liberatoren:** Es gibt Lebens- und Arzneimittel, die dafür sorgen, dass endogenes Histamin aus seinen Speichern freigesetzt wird. Im Bereich der Lebensmittel gehören Ananas, Nüsse, Spinat, Tomaten und auch hier Schokolade sowie Alkohol dazu. Bei den Arzneimitteln sind NSAIDs (Acetylsalicylsäure, Diclofenac, Flurbiprofen, Naproxen), Opioide, Muskelrelaxanzien und Röntgenkontrastmittel bekannt für ihre Histamin-freisetzende Wirkung.

### Symptome

Da es im Körper vier verschiedene Rezeptoren für Histamin gibt ($H_1$ bis $H_4$) und diese zudem stark verteilt sind, kann die Symptomatik einer Histaminintoleranz sehr unterschiedlich ausfallen (◘ Tab. 3.4):

Bei schweren Verläufen besteht die Gefahr einer Anaphylaxie (▸ Exkurskasten Seite 22)!

Rotwein und Schokolade enthalten viel Histamin. Bei einer Unverträglichkeit kann der Verzehr zu Hautreaktionen, Kopfschmerzen bis zu Magen-Darm-Beschwerden führen. ◘ Abb. 3.5

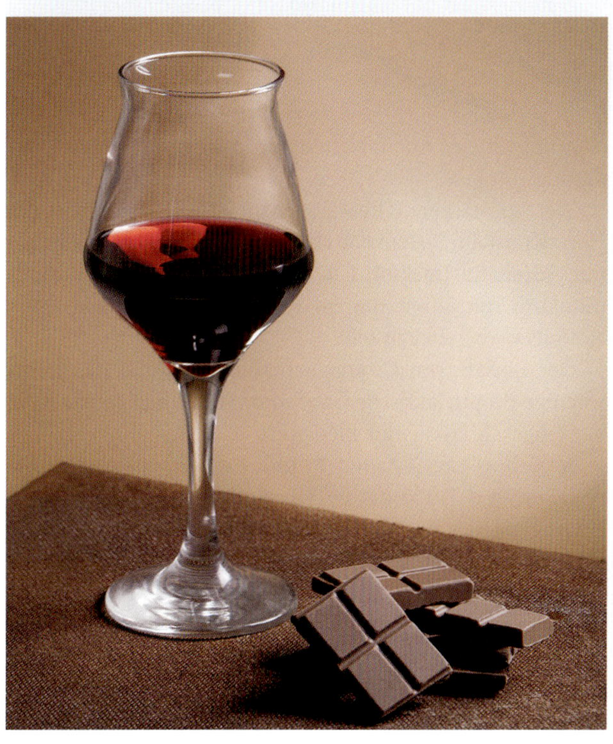

◘ Tab. 3.4 Symptomatik der Histaminintoleranz

| Organsystem | Symptome |
|---|---|
| Atemwege | Atemnot, Asthma, Fließschnupfen, verstopfte Nase |
| Haut | Angioödeme, Flush, Juckreiz, Nesselsucht |
| Herz-Kreislauf-System | Herzrhythmusstörungen, Hypotonie, Schwindel |
| Magen-Darm-Trakt | Bauchschmerzen, Blähungen, Durchfall |
| Sonstige | Dysmenorrhö, Erbrechen, Kopfschmerzen, Übelkeit |

## Therapiemöglichkeiten

Wie alle anderen Nahrungsmittelintoleranzen ist auch die Histaminintoleranz nicht heilbar. Die erste und wichtigste Maßnahme ist es, möglichst wenig Histamin mit der Nahrung zu konsumieren, keine Histamin-freisetzenden Lebens- oder Arzneimittel aufzunehmen sowie DAO-Blocker in größeren Mengen zu meiden.

Für die **Enzymersatztherapie** steht ein Produkt zur Verfügung, das direkt mit einer histaminhaltigen Mahlzeit eingenommen wird und nach Auflösung im Dünndarm die Aufgabe der körpereigenen Diaminoxidase übernimmt. Vor allem für Restaurantbesuche oder Einladungen ist die Einnahme sinnvoll, jedoch spricht nicht jeder Patient gleichermaßen gut darauf an.

Für die Behandlung akuter dermatologischer Beschwerden sind **$H_1$-Antihistaminika** wie Cetirizin, Loratadin und Dimetinden gut geeignet (◘ Tab. 2.6).

**$H_2$-Antihistaminika** wie Ranitidin sind bei gastralen Beschwerden (vor allem Übelkeit und Erbrechen) indiziert,

**Tab. 3.5 Präparatebeispiele bei Histaminintoleranz**

| Wirkstoff | Handelspräparat |
|---|---|
| Cromoglicinsäure | Allergoval® (KAP) |
| Proteinextrakt mit Diaminoxidase vom Schwein | Daosin® (KAP) |

allerdings stehen nur Tabletten mit 75 mg rezeptfrei zur Verfügung.

Wer zu stärkeren Reaktionen neigt, die vor allem das Herz-Kreislauf-System betreffen, sollte immer ein Notfallset mit Adrenalin-Injektor, Glucocorticoid und $H_1$-Antihistaminikum mitführen um im Falle eines anaphylaktischen Notfalls vorbereitet zu sein.

Der Einsatz von Cromoglicinsäure ist durch die mehrwöchige prophylaktische Gabe und die häufige Applikation nur eingeschränkt empfehlenswert.

Ascorbinsäure, Vitamin $B_6$ und Kupfer beeinflussen die Aktivität und Funktion der Diaminoxidase positiv, sodass ein Mangel hier zwingend behoben werden muss.

## Ergänzende Empfehlungen

Histamin entsteht in Lebensmitteln während der Lagerung, Reifung oder während des Verderbs. Verantwortlich sind Bakterien, die das Enzym besitzen, welches Histidin in Histamin umwandelt. Der entstehende **Histamingehalt** ist abhängig von der Ausgangsmenge an Histidin, den entsprechenden Bakterien, der Lagerdauer sowie von pH-Wert, Temperatur und Sauerstoffgehalt.

In gekühlten Lebensmitteln entsteht das biogene Amin weniger schnell, in sauren Nahrungsmitteln hingegen ist die Histaminbildung begünstigt. Betroffenen kann somit empfohlen werden Lebensmittel möglichst frisch zuzubereiten und zu verzehren, auf ausreichende Kühlung zu achten oder einzufrieren, denn bei Minustemperaturen findet keine Histaminbildung mehr statt. Nahrungsmittel mit langen Reifungs- oder Gärungsprozessen und Alkohol sind zu meiden.

Rotwein, Champagner, Sekt und Weißbier enthalten viel Histamin, Pils und Weißwein werden oft besser vertragen. Milch und Gemüse ist für Histaminintolerante gut verträglich mit der Ausnahme weniger Gemüsesorten (Spinat, Tomaten, Sauerkraut). Im frischen Zustand können auch Fleisch, Fisch und Meeresfrüchte verzehrt werden, bei Lagerung oder Konservierung bilden sich jedoch schnell größere Histaminmengen. Sobald roher Fisch den typischen Fischgeruch entwickelt kann er sehr stark histaminbelastet sein!

Nahrungs- und Arzneimittel, die einen Einfluss auf das Histamingleichgewicht sowie die DAO-Aktivität haben, sollten gar nicht oder nur sparsam aufgenommen werden (▸ Seite 36).

Histaminintolerante Menschen können auf Paracetamol und Ibuprofen zurückgreifen, wenn sie ein Analgetikum benötigen, denn diese Wirkstoffe wirken weder Histaminfreisetzend noch DAO-hemmend.

Sinnvoll ist eine Ernährungsberatung, bei der der Patient lernt mit seiner Erkrankung umzugehen und Perspektiven aufgezeigt werden, wie die Lebensqualität bei einer Histaminintoleranz verbessert werden kann.

Ein **Ernährungs- und Symptomtagebuch** kann vor allem in der Anfangszeit helfen die individuelle Toleranzgrenze zu ermitteln und Nahrungsmittel zu identifizieren, auf die der Patient mit Beschwerden reagiert.

## Grenzen der Selbstmedikation

- Erstdiagnose noch nicht erfolgt,
- starke Beschwerden unklarer Herkunft,
- häufig wiederkehrende oder anhaltende Beschwerden.

# Zöliakie

## Ursachen und Symptome

Ungefähr ein Prozent der westlichen Bevölkerung ist von Zöliakie betroffen, wobei Frauen häufiger betroffen sind als Männer. Nur ein Bruchteil zeigt überhaupt Symptome, in der Mehrzahl liegt eine stille oder atypische Zöliakie vor, die nur durch Zufall entdeckt wird.

Glutene sind **Klebereiweiße**, die in vielen Getreidearten vorkommen und sich aus zwei Fraktionen zusammensetzen: die Prolamin-Fraktion und die Glutelin-Fraktion. Sie sind für die typischen Klebereigenschaften und das Aufgehen des Teiges vor und während des Backens verantwortlich.

Die Erkrankung, die auch als einheimische Sprue oder glutensensitive Enteropathie bezeichnet wird, führt ohne spezielle glutenfreie Diät durch verschiedene komplexe Immun- und Entzündungsreaktionen zu einer stark veränderten Histologie der Darmschleimhaut. Darmzotten gehen zugrunde, Nährstoffe können nicht mehr ausreichend aufgenommen werden und in der Folge kommt es zu **Mangelerkrankungen**. Zudem ist das Risiko für Tumorerkrankungen ungleich höher als bei Nichtbetroffenen.

Bis heute ist der komplexe Pathomechanismus nicht vollständig erforscht. Man weiß jedoch, dass eine genetische Prädisposition für das Auftreten der Glutenunverträglichkeit Voraussetzung ist, eine kurze Stillzeit (kleiner vier Monate) und infektiöse Darmerkrankungen begünstigend wirken.

Eine Zöliakie kann in jedem Lebensalter auftreten. Bei Säuglingen zeigen sich typischerweise zwei bis vier Monate nach der Einführung glutenhaltiger Beikost erste Symptome. Diese reichen von Gedeihstörungen, fettigen Durchfällen oder Verstopfung, krampfartigen Bauchschmerzen und Blähungen bis hin zu Rachitis und Muskelschwäche. Bei älteren Betroffenen können eine verzögerte Pubertät, Übelkeit, Völlegefühl, Appetitlosigkeit, Müdigkeit und Mangelerscheinungen hinzukommen.

## Therapiemöglichkeiten

Die Zöliakie ist nicht heilbar und ausschließlich durch eine strenge **Glutenkarenz** positiv zu beeinflussen. Glutensensitive Patienten vertragen häufig maximal 10 mg Gluten pro

3

**Tab. 3.6 Übersicht über glutenfreie und glutenhaltige Produkte**

| Produkt | Glutenfrei (im unverarbeiteten Zustand) | Glutenhaltig (teilweise durch Herstellungsprozess bedingt) |
|---|---|---|
| Getreide | Amaranth, Buchweizen, Grünkern, Hirse, Mais, Quinoa, Reis | Dinkel, Gerste, Roggen, Weizen |
| Weitere pflanzliche Nahrungsmittel | Gemüse, Hülsenfrüchte, Kaffeebohnen, Kartoffeln, Kräuter, Leinsamen, Nüsse, Obst, Sesam, Sonnenblumenkerne | – |
| Milchprodukte | Buttermilch, Naturjoghurt, Käse (naturbelassen), Milch, Quark | – |
| Fette | Butter, Pflanzenöle | Weizenkeimöl |
| Aufstriche | Honig, Konfitüre, Marmelade | – |
| Tierische Nahrungsmittel | Fisch, Fleisch, Meeresfrüchte | Paniertes wie Fischstäbchen |
| Weitere Nahrungsmittel | Eier, glutenfreie Hefe, Soja, Tofu, Zucker | Backhefe, Hefe, Hefeextrakte, Malzbonbons |
| Getränke | Mineralwasser, Sekt, Tee, Wein | Bier, Instantkaffee, Whisky |

Tag ohne Beschwerden zu entwickeln. Heute sind viele glutenfreie Produkte auf dem Markt. Sie enthalten nach EG-Verordnung maximal 20 mg Gluten pro Kilogramm und können mit einer durchgestrichenen Ähre innerhalb eines Kreises gekennzeichnet sein (Abb. 3.6).

Unter einer glutenfreien Diät bessern sich die Beschwerden bereits nach wenigen Wochen. Wichtig ist die vorherige ärztliche Diagnose, die auf Antikörpernachweisen und histologischen Befunden basiert, denn die Darmzotten erholen sich im Normalfall, sodass die Histologie falsch-negativ ausfallen kann. Ein weiterer Grund für die Wichtigkeit der diagnostischen Abklärung ist, dass die großen Einschränkungen der Lebensqualität durch die Glutenkarenz nur bei einer tatsächlich bestehenden Zöliakie in Kauf genommen werden sollten.

Die Therapie sollte unbedingt von einem Ernährungsberater begleitet werden. Da anfangs häufig schon ein Vitamin- und Mineralstoffdefizit vorliegt, können diese Stoffe zunächst supplementiert werden. Sinnvoll ist auch die regelmäßige Blutuntersuchung um eventuelle Mängel schnell zu entdecken, denn die ausgewogene glutenfreie Diät stellt an sich bereits eine Herausforderung dar und zusätzlich enthalten glutenfreie Produkte oft weniger B-Vitamine und Folsäure als glutenhaltige.

Auch bei der Auswahl von **Arzneimitteln** muss auf Glutenfreiheit geachtet werden. Weizenstärke wird häufig bei der Tablettierung verwendet, kann jedoch auch in Augen- oder Nasentropfen enthalten sein. Bei Erwachsenen stellt Gluten in Zäpfchen und Dermatika, die nicht im Gesicht angewendet werden, kein Risiko dar. Bei Kindern sollte auch bei Dermatika auf Glutenfreiheit geachtet werden, da prinzipiell die Gefahr besteht, dass diese in geringem Maß oral aufgenommen werden.

## Ergänzende Empfehlungen

Gluten wird heute aufgrund seiner wasserbindenen, gelierenden, emulgierenden und stabilisierenden Eigenschaften gerne in der Lebensmitteltechnologie eingesetzt. Dies erschwert die Lebensmittelauswahl Betroffener erheblich. Gluten versteckt sich hinter Bezeichnungen wie Stärke, Malz, pflanzliche Eiweißstoffe, Aromastoffe, Gewürzmischungen und Paniermehl.

**Kreuzkontaminationen** in der Küche müssen zwingend vermieden werden. Gefahrenquellen sind Holzbretter und -kochlöffel, da sie schlechter zu reinigen sind als Kunststoffprodukte, Küchenhandtücher und mehrfach verwendetes Verpackungsmaterial. Toaster, Brotbackautomat, Brotkorb und Fritteuse sollten ausschließlich für glutenfreie Produkte verwendet werden.

Abb. 3.6 Die durchgestrichene Ähre ist das international anerkannte Zeichen für glutenfreie Lebensmittel.

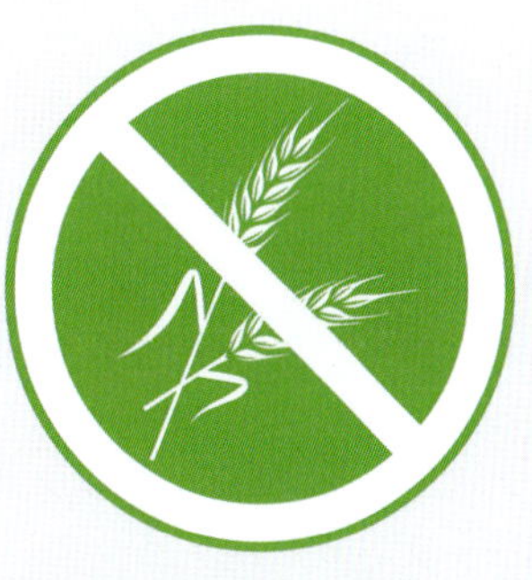

**Tab. 3.7** Glutenfreie Vitamin- und Mineralstoffpräparate

| Inhaltsstoff | Handelspräparat |
|---|---|
| Vit. A, $B_1$, $B_2$, $B_3$, $B_5$, $B_6$, $B_7$, $B_9$, $B_{12}$, C, D, E, K, Eisen, Magnesium, Mangan, Selen, Zink | Centrum® frisch und fruchtig (LUT) |
| Vit. A, $B_1$, $B_2$, $B_3$, $B_5$, $B_6$, $B_7$, $B_9$, $B_{12}$, C, D, E, K, Calcium, Chrom, Eisen, Iod, Kupfer, Magnesium, Mangan, Molybdän, Phosphor, Selen, Zink, Lutein | Centrum® von A bis Zink (TAB) |
| Vit. A, $B_1$, $B_2$, $B_3$, $B_5$, $B_6$, $B_7$, $B_9$, $B_{12}$, C, D, E, Kalium, Magnesium, Natrium, Selen, Zink | Mineraldrink MensSana® (GRA) |
| Vit. $B_1$, $B_2$, $B_3$, $B_5$, $B_6$, $B_7$, C, E | Mulgatol® Junior (GEL) |
| Vit. A, $B_1$, $B_2$, $B_3$, $B_5$, $B_6$, $B_7$, $B_9$, $B_{12}$, C, D, E, $K_1$, Chrom, Iod, Selen, Zink, Omega-3-Fettsäuren | Multi für Schwangere + DHA MensSana (KAP) |
| Vit. A, $B_1$, $B_2$, $B_3$, $B_5$, $B_6$, $B_7$, $B_9$, $B_{12}$, C, D, E, Chrom, Iod, Kupfer, Magnesium, Selen, Zink | Vitaldrink Erwachsene MensSana (SAF) |
| Vit. $B_1$, $B_6$, $B_{12}$ | Vitamin B-Komplex forte Hevert (TAB) |

Vor der Diagnosestellung kann dem Betroffenen das Führen eines Ernährungs- und Symptomtagebuchs angeraten werden.

**Glutenfrei**

Die Deutsche Zöliakie-Gesellschaft (www.dzg-online.de) bietet umfassende Unterstützung für Patienten und Eltern wie Listen glutenfreier Arzneimittel, Infokarten für Restaurants und Selbsthilfegruppen.

## Grenzen der Selbstmedikation

- Erstdiagnose noch nicht erfolgt,
- starke Beschwerden unklarer Herkunft,
- wiederkehrende oder anhaltende Beschwerden trotz absoluter Glutenkarenz.

## Literatur


Fachinformationen der einzelnen Arzneimittel: www.fachinfo.de

DrugBase: www.drugbase.de; Wirkstoffdossiers zu Dimetinden, Loratadin, Cetirizin

Kleuser B, Japtok L. Intoleranzen und Allergien. Pharm Ztg online, 2016. Verfügbar unter: www.pharmazeutische-zeitung.de/index.php?id=63920 (Zugriff 17.08.17)

Lennecke K, Hagel K. Selbstmedikation für die Kitteltasche. 6. Aufl., Wissenschaftliche Verlagsgesellschaft Stuttgart, 2017

Mutschler E, Geisslinger G, Kroemer HK et al. Mutschler Arzneimittelwirkungen. 10. Aufl., Wissenschaftliche Verlagsgesellschaft Stuttgart, 2012

Rall B. Ernährungsberatung in der Apotheke. 2. Aufl., Wissenschaftliche Verlagsgesellschaft Stuttgart, 2014

Vogelreuter A. Nahrungsmittelunverträglichkeiten. Wissenschaftliche Verlagsgesellschaft Stuttgart, 2012

# 4 Beschwerden am Auge

Ilva Großbach

Bea betritt am Montagmorgen vor der Uni die Apotheke. Freundlich wird sie von einer Dame begrüßt. Aus ihrem Namensschild geht hervor wie sie heißt und dass sie Apothekerin ist. „Wie kann ich Ihnen helfen?“ „Ach, meine Augen brennen schon seit gestern Abend und ich habe das Gefühl, dass irgendetwas reibt…“ „Tut es denn auch weh?“, fragt die Apothekerin nach. „Nein, das nicht, es ist aber unangenehm. Ich habe gestern mit meinen beiden WG-Freundinnen eine längere Radtour gemacht und leider meine Sonnenbrille vergessen.“ „Und dann war es gestern auch noch recht windig“, stellt die Apothekerin fest. „Ja, wir hatten fast die ganze Zeit Gegenwind, das war anstrengend. Und jetzt auch noch das“, klagt Bea. „Keine Sorge, ich empfehle Ihnen etwas und dann wird es schnell besser“, beruhigt sie die Apothekerin.

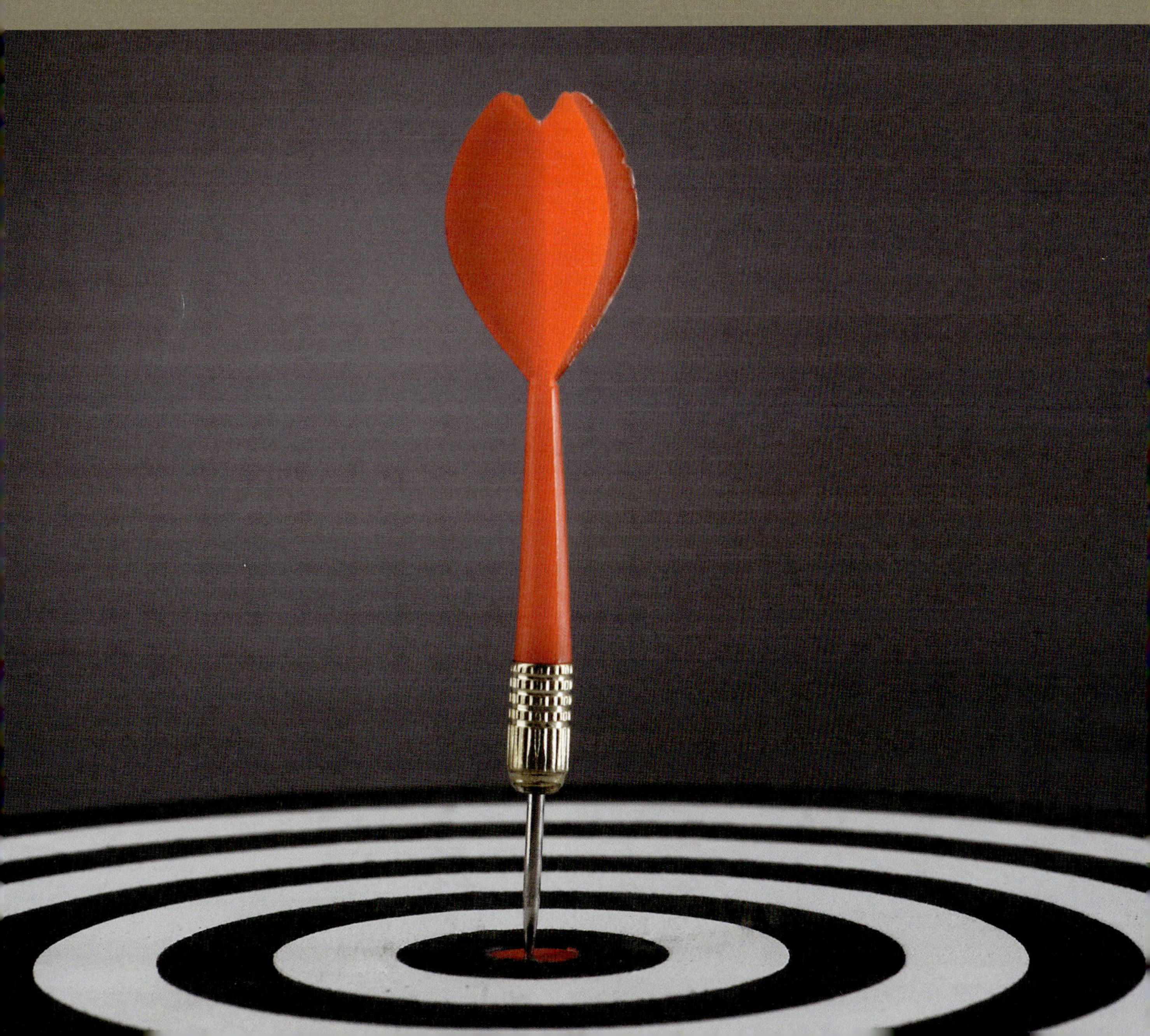

# Das Auge

Das Auge ist ein komplexes Organ, das dem Menschen das räumliche Sehen in Ferne und Nähe, sowie im Hellen und teilweise im Dunkeln ermöglicht. Das Zusammenspiel beider Augen ist perfekt aufeinander abgestimmt und viele Sehfehler können vom Gehirn ausgeglichen werden. Das Auge hat eine bildentwerfende und bildaufnehmende Funktion. Über den Sehnerv (Nervus opticus) werden die aufgenommenen Impulse ins Gehirn weitergeleitet und dort in der Sehrinde weiterverarbeitet. Der annähernd kugelförmige Augapfel wird durch die ihn umgebende Lederhaut (Sklera) und den Augeninnendruck in Form gehalten. Sechs Muskeln sorgen dafür, dass das Auge in alle Richtungen bewegt werden kann. Um den Lichteinfall zu regulieren, wird die Pupillenweite verändert. Für die Akkommodation sorgen die Ziliarmuskeln, die die Linsenform anpassen. Je weiter ein Gegenstand entfernt ist, desto entspannter sind die Ziliarmuskeln und desto flacher ist die Linse.

Das Licht muss verschiedene Strukturen durchdringen bevor es auf die Netzhaut (Retina) trifft und dort über photochemische Prozesse in elektrische Erregungsimpulse umgewandelt wird. Zunächst trifft es auf die Hornhaut (Kornea), die vom Tränenfilm benetzt wird. Anschließend durchdringt es die mit Kammerwasser gefüllte vordere Augenkammer, die Linse sowie den Glaskörper, eine gelartige transparente Substanz, die hauptsächlich aus Wasser und Proteoglykanen besteht. Tränenfilm, Augenlider und Bindehaut übernehmen wichtige **Schutzfunktionen** des Auges. Die Tränenflüssigkeit, die die Hornhaut ernährt, reinigt und befeuchtet, wird durch den Lidschlag auf dem Auge verteilt. Direkt auf der Hornhaut befindet sich eine muköse Schicht, gefolgt von einer wässrigen Phase und abschließend eine Lipidphase, die der allzu schnellen Verdunstung der Tränenflüssigkeit entgegen wirkt. Durch **antibakterielle Enzyme** wie Lysozym und Lipocalin wird das Auge auf natürliche Weise vor Infektionen geschützt.

Augenerkrankungen, die in der Selbstmedikation behandelbar sind, beschränken sich ausschließlich auf den vorderen und sichtbaren Teil des Auges. Hierzu gehören die Augenlider, die Bindehaut (Konjunktiva), der Tränenfilm und die Hornhaut (o Abb. 4.1).

# Augenreizung und Bindehautentzündung

## Ursachen und Symptome

Eine Bindehautentzündung äußert sich durch Symptome wie Brennen, Rötung, Fremdkörpergefühl, verklebte Augen oder verstärktem Tränenfluss. Sie entwickelt sich meist rasch und kann verschiedene Ursachen haben. **Umweltreize** wie Staub, Zugluft, Rauch, UV-Strahlung oder gechlortes Wasser rufen die sogenannte nicht-infektiöse Konjunktivitis hervor. Sie basiert hauptsächlich auf einer Reizung des Auges. Bei der infektiösen Konjunktivitis hingegen ist der Auslöser eine **Infektion** mit Bakterien oder Viren und kann dadurch hochansteckend sein. Ein typisches Symptom der bakteriellen Bindehautentzündung ist die eitrige Verklebung des betroffenen Auges, die vor allem morgens beim Aufstehen so stark sein kann, dass sich das Auge nur öffnen lässt, wenn die Verklebung mit einer feucht-warmen Kompresse gelöst wird. Die **virale Konjunktivitis** geht mit sehr starkem Tränenfluss einher, beginnt meist einseitig und nicht selten sind gleich mehrere Familienmitglieder oder ganze Kindergartengruppen betroffen. Eine Bindehautentzündung kann außerdem allergisch bedingt sein: Heuschnupfen, Reaktionen auf Kosmetika oder Kontaktlinsenpflegemittel gehören hier zu den Ursachen.

Das menschliche Auge im Querschnitt.

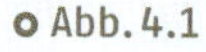

Abb. 4.1

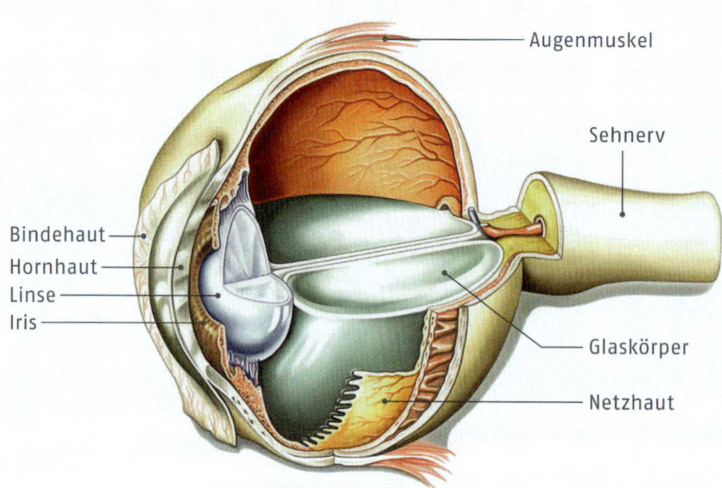

## Therapiemöglichkeiten

Im Bereich der Selbstmedikation können nur die allergisch bedingte sowie die nicht-infektiöse Konjunktivitis behandelt werden. Letztere sollte zum Zeitpunkt des Therapiebeginns nicht länger als zwei Tage bestehen.

Für die akute Form der umweltbedingten Augenreizung kommen **befeuchtende Augensalben und -gele** zum Einsatz, die häufig Carbomere, Povidon oder Hyaluronsäure enthalten. Sie verringern die Reizung im Auge, spülen Staub aus und haben eine pflegende Wirkung.

Gegen die Rötung helfen α-Sympathomimetika, wie Tetryzolin oder Tramazolin. Durch ihre vasokonstriktorische Wirkung wird außerdem der Tränenabfluss verbessert. Sie sollten nur sparsam zum Einsatz kommen, da sie bei zu häufiger Anwendung reflektorische Gegenreaktionen auslösen, die zu verstärkter Augenrötung führen. Sie dürfen nicht bei Patienten mit Engwinkelglaukom oder trockenen Augen angewendet werden.

Ohne ärztlichen Rat dürfen Vasokonstringenzien maximal fünf Tage angewendet werden. In der Praxis empfiehlt sich jedoch ein Arztbesuch nach spätestens zwei Tagen, wenn keine Besserung der Symptome eintritt.

Zur **Entzündungshemmung** gibt es Augentropfen mit Salicylsäure, die auch einen leichten schmerzstillenden Effekt bewirken.

Schon seit Jahrhunderten ist die augenberuhigende Wirkung des Augentrosts bekannt (○ Abb. 4.2). Euphrasiahaltige Augentropfen wirken lindernd bei brennenden, juckenden, geröteten und tränenden Augen. Für den Pflanzeninhaltsstoff Aucubin wurde eine entzündungshemmende Wirkung nachgewiesen. Ein großer Vorteil ist, dass diese Augentropfen nach Rücksprache mit dem Arzt in Schwangerschaft und Stillzeit sowie bei Kindern eingesetzt werden können (siehe Herstellerangaben).

Die infektiösen Formen werden mit verschreibungspflichtigen antibiotischen bzw. virustatischen Augentropfen oder -salben behandelt, teilweise auch in Kombination mit Glucocorticoiden. Calendula-Augentropfen sind bei der eitrigen Form unterstützend indiziert. Der enthaltene Ringelblumenextrakt hemmt das Bakterien- und Virenwachstum auf dem Tränenfilm.

Die allergische Konjunktivitis wird mit den Wirkstoffen Azelastin und Levocabastin behandelt, die zu den $H_1$-Antihistaminika gehören und in Tropfenform auf dem Markt sind (▸ Kap. 2).

### Exkurs: Rotes Auge

Scharf begrenzte Einblutungen im Bereich der Bindehaut werden als Hyposphagmata bezeichnet. Sie entstehen durch starken Druck beispielsweise beim Niesen, Valsalva-Manöver oder bei der Geburt. Die Einblutung ist harmlos und wird nach ein bis zwei Wochen vom Körper resorbiert. Durch Augensalben oder -tropfen mit Heparin, wie PARIN-POS® oder HYLO-PARIN®, kann die Auflösung beschleunigt werden. Ist die Ursache für ein Hyposphagma nicht bekannt, sollte ein Augenarzt aufgesucht werden um eine Infektion oder Grunderkrankung wie Bluthochdruck auszuschließen. Ebenso wenn ein Schlag auf das Auge oder eine mögliche Verletzung die Ursache ist.

Augentrost (Euphrasia) lindert Entzündungen am Auge. ○ Abb. 4.2

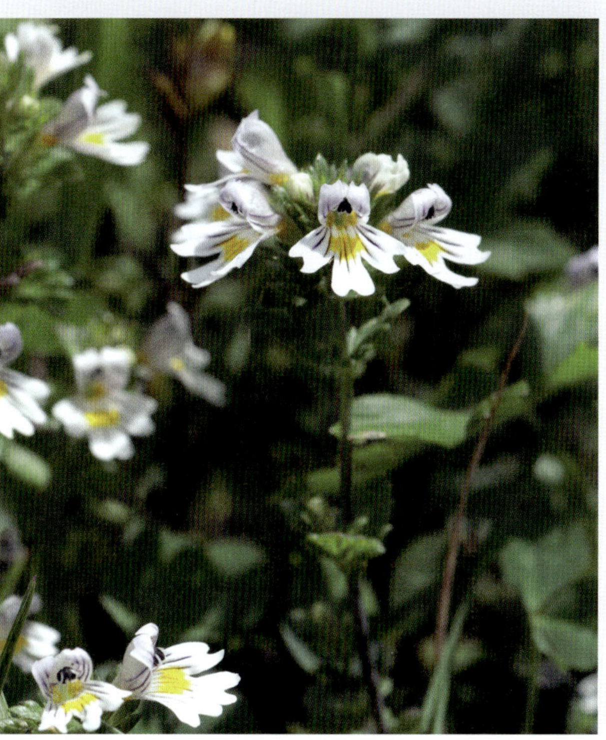

## Ergänzende Empfehlungen

Wer zur umweltbedingten Augenreizung neigt, trägt im Freien möglichst eine Sonnenbrille zum Schutz vor Zugluft, UV-Strahlung und Staub oder im Schwimmbad eine Schwimmbrille. Vorbeugend können die Augen mit isotoner Kochsalzlösung gespült werden um Staub- oder Rauchpartikel auszuschwemmen.

Bei infektiösen Bindehautentzündungen ist es wichtig, dass die ganze Familie häufig die Hände wäscht, da nicht nur Kinder immer wieder unbewusst ans Auge fassen und so die Keime leicht weitergegeben werden. Sinnvoll ist auch die Empfehlung eines **Händedesinfektionsmittels**, das in der Nähe des Waschbeckens aufgestellt wird. Der infizierte Patient achtet darauf, dass er ausschließlich sein eigenes Handtuch benutzt.

## Grenzen der Selbstmedikation

- Eitrig verklebte Augen,
- Sehstörungen,
- Augenbeschwerden im Zusammenhang mit Kopfschmerzen, Übelkeit, Erbrechen oder Fieber,
- stark tränende Augen (Gefahr der viralen Konjunktivitis),
- Verletzungen des Auges,
- Fremdkörper im Auge,
- Schmerzen.

Tab. 4.1 Präparatebeispiele bei Bindehautentzündung: Augentropfen

| Wirkstoff | Handelspräparat |
|---|---|
| **Allopathika** | |
| **Vasokonstringenzien** | |
| Tetryzolin | Berberil® N, Visine® Yxin |
| Tramazolin | Biciron® |
| **Antiphlogistika** | |
| Salicylsäure | POSIFORLID-COMOD® |
| **Tränenersatzmittel** | |
| Hyaluronsäure | Artelac® Splash MDO®, Hylo-Comod®, Hylo®-Gel |
| **$H_1$-Antihistaminika** | |
| Azelastin | Allergodil® akut, Azelastin-Comod® 0,5 mg/ml, Vividrin® akut Azelastin antiallergische Augentropfen |
| Levocabastin | Livocab® direkt |
| **Anthroposophika** | |
| Calendula officinalis 2a D4 | Calendula D4 Weleda |
| Euphrasia ferm 33c D2, Rosae aetheroleum D7 | Euphrasia Augentropfen WALA® |
| Euphrasia 3c D3 | Euphrasia D3 Weleda |

### Exkurs: Verblitzte Augen

Durch intensive Strahlung, wie sie beim Schweißen, im Solarium oder durch die reflektierte Sonne im Schnee vorkommt, können die Augen geschädigt werden. Dies wird als Verblitzung (Keratokonjunktivitis photoelectrica) bezeichnet. Sie äußert sich durch Schmerzen, die erst einige Stunden nach der Strahlenexposition auftreten, Lichtempfindlichkeit und Rötung der Augen. Patienten sollten hier unbedingt einen Augenarzt aufsuchen. Therapeutische Möglichkeiten sind die Gabe von Schmerzmitteln (lokal oder systemisch) sowie desinfizierende oder antibiotische Ophthalmika um eine Superinfektion zu verhindern. Die Reepithelisierung der Hornhaut kann durch Dexpanthenol gelindert werden. Hierfür stehen Augentropfen und Augensalben zur Verfügung. Die Augen werden bis zur Abheilung (Dauer ca. ein bis zwei Tage) vor Licht geschützt durch eine Sonnenbrille oder Aufenthalt in einem abgedunkelten Raum. Der beste Schutz vor einer Verblitzung ist das Tragen eines entsprechenden Augenschutzes beim Schweißen und einer Sonnenbrille mit gutem UV-Schutz am Strand, im Hochgebirge und im Schnee.

# Trockenes Auge

## Ursachen und Symptome

Durch unsere veränderten alltäglichen Gewohnheiten leiden immer mehr Menschen unter trockenen Augen. Durch langes Arbeiten am Bildschirm und häufigem Tablet- oder Smartphone-Gebrauch, trockene Büroluft, Klimaanlagen und Kontaktlinsen wird die **Blinzelfrequenz** reduziert und das Austrocknen der Augen begünstigt. Das Symptom trockenes Auge wird auch als Sicca-Syndrom oder „Office-Eye-Syndrome" bezeichnet. Dieser vor einigen Jahren geprägte Begriff verdeutlicht, dass die Veränderungen in der Gesellschaft hin zu mehr Computerarbeit und Tätigkeiten innerhalb von Räumen die Ursache für Augenbeschwerden sind. Aber auch Zugluft, Staub, Rauch, Kosmetikunverträglichkeiten oder Arzneimittel können zu einer **Benetzungsstörung** führen. Bekannt für diese Nebenwirkung sind zum Beispiel Anticholinergika, Neuroleptika, Antihypertensiva, Isotretinoin, Antihistaminika, Estrogene, Antidepressiva, Thiaziddiuretika, Benzodiazepine, Betablocker, Zytostatika sowie Lipidsenker.

Oft sind Patienten mit Grunderkrankungen wie Diabetes, Rheuma, Rosacea und Neurodermitis betroffen. Zudem nimmt im Alter die Häufigkeit der Erkrankung zu, da hier weniger Tränenflüssigkeit gebildet wird. Hormonelle Veränderungen (Schwangerschaft, Wechseljahre) spielen ebenfalls eine Rolle.

Zu den Symptomen gehören Fremdkörpergefühl, Brennen, Juckreiz, müde Augen, Kratzen sowie teilweise verstärkter Tränenfluss. Das trockene Auge ist nicht nur unangenehm, es ist auch empfindlicher für Infektionen, da der intakte Tränenfilm wichtige Schutzfunktionen übernimmt. Andauernde nicht behandelte Beschwerden können zu Epitheldefekten führen. Daher ist der kontinuierliche Ersatz der Tränenflüssigkeit zwingend notwendig.

## Therapiemöglichkeiten

Je nach Stärke der Beschwerden werden **Tränenersatzmittel** zwischen zweimal täglich und zweistündlich angewendet. Zur Verfügung stehen verschiedene Wirkstoffe. Die bekanntesten sind Povidon, Polyvinylalkohol und Hypromellose (für leichte Beschwerden), sowie Hyaluronsäure und Carbomere (für mittelschwere Beschwerden). Je stärker die Beschwerden, desto viskoser sollte die ausgewählte Zubereitung sein und desto häufiger die Anwendung. Zur Nacht eignen sich Gele oder Salben um eine maximale Regeneration und eine Verbesserung des Tränenfilms zu erreichen. Sie enthalten Vitamin A (stärkt die Schleimschicht), Dexpanthenol (wirkt pflegend und wundheilungsfördernd) oder Kombinationen der oben genannten Wirkstoffe.

Da auch das Konservierungsmittel Benzalkoniumchlorid ein trockenes Auge auslösen kann, sollte auf diesen Stoff möglichst verzichtet werden.

Ist die **Lipidschicht** des Tränenfilms gestört, kommt es zu verstärktem Tränenfluss, da das Auge reflektorisch mehr Tränenflüssigkeit produziert. Trotz tränendem Auge handelt es sich hier paradoxerweise um die Erkrankung trockenes Auge. Daher sind Präparate angezeigt, die den Aufbau der Lipidphase unterstützen wie beispielsweise Liposomensprays. Diese Sprays werden bei geschlossenen Augen aufgesprüht, sodass die Lipide nach und nach vom Lipidrand in den Tränenfilm wandern können.

**α-Sympathomimetika** wie Tetryzolin und Tramazolin sind beim trockenen Auge kontraindiziert!

In besonders schweren Fällen kann der Augenarzt die Tränenkanälchen mit Punctum Plugs (kleine Stöpsel) verschließen oder veröden.

## Ergänzende Empfehlungen

Häufiges Blinzeln sorgt für eine adäquate Verteilung des Tränenfilms bzw. der künstlichen Tränenflüssigkeit. Gerade bei Bildschirmarbeiten muss bewusst vermehrt geblinzelt werden, da hier durch das starre und konzentrierte Schauen die Blinzelfrequenz deutlich reduziert ist. Zusätzlich sollte die Arbeit halbstündlich unterbrochen werden um die Augen in die Ferne zu richten und die Augäpfel bei geschlossenen Augen hin- und herzubewegen. Weitere vorbeugende Maßnahmen sind das **Erhöhen der Luftfeuchtigkeit**, die Vermeidung von Klimaanlagen sowie das Tragen von (Sonnen-)Brillen um das Auge vor Wind oder Zug zu schützen. Eine ausreichende Flüssigkeitszufuhr sowie genügend Schlaf sind ebenfalls wichtig.

Im Bereich des Auges angewendete **Kosmetika** (Wimperntusche, flüssige Eyeliner) sind längstens ein halbes Jahr nach dem Öffnen zu verwenden (siehe Herstellerangaben). Bei der Auswahl sind Produkte für empfindliche Augen zu

Die Anwendung von künstlicher Tränenflüssigkeit verschafft schnelle Linderung bei trockenen Augen. ○ Abb. 4.3

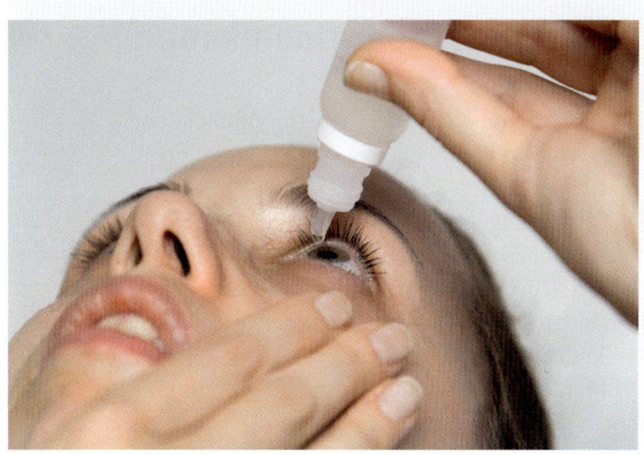

□ Tab. 4.2 Präparatebeispiele bei trockenem Auge

| Wirkstoff | Handelspräparat |
|---|---|
| **Allopathika** | |
| Carbomer | Vidisic® (AUG), Siccapos® Gel (AUG) |
| Carbomer/Lipide | Artelac® Nighttime Gel (AUG) |
| Dexpanthenol | Bepanthen® (ASN), Corneregel® (AUG), Corneregel® Fluid (AT) |
| Hyaluronsäure | Artelac® Splash EDO (AT), Hylo-Comod® (AT), Tears Again® MD (AT) |
| Hyaluronsäure, Dexpanthenol | Bepanthen® (AT), Hylo-Care® (AT) |
| Hyaluronsäure, Ectoin | Hylo®-Protect (AT) |
| Hypromellose | Berberil® Dry Eye (AT) |
| Lipidfilmstabilisatoren (Dickflüssiges Paraffin, Glycerol, Tyloxapol) | Cationorm® MD sine (AT) |
| Povidon | Wet-Comod® (AT) |
| Tamarindensamen-Polysaccharide | Visine® Müde Augen Sensitiv (AT) |
| Vitamin A | VitA-Pos® (AUS) |
| **Anthroposophikum** | |
| Chelidonium majus e radice ferm 34b D3, Chelidonium majus ex herba ferm 34b D3, Rosa ferm cum ferro D3, Ruta graveolens ferm 33c D3, Terebinthina laricina D5 | Chelidonium comp. WALA® (AT) |

bevorzugen. Für Linderung im Akutfall sorgen aufgelegte Kühlkompressen oder Wattepads, die mit der La Roche Posay TOLERIANE ULTRA Reinigungslotion aus sterilen Dosiereinheiten getränkt sind.

## Grenzen der Selbstmedikation

- Lidfehlstellungen,
- starke Schmerzen oder Lichtempfindlichkeit,
- Nachtblindheit,
- eitriges Sekret,
- Sehstörungen,
- Augenbeschwerden im Zusammenhang mit Kopfschmerzen, Übelkeit, Erbrechen oder Fieber,
- stark tränende Augen (Gefahr der viralen Konjunktivitis),
- Verletzungen des Auges,
- Fremdkörper im Auge.

# Lidrandentzündung

## Ursachen und Symptome

Dieselben Symptome, die beim Sicca-Syndrom vorkommen (Fremdkörpergefühl, Brennen, Juckreiz, müde Augen, Kratzen und verstärkter Tränenfluss), können auch auf eine Lidrandentzündung (Blepharitis) hinweisen. Hinzu kommen Rötungen, Schwellungen und Verklebungen der Augenlider. Im Ober- und Unterlid befinden sich die Meibom-Drüsen, die für die Sekretion der **Tränenfilmlipide** zuständig sind. Durch Erkrankungen wie Psoriasis, Rosacea, erhöhte Talgproduktion der Haut oder Augeninfektionen können diese Drüsen in ihrer Funktion beeinträchtigt sein. Das Drüsensekret verfestigt sich, die Drüsen verstopfen und dadurch fehlen dem Auge wichtige Lipide. Die Folge ist auch hier ein trockenes Auge.

## Therapiemöglichkeiten

Wichtig ist die Verflüssigung des Sekrets, die richtige Lidrandpflege um Infektionen vorzubeugen und der **Ersatz der fehlenden Lipidphase** im Tränenfilm. Mindestens zweimal täglich werden für einige Minuten feucht-warme Kompressen aufgelegt um den Sekretabfluss zu erleichtern. Anschließend streicht man mehrmals mit sauberen Fingern oder Wattestäbchen am Ober- und Unterlid jeweils Richtung Lidrand um den Sekretabfluss zu erleichtern. Hierbei beginnt man außen und arbeitet sich dann zum Augeninnenwinkel vor. Augentropfen mit Salicylsäure können zur Entzündungshemmung eingesetzt werden.

## Ergänzende Empfehlungen

Während einer Blepharitis sollte auf das Tragen von Kontaktlinsen und den übermäßigen Gebrauch von Kosmetika in Augennähe möglichst verzichtet werden um weitere Reizungen des Lidrands zu verhindern. Wärmende Gelauflagen oder Rotlichtbehandlungen verflüssigen festsitzendes Sekret und können zweimal täglich angewendet werden.

Tab. 4.3 Präparatebeispiele bei Lidrandentzündung

| Wirkstoff | Handelspräparat |
|---|---|
| **Allopathikum (Antiphlogistikum)** | |
| Salicylsäure | POSIFORLID COMOD® (AT) |
| **Mittel zur Lidrandhygiene** | |
| Asiatischer Wassernabel- u. Iris Florentina-Wurzel-Extrakt, Hyaluronsäure, Vit. A | Blephaclean® Kompressen |
| Sojalecithinhaltige Liposomen, Vit. A + E | BlephaCura® (SUS) |
| – | BlephaCura® Pads |
| Poloxamer 188 | Blephagel® Duo 30 g + Pads |
| – | Blephasol® Duo 100 ml + 100 Reinigungspads |
| **Zur Unterstützung** | |
| – | BlephaCura® Wärme Gel Maske |

## Grenzen der Selbstmedikation

- Lidfehlstellungen,
- starke Schmerzen oder Lichtempfindlichkeit,
- eitriges Sekret,
- Sehstörungen,
- Augenbeschwerden im Zusammenhang mit Kopfschmerzen, Übelkeit, Erbrechen oder Fieber,
- stark tränende Augen (Gefahr der viralen Konjunktivitis),
- Verletzungen des Auges oder Lidrands,
- Fremdkörper im Auge.

# Gerstenkorn

## Ursachen und Symptome

Das Gerstenkorn (Hordeolum) ist eine schmerzhafte, häufig knotige Lid- oder Lidrandschwellung, die durch Bakterien wie Staphylococcus aureus ausgelöst wird (Abb. 4.4). Es bildet sich oft während einer Lidrandentzündung, bei geschwächtem Immunsystem oder wird durch eine **verstopfte Augendrüse** ausgelöst, in der sich die Bakterien vermehren können. Gefüllt ist das Gerstenkorn mit Eiter, der entweder vom Körper abgebaut wird, sodass die Schwellung wieder zurück geht oder nach außen abgegeben wird, wenn das Gerstenkorn spontan rupturiert.

## Therapiemöglichkeiten

Trockene Wärme (Rotlicht) fördert die Reifung des Korns und kann zweimal täglich für jeweils zehn Minuten angewendet werden. Hierbei sind die Augen auf jeden Fall geschlossen zu halten! Feucht-warme Kompressen sollten hingegen vermieden werden, da hierbei die Gefahr der Verschleppung von Bakterien besteht. Auch die Anwendung von Kamille ist am Auge tabu, da sie zu Augenreizungen führt.

Freiverkäuflich sind nur antiseptische Augensalben mit dem Wirkstoff Bibrocathol. Drei- bis fünfmal täglich wird die Salbe auf die betroffenen Lidstellen aufgetragen.

Der Augenarzt kann in schweren Fällen antibiotische Augensalben mit Gentamicin oder Tetracyclinen verordnen und das Gerstenkorn chirurgisch öffnen.

## Ergänzende Empfehlungen

Wer zur Ausbildung von Gerstenkörnern neigt, sollte immer auf eine gute Lidrandhygiene achten und kann Augensalben mit Dexpanthenol oder Augenvaseline zur Pflege verwenden.

## Grenzen der Selbstmedikation

- Rezidivierende Beschwerden,
- nicht-schmerzende Knoten,
- starke Entzündung oder Schmerzen,
- Gerstenkorn bildet sich nicht selbst zurück.

### Exkurs: Hagelkorn

Die Ursache des Hagelkorns (Chalazion) ist die chronische Entzündung einer Talgdrüse im Lid in der sich Sekret anstaut. Der Knoten ist nicht schmerzhaft, lässt sich jedoch leicht bewegen. Da es sich nicht um eine bakterielle Infektion handelt, sind antiseptische oder antibakterielle Zubereitungen nicht notwendig. Das Hagelkorn wird in einer kleinen Operation vom Augenarzt entfernt, wenn der Patient sich dadurch beeinträchtigt fühlt.

Ursache für das Gerstenkorn kann mangelnde Hygiene sein, zum Beispiel wenn man mit ungewaschenen Händen die Augen berührt. ○ Abb. 4.4

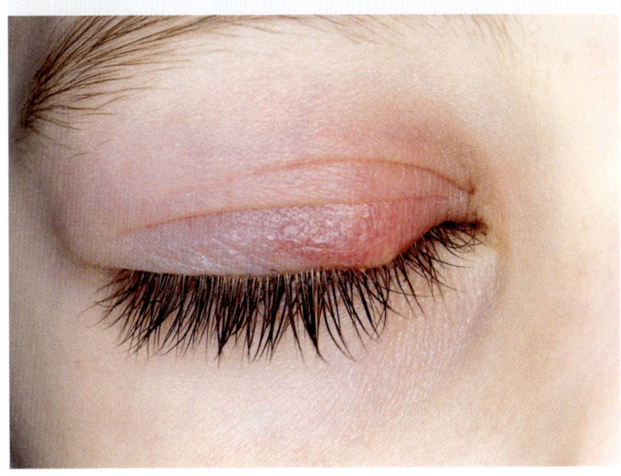

□ Tab. 4.4 Präparatebeispiele beim Gerstenkorn

| Wirkstoffe | Handelspräparat |
|---|---|
| **Desinfizierendes Ophthalmikum** | |
| Bibrocathol | Posiformin® 2 % (AUS) |
| **Pflegende Augensalbe** | |
| Dexpanthenol | Bepanthen® (ASN) |

# Altersbedingte Makuladegeneration

## Ursachen und Symptome

In Deutschland ist die altersbedingte Makuladegeneration (AMD) der häufigste Grund für Erblindungen. Als Makula bezeichnet man den gelben Fleck im Auge. Hier ist die Dichte der Zapfen, die für das Farbensehen verantwortlich sind, besonders hoch. Sie enthält zudem die Fovea centralis retinae, die für das schärfste Sehen zuständig ist. Man unterscheidet die trockene und die feuchte AMD, die sowohl in ihrer Pathogenese als auch in den Behandlungsmöglichkeiten stark voneinander abweichen (○ Abb. 4.5). Bei der feuchten AMD kommt es zum pathologischen Gefäßwachstum der Retina. Die neuen Gefäße können undicht sein, sodass Flüssigkeit unter die Netzhaut gelangen kann. Als Folge davon werden Bilder verzerrt wahrgenommen. Der Augenarzt hat hier die Möglichkeit VEGF-Inhibitoren wie Ranibizumab oder Aflibercept intravitreal (in den Glaskörper) zu injizieren um das Gefäßwachstum aufzuhalten. Da hier keine Selbstmedikation möglich ist, soll im Folgenden ausschließlich die trockene AMD besprochen werden.

Man geht davon aus, dass durch Licht und freie Radikale für die Netzhaut schädigende Mechanismen ausgelöst werden. **Stoffwechselreste der Sehzellen**, die als Drusen bezeichnet werden, lagern sich unter Pigmentepithelzellen ab und zerstören sie mit der Zeit. Ein späterer Übergang der trockenen in die feuchte Form ist hierbei möglich.

Eine beginnende AMD geht mit einer erhöhten Blendempfindlichkeit, verlängerter Dunkeladaption und allgemeiner Sehverschlechterung bei Dunkelheit einher. Im späteren Verlauf sieht der Patient Buchstaben verschwommen, Farben erscheinen heller und in der Bildmitte tauchen graue Flecken auf.

Genetische Faktoren, blaue Augenfarbe, helle Haut, weibliches Geschlecht und fortgeschrittenes Alter sind Risikofaktoren für eine AMD, die nicht selbst beeinflusst werden können. Vorbeugen kann man jedoch durch Nichtrauchen, Schutz der Augen vor UV-Strahlung und eine ausgewogene Ernährung.

Darstellung der trockenen und feuchten Makuladegeneration. ⚬ Abb. 4.5

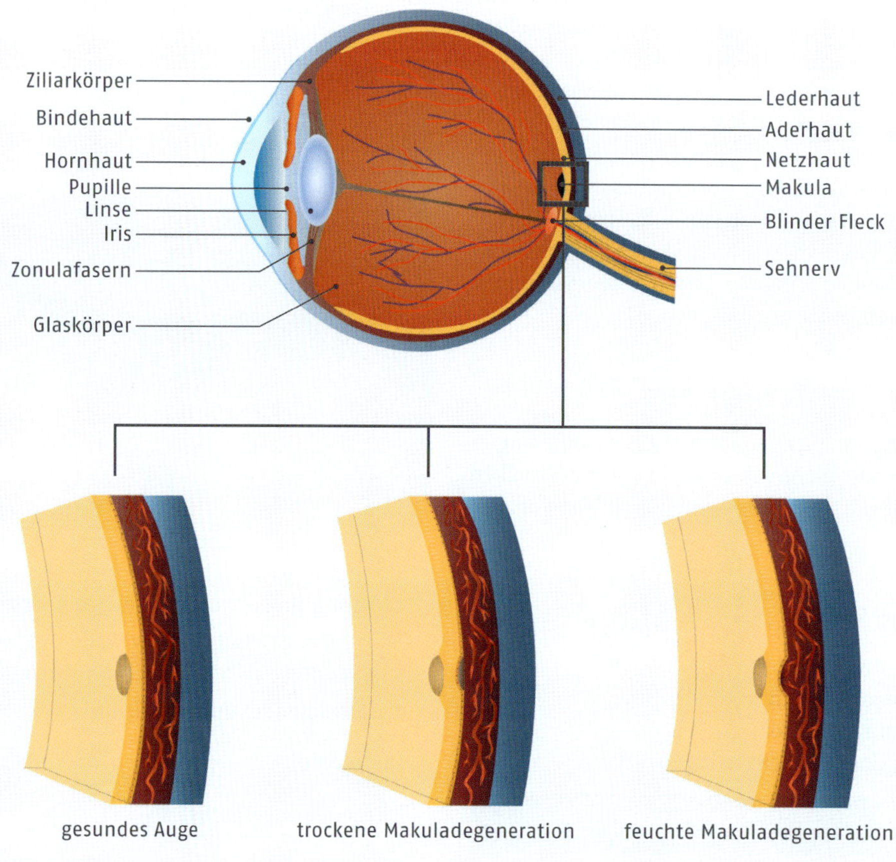


## Beeinflussung des Krankheitsfortschritts

Die beiden ARED-Studien (Age-Related Eye Disease Studies) sind die bekanntesten randomisierten und kontrollierten Studien, die den Einfluss von Nahrungsergänzungsmitteln bei der altersbedingten Makuladegeneration untersuchten. Die verschiedenen Formen und Stadien werden in vier Gruppen unterteilt: Keine, frühe, intermediäre und fortgeschrittene AMD. Berücksichtigt werden das Vorkommen sowie die Größe von Drusen, Pigmentepithelveränderungen, die geographische Atrophie sowie die Gefäßneubildung.

Unter Einbeziehung großer Patientenkollektive und einer mehrjährigen Studiendauer konnte in der ARED1-Studie belegt werden, dass die Zufuhr bestimmter Substanzen den Verlauf bestimmter Formen der AMD verlangsamen und das Risiko für die Entwicklung einer Spätform verringern kann.

In der ARED2-Studie wurde Fragestellungen nachgegangen, die sich während der ARED1-Studie ergaben. Der Einfluss von Lutein, Zeaxanthin, DHA und EPA wurde untersucht sowie ob eine Reduktion der ursprünglich vorgegebenen täglichen Zink-Dosis von 80 mg und der Verzicht auf Betacarotin möglich ist.

Die Ergebnisse beider Studien lassen sich wie folgt zusammenfassen:

Bei der intermediären und einseitig fortgeschrittenen AMD kann die Verschlechterung des Sehens durch die tägliche Einnahme folgender Substanzen positiv beeinflusst werden:

- Vitamin C 500 mg,
- Vitamin E 400 I. E.,
- Zink 25 mg,
- Kupfer 2 mg,
- Lutein 10 mg,
- Zeaxanthin 2 mg.

Die antioxidativ wirkenden sekundären Pflanzenstoffe **Lutein und Zeaxanthin** sind für den Aufbau der Makula essenziell, denn sie dienen als natürlicher Schutz vor UV-Strahlung. Die Vitamine C und E sowie Zink schützen ebenfalls als Radikalfänger vor oxidativem Stress. Das Kupfer hingegen senkt das Risiko einer Zink-induzierten Kupfer-Mangelanämie.

Bei Rauchern und ehemaligen Rauchern muss darauf geachtet werden, dass die Nahrungsergänzungsmittel kein Betacarotin enthalten um das Risiko für Lungenkrebserkrankungen nicht zu erhöhen.

**Tab. 4.5 Präparatebeispiele bei AMD: Kapseln**

| Inhaltsstoff | Handelspräparat |
|---|---|
| Vit. $B_3$, C, E, Kupfer, Zink, Lutein, Zeaxanthin, Omega-3-Fettsäuren | CentroVision® Lutein forte |
| Vit. C, E, Kupfer, Zink, Lutein, Zeaxanthin | Lutax® AMD, Orthomol AMD extra® |
| Vit. C, E, Selen, Zink, Aroniabeer-Konzentrat, Lutein, Zeaxanthin, Omega-3-Fettsäuren | Retaron® |
| Vit. C, E, Kupfer, Zink, Lutein, Zeaxanthin, Omega-3-Fettsäuren | Vitalux® plus (mit Omega-3 u. freiem Lutein) |

Es konnte in der ARED2-Studie gezeigt werden, dass die Krankheitsprogression durch die zusätzliche Aufnahme von ungesättigten Omega-3-Fettsäuren (DHA, EPA) nicht reduziert wird. Die Einnahme von Nahrungsergänzungsmitteln bei der beidseitigen Spätform der AMD wurde bisher nicht hinreichend untersucht.

## Ergänzende Empfehlungen

Da Rauchen als Hochrisikofaktor für die Entwicklung einer AMD gilt, ist der Verzicht hierauf unumgänglich. Leidet ein Patient an Erkrankungen, die Blutdruck, Blutzucker oder den Fettstoffwechsel betreffen, sollte er jederzeit auf eine gute Einstellung der entsprechenden Parameter hinarbeiten um eine gute Versorgung der Netzhaut zu gewährleisten. Neben einer guten Compliance bei der Arzneimitteltherapie kann dies bereits mit einfachen Maßnahmen wie Gewichtsnormalisierung, gesunder Ernährung und ausreichender Bewegung unterstützt werden. Zum Schutz der Augen vor UV-Strahlung und auch um die Blendempfindlichkeit zu reduzieren eignen sich Sonnenbrillen mit Lichtfilter. Eine ausgewogene Ernährung mit viel Obst und Gemüse ist wichtig. Lutein und Zeaxanthin befinden sich beispielsweise in Melonen, Orangen, Karotten, Mais, Erbsen und Brokkoli.

## Grenzen der Selbstmedikation

Eine Selbstmedikation mit Nahrungsergänzungsmitteln sollte prinzipiell erst nach der augenärztlichen Diagnosestellung erfolgen. Denn die angeführten Studien haben gezeigt, dass nur bei der intermediären und fortgeschrittenen AMD eine Supplementation sinnvoll sein kann, jedoch nicht bei der Spätform und auch nicht als prophylaktische Maßnahme.

# Ophthalmica

## Auswahl von Augentropfen

Wenn Augentropfen mehr als viermal täglich appliziert werden, sollten unkonservierte Produkte bevorzugt zum Einsatz kommen, da Konservierungsmittel vor allem bei längerem Gebrauch reizend wirken und Allergien hervorrufen können. Häufig gibt es sowohl Ein-Dosis-Ophthiolen (EDO) als auch Mehr-Dosis-Ophthiolen (MDO). Letztere sind im Verhältnis meist günstiger und auch länger haltbar nach Anbruch, EDO eignen sich gut für unterwegs und bei Beschwerden, die nur kurzzeitig behandelt werden. Sie sind allerdings nach Anbruch nur 24 Stunden verwendbar. Die gegebenenfalls übrig bleibenden EDO können bis zum Verfalldatum aufbewahrt werden (Abb. 4.6).

Mehrdosen gibt es in unterschiedlich zu handhabenden Fläschchen: manche werden von beiden Seiten gequetscht (Quetschfläschchen), andere gleichzeitig von oben und unten. Nicht jedes Behältnis ist gleich gut geeignet für jeden Kunden. Älteren Menschen und Patienten mit motorischen Schwierigkeiten oder fehlender Kraft in den Händen fällt der Gebrauch von Quetschfläschchen meist leichter.

Wer das Anbruch- oder Entsorgungsdatum auf seinem Augenpräparat notiert, weiß jederzeit, wie lange es noch verwendet werden darf.

Werden mehrere Präparate im gleichen Zeitraum angewendet, lässt man mindestens 15 Minuten Abstand zwischen verschiedenen Augentropfen. Bei der Kombination von Augentropfen und -salbe werden die Tropfen immer zuerst ins Auge eingebracht.

Augentropfensuspensionen werden immer geschüttelt um eine gleichmäßige Wirkstoffentnahme zu gewährleisten.

Stellt man dem Patienten die Frage „Wissen Sie denn wie Sie diese Tropfen ins Auge einbringen?“ oder „Haben Sie schon einmal Augentropfen angewendet?“, so gewinnt

Abb. 4.6 Für sogenannte EDO besteht eine Aufbrauchfrist von 24 Stunden.

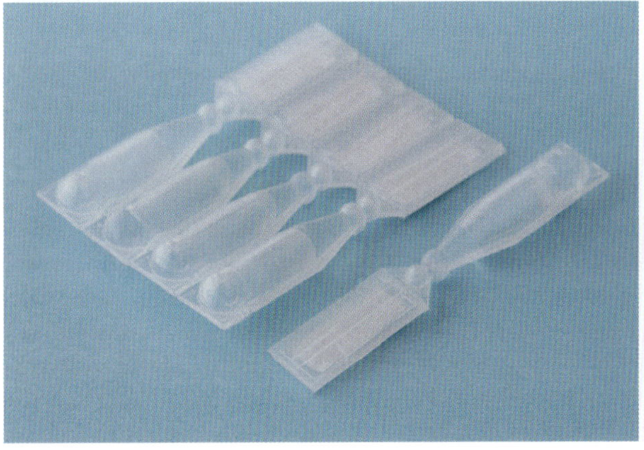

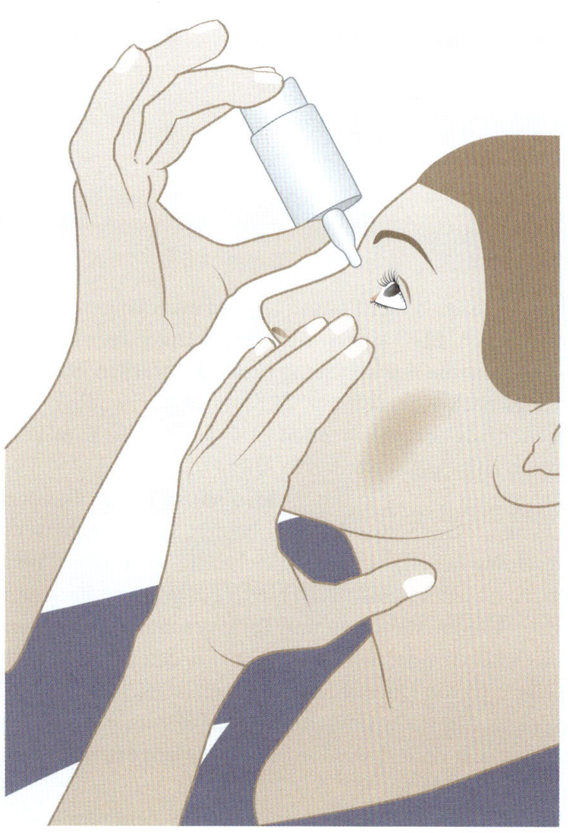

Handhabung des COMOD®-Systems. ○ Abb. 4.7

□ Tab. 4.6 Tränenersatzmittel für Kontaktlinsenträger: Augentropfen

| Inhaltsstoff | Handelspräparat |
|---|---|
| Carbomer | Vidisic® EDO Augengel |
| Hyaluronsäure | Hyabak®, Hylo-Comod®, Hylo®-Gel |
| Hyaluronsäure + Dexpanthenol | Bepanthen® Augentropfen, Hylo-Care® |
| Hyaluronsäure + Ectoin | Hylo®-Protect |
| Hyaluronsäure + Heparin | Hylo-Parin® |
| Hypromellose | Sic-Ophtal® sine |
| Povidon | Wet-Comod® |

man schnell den Eindruck, dass ein Großteil der Patienten in der Apotheke mit der Anwendung von Augentropfen, -salben und -gelen vertraut zu sein scheint. Spätestens wenn sich der Patient jedoch erkundigt, wie viele Tropfen er pro Anwendung eintropfen soll, wird klar, dass die korrekte Anwendung von Zubereitungen für die Augen keine Selbstverständlichkeit ist und zu einer guten Beratung zwingend dazu gehört. Auch der Hinweis, dass der Deckel des Fläschchens zu entfernen ist, kann manchmal sinnvoll sein.

## Anwendung von Augentropfen

Zunächst werden die Hände gewaschen, der Kopf wird in den Nacken gelegt, das Unterlid wird mit einem Finger leicht nach unten gezogen und ein Tropfen wird von oben ins Auge eingetropft. Das Lid wird geschlossen und der Augapfel kurz hin- und herbewegt, damit sich die Lösung gut verteilen kann. Vor allem bei Wirkstoffen, die über die Nasenschleimhaut resorbiert werden können, wie zum Beispiel α-Sympathomimetika (Tetryzolin) oder Betablocker (Timolol), sollte mit einem Finger für eine Minute auf den Augeninnenwinkel gedrückt werden um den Abfluss durch den Tränenkanal zu verringern. Das Auge darf nicht mit der Fläschchenöffnung in Kontakt kommen um ein Verkeimen des Arzneimittels zu verhindern. Es empfiehlt sich, das korrekte Halten des Arzneimittelfläschchens kurz zu demonstrieren, denn viele der heutigen Mehrdosenbehältnisse werden von oben und unten gepackt und nicht seitlich gequetscht. So lassen sich diese Zubereitungen deutlich leichter applizieren. Das Fläschchen wird zunächst auf den Kopf gestellt, der Daumen befindet sich unten, der Zeige- und Mittelfinger oben (also auf dem Boden des Behältnisses). Die andere Hand kann während der Applikation als Auflage dienen (○ Abb. 4.7).

### Handhabung bei Kindern und hilfsbedürftigen Personen

Das Kind oder der Patient legt sich hin und schließt die Augen. Die Tropfen werden nun in den Innenwinkel des Auges gegeben. Wird das Auge anschließend geöffnet, so fließt die Lösung automatisch ins Auge ab. Ein erneutes Schließen der Augen für eine Minute verbessert die Verteilung des Präparats.

## Anwendung von Augensalben

Dies gelingt meist vor dem Spiegel gut. Das Unterlid wird leicht nach unten gezogen und in die entstehende Tasche wird ca. ein halber Zentimeter der Salbe appliziert. Das Auge wird geschlossen und der Augapfel wird kurz hin- und herbewegt, sodass sich die Salbe gut verteilt. Auch hier sollte das Auge mit der Tubenspitze möglichst nicht berührt werden. Durch das Aufbringen der Salbe kann das Sehen innerhalb der folgenden halben Stunde beeinträchtigt sein (Schlierenbildung), sodass eine Augensalbe keinesfalls direkt vor dem Autofahren angewendet werden darf.

## Kontaktlinsenträger

Viele Arzneistoffe und Konservierungsmittel werden von Kontaktlinsen adsorbiert. Die Gefahr hierfür ist bei weichen Linsen höher als bei harten. Grundsätzlich sollte die Fachinformation zu Rate gezogen werden. In manchen Fällen lassen sich **Arzneistoff-Adsorptionen** durch die Einhaltung eines zeitlichen Abstands zwischen Applikation und Einsetzen der Kontaktlinsen vermeiden. Häufig ist jedoch während der Dauer der Ophthalmica-Anwendung der komplette Verzicht auf Kontaktlinsen notwendig. Dies ist auch bei bakteriellen oder viralen Augeninfektionen aufgrund der möglichen Linsenverkeimung und damit der Gefahr der Reinfektion unerlässlich. Viele Tränenersatzmittel sind hingegen gut verträglich beim Tragen von Kontaktlinsen und werden daher auch zum Befeuchten und Pflegen für Kontaktlinsenträger empfohlen.

**Zusatztipp**

Werden Augentropfen vor der Applikation einige Minuten in der Hand gehalten oder in der Hosentasche transportiert um Körpertemperatur zu erreichen, so wird das Ausspülen der Tropfen nicht durch einen verstärkten Lidschlag oder Tränenfluss beschleunigt.

## Literatur

Berg C. VEGF-Inhibitoren und Supplemente. Pharm Ztg online, 2016. Verfügbar unter: www.pharmazeutische-zeitung.de/index.php?id=62653 (Zugriff 27.07.17)

DOG, RG und BVA: Aktuelle Stellungnahme zu Nahrungsergänzungsmitteln bei altersabhängiger Makuladegeneration (AMD). Stand 10/2014 Verfügbar unter: http://cms.augeninfo.de/fileadmin/stellungnahmen/zu_Nahrungsergaenzungsmitteln_bei_AMD_Oktober_2014.pdf (Zugriff 20.07.17)

DOG-Leitlinie Altersabhängige Makuladegeneration AMD. Stand 10/2015. Verfügbar unter: http://augeninfo.de/leit/leit21.pdf (Zugriff 02.08.17)

Gensthaler BM. Erkennen, behandeln, Sehkraft retten. PTA-Forum online, 2015. Verfügbar unter: http://ptaforum.pharmazeutische-zeitung.de/index.php?id=6625 (Zugriff 09.08.17)

Grünwald J, Jänicke C. Grüne Apotheke. 6. Aufl., Gräfe und Unzer, München 2004

Lennecke K, Hagel K. Selbstmedikation für die Kitteltasche. 6. Aufl., Wissenschaftliche Verlagsgesellschaft Stuttgart, 2017

Mutschler E, Geisslinger G, Kroemer HK et al. Mutschler Arzneimittelwirkungen. 10. Aufl., Wissenschaftliche Verlagsgesellschaft Stuttgart, 2012

# 5 Zahnschmerzen, Entzündungen im Mundraum und Zahnpflege

Stephanie Paul

Frau Johanns, Thea's Mutter, betritt mit einer knallengen Blümchenhose die Apotheke und ruft schon von weitem: „Frau Apothekerin, schauen Sie mal wie schlecht ich aussehe! Ich konnte seit einer Woche nichts richtiges mehr essen. Ich bin schon ganz abgemagert." Die Apothekerin denkt sich: „Bei den Kilos, die Frau Johanns auf den Hüften hat, dauert es schon länger bis sie abgemagert ist und ihre Blümchenhose sitzt immer noch wie eine zweite Haut." Freundlich wendet sich die Apothekerin Frau Johanns zu und fragt ganz besorgt, warum es ihr denn so schlecht ginge. Frau Johanns holt tief Luft und fängt an zu erzählen „Erst tat mir nur eine Stelle im Mund weh, aber mittlerweile schon der ganze Mund von innen und das nicht nur beim Essen oder Trinken..."

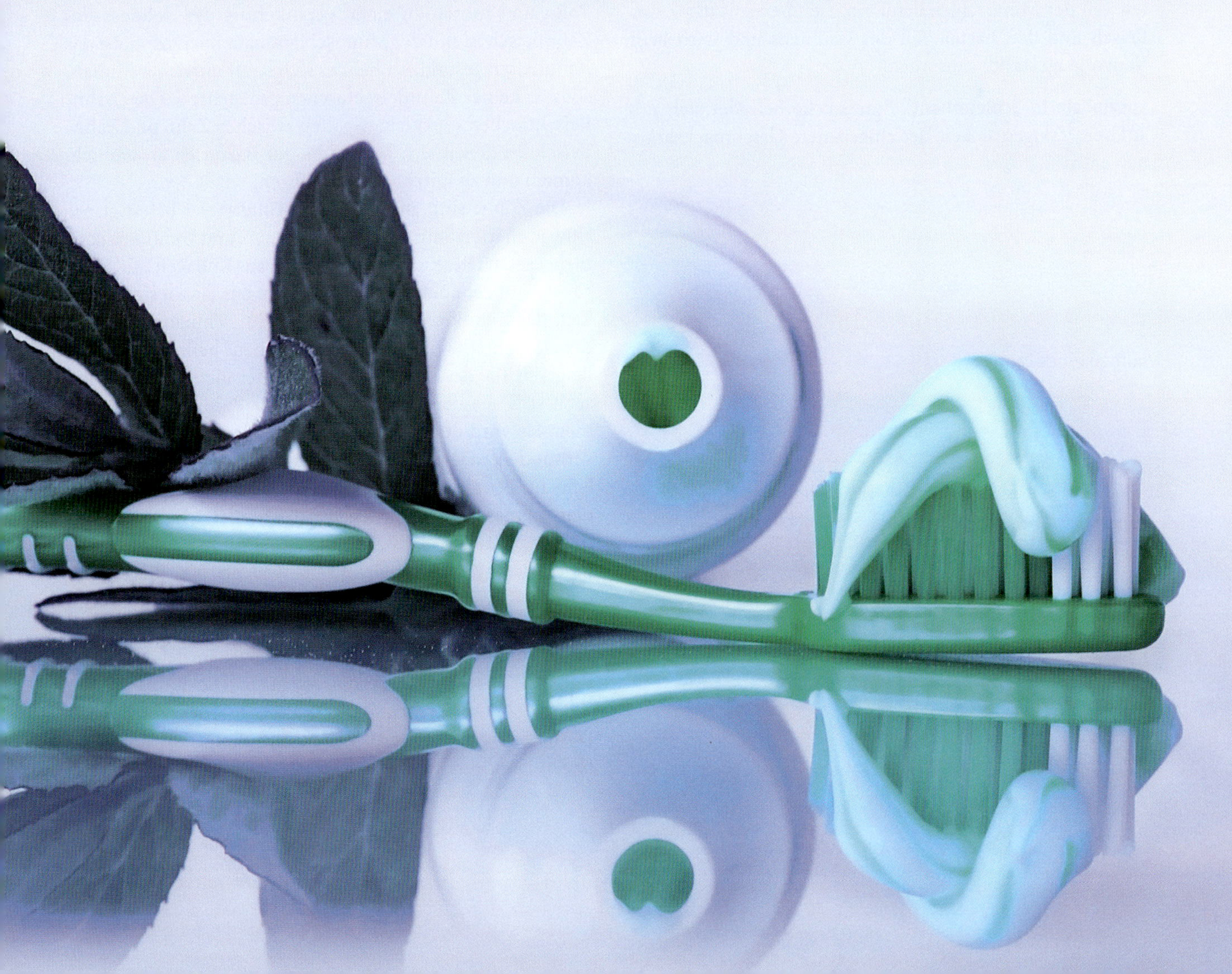

# Aufbau und Funktion von Zähnen und Mundraum

## Mundhöhle

Als Mundhöhle bezeichnet man den Mundraum. Sie ist begrenzt von den Lippen auf der Vorderseite, den Wangen auf der Seite, dem Gaumen auf der Oberseite, dem Mundbogen auf der Unterseite und der Rachenenge auf der Hinterseite.

In der Mundhöhle befinden sich die Zähne zum Zerkleinern der Nahrung und die Zunge. Die Mundhöhle wird umspült von Speichel und ausgekleidet von der Mundschleimhaut. Diese ist eine Schutzschicht der inneren Hohlorgane. Die Hauptfunktion der Schleimhaut im Mund ist, dass sie als mechanische Barriere gegen Mikroorganismen dient. Sie erneuert sich kontinuierlich und verhindert oder begrenzt die Ansiedlung von Mikroorganismen. Es gibt in der Mundschleimhaut drei verschiedene Schleimhauttypen:

**Unverhornte Schleimhaut:** Sie ist dünn und sehr elastisch und befindet sich am Mundbogen, der Zungenunterseite, dem Mundvorhof, den Wangen und den Lippen.

**Verhornte Schleimhaut:** Sie ist dick und nimmt den geringsten Teil der Mundschleimhaut ein. Sie überzieht das Zahnfleisch und den harten Teil des Gaumens und wird beim Kauvorgang stark beansprucht.

**Spezialisierte Schleimhaut:** Eine solche befindet sich z.B. auf dem Zungenrücken, der eingebettete Geschmacksknospen enthält.

Aufbau eines Zahns ○ Abb. 5.1

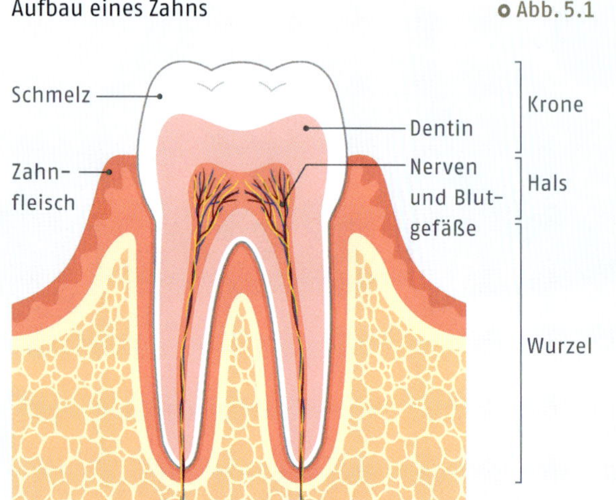


Die Mundschleimhaut

- ist rosa,
- sorgt für Feuchtigkeit,
- ist wichtig für die Immunabwehr,
- hat keine Haare und zum größten Teil keine echte Hornschicht,
- stellt Schleimstoffe (Mucine) her,
- enthält Sinnesrezeptoren für Tast-, Schmerz- und Temperaturempfinden.

Durch das Fehlen der echten Hornschicht in den meisten Bereichen der Schleimhaut, der hohen Proliferationsrate des Gewebes und des raschen Gewebe-Turnovers von sieben bis zwölf Tagen ist die Schleimhaut besonders empfindlich und angreifbar.

Der Speichel dient zusätzlich als Schutz. Er bedeckt die Mundschleimhaut mit einem Film und schützt sie so vor mechanischen, thermischen, chemischen und bakteriellen Einflüssen. Bei jeder Mahlzeit kommt die Schleimhaut mit Fremdsubstanzen in Berührung, ebenso mit der Atemluft. Zu den Fremdsubstanzen zählen auch Bakterien und Mikroorganismen wie Viren und Pilze. Kommt es zu einer Fehlbesiedlung in der Mundhöhle, kann es zu einer Reihe von Krankheiten führen.

## Zähne

Das Zahnfleisch bedeckt den Kieferknochen. Es ist reich an Fasern. Diese Fasern verbinden das Zahnfleisch mit dem Zahn und führen zu einer Verankerung des Zahnes. Das Zahnfleisch ist mit der Mundschleimhaut überzogen. Ist das Zahnfleisch gesund, schließt es sich straff um den Zahnhals, sodass keine Zahnfleischtaschen entstehen. Die Zahnfleischtaschen sind kleine Spalten zwischen Zahn und Zahnfleisch, in denen sich besonders gut Bakterien ansammeln können und zu Entzündungen führen.

Die Zähne sind am Ober- und Unterkiefer befestigt. Sie sind aus harten Substanzen wie Schmelz und Dentin zusammengesetzt. Diese wiederum werden aus Kollagen und Hydroxylapatit gebildet. Der Zahn besteht aus einem sichtbaren Teil, der Zahnkrone, und einem nicht sichtbaren Bereich, der sich unterhalb der Mundschleimhaut befindet und den längeren Teil des Zahnes einnimmt. Der nicht sichtbare Teil setzt sich aus dem Zahnhals und der Zahnwurzel zusammen. Sie wird durch den Zahnhalteapparat mit dem Kiefer verbunden. Der Zahnschmelz, eine rein mineralische Schicht, überzieht die Zahnkrone. Der Schmelz sorgt für den Schutz des Zahnes gegen Abrieb oder schädliche Einflüsse von außen. Das Zahnbein (= Dentin) befindet sich unter dem Zahnschmelz. Es ist weicher als dieses und umgibt den Kronen-, Wurzelbereich und die Zahnpulpa. Das Dentin wird durchzogen von Dentinkanälchen. Diese verfügen zum Teil über Nervenfortsätze. In der Nähe der Pulpa ist ihre Dichte besonders hoch. Die Pulpa ist das Zahnorgan im Zentrum des Zahnes in der Zahnhöhle. Darin sind Nervenfasern, Zellen und Blutgefäße enthalten (○ Abb. 5.1).

# Aphthen

## Ursachen und Symptome

Aphthen sind kleine Geschwüre (Ulcera). Sie sind in der Regel kleine etwa linsengroße, weiß bis gelblich mit Fibrin belegte flache Erosionen der Mundschleimhaut, die von einem entzündlichen geröteten Rand umgeben sind.
Es gibt drei Formen von Aphthen:

**Die Minor-Aphthe:** Sie ist die am häufigsten vorkommende Aphthenform mit 80 %. Die Minor Aphthen sind etwa 2 bis 5 mm groß und greifen die Mundschleimhaut nur oberflächlich an und heilen nach sieben bis zehn Tagen von selbst ab.

**Die Major-Aphthen:** Sie können bis zu 3 cm groß werden. Es sind auch tiefere Hautschichten mitbetroffen. Die Heilung dauert mehrere Wochen und diese Form kann auch Narben hinterlassen.

**Herpetide Aphthen:** Hierbei handelt es sich um Läsionen, die mit Flüssigkeit gefüllt sein können. Sie treten selten auf, aber dann in einer großen Anzahl kleiner Aphthen.

Alle drei Arten von Aphthen haben gemeinsam, dass sie einen starken Schmerz hervorrufen. Der Schmerz ist nicht abhängig von der Größe der Aphthe, sondern von der betroffenen Stelle. Besonders gereizt wird die Schleimhaut beim Essen, Trinken und auch beim Sprechen.

### Ursachen

Die Ursache für die Entstehung einer Aphthe ist noch ungeklärt. Es gibt verschiedene Ursachen, die dieses fördern. Dazu zählen:

- Mechanische Belastungen wie z. B. durch Zahnspangen, spitze Zähne bzw. Eckzähne oder schlecht sitzende Prothesen, ebenso falsche Handhabung von Zahnbürsten. Diese können zu kleinen Verletzungen der Mundschleimhaut führen. Gerade diese kleinen Verletzungen sind dann prädestiniert zum Ausbilden einer Aphthe.
- Chemische Reize bei Genuss bestimmter Nahrungsmittel wie Erdbeeren, Tomaten und Zitrusfrüchte oder aber auch einige Zahnpasten, die Natriumlaurylsulfat beinhalten, können eine Reizung auslösen.
- Histaminreiche Nahrungsmittel wie Nüsse, Hartkäse, Schokolade.
- Erkrankungen, die das Immunsystem schwächen wie z. B. grippale Infekte, chronische Darmerkrankungen, emotionaler Stress.
- Nebenwirkung bestimmter Medikamente:
  - entzündungshemmende Pharmaka wie nichtsteroidale Antirheumatika (NSAID),
  - Vitamin K.
- Mangel an Folsäure, Vitamin $B_{12}$, Zink oder Eisen.
- Hormonelle Imbalancen, z. B. in der Schwangerschaft.

## Therapiemöglichkeiten

Die Behandlung erfolgt lokal. Es stehen schmerzlindernde und entzündungshemmende Wirkstoffe zur Verfügung (◘ Tab. 5.1).

◘ Tab. 5.1 Präparatebeispiele bei Aphthen

| Wirkstoff | Handelspräparat |
|---|---|
| **Allopathika** | |
| **Lokalanästhetika** | |
| Lidocain | Kamistad® (GEL), Dynexan Mundgel® (GEL) |
| Benzocain | Dolo Dobendan® (LUT) |
| **Glucocorticoide** | |
| Triamcinolon-acetonid | Aftab® (Haft-TAB) |
| **Desinfizierende Mundspüllösungen** | |
| Chlorhexidindigluconat | Chlorhexamed® forte alkoholfrei 0,2 % (LSG), Meridol® med CHX 0,2 % (LSG) |
| Povidon-Iod | Betaisodona® Mund-Antiseptikum (LSG) |
| **Wundheilungsförderer** | |
| Dexpanthenol | Bepanthen® (LSG) |
| Hyaluronsäure | Bloxaphte® (GEL, LSG, SPR) |
| **Adhäsiv und abdeckend wirkendes Präparat** | |
| Macrogol und Kälberblut | Solcoseryl® akut (PST) |
| **Phytopharmaka** | |
| **Adstringenzien (teilweise auch antiphlogistisch)** | |
| Salbei | Salviathymol® N (LSG) |
| Myrrhe | Myrrhen Tinktur Hetterich (TIN) |
| Rhabarberwurzel | Pyralvex® (LSG) |
| **Antiphlogistikum** | |
| Kamille | Kamillosan® Mund- und Rachenspray (SPR), Kamillosan® Konzentrat (LSG) |

### Lokalanästhetika

Sie zählen zu den schmerzlindernden Wirkstoffen. Lokalanästhetika blockieren die Reizleitung in den Nerven und wirken so betäubend. Es stehen folgende Wirkstoffe zur Verfügung:

- Lidocain,
- Benzocain,
- Polidocanol.

Ein **pflanzliches Lokalanästhetikum** ist die Nelke bzw. das Nelkenöl. Es wirkt betäubend. Aber Achtung! Es kann überdosiert sehr stark die Schleimhaut reizen.

5

Spült man den Mund mit abgekühltem Salbeitee aus, wirkt das beruhigend und lindert den Schmerz. ○ Abb. 5.2

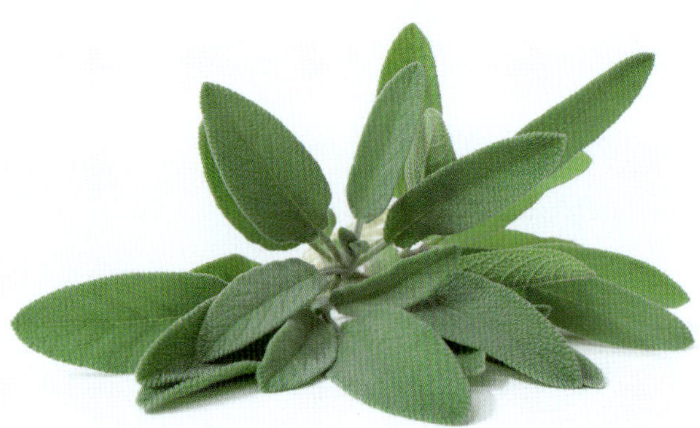

### Adstringenzien

Adstringenzien sind in der Regel pflanzliche Arzneistoffe. Es handelt sich hierbei um pflanzliche Gerbstoffe, die die Schleimhaut zusammenziehen, z. B.:

- Ratanhia,
- Myrrhe.

Arzneipflanzen, die zusätzlich zur adstringierenden Wirkung eine entzündungshemmende Wirkung haben, sind:

- Salbei,
- Rhabarberwurzel.

### Entzündungshemmende Präparate

Dazu zählt im Phytopharmakabereich die **Kamille**. Sie hat eine rein entzündungshemmende Wirkung.

Frühzeitig eingesetzte **topische Glucocorticoide** wie das Triamcinolonacetonid als Hafttablette, die verschreibungsfrei zur Verfügung stehen, führen zu einer schnellen Linderung der Symptome.

### Antiseptika

Da es durch eine Aphthe zu Schleimhautläsionen kommt, können Krankheiterreger schnell durch die geschädigte Schleimhaut besonders gut in tiefere Schichten wandern. Um eine sekundäre Besiedlung mit Bakterien zu verhindern, ist es sinnvoll mehrmals täglich den Mund zu spülen, besonders nach den Mahlzeiten, z. B. mit Antiseptika wie **Polyvidon-Iod-Lösung**, **Chlorhexidin-Lösung** oder wundheilungsfördernden Lösungen, die auch unterstützend eingesetzt werden können, wie z. B. **Dexpanthenol-Lösung** oder verdünnter Kamillenextrakt.

Eine weitere Therapiemöglichkeit ist es die Wunde mit einem „Pflaster" abzudecken. Im Handel befindet sich hochmolekulare Hyaluronsäure, die wie ein unsichtbares Pflaster auf der Schleimhaut haftet. Sie legt sich wie ein schützender Film über das schmerzende Bläschen und schützt dadurch die entzündete Stelle vor Reibung, Nahrung oder Zahnersatz. Hyaluronsäure in Form von Mundspülung, Gel oder Spray fördert die Zellerneuerung und es kommt somit zu einer schnellen Abheilung der Läsionen.

### Adhäsivpaste

Einen anderen abdeckenden Effekt hat die Adhäsivpaste mit hämodialysierten Kälberblut und Macrogol. Die Paste wird nach dem Aufragen mit dem angefeuchteten Finger geglättet oder mit einem Glas Wasser nachgespült. Durch die Feuchtigkeit quillt die Paste auf und bildet einen haftenden Schutzfilm.

## Ergänzende Empfehlungen

Da bestimmte Lebensmittel die Symptomatik verschlimmern können, sollte der Patient auf reizende, scharfe, saure und harte Lebensmittel verzichten.

## Grenzen der Selbstmedikation

Bei immer wiederkehrenden Aphthen (chronisch rezidive Aphthose), schlecht heilenden oder stark schmerzenden Läsionen oder Auftreten von Fieber ist der Arzt aufzusuchen. Eine ärztliche Abklärung ist in diesen Fällen notwendig, da als mögliche Ursache chronische Darmentzündungen, Zöliakie oder HIV-Erkrankungen in Frage kommen können.

□ Tab. 5.2 Homöopathika und ihr Einsatz bei Aphten

| Mittel | Beschwerdebild |
|---|---|
| Borax D6 Globuli Staufen-Pharma | Bei häufig wiederkehrenden Entzündungen der Mundschleimhaut; Aphthen bluten leicht und brennen, sie sind sehr schmerzhaft. Es kommt zu vermehrter Speichelproduktion. |
| Natrium chloratum D12 Tabletten DHU | Schmerzende, juckende Bläschen mit wässrigem Sekret; die Schleimhäute sind trocken |
| Mercurius sublimatus corrosivus D12 Globuli DHU (cave bis D7 nicht in der Schwangerschaft) | Bei Entzündungen jeglicher Art. Die Mundschleimhaut ist dunkelrot und geschwollen, es kommt zu vermehrtem Speichelfluss und unangenehmem Mundgeruch. |

# Druckstellen

## Ursachen und Symptome

Druckstellen sind eine örtliche Entzündung, die im Mund z. B. durch mechanische Reizung entsteht.

### Ursachen

Ursachen für Druckstellen sind Prothesen, Zahnspangen oder Zahnfüllmaterial wie Zahnfüllungen oder Kronen, die noch nicht richtig angepasst wurden:

- Neue Prothesen oder Zahnspangen können in der Eingewöhnungsphase häufig zu Druckstellen führen, da das Gewebe sich erst an den „Fremdkörper“ im Mund gewöhnen muss. Es reagiert darauf irritiert.
- Sogar nach mehreren Jahren können durch die Prothese Druckstellen ausgelöst werden. Durch Veränderungen des Kiefers kann die Prothese auf einmal schlecht sitzen oder eine geringere Stabilität haben.
- Weitere Ursache ist die unzureichende Prothesen- und Mundhygiene. Dadurch kommt es zu Ablagerungen wie Zahnstein auf der Prothese oder Speiseresten unter der Prothese.

Prothesen können schmerzhafte Druckstellen im Mund verursachen. Dann hilft der Zahnarzt: er kann die Prothese etwas beschleifen, den Zahnstein entfernen bzw. sie professionell reinigen. ○ Abb. 5.3

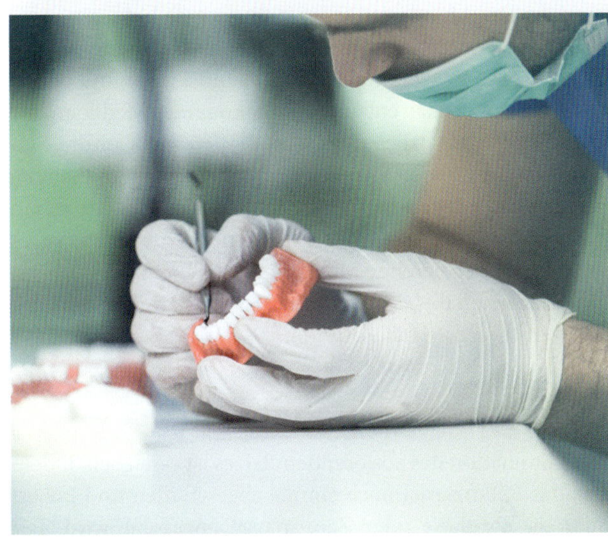

□ Tab. 5.3 Präparatebeispiele bei Druckschmerz

| Wirkstoff | Handelspräparat |
|---|---|
| **Allopathika** | |
| **Lokalanästhetika** | |
| Lidocain | Kamistad® (GEL), Dynexan Mundgel® (GEL) |
| Polidocanol | Recessan® (SAL) |
| **Desinfiziens** | |
| Chlorhexidindigluconat | Chlorhexamed® forte alkoholfrei 0,2 % (LSG), Chlorhexamed® 1 % (GEL) |
| **Wundheilungsförderer** | |
| Dexpanthenol | Bepanthen® (LSG) |
| **Hilfsmittel** | |
| Dentalwachs | Gum® Orthodontisches Wachs |
| **Phytopharmaka (Antiphlogistika)** | |
| Salbei | Aperisan® Salbei-Gel (GEL) |
| Rhabarber | Pyralvex® (LSG) |
| Kamille | Kamillosan® Mund- und Rachenspray (SPR), Kamillosan® Konzentrat (LSG) |
| Myrrhe, Tormentillenwurzelstock, Ratanhia | Reha-Os® Mundspray (SPR) |
| **Homöopathisches Komplexmittel (Antiphlogistikum)** | |
| Krameria triandra, Calendula officinalis, Mercurius sublimatus, Pulsatilla pratensis | Borax Pentarkan® S (LSG) |

### Symptome

Symptome sind schmerzende, wunde Druckstellen, die besonders beim Essen und Trinken schmerzen.

## Therapiemöglichkeiten

Am schnellsten wird der Schmerz behoben mit schmerzbekämpfenden Mundgelen oder Salben mit **Lidocain** oder **Polidocanol**. Die Schmerzempfindung wird herabgesetzt, indem sie die Reizleitung der Nerven blockieren und betäubend wirken. Lokal entzündungshemmende Medikamente können noch zusätzlich eingesetzt werden wie **Kamille**, **Salbei**, **Rhabarber** oder **Myrrhe** zur schnelleren Wundheilung (siehe auch ▸Seite 56). Wenn sich eine Druckstelle schon infiziert hat oder um einer Infektion vorzubeugen, ist es sinnvoll, desinfizierende Mundspüllösungen mit Chlorhexidin anzuwenden. Die infizierten Stellen können sonst zu einer Prothesenstomatitis führen.

## Ergänzende Empfehlungen

Die Elimination des auslösenden Reizes ist essenziell, indem z. B. das Füllmaterial noch einmal abgeschliffen und poliert oder die Prothese oder Zahnspange angepasst wird. Für Zahnspangen gibt es extra schützende Wachse, das Dentalwachs. Es fungiert als Schutz zwischen Wangen und Lippen mit der Zahnspange. Wichtig ist eine gründliche und regelmäßige Reinigung der Prothesen und Zahnspangen. Anstelle von Haftcreme kann das polidocanolhaltige Recessan® verwendet werden. Es hat eine gute Haftfähigkeit nach dem Kontakt mit Speichel und kann bis zur Besserung der Druckstelle als schmerzstillende Substanz und Haftcreme in einem dienen.

## Grenzen der Selbstmedikation

Chronische Verletzungen und Veränderungen der Mundschleimhaut können auf beginnende Tumore hindeuten. Bei lang anhaltenden Veränderungen und Schmerzen trotz behobener Ursache soll die Erkrankung unbedingt vom Arzt abgeklärt werden.

# Mundschleimhautentzündung (Stomatitis)

## Ursachen und Symptome

Bei Aphthen oder Druckstellen im Mund entstehen kleine Entzündungen. Ist eine größere Fläche bis die gesamte Mundschleimhaut entzündet, liegt eine Stomatitis (orale Mucositis, Schleimhautentzündung) vor.

### Ursachen

Die Mundschleimhaut entzündet sich vor allem durch:

- mechanische Reizungen,
- Erreger wie Bakterien, Viren und Pilze (Candida albicans),
- trockene Mundschleimhaut,
- mangelnde Mundhygiene.

Meistens spielen mehrere Faktoren bei der Entstehung der Stomatitis eine Rolle, besonders wenn das biologische Gleichgewicht gestört ist.

**Risikogruppen** sind Säuglinge und Kleinkinder, ältere Menschen, abwehrgeschwächte Personen und Menschen mit chronischen Erkrankungen wie Diabetes mellitus, Morbus Crohn und Colitis ulcerosa.

Zu den **mechanischen Reizungen** zählen schlecht sitzende Prothesen oder zu harte Zahnbürsten, das versehentliche Beißen in die Backe, ebenso einige Lebensmittel wie die harte Kante eines Brotes oder zu scharfe, saure oder heiße Nahrungsmittel. Die thermische Schädigung der Schleimhäute durch Verbrennen an heißen Speisen und Getränken ist besonders schmerzhaft. Regelmäßiger Alkohol-, Nikotin- oder Drogenkonsum führen auch zu Schleimhautreizungen.

Ein großes Ursachengebiet ist auf andere Erkrankungen und deren Medikation zurückzuführen. Dazu zählen **Infektionen und Allgemeinerkrankungen**, besonders solche, die mit einer Immunsuppression einhergehen. Bei Kindern ist dies nach Infektionen mit Grippe, Masern oder Scharlach der Fall.

Schleimhautreizungen durch **Chemo- oder Strahlentherapie**: Sie werden ausgelöst durch die Nebenwirkungen von Zytostatika. Die hemmen nicht nur das Wachstum von Tumorzellen, sondern beeinflussen auch andere sich schnell teilende Zellen wie Haarwurzeln und Schleimhautzellen. Dadurch kann es zu Schleimhautentzündungen im gesamten Magen-Darm-Trakt einschließlich des Mundes kommen.

Zusätzlich ist das Risiko erhöht durch eine Strahlentherapie. Extrem schlimm kann es sich entwickeln nach Bestrahlungen von Mund, Kiefer oder dem ganzen Gesicht. Es kommt dadurch zu einer irreversiblen Mundtrockenheit. Die hat wiederum zur Folge, dass sich Pilze und Bakterien vermehren können.

Es gibt noch weitere **Medikamente**, die ebenfalls Mundtrockenheit auslösen. Es sind Arzneimittel mit anticholinergen Nebenwirkungen. Als Auslöser können auch Medikamente selbst dienen, dazu zählen Antidepressiva, Antibiotika wie Penicilline und im Einzelfall auch Sartane.

Außerdem fördern **Stoffwechselerkrankungen** wie Diabetes und daraus folgende Durchblutungsstörungen eine Stomatitis. Leukämie, Blutgerinnungsstörungen, Bindegewebserkrankungen, Allergien, hauptsächlich allergische Reaktionen ausgelöst durch den Kontakt mit einer bestimmten Substanz (Kontaktallergie), wirken sich negativ auf die Mundschleimhaut aus.

Menschen, die sich in einem schlechten Allgemeinzustand befinden und dadurch unter Mangel an Vitaminen und Eisen leiden, sind prädestiniert für eine Stomatitis. Verstärkt wird dieses, wenn die Kau- und Schluckfähigkeit eingeschränkt ist.

Ein Großteil der älteren Betroffenen ist von einer **Prothesenstomatitis** betroffen. Diese tritt immer dann auf, wenn die Prothese bzw. das Gebiss oder der Zahnersatz schlecht sitzt. Erst bilden sich nur Druckstellen oder Reibungspunkte. Werden diese nicht behandelt, siedeln sich dort Pilze und

Bakterien an und es kommt zur genannten Prothesenstomatitis. Begünstigt wird diese noch durch die nachlassende Speichelbildung im Alter. Aber nicht nur ältere Patienten sind von Beschwerden durch Reibungspunkte betroffen. Es kann alle treffen, die eine fehlerhafte Zahnstellung haben oder eine Zahnspange tragen und dadurch Reibungspunkte auf der Mundschleimhaut entstehen.

### Symptome

Bei einer Stomatitis treten in aller Regel Schmerzen auf. Diese können mit zahlreichen anderen Faktoren einzeln oder geballt vorkommen. Häufig werden die Schmerzen von einem Brennen, Jucken bzw. Kratzen und Kribbeln begleitet.

Schaut der Betroffene in den Spiegel, kann er einen fleckenförmigen oder großflächigen Belag auf der Schleimhaut feststellen, ebenso eine Rötung. Es kann sogar zu Blutungen der geschädigten Schleimhaut führen. In seltenen Fällen treten Bläschen auf. Die Mitmenschen merken es häufig durch den Mundgeruch.

Durch die Schmerzen hat der Kunde Probleme beim Kauen, Essen und Schlucken der Nahrung und der Getränke. Er reagiert überempfindlich auf Kaltes, Heißes und stark Gewürztes. Dies führt sogar bis zur Einschränkung der Nahrungsaufnahme.

Leidet man zusätzlich noch unter Geschmacksveränderungen, schmeckt das Essen auf einmal fade und geschmacklos. Weitere Probleme treten auch beim Sprechen auf, besonders wenn der Betroffene von einem Taubheitsgefühl geplagt wird. Manchmal ist die Stimme rau und heiser.

## Therapiemöglichkeiten

Im Idealfall sollen die Präparate adstringierend, antiseptisch, analgetisch und antiphlogistisch wirken. Die Behandlung erfolgt nach Ursache meist lokal mit Gurgellösungen (Mundspüllösungen) oder Gelen, diese enthalten chemische oder pflanzliche Wirkstoffe. Nur in seltenen Fällen werden systemische Analgetika gegeben.

Pflanzliche Präparate wie z. B. Ringelblumenessenz wirken schleimhautberuhigend. Zu den entzündungshemmenden und antiseptisch wirkenden Lösungen zählen Kamillenextrakt, Salbeiextrakt, Ratanhia- und Myrrhentinktur.

Zu den chemischen Präparaten zählen Mundspüllösungen oder Gele mit dem Wirkstoff Chlorhexidindigluconat. Diese wirken am besten desinfizierend. Weiter sind PVP-Iod-Lösungen oder Präparate mit dem Wirkstoff Benzydamin auf dem Markt, was antimikrobiell, entzündungshemmend und analgetisch wirkt. Die Mundspüllösungen sind ohne Alkohol empfehlenswert, um die empfindliche Schleimhaut nicht noch mehr zu reizen.

Bei Krebspatienten kann zusätzlich Salbei- oder Kamillentee, Hamamelisextrakt oder Dexpanthenol die Heilung unterstützen (◘ Tab. 5.4).

## Ergänzende Empfehlungen

Bei einer Stomatitis soll auf heiße, scharfe oder kantige Nahrung verzichtet werden, ebenso auf Alkohol und Nikotin.

Ein Extrakt aus Kamille kann die Stomatitis lindern. ○ Abb. 5.4

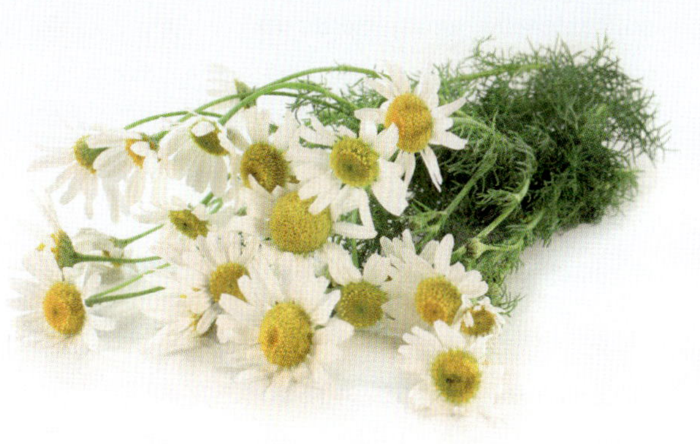

Durch die richtige Mundhygiene kann man vorbeugen. Dazu zählen regelmäßiges Zähneputzen, das Reinigen von Zahnzwischenräumen, besonders der Übergänge und Nischen zwischen natürlichen und künstlichen Zähnen, da sich dort besonders gut Speisereste und Zahnbelag ansammeln können, und regelmäßige Kontrollen durch den Zahnarzt.

Für Menschen mit Zahnersatz ist empfehlenswert:

- einmal täglich das Zahnfleisch mit einer Zahnbürste zu massieren,
- Zahnersatz regelmäßig zweimal täglich zu reinigen,
- herausnehmbaren Zahnersatz möglichst nach jeder Mahlzeit unter fließendem Wasser mit einer Zahnbürste zu reinigen,
- einmal täglich die Prothese in Chlorhexidin-Lösung zu legen, dadurch kann die Keimbesiedlung reduziert bis beseitigt werden.

Empfohlen wird auch halbjährlich zum Zahnarzt zu gehen, um den korrekten Sitz des Zahnersatzes prüfen und ggf. korrigieren zu lassen. Bei Druckstellen soll umgehend der Zahnarzt aufgesucht werden.

## Grenzen der Selbstmedikation

- Beschwerden, die trotz Behandlung nach zwei Wochen noch keine Besserung zeigen,
- immer wiederkehrende Entzündungen,
- offen-großflächige, geschwürige Mundschleimhaut,
- Fieber und Krankheitsgefühl.

Bei den ersten Symptomen einer Entzündung der Mundschleimhaut sollten **Krebspatienten** sofort den Arzt aufsuchen. Genauso sollte man bei **Kindern** abklären, dass es sich nicht um Mundfäule oder Hand-Mund-Fußkrankheit handelt.

Tab. 5.4 Präparatebeispiele bei Mundschleimhautentzündung

| Wirkstoff | Handelspräparat |
|---|---|
| **Allopathika** | |
| **Antibakterielle Mundspüllösungen** | |
| Chlorhexidindigluconat | Chlorhexamed® forte alkoholfrei 0,2 % (LSG) |
| Benzydamin | Tantum Verde® (LSG) |
| Povidon-Iod | Betaisodona® Mund-Antiseptikum (LSG) |
| **Wundheilungsförderer** | |
| Dexpanthenol | Bepanthen® (LSG) |
| **Phytopharmaka (Antiphlogistika)** | |
| Salbei | Aperisan® Salbei-Gel (GEL), Salviathymol® N (LSG) |
| Kamille | Kamillosan® Mund- und Rachenspray (SPR), Kamillosan® Konzentrat (LSG) |
| Myrrhe | Myrrhen Tinktur Hetterich (TIN) |
| Hamamelisextrakt | Hametum® Extrakt (LSG) |
| **Anthroposophika** | |
| **Schleimhautberuhigendes Präparat** | |
| Calendula officinalis 2a Ø | Weleda Calendula-Essenz (TIN) |
| **Antiphlogistika, akut u. chronisch** | |
| Antimonit, Quarz, Argentum nitricum, Atropa belladonna, Echinacea pallida, Rosae aetherolum | WALA® Mundbalsam (GEL) |
| Apis ex animale-Glycerolauszug D4, Atropa belladonna e fructibus ferm 33a D3, Mercurius solubilis Hahnemanni aquosum D14 | Apis/Belladonna cum Mercurio WALA® (GLO) |
| Auszug aus Katanienrinde u. Ratanhiawurzel, Commiphora Myrrha Extract, Flusspat, Kieserit | Ratanhia-Mundwasser Weleda (KON) |
| Argentum nitricum aquosum D13, Calendula e floribus LA 20 %, Echinacea pallida ex herba LA 20 %, Eucalyptus e foliis ferm 33d D1, Gingiva bovis- u. Tonsillae palatinae bovis-Glycerolauszug D4,D8,Salvia officinalis LA 20 % | Echinacea Mund- und Rachenspray WALA® (SPR) |

Tab. 5.5 Komplementärmedizinische Empfehlungen bei Mundschleimhautentzündung

| Mittel | Beschwerdebild/Anwendungsgebiet |
|---|---|
| **Homöopathika** | |
| Borax D6 | Bei häufig wiederkehrenden Entzündungen der Mundschleimhaut bei vermehrter Speichelproduktion |
| Mercurius sublimatus corrosivus D12 | Die Mundschleimhaut ist dunkelrot und geschwollen, es kommt zu vermehrtem Speichelfluss und unangenehmem Mundgeruch |
| **Schüßler-Salz** | |
| Nr. 4 Kalium chloratum D6 | Das Salz der Schleimhäute, es wirkt schützend und ausgleichend |

# Gingivitis

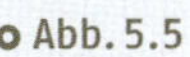

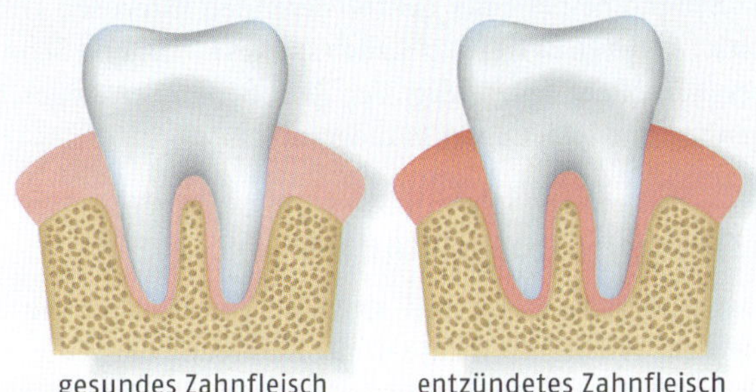


Bei der sogenannten Gingivitis ist das Zahnfleisch entzündet. Abb. 5.5

## Ursachen und Symptome

Gingivitis ist eine durch bakterielle Verunreinigung bzw. Plaque verursachte Entzündung in den Zahnzwischenräumen. Das unmittelbar an den Zahn grenzende Gewebe im Zahnhalsbereich ist geschwollen und blutet schon beim geringsten Kontakt mit z. B. einer Zahnzwischenraumbürste oder Zahnseide. Das Zahnfleisch ist ein spezieller Teil der Mundschleimhaut. Es bedeckt die zahntragenden Teile des Kieferknochens. Am Übergang Zahn/Zahnfleisch entsteht eine seitliche Furche von 1 bis 2 mm Tiefe. An dieser Stelle ist das Zahnfleisch nicht fest mit dem Zahn verbunden. In diesem Spalt kann man mit Zahnseide agieren. Hier können die aggressiven bakteriellen Stoffwechselprodukte aus dem Zahnbelag ins benachbarte Zahnfleisch gelangen. Der Körper reagiert darauf und es entsteht eine Entzündung, die Zahnfleischentzündung = Gingivitis.

Die Gingivitis wird in drei Formen eingeteilt:

- Akute Gingivitis: Sie verursacht Schmerzen und entsteht meist plötzlich und betrifft den Zahnfleischrand.
- Chronische Gingivitis: eine Gingivitis, die auf den Zahnhalteapparat übergreift und zu einer Parodontitis werden kann.
- Nekrotisierende ulzeröse Gingivitis (ANUG): Die Bakterien greifen das Zahnfleisch zwischen den Zähnen an. Das Zahnfleisch bildet Geschwüre und stirbt ab.

### Ursachen

Die Hauptursache sind Bakterien, seltener Viren und Pilze. In der normalen Mundflora leben mehr als 500 verschiedene Bakterienarten. Ist die Mundflora intakt, kommt es zu keiner Erkrankung im Mundraum. Gesundes Zahnfleisch ist hellrosa und blutet nicht.

Gefährlich werden die Bakterien nur, wenn sie einen Biofilm bilden. Der Biofilm entsteht durch ungenügende Zahnhygiene. Werden die Zähne und Zahnzwischenräume nicht richtig gereinigt, kommt es zur Vermehrung der Bakterien. Diese heften sich an die Zahnoberfläche an. Es bildet sich auf den Zähnen eine Eiweißschicht, auf der die Bakterien besonders gut haften.

Die Bakterien ernähren sich von Speiseresten. Die Speisereste, Stoffwechselprodukte der Bakterien wie Säuren und Toxine, Speichel und Mikroorganismen bilden einen Biofilm, der bei uns als Zahnbelag spürbar ist. Der Biofilm, auch Plaque genannt, schützt gleichzeitig die Bakterien, sodass das körpereigene Immunsystem sowie Medikamente nur begrenzt gegen die Bakterien wirken. Die Masse an Plaque entsteht durch Vermehrung der vorhandenen Keime im Biofilm. Spätestens nach einer Woche hat sich die reife Plaque gebildet. Die Stoffwechselprodukte und Zerfallsprodukte der bakteriellen Plaque lösen durch Reaktion des Immunsystems eine Entzündungsreaktion aus.

Im Mundraum begünstigen mehrere Faktoren die Plaque: Bei engstehenden Zähnen, Zahnstein, abstehenden Füllungs- und Kronenrändern sowie kariösen Defekten oder Verletzungen des Zahnfleisches. Ein häufiger Faktor ist ungenügende Speichelbildung. Selbst falsche Ernährung, die einen zu wenig zum Kauen zwingt, kann die Plaque begünstigen. Zusätzliche Faktoren, die eine Entzündung beeinflussen sind mechanische Schädigungen des Zahnfleisches durch z. B. zu harte oder kantige Nahrung oder zu kräftiges Zähneputzen. Ist das Zahnfleisch verletzt oder gereizt, können die Mundkeime besonders gut in das Zahnfleisch eindringen. Außerdem haben Bakterien ein leichtes Spiel bei Erkrankungen wie Allgemeinerkrankungen, Stoffwechselstörungen wie Diabetes mellitus, Funktionseinschränkungen der Abwehrzellen, Mangel- oder Unterernährung. Dadurch hat der Mensch eine schlechte Abwehr und es verstärkt sich die Entzündung. Einige Arzneimittel begünstigen bzw. verstärken auch die Gingivitis, indem sie beim Zahnfleisch zu Verdickungen führen: z. B. Hydantoin-Präparate (gegen Krampfleiden), Nifedipin-Präparate (gegen Bluthochdruck) oder Ciclosporin A (für Transplantationspatienten). Häufig spielen auch hormonelle Einflüsse eine Rolle, z. B. bei Schwangeren, Pillenanwenderinnen und in der Pubertät. Im letzten Fall spricht man von Pubertäts-Gingivitis. Ebenso können Stress oder Genussmittel wie Alkohol oder Nikotinkonsum dazu führen.

### Symptome

Hauptsymptome bei **akuter Gingivitis** sind Rötung, Schwellung und Zahnfleischbluten. Das Zahnfleisch ist weich und schwammig. Die Blutgefäße erweitern sich. Dadurch ist das Gewebe gerötet und geschwollen. Die Durchblutung ist verstärkt und die Gefäßwände werden durchlässig. Das Blutplasma tritt in das benachbarte Gewebe aus. Dies hat zur Folge, dass das Zahnfleisch anschwillt. Zuerst zwischen den Zähnen, dann in den übrigen Bereichen. Schon bei der kleinsten Berührung mit der Zahnbürste oder der Zahnseide wird Zahnfleischbluten ausgelöst. Das Zahnfleischbluten kann manchmal nur gelegentlich vorkommen, in anderen Fällen treten ganz starke Blutungen auf. Bei Rauchern kann das Zahnfleischbluten geringer ausfallen oder ganz fehlen, da die Inhaltstoffe des Zigarettenrauches bewirken, dass die Mundschleimhaut schlechter durchblutet wird.

Symptome bei einer **chronischen Gingivitis**: Die Entzündung ist so stark, dass sich unter dem Zahnfleisch Eiter bildet, der bei Druck austritt. Außerdem führt die Entzündung zum Anschwellen der umliegenden Lymphknoten und greift auf die Mundschleimhaut über.

Symptome bei einer **nekrotisierenden ulzerösen Gingivitis (ANUG)**: Es treten plötzlich starkes Fieber und Schmerzen auf. Nicht selten klagt der Betroffene über Abgeschlagenheit und leidet unter Mundgeruch.

## Therapiemöglichkeiten

Der bakterielle Belag muss gründlich mechanisch entfernt werden. Wichtig ist nicht nur die Reinigung der Zahnoberfläche mit der Zahnbürste, sondern auch die Reinigung der Zahnzwischenräume mit Zahnseide oder Interdentalbürsten. Effektiv kann man noch mechanisch die Bakterien von der Zunge mit Hilfe eines Zungenschabers entfernen. Zwischendurch erweist sich das Kauen von Zahnpflegekaugummi mit Zuckeraustauschstoffen als besonders positiv. Es regt die Speichelbildung an, dadurch werden die Nahrungsreste leichter weggespült und durch den Zuckeraustauschstoff wird der Stoffwechsel der Bakterien gestört.

Unterstützend können medizinische Mundspüllösungen verwendet werden. Sie dämmen das Bakterienwachstum ein und sorgen für gesundes Zahnfleisch und frischen Atem. Dadurch wird die Bildung von bakterieller Plaque langanhaltend gehemmt und Zahnfleischentzündungen wird effektiv vorgebeugt. Zur Auswahl stehen Mundspüllösungen mit Chlorhexidin. Als 0,2%ige Lösung ist sie ein hochwirksames Antiseptikum, welches zur massiven Keimreduktion in der Mundhöhle führt. Die 0,2%ige Lösung ist nicht für den Dauergebrauch geeignet, sondern sollte nur kurzfristig bis zur Besserung der Symptome angewandt werden. Für die Langzeitanwendung gibt es Lösungen mit geringerer Konzentration wie 0,1 oder 0,06%. Als weitere Möglichkeit stehen Mundspüllösungen mit Aminfluorid und Zinnfluorid ohne Alkohol zur Verfügung. Sie verteilen sich umgehend im Mund und sorgen für einen antibakteriellen Effekt. Diese Mundspüllösungen sind auch für die Langzeitanwendung gedacht. Das natürliche Gleichgewicht der Mundflora bleibt erhalten.

## Ergänzende Empfehlungen

Es soll eine regelmäßige Zahn- und Mundpflege stattfinden. Zuckerhaltige Speisen oder Getränke sollten vermieden werden. Nach säurehaltigen Nahrungsmitteln (z. B. Wein oder Fruchtsaft)muss eine halbe Stunde gewartet werden bis zum Zähneputzen, weil sonst der Zahnschmelz angegriffen wird.

## Grenzen der Selbstmedikation

Hält das Zahnfleischbluten länger an, ist der Gang zum Zahnarzt unvermeidbar. Der Zahnarzt kontrolliert, ob andere Faktoren eine Rolle spielen, wie z. B. abstehende Füllungsränder, durch die es beim Zusammenbeißen der Zähne zu einer ungleichen Belastung kommt und so der übertragende Druck sich auf das Zahnfleisch negativ auswirkt oder unzureichende Kontaktpunkte zwischen den Zähnen. Dadurch können sich besonders viele Speisereste in die Zahnzwischenräume setzen, welche einen hervorragenden Nährboden für Bakterien bilden. Dies hat zur Folge, dass sich das Zahnfleisch leichter entzünden kann.

◻ Tab. 5.6 Präparatebeispiele bei Zahnfleischentzündung (Gingivitis)

| Wirkstoff | Handelspräparat |
|---|---|
| **Allopathika (Antiseptika)** | |
| Chlorhexidindigluconat 0,2 % | Meridol® med CHX 0,2 % (LSG), Chlorhexamed® forte alkoholfrei 0,2 % (LSG) |
| Chlorhexidindigluconat 0,1 % | Chlorhexamed® fluid 0,1 % (LSG) |
| Chlorhexidindigluconat 0,06 % | Parodontax® Mundspüllösung (LSG) |
| **Anthroposophika** | |
| **Antiphlogistikum** | |
| Antimonit, Quarz, Argentum nitricum, Atropa belladonna, Echinacea pallida, Rosae aetherolum | WALA® Mundbalsam (GEL) |
| **Zahnfleischstärkendes Präparat** | |
| Auszüge aus Kamillenblüten, Kastanienrinde, Myrrhe, Ratanhiawurzel u. Salbeiblättern, Flussspat, Magnesiumsulfat | Salbei Zahnfleischbalsam Weleda (GEL) |

Tab. 5.7 Homöopathika und ihr Einsatz bei Zahnfleischentzündung

| Mittel | Beschwerdebild |
|---|---|
| Apis D6 | Bei geschwollenen Schleimhäuten und stechenden Schmerzen |
| Belladonna D6 | Bei plötzlich auftretenden Schmerzen mit hohem Fieber und fehlendem Durstgefühl |
| Mercurius sublimatus corrosivus D12 | Die Mundschleimhaut ist dunkelrot und geschwollen, es kommt zu vermehrtem Speichelfluss und unangenehmem Mundgeruch |



# Mundsoor

## Ursachen und Symptome

Mundsoor ist eine Pilzinfektion der Mundschleimhaut im Mund- und Rachenraum, ausgelöst vor allem durch den Hefepilz Candida albicans oder auch andere Candida-Arten.

Bei gesunden Menschen mit intaktem Immunsystem ist eine Besiedlung mit Candida albicans Teil der natürlichen Mundflora, ebenso wie zahlreiche Bakterien. Solange die Flora im Gleichgewicht ist, schützt sie den Menschen vor einer Infektion mit krankmachenden Mikroorganismen. Kommt es bei immungeschwächten Personen sowie bei Säuglingen und Kleinkindern zu einem Ungleichgewicht, kann der Pilz eine krankmachende Infektion auslösen.

### Ursachen

Hauptursache ist eine Schwächung des Immunsystems. Dieses kann geschwächt sein bei Menschen, die an Erkrankungen leiden wie einer HIV-Infektion oder Diabetes mellitus. Zur betroffenen Gruppe gehören auch ältere Menschen, häufig wenn sie Zahnprothesenträger sind. Besonders wenn die Prothese Probleme bereitet und sich eine Prothesenstomatitis bildet. Aus dieser kann sich leicht Soor entwickeln. Eine weitere Gruppe sind Kinder im Säuglingsalter. Sie sind leicht anfällig, weil die Keimbesiedlung mit gesunden Keimen auf den Schleimhäuten noch nicht ausgeglichen ist. Sie stecken sich leicht an, wenn die Eltern den Schnuller ablecken und der Speichel von den Eltern in den Mund der Säuglinge gelangt. Babys können schon mit einer Candida-Infektion zur Welt kommen, da der Geburtskanal mit Candida besiedelt ist. Kinder und Erwachsene erkranken zum Teil an Soor, wenn sie über einen längeren Zeitraum Antibiotika oder Cortison eingenommen haben. Durch das Antibiotikum wird die natürliche Mundflora aus dem Gleichgewicht gebracht und Cortison wirkt lokal immunsuppressiv und begünstigt dadurch eine Pilzinfektion.

### Symptome

Soor zeigt sich durch einen grauweißen bis gelblich kleinfleckigen, zum Teil ineinander fließenden, abwischbaren Belag der Schleimhäute im Mund und Rachenbereich. Der Belag besteht aus Epithelzellen, Fibrin und Pilzhyphen. Unter den abwischbaren Belägen befinden sich entzündete oder blutige Hautstellen. Die umgebende Schleimhaut ist deutlich gerötet. Der Betroffene leidet unter einem Pelzigkeitsgefühl im Mund, Geschmacksstörungen, Missempfindungen und Schmerzen. Diese können bis zu Schluckbeschwerden führen, bei Säuglingen hat dies eine Trinkschwäche zur Folge. Bei schweren Formen kommt es zur Lymphknotenschwellung bis hin zur schweren Infektion. Dies ist bei Immungeschwächten der Fall, wenn die unbehandelte Pilzinfektion sich weiter ausbreitet und in den Blutkreislauf gelangt.

## Therapiemöglichkeiten

Bei einer gezielten Therapie ist der Soor nach acht bis zehn Tagen ausgeheilt. Nach Abklingen der Symptome sollen die Antimykotika noch zwei bis drei Tage weiter benutzt werden. Mittel der ersten Wahl sind dabei lokale Polyene und Azol-Antimykotika. Sie sind vorwiegend im Mund und Verdauungstrakt wirksam. Polyene wirken nur lokal. Dazu zählen **Nystatin** und **Amphotericin** (verschreibungspflichtig!). Polyen-Antimykotika sind amphiphile Moleküle. Sie lagern sich in die Zellmembran der Pilze ein und bilden dort Poren. Die Zellmembran wird durchlässig und die Pilze sterben ab. Nystatin ist schon für die Behandlung von Neugeborenen zugelassen. Zur Gruppe der Azol-Antimykotika gehört das **Miconazol**. Es wird nur teilweise adsorbiert, hat aber keinen systemischen Effekt.

Die Azol-Antimykotika hemmen die Bildung von Ergosterol, dieses ist ein Bestandteil der Zellmembran von Pilzen. Sie werden viermal täglich und so lange wie möglich im

Kinder im Säuglingsalter sind anfällig für eine Soor-Infektion. Abb. 5.6

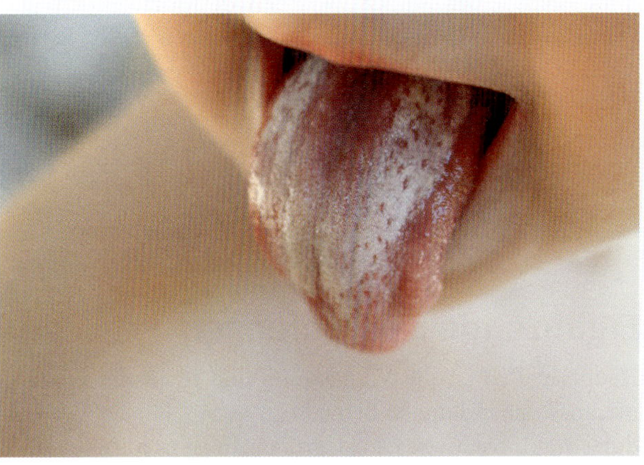

Tab. 5.8 Präparatebeispiele bei Mundsoor

| Wirkstoff | Handelspräparat |
|---|---|
| **Lokale Antimykotika** | |
| Miconazol | Infectosoor® Mundgel (GEL), Daktarin® 2 % Mundgel (GEL) |
| Nystatin | Moronal® (SUS), Nystaderm® Mundgel (GEL) |
| **Lokale Desinfizienzien** | |
| Chlorhexidindigluconat | Chlorhexamed® forte alkoholfrei 0,2 % (LSG) |
| Dequaliniumchlorid | Dequonal® (SPR) |
| Povidon-Iod | Betaisodona® Mund-Antiseptikum (LSG) |

Tab. 5.9 Homöopathikum und sein Einsatz bei Mundsoor

| Mittel | Beschwerdebild |
|---|---|
| Borax D6 | Bei wiederkehrendem Soor und häufigen Entzündungen |

Mund behalten und mit dem Finger oder Zunge in der Mundhöhle verteilt. Bei Säuglingen ist es einfacher, wenn man sie auf den Schnuller gibt, da die Aspirationsgefahr besonders hoch ist. Bei Kleinkindern empfiehlt es sich, die Gele vorsichtig und ausschließlich in der angegebenen kleinen Menge im Mund zu applizieren. Für stillende Mütter ist es ratsam die Brustwarzen mit zu behandeln, um eine erneute Infektion zu verhindern.

Allgemeine Hinweise für antimykotische Mund- und Rachentherapeutika sind: Die Zubereitung mit einem Wattestäbchen oder frisch gewaschenen Fingern auftragen. Der Wirkstoff soll möglichst lange im Mund verbleiben, dies gilt besonders für Suspensionen. Der verbleibende Rest der Suspension bzw. des Mundgeles soll geschluckt werden.

Die Therapie mit Antimykotika kann durch lokale Desinfektionsmittel ergänzt werden. Dabei sollte ein Abstand von mindestens einer Stunde zwischen desinfizierenden und antimykotischen Mitteln liegen.

Es wird kontrovers diskutiert, dass **Kamille** Soor noch fördern soll, anstatt beim Abheilen zu helfen, deshalb Produkte oder Tees mit Kamille meiden!

## Ergänzende Empfehlungen

Hauptsächlich ist die Vorbeugung und nicht die medikamentöse Behandlung in Betracht zu ziehen. Bei der Verwendung von inhalativen Glucocorticoiden ist es hilfreich nach jeder Inhalation konsequent den Mund gründlich mit Wasser auszuspülen und anschließend etwas zu trinken und zu essen. Es reicht schon eine Kleinigkeit aus, damit die Arzneistoffpartikel, die bei der Inhalation an den Schleimhäuten haften bleiben, abtransportiert werden.

Damit das Neugeborene sich nicht bei der Geburt schon infiziert, wird empfohlen, einen Scheidenpilz vor der Geburt zu behandeln. Die Eltern sollen einen Schnuller nie in den Mund nehmen, sondern ihn immer unter Wasser reinigen. Wichtig ist es auch auf gute Mundhygiene zu achten. Prothesen sollen regelmäßig gereinigt und desinfiziert werden.

Bei onkologischen Patienten ist die regelmäßige Anwendung von milden Mundspülungen empfehlenswert.

## Grenzen der Selbstmedikation

Bei Säuglingen und Kleinkindern sollte man immer zum Arzt gehen, um auszuschließen, dass eine andere Erkrankung vorliegt.

# Zahnschmerzen

## Ursachen und Symptome

Zähne in unserem Mund sind mit Leben gefüllt. Jeder einzelne Zahn enthält Blutgefäße und ausgeprägte und empfindliche Nervenstränge. Auslöser von Zahnschmerzen ist die Reizung des Zahnnervs (▸ Seite 54).

Zahnschmerzen sind meist die Folge einer schlechten Mundhygiene oder Entzündungen im Mundraum. Es ist sehr wichtig, die Zähne zu pflegen, denn was einmal an Zahnsubstanz zerstört ist, kann nicht mehr auf natürlichem Weg wiederhergestellt werden. Folgende **Ursachen** können Zahnschmerzen zugrunde liegen:

**Karies:** Die Zahnkrankheit entsteht, wenn Bakterien des Zahnbelages (Plaque) wie Streptococcus mutans aus niedermolekularen Kohlenhydraten der Nahrung (Haushaltszucker, Honig) Säuren bilden, die den Zahnschmelz zerfressen. Wird die Plaque nicht entfernt, führt es zur Schädigung des Zahnschmelzes. Speisereste und Bakterien können ungehindert ins Zahninnere gelangen und dieses schmerzhaft reizen. Der Karies zählt zu den häufigsten Infektionskrankheiten.

**Zahnwurzelentzündung (Pulpitis):** Bei einer zu spät entdeckten oder unbehandelten Karies können sich Bakterien bis zum Zahnnerv ausbreiten und diesen schädigen. Durch das Anschwellen des Zahnmarks entsteht ein erhöhter Druck auf den Nerv. Es kommt zu einem dauerhaft pulsierenden Schmerz. Es kann bis zum Absterben des Nervs kommen. Dann lassen zwar die Zahnschmerzen nach, aber die Entzündung kann weitergehen bis zum Kieferknochen. Der Zahn reagiert auf Druck z. B. beim Kauen.

**Abszess:** Eine Zahnwurzelentzündung kann sich auf den Kieferknochen und das umliegende Weichgewebe ausbreiten. Dort kommt es zur Ausbildung von eitrigen Abszessen. Die Symptome sind Schwellung, Überwärmung und anhaltende Schmerzen.

**Parodontitis:** Dabei handelt es sich um eine bakteriell bedingte Entzündung, bei der es zu einer weitgehend irreversiblen Zerstörung von Teilen des Zahnhalteapparates (Bindegewebe und Knochen) gekommen ist. Das Zahnfleisch zieht sich zurück, dadurch liegen die Zahnhälse frei. Bei Kontakt mit Heißem, Kaltem oder Süßem sendet der Zahnnerv Signale aus, die als starke Schmerzen wahrgenommen werden.

**Geringe Zahnschmelzdichte:** Bei Diabetes oder Zöliakie (Autoimmunerkrankungen) kann es zu einer geringeren Zahnschmelzdichte kommen. Dadurch sind die Zähne sensibler und krankheitsanfälliger. Sie reagieren auf Heißes, Kaltes, Saures oder Süßes.

**Zahnersatz und Zahnspangen:** Bei Personen mit Zahnersatz, Füllungen und Kronen kann es passieren, dass diese beschädigt werden oder herausfallen. Der darunter befindliche Zahn liegt dann frei. Er reagiert besonders empfindlich auf Essen, Trinken, Zähneputzen oder Luftzug. Ebenso kann der Zahnnerv nach einer Behandlung gereizt sein, was zu vorübergehenden Schmerzen führt.

Zahnschmerzen können auf verschiedenen Ursachen basieren. 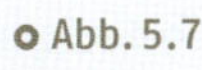Abb. 5.7

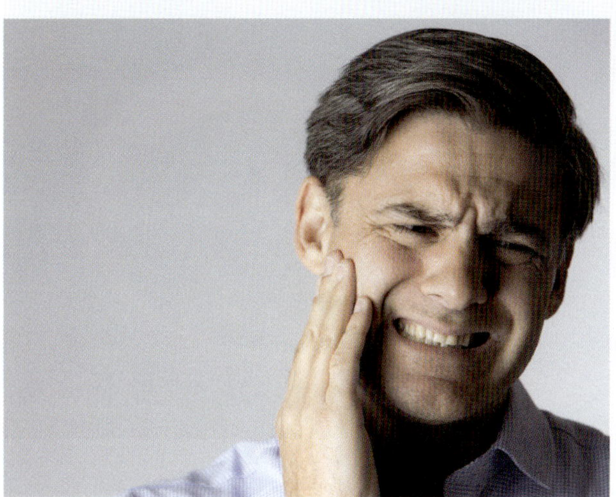

Eine festgezurrte Zahnspange oder schlecht sitzende Prothese kann ebenfalls zu Zahnschmerzen führen.

**Zahnfraktur:** Aufgrund eines Unfalls oder Beißen auf etwas Hartes kann es zum Brechen des Zahnes kommen. Dadurch können unterschiedliche Arten von Zahnschmerzen ausgelöst werden.

**Phantomschmerzen:** Sie treten häufig bei Migränepatienten an den Stellen auf, an denen ein Zahn gezogen wurde.

**Weisheitszähne:** Stoßen sie durch das Zahnfleisch, können sie Schmerzen wie bei zahnenden Babys verursachen.

**Zahnfleischentzündungen:** Sie äußern sich durch Rötung und Schwellung des Zahnfleisches, was auf unterschiedliche Ursachen zurückzuführen ist (▸ Seite 61). Es treten dumpfe, nicht lokalisierbare Schmerzen auf.

**Zähneknirschen (Bruxismus):** Meist unbewusst werden die Zähne aufeinander gerieben bzw. gepresst. Das verursacht langfristige Schäden an der Zahnsubstanz. Folgen sind unter anderem auch Zahnschmerzen, die durch verkrampfte Muskulatur bis in den Kiefer gehen können. Ebenso kann eine Fehlstellung des Kiefers dafür verantwortlich sein.

**Höhenschmerz (Barotrauma):** In über 3000 m Höhe z. B. beim Fliegen führen luftbefüllte Räume unter Zahnfüllungen oder Karies sowie Zysten im Kiefer zu Schmerzen. Dieser Druckunterschied und somit der Schmerz tritt sogar häufiger beim Tauchen auf als beim Fliegen.

### Zahnschmerzen durch andere Erkrankungen

**Knochenentzündungen:** Im Ober- oder Unterkiefer kann es zu Knochenentzündungen kommen. Diese entstehen bei Strahlenbehandlungen, kieferchirugischen Eingriffen oder durch Verletzungen. Entzündete Kieferknochen verursachen starke Zahnbeschwerden.

Zahnschmerzen können auch durch andere Ursachen, die ihren Ursprung nicht im Mund haben, hervorgerufen werden (vorgetäuschte Zahnschmerzen):

**Nasennebenhöhlenentzündung (Sinusitis):** Eine Entzündung der Nasennebenhöhlen kann sich bis zur Zahnwurzel der oberen Backenzähne ausbreiten und Schmerzen verursachen. Bei einigen Menschen genügt schon eine einfache Erkältung um Schmerzen an den Zähnen auszulösen.

**Kopf- und Ohrenschmerzen:** Ohrenschmerzen z. B. Mittelohrentzündung oder pochende meist einseitige Kopfschmerzen wie Migräne strahlen bis in den Kiefer und Zähne aus.

**Herzinfarkt und Angina pectoris:** Es können starke Schmerzen im Brustbereich bis in die linke Schulter, den linken Arm und den Unterkiefer ausstrahlen und Zahnschmerzen verursachen.

**Psychosomatische Ursachen:** Seelische Probleme und Stress wirken sich negativ auf den gesamten Körper aus. So können sie sich auch als Zahnschmerzen äußern.

**Entzündung des Gesichtsnervs (Trigeminusneuralgie):** Ist der Gesichtsnerv (Trigeminus) erkrankt, strahlen die Schmerzen ins Ohr, in den Mund und bis in die Zähne, da dieser Nerv auch für die Versorgung der Zähne verantwortlich ist.

**Gürtelrose (Herpes Zoster):** Tritt die Viruserkrankung mit Varizella Zoster im Gesicht auf, entsteht ein schmerzhafter Ausschlag auf der Haut und der Schleimhaut und führt zu starken Schmerzen der Zähne.

## Therapiemöglichkeiten

- Kühlen mit einem Kälte- bzw. Kühlpack. Diesen nie direkt auf die Haut legen, sondern immer in ein Tuch einschlagen. Bei Entzündungen im Mundraum wird der Schmerz durch die Kälte gedämpft, indem durch die Kälte die Blutzufuhr im schmerzenden Gebiet gedrosselt wird.
- Gewürznelken oder Nelkenöl: Das Zerkauen von Nelken setzt den pharmazeutisch wirksamen Inhaltsstoff Eugenol frei. Dieser hat eine gute lokal betäubende Wirkung. Die Inhaltsstoffe wirken zugleich noch antibakteriell und antiphlogistisch. Die gleiche Wirkung erzielt auch das Nelkenöl.

In der Zahnmedizin ist die Gewürznelke durch ihre schmerzstillende Wirkung bekannt.

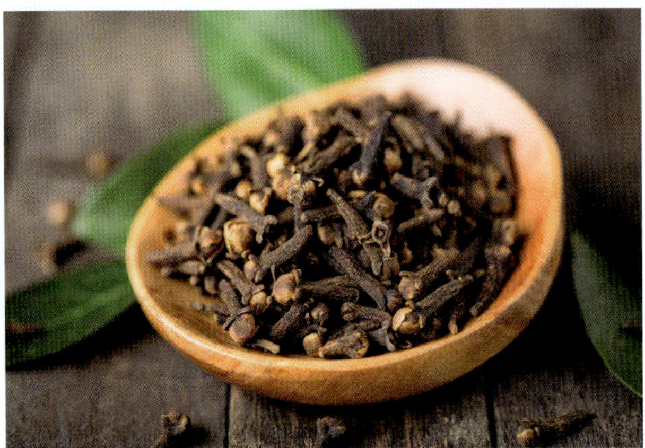
Abb. 5.8

- Salbeitee: eine Mundspülung mit abgekühltem Salbeitee wirkt beruhigend, leicht antibakteriell und leicht schmerzhemmend.
- Schmerzmittel: sie dienen nur als Hilfsmittel bis zum Zahnarzttermin oder nach akuter Zahnbehandlung oder Mund-Kiefer-Gesichts-chirurgischen Eingriffen. Es kommen die nichtopioiden Analgetika in Frage.

> Der Einsatz von zu viel **Nelkenöl** kann zum Absterben der Zahnwurzel führen.

### Nichtopioide Analgetika

Die nichtopioiden Analgetika werden in zwei Gruppen eingeteilt.

#### Nichtsaure antipyretische Analgetika

**Paracetamol** wirkt analgetisch, antipyretisch, aber nicht ausreichend antiphlogistisch. Die analgetische Wirkung ist geringer als die der nichtsteroidalen Antirheumatika (NSAID) bei vergleichbarer Dosis. Deshalb wirkt es nur bedingt gegen Zahnschmerzen. Sind die Schmerzen nicht zu intensiv, kann der Betroffene es gut in therapeutischen Dosen kurzfristig einsetzen. Die Nebenwirkungen sind nicht so stark wie bei den typischen NSAID, z. B. geringere gastrointestinale Komplikationen. Bei Überdosierung ist es hepatotoxisch. Es hat eine geringe therapeutische Breite. Bei Erwachsenen liegt die Tageshöchstdosis in 24Stunden bei 4000 mg, das entspricht 1000 mg alle sechs Stunden.

#### Saure antipyretische Analgetika

Sogenannte nichtsteroidale Antirheumatika (NSAID): Die Wirkweise ist eine unselektive Hemmung der Cyclooxygenase 1 und 2 (COX1, COX2). Sie wirken analgetisch, antipyretisch und antiphlogistisch.

- **Ibuprofen:** Es ist das Mittel der Wahl bei Zahnschmerzen und Mund-Kiefer-Gesichts-chirurgischen Eingriffen. Ibuprofen wirkt stärker analgetisch, antipyretisch und antiphlogistisch als gleiche Dosen ASS. In der Selbstmedikation ist die Einzeldosis 200–400 mg. Die maximale Tagesdosis beträgt 1,2 g (alle sechs Stunden eine Tablette à 400 mg). Ein schnellerer Wirkeintritt wird mit dem DL-Lysin-Salz erzielt. 683,47 mg Ibuprofen-Lysinat entsprechen 400 mg Ibuprofen. Die maximale Anwendungsdauer ist in der Selbstmedikation auf vier Tage beschränkt.
- **Diclofenac:** es wird aufgrund der starken Nebenwirkungen besonders im Gastrointestinaltrakt selten bei Zahnschmerzen eingesetzt. Es wirkt stärker analgetisch als Ibuprofen. Freiverkäufliche Präparate stehen mit 25 mg Wirkstärke zur Verfügung. Die Tageshöchstdosis beträgt 75 mg und darf in der Selbstmedikation maximal vier Tage eingenommen werden.
- **Acetylsalicylsäure (ASS):** Es ist zur Behandlung von Zahnschmerzen nicht geeignet. Es wirkt blutverdünnend und soll daher vor oder nach dem Zahnarztbesuch nicht angewendet werden, da es sich negativ durch Nachbluten auf die Behandlung auswirken kann.

## Ergänzende Empfehlung

Zahnschmerzen und Schäden an Zähnen kann effektiv vorgebeugt werden durch richtige Mundhygiene. Dazu zählen mindestens zweimal tägliches Zähneputzen, die Verwendung von Interdentalbürsten oder Zahnseide für die Zahnzwischenräume. Außerdem ist es sinnvoll zwischendurch nicht zu häufig Zucker zu sich zu nehmen. Bakterien kommen durch Zucker laufend zu Nahrung, welcher ihr Wachstum fördert und den sie zu Zahnschmelz angreifenden Säuren abbauen. Ratsam ist die halbjährliche Kontrolle beim Zahnarzt, sodass die Ursachen von Schmerzen schnell erkannt und behoben werden können.

## Grenzen der Selbstmedikation

Die Selbstmedikation eignet sich nur zur Überbrückung bis zum Zahnarztbesuch. Bei intensiven Schmerzen, stark geschwollener Schleimhaut, häufigem Zahnfleischbluten und Vereiterung soll unbedingt der Zahnarzt aufgesucht werden.

Tab. 5.10 Präparatebeispiele bei Zahnschmerzen

| Wirkstoff | Handelspräparat |
|---|---|
| **Allopathika (Analgetika)** | |
| Ibuprofen | Tispol® Ibu-DD (FTA), Pfeil® Zahnschmerztabletten forte |
| Diclofenac | Voltaren Dolo® 25 mg (UTA) |
| Paracetamol | ben-u-ron® 500 mg (HKP, TAB) |
| **Phytopharmaka** | |
| Nelke | Nelkenöl (als Rezepturarzneimittel) |
| Myrrhe | Myrrhen Tinktur Hetterich (TIN) |

# Zahnpflege

Das Ziel der Reinigung ist die Bewahrung der Gesundheit von Zähnen und Zahnfleisch und somit Verhinderung von Mundgeruch. Die Oberfläche der Zähne soll glatt gehalten werden durch:

- Entfernen unverkalkter zellulärer Ablagerungen,
- Entfernen der Nahrungsmittelrückstände,
- Abreiben von Plaque.

Ist die mechanische Reinigung nicht möglich, ist es wichtig, gründlich den Mund auszuspülen und zuckerfreie Kaugummis zu kauen, um die Speichelbildung anzuregen und die entstehenden Säuren zu neutralisieren.

Zahlreiche Mittel zur Zahnpflege stehen zur Verfügung:

- Zahnpasten,
- Zahnbürsten,
- Interdentalbürsten (Zahnzwischenraumbürsten),
- Zahnseide/-bänder,
- Zahnhölzer,
- Mundwässer,
- Gurgelmittel,
- Färbetabletten,
- Fluorid,
- Zahnpflegekaugummi.

## Zahnpasten

Die Funktionsweise einer Zahnpasta ist, die mechanische Reinigungskraft einer Zahnbürste zu erhöhen. Von einer Zahnpasta erwartet man folgende Eigenschaften:

- die Zähne wirksam zu reinigen und von Plaque zu befreien,
- die Zähne vor Karies zu schützen,
- die Zähne vor den Folgen von säurebedingtem Zahnschmelzabbau zu schützen,
- Zähne und Zahnfleisch gesund zu erhalten,
- den Atem zu erfrischen.

### Zusammensetzung einer Zahnpasta

Eine klassische Zahnpasta setzt sich wie folgt zusammen:

**Putzkörper:** Schmirgelnde Substanzen, die dafür verantwortlich sind, dass beim Zähneputzen Belag und schädliche Bakterien von der Zahnoberfläche entfernt werden. Zu den Putzkörpern zählen z. B. Silikatverbindungen wie Silciumdioxid, Schlämmkreide, Marmorpulver, Calciumcarbonat, Kreide und Kieselsäure. Sie unterscheiden sich in Härte, Kornform und -größe.

**Schaumbildner (Tenside):** Es sind oberflächenaktiv wirkende Substanzen, die zur besseren Verteilung Schaum bilden. Die Reinigungswirkung wird an schwer zugänglichen Stellen verbessert. Sie unterstützen die gleichmäßige Verteilung der Zahnpasta während des Putzvorgangs und lockern Essensreste und Zahnbeläge auf. Die abgelöste Plaque wird durch anwesende Netzmittel gebunden und kann am Ende des Putzvorgangs leichter ausgespült werden. Ein bekanntes Tensid ist Natriumlaurylsulfat. Es hat eine antimikrobielle und antivirale Wirkung, ist aber auch Hemmstoff für Chlorhexidingluconat, welches häufig in Mundspüllösungen verwendet wird. Ein weiteres Tensid ist Aminfluorid, welches als organisches Fluorid eingesetzt wird und zusätzlich die Tensideigenschaften besitzt. Das Aminfluorid hat den Vorteil, dass es kein Allergiepotential hat wie andere Tenside.

**Feuchthaltemittel:** Es verhindert, dass die Zahnpasta in der Tube austrocknet. Beispiele für Feuchthaltemittel sind Sorbitol, Xylit, Glycerin oder Propylenglykol.

**Geschmackszusätze:** Sie dienen dazu, dass die Zahnpasta angenehmer schmeckt. Geschmackszusätze sind ätherische Öle wie Pfefferminzöl, Menthol, Nelkenöl, Anisöl oder Fenchelöl.

**Zusatzstoffe:** Dabei handelt es sich um Konservierungsmittel und/oder Farbstoffe.

Spezialzusätze helfen die Zahnpasta für die jeweilige Indikationsstellung zu finden. Zu den Spezialzusätzen zählen Wirkstoffe mit adstringierender, antiseptischer, antikariöser, bleichender Wirkung oder gegen Mundgeruch.

Die **Auswahl der richtigen Zahnpasta** ist wichtig. Sie soll einen guten Reinigungseffekt bei Schonung der Zahnsubstanz haben, also keine zu starke Abrasion (mechanischer Abrieb der Zahnsubstanz) und für die jeweilige Indikation geeignet sein.

Therapeutisch wirksame Inhaltsstoffe sind enthalten zu folgenden Zwecken:

- Kariesprophylaxe (Vorbeugung der Zahnfäule), Schutz vor Gingivitis (Zahnfleischentzündung) und Erosionsschutz (Schutz vor Verlust von Zahnhartsubstanz durch Einwirken von Säuren),
- Desensibilisierung (Herabsetzen der Empfindlichkeit sensibler Zahnhälse),
- Schutz vor extrinsischen Verfärbungen (verfärbte Zahnbeläge),
- Schutz vor Zahnsteinneubildung.

Zahnpasten enthalten unter anderem Tenside, Feuchthaltemittel und Geschmackszusätze. ○ Abb. 5.9

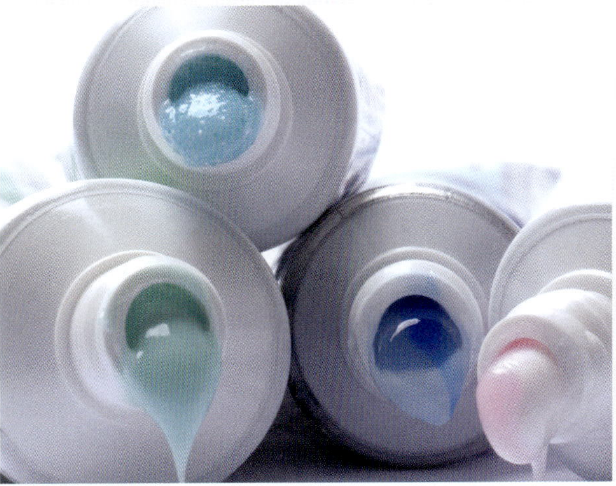

## Kariesschutz, Schutz vor Gingivitis und Erosionsschutz

**Fluorid** ist der bedeutendste Stoff in der Zahnpasta mit einer kariesvorbeugenden und hemmenden Wirkung. Es härtet den Zahnschmelz und „versiegelt" die Zahnoberfläche. So wird der Zahn vor Säureangriffen der Kariesbakterien besser geschützt. Hinzu kommt noch, dass das Fluorid antibakteriell wirkt und dadurch einen plaquehemmenden und entzündungshemmenden Effekt hat. Es wirkt direkt auf den Stoffwechsel der Bakterien und hemmt deren Wachstum. Für Erwachsene und Kinder ab dem Schulalter gibt es Zahnpasten mit 1500ppm Fluorid. Kinder unter sechs Jahren sollten Kinderzahnpasta mit 500ppm verwenden. Durch Fluorid in der Zahnpasta haben Zähne mit freiliegenden Zahnhälse oder Erosionen einen geringeren Abrieb. Fluoride verringern die Demineralisation und fördern ihre Remineralisation, d. h. sie fördern den Einbau mineralischer Substanzen in die Zahnsubstanz. Dadurch wird die Härte gesteigert.

**Zahnpasten mit Fluoriden:** Fast alle Zahnpasten enthalten Fluoride. Sie unterscheiden sich in der Art der Fluorid-Verbindung und in der Menge. Als einfachste Fluoridverbindung ist das Natriumfluorid zu nennen. Die Ionen stehen dem Zahnschmelz besonders gut und rasch zur Verfügung. In allen Elmex®-Produkten ist Aminfluorid (Olaflur) enthalten. Es ist ein organisches Fluorid, welches sich gleichmäßig in der Mundhöhle verteilt und alle Oberflächen, auch die der Zähne aufgrund seiner Oberflächenaktivität benetzt. Dadurch gelangt das Fluorid an die Stellen, an denen es gebraucht wird. Zusätzlich begünstigt ein schwach saurer pH-Wert zwischen 4,5 und 5 die Aufnahme des Fluorids in den Zahnschmelz. Am Zahnschmelz bildet sich Calciumfluorid, welches den Zahn schützt. In Meridol®-Produkten ist Aminfluorid in Kombination mit Zinnfluorid enthalten. Das Zinnfluorid wird vom Aminfluorid stabilisiert. In diesen Zahnpasten lagern sich zu den Fluoriden zusätzlich Zinnionen an der Zahnoberfläche an. Durch Calcium aus dem Speichel werden dann die Zinnionen freigesetzt. Sie inaktivieren die Plaque-Bakterien, indem sie direkt in deren Stoffwechsel eingreifen. Die antibakterielle Wirkung des Aminfluorids wird so verstärkt. Dadurch kommt es zur nachhaltigen Hemmung des Plaquewachstums, zur Reduktion von Gingivitis und zur Förderung der natürlichen Regeneration des Zahnfleisches.

### Exkurs: Elmex Gelee®

Elmex Gelee® hat einen besonders hohen Fluoridanteil von 12500 ppm. Daher wird es bei besonders kariesgefährdeten Zähnen oder zur Kariesvorbeugung angewendet. Es wirkt karieshemmend durch Anreicherung der Fluoride im Zahnschmelz.

Dosierung: Einmal wöchentlich nach dem Zähneputzen (nur ausspucken, nicht umspülen).

## Desensibilisierung empfindlicher Zahnhälse

Auf der Oberfläche freiliegender Zahnhälse enden tausende feinster Kanälchen, die das Zahnbein (Dentin) durchziehen. Der Schmerz geht weiter bis in das Zahnmark (Pulpa). Dies ist die Ursache für die erhöhte Empfindlichkeit gegenüber Wärme, Kälte, Süßem und Saurem. Die Wirkstoffe verschließen die feinen Kanäle, bilden einen Schutzfilm aus und hemmen die Reizweiterleitung. Desensibilisierende Zusätze sind Fluoride wie Natriumfluorid, Aminfluorid, Zinnfluorid, Kaliumnitrat, Zinnchlorid, Kombinationen aus Aminfluorid und Arginin.

## Zahnpasten gegen extrinsische Verfärbungen

Verfärbungen kommen durch verfärbte Zahnbeläge an der Zahnoberfläche zu Stande. Auslöser für Verfärbungen sind:

- Getränke wie Kaffee, Tee oder Rotwein,
- Genuss färbender Nahrungsmittel wie Beeren,
- Tabakkonsum.

Es gibt verschiedene Arten von „Weißmacher-Zahnpasta":

- Mechanische Weißmacher Zahnpasta wie die konventionelle Weißmacher-Zahnpasta, die abrasive Putzkörper enthält; diese wird meist durch eine schonendere Form ersetzt, die heutzutage Putzkörper enthalten, die die Zähne nicht mehr so stark bis gar nicht angreifen;
- chemische Weißmacher-Zahnpasta.

Die Zähne werden bei allen Arten nicht aufgehellt, sondern es wird die Zahnoberfläche von der organischen, durch Mineraleinlagerung verfestigten Ablagerung befreit und somit die natürliche Zahnfarbe wieder hergestellt.

Bei der chemischen Reinigung wirken die Inhaltsstoffe chemisch auf die aufgelagerten Verfärbungen ein, indem sie auf- bzw. angelöst werden. Calcium wird im Speichel gebunden, weiche Zahnbeläge werden weniger stark mineralisiert und somit weniger verfestigt. Dadurch lassen sich die Beläge leichter mechanisch entfernen.

Wichtig ist, gerade bei den mechanischen Zahnpasten, auf den **Abriebswert (RDA)** zu achten. Ein Produkt mit einem erhöhten Abriebswert sollte man höchstens zweimal wöchentlich verwenden.

**Patienten mit empfindlichen und freiliegenden Zahnhälsen oder Erosionsschäden sollten keine Weißmacher-Zahnpasten benutzen.**

## Zahnsteininhibitoren

Pyrophosphate und Zinkverbindungen verhindern bzw. verlangsamen die Einlagerung mineralischer Substanzen in die Plaque, woraus Zahnstein entsteht.

## Besondere Zahnpasten

**Biorepair®** reinigt, schützt und repariert die Zahnschmelzoberfläche durch den Wirkstoff Zink-Carbonat-Hydroxyapatit. Der Wirkstoff ist dem natürlichen Zahnschmelz nachgebildet. Beim Zähneputzen verbinden sich die darin befindlichen Kristalle mit der Oberflächenstruktur des Zahnschmelzes. Somit werden kleine Defekte verschlossen.

**Curaprox® enzycal** enthält aktives Fluorid und das Lactoperoxidase-System mit drei Enzymen. Die Enzyme, die auch im natürlichen Speichel vorkommen und das Fluorid schützen die Zähne vor Karies und das Zahnfleisch vor Entzündungen. Außerdem ist sie frei von SLS (Natriumlaurylsulfat) und schützt so die Mundschleimhaut.

**Parodontax**® die Besonderheit dieser Zahnpasta ist, dass sie ebenfalls wie Curaprox® enzycal keinen Schaumbildner Natriumlaurylsulfat beinhaltet, welches Chlorhexedin inaktiviert. So muss kein Abstand zur chlorhexedinhaltigen Mundspülung eingehalten werden. Sie hat einen hohen Flouridgehalt von 1400 ppm zur Stärkung der Zähne und enthält Natriumbicarbonat zur Beseitigung von Plaquebakterien. Es gibt sie auch extra flouridfrei

**Pearls&Dents**® ist eine medizinische Zahncreme mit Perlsystem. Kleine 100% natürlich biologisch abbaubare Pflege-Perlen entfernen durch den Rolliereffekt sanft Plaque und Verfärbungen bis in die Zahnzwischenräume. Außerdem enthält sie zusätzlich ein hochwirksames Doppelfluoridsystem und natürliche entzündungshemmende Wirkstoffe. Dadurch bietet sie eine optimale Karies- und Parodontitisprophylaxe. Ein weiterer Wirkstoff mit therapeutischem Effekt ist das Xylit. Dabei handelt es sich um einen Zuckeraustauschstoff, der von Bakterien zwar aufgenommen, aber im Gegensatz zu kariesförderndem Zucker nicht weiter verstoffwechselt werden kann. Die Keimpopulation wird reduziert und das Plaquewachstum gehemmt.

**Weleda Calendula-Zahncreme** (natürliche Kariesprophylaxe ohne Menthol) enthält mineralische Putzkörper aus Calciumcarbonat mit geringer Abrasivität. Dadurch putzt sie schonend und der enthaltene Auszug aus Calendula und Myrrhe beugt Entzündungserscheinungen vor und wirkt schleimhautberuhigend.

**Weleda Sole-Zahncreme** (medizinischer Schutz vor Karies und Zahnstein) enthält lösliches Natriumcarbonat. Sie beugt Karies durch die Neutralisation schädlicher Säuren vor und hemmt die Bildung von Zahnstein, indem die löslichen Putzkörper aus Natriumcarbonat auf die Speisereste einwirken und diese auflösen. Zusätzlich regt das Meersalz den Speichelfluss durch osmotische Wirkung an und damit die physiologische Selbstreinigung. Außerdem enthält sie einen Auszug aus Myrrhe, der adstringierend und schleimhautberuhigend wirkt, und einen Auszug aus Ratanhiawurzel, der das Mundgewebe strafft und so hilft Zahnfleischbluten vorzubeugen.

**Weleda Pflanzen-Zahngel** ist ein natürlicher Schutz bei empfindlichem Zahnfleisch. Das milde Zahngel enthält Putzkörper auf Kieselsäurebasis. Es reinigt die Zähne gründlich und schonend ohne den Zahnschmelz anzugreifen. Zusätzlich sind noch speziell auf reizempfindliches Zahnfleisch abgestimmte Pflanzenauszüge (Auszüge aus Myrrhe und Kamille), die die Mundflora im Gleichgewicht halten, darin enthalten. Auszug aus Ratanhiawurzel strafft das Mundgewebe und hilft Zahnfleischbluten vorzubeugen.

**Weleda Ratanhia-Zahncreme** stärkt das Zahnfleisch mit mineralischem Putzkörper aus Calciumcarbonat. Es reinigt sanft und gründlich. Das Mundgewebe wird durch den Auszug aus Ratanhia gestrafft und beugt so Irritationen vor.

**Weleda Kinder-Zahngel** ist speziell für die Kariesprophylaxe von Milchzähnen und auf die kindliche Mundflora ausgelegt. Es enthält nur natürliche Inhaltsstoffe, die beim Verschlucken den Organismus nicht belasten. Die Putzkörper sind auf Kieselsäurebasis und der enthaltene Ringelblumenblütenextrakt sorgt für die schleimhautberuhigende Wirkung.

**Nenedent**® **Kinderzahncreme** mit und ohne Fluorid: Es ist eine Zahnpasta, die ab dem Durchbruch der ersten Zähnchen angewandt werden soll. Mit Fluorid enthält sie 500ppm Fluorid (die zusätzliche Gabe von Fluoridtabletten ist zu vermeiden) und Xylit. Sie hat einen neutralen pH-Wert zum Schutz der Mundflora und ist frei von Menthol. Die Zahnpasta ohne Fluorid ist für Kinder, die noch Fluoridtabletten einnehmen.

**Tab. 5.11** Präparatebeispiele für Zahnpasten

| Inhaltsstoff | Handelspräparat |
|---|---|
| **Mit Fluorid** | |
| Olaflur | Elmex® |
| Aminfluorid/Zinnfluorid | Meridol® |
| Fluoridgele 1× wöchentlich (Fluorid 12500 ppm) | Elmex® Gelee, Sensodyne® ProSchmelz Fluorid Gelee |
| **Weißmacher Zahnpasta** | |
| **Mechanische Putzkörper** | |
| Lösliche Mikroperlen | Elmex® Intensivreinigung |
| Lösliche Mikroaktivkügelchen | Blend-a-med® complete protect expert |
| **Chemische und mechanische Wirkung** | |
| Feinste Reinigungsperlen + Stain Clear System | Gum® OrginalWhite |

## Zahnbürsten

Eine Zahnbürste muss die Oberfläche der Zähne gut reinigen. Es gibt zahlreiche unterschiedliche Zahnbürsten, die sich in ihren Griffen, Bürstenköpfen und dessen Borsten unterscheiden.

Die Zahnbürsten werden nach DIN-Norm unterteilt in die Härtegrade hart, mittel oder weich. Die Auswahl muss nach individuellen Bedürfnissen angepasst werden. Sie hängt davon ab, ob man mehr zu Plaque oder zu empfindlichem Zahnfleisch neigt.

Egal für welche Zahnbürste man sich entscheidet, es darf kein zu hoher Anpressdruck erfolgen, da es sonst zum Zahnfleischrückgang kommt.

- Härtere Bürsten: Sie entfernen den bakteriellen Zahnbelag besser, können aber das Zahnfleisch verletzten.
- Mittlere Bürsten: Sie sind zu empfehlen. Sie sind nicht zu hart und nicht zu weich.
- Extraweiche Bürsten: Sie werden benutzt bei empfindlichen, freiliegenden Zahnhälsen (Paradontose) oder bei Neigung zu Zahnfleischbluten.

Die Auswahl des passenden Bürstenkopfes ist elementar. ○ Abb. 5.10

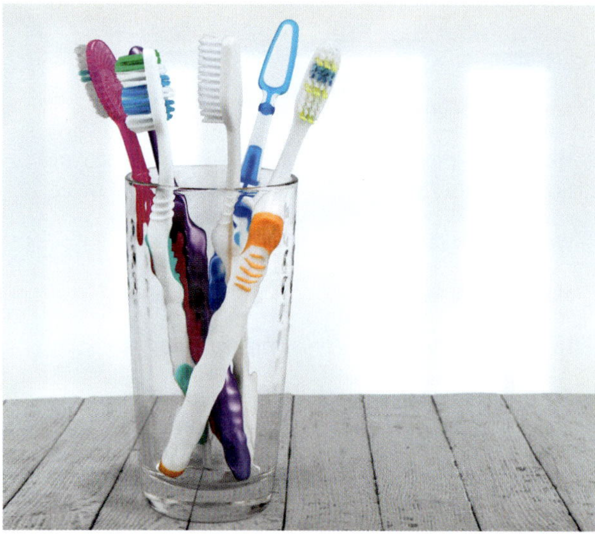

Elektrische Zahnbürsten werden unterteilt in Schallzahnbürsten und rotierende Zahnbürsten. ○ Abb. 5.11

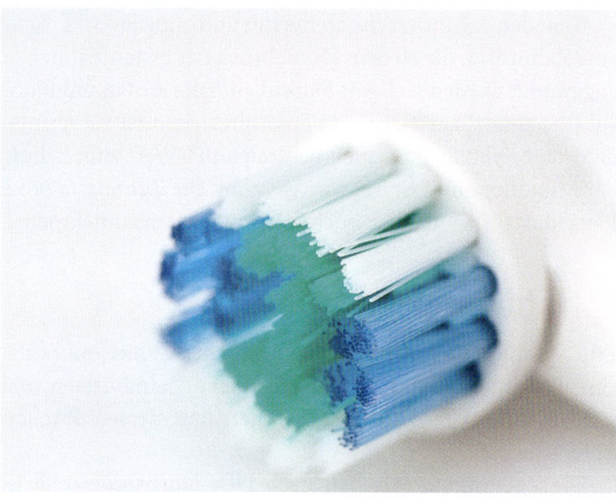

Die unterschiedlichen Bürstenköpfe haben Borsten, die in Büscheln zusammengefasst sind oder parallel stehen. Die Büschel können eng oder weit auseinanderstehen bzw. länger oder kürzer sein und in der Anzahl variieren oder zur besseren Reinigung schräg angeordnet sein. Die einzelnen Filamente der Büschel bestehen meist aus Perlon oder Nylon. Naturborsten sind zu unhygienisch. Der Bürstenkopf soll nicht zu groß gewählt werden, damit die Seitenzähne und die Zungenseite der Zähne gut erreicht werden. Für Kinder gibt es spezielle Zahnbürstenköpfe, der Kopf ist kleiner, der Griff dicker und runder.

Eine gute Zahnbürste soll folgende Kriterien erfüllen:

- Die Borstenenden sollen abgerundet sein.
- Der Bürstenkopf soll der Mundhöhle angepasst kurz und klein sein, um alle Bereiche erreichen zu können.
- Der Griff muss entsprechend für Kinder oder Erwachsene gut in der Hand liegen.

Der Wechsel der Bürsten ist alle vier bis sechs Wochen erforderlich, spätestens wenn sich die Borsten auseinanderbiegen. Am besten eignet sich eine Indikatorbürste, die die Farbe verliert, wenn sie gewechselt werden muss. Es ist auch wichtig, die Zahnbürste nach einer Infektion im Mund, Halsbereich oder nach grippalen Infekten zu wechseln, um eine Wiederansteckung zu vermeiden.

## Handzahnbürsten

**Babyzahnbürsten:** Sie sind für Babys ab dem ersten Zahn geeignet. Es handelt sich um Fingerzahnbürsten mit flachen weichen Borsten aus Silikon, womit man nicht nur die ersten Zähne sanft reinigt, sondern auch die Zahnleiste sanft massieren kann.

**Büschelzahnbürsten:** Sie dienen der optimalen Reinigung an schwer zugänglichen Stellen, wo die Reinigung sonst nur eingeschränkt möglich ist. Mit der Einbüschelbürste ist eine punktgenaue Reinigung möglich. Sie wird eingesetzt für freiliegende Zahnhälse, zur Reinigung hinter den letzten Backenzähnen, sowie bei kieferorthopädisch behandelten Zähnen und bei Kronen, Brücken oder Zahnimplantaten.

**Reisezahnbürsten:** Sie haben eine Schutzhülle um die Borsten, damit die Borsten vor Verformung und Bakterien geschützt sind.

**Besondere Zahnbürsten bei Zahnspangen:** Unter den Drähten an Brackets und Bändern setzten sich besonders häufig Beläge und Speisereste fest. So entsteht die Gefahr von Zahnfleischentzündungen und Karies. Deshalb ist es besonders wichtig, diese gut zu reinigen mit sogenannten Ortho-Bürsten. Sie helfen schwer zu reinigende Ecken und Winkel zu erreichen und ebenso bei der Reinigung der Drähte, Bänder und Brackets. Diese Bürsten gibt es von unterschiedlichen Firmen, z. B.:

- Oral-B Ortho Zahnbürste: Sie besitzt V-förmige Borsten, um Plaque von den Zahnspangen und Zähnen zu entfernen. Ein langer schmaler Hals hilft auch die hinteren Zähne zu erreichen.
- TePe Supreme™: Zahnbürste mit zwei verschieden hohen Borstenfeldern. Dadurch kommt es zur verbesserten Erreichbarkeit rund um Brackets und unter Drähten.
- Oral-B Interspace oder TePe Interspace™: schmal zulaufender Borstenbündel, eignet sich ideal für die Reinigung von Brackets und unter den Drähten von Zahnspangen.
- Oral-B Ortho- und Oral-B Interspace-Bürstenköpfe gibt es auch für die elektrische Zahnbürste.

## Elektrische Zahnbürsten

Es werden zwei Arten unterschieden:

- Oszillierend-rotierend/pulsierend z. B. Braun Oral B: Die Putzbewegung erfolgt durch eine links-rechts Drehung des Bürstenkopfes mit hoher Frequenzwirkung.
- Schall- und Ultraschallzahnbürsten z. B. Philips Sonicare: Die Reinigung erfolgt durch Vibration der Borsten. Schallzahnbürsten arbeiten ohne Druck auf den Zahn und das Zahnfleisch.

Es gibt bei beiden Arten viele Variationen für effektive aber schonende Reinigung z. B. mit Drucksensoren, die warnen, wenn der Anpressduck zu hoch ist, Timerfunktionen, bei denen ein akustisches Signal ertönt, wenn das Ende der notwendigen Putzzeit erreicht wird, oder verschiedene Putzprogramme.

## Zungenbürsten und -reiniger

Sie entfernen den Belag mit Bakterien, die Karies, Parodontitis oder Mundgeruch auslösen, von der Zunge. Ein Tipp für Kunden diese richtig anzuwenden: Man muss von hinten nach vorne ziehen. Dabei sollte so weit hinten wie möglich mit dem Reinigen angefangen werden.

## Mundspülungen

Sie wirken an den Stellen effektiv, an denen die Zahnbürste nur schwer hinkommt oder wo aufgrund von operativen Eingriffen die Zähne nicht mit der Zahnbürste gereinigt werden können. Außerdem wirken sie nachhaltig antibakteriell, vermindern die Überempfindlichkeit der Zähne, stabilisieren das Zahnfleisch und schützen vor Mundgeruch. Die medizinischen Mundspüllösungen werden bei akuten Zahnfleisch- und Mundschleimhautentzündungen zur vorübergehenden Keimzahlverminderung eingesetzt. Sie sind jedoch nicht für den Dauergebrauch geeignet. Die nichtmedizinischen Mundspülungen oder Mundwässer, die entweder konzentriert oder auch verdünnt angewendet werden, sind für die tägliche Mundpflege geeignet.

Der effektivste Wirkstoff bei Erkrankungen im Mund ist das Chlorhexidindigluconat. Es vermindert die Anhaftung der Bakterien an den Zähnen und tötet sie ab, indem es in die bakterielle Zellmembran eindringt. Die Wirkung ist sehr nachhaltig, da es lange auf den Zähnen und der Mundschleimhaut haften bleibt. Die Anwendung soll ohne ärztliche Empfehlung nur kurze Zeit erfolgen, da Nebenwirkungen auftreten können, wie Geschmacksbeeinträchtigungen, eine vorübergehende Verfärbung der Zähne und der Zunge, die aber spätestens nach der nächsten professionelle Zahnreinigung wieder verschwindet. Die Wirkung wird verringert durch das Tensid Natriumlaurylsulfat, welches in den meisten Zahnpasten enthalten ist (▸ Seite 67). Deshalb wird empfohlen, frühestens eine halbe Stunde nach dem Zähneputzen den Mund damit zu spülen oder nach dem Zähneputzen die Mundhöhle gründlich mit Wasser auszuspülen und fünf Minuten vor der Anwendung mit Chlorhexidin zu warten.
Mundspülungen, die für die tägliche Anwendung geeignet sind:

**Mundspüllösungen mit Aminfluorid und Zinnfluorid:** Sie wirken antibakteriell und entzündungshemmend und bekämpfen dadurch die Ursache von Zahnfleischentzündungen (▸ Seite 58). Sie tragen zu einer gesunden Mundflora bei und sind für die Langzeitanwendung geeignet. Als Nebenwirkungen können auftreten: Metallgeschmack, Gefühl von Trockenheit, gelb-bräunliche Verfärbungen der Zunge und Zähne.

Mundspüllösungen werden erst nach dem Zähneputzen angewandt. ○ Abb. 5.12

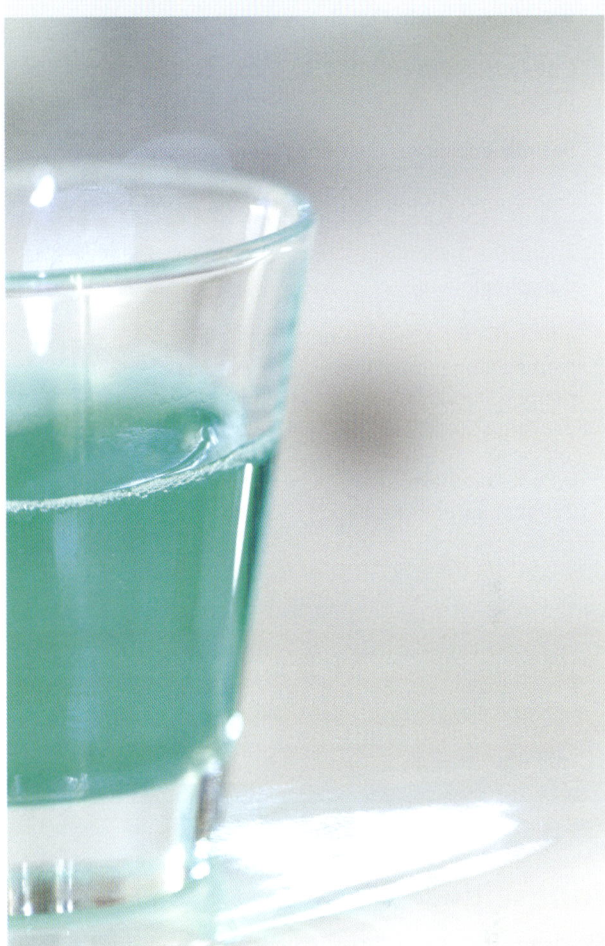

**Mundspülungen mit ätherischen Ölen:** Sie hemmen die Bildung von Belägen, wirken entzündungshemmend auf die Schleimhaut und führen zu einem frischen Geschmack.
**Mundwasser mit Ratanhia:** Durch Ratanhia und Myrrhe werden das Zahnfleisch und die Mundschleimhaut gekräftigt. Es beugt Irritationen vor und die Entzündungsbereitschaft im Mund wird herabgesetzt. Zusätzlich regen ätherische Öle und mineralische Substanzen die natürlichen Funktionen der Mundschleimhaut an, halten die Mundflora im Gleichgewicht und sorgen für frischen Atem.

## Färbetabletten und -lösungen

Sie bestehen aus Lebensmittelfarbe und dienen zum Selbsttest, ob alle Zahnoberflächen gut und gründlich gereinigt wurden. Die Tablette wird gründlich zerkaut und die Reste ausgespuckt. Mit der Lösung wird der Mundraum 30 Sekunden lang gespült. Betrachtet der Anwender seine Zähne im Spiegel wird durch eine Färbung sichtbar, ob noch Reste von Belag vorhanden sind. Es gibt 1- oder 2-Phasen-Präparate: Die 1-Phasenpräparate färben nur die Plaquemikroorganismen. Die 2-Phasen-Präparate geben zusätzlich Aufschluss über das Alter der Plaque. Drei bis fünf Tage alte Plaque färbt sich rot, ältere färbt sich blau.

Tab. 5.12 Präparatebeispiele für Mundspüllösungen

| Inhaltsstoff | Handelspräparat |
|---|---|
| **Desinfiziens, nicht täglich anwenden** | |
| Chlorhexidindigluconat 0,2 % | Chlorhexamed® forte alkoholfrei 0,2 % |
| **Desinfizienzien zur täglichen Anwendung** | |
| Aminfluorid/Zinnfluorid | Meridol® Mundspüllösung |
| Ätherische Öle (entzündungshemmend) | Salviathymol® N |
| Ätherische Öle + Zinkchlorid (Vorbeugung Zahnsteinbildung) + Fluorid (Stärkung des Zahnschmelzes) | Listerine® Total Care |
| 0,06 % Chlorhexidin, 250ppm Natriumfluorid | Parodontax® Mundspüllösung |

Ein wichtiger **Hinweis für Anwender** von Färbetabletten und -lösungen ist, dass das Zahnfleisch mit gefärbt wird und diese Färbung noch einige Stunden anhält.

## Zahnseide

Sie dient dazu die Zahnzwischenräume und die Kontaktpunkte der Zähne, wo sie aneinanderstoßen, sauber zu halten. Einmal täglich sollte mit Zahnseide gereinigt werden. Es gibt viele unterschiedliche Varianten der Kunststofffäden.

Entweder sind sie **unbeschichtet** oder zur besseren Gleitfähigkeit **gewachst** oder mit **Teflon beschichtet**. Die beiden letzten Varianten werden bei engen Zwischenräumen und engem Zahnkontakt eingesetzt. Ein Nachteil ist, dass es zum Abrieb von Wachs kommen kann. Es gibt Zahnseide jeweils mit und ohne Minzgeschmack, Fluorid und Halter.

Interdentalbürsten gibt es in verschiedenen Größen. Abb. 5.13

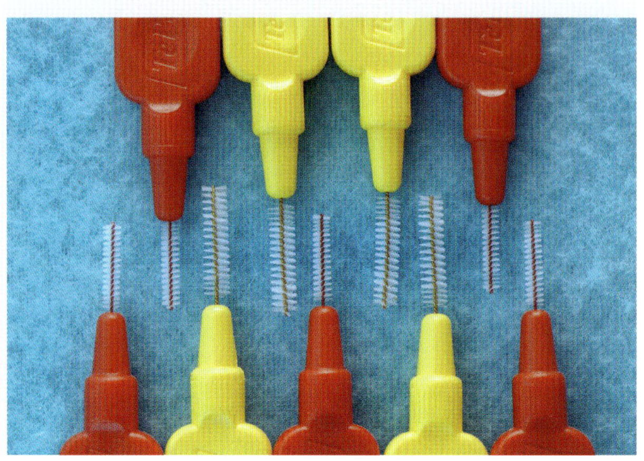

Tab. 5.13 Präparatebeispiele für Plaquetests

| Plaquetest | Handelspräparat |
|---|---|
| Einphasenpräparat | Miradent Plaque Agent (LSG) |
| Zweiphasenpräparate | Miradent Mira-2-Ton (Färbe-TAB), TePe® PlaqSearch™ (Färbe-TAB) |

Tab. 5.14 Präparatebeispiele für Zahnseide und Zahnbänder

| Material | Handelspräparat |
|---|---|
| **Zahnseide** | |
| Flauschige mit Einfädelhilfe | Oral-B® Superfloss™, Tepe® Multifloss |
| Gewachst | Elmex® Zahnseide-gewachst mit Aminfluorid |
| Ungewachst | Oral-B® Essentialfloss® |
| **Zahnband** | |
| Mint-Geschmack | Oral-B® SATINtape® |

Bei Zahnersatz wie Brücken oder Implantaten kommt der Einsatz von spezieller Zahnseide zur Anwendung. Diese enthält einen flauschigen Teil und eine Einfädelhilfe, z. B. Oral B Superfloss oder TePe Multifloss.

Wichtig ist bei Zahnseide die richtige Anwendung, sonst kommt es zur Gefahr von Verletzungen des Zahnfleisches.

## Zahnband

Es besitzt eine bandähnliche Form und eine große Oberfläche zur Reinigung größerer Zahnzwischenräume. Es hat den Vorteil, dass es leicht einzuführen und zu benutzen ist. So gelangt der Anwender auch an schwierigste Stellen. Hinzu kommt noch, dass es sanft zum Zahnfleisch und bequem an den Fingern ist. Es schneidet bei falscher Haltung nicht in die Haut des Fingers und ist somit ideal für Erstanwender.

## Interdentalbürsten

Häufig finden sie Anwendung bei größeren Zahnzwischenräumen, die durch Anomalien der Zahnstellung und fest sitzende Prothetik wie Kronen oder Brücken zustande kommen. Es gibt sie in unterschiedlichen Größen, Varianten und Durchmessern. Der Durchmesser wird danach ausgesucht, welche Größe gerade noch durch den Zwischenraum geht. Sie reinigen schwer zugängliche Zwischenräume und stimulieren das Zahnfleisch.

Tab. 5.15 Präparatebeispiele für Interdentalbürsten

| Bürstenarten | Handelspräparat |
|---|---|
| Gerader Bürstenkopf, kurzer Griff, in 9 Größen erhältlich (unterschiedliche Größe = unterschiedliche Farbe) | TePe® Interdentalbürste |
| Gerader Bürstenkopf, kurzer Griff, extra weiche Borsten, in 6 Größen erhältlich | TePe® Interdentalbürste x-weich |
| Gewinkelter Bürstenkopf, langer Griff, in 6 Größen erhältlich | TePe Angle™ |
| Speziell bei Füllungen, Kronen, Brücken oder hartnäckiger Plaques | Curaprox® CPS regular |
| Lange Borsten, für die Reinigung großer Zwischenräume nach Eingriffen und bei Implantaten | Curaprox® CPS soft implantat |
| Feinste Bürstchen, zur Prävention von Seitenzahnkaries, Gingivitis und Parodontitis, in 5 Größen | Curaprox® CPS prime |

5

## Zahnstocher

Sie eignen sich, um eingebissene Speisereste zwischen den Zähnen zu entfernen. Gefertigt werden sie zum Teil aus weichem Holz und haben häufig ein dreieckiges Profil und eine Spitze. Es ist ratsam den Zahnstocher vor der Benutzung zu befeuchten, da er dann haltbarer und biegsamer ist. Von einigen Firmen gibt es auch Plastikzahnstocher, die sich genauso gut eignen. Von Zahnstochern aus Metall ist abzuraten, da sie schneller zu Verletzungen führen. Fluoridhaltige Zahnhölzer haben den Vorteil, dass sie die Zahnzwischenräume mit Fluorid versorgen und so gegen Karies wirken.

Tab. 5.16 Präparatebeispiele für Zahnstocher

| Material | Handelspräparat |
|---|---|
| Holz | Elmex® Zahnhölzer mit Fluorid |
| Kunststoff | TePe® Plastikzahnstocher |

Tab. 5.17 Präparatebeispiele für Zahnpflegekaugummis

| Inhaltsstoff | Handelspräparat |
|---|---|
| Xylitol | Miradent Xylitol Kaugummi |
| Xylitol + Teebaumöl oder Salbei | Bader's Protect Zahnfleischpflege Kaugummi |

## Zahnpflegekaugummi und Kaugummi

Es ist kein Ersatz für das Zähneputzen, aber gerade wenn man unterwegs ist oder nach der Mittagspause keine Möglichkeit hat die Zähne zu pflegen, ist es besser als gar keine Pflege. Es muss nicht unbedingt ein spezielles Zahnpflegekaugummi sein. Es reicht auch ein ganz normales Kaugummi, welches aber Xylit als Zuckeraustauschstoff beinhalten sollte.

Beim Kauen über längere Zeit wird der Speichelfluss angeregt. Dieser spült gröbere Beläge von den Zähnen und neutralisiert zahnschädigende Säuren im Mund, die durch kohlenhydrathaltige, besonders zuckerhaltige Nahrungsmittel entstanden sind. Zahnpflegekaugummis enthalten noch zusätzlich Mineralien und Fluoride. Fluorid schützt die Zähne vor Karies. Eine weitere Indikation ist die Mundtrockenheit.

## Mundduschen und Sonicare Airfloss

Zu beachten ist es, dass beide Anwendungsarten nur ergänzend zum Zähneputzen angewendet werden können und nicht das Zähneputzen ersetzen. Besonders sinnvoll ist die Anwendung bei Leuten die unter häufigen Zahnfleischentzündungen leiden.

Die Sonicare airfloss kann die Zahnseide ersetzen, deshalb eignet sie sich besonders bei Personen, die Probleme bei der Anwendung mit Zahnseide haben. Die Munddusche ist gut in Kombination mit der Zahnseide anzuwenden.

Bei der Sonicare Airfloss werden feinste Wassertropfen in Form von Druckluft auf 70 km/h beschleunigt so wird der Plaque in den Zahnzwischenräumen effizient reduziert und die Zahnfleischpflege wird dadurch verbessert. Es kommt zur Reduzierung von Zahnfleischbluten.

Mundduschen wie z. B. Waterpik haben noch weitere Funktionen. Zusätzlich zur Reinigung der Zahnzwischenräume kann man mit der Munddusche auch noch das Zahnfleisch massieren.

Die Anwendung von Mundduschen/Sonicare Airfloss ist zum Teil umstritten. Es wird diskutiert, ob der Druck die Speisereste nicht eher in tieferliegende Zahnregionen befördert und somit Entzündungen auslösen kann. Speisereste können in die Zahntaschen gespült werden und dort Zahn und Zahnfleisch schädigen. Vor der Anschaffung einer Munddusche sollte man es mit dem Zahnarzt besprechen, ob sie für seine Zähne und Zahnfleisch geeignet ist.

□ Tab. 5.18 Präparatebeispiele für Reinigungsmittel

| Material | Handelspräparat |
|---|---|
| **Reinigungslösungen** | |
| Reinigung mit Aktivsauerstoff | Blenda-a-dent Reinigungs-Tabs |
| Tiefenreinigung mit Aktivsauerstoff | Kukident® Aktiv Plus (Reinigungs-TAB) |
| **Prothesenpaste** | |
| Spezialzahncreme mit Dentagen, das sind spezielle Putzkörper, durch die der Belag entfernt und der Zahnersatz poliert wird | Blend-a-dent Hygienic (ZPA) |

Kaugummis ersetzen nicht das Zähneputzen. ○ Abb. 5.14

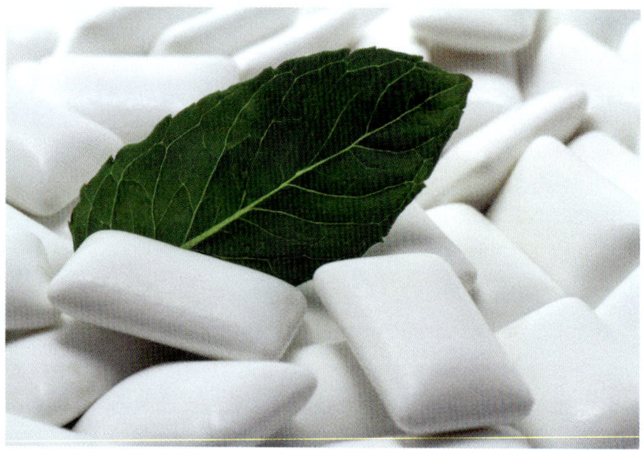

## Zahnersatz

### Mittel und Hilfsmittel zur Reinigung

Auch Zahnersatz muss regelmäßig gereinigt werden. Genau wie bei echten Zähnen können sich Beläge aus Bakterien und Essensresten auf dem Zahnersatz bilden. Die Beläge können durch die Aktivität der Bakterien Mundgeruch verursachen und das Zahnfleisch und die Mundschleimhaut entzünden. Als Reinigungsmittel gibt es Brausetabletten und Pulver. Die Brausetabletten bestehen aus einer oder mehreren Schichten, die innerhalb von 10 bis 20 Minuten wirken. Sie setzen in wässriger Lösung Sauerstoff frei. Der aktive Sauerstoff wirkt antibakteriell und zerstört Farb- und Geruchsstoffe oxidativ (er bleicht Flecken und desodoriert) und beseitigt Beläge wie Speisereste, Tee- und Raucherbeläge, Mucine und Plaque. So wird die Entstehung von Mund- und Gebissgeruch verhindert, unerwünschte Bakterien beseitigt und Entzündungen der Mundschleimhaut vorgebeugt. Netzmittel und Detergenzien erhöhen die Benetzbarkeit der Verunreinigungen und emulgieren Fette. Antimikrobielle Zusätze haben eine antibakterielle Wirkung. Die Reinigungslösung dringt in die Zwischenräume und Nischen der Prothese vor, die die Zahnbürste nicht erreicht. Präparate zur Schnellreinigung entwickeln in Lösung einen Sprudeleffekt, um die Reinigungskraft mechanisch zu steigern. Zahnprothesen müssen mindestens einmal täglich gereinigt werden. Es wird aber empfohlen nicht jeden Tag die Prothesen ins Sprudelbad zu legen, sondern die Dritten nach jeder Mahlzeit mit fließendem Wasser und mit einer geeigneten Bürste zu reinigen. Dadurch entfernt man die Speisereste, die Kunststoffteile werden aber besser geschont. Beim Putzen mit der Bürste soll keine normale Zahncreme verwendet werden. Sie enthält zu viel Schleifmittel und schadet der Prothese, indem sie aufgeraut wird. Es gibt spezielle Prothesenpasten. Wichtig ist die Haftcreme gründlich zu entfernen, damit sich keine Plaque bildet. Besonders an der Haftcreme bleiben Essensreste gut kleben und begünstigen das Wachstum von Plaque an der Prothese. Das kann dauerhaft zu schmerzhaften Entzündungen führen.

**Prothesenbürsten** dienen der mechanischen Reinigung des Zahnersatzes. Der Unterschied zu einer normalen Zahnbürste ist, sie sind dem Zahnersatz angepasst und haben ein großes Borstenfeld zur Reinigung und spezielle Borsten, mit dessen Hilfe schwierig zu reinigende Stellen wie Ausbuchtungen und Vertiefungen gut erreicht werden können. Die Bürsten haben härtere Borsten zur effektiven Säuberung und halten mehr Druck aus.

Es gibt verschiedene Arten von Prothesenbüsten, z. B.:

- Oral-B-Prothesenbürste mit zwei Borstenfeldern: Sie hat einen speziellen Bürstenkopf für die gründliche Reinigung von Prothesen. Zum einen eine plane Multituft Borstenanordnung, um den Außenbogen der Prothese zu reinigen, und ein keilförmiges Borstenfeld reinigt schwer zugängliche Stellen am Innenbogen der Prothese.
- TePe Prothesenbüste: Sie hat extra lange und kräftige Borsten. Dadurch wird eine bessere Erreichbarkeit und ein effektive Reinigung sichergestellt, ohne die Prothese zu beschädigen.
- Trioblanc Prothesenbürste: Es ist eine Prothesenbürste zum Durchgreifen. Dadurch liegt sie sicher in der Hand und man kann so mehr Druck ausüben, um besser hartnäckige Beläge und Haftcremereste zu entfernen. Sie besitzt Spezialborsten in drei verschiedenen Borstenfeldern, die genau auf die unterschiedlichen Prothesenbereiche abgestimmt sind. Dies stellt sicher, dass man überall hinkommt: ein großes Borstenfeld für die Zahn- und Bodenflächen, einen gebogenen Borstenkamm für die Rundungen, lange Borstenzapfen für die Vertiefungen.

### Haftmittel für Zahnersatz

Sie sollen dazu beitragen, dass der Zahnersatz haften bleibt, aber nicht den Zahnersatz festkleben. Die Zahnprothesen haften am Gaumen durch Kohäsion bzw. Adhäsion mittels zähem mukösen Speichel. Da Patienten meist dünneren Speichel besitzen, wird durch eine Haftcreme oder -pulver die Adhäsionskraft des Speichels erhöht. Sie enthalten natürliche und synthetische Quellstoffe, die im Speichel quellen, wie Tragant, Methylcellulose, Alginate und Polyvinylether. Durch den Speichelkontakt bauen sich Kohäsions- und Adhäsionskräfte zwischen Prothese und Mundschleimhaut auf. Dadurch wird die Prothese stabilisiert. Günstig ist die Kombination von zwei Haftstoffen. Einmal ein schneller Quellender, der Wasser aus dem Speichel aufnimmt und zum sofortigen Halten führt, und zweitens ein langsam Quellender, der verzögert Wasser aufnimmt und einen langandauernden Halt gewährleistet.

#### Anwendung von Haftcreme

Haftmittel sollen so dünn wie möglich aufgetragen werden. Man geht folgendermaßen vor: Die Prothese muss trocken sein, dann werden vier Tupfer Haftcreme auf den oberen Teil gegeben. Wenn beim Andrücken über den Rand der Prothese Haftcreme herausquillt, war es entweder zu viel oder sie wurde eventuell zu dicht am Rand aufgetragen. Auf der Prothese bildet sich ein elastischer Film der so dünn sein sollte, dass er die Bisshöhe nicht verändert. Die stabilisierte Prothese hat eine gleichmäßige Druckbelastung beim Abbeißen und Kauen. Durch den dünnen Haftfilm wird die Mundschleimhaut vor Reizungen und Druckstellen geschützt, da es nicht zum direkten Kontakt zwischen ihr und der Prothese kommt. Zudem werden die Hohlräume zwischen Prothesenwand und Zahnfleisch versiegelt und Nahrungspartikel, die Druckstellen verursachen, können sich nicht so leicht unter die Prothese schieben.

Tab. 5.19 Präparatebeispiele für Haftmittel

| Darreichungsform | Handelspräparat |
|---|---|
| Creme | Blenda-a-dent Super-Haftcreme extra stark, Protefix® Haft-Creme Extra-Stark Frisch |
| Pulver | Blend-a-dent Super-Haftpulver extra stark |
| Polster | Protefix® Haft-Polster |

## Literatur


Bloxaphte®: www.bloxaphte.de/so-hilft-bloxaphte.php

Chlorhexamed®: www.chlorhexamed.de/static/index.html

DHU: Homöopathisches Repetitorium. Deutsche Homöopathie-Union, Karlsruhe März 2013

Heyn G. Schmerzhaft wund im Mund. Pharm Ztg online, 2005. Verfügbar unter: www.pharmazeutische-zeitung.de/index.php?id=28328 (Zugriff 23.10.17)

Meridiol®: www.meridol.de/app/meridol/DE/home.cwsp

PTAheute: Mund auf! Ausgabe 10/2016

Pues M. Wund im Mund. PTA-Forum online, 2012. Verfübar unter: ptaforum.pharmazeutische-zeitung.de/index.php?id=2840 (Zugriff 23.10.17)

Trioblanc: www.trioblanc.de/

Weleda: www.weleda.de/schoenheit/mund--zahn

# 6 Haut, Haare und Nägel

Stephanie Paul

„Heute ist wieder mal so ein nerviger Unitag, den eigentlich nur noch ein gutes Essen in der Mensa retten kann. Obwohl, wann ist das Essen in der Mensa gut? Aber wenigstens die Leute, die man dort trifft, können die Stimmung auflockern", denkt sich Beatrice.
Gleich mit ihrem Tablett um die Ecke gebogen sieht Beatrice schon Thea und Melanie. Thea sitzt über ihrem Essen mit einem hochroten Kopf. Bea sagt scherzhaft zu Thea, dass sie sich nicht gleich wieder alle Kalorien zuführen soll, die sie gerade im Fitnessstudio abtrainiert hat. Thea guckt ganz entsetzt. „Wie, ich war doch gar nicht im Fitnessstudio. Warum?". Bea weist auf eine dezente Rötung in Theas Gesicht hin. Thea sagt ganz verzweifelt, dass sie damit in letzter Zeit häufiger Probleme hat. Nur weil das Essen etwas scharf ist, hat sie einen richtigen Flush bekommen. Erst gestern hatte sie so ein rotes Gesicht, nur weil sie fünf Minuten ohne Sonnenschutz in der Sonne saß. Man sieht die Äderchen richtig durchscheinen und es ist ein unangenehmes Gefühl. Thea weiß auch nicht, ob es vielleicht mit ihrer neuen Tagespflege aus dem Drogeriemarkt im Zusammenhang steht. Fest steht nur: es ist einfach lästig. Sie geht heute gleich nach der Uni in die Apotheke und lässt sich dort einmal beraten, was es als Pflegeserie dagegen gibt.

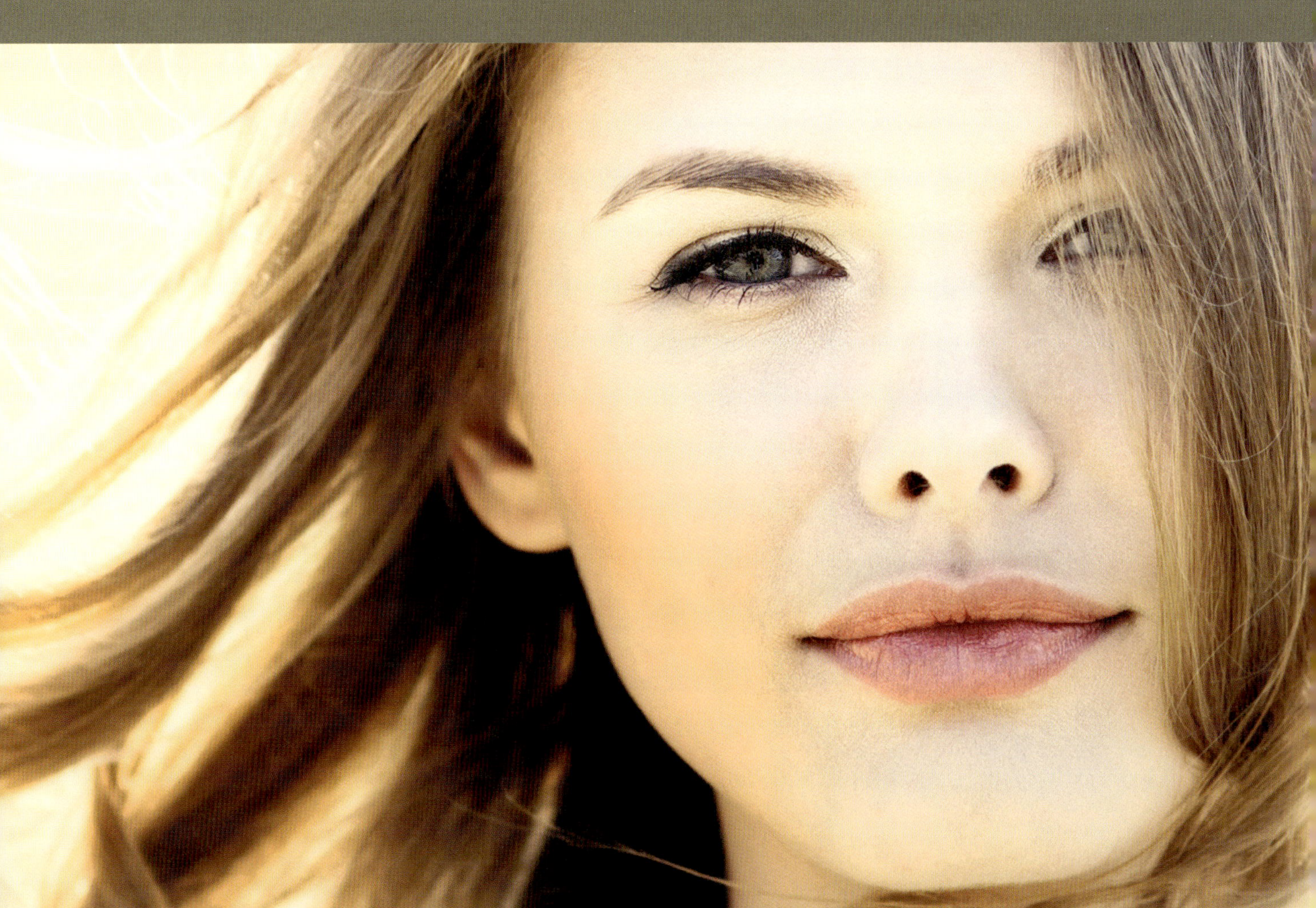

# Funktion und Aufbau der Haut

Die Haut ist unter anderen unser wichtigstes und größtes Organ. Sie bedeckt die gesamte Oberfläche unseres Körpers und beträgt 1,5 bis 2 $m^2$.

Sie besitzt eine Menge an Funktionen und Aufgaben:

- Die Haut ist vor allem als äußere Barriere unsere Schutzschicht vor äußeren Einflüssen.
- Sie schützt uns vor dem Eindringen von schädlichen Mikroorganismen und vor Umwelteinflüssen.
- Es wird die Körpertemperatur und das Flüssigkeitsgleichgewicht reguliert. Wenn es kalt ist, zieht die Haut die Blutgefäße zusammen, damit die Wärmeabgabe verringert wird und durch Erweiterung der Hautgefäße dagegen wird eine Wärmeabgabe gefördert. Die Wärmeregulation wird hinzukommend durch die Abgabe und Verdunstung des Schweißes reguliert, dies führt zur Kühlung des Körpers.
- Die Haut schützt uns nicht nur vor der zu hohen oder zu niedrigen Temperatur, sondern auch vor UV-Strahlen durch die Hornschicht und die Pigmentierung.
- Innere Organe, aber auch andere Bestandteile des Körpers wie Gefäße werden durch die Haut geschützt.
- Die Haut stellt auch ein immunologisches Abwehrorgan dar, welches bei der Mobilisierung von Abwehrzellen eine wichtige Rolle spielt, z. B. im Fall der Kontaktallergie.
- Die Haut hat die Funktion als Sinnesorgan. Es ist das größte Sinnesorgan des Menschen. Über die Haut bzw. über Rezeptoren, die sich in der Haut befinden, und Nervenendigungen werden Reize wie Berührung, aber auch Schmerzen wahrgenommen, ebenso Druck und Temperatur.
- In der Haut findet unter Einwirkung von Sonnenlicht (UV-B-Strahlung) die Vitamin D Synthese statt.
- Die Haut kann Wasser und Fett speichern. Das Fett dient als Energiereserve falls der Körper lange Zeit keine Nahrung oder nicht ausreichend Nahrung bekommt. Es können auch Nährstoffe gespeichert werden, die bei Bedarf freigesetzt und über die Blutgefäße an den entsprechenden Ort transportiert werden.
- Die Hautfeuchtigkeit wird durch die natürlichen Feuchthaltefaktoren reguliert. Dadurch bleibt die Haut elastisch und geschmeidig. Fällt durch äußere Einflüsse der Feuchtigkeitsgehalt unter 8 bis 10%, wird die Haut rau und trocken.

Die Haut bedeckt die gesamte Körperoberfläche. Sie setzt sich aus verschiedenen Schichten zusammen, der **Cutis**, die aus der äußeren Epidermis (Oberhaut) und der Dermis (Lederhaut) besteht und der **Subcutis** (Unterhaut) (o Abb. 6.1).

## Die Epidermis

Sie bildet als äußerste Hautschicht die Schutzschicht nach außen und besteht zum größten Teil aus einer Hornschicht.

Die Hornschicht wird von Keratinozyten (hornbildende Zellen) gebildet. Sie werden ständig in den unteren Zellschichten neu gebildet und gelangen innerhalb von 30 Tagen nach oben an die Oberfläche, wobei sie immer mehr verhor-

Querschnitt durch die Haut

o Abb. 6.1

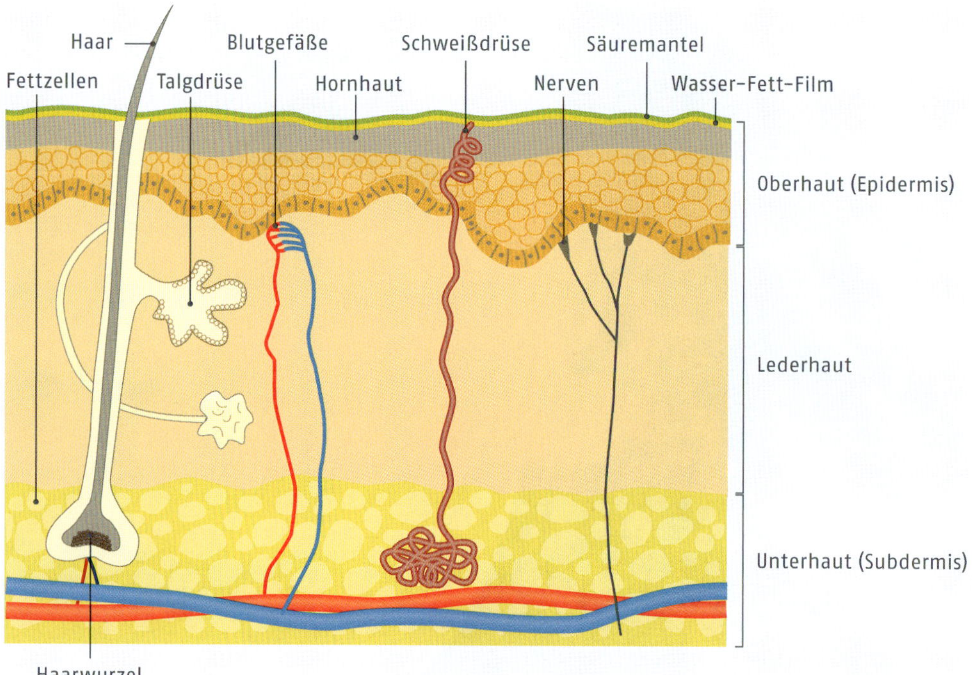

nen und als Hornschuppen abgestoßen werden. Dadurch erneuert sich ständig die Epidermis.

Die Dicke der Epidermis kann variieren. Es richtet sich ganz danach an welcher Körperstelle sie sich befindet. An den Augenlidern ist sie z. B. dünn und beträgt nur 0,03 bis 0,05 mm. An den Fußsohlen weist sie dagegen eine Dicke von 1 bis 2 mm auf, da sie dort starken Belastungen ausgesetzt ist.

Die Epidermis besteht aus verschiedenen Schichten und ist von einem Hydrolipidfilm bedeckt. Der Hydrolipidfilm besteht aus einer natürlichen Emulsion aus Wasser und Lipiden, welche von Schweiß- und Talgdrüsen gebildet werden.

Der Hydrolipidfilm hält die Haut geschmeidig und dient als weitere Barriere gegen Pilze und schädliche Bakterien. Er schafft ein optimales Umfeld für die hautfreundlichen Mikroorganismen.

Die Epidermis ist aufgeteilt in:

- Die oberflächliche Hornschicht (Stratum corneum), in der die Hornzellen abgestoßen werden und die Zellen durch epidermale Lipide miteinander verbunden werden.
- Die tieferliegende unverhornte Keimschicht (Stratum germinativum), welche sich noch einmal unterteilt, von oben nach unten in die:
    - Glanzschicht (Stratum lucidium),
    - Körnerschicht (Stratum granulosum),
    - Stachelzellschicht (Stratum spinosum),
    - Basalschicht (Stratum basale), in der die Keratinozyten gebildet werden.

Die Bildung der Keratinozyten ist der Beginn des Prozesses der Keratinisierung bzw. Verhornung. In jeder weiteren Schicht bis zur Hautoberfläche durchlaufen sie die Entwicklung.

## Die Lederhaut (Dermis, Corium)

Die Dermis ist die mittlere der drei Hautschichten. Sie ist fest mit der Epidermis verbunden. Dabei handelt es sich um eine dicke, elastische und dennoch feste Hautschicht, die aus straffen Bindegewebsfasern besteht.

Die Hautanhängsel wie Talg- und Schweißdrüsen, sowie Haarfollikel, Gefäße und Nerven, aber auch die Muskelzellen befinden sich in der Dermis.

Dadurch erfüllt die Dermis viele wichtige Aufgaben. Unter anderem schützt sie den Körper vor Reizen und äußeren Einflüssen, indem sie Stöße abfedert. Sie spielt eine wichtige Rolle bei der Versorgung von äußeren Schichten und der des Körpers mit Nährstoffen. Sie gibt dem Körper die Fähigkeit zu schwitzen. Außerdem versorgt die Dermis die Epidermis nicht nur mit Nährstoffen sondern auch mit Talg und Lipiden.

Die Dermis besteht wiederum aus zwei Schichten, die ineinander übergehen.

- 1. Schicht: Stratum papillare, dabei handelt es um die äußere Schicht, die an die Epidermis heran ragt. Sie bildet einen scharf begrenzten zapfenförmigen Übergang zur Epidermis. Sie besteht aus lockerem Bindegewebe.
- 2. Schicht: Stratum reticulare (Netzschicht). Es ist die untere Schicht der Dermis. Sie ist dicker als das Stratum papillare und bildet den fließenden Übergang zur nächsten Hautschicht der Subcutis. Sie besteht aus straffem Bindegewebe.

## Die Unterhaut (Subcutis)

Die unterste der drei Hautschichten ist die Subcutis. Sie ist mit der Lederhaut fest verbunden. In dieser Schicht befinden sich auch Schweißdrüsen, die tiefer liegenden Abschnitte der Haarfollikel und Rezeptoren.

Die Subcutis besteht aus lockerem Binde- und Fettgewebe und bildet das Unterhaut(fett)gewebe. Es besteht aus festen Fettzellen, die mehr oder weniger mit Fett gefüllt sind. Der Fettanteil ist abhängig vom Geschlecht, Ernährungszustand und hormonellen Einflüssen. In der Nähe der Fettzellen befinden sich Blutgefäße, sodass der Austausch der Fette immer direkt stattfinden kann.

Kommt es zu einem Überangebot an Fett, wird es aus dem Blut schnell in die Unterhaut abgegeben und dort gespeichert. Umgekehrt wird bei Mangelernährung das Fett an das Blut abgegeben, welches den Körper mit Lipiden versorgt. Die Fette dienen als Energiespeicher. Durch das Fett in der Subcutis wird zusätzlich der Körper besser isoliert und so vor Unterkühlung geschützt und gepolstert.

Die Subcutis speichert nicht nur Fett, sondern besitzt auch noch die Fähigkeit Wasser zu binden.

# Sonnenschutz

Unsere Haut muss vor der UV-Strahlung der Sonne geschützt werden. Es gibt UV-A-, UV-B- und UV-C-Strahlung. Für den Sonnenschutz relevant sind nur die UV-A und UV-B-Strahlen. Sie können zu Hautschädigung bis hin zum Hautkrebs führen. Die energiereichsten und gefährlichsten UV-C-Strahlen dagegen werden von der oberen Erdatmosphäre zurückgehalten und treffen nicht auf die Haut.

Die **UV-A- und UV-B-Strahlen** haben unterschiedliche Wellenlängen:

- Bei der UV-A-Strahlung liegt die Wellenlänge bei 320 bis 400 nm.
- UV-B-Strahlung hat eine kürzere Wellenlänge von 280 bis 320 nm und ist somit energiereicher.

Die UV-A-Strahlen sind verantwortlich für Alterung und Allergien. Sie dringen tiefer als die UV-B-Strahlen in die Haut ein (○ Abb. 6.2). Sie verursachen aber keine Schmerzen. Das ist das Gefährliche, denn der Körper wird nicht gewarnt. In den tieferen Hautschichten zerstören sie Kollagen und die elastischen Fasern. Die Haut erscheint nicht mehr so straff und es bilden sich Falten. Unter anderem wird noch die kurzfristige Hautbräunung angeregt.

Für die Bräune sind eher die UV-B-Strahlen verantwortlich. Sie regen die Melaninproduktion an und lassen langsam eine lang anhaltende Bräune entstehen. UV-B-Strahlung ist der Hauptauslöser von Sonnenbrand.

UV-Strahlen können in den Zellen der Oberhaut die DNA der Zellkerne schädigen. Ist man sehr häufig hohen und langanhaltenden UV-A- und UV-B-Strahlen ausgesetzt, schafft es das körpereigene „Reparatursystem" nicht mehr alle Defekte zu reparieren. So kommt es zu bleibenden DNA-Schäden. Man spürt keine Symptome, aber langfristig können die Schädigungen zum Entstehen von Hautkrebs füh-

Reichweite von UV-A- und UV-B-Strahlen ○ Abb. 6.2

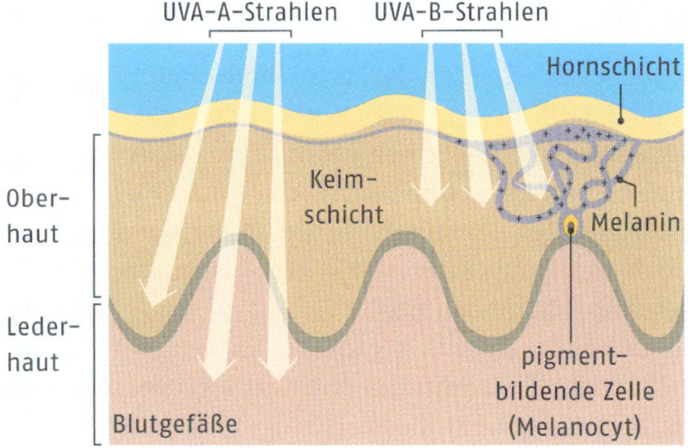


ren. Der helle Hautkrebs gehört zu den häufigsten Krebserkrankungen, dazu zählen das Basalzellkarzinom, das Plattenepithelkarzinom und dessen Frühform die aktinische Keratose.

UV-A- und UV-B-Strahlen sind tagsüber immer vorhanden. Auch wenn wir keine sichtbaren Sonnenstrahlen haben und es sich um einen bedeckten Tag handelt, erreichen einen die UV-A- und UV-B-Strahlen. Sie gelangen durch Wolken, Nebel und Dunst. Deshalb ist es wichtig, dass man auch an bedeckten Tagen seine Haut gut mit UV-Creme schützt.

### Sonnenschutz richtig auftragen

Die Sonnencreme muss in ausreichender Menge auf die Haut aufgetragen werden, damit der angegebene Lichtschutzfaktor seine volle Wirkung hat.

Es gilt das Motto „viel hilft viel". Die großzügige Auftragsmenge muss auch beim Kauf berücksichtigt werden. Für eine Familie mit zwei Kindern reicht auf keinen Fall für zwei Wochen Strandurlaub eine Flasche Sonnenlotion. Da Sonnenschutzmittel in den Urlaubsregionen meist sehr teuer sind, sind die Kunden dankbar über diese Information.

Für Erwachsene gilt beim Eincremen pauschal für jede Körperregion, z. B. Bauch, Arm, Kopf mit Hals soll ein Strang Sonnenschutz, der die Länge der ganzen Hand betrifft, aufgetragen werden. Wichtig ist, dass man an alle Körperregionen denkt.

Gerne vergessen werden z. B. die Ohren, die Nase, die Füße, besonders die Sohle, die Hände und die Ränder der Kleidung. Wird eine zu geringe Menge aufgetragen sinkt der Sonnenschutz erheblich. Nachcremen verlängert zwar nicht die Sonnenschutzzeit, ist aber trotzdem ratsam, damit der Schutz, der durch Schwimmen oder Abtrocknen verloren gegangen ist, wieder hergestellt wird.

Das gilt auch für wasserfeste Sonnencreme. Wasserfest bedeutet, dass nach 2×20 Minuten Wasserkontakt der gemessene Lichtschutzfaktor noch halb so hoch ist wie vorher. Bei „extra wasserfest" muss der Schutz nach 4×20 Minuten noch halb so hoch sein.

## Sonnenschutzfilter

Ein Aufenthalt in der Sonne ohne Sonnenschutz kann eine nachhaltige Schädigung der Hautzellen mit sich bringen. Es können Schäden der Haut entstehen bevor eine Rötung auftritt. Ist eine Rötung erst einmal da, ist es auch zu spät den Sonnenschutz aufzutragen, um die Haut vor Schäden zu schützen. Dann sollte am besten die Sonne gemieden werden.

Ein guter Sonnenschutz soll folgende Anforderungen erfüllen:

- er muss sowohl vor UV-A- als auch vor UV-B-Strahlen schützen,
- durch ihn soll ein Sonnenbrand vermieden werden,
- er soll Hautkrebs vorbeugen.

Ein guter Begleiteffekt, den der Sonnenschutz häufig mit sich bringt, ist die Pflege der Haut. Es gibt eine Vielfalt an Produkten, die sich in den Darreichungsformen, dem Lichtschutzfaktor und den „Sekundärstoffen" unterscheiden.

Man unterscheidet folgende Filterarten:

- physikalische Filter und
- chemische Filter.

### Physikalische Filter

Dabei handelt es sich um einen rein mineralischen Filter, der keine Chemie enthält.

Bei dem mineralischen Filter werden meist die Mikropigmente Zinkoxid und/oder Titandioxid verwendet. Sie bestehen aus ganz kleinen Partikeln, die auf der Haut eine weißliche Schicht bilden. Sie dringen nicht in die Haut hinein. Die weißliche Schicht wirkt wie ganz viele kleine Spiegel. Die UV-Strahlung wird an diesen reflektiert und gestreut. Die Strahlung prallt ab. So kann sie nicht in tiefere Hautschichten eindringen und wirkt sofort gegen die Sonnenstrahlung. Dadurch, dass sie nicht in die Haut eindringt, ist das Nachcremen besonders nach dem Schwimmen noch wichtiger. Kleinkinder und Allergiker greifen häufig zum Sonnenschutz mit physikalischen Filtern. Der Nachteil ist, sie haben einen typischen Weißeffekt. Das finden gerade Erwachsene optisch unschön.

### Chemische Filter

Chemische Filter wandeln die UV-Strahlung in Wärme um. Die einzelnen Filtersubstanzen besitzen keinen Schutz über das ganze UV-Spektrum. Deshalb werden meistens mehrere kombiniert, sodass die verschiedenen Filter das Spektrum abdecken.

Man unterscheidet nach absorbierten Wellenlängen UV-A-, UV-B- und Breitbandfilter (UV-A/UV-B-Filter). Die Filter sollen eine gewisse Photostabilität aufweisen, sodass der Lichtschutzfaktor nicht durch Lichteinwirkung und durch hauteigene Enzyme instabil wird.

**Lichtschutzfaktor (LSF)**

Der Lichtschutzfaktor ist eine **Einheit für den UV-B-Schutz**. Die Zahl, die auf der Packung steht, gibt immer nur den UV-B-Schutz an. Er gibt an wieviel Mal länger man in der Sonne bleiben kann im Vergleich zur uneingecremten Haut, wo nur der Eigenschutz die Haut vor einem Sonnenbrand schützt. Die Eigenschutzzeit ist abhängig vom Hauttyp und dem UV-Index.
Der UV-A-Schutz muss nicht deklariert werden, aber ein gutes Produkt hat nach der EU-Norm „UV-A" in einem Kreissymbol auf der Packung angegeben. Dies bedeutet, dass der UV-A-Schutz mindestens ⅓ des angegebenen Lichtschutzfaktors beträgt.

## Hauttypen

Die Eigenschutzzeit in der Sonne ist abhängig vom jeweiligen Hauttyp. Ein dunkler südländischer Typ kann länger in der Sonne bleiben als ein nordeuropäischer hellhäutiger Typ. Bei der Eigenschutzzeit spielen die Haut-, Haar- und Augenfarbe eine entscheidende Rolle.

Die häufigsten **Hauttypen** kann man in vier verschiedene Kategorien einteilen:

**Hauttyp I (der keltische Typ):** Sehr helle Haut mit vielen Sommersprossen, meist rötliche Haare, grüne oder blaue Augen. Der Eigenschutz beträgt nur 5 bis 10 Minuten. Durch die geringe Eigenschutzzeit kommt es fast immer zum Sonnenbrand. Die Haut bräunt eigentlich nie.

**Hauttyp II (der nordische Typ):** Helle Haut, selten Sommersprossen, blonde bis hellbraune Haare, meist blaue Augen. Die Eigenschutzzeit beträgt 10 bis 20 Minuten. Es kommt auch hier meist zum Sonnenbrand und die Bräunung tritt kaum ein.

**Hauttyp III (der Misch-Typ):** Hellbraune Haut, keine Sommersprossen, die natürliche Haarfarbe ist dunkelblond oder braun, die Augenfarbe blau, grün oder grau. Die Eigenschutzzeit beträgt 20–30 Minuten. Sonnenbrand selten, die Bräunung gut.

**Hauttyp IV (Mediterraner Typ):** Die Haut ist braun-oliv gefärbt, keine Sommersprossen, dunkelbraune oder schwarze Haare, dunkle Augen. Die Eigenschutzzeit beträgt 40 bis 45 Minuten. Es tritt kaum Sonnenbrand auf. Die Bräunung ist schnell.

## Sekundärstoffe in Sonnenschutzprodukten

Die meisten Sonnenschutzmittel enthalten zum UV-Schutz noch sogenannte „Sekundärstoffe". Es sind z. B. Stoffe, die die Haut schützen, pflegen, regenerieren und freie Radikale bekämpfen:

- **feuchtigkeitsspendende Substanzen:** Glycerin, Thermalwasser, Hyaluronsäure,
- **Antioxidanzien bzw. Radikalfänger:** Carotinoide, Vitamin E, Polyphenole, Licochalcone A, Glycyrrhetinsäure (entzündungshemmend),
- **DNA-Reparaturenzyme:** Photolyase,

Tab. 6.1 Die verschiedenen Darreichungsformen von Sonnenschutzprodukten

| Darreichungsform | Indikation |
|---|---|
| Sonnenschutzcreme | Sie ist besonders gut geeignet bei trockener Haut. Meistens wird sie für kleinere Bereiche wie Gesicht und Dekolletee benutzt, seltener für den ganzen Körper. |
| Sonnenschutzlotion | Für normale bis trockene Haut. |
| Sonnenschutzfluid | Eine leichte nicht fettende Textur, die schnell einzieht und deshalb optimal als Make-up-Grundlage dient. Sie lässt sich leicht verteilen und klebt nicht. Deshalb ist es besonders angenehm beim Sport oder in Ländern mit sehr hoher Luftfeuchtigkeit. |
| Sonnenschutzgel | Die Gele auf Wasserbasis enthalten keine Fette und auch keine Emulgatoren. Deshalb eignen sie sich optimal für Personen, die unter Mallorca Akne oder auch unter anderen Formen der Sonnenallergie leiden und bei zu Akne neigender Haut. |
| Sonnenschutzspray | Spray eignet sich besonders gut für schwer zugängliche Körperregionen, wie z. B. den Rücken. Es ist aber auch sehr beliebt bei Männern besonders mit Glatze. |
| Sonnenschutzmilch für Kinder | Meist eine Kombination aus physikalischen und chemischen Filtern mit einer reichhaltigen Grundlage, damit die Kinderhaut nicht austrocknet. |
| Sonnenschutzcreme für Kleinkinder | Nur mit einem mineralischen Schutz. Bei reinen Mikropigmenten kann die Haut sehr austrocknen, deshalb wird häufig eine reichhaltige Grundlage gewählt. |
| Lippenpflegestift/-creme mit UV-Schutz | Die Lippen müssen besonders gut geschützt werden, da sie keine Melanozyten haben, die das Melanin bilden, und keine schützende Lichtschwiele. Außerdem ist es sinnvoll einen guten Lichtschutz zu verwenden, wenn man zu Lippenherpes neigt. |

- **hautberuhigende Substanzen:** Bisabolol und Dexpanthenol,
- die **Oil Control Technologie** (lipidadsorbierende Pigmente) bei Akne und glänzender Haut und **L-Carnitin**, welches für die Sebumreduktion verantwortlich ist.

## Positive Wirkungen der Sonne

Die Sonne hat auch positive Wirkungen:

- Wenn die Sonne scheint, geht es vielen Leuten schon gleich besser. Die Sonne hebt die Stimmung und das Wohlbefinden, was auf den erhöhten Serotoninspiegel zurückzuführen ist.
- Die UV-B-Strahlung regt die photochemische Synthese von Vitamin D in der Haut an.

Oft kommt die Frage, inwieweit ein konsequenter Sonnenschutz die Vitamin-D-Synthese negativ beeinflusst. Im Sommer findet trotz Sonnenschutz eine ausreichende Synthese statt. Im Winter können wir in unseren Breitengraden kein Vitamin D synthetisieren, deshalb ist es ratsam dieses dann nach ärztlicher Rücksprache zu substituieren (▸Seite 322).

# Sonnenbrand

Bei einem Sonnenbrand (Dermatitis solaris) kommt es aus medizinischer Sicht meist zu einer Verbrennung 1.Grades. Es entsteht eine entzündliche Rötung (Erythem) durch geweitete Blutgefäße und eine Überwärmung (Hyperämie).

Tab. 6.2 Präparatebeispiele für Sonnenschutzprodukte

| Inhaltsstoff | Handelspräparat |
|---|---|
| **Sonnencremes** | |
| UVA/UVB-Schutz, Dexpanthenol | Ladival® Sonnenschutz Creme für normale und empfindliche Haut LSF 30/50 |
| UVA/UVB-Schutz, Pro-Tocopherol | Avène SunSitive Sonnencreme SPF 30 |
| **Sonnenschutzlotionen** | |
| UVA/UVB-Schutz, Dexpanthenol, Vit. E | Ladival® Sonnenschutz Lotion normale bis empfindliche Haut LSF 10, 15, 20, 25, 30, 50 |
| UVA/UVB-Schutz, Licochalcone A | Eucerin® Sunlotion Extra leicht LSF 30/50 |
| **Sonnenschutzfluide** | |
| UVA/UVB-Schutz, Glycyrrhetinsäure, Licochalcone A | Eucerin® SunFluid Mattierend LSF 50 |
| UVA/UVB-Schutz, Glycyrrhetinsäure, Licochalcone A, kurz- und langkettige Hyaluronsäure | Eucerin® SunFluid Anti-Age LSF 30/50 |
| **Sonnenschutzgele** | |
| UVA/UVB-Schutz, frei von Fetten und Emulgatoren, ohne Konservierungsmittel, Parfüm, Silikonöle | Ladival® Sonnenschutz Gel Allergische Haut LSF 15, 20, 25, 30, 50+ |
| UVA/UVB-Schutz, Glycyrrhetinsäure, Licochalcone A, L-Carnitin | Eucerin® Sun Gel-Creme Oil Control LSF 30/50 |
| UVA/UVB-Schutz, Alpha-Glucosylrutin Licochalcone A (parfümfrei, ohne Konservierungsstoffe, ohne Emulgatoren) | Eucerin® Sonnen Allergie Schutz Sun Creme-Gel LSF 25/50 |
| **Sonnenschutzsprays** | |
| UVA/UVB-Schutz | Ladival® Sonnenschutz Spray Allergische Haut LSF 20, 25, 30, 50+ |
| UVA/UVB-Schutz, Dexpanthenol, Vit. E | Ladival® normale bis empfindliche Haut Sonnenschutz Spray LSF 25 |
| UVA/UVB-Schutz, Licochalcone A | Eucerin® Sun Spray Transparent LSF 30/50, Eucerin® Transparent Sun Spray Dry Touch LSF 30/50 (ultra leichte Textur) |
| UVA/UVB-Schutz, Pro-Tocopherol | Avène SunSitive Sonnenspray SPF 50 |

◘ Tab. 6.2 Präparatebeispiele für Sonnenschutzprodukte (Fortsetzung)

| Inhaltsstoff | Handelspräparat |
|---|---|
| **Sonnenschutzmilch für Kinder** | |
| UVA/UVB-Schutz | Ladival® Sonnenschutz Milch für Kinder extra wasserfest LSF 20,25,30, 50+ |
| UVA/UVB-Schutz, Glycyrrhetinsäure, Licochalcone A | Eucerin® Kids Sun Lotion LSF 50+ (für Kinder ab 3 Monaten), Eucerin® Kids Sun Spray LSF 50+ (für Kinder ab 6 Monaten) |
| UVA/UVB-Schutz, Pro-Tocopherol | Avène SunSitive Kinder Sonnenspray SPF 50 |
| **Sonnenschutzcremes/-lotionen für Kleinkinder mit Mikropigmenten** | |
| Rein mineralische Filter | Ladival® Kinder Creme reine Mikropigmente LSF 30 |
| Dexpanthenol, Mikropigmente, Vit. E | Eucerin®Sun Kids Micropigment Lotion LSF 30 (für Kinder ab 3 Monaten) |
| Ohne chemische Filter, für Allergiker, Kleinkinder und Neurodermitiker geeignet | Avène Sonnencreme SPF 50 mineralisch |
| **Lippenpflegestifte** | |
| UVA/UVB-Schutz | Roche Posay® Anthelios XL LSF 50+ Lippenstift, Ladival® Aktiv UV Schutzstift |
| UVA/UVB-Schutz LSF 50+ | Actinica® Lipbalm |

Hauptauslöser sind die UV-B-Strahlen. Die Haut kann sogar so geschädigt werden, dass es zu einer Verbrennung 2. Grades mit Blasenbildung oder seltener zur Verbrennung 3. Grades kommen kann.

Um festzustellen wie lange man in der Sonne bleiben kann, ohne einen Sonnenbrand zu bekommen, wurde der **UV-Index** entwickelt. Es handelt sich um eine international festgelegte Messgröße. Er berücksichtigt die ganzen verschiedenen Gegebenheiten, wie z. B. in welchen Breitengraden man sich aufhält, ob am Meer, in den Bergen, wie hoch die Bevölkerungsdichte ist, wie die Luft verschmutzt ist und das Ausmaß des Ozonlochs. Denn die UV-Strahlung kann sich durch diese Faktoren verändern. Der UV-Index gibt die Stärke der Sonnenbrand-wirksamen Strahlung im Freien an.

## Ursache

Sonnenbrand wird verursacht durch kurzwellige UV-B-Strahlung. Dabei wird der Eigenschutz der Haut überlastet. Bei geringer UV-B-Strahlung werden die Zellen zwar schon geschädigt, aber das eigene Reparatursystem schafft diese zu reparieren. Bei einem längeren ungeschützten Aufenthalt in der Sonne kommt das Reparatursystem nicht mehr gegen die Schäden an. Die Hautzellen gehen teilweise zugrunde. Die sterbenden Zellen schütten Botenstoffe wie Histamin, Prostaglandin, Interleukine und Serotonin aus. Diese sind dafür verantwortlich, dass sich die Blutgefäße erweitern. Es treten die typischen Entzündungssymptome auf wie Rötung, Schwellung sowie Jucken und Brennen der Haut.

## Symptome

Wer kennt es nicht: Man kommt abends von einem Strandtag nach Hause und möchte die Sonnencreme und den Sand abduschen und dann entdeckt man auf einmal die Rötungen am Körper. Am Strand sah es noch gar nicht so schlimm aus, aber nun sieht man das Ausmaß der Verbrennung. Ein Sonnenbrand macht sich immer erst vier bis sechs Stunden nach dem zu langen Sonnenbad bemerkbar. Seinen Höhepunkt

Bei einem Sonnenbrand ist die Haut berührungsempflindlich. ○ Abb. 6.3

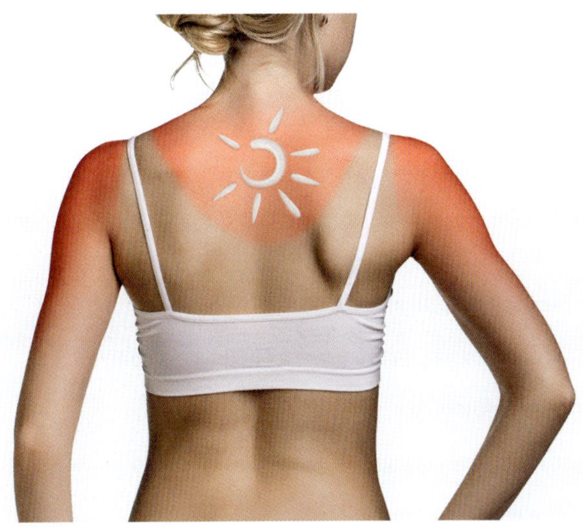

hat er meist nach 24–36 Stunden erreicht. Typisch für den Sonnenbrand ist die Rötung der Haut, die besonders berührungsempfindlich ist und schmerzt. Zusätzlich ist sie noch heiß und geschwollen. Es handelt sich um eine Entzündung. Durch Reizung der Nervenendigungen entsteht häufig ein starker Juckreiz.

Bei einer stärkeren Verbrennung, dies bedeutet eine Verbrennung 2. Grades, kommt es zu einer Blasenbildung auf der Haut durch Austritt von Flüssigkeit in das Gewebe. Gehen die Blasen auf, nässt die Haut.

Nach zwei bis drei Tagen beginnt die Haut sich zu schälen und abzuschuppen. Diese Abschuppung ist ein Zeichen der Heilung. Die Oberhaut geht zum Teil ab, weil viele geschädigte Zellen abgestorben sind. Auf keinen Fall sollen die Blasen eigenständig geöffnet oder die pellende Haut abgeknibbelt werden. Der komplette Sonnenbrand ist nach ein bis zwei Wochen abgeheilt.

In ganz schweren Fällen kann es zu einer Verbrennung 3. Grades kommen. Dabei kommt es zur weitgehenden Zerstörung der Oberhaut und flächigen Ablösung. Körperlich macht sich der Sonnenbrand durch Abgeschlagenheit, Müdigkeit und Kopfschmerzen bemerkbar. Treten zusätzlich noch Schüttelfrost, Fieber und Übelkeit auf, kann dies ein Indiz für einen Sonnenstich sein.

Sonnenbrand führt zu Langzeitfolgen. Die Haut merkt sich jeden Sonnenbrand. Dadurch steigt Jahre später das Hautkrebsrisiko. Außerdem altert man durch übermäßige UV-Strahlung schneller. Es bilden sich Falten und Altersflecken.

## Therapiemöglichkeiten

Bei einem Sonnenbrand kann man nur die Symptomatik behandeln. Als erstes und am besten hilft kühlen, zum Anfang durch feuchte Tücher und später durch ein kühlendes Gel. Die Kühlung der Haut lindert die Schmerzen und die Entzündung. Gegen den Juckreiz helfen lokal und systemisch $H_1$-Antihistaminika (◘ Tab. 6.3). Nicht selten wird auch ein lokales Hydrocortison eingesetzt, welches ebenfalls juckreizstillend und entzündungshemmend ist. Eine hautberuhigende Wirkung zeigen auch pflanzliche Gele wie das Coolakut® Stich & Sun Pflege Gel von Heel mit C.U.L.A-Formel und Combuduron® (▸ Seite 121 Insektenstiche).

Bei starken Schmerzen kann der Betroffene zu einem Analgetikum wie Acetylsalicylsäure, Paracetamol oder Ibuprofen greifen.

Die verschiedenen kühlenden, beruhigenden Hydro- oder Lipogele können sehr unterschiedlich in der Zusammensetzung sein: Ein hydroaktives Lipogel, welches die Haut mit Feuchtigkeit versorgt und so die Spannungsgefühle nimmt, pflegt gleichzeitig noch die Haut. Durch die enthaltenen Zink- und Eisenionen trägt das Gel zur pH-Optimierung bei und unterstützt so die Regeneration der geschädigten Haut.

Es gibt ein spezielles Brand- und Wund-Gel, welches durch die spezielle Gel-Grundlage für einen ausgeprägten und langanhaltenden Kühleffekt sorgt. Dadurch wird nicht nur der Schmerz, sondern auch noch der Juckreiz gelindert. Zusätzlich bildet das Gel einen schützenden dünnen Film auf der irritierten Haut und fördert so den Heilungsprozess. Die Inhaltsstoffe wie Urea pura, welches die Haut befeuchtet,

◘ Tab. 6.3 Präparatebeispiele bei Sonnenbrand

| Wirkstoff | Handelspräparat |
|---|---|
| **Allopathika** | |
| **$H_1$-Antihistaminika** | |
| Dimetinden | Fenistil® (DRA, GEL, TRO) |
| Bamipin | Soventol® (GEL) |
| **Glucocorticoide** | |
| Hydrocortison | Fenihydrocort® 0,25 % (CRE) |
| Hydrocortison + Dexpanthenol | Fenihydrocort® 0,5 % (CRE) |
| Hydrocortisonacetat | Soventol® Hydrocort 0,25 %/0,5 % (Cremogel) |
| **Phytopharmakon** | |
| Apis mellifica, Calendula officinalis, Ledum palustre, Urtica urens | Coolakut® Stich & Sun Pflege-Gel von Heel mit C.U.L.A-Formel (GEL) |
| **Anthroposophikum** | |
| Arnika-Extrakt, Urtica urens ex herba recente Ø | Combuduron® Weleda (GEL) |
| **Medizinprodukte** | |
| Hydroaktives Lipogel, Zink- und Eisen-Ionen | MediGel® (GEL) |
| Glycerol, Polidocanol, Urea | Brand- und Wundgel Medice® (GEL) |

Tab. 6.4 Komplementärmedizinische Empfehlungen bei Sonnenbrand

| Mittel | Beschwerdebild/Anwendungsgebiet |
|---|---|
| **Homöopathika** | |
| Belladonna D6 | Bei starker Rötung der Haut |
| Cantharis D6 | Bei Sonnenbrand mit Blasenbildung (Verbrennung 2. Grades) |
| Apis mellifica D6 | Bei brennenden, stechenden Schmerzen und geschwollener Haut |
| **Schüßler-Salze** | |
| Nr. 3 Ferrum phosphoricum D12 (TAB, SAL) | Bei akutem Sonnenbrand |
| Nr. 11 Silicea D12 | Bei pellender Haut |

Polidocanol, was für seine betäubende Wirkung bekannt ist, und Glycerol, welches die Verdunstung verlangsamt und dadurch die Kühlwirkung verlängert, sorgen schnell für eine Symptomlinderung. Sobald die Wirkung nachlässt, kann es erneut aufgetragen werden.

### After-Sun Produkte

Handelt es sich um einen leichten Sonnenbrand, reicht häufig zur Linderung eine richtig gute feuchtigkeitsspendende Körperlotion mit beruhigenden Inhaltsstoffen. Bei einem starken Sonnenbrand können diese auch gut zur Pflege nach der Akuttherapie eingesetzt werden, damit die Haut gepflegt und beruhigt wird und die entzogene Feuchtigkeit wieder zugeführt wird.

Es gibt zahlreiche After-Sun-Produkte in der Apotheke, die speziell für nach einem Sonnenbad zur Beruhigung der Haut abgestimmt sind (Tab. 6.5). Dazu zählen leichte, kühlende **O/W-Lotionen**, die die Haut mit ausreichend Feuchtigkeit versorgen und zusätzlich noch hautberuhigende Substanzen enthalten.

Die Lotionen enthalten fast alle **Vitamin E**. Es schützt die Haut vor freien Radikalen und hilft der vorzeitigen Hautalterung entgegenzuwirken.

Weitere mögliche Inhaltsstoffe:

- Dexpanthenol und Bisabolol sind hautberuhigend, außerdem ist Dexpanthenol noch ein zusätzlicher Feuchthaltefaktor.
- Licochalcone A fördert die Regeneration.
- Hamamelisdestillat lindert Rötungen und Spannungen.
- Auch Aloe vera hat entzündungshemmende Eigenschaften.
- AGR = Alpha-Glucosyl-Rutin stärkt das natürliche Abwehrsystem der Haut gegen freie Radikale.

Um die zusätzliche Reizung der Haut zu vermeiden sollen so wenig wie möglich an hautirritierenden Stoffen verarbeitet werden. Gerade bei zu Sonnenallergie neigender Haut sollen keine Emulgatoren, Konservierungsmittel, Mineralöle, Parfüm und Farbstoffe enthalten sein.

Fettsalben oder reichhaltige Cremes: Häufig greifen Patienten zu Wund- und Heilsalbe mit reichhaltigen Grundlagen. Sie sorgen für einen Wärmestau, deshalb immer zu leichten O/W Produkten greifen.

## Präventionsmaßnahmen

Am besten man schützt die Haut gut vor Sonnenstrahlung. So verhindert man den Sonnenbrand und die Spätfolgen. Sonnenbrand lässt sich gut verhindern durch regelmäßiges Eincremen beim Aufenthalt im Freien (▸Seite 79).

Nicht nur im Urlaub, wenn die Sonne scheint, ist der Sonnenschutz wichtig, auch bei bewölktem Himmel gelangen UV-Strahlen durch die Wolken. Selbst im Schatten erreicht einen auch noch eine erhebliche UV-Strahlung. Deshalb ist es wichtig sich auch bei diesen Gegebenheiten einzucremen.

Genauso am Meer oder in den Bergen kann man die Sonneneinstrahlung sehr stark unterschätzen, da die Luft kühler

Tab. 6.5 Präparatebeispiele After-Sun

| Wirkstoff | Handelspräparat |
|---|---|
| Vit. E, Dexpanthenol | Ladival® für normale bis empfindliche Haut Après (LOT) |
| Vit. E, Dexpanthenol, Allantoin | Ladival® Allergische Haut Après (GEL) |
| Regenerationsenzyme Photolyase, Dexpanthenol, Vit. E | Ladival® Akut Beruhigungs-Spray (SPR) |
| Hamamelisdestillat, Vit. E | Eucerin® Sun After Sun (LOT) |
| AGR = Alpha-Glucosyl-Rutin, Licochalcone A, Vit. E | Eucerin® Sun Allergie After Sun (GEL) |
| Dexpanthenol | Bepanthen® Kühlendes Schaumspray (SPR), Bepanthol® Körperlotion (LOT) |
| Thermalwasser | La RochePosay® Thermalwasser (SPR) |

Mit Sonnenhut und Textilien kann man einem Sonnenbrand vorbeugen. 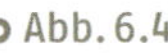 Abb. 6.4

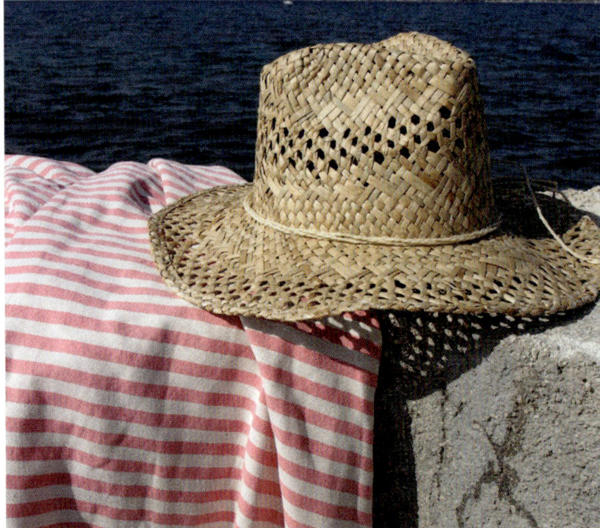

ist. Am Meer weht meistens ein kühler Wind und in den Bergen nimmt die Sonnenintensität mit der Höhe zu. Sonnenschutz soll auch verwendet werden vor Aktivitäten im Freien, vor der Gartenarbeit und vor dem Outdoor-Sport. Dafür gibt es extra wasser- und schwitzfeste Gel-Creme oder Spray.

Besonders nach vermehrter Schweißabsonderung, nach dem Schwimmen und nach dem Abtrocknen soll der Sonnenschutz erneut aufgetragen werden. Nicht vergessen werden dürfen die Ohren, Lippen, Nacken und bei den nackten Füßen die Ober- oder Unterseite. Vergessen werden auch gerne die Ränder, z. B. vom Bikini, wenn der Wechselbikini andere Konturen aufweist. Außerdem ist es empfehlenswert die Sonnenterassen regelmäßig nachzucremen. Niemals soll man ungeschützt in die pralle Sonne gehen, gerade empfindliche Haut kann schnell verbrennen.

Es gibt noch zahlreiche zusätzliche Maßnahmen, wie die Haut geschützt werden kann:

- Die Sonne meiden, wenn die UV-Strahlung am stärksten ist. Je nach Aufenthaltsort, ob man sich gerade im Norden oder in Südeuropa befindet, liegt dies zwischen 10 und 16 Uhr. Nicht umsonst machen die Südeuropäer eine Siesta.
- Babys und Kleinkinder sollen möglichst nie direktem Sonnenlicht ausgesetzt werden. Der Eigenschutzmechanismus der Haut funktioniert noch nicht bei ihnen. Es ist viel zu gefährlich, dass sie verbrennen. Gerade ein Sonnenbrand in der Kinderzeit vergisst die Haut nicht und kann später zu Hautkrebs führen.
- Den Körper zusätzlich zur Sonnenschutzcreme mit Kleidung schützen. Dunkle, dicht gewebte Textilien lassen weniger Sonnenstrahlen als helle, leicht gewebte Kleidung durch. Außerdem gibt es extra UV-Kleidung für den Strand, das Wasser und die Berge.
- Besonders wichtig ist eine Kopfbedeckung, da man die Kopfhaut selten mit eincremt, obwohl dies empfehlenswert ist und mittlerweise durch die zahlreichen Sprays sehr einfach möglich ist. Es eignet sich gut ein Hut mit großer Krempe oder ein Cap mit Schirm.
- Da es besonders gefährlich ist, wenn die Binde- oder Hornhaut verbrennt, ist auf eine Sonnenbrille mit gutem UV-Filter zu achten, auch schon bei Kindern.
- Wer gerne braun aus dem Urlaub zurückkommen möchte und sich deshalb viel zu viele Stunden in die Sonne legt, sollte lieber einen Selbstbräuner benutzen. Es gibt mittlerweile auch schon Sonnencreme mit bräunendem Effekt.
- Häufig ist in den Köpfen der Leute, wenn die Haut vorgebräunt ist, z. B. durch ein Solarium, reagiert sie nicht mehr empfindlich auf die Sonne. Dies ist nicht der Fall. Die Haut wurde nur noch zusätzlich durch die UV-Strahlen im Solarium belastet.

## Ergänzende Empfehlungen

Bei einem Sonnenbrand soll man ausreichend Flüssigkeit, am besten Wasser zu sich nehmen. Es trägt unter anderem zur Regeneration bei. Aber nicht nur Flüssigkeit von innen, sondern auch von außen ist ratsam.

Ideal zur Hautberuhigung ist ein Thermalwasserspray. Einen zusätzlichen Kühleffekt hat es, wenn man das Spray direkt aus dem Kühlschrank benutzt. Es ist reizlindernd und durch das natürlich enthaltende Selen wirkt es antioxidativ.

Auf jeden Fall muss die Sonne bei einem Sonnenbrand gemieden werden. Die Haut darf nicht zusätzlich gereizt werden.

Nach dem Duschen, welches am besten lauwarm geschehen sollte, ist es sinnvoll die Haut nur leicht abzutupfen und nicht kräftig zu rubbeln.

Auf Hausmittel sollte man lieber verzichten, z. B. Quark. Dieser kühlt im ersten Moment zwar gut, aber sobald er eingetrocknet ist, bekommt man ihn ohne mechanischen Druck nicht mehr von der Haut und reizt so die Haut zusätzlich. Hinzu kommt eine potenzielle Infektionsgefahr.

## Grenzen der Selbstmedikation

Handelt es sich um einen starken Sonnenbrand (ab Verbrennung 2. Grades), großflächige Verbrennungen und zur Blasenbildung neigender Haut, soll ein Arzt aufgesucht werden.

Genauso wenn ein Sonnenstich vermutet wird mit Fieber, Übelkeit, man sich schwach und dehydriert fühlt.

Mit Babys und Kleinkindern sollte bei einem Sonnenbrand ebenfalls ein Arzt aufgesucht werden.

# Sonnenallergie

Bei der Sonnenallergie (polymorphe Lichtdermatose) handelt es sich um Hautreaktionen, die ausgelöst werden durch das UV-Licht. Diese werden nur umgangssprachlich Sonnenallergie genannt. Es ist fast nie eine allergische Reaktion im eigentlichen Sinne.

Meistens handelt es sich um eine polymorphe Lichtdermatose. Polymorph, da die Symptome vielfältig sein können,

und Lichtdermatose, da es sich um eine durch UV-Licht ausgelöste Hauterkrankung handelt. Das UV-Licht, hauptsächlich der UV-A-Anteil in der Sonne, löst eine krankhafte Reaktion der Haut aus.
10 bis 20% der deutschen Bevölkerung sind davon betroffen, wobei Frauen öfter darunter leiden als Männer. Hauptsächlich sind junge Frauen hellen Hautttyps betroffen. Die polymorphe Lichtdermatose kann aber bei jedem der vier Hauttypen auftreten.

Die Allergie tritt meistens auf, wenn die Haut noch nicht an die Sonne gewöhnt ist. In unseren Breitengraden ist dies der Fall von März bis Juni oder am Anfang eines Urlaubs, sobald die ungebräunte Haut der Sonne ausgesetzt ist. Sie macht sich einige Stunden bis Tage nach dem Aufenthalt in der Sonne bemerkbar. Durch die wiederholte Sonnenstrahlung kommt es zu einer Art Gewöhnungseffekt, sodass es nicht mehr zu so ausgeprägten Symptomen kommt, je öfter man der Sonne ausgesetzt ist. Die Haut bildet einen Eigenschutz der Sonne gegenüber. Durch vermehrte Melaninbildung wird ein Teil der UV-Strahlung abgehalten. Zusätzlich bräunt es auch noch die Haut. Deshalb sagt man auch immer, dass vorgebräunte Haut nicht so empfindlich ist. Leider tritt nach der nächsten Sonnenpause die polymorphe Lichtdermatose erneut auf. Sie ist in der Regel chronisch.

Es gibt auch noch andere nicht so häufig vorkommende Lichtdermatosen. Die Bekanntesten sind die Mallorca Akne und die Lichtreaktion durch Medikamente, die auch phototoxische und photoallergische Lichtdermatose genannt wird.

Selten treten noch einige Sonderformen auf wie z. B. die Lichturtikaria.

**Die Mallorca Akne:** Sie ist eine Sonderform der polymorphen Lichtdermatose. Nach dem Sonnenbad kommt es zu Entzündungen der Talgdrüsenfollikel. Es bilden sich Pickel auf der sonnenexponierten Haut, die aussehen wie eine Akne, deshalb auch der Begriff Mallorca Akne.

**Die phototoxische Lichtdermatose:** Obwohl sie zu den Sonnen-Allergien gezählt wird, ist es keine Allergie, sondern eine chemische Reaktion. Dabei reagiert das Sonnenlicht mit einem bestimmten Stoff im Körper. Bei dem Stoff handelt es sich meistens um ein Medikament oder ein Kosmetikum.

**Die Photoallergie oder photoallergisches Kontaktekzem:** Dabei handelt es sich um eine richtige Allergie und nicht um eine phototoxische Reaktion. Die Haut reagiert auf Sonneneinstrahlung (UV-A-Strahlung) und bestimmte allergieauslösende Stoffe (Allergene).

## Ursache

### Polymorphe Lichtdermatose

Es ist noch nicht vollständig geklärt, wodurch eine polymorphe Lichtdermatose ausgelöst wird. Höchstwahrscheinlich ist der UV-A-Anteil der Sonneneinstrahlung dafür hauptverantwortlich. Es wird vermutet, dass die UV-B-Strahlung zu 10% und 15% eine Kombination aus beiden dafür verantwortlich sind. Nicht nur die Sonne im Freien lässt UV-A-Strahlen an unsere Haut, sondern es gelangen auch die UV-A-Strahlen durch Glasscheiben wie Fenster bei der Arbeit oder im Auto, Bus oder Bahn. Die Fenster fangen nur die UV-B-Strahlen ab, genauso wie dünne Kleidung.

Insbesondere die Frühjahrssonne kann eine Sonnenallergie auslösen, da die Haut zu diesem Zeitpunkt noch nicht an die Sonne gewöhnt ist. ○ Abb. 6.5

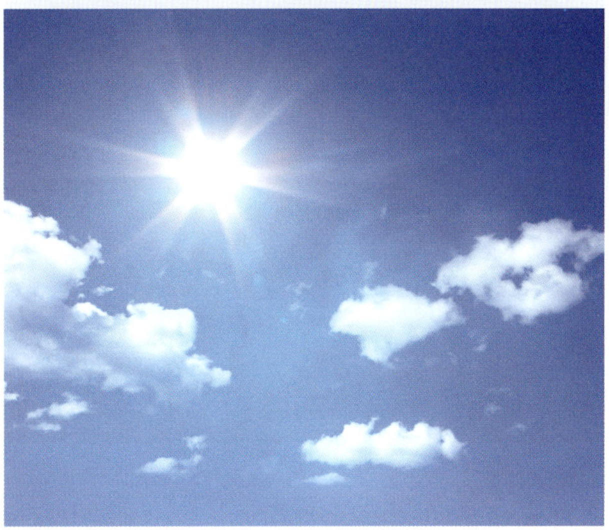

Begünstigt wird eventuell die polymorphe Lichtdermatose unter anderem durch hautirritierende Inhaltsstoffe in Kosmetika wie Emulgatoren, Duft- oder Konservierungsmittel. Außerdem glaubt man, dass eine genetische Veranlagung die polymorphe Lichtdermatose fördern kann.

### Mallorca Akne

Genau wie bei der richtigen Akne kommt es zu Entzündungen der Haarbalgfollikel. Dies ist darauf zurückzuführen, dass der körpereigene Talg zusammen mit Fettbestandteilen und Emulgatoren aus der Sonnencreme oder -lotion mit UV-A-Strahlen reagiert. Die gebildeten Entzündungen sehen wie Knötchen einer Akne aus. Betroffen sind hauptsächlich junge Frauen mit fettiger und zu Akne neigender Haut. Gerade bei denen entstehen die Symptome nach dem ersten längeren Sonnenkontakt, z. B. im Sommerurlaub an den sonnenexponierten Hautstellen wie am Dekolletee, Gesicht, Oberarme und Schultern.

### Phototoxische Lichtdermatose

Diese Form der Dermatose entsteht durch chemische Reaktion von Sonneneinstrahlung und phototoxischen Wirkstoffen, wie z. B. einem Inhaltsstoff in den Medikamenten.

Zu den Medikamenten, die die Lichtempfindlichkeit erhöhen, zählen z. B.:

- bestimmte Antibiotika wie z. B. Tetracyclin und Doxycyclin,
- Diuretika wie Furosemid,
- Herzmedikamente wie Amiodaron,
- Bergamottenöl, welches auch Bestandteil vieler Parfüme ist,
- einige pflanzliche Arzneistoffe aus Baldrian und Johanniskraut (○ Abb. 6.6),

Arzneistoffe, wie Johanniskraut, sorgen für eine erhöhte Photosensibilität, d. h. die Haut ist extrem lichtempfindlich. ◘ Abb. 6.6

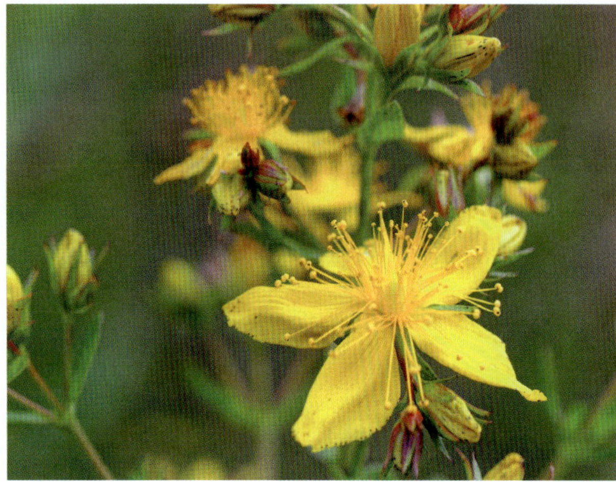

- Pflanzen mit denen man draußen in Berührung kommt wie Wiesengräser, die Furocumarine enthalten. Ebenso können phototoxische Reaktionen mit dem großen Bärenklau hervorgerufen werden.

### Photoallergie

Bei der Photoallergie handelt es sich um eine richtige Allergie und nicht um eine phototoxische Reaktion wie oben beschrieben. Die Haut reagiert auf allergieauslösende Stoffe (= Allergene) in Kombination mit UV-A-Strahlung. Zu den Allergenen zählen bestimmte Inhaltsstoffe, besonders Emulgatoren aus Kosmetika und Sonnenschutz, Duftstoffe, antibakterielle Substanzen wie Chlorhexidin oder Medikamente wie Chlorpromazin, Promethazin und Diphenhydramin. Letzteres ist in Reisetabletten enthalten. Beim ersten Kontakt bildet der Körper Abwehrstoffe (= Antikörper), die gegen diese Allergene gerichtet sind. Erst bei dem nächsten Kontakt mit den Allergenen in Verbindung mit UV-Strahlung tritt die Allergie auf, die sich auf der Haut äußert.

## Symptome

### Polymorphe Lichtdermatose

Die polymorphe Lichtdermatose tritt nicht sofort in der Sonne auf, sondern mit Verzögerung erst einige Stunden bis Tage nach der Sonnenexposition.

Diese äußert sich in starkem Juckreiz, fleckiger Rötung, Brennen oder auch Schmerzen. Es entstehen kleine Bläschen, Knötchen oder Hautverdickungen. Die polymorphe Lichtdermatose kann aufliegend und erhaben auf der Haut sein.

Sie äußert sich mit vielen verschiedenen Symptomen bei den unterschiedlichen Betroffenen. Jeder Einzelne zeigt aber jedes Mal die gleichen Symptome. Betroffen sind nur die Stellen, die der Sonne extrem ausgesetzt sind, wie Nacken, Dekolletee, Schultern und Oberseite der Arme und der Handrücken. Sobald die Haut mehrere Tage nicht mehr der Sonne ausgesetzt ist, bilden sich die Symptome zurück.

### Mallorca Akne

Diese Sonderform der polymorphen Lichtdermatose bildet kleine entzündliche, aber nicht eitrige, juckende Knötchen an den Haarfollikelöffnungen. Optisch sind diese sehr ähnlich wie die der Akne. Es sind ebenfalls nur die Areale betroffen, die mit der Sonne in Kontakt waren. Dazu gehören hauptsächlich Gesicht, Dekolletee, Nacken bis runter zu den Schultern und oberen Rücken.

### Phototoxische Lichtdermatose

Es kommt zu Hautreaktionen, die ähnliche Symptome aufweisen wie beim Sonnenbrand. Die ersten Anzeichen können schon wenige Stunden bis Tage nach der Sonneneinwirkung auftreten. Auch hier sind nur die Bereiche betroffen, die der Sonne ausgesetzt sind. Es treten Rötungen, Brennen, Schwellungen bis hin zur Ödembildung, Bläschen und in schwerwiegenden Fällen große Blasen auf. Die Ausprägung ist je nach Auslöser sehr unterschiedlich. Ist der Auslöser z. B. auf einen Inhaltsstoff eines systemischen Medikaments zurückzuführen, hat sich der phototoxische Stoff im ganzen Blutsystem verteilt. In diesem Fall kommt es zu einer flächigen Hautrötung. Wenn der phototoxische Stoff nur durch Berührung von z. B. Wiesengräsern mit der Haut in Kontakt kommt, äußern sich die Symptome auch nur stellenmäßig. Eine tropfenförmige Gestalt der Rötung bzw. Verfärbung tritt meist bei Parfüm an der Auftragsstelle auf.

Phototoxische Reaktionen können nach dem Abheilen noch eine Farbveränderung (Hyperpigmentierung) einzelner Hautstellen aufweisen.

### Photoallergische Lichtdermatose

Die allergischen Reaktionen treten auch hier verzögert auf und nicht direkt bei der UV-Einstrahlung. Hier sind aber nicht nur die Hautareale betroffen, die mit der Sonne Kontakt hatten, sondern die Symptome können sich weiter ausbreiten. Es treten Rötungen auf, Juckreiz, Pusteln, Quaddeln und Bläschen bis hin zur großen Blasenbildung.

## Therapiemöglichkeiten

Bei jeder Art der Sonnenallergie helfen kühlende, juckreizstillende Cremes und Gele. Im Akutfall ist es wichtig zuerst die betroffenen Stellen zu kühlen, eventuell mit einem kühlen Tuch. Danach kann ab dem 6. Lebensjahr idealerweise ein Hydrocortisonpräparat, möglichst mit einer leichten Grundlage, aufgetragen werden. Es kommt so zur Linderung der Symptome. Cortison wirkt juckreizstillend, entzündungshemmend und antiallergisch. Zusätzlich kann ein Antihistaminikum in Tropfen- oder Tablettenform angewendet werden (◘ Tab. 6.6). $H_1$-Antihistaminika in Form eines Gels bringen auch Linderung der Symptome, aber die Allergie geht dadurch nicht weg (▸ Seite 120).

### Nahrungsergänzungsmittel

Durch Sonneneinstrahlung entstehen freie Radikale. Diese Verbindungen sind zellzerstörend und sind eventuell mitverantwortlich für die Symptome. Deshalb wird empfohlen die Haut durch Vitamine mit antioxidativer Wirkung zu schützen.

**Tab. 6.6** Präparatebeispiele bei Sonnenallergie

| Wirkstoff | Handelspräparat |
|---|---|
| **Allopathika** | |
| **$H_1$-Antihistaminika** | |
| Dimetinden | Fenistil® (DRA, GEL, TRO) |
| Bamipin | Soventol® (GEL) |
| Cetirizin | Cetirizin Hexal® bei Allergien (TAB) |
| Loratadin | Lorano® (TAB) |
| **Glucocorticoide** | |
| Hydrocortison | Fenihydrocort® 0,25 % (CRE) |
| Hydrocortison + Dexpanthenol | Fenihydrocort® 0,5 % (CRE) |
| Hydrocortisonacetat | Soventol® Hydrocort 0,25 %/0,5 % (Cremogel) |
| **Nahrungsergänzungsmittel** | |
| Beta-Carotin, Calcium, Vit. C + E | Calcium Sandoz® Sun (BTA) |

Die Vitamine wie Vitamin C und E machen die freien Radikale unschädlich und Betacarotin trägt zur Erhaltung normaler Haut bei. Deshalb soll gerade im Urlaub auf vitaminreiche Nahrung oder Nahrungsergänzungsmittel zurückgegriffen werden.

Ebenso eignet sich Calcium, um das Ausmaß der sonnenallergischen Reaktion zu reduzieren. Wichtig ist, dass die Vitamine und das Calcium schon mindestens ein bis zwei Wochen vor dem Urlaub gegeben werden.

Betacarotin in großen Mengen darf nicht von Rauchern eingenommen werden. Es erhöht das Lungenkrebsrisiko.

## Ergänzende Empfehlungen

### Polymorphe Lichtdermatose

Da die Ursache nicht genau bekannt ist, kann man Vorsichtsmaßnahmen treffen, aber es ist schwierig spezielle therapieergänzende Maßnahmen zu treffen. Die wichtigste vorbeugende Maßnahme ist, sich vor der Sonne zu schützen.

Dies kann geschehen durch:

- Einen guten Sonnenschutz mit einem hohen Lichtschutzfaktor, besonders soll auf einen hohen UVA-Schutz geachtet werden.
- Wenn man zu polymorpher Lichtdermatose neigt, soll man sich möglichst im Schatten aufhalten oder zumindest die Mittagssonne meiden. Am besten ist es, die Haut erst nach und nach an die UV-Strahlung zu gewöhnen. Jeden Tag etwas länger.
- Gerade im Wasser, z. B. beim Schnorcheln, möglichst ein spezielles UV-abhaltendes T-Shirt tragen, damit die prädestinierten Stellen besser vor der Sonne geschützt sind.
- Nach dem Baden im Meer gut die Salzkristalle abduschen, damit diese die Haut nicht noch besonders reizen.
- Schutz durch Kleidung. Es ist engmaschige Kleidung und ein großer Hut oder eine Schirmmütze ratsam.

**Tab. 6.7** Schüßler-Salze bei Sonnenallergie

| Schüßler-Salz | Beschreibung |
|---|---|
| Nr. 3 Ferrum phosphoricum D12 | Das Salz des Immunsystems. |
| Nr. 10 Natrium sulfuricum D6 | Das Salz der inneren Reinigung. |

Ist die polymorphe Lichtdermatose ausgebrochen, hilft am besten Sonnenkarenz. Dann bilden sich die Symptome innerhalb weniger Tage zurück.

### Mallorca Akne

Die Vorsichtsmaßnahmen bei der Mallorca-Akne sind einfacher zu treffen. Das Allerwichtigste ist, dass der Sonnenschutz und das After-Sun-Produkt keine Fette und Emulgatoren enthalten. Zusätzlich soll der Sonnenschutz einen hohen UV-A-Anteil aufweisen.

Die Betroffenen sollen, soweit es möglich ist, im Sommer auf fettarme und emulgatorfreie Kosmetikprodukte zurückgreifen. Das Problem ist nämlich, dass Emulgatoren bis zu 24 Stunden in der Haut bleiben können und so noch die Mallorca-Akne am nächsten Tag auslösen können.

### Phototoxische Lichtdermatose

Man sollte versuchen, die phototoxischen Substanzen zu meiden. Ist dies z. B. bei Medikamenten nicht möglich, ist ein guter Sonnenschutz unerlässlich. Einmal sollte die Haut durch ein Sonnenschutzpräparat mit hohem UV-A Schutz geschützt werden und andernfalls durch Schatten. Ein großer Sonnenschirm, -Markise oder -Segel bieten einem etwas Schutz. Leider kann UV-A-Strahlung auch durch Textilien gehen.

### Photoallergie

Die beste Vorsichtsmaßnahme ist das Allergen zu meiden. Es dürfen aber auf keinen Fall eigenständig Medikamente abgesetzt werden. Man kann mit dem Arzt über ein alternatives Präparat sprechen. Auch hier ist der Sonnenschutz die wichtigste Maßnahme.

Gerade bei Schiffsreisen wird häufig Diphenhydramin gegen Seekrankheit eingesetzt, danach sollte auf ein Sonnenbad an Deck verzichtet werden.

## Grenzen der Selbstmedikation

Die „Sonnenallergie" kann einem ganz schön den Urlaub vermiesen. Bis man wieder zu Hause ist und zum Arzt gehen möchte, sind die Symptome meist schon wieder abgeklungen.

Leidet man besonders stark mit großen Blasen und extremen Hautschäden unter der polymorphen Lichtdermatose, kann der Arzt einen mit einer vorbeugenden Therapie den nächsten Urlaub oder den Sommer angenehmer machen. Das kann sein: die Phototherapie, bei der einige Wochen vor der Sonnenexposition die Haut unter ärztlicher Aufsicht mit festen Dosen UV-Licht bestrahlt wird. Die Haut wird so an die Sonne gewöhnt und die Beschwerden sollen nicht mehr so stark bis gar nicht auftreten. Oder eine Stufe weiter die Phytochemotherapie. In schweren Fällen kann der Arzt auch Cortison oder Immunsuppressiva verordnen.

# Pflege von zu Schuppen neigender Kopfhaut

Kopfschuppen werden meist nur Schuppen genannt.

Schuppen sind Agglomerate von abgestorbenen Hornzellen (Korneozyten), die sich von selbst oder durch Kratzen von der Kopfhaut ablösen. Für das bloße Auge sichtbar sind die Schuppen erst, wenn sie aus mehr als 500 Zellen bestehen. Bei jedem normalen Erneuerungsprozess der Haut lösen sich innerhalb von 28 Tagen die alten Hautzellen ab, indem die Hautzellen aus tieferen Schichten an die Oberfläche wandern. Die Zellansammlungen sind so klein, dass sie so nicht erkennbar sind. Ist diese Zeit verkürzt auf sieben bis 21 Tage liegt ein pathologisches Problem vor.

Grundlegend unterscheidet man zwei Arten von Schuppen:

- **Trockene Schuppen**: Dabei handelt es sich um kleine weiße Hautschüppchen, die leicht vom Kopf und den Haaren rieseln.
- **Fettige Schuppen**: es sind ölige gelblich gefärbte Ablagerungen auf der Kopfhaut oder an den Haaren klebend.

Trockene Schuppen rieseln leicht vom Kopf. Abb. 6.7

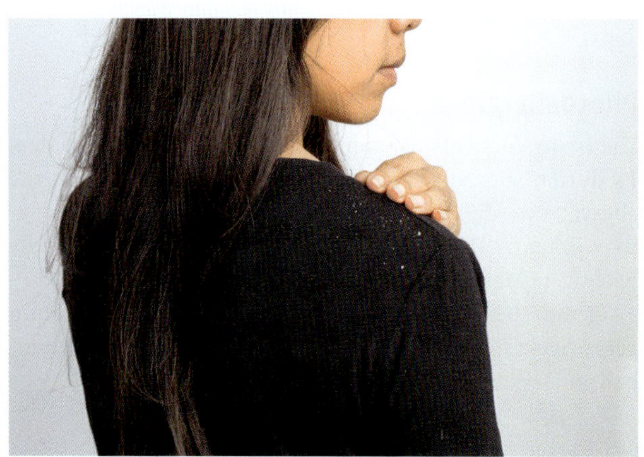

Von fettigen Schuppen sind eher Männer betroffen. Dies ist darauf zurückzuführen, dass sie zu fettiger Kopfhaut neigen. Ihre Drüsen sondern mehr Talg ab.

Trockene Schuppen treten meistens mehr bei Frauen auf, dies ist auf die Strapazierung der Kopfhaut aufgrund von Färbe- und Stylingprodukten zurückzuführen.

## Ursache

### Trockene Schuppen

Die trockenen Schuppen werden auch als einfache Schuppen bezeichnet (Pityriasis simplex). Sie entstehen häufig durch verminderte Talgabsonderung (Sebostase) und Irritationen. Zu einer verminderten Talgabsonderung kann es durch atopische Dermatitis oder im Alter durch Alterssebostase kommen.

Weitere Ursachen sind:

- Irritationen der Kopfhaut unter anderem ausgelöst durch Überpflegung, gerade wenn die Haare häufig wie mindestens einmal täglich mit entfettenden Shampoos gewaschen oder austrocknende Haarpflegeprodukte wie Schaumfestiger oder Haarspray benutzt werden.
- Durch chemisch-kosmetische Prozesse, dazu zählen z. B. Dauerwelle, Haarglättung oder aggressive Färbemittel.
- Stress kann ebenfalls ein Auslöser für Schuppen sein. Bei einigen geht Stress auf den Magen, bei anderen äußert sich Stress in Form von Hautreaktionen wie die trockene Kopfhaut.
- Weitere Auslöser sind austrocknende Faktoren wie zu langes und heißes Föhnen, Umweltfaktoren wie Sonneneinstrahlung, Kälte, Hitze, Wind.
- Hormonelle Schwankungen können bei Frauen in den Wechseljahren auch zu trockener Kopfhaut führen. Aufgrund der rückgängigen Estrogenproduktion verliert die Haut an Feuchtigkeit.
- Weitere Ursachen von Schuppen können andere Erkrankungen wie Heuschnupfen, Asthma, Psoriasis, Neurodermitis oder eine Kontaktallergie sein.

### Fettige Schuppen

Fettige Kopfschuppen (Pityriasis steadoides) entstehen durch vermehrte Talgproduktion (Seborrhö). Der Grund ist meistens ein seborrhoisches Ekzem oder hormonelle Veränderung, wie z. B. in der Pubertät. In der Pubertät kommt es gerade bei Jungen zur vermehrten Talgproduktion und dies führt zu fettigen Schuppen.

Durch eine erhöhte Talgproduktion und infolge der darauf resultierenden fettigen Schuppen, die an der Kopfhaut anhaften, kommt es häufig zur Vermehrung von Hefepilzen, wie Malassezia-Hefen. Der Hefepilz regt wiederum die Schuppenbildung an. Diese Hefen befinden sich auf der normalen Flora der Kopfhaut. Die Schuppen führen zum vermehrten Pilzbefall, der entzündliche Reaktionen auf der Kopfhaut hervorruft. Nicht selten nimmt im Sommer oder im Urlaub in tropischen Ländern die Anzahl an fettigen Schuppen zu. Grund dafür ist die hohe Luftfeuchtigkeit, wodurch die Seborrhö verstärkt wird und eventuell das Pilzwachstum gefördert wird.

## Symptome

### Trockene Schuppen

Dabei handelt es sich um kleine weiße sich leicht vom Haar und der Kopfhaut lösende und herabrieselnde Hautplättchen. Die Kopfhaut ist trocken, neigt zu Juckreiz und Rötung.

Schuppen, die aufgrund einer Krankheit auftreten, besitzen meist charakteristische Symptome. Die Schuppen bei Neurodermitis wirken weiß-silbrig, die Hautareale sind rot und begrenzen sich nicht nur auf die Kopfhaut, sondern können bis in den Nacken oder hinter die Ohren gehen.

### Fettige Schuppen

Die Schuppen lassen sich nicht leicht abschütteln. Sie kleben an der Kopfhaut meist als größere Ansammlung fest. Durch die vermehrte Talgabsonderung haben die Schuppen eine ölige Konsistenz und sind gelblich gefärbt. Die Kopfhaut ist fettig begleitet von einem quälenden Juckreiz und einer Rötung. Kommt es zu fettigen Schuppen aufgrund eines seborrhoischen Ekzems, sind diese gelblich-rot, so ähnlich wie lachsfarben. Es ist meist nicht nur auf die Kopfhaut beschränkt, sondern auch Stellen im Gesicht wie Augenbrauen oder der Bartbereich und die Ohren sind betroffen.

## Therapiemöglichkeiten

Mittel der Wahl bei Kopfhautschuppen sind spezielle Shampoos, die noch durch eine Lösung ergänzt werden können (◘ Tab. 6.8). Das Shampoo soll nicht nur die Haare und die Kopfhaut reinigen, sondern auch noch die Kopfhaut therapieren, indem es die Rötung und den Juckreiz nimmt und die Kopfschuppen wirksam bekämpft. Bei der Therapie ist es ganz wichtig zu unterscheiden, ob man unter Seborrhoe oder Sebostase leidet oder ob die Schuppen auf eine Erkrankung zurückzuführen sind.

### Sebostase

Shampoos oder Lösungen, die man bei trockenen Schuppen aufgrund trockener oder empfindlicher Kopfhaut oder zu Neurodermitis bzw. Psoriasis oder Ekzem neigender Kopfhaut anwendet, enthalten meist:

- rückfettende Substanzen wie die Linolsäure, die die Hautschutzbarriere wieder herstellt,
- Substanzen, die den Feuchtigkeitsverlust der Kopfhaut mindern wie Urea pura und Lactat,
- Milchproteine, die die Kopfhaut geschmeidig halten,
- juckreizstillende Substanzen wie das Polidocanol, welches auch zusätzlich eine hautberuhigende Wirkung zeigt, ebenso wie Licochalcone A.

Juckreizlindernd und hautberuhigend sind auch Menthol und Sichuan Pfeffer.

Einige wenige Shampoos gegen trockene Schuppen enthalten Ichthyol (als Nachfolger der früheren Steinkohlenteerlösung) oder ein Antimykotikum gegen den Malassezia furfur Pilz wie das Piroctan Olamin und Climbazol.

### Seborrhö

Die meisten Haarwäschen und Lösungen gegen fettige Schuppen enthalten ein Antimykotikum. Dazu zählen Piroctan Olamin und Climbazol.

Climbazol hat den Vorteil, es wird vom Haar absorbiert und bildet dort ein Depot, welches nachhaltig gegen die Pilze wirkt.

Weitere Antimykotika sind das Ketoconazol 2 %, Octopirox und Ciclopiroxolamin, kurz CPO, welches die Pilze in der Vermehrung hemmt. Die Antimykotika bekämpfen die Hauptursache von fettigen Schuppen. Dadurch normalisiert sich die Kopfhaut wieder, sodass die Entzündungssymptome und die damit verbundene Rötung und Juckreiz zurückgehen.

◘ Tab. 6.8 Präparatebeispiele bei Schuppen

| Wirkstoff | Handelspräparat |
|---|---|
| **Trockene Schuppen** | |
| Climbazol, Piroctan Olamin, Polidocanol | Eucerin® Dermocapillaire Anti-Schuppen Creme Shampoo (SHA) |
| Climbazol, Licochalcone A, Piroctan Olamin, Polidocanol | Eucerin® DermoCapillaire Anti-Schuppen Intensiv Tonikum (TON) |
| Ichthyol, Milchproteine, Urea | Dermasence® Medizinal Shampoo (SHA) |
| **Trockene Schuppen aufgrund trockener, empfindlicher oder zu Neurodermitis oder Schuppenflechte neigender Kopfhaut** | |
| Linolsäuren | Linola® Shampoo (SHA) |
| Linolsäurereiche Pflanzenöle, Menthol, Sichuan Pfeffer | Linola® Forte Shampoo (SHA) |
| Lactat, Polidocanol, Urea | Eucerin® DermoCapillaire Kopfhautberuhigendes Urea Shampoo (SHA) |
| Licochalcone A, Lactat, Polidocanol, Urea | Eucerin® DermoCapillaire Kopfhautberuhigendes Urea Intensivtonikum (TON) |

6

■ Tab. 6.8 Präparatebeispiele bei Schuppen (Fortsetzung)

| Wirkstoff | Handelspräparat |
|---|---|
| **Fettige Schuppen** | |
| Climbazol, Piructon Olamin, Polidonacol | Eucerin® DermoCapillaire Anti-Schuppen Gel-Shampoo (SHA), Eucerin® DermoCapillaire Anti-Schuppen intensiv Tonikum (TON) |
| Ketoconazol | Terzolin® 2 % (LSG), Ket® med 20 mg/g (SHA) |
| Ciclopiroxolamin (CPO) | Stieprox® Classic (SHA) |
| CPO + Salicylsäure | Stieproxal® Anti-Schuppen-Shampoo (SHA) |
| CPO + Glycerin | Stieprox® intensiv (LSG) |
| Allantoin, Menthol, Octopirox, Panthenol | Dermasence® HairCare Shampoo (SHA) |
| Salicylsäure, Selendisulfid, Teebaumöl | Dermasence® Selensiv Shampoo (SHA) |
| **Shampoo für empfindliche Kopfhaut** | |
| pH5-Citratpuffer, ohne Farbstoffe, ohne Parabene, ohne Silikon, seifenfrei | Eucerin® Dermocapillaire pH5 Shampoo (SHA) |
| Bisabolol ohne Farbstoffe, ohne Parabene, ohne Silikon, seifenfrei, parfümfrei | Eucerin® Dermocapillaire Hypertolerant Shampoo (SHA) |
| Lecithin, Meersalz, Milchproteine | Dermasence® Milchserum Shampoo (SHA) |

Die antimykotischen Shampoos enthalten zusätzlich noch juckreizlindernde Stoffe wie Polidocanol, kühlende Substanzen wie Menthol oder pflegende Substanzen wie Allantoin und Panthenol.

Da gerade fettige Schuppen sich zum Teil schlecht von der Kopfhaut lösen, ist zum Teil in den Shampoos noch Salicylsäure als Keratolytikum vorhanden.

Selendioxid kann sowohl in Shampoos gegen trockene als auch gegen fettige Schuppen zu finden sein. Es beugt unter anderem der Neubildung von Schuppen vor.

Shampoo, Föhn und Stylingprodukte sollten in geringem Maße verwendet werden, der Hautschutzbarriere zugute. ○ Abb. 6.8

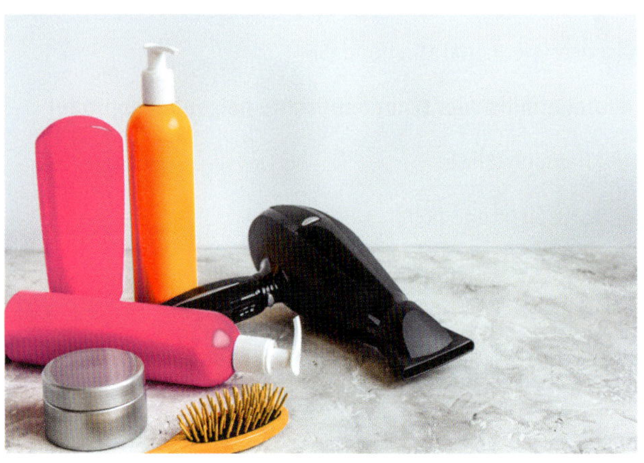

Die Schuppenshampoos mit einem Antimykotikum werden meistens kurmäßig zwei bis dreimal die Woche und für zwei bis vier Wochen angewendet. Mittlerweile sind auch einige für die tägliche Haarwäsche geeignet. Zwischen der kurmäßigen Anwendung sollte man auf milde, nicht reizende Shampoos zurückgreifen, die möglichst wenig Zusatzstoffe enthalten, damit die Kopfhaut geschont wird.

Die milden Shampoos sind frei von Farbstoffen, Parabenen, Silikon, sind seifenfrei und zum Teil parfümfrei. Einige enthalten kopfhautberuhigende Substanzen wie das Bisabolol oder Meersalz zur Regeneration der Kopfhaut.

Wichtig ist, dass die Shampoos, egal ob sie gegen trockene oder fettige Schuppen oder empfindliche Kopfhaut angewendet werden, immer mindestens zwei Minuten einwirken sollen, damit die Inhaltsstoffe ihre Wirksamkeit entfalten können.

## Ergänzende Empfehlungen

Bei trockenen Schuppen soll auf ein mildes, nicht reizendes Shampoo zurückgegriffen werden, welches die Haare nicht austrocknet. Es sollen so wenig Stylingprodukte wie möglich verwendet werden und falls doch nicht darauf verzichtet werden kann, sollten diese ohne austrocknenden Alkohol sein.

Gegebenenfalls hilft es die Haare nicht täglich zu waschen. So wird die Hautschutzbarriere der Kopfhaut weniger gestört. Am besten verwendet man lauwarmes Wasser und lässt die Haare lufttrocknen, damit die Kopfhaut durch die Wärme nicht noch mehr austrocknet. Bei einem Kontaktekzem ist es wichtig herauszufinden, wodurch das Ekzem ausgelöst wird, und diesen Reizfaktor zu meiden.

Sowohl bei trockenen als auch bei fettigen Schuppen soll eine Irritation der Kopfhaut gemieden werden. Auch wenn es noch so juckt, soll man sich beherrschen nicht zu kratzen, denn sonst wird die Haut noch stärker gereizt. Nasse Haare sollen auch nur trocken gedrückt oder getupft werden, denn durch das Rubbeln kann die Haut ebenfalls noch mehr gereizt werden.

## Grenzen der Selbstmedikation

Kommen zu einer Rötung der Kopfhaut noch zusätzlich Entzündungssymptome wie eine deutliche Rötung, Nässen oder extrem starker Juckreiz hinzu, soll für die Ursachenabklärung ein Arzt aufgesucht werden. Ebenso wenn an anderen Körperstellen Hautveränderungen auftreten. Dies ist auch ratsam, wenn durch das Schuppenshampoo nicht der gewünschte Erfolg eintritt.

# Brüchige und rissige Nägel

Gesunde Nägel sehen rosa, transparent, glatt und glänzend aus. Sie weisen keine Flecken oder Kerben auf. Leider ist dies nicht bei jedem der Fall. Fast jeder Fünfte hat Probleme mit seinen Nägeln, indem sie brüchig, rissig oder splittrig sind. Es ist nicht nur unschön anzusehen, sondern schränkt einen auch im Alltag ein, z. B. bleibt man leichter an der Kleidung hängen. Die Hände und Fingernägel sind nicht nur unsere Visitenkarte, sondern durch die Fingernägel hat die Hand erst ihre komplette Funktion.

Fingernägel helfen kleine feine Handarbeiten zu erledigen. Wie oft benutzt man die Fingernägel als wichtiges Greifwerkzeug, außerdem werden die empfindlichen Fingerenden von den Hornplatten der Nägel geschützt.

Bei gesunden Nägeln muss die Nagelplatte gut durchfeuchtet sein. Sie enthält 7 bis 18% Wasser. Wird dem Nagel Feuchtigkeit entzogen, wird er brüchig oder reißt ein. Das Nagelwachstum beginnt in der Nagelmatrix, diese produziert das Keratin. Die Qualität des Nagels und das Nagelwachstum ist vom Keratin abhängig und von äußeren Faktoren.

## Ursachen

Der sichtbare Teil des Fingernagels ist die Nagelplatte. Diese besteht aus Keratinschichten. Das Keratin ist leicht angreifbar, hauptsächlich durch exogene Faktoren. Diese entziehen dem Nagel Feuchtigkeit und schädigen die Hornschicht.

Zu den exogenen Faktoren zählen:

- Die Handhabung mit Reinigungsmitteln wie Spül-, Waschmittel oder Seife, bei langem Wasserkontakt oder die Anwendung von chemischen Stoffen wie Nagellackentferner oder starken Putzmitteln.
- Die Jahreszeiten: besonders im Winter, wenn es draußen kalt ist und drinnen warm, verlieren die Nägel an Feuchtigkeit und werden spröde. Übermäßige Hitze schadet den Nägeln ebenfalls. UV-Licht im Sommer ist wahrer Stress für die Nägel.
- Künstliche Nägel, dabei wird die Hornschicht der Fingernägel angegriffen und die Nägel werden weich und brüchig.
- Falsche Maniküre: Wird die Maniküre unsachgemäß betrieben, kann es zur Verletzung der Nagelplatte kommen.
- Die Einnahme von Zytostatika: Bei Zytostatika wird das Zellwachstum allgemein gehemmt, dadurch kommt es zu brüchigen Nägeln.
- Nagelpilzinfektionen.



Zu den endogenen Faktoren zählen:

- Das Alter, genetische Veranlagung,
- Nährstoffmangel: Wenn dem Körper wichtige Mineralien und Vitamine fehlen, wie Silicium, Schwefel, Eisen, Zink und Vitamin H, kann dies ebenfalls zu brüchigen Nägeln führen. Der Nährstoffmangel kann zurückzuführen sein auf einseitige Ernährung oder Stoffwechselstörungen.

Erkrankungen als Grund für Veränderungen der Nagelstruktur:

- Hormonveränderungen unter anderem Schilddrüsenerkrankungen wie eine Unterfunktion der Schilddrüse (Hypothyreose),
- Durchblutungsstörungen,
- Psoriasis kann speziell auch die Nägel befallen, dann spricht man von Nagelpsoriasis.

## Symptome

Die Nägel sehen nicht glatt und rosa gefärbt aus. Dadurch dass ihnen Wasser entzogen wurde, sind sie trocken, spröde, verlieren an Stabilität, können leicht abbrechen und einreißen. Zum Teil splittern sie leicht schichtweise auf. Die Nägel können auch Furchen, Kerben, Längs-oder Querrillen aufweisen.

## Therapiemöglichkeiten

Es gibt zwei verschiedene Therapiemöglichkeiten (□ Tab. 6.9):

- die **orale Therapie**: Dieser Weg ist indirekt und bis ein sichtbarer Erfolg da ist, dauert es etwas länger.
- die **lokale Anwendung**: Dabei ist der Wirkstoff schnell und direkt am Wirkort.

### Direkte Mineralisierung durch Lacke

Diese lokale Anwendung ist mit Hilfe eines Pflegelackes möglich. In dem Lack sind Mineralien wie Silicium in Form von Kieselsäure und Schwefel enthalten. Aufgrund der besonderen Grundlage können diese Stoffe besonders gut in den Nagel transportiert werden. Die Grundlage besteht aus Hydroxypropylchitosan, kurz HPCH, welches aus dem Chi-

Glasnagelfeilen haben eine feiner gekörnte Oberfläche als andere Nagelfeilen. Dadurch lassen sich die Nägel schonender feilen und die Feile lässt sich besser reinigen. ○ Abb. 6.9

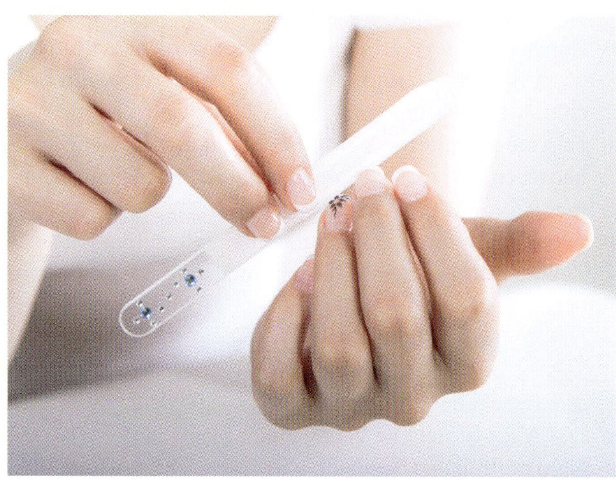

tinpanzer von Krebsen hergestellt wird. Außer des guten Inhaltsstofftransporters bringt das HPCH noch den Vorteil mit, dass es an das Keratin des Nagels bindet. So gelangt es optimal in die Hohlräume der Nägel. Die Lücken der porösen und brüchigen Nägel werden gefüllt.

Der Inhaltsstoff Silicium in Form von Kieselsäure, welches aus dem Schachtelhalm gewonnen wird, sorgt für eine Mineralisierung und Kräftigung des Nagels. Er stabilisiert die Nagelstruktur.

Bei dem Methylsulfonylmethan (MSM) handelt es sich um die natürlich vorkommende Form des Schwefels. 2,5 % Schwefel befinden sich in einer gesunden Nagelplatte und verbinden die Keratinmoleküle durch Querverbindungen. Dadurch werden die Nägel gehärtet und besitzen trotzdem eine hohe Elastizität.

Durch den Lack werden die Nägel in der Struktur gestärkt und wieder aufgebaut. Schon nach vier Wochen sehen sie auch optisch wieder viel ansprechender aus. Es wird eine Dreimonatskur empfohlen. Der Lack ist auch für Männer geeignet, da er unsichtbar ist. Sogar bei Nagelpsoriasis bringt der Lack eine Besserung der Nägel. Dafür muss er aber sechs Monate angewendet werden.

Wenn Frauen nicht auf Nagellack verzichten möchten trotz angegriffener Nägel, eignet sich der Lack auch ideal als Unterlack.

Sonst gibt es mittlerweile schon kosmetische Lacke in einer großen Farbauswahl, die Silicium enthalten. Dieser Lack ist besonders gut für empfindliche und brüchige Nägel geeignet. Er stärkt, schützt und härtet die Nägel langfristig. Zusätzlich wird der Nagel nicht von chemischen Inhaltsstoffen gereizt, da der Lack ohne Formaldehyd, Toluol, Kolophonium und Parabene ist. Außerdem ist die Mischkugel nickelfrei.

## Pflege durch Cremes

Mittlerweile gibt es Handcremes, die zusätzlich noch auf die Nagelpflege spezialisiert sind bzw. spezielle Nagelcremes. Bei regelmäßiger Anwendung versorgen sie den Nagel mit Feuchtigkeit durch Inhaltsstoffe wie Avocadoöl, Aloe vera und Panthenol. Panthenol hat den Vorteil, dass es sehr gut in die oberen Keratinstrukturen eindringen kann und das Wasserbindungsvermögen erhöht. Zusätzlich wird die Nagelhaut noch durch Inhaltstoffe des schwarzen Hafers, Lecithin und essenzielle Aminosäuren gepflegt.

Die Creme soll besonders gut in das Nagelbett und in die Nägel einmassiert werden. Spezielle Nagelcremes sind auch für das Nagelbett und die Nägel geeignet.

Die regenerierende Nagelcreme schützt und pflegt die Nägel und stärkt diese auch von innen. Dafür sorgen die Inhaltsstoffe wie Chitosan, Panthenol und Phytantriol mit Liposomen und Vitamin H. Bei regelmäßiger Anwendung werden die Nägel wieder elastisch und glänzend.

## Pflege durch Feilen

Die Nagelpflege kann durch eine spezielle Feile unterstützt werden. Besonders schonend sind Glasnagelfeilen, sie sorgen für einen glatten Nagelrand ohne Risse. Damit die Nageloberfläche glatt und glänzend aussieht, muss man nicht unbedingt zu einem Nagellack greifen. Eine besonders schöne Optik bekommt man mit einer Polierfeile.

Sie besteht aus drei Phasen:

- Die **Phase 1** ist dafür da, die Kratzer, Rillen und Verfärbungen zu beseitigen.
- Mit der **Phase 2** wird die Nageloberfläche glatt poliert.
- Bei der **Phase 3** werden die Fingernägel auf Hochglanz gebracht.

Nachdem man diese drei Phasen durchgeführt hat, reicht meistens eine einwöchige Wiederholung der dritten Phase.

## Präparate zum Einnehmen

Zu den oral einzunehmenden Präparaten zählen Gele, Kapseln oder Pulver. Sie gelangen durch den Magen-Darm-Trakt in die Blutbahn und über den Blutkreislauf in die Nagelmatrix. Von dort aus versorgen sie die neu heranwachsenden Nägel. Das bedeutet, wenn ein Nagel porös und brüchig ist, muss er erst einmal komplett nachwachsen bis der komplette Erfolg sichtbar ist. Bei Fingernägeln dauert es mindestens sechs Monate und bei Fußnägeln neun bis zwölf Monate.

Es gibt ein reines Kieselsäurepräparat in Gelform. Das **Silicium** aus der Kieselsäure stärkt die Quervernetzung der Keratin-Eiweiß-Bausteine in der Nagelplatte und sorgt so für mehr Stabilität und Widerstandskraft der Nägel. Es kommt dadurch zu weniger Absplitterungen und Rissen. Die Nägel sehen wieder gesünder und gepflegter aus.

Es stehen auch Kapseln mit Kieselsäure zur Verfügung. Diese enthalten zusätzlich noch **Zink, Mangan, Selen und Biotin**. Die Summe der Inhaltsstoffe sorgt nicht nur für schönere Nägel, sondern auch noch zusätzlich für schöne Haare und ein straffes Bindegewebe. Gerade bei einem Mangel an Zink, Selen und Biotin wirken sich die Kapseln zusammen mit Silicium positiv auf ein gesundes Nagelwachstum aus.

◻ Tab. 6.9 Präparatebeispiele bei brüchigen Nägeln

| Wirkstoff | Handelspräparat |
|---|---|
| **Lokale Therapie (schneller, direkter Weg)** | |
| Nagellacke | |
| Silicium, Methysulfonylmethan (MSM) | Sililevo® Nagellack |
| Silicium | Roche Posay® Silicium Nagellack für empfindliche Nägel, Roche Posay® Silicium Color Care, Roche Posay® Silicium Pastel Care |
| Nagelcremes | |
| Aloe vera, Avocado-Öl, essenz. Aminosäuren, Lecithin, Schwarzhafer, Provitamin $B_5$ | Eubos® sensitive Hand&Nail |
| Chitosan, Liposome, Panthenol, Phytantriol, Vit. H | BIO-H-TIN® Nagelcreme plus |
| Nagelfeilen | |
| – | BIO-H-TIN® 3-Phasen Nagelpolierfeile oder schonende Glasnagelfeile |
| **Systemische Therapie (langsamer, indirekter Weg)** | |
| Silicium | Sikapur® Kieselsäure-Gel (GEL) |
| Biotin, Mangan, Selen, Silicium, Zink | Sikapur® Kieselsäure Softgel-Kapseln (KAP) |
| Vitamin H | BIO-H-TIN® Vitamin H 2,5 u. 5 mg (TAB) |

6

**Vitamin H** ist nicht nur gut für die Nägel, sondern auch noch für die Haare. Vitamin H fördert den Aufbau von Keratin und kräftigt deren Struktur. Es kräftigt brüchige Nägel. Die Tabletten sollen mindestens sechs Monate eingenommen werden, denn solange braucht der Nagel bis er nachwächst.

## Ergänzende Empfehlungen

- Gerade beim häufigen Händewaschen sollte man besonders auf eine milde und pflegende Handwaschseife zurückgreifen. Nach dem Händewaschen nicht nur die Hände sondern auch die Nägel gut abtrocknen. Bei der Anwendung von Handcreme die Nägel mit einbeziehen. Bei Arbeiten in Wasser mit Putzmitteln oder Chemikalien ist es ratsam wasserdichte aber atmungsaktive Handschuhe zu tragen. Denn sobald die Hände lange mit Wasser in Kontakt kommen oder schwitzen, können die Nägel aufweichen, was sie zusätzlich angreift.
- Man sollte besser zu Nagellackentferner ohne Aceton greifen. Mittlerweile gibt es milde und schonende Produkte oder einfach mal eine Lackpause einlegen. Nagellack immer vom Nagelbett zur Nagelspitze entfernen, damit keine Lackreste unter die Nagelhaut gelangen.
- Die Hände im Winter vor den Temperaturschwankungen mit Handschuhen schützen.
- Nägel sollen immer besser gefeilt anstatt geschnitten werden. Am besten feilt man die Nägel mit einer Glas- oder Keramikfeile. Nicht ganz so gut eignen sich Feilen aus Metall. Wendet man diese an, soll immer von außen zur Mitte gefeilt werden und niemals hin und her.

◻ Tab. 6.10 Komplementärmedizinische Empfehlungen bei brüchigen Nägeln

| Mittel | Beschwerdebild/ Anwendungsgebiet |
|---|---|
| **Homöopathikum** | |
| Silicea D12 | Bei brüchigen, splitternden Nägeln |
| **Schüßler-Salze** | |
| Nr. 1 Calcium fluoratum | Das Salz des Bindegewebes |
| Nr. 11 Silicea D12 | Das Salz der Haut |

- Gerade bei der Maniküre soll man besonders sorgfältig auf das Nagelbett achten, dies darf möglichst nicht verletzt werden. Deshalb ist es ratsam die Nagelhaut nicht mit einer Schere anzuschneiden, sondern vorsichtig mit einem Nagelhautschieber zurückzuschieben.
- Nicht an Nägeln oder Nagelhaut kauen.
- Man sollte auf eine ausgewogene Ernährung achten, damit es nicht zu Mangelerscheinungen kommt. Gerade wenn Vitamine, Mineralien oder Proteine fehlen, kann dies zu brüchigen oder weichen Nägeln führen.
- Wenn dies nicht möglich ist, ist es empfehlenswert auf Nahrungsergänzungsmittel zurückzugreifen, ebenso bei Stoffwechselstörungen.

- Da für den Nagelaufbau neben proteinreicher Nahrung auch B-Vitamine, Vitamin C, Folsäure, Zink, Biotin und Silicium wichtig sind, soll besonders auf diese Stoffe geachtet werden.

### Grenzen der Selbstmedikation

Brüchige Nägel oder unebene Nägel mit eventuell kleinen weißen Flecken sind nicht gleich ein Grund zur Sorge. Bilden sich jedoch dunkle Flecken, Querrillen oder Grübchen im Nagel sollte ein Arzt zur genaueren Diagnostik aufgesucht werden, ebenfalls wenn der Nagel gelb-bräunliche Verfärbungen oder Verdickungen aufweist.

## Trockene Haut

Trockene Haut (Xerose) kann je nach Ursache dauerhaft oder nur ein vorübergehender Zustand sein. Sie kann an einzelnen Stellen oder ganzen Regionen am Körper auftreten. Die Haut am Körper muss nicht überall den gleichen Zustand haben. Es kann sein, dass die Haut am Körper trocken ist, aber im Gesicht Mischhaut vorliegt.

Man nimmt an, dass 30–40 % der Bevölkerung unter trockener Haut leiden. Genau kann man es nicht sagen, wie viele betroffen sind, da nicht jeder seine Haut auch als trocken empfindet, wenn sie trocken ist. Außerdem wird der Gang zum Arzt häufig vermieden.

Die Haut ist unsere Schutzbarriere vor äußeren Reizen und Einflüssen, aber auch vor inneren Faktoren, die zu einer Störung der Schutzbarriere führen. Bei einer Störung können die hauteigenen Lipide nicht richtig gebildet werden bzw. werden entfernt. Dadurch kommt es zu einem Lipidmangel. Die Hautzellen der obersten Hornschicht können nicht mehr durch die Lipide zusammengehalten werden. Die Vernetzung der Hautzellen löst sich auf und die Haut schuppt ab. Es kommt zum Mangel an Feuchthaltefaktoren. Die Feuchtigkeit kann so nicht mehr genug gebunden werden. Sie gelangt an die Hautoberfläche und wird nach außen abgegeben. Auch aus tieferen Hautschichten diffundiert sie nach oben an die Epidermis, weil sie für einen Ausgleich des Flüssigkeitsverlustes sorgen möchte.

Die sogenannte Altershaut ist oft sehr trocken. ○ Abb. 6.10

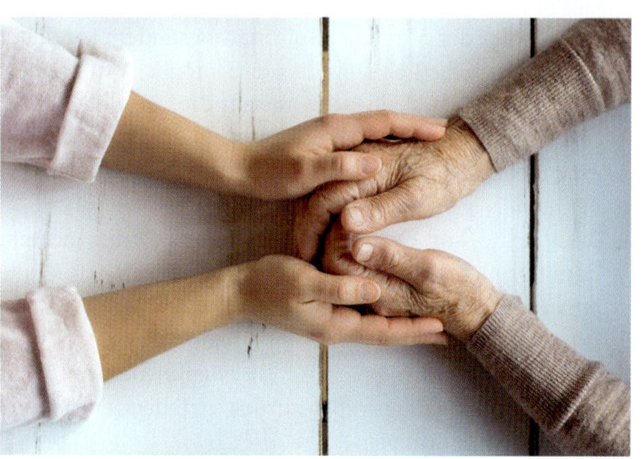

### Ursachen

Trockene Haut entsteht dadurch, dass die Talgdrüsen in der Haut zu wenig Fett produzieren und die Feuchtigkeitsregulation gestört ist. Die Veranlagung zu trockener Haut kann genetisch bedingt sein.

Es gibt für trockene Haut sehr unterschiedliche innere und äußere Faktoren, die den Hautzustand beeinflussen. Die Hauptauslöser der trockenen Haut sind Umwelteinflüsse, ungeeignete Hautpflegeserien und Erkrankungen wie z. B. Psoriasis und Neurodermitis.

**Umwelteinflüsse:** Bei ungünstigen Wetterbedingungen wie Kälte, Hitze oder trockener Luft wird die Hautbarriere gestört und gibt vermehrt Feuchtigkeit ab. Im Winter, wenn es draußen kalt ist und in den Räumen trockene Heizungsluft herrscht, verschlimmern sich die Symptome der trockenen Haut oder es begünstigt deren Entstehung. Im Sommer, wenn die Räume stark klimatisiert sind, wird der Austrocknungseffekt unterstützt, ebenso wirkt sich die UV-Strahlung auf die Haut aus. Sie reizt die Haut und trocknet sie aus. UV-Strahlung lässt die Haut vorzeitig altern.

**Alter:** Im Alter nimmt die Talg- und Schweißproduktion ab und die Epidermis kann weniger Feuchtigkeit binden, aber auch weniger Fett speichern.

**Hautpflege:** Zu häufiger und zu langer Wasserkontakt mit nicht auf trockene Haut abgestimmte Körper- und Gesichtspflegeprodukte führen zu trockener Haut. Lauwarmes oder warmes Wasser soll auch dem heißen Wasser bevorzugt werden. Ausgedehnte Bäder, häufiges Händewaschen und häufiges Schwimmengehen lassen die Haut besonders austrocknen, genauso wie die Wahl der falschen Pflegeprodukte, wie gewöhnliche parfümierte Seifen, entfettende Waschgele und Peelings.

**Beruf:** Der Beruf kann zu trockener Haut führen, wenn man tagtäglich das Gleiche macht und die Haut immer wieder den gleichen Faktoren aussetzt: Eine Reinigungskraft hat täglich mit Reinigungsmitteln zu tun, die die Haut sehr austrocknen können. Kranken- und Pflegepersonal haben ständig Kontakt mit Desinfektionsmitteln, Friseure mit Chemikalien zur Herstellung einer Dauerwelle oder Farben zum Färben. Bauarbeiter und Gärtner sind jeder Witterung ausgesetzt.

**Medikamente:** Es gibt eine Anzahl an Medikamenten, die als Nebenwirkung trockene Haut haben. Zu den häufigsten und bekanntesten zählen die Diuretika. Die Entwässerung des Körpers kann sich negativ auf den Feuchtigkeitshaushalt der Haut auswirken. Antibiotika und orale Aknetherapeutika können auch trockene Haut verursachen. Eine Bestrahlung in Form einer Krebstherapie trocknet extrem die Haut aus.

**Haut- und Stoffwechselerkrankungen:** Beispielsweise Hypothyreose, Neurodermitis oder Diabetes mellitus können zu trockener Haut führen.

**Hormonumstellung:** Zahlreiche Frauen leiden in der Schwangerschaft unter trockener Haut, aber auch Frauen durch die Antibabypille oder in den Wechseljahren. In den Wechseljahren geht die Estrogenproduktion zurück und verursacht unter anderem trockene Haut.

**Ernährung:** Einseitige Ernährung oder Mangelernährung, z. B. aufgrund einer Diät. Der Haut fehlen dann bestimmte Vitamine, Mineralstoffe und Fettsäuren.

**Flüssigkeit:** Flüssigkeitsmangel wirkt sich negativ auf die Haut aus, wenn der Körper mehr Flüssigkeit verliert als aufgenommen wird. Dies ist oft der Fall bei Magen-Darm-Erkrankungen und älteren Patienten, weil sie kein Durstgefühl mehr haben.

## Symptome

Trockene Haut erkennt man zum Anfang daran, dass sie kleinporig und häufig faltig ist. Sie weist die typischen Trockenheitsfältchen auf und fühlt sich an wie Pergament.

Die Trockene Haut spannt zuerst. Bei weiterem Feuchtigkeitsverlust, wenn die Trockenheit bis in tiefere Hautschichten vordringt, wird sie dann rau, rissig und spröde. Es kann hin gehen bis zur schuppigen und geröteten Haut, die auch Juckreiz verursacht.

Trockene Haut tritt besonders an Körperstellen auf, die eine geringere Dichte an Talgdrüsen aufweisen und schlecht durchblutet sind. Dies ist z. B. an den Schienbeinen der Fall.

Zusätzlich sind Körperstellen betroffen, die äußeren Einflüssen stark ausgesetzt sind und besonders strapaziert werden wie Hände, Füße (oft sind die Fersen richtig rissig), Knie, Ellenbogen und das Gesicht. Das Gesicht und unsere Hände sind jeden Tag voll und ganz äußeren Einflüssen ausgesetzt. Sie werden nicht wie unser Körper durch Kleidung geschützt. Man kann diese Hautstellen nur durch eine stabile Hautschutzbarriere schützen. Dieses erreicht man häufig erst durch die entsprechenden Pflegeprodukte.

## Therapiemöglichkeiten

Die trockene Haut muss richtig gepflegt werden, dann kann sie in einigen Wochen schon glatt und geschmeidig werden. Damit man für seinen Hauttyp die entsprechende Pflege hat, sollte man erst einmal in der Apotheke den Hauttyp bestimmen und sich dann die passende Pflegeserie zusammenstellen lassen (◘ Tab. 6.11). Ist am ganzen Körper und im Gesicht die Haut trocken, kann komplett auf eine Pflegeserie gegen trockene Haut zurückgegriffen werden.

**Reinigung:** Bei der Reinigung ist es wichtig auf ein Produkt zurückzugreifen, welches die Haut nicht zu stark austrocknet. Sehr mild und pflegend ist eine **Reinigungsmilch**, die nicht nur einen milden Reinigungskomplex hat, sondern die Haut auch noch mit Feuchtigkeit versorgt. Nicht jeder kommt gut mit einer Reinigungsmilch zurecht. Einige bevorzugen ein **Waschfluid**. Die Waschfluide enthalten milde Waschsubstanzen und meist Feuchthaltefaktoren, die die Feuchtigkeit in der oberen Hautschicht binden und die Hautbarriere intakt lassen. Die meisten Waschfluide sind für das Gesicht und den Körper geeignet.

**Pflege:** Nach der Reinigung muss die Haut optimal mit einer **Gesichtspflege** versorgt werden. Die Gesichtspflegen beinhalten Lipide und Feuchthaltefaktoren. Der Lipidgehalt variiert zum Teil, je nachdem ob es sich um eine Tages- oder Nachtpflege handelt. Mittlerweile gibt es nicht nur Cremes gegen trockene Haut, die etwas zur Beruhigung enthalten, sondern auch gegen Falten. Dieses ist sinnvoll, denn häufig entstehen Falten durch trockene Haut.

**Köperpflege:** Der Körper muss genauso täglich eingecremt werden. Gerade nach dem Duschen oder Baden. Dies ist besonders wichtig zum Wiederaufbau und Stabilisierung der Hautschutzbarriere, wofür die Lipide und Feuchthaltefaktoren verantwortlich sind. Zum Teil sind noch regenerationsfördernde Substanzen in der **Lotion** enthalten, damit die Haut sich schneller beruhigt. Bei den Körperlotionen hat der Betroffene die Wahl, ob er sich für eine Körperlotion gegen trockene oder sehr trockene Haut entscheidet.

**Hände und Füße:** Besonders trocken sind bei vielen Patienten, die sonst gar nicht unter trockener Haut leiden, die Hände und die Füße. Die Hände und Füße werden auch besonderen Strapazen ausgesetzt. Die meisten **Hand- und Fußcremes** enthalten ebenfalls wertvolle Lipide und Feuchthaltefaktoren, sodass der Juckreiz und die Spannungsgefühle sofort gelindert werden und die Widerstandskraft der Haut gestärkt wird.

### Inhaltsstoffe von Pflegeprodukten

**Lipide:** Bei den Lipiden in den Cremes oder Lotionen handelt es sich meistens um Öle, wie z. B. Omega-6-Fettsäuren, hochwertige Fette oder Ceramide, die die Haut optimal mit Lipiden versorgen. Ist die Haut gut mit Lipiden versorgt, wird die natürliche Schutzbarriere gestärkt. Dadurch wird weniger Feuchtigkeit an die Umgebung abgegeben und es können weniger Reizstoffe in die Haut eindringen.

**Feuchthaltefaktoren:** Durch die Zugabe von Feuchthaltefaktoren wird die Feuchtigkeit wieder in den oberen Hautschichten gebunden. Dadurch lassen schnell die Symptome nach und die trockene Haut ist spürbar glatter.

Zu den natürlichen Feuchthaltefaktoren zählen:

- Glycerin, auch Glycerol genannt,
- Glucose,
- Hyaluronsäure,
- Lactat (Milchsäure),
- Aminosäuren, wie z. B. das Glycin,
- und der am weitesten verbreitete und bekannteste Feuchthaltefaktor Urea pura (Harnstoff).

Dexpanthenol erhöht ebenfalls das Feuchthaltevermögen der Haut und trägt durch Unterstützung der Neubildung der Hautzellen zur Regeneration bei. Es beruhigt trockene, gespannte und raue Haut.

Der Feuchthaltefaktor Glycerol ist entweder als Einzelsubstanz in Cremes oder Lotionen enthalten oder in einer

Tab. 6.11 Präparatebeispiele bei trockener Haut

| Wirkstoff | Handelspräparat |
|---|---|
| **Reinigung** | |
| **Waschsubstanzen (Waschgel, -öl, -balsam)** | |
| Dexpanthenol | Bepanthol® Wasch- und Duschlotion (LOT) |
| Lactat, Urea | Eucerin® Urea Repair Orginal Waschfluid 5 % (Fluid) |
| **Gesichtsreinigung** | |
| APG-Komplex (Alkylpolyglucosid), Gluco-Glycerol, Hyaluronsäure lang- und kurzkettig | Eucerin® DermoClean Sanfte Reinigungsmilch (MIL) |
| **Gesichtspflegecremes** | |
| Dexpanthenol, Borretschöl | Bepanthol® Gesichtscreme intensiv (CRE) |
| Lactat, Urea | Eucerin® Hautglättende Gesichtscreme 5 % Urea (CRE) |
| Ceramide, Lactat, Urea | Eucerin® Hautglättende Nachtcreme 5 % Urea (CRE) |
| Hyaluronsäure, Urea | Eucerin® Hyal-Urea Anti-Falten Tagescreme (CRE) |
| **Körperlotionen** | |
| Dexpanthenol, Glycerin, Lipide | Bepanthol® Körperlotion plus (LOT) |
| Dexpanthenol, Hydroviton® (mit Allantoin, Aminosäuren, Lactat u. Urea), Lipide | Bepanthol® Körperlotion intensiv (LOT) |
| Ceramide, natürliche Feuchthaltefaktoren, Urea | Eucerin® Urea Repair Plus Lotion 5 %/10 % (LOT) |
| **Fußcremes** | |
| Dexpanthenol, Urea, Wiesenschaumkrautöl | Bepanthol® Fußcreme (CRE) |
| Ceramide, nat. Feuchthaltefaktoren, Urea | Eucerin® UreaRepair Plus Fußcreme 10 % (CRE) |
| **Handcremes** | |
| Dexpanthenol | Bepanthol® Handbalsam (BAL) |
| Ceramide, nat. Feuchthaltefaktoren, Urea | Eucerin® UreaRepair Plus Handcreme 5 % (CRE) |

Tab. 6.12 Schüßler-Salze bei trockener Haut

| Schüßler-Salz | Beschreibung |
|---|---|
| Nr. 8 Natrium chloratum D6 (TAB) oder D4 (SAL) | Das Salz des Flüssigkeitshaushalts |
| Nr. 11 Silicea D12 (TAB) oder D4 (SAL) | Das Salz der Haare, der Haut und des Bindegewebes |

Reinigungsmilch als Verbindung mit Glucose. Es ist dann der Gluco-Glycerol-Komplex.

Bei der Hyaluronsäure wird entweder nur die Langkettige eingesetzt, sie zeigt gerade bei Neigung zu Falten den Sofort-Effekt, oder bei einigen Firmen wird die Kombination aus lang- und kurzkettiger Hyaluronsäure verwendet. Die langkettige Hyaluronsäure zeigt ihre Wirkung in den oberen Hautschichten. Sie hat ein hohes Wasserbindungsvermögen und wirkt gerade gegen kleine und normale Falten, die durch Trockenheit entstehen. Die kurzkettige Hyaluronsäure kann dagegen in tiefere Hautschichten eindringen und dort das Wasser binden, deshalb wirkt sie auch gegen tiefere Falten. Allgemein hat Hyaluronsäure ein extrem hohes Wasserbindungsvermögen. 1 Gramm Hyaluronsäure kann bis zu 6 Liter Wasser binden. Dadurch wird die Haut gut mit Feuchtigkeit versorgt.

Urea pura ist der am häufigsten eingesetzte Feuchthaltefaktor. Er bindet Feuchtigkeit in der oberen Hornschicht. Es wird in unterschiedlichen Konzentrationen meist von 3 bis 10 % eingesetzt. Die Lotionen, die bis zu 5 % Urea enthalten, sind häufig O/W-Lotionen. Sie lassen sich gut auf der Haut verteilen und ziehen schnell ein. Sie eignen sich optimal für raue, spannende und trockene Haut. Bei den 10%igen Urea-Lotionen handelt es sich meistens um W/O-Lotionen. Sie sind das Mittel der Wahl bei extrem trockener und schuppiger Haut. Urea soll man nur auf intakter Haut anwenden, da der sonst brennt.

## Ergänzende Empfehlungen

Die Haut gut schützen ist das Wichtigste was wir tun können. Äußerlich wird die Haut zwar zum Teil durch Kleidung vor äußeren Reizen geschützt, aber dies alleine reicht nicht aus.

Die Haut muss regelmäßig mit Pflegeprodukten optimal versorgt werden, sodass die Schutzbarriere stabil wird und bleibt. Gerade die Stellen, die dauerhaft den äußeren Reizen ausgesetzt sind, brauchen noch mehr Aufmerksamkeit.

Eine zusätzliche medizinische Intensivcreme, Maske oder Kur können Abhilfe leisten. Wenn man abends vor dem Schlafengehen die Hände oder Füße dick eincremt und dann darüber einen dünnen Baumwollsocken oder Handschuh zieht, wird die Haut intensiver gepflegt.

Innerlich kann man durch eine gesunde Ernährung und eventuell Nahrungsergänzungsmittel der trockenen Haut entgegenwirken. Ganz wichtig ist genug Wasser zu trinken, das heißt 1,5 bis 2 Liter pro Tag. Der Hautzustand hängt vom Feuchtigkeitshaushalt des Körpers ab.

## Grenzen der Selbstmedikation

Bei einer trockenen Haut muss man nicht zum Arzt. Es kann sehr gut ein optimales Pflegekonzept in der Apotheke zusammengestellt werden.

Nur wenn die Haut erst seit kurzem trocken ist, trotz regelmäßiger Anwendung von den passenden Pflegeprodukten, und zusätzlich noch weitere Symptome wie Hautausschlag, Haarausfall, Veränderungen an den Nägeln oder andere Krankheitssymptome auftreten, soll auf jeden Fall eine ärztliche Diagnose eingeholt werden.

Wenn der Verdacht auf Neurodermitis besteht oder eine andere Hauterkrankung, die mit roter schuppiger Haut einhergeht, ist der Weg zum Arzt unumgänglich.

Ebenfalls bei einer trockenen Haut, die eingerissen ist und sich dadurch entzündet hat, muss der Arzt für eine weitere Therapie aufgesucht werden.

Der Hautzustand hängt vom Feuchtigkeitshaushalt des Körpers ab. Deshalb ist es wichtig ausreichend zu trinken. **Abb. 6.11**

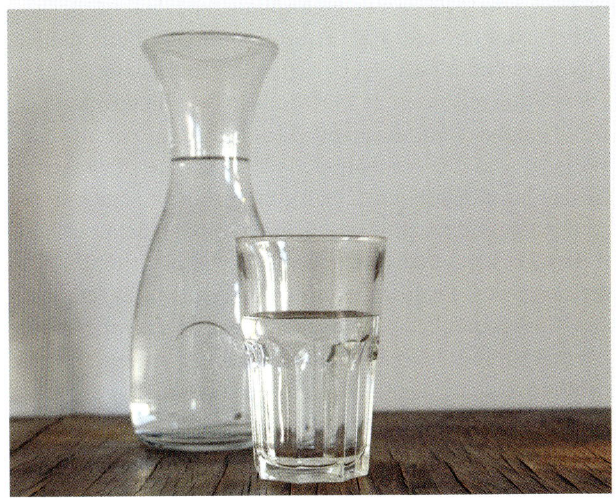

# Neurodermitis

Neurodermitis ist auch unter dem Namen **atopisches Ekzem** oder **atopische Dermatitis** bekannt. Dabei handelt es sich um eine chronische Hauterkrankung, die immer wiederkehrende Entzündungen mit sich bringt. Sie gehört weltweit zu den häufigsten Hauterkrankungen. Alleine in Deutschland sind mehrere Millionen Menschen betroffen.
Leider ist Neurodermitis nicht heilbar, aber eine gezielte Therapie kann die Symptome deutlich lindern. In den meisten Fällen tritt die Neurodermitis im ersten Lebensjahr auf. Erstes Anzeichen dafür kann **Milchschorf** sein, aber nicht zu verwechseln mit Kopfgneis, welches im Laufe des ersten Lebensjahres wieder verschwindet.

Es heißt auch nicht im Umkehrschluss jedes Baby was Milchschorf hat, hat gleich Neurodermitis. Bei einigen Kindern bildet sich im ersten Lebensjahr die Neurodermitis wieder zurück. Bei anderen kann sich mit zunehmendem Alter die Neurodermitis beginnend im Gesicht weiter ausbreiten.

Die Neurodermitis kann jederzeit von selbst abklingen. Leider leiden 30 % aller Kinder auch noch im Erwachsenenalter darunter. Deshalb gibt es Betroffene in jedem Alter, Babys, Kleinkinder und Erwachsene. Das Erscheinungsbild und der Schweregrad zeigen bei jedem Betroffenen unterschiedlich ausgeprägte Symptome. Es ist unter anderem von der Verlaufsform abhängig, ob der Betroffene gerade einen akuten Schub oder eine schubfreie Phase hat.

Einzelne Schübe können wiederum unterschiedlich lang und schwer verlaufen. Bei der akuten Phase, auch Schub genannt, leiden die Betroffenen besonders unter den Symptomen. In der schubfreien oder symptomfreien Phase wird versucht die empfindliche Haut zu stabilisieren, damit diese Phase länger anhält und es seltener zu akuten Schüben kommt.

## Ursachen

Es ist nicht genau geklärt, wodurch eine Neurodermitis ausgelöst wird. Eine Rolle spielen dabei:

- die genetische Veranlagung,
- eine Überreaktion des Immunsystems,
- eine gestörte Hautbarriere.

Wenn beide Eltern Neurodermitis haben, entwickelt das Kind zu 60–80 % ebenfalls Neurodermitis. Ist nur ein Elternteil betroffen, tritt bis zu 40 % bei einem Kind Neurodermitis auf.

Das Immunsystem bei Neurodermitikern reagiert extremer auf äußere Reize als das gewöhnlich der Fall ist. Bei einfachen Stoffen wie z. B. Nahrungsmitteln, Blütenpollen, Tierhaaren oder Hausstaub reagiert das Immunsystem über. Diese Allergene werden von den weißen Blutkörperchen, den Lymphozyten, bekämpft. Der Körper bildet Abwehrstoffe, sogenannte Antikörper. Ein bedeutender Abwehrstoff ist das Immunglobulin E (IgE). Es verbindet sich mit den Antigenen und macht diese dadurch unschädlich. Bei Neurodermitis kann man meistens eine deutliche Erhöhung von IgE feststellen. Dadurch kommt es neben dem Ekzem noch zu weiteren Hauterscheinungen. Zusätzlich regt IgE den entzündungsfördernden Botenstoff Histamin an, welcher für den Juckreiz und die Entzündung verantwortlich ist.

Betroffene haben eine gestörte Hautschutzbarriere, die auf einen Mangel an natürlichen Feuchthaltefaktoren wie z. B. Urea pura, Lactat, Aminosäuren und einem gestörten Stoffwechsel der epidermalen Lipide (Ceramide und freie Fettsäuren) zurückzuführen ist. Dadurch verliert die Haut zum Teil ihre Schutzfunktion. Die Hornschicht ist durchlässig, sodass die Haut Feuchtigkeit verliert und austrocknet. Sie reagiert aus diesem Grund besonders empfindlich auf äußere Reize. Reizstoffe und Allergene können leichter eindringen.

Zusätzlich wird die Neurodermitis von einigen Faktoren provoziert, den sogenannten **Triggerfaktoren**. Die Triggerfaktoren können äußere und innere Reize sein. Dazu zählen:

#### Klimatische Faktoren:

- Wenn es draußen kalt ist und man dann in überhitzte Räume kommt. Die trockene Heizungsluft ist „Gift" für die Haut.
- im Sommer, wenn es heiß ist und die Sonne zusätzlich noch schweißtreibend ist, wird die Haut durch die Hitze und den Schweiß gereizt.

Die regelmäßige Pflege ist bei Neurodermitis das A und O. Abb. 6.12

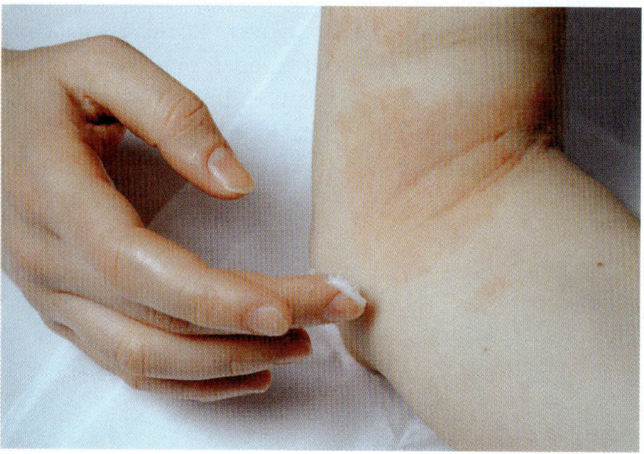

#### Psychische Faktoren:

Die Haut ist der Spiegel der Seele. Die psychische Verfassung spielt eine entscheidende Rolle. Stress oder Anspannung können einen Neurodermitisschub auslösen. Ebenso können sich Schlafstörungen negativ bemerkbar machen.

#### Äußere Faktoren, wie:

- bestimmte Nahrungsmittel und Getränke, insbesondere Milchprodukte, Nüsse und Schalentiere,
- Allergene wie Hausstaubmilben bzw. der Kot davon, Pollen und Tierhaare,
- Konservierungsstoffe, Parfum, Duftstoffe, Wasch- und Reinigungsmittel,
- chemische Mittel, mit denen man von Beruf aus viel zu tun hat, wie z. B. Friseure, Maler oder pflegende Berufe,
- Reizungen durch Umweltgifte wie Abgase,
- im Sommer die Ozonbelastung,
- im Schwimmbad der Chlorgehalt und zu langer oder zu heißer Wasserkontakt,
- direkte Reizung der Haut durch Berührung mit Textilien besonders kratzende Wolle und synthetische Fasern, ebenso kratzende Etiketten an der Kleidung,
- mikrobielle Reizung.

## Symptome

In der schubfreien Phase ist die Haut trocken und gereizt. Sie kann so trocken sein, dass sie schuppt.

In der Akutphase ist die Haut gerötet, trocken und rau, neigt zu Entzündungen und nässt zum Teil. Das Hauptsymptom ist der **Juckreiz (Pruritus)**. Er ist stark und ausgeprägt, meist unerträglich, sodass man sich kaum beherrschen kann nicht zu kratzen. Sobald man kratzt verstärkt sich der Juckreiz und es besteht die Gefahr, dass man die Haut durch das Kratzen verletzt. Es können leichter Keime eintreten und eine Infektion auslösen.

Die Neurodermitis tritt hauptsächlich im Gesicht, Hals, Nacken, Gelenkbeugen, wie Kniekehlen und Ellenbeugen, und Hände auf. Nicht selten findet man sie auch auf der Kopfhaut, um die Augen und hinter den Ohren. Besonders unangenehm ist die Neurodermitis am Auge. Die Haut ist sehr empfindlich und noch leichter reizbar.

Bei Babys ist häufig das erste Symptom der Milchschorf auf der Kopfhaut und im Gesicht bevor die typischen Neurodermitis-Symptome folgen. Tritt Neurodermitis auf, besteht eine höhere Wahrscheinlichkeit für allergisches Asthma und Heuschnupfen.

Neurodermitis-Patienten weisen einige Auffälligkeiten auf, welche typisch für die Erkrankung sind. Diese typischen Merkmale erleichtern eine Diagnosestellung.

Dazu zählen:

- die Haut reagiert auf Druck oder Kratzen nicht wie gewöhnlich rot sondern weiß,
- gedoppelte Unterlidfalte (Atopiefalte),
- eine Ausdünnung der seitlichen Augenbrauen,
- eingerissene Mundwinkel oder Ohrläppchen,
- Handflächen und Fußsohlen sind vermehrt gefurcht,
- Entzündungen der Brustwarzen.

## Therapiemöglichkeiten

Die Haut muss gut gepflegt werden, sowohl bei einem akuten Schub, als auch in schubfreien Phasen. Bei einer täglichen regelmäßigen Pflege ist das Ziel, die schubfreien Phasen zu verlängern. Selbst wenn keine bzw. wenige Beschwerden vorliegen, muss man weiter cremen. Neurodermitis kann nicht durch lokale oder systemische Therapeutika (◘ Tab. 6.13) geheilt, sondern nur die Beschwerden gelindert werden.

Laut der aktuellen **Leitlinie S2k** gibt es zur Therapie einen Stufenplan:

- Stufe I: Es liegt trockene Haut vor: Als Therapie reicht die topische Basistherapie aus und die Vermeidung von Triggerfaktoren.
- Stufe II: leichte Ekzeme: Therapie wie Stufe I und zusätzlich niedrig dosierte topische Glucocorticoide, die entzündungshemmend wirken und/oder topische Calcineurin-Inhibitoren, die entzündungshemmend und immunsuppressiv wirken.
- Stufe III: moderate Ekzeme: Therapie wie Stufe I & II, bei dem Glucocorticoid wird in dieser Stufe ein stärker wirksames eingesetzt als in Stufe II.
- Stufe IV: schwer ausgeprägte andauernde Ekzeme: Therapie wie Stufe I & II, je nach Schweregrad auch III, zusätzlich kommt noch die systemische immunmodulierende Therapie wie z. B. mit Ciclosporin A hinzu.

### Basistherapeutika

Die Basistherapie muss dem aktuellen Hautzustand angepasst werden. Deshalb empfiehlt es sich mehrere verschiedene Pflegeprodukte zur Hand zu haben. Ist die Haut trocken soll auf eine fette Salbengrundlage zurückgegriffen werden. Bei weniger trockener Haut ist es empfehlenswerter auf hydratisierende Öl-in-Wasser-Emulsionen zurückzugreifen.

Zu jeder Körperpflege wird auch eine passende Reinigung empfohlen, rückfettende und pflegende Dusch- und Badezusätze, Gesichtsreinigung und Handwaschseifen. Sie sollen die Haut schonend reinigen, nicht weiter austrocknen, sondern mit Fetten und Feuchtigkeit verbessern und beruhigend auf die Haut wirken.

Neurodermitis-Hautpflegeprodukte enthalten häufig:

**Omega-6-Fettsäuren:** Wie Linol- und Gammalinolensäure. Es sind essenzielle Fettsäuren. Der Körper kann diese nicht selbst herstellen. Sie sind in einem hohen Anteil im Nachtkerzenöl enthalten, ebenfalls befinden sich die Omega-6-Fettsäuren in Traubenkernöl und Distelöl. Die ungesättigten Fettsäuren stärken die Schutzfunktion der Haut und verhindern den Feuchtigkeitsverlust.

**Weitere Lipide:** Reinigungs- aber auch Pflegeprodukten sind rückfettende Lipide zugesetzt. Gerade wenn man die Haut zu lange oder zu warm wäscht, können Lipide ausgewaschen werden, aber auch durch die gestörte Hautbarriere allgemein fehlen Lipide. Durch den Zusatz in den Dermokosmetikprodukten werden sie schnell wieder der Haut zugeführt.

**Natürliche Feuchthaltefaktoren:** Dazu zählen hauptsächlich Urea pura, Lactat und Glycerin. Sie können Wasser langanhaltend in der oberen Hornschicht, dem Stratum corneum, binden und somit die Feuchtigkeit in der Haut wieder erhöhen. Dadurch kommt es nicht mehr zur Austrocknung, Schuppenbildung und Hautschäden. Die Haut sieht wieder glatt und geschmeidig aus. Da Urea leicht brennen kann, besonders bei empfindlicher Kinderhaut, ist es in den Konzentrationen von 5 bis 10 % erst ab sechs Jahren zu empfehlen. Jüngere Kinder sollen nur zu 2- bis 3%igen Urea-Produkten greifen. Unter Zweijährige sollen Urea nur nach Rücksprache mit dem Arzt anwenden oder in speziell getesteten Kinderprodukten.

Die Eubos HautRuhe-Serie wurde speziell für Kinderhaut entwickelt. Sie kann aber genauso gut von Erwachsenen benutzt werden.

**Hautberuhigende und entzündungshemmende Inhaltsstoffe:** Panthenol, auch unter dem Namen Provitamin $B_5$ bekannt, beruhigt die Haut, sorgt für eine gesunde Hautfeuchtigkeit und unterstützt die Hautregeneration. Bisabolol der Inhaltsstoff aus der Kamille, Licochalcone A aus der Süholzwurzel, Johanniskraut mit seinen enthaltenen Flavonoiden, Echinacea Wurzelextrakt, Allantoin, Cardiospermum Halicacabum (Ballonrebe) und Flower/Seed Extrakt wirken alle entzündungshemmend und unterstützen die hautberuhigende Wirkung der Haut. Ebenfalls entzündungshemmend wirkt Ectoin. Es ist ein Stoff der ein sehr hohes Wasserbindungsvermögen besitzt und er schützt die Zellmembran. Zusätzlich stärkt er die Hautbarriere.

**Juckreizlindernd:** Zusätzlich zur Pflege können noch weitere Inhaltsstoffe etwas gegen das ausgeprägteste Symptom den Juckreiz unternehmen. Bringt die normale Basispflege nicht ausreichend Linderung, kann auf Pflegeprodukte mit Polidocanol zurückgegriffen werden. Polidocanol ist ein Lokalanästhetikum, welches gut und sofort juckreizstillend wirkt.

Eine juckreizstillende und kühlende Wirkung weist auch Menthol auf. Menthol aktiviert Kälterezeptoren, dies überlagert die juckreizleitenden Nervenfasern und führt dadurch zu einer Juckreizlinderung.

Dieser Effekt wird auch bei Methoxypropandiol genutzt. Dabei handelt es sich um ein synthetisch hergestelltes Menthol, welches einen stärkeren Kühleffekt aufweist.

Niacinamid, auch als Vitamin $B_3$ bekannt, bekämpft ebenfalls den Juckreiz. Es beruhigt die Haut. Außerdem repariert und stellt es die Hautschutzbarriere wieder her, dadurch dass es für die Bildung von Ceramiden und freien Fettsäuren sorgt.

**Antimikrobielle Wirkung:** Decandiol ist ein antibakterieller Wirkstoff, der gut wirksam gegen Staphylococcus aureus ist, welcher Toxine und „Superantigene" produziert. Superantigene sind Eiweiße, die ebenfalls Auslöser und für die Aufrechterhaltung eines Neurodermitis-Schubs verantwortlich sein können. Durch Reduktion der Bakterien kommt es zur Besserung der Haut und die Symptome klingen ab.

**Stabilität des Mikrobioms:** Bei einem akuten Neurodermitis-Schubs gerät das Mikrobiom, das ist der mikrobielle Schutzmantel der Haut, ins Ungleichgewicht. Die Vielfalt der Mikroorganismen nimmt ab. Die Hautschutzbarriere verliert unter anderem dadurch ihre Schutzfunktion und wird durchlässig. Allergene und Reizfaktoren können leichter in die Haut eindringen. Aqua Posae Filiformis bringt das Mikrobiom wieder ins Gleichgewicht. Die bakterielle Vielfalt wird wieder hergestellt und neuen Schüben vorgebeugt.

### Allopathika

Liegt ein akuter Schub vor, soll auf jeden Fall die Basispflege weiter fortgesetzt werden. Es gibt auch spezielle Präparate aus den Pflegeserien bei einem akuten Schub. Zusätzlich kann man zu einer Hydrocortisoncreme 0,5%ig in der Selbstmedikation greifen. Es gibt Zahlreiche zur Auswahl mit dem gleichen Wirkstoff. Dort soll man beim Kauf auf die Grundlage achten. Eine Creme ist immer einem Cremogel vorzuziehen. Mittlerweile ist auch schon ein Präparat auf dem Markt mit zusätzlich Panthenol darin enthalten. So wird die Regeneration der geschädigten Haut zusätzlich unterstützt.

Hydrocortison wirkt juckreizstillend, antiallergisch und entzündungslindernd. Ist der Juckreiz so stark, dass man durch lokale Präparate keine Linderung verspürt, kann man auf systemische $H_1$-Antihistaminika zurückgreifen.

### Homöopathische Komplexmittel

Centella asiatica (Tigergras), Graphites (Graphit), Sulfur (Schwefel), Thuja occidentalis (Lebensbaum), Viola tricolor (Stiefmütterchen) in Kombination wurde es speziell für Säuglinge ab sechs Monaten und Kindern entwickelt, es können aber auch genauso gut Jugendliche und Erwachsene nehmen. Die Inhaltsstoffe bringen Abhilfe bei Juckreiz, Entzündungen, rissiger und schuppender Haut, also allen störenden Symptomen einer Neurodermitis. Zusätzlich unterstützt es die Ausheilung von innen.

### Anthroposophika

Pelargoniumblütenöl, Rosenöl und Siliciumdioxid Lösung wässrig, kolloidal zusammen in einer Salbe lindern den Juckreiz und unterstützen die Heilung trockener rissiger Haut, sodass sie wieder schön geschmeidig und weich wird.

## Ergänzende Empfehlungen

Es soll ein Neurodermitistagebuch geführt werden, damit man einfacher herausfinden kann, welche Faktoren die Neurodermititis auslösen. Außerdem sollen allgemein die Triggerfaktoren gemieden werden (Triggerfaktoren siehe Ursache).

◘ Tab. 6.13 Präparatebeispiele bei Neurodermitis

| Wirkstoff | Handelspräparat |
|---|---|
| **Rückfettende Waschsubstanzen** | |
| Omega Lipide 20 % | Eucerin® AtopiControl Dusch- und Badeöl (OEL) |
| Linolsäure (aus Distelöl) | Linola® Dusch und Wasch (XDG), Linola® Fett N Ölbad (BAD) |
| Aloe vera, Lactat, Lavendelöl, Kokos- u. Sonnenblumenöl, Meeresmineralien | Eubos® HautRuhe Waschgel Haut&Haar (GEL) |
| Cupuacu Butter, Lavendelöl, Mandel- u. Olivenöl | Eubos® HautRuhe Badeöl (OEL) |
| Bisabolol, rückfettende und feuchtigkeitsspendende Inhaltsstoffe, Vit. E | Dermasence® Reinigungsmilch (MIL) |
| Aqua Posae, Filiformis, Karitébutter, Niacinamid | LaRochePosay® Lipikar Syndet AP+ (Cremegel) |
| dünnflüssiges Paraffin, Mandelöl | Neuroderm® Mandelölbad (BAD) |
| **Rückfettende Körperlotionen** | |
| Licochalcone A, Nachtkerzen- u. Traubenkernöl | Eucerin® AtopiControl W/O-Lotion (LOT) |
| Linolsäure | Linola® Hautmilch (MIL) |
| Polidocanol, Urea | Optiderm® Lotion (LOT) |
| Lipide 25 %, Glycerin 20 % | Neuroderm® PflegeLotio (LOT) |
| Aqua Posae Filiformis, Canola Öl, Karitébutter, Niacinamid | LaRochePosay® Lipikar Baume AP+ (BAL) |
| Betain, Glycerin, Johanniskraut-Extrakt, Jojoba- u. Mandelöl, Nachtkerzenöl 6 %, Provitamin $B_5$ (Dexpanthenol), Shéa Butter, Vit. E | Eubos® HautRuhe Lotion (O/W-Emulsion) |

Tab. 6.13 Präparatebeispiele bei Neurodermitis (Fortsetzung)

| Wirkstoff | Handelspräparat |
|---|---|
| **Rückfettende Gesichtspflege** | |
| Licochalcone A, Nachtkerzensamen- u. Traubenkernöl | Eucerin® AtopiControl Gesichtscreme (CRE) |
| Linolsäure | Linola® Gesicht (CRE) |
| Maiskeim- u. Nachtkerzensamenöl, Panthenol | Dermasence® Cream Extra (CRE) |
| Allantoin, Bisabolol, Cardiospermum Halicacabum Flower/Seed Extrakt, Omega-3- u. Omega-6-Fettsäuren aus Echium- u. Nachtkerzenöl, Panthenol, Shéa Butter, Vit. E | Eubos® HautRuhe Gesichtscreme (O/W-Emulsion) |
| **Rückfettende Pflegecremes** | |
| Bisabolol, Glycerin | Dermasence® Adtop Creme (amphiphil) |
| Glycerin, Urea 10 % | Dermasence® Adtop plus (CRE) |
| Dexpanthenol, Lipide mit hautähnlichen lamellaren Strukturen | Bepanthen® Sensiderm (CRE) |
| Nachtkerzensamenöl 20 % | Linola® Gamma (CRE) |
| Polidocanol, Urea | Optiderm® Fett (CRE) |
| Glycerin 20 %, Lipide 30 % | Neuroderm® Pflegecreme (CRE) |
| Glycerin 20 %, Lipide 50 %, davon 5 % Mandelöl | Neuroderm® Pflegecreme Lipo (CRE) |
| Allantoin, Bisabolol, Glycerin, Johanniskraut-Extrakt, Nachtkerzenöl 10 %, Panthenol, Urea 0,25 %, Vit. E | Eubos® HautRuhe Creme (W/O-Emulsion) |
| Glycerin 20 %, Fettgehalt 37 %, hauteigenen Lipide (wie Ceramide) | Neuroderm® Repair (CRE) |
| **Akutpflege** | |
| Decandiol, Licochalcone A, Menthoxypropanediol, Nachtkerzensamen- u. Traubenkernöl | Eucerin® AtopiControl Akutpflege (CRE) |
| Nachtkerzensamen u. Traubenkernöl, Menthol, Polidonacol | Eucerin® AtopiControl Anti-Juckreiz (SPR) |
| Echinaceawurzel-Extrakt, Linolsäure | Linola® Plus (CRE, MIL) |
| hochwertige Öle, Polidocanol 3 %, Urea 4 % | Dermasence® Polaneth (LOT) |
| Polidocanol, Urea | Optiderm® (CRE) |
| Ectoin 3,5 %, Jojoba-, Mandel- u. Olivenöl, Vit. E | Eubos HautRuhe EctoAkut® 3,5 % Ectoin (CRE) |
| Cardiospermium-Extrakt, Ectoin 7 %, Lecithin, Olivenöl | Eubos HautRuhe EctoAkut® Forte 7 % Ectoin (CRE) |
| **Allopathika: Entzündungshemmer (Akuttherapie)** | |
| Hydrocortison 0,5 % | Ebenol® 0,5 % (CRE), Soventol® Hydrocort 0,5 % (CRE) |
| Hydrocortison 0,5 %, Dexpanthenol | Fenihydrocort® 0,5 % (CRE) |
| **Homöopathisches Komplexmittel** | |
| Centella asiatica Dil. D4, Graphites Dil. D12, Sulfur Dil. D6, Thuja occidentalis Dil. D12, Viola tricolor Dil. D3 | Cutacalmi® (GLO) |
| **Anthroposophikum** | |
| Pelargoniumblütenöl, Rosenöl, Siliciumdioxidlösung wässrig, kolloidal | Rosatum® Heilsalbe (SAL) |

6

Tab. 6.14 Schüßler-Salze bei Neurodermitis

| Schüßler-Salz | Beschreibung |
|---|---|
| Nr. 1 Calcium fluoratum D12 (TAB) oder D4 (SAL) | Das Salz des Bindegewebes, der Gelenke und der Haut, bei rissiger Haut |
| Nr. 7 Magnesium phosphoricum D6 (TAB) | Das Salz der Muskeln und Nerven, bei Juckreiz |

**Nahrungsmittel:** Wenn ein Triggerfaktor auf Nahrungsmittelunverträglichkeiten zurückzuführen ist, soll man auf einige Nahrungsmittel verzichten, von denen man vermutet, dass sie eine Neurodermitis auslösen können. Dazu zählen Kuhmilch, Hühnerei, Nüsse, Fisch, Zitrusfrüchte wie Zitronen und Orangen, Schalentiere, scharfe Gewürze wie Chili oder Pfeffer und Alkohol.

**Pflegeprodukte:** Bei Pflegeprodukten muss darauf geachtet werden, dass sie keine Zusatzstoffe wie Parfüm, Konservierungsmittel und Farbstoffe enthalten. Am besten man benutzt spezielle Produkte für Neurodermitiker und wendet sie regemäßig an. Die richtige Pflege ist das Wichtigste.

**Stress:** Wenn die Neurodermitis aufgrund von Stress auftaucht, ist es wichtig etwas gegen diesen Stress zu tun. Stress zu vermeiden ist oft einfacher gesagt als getan. Deshalb soll man sich etwas suchen, wie man den Stress abbauen kann. Es bieten sich Entspannungstechniken wie Meditation, Progressive Muskelentspannung nach Jacobsen oder Yoga an.

Akne tritt häufig im Teenageralter auf. Abb. 6.13

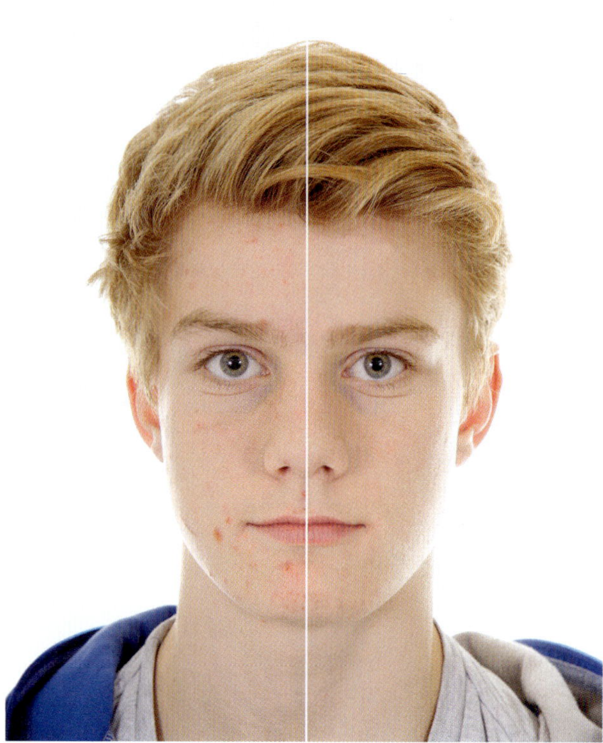

**Kratzen:** Kratzen schädigt noch mehr die Haut, aus diesem Grund sollte man dies auf jeden Fall vermeiden. Außerdem können über die Fingernägel Bakterien in die Haut gelangen. Gerade kleinen Kindern ist dieses schwer begreiflich zu machen. Besonders nachts, wenn der Juckreiz durch Bettwärme am stärksten ist, kratzen sich die Kinder unterbewusst im Schlaf. Da können dünne Baumwoll- oder Zwirnhandschuhe Abhilfe leisten. Es gibt sogar für Babys und Kleinkinder ganze Overalls zu bestellen.

**Kälte:** Kann beim Juckreiz wahre Wunder bewirken. Dafür braucht man nur Cool Packs mit einem Handtuch zu umwickeln und auf die juckende Stelle zu legen.

**Witterung:** Urlaub in Ländern mit hoher Luftfeuchtigkeit soll vermieden werden. Frische Meeresluft bekommt der Haut dagegen besser.

## Grenzen der Selbstmedikation

Wenn der Verdacht auf Neurodermitis besteht, soll ein Arzt aufgesucht werden. Der Arzt kann gerade einen akuten Schub effektiv therapieren. Dies ist auch besonders wichtig, damit es nicht zum „Etagenwechsel" kommt. Die Entzündung kann von der Haut auf die Schleimhaut übergehen. Sind die Schleimhäute der Bronchien betroffen, kann Asthma entstehen und bei den Schleimhäuten der Nase kommt es zu Heuschnupfen.

Bei einem akuten Neurodermitis-Schub ist die Immunabwehr der Haut geschwächt, deshalb ist besondere Vorsicht geboten. Der auf der Haut vorkommende Staphylococcus aureus kann in diesem Fall eine eitrige Entzündung auslösen. Hinzukommend kann es leichter zu einer viralen Entzündung kommen oder zu einer Pilzinfektion. Diese Komplikationen gehören sofort in die Hand eines Arztes.

# Akne

Akne zählt zu den häufigsten Hauterkrankungen. Die Acne vulgaris ist die gewöhnliche Akne. Es handelt sich dabei um eine chronisch entzündliche Erkrankung der Talgdrüsen. Daher tritt sie in talgdrüsenreichen Regionen wie dem Gesicht, der Brust und dem Rücken auf. Äußerlich ist dies erkennbar durch den Fettglanz, die Mitesser (Komedonen) und die Pickel.

Akne bricht vorrangig ab dem Beginn der Pubertät mit etwa dem zwölften Lebensjahr aus, da einer der Hauptgründe die hormonelle Veränderung ist. 60–80 % der Jugendlichen sind betroffen. Jungen sind häufiger betroffen als Mädchen aufgrund der hauptverantwortlichen männlichen Sexualhormone, der Androgene.

Häufig verschwindet die Akne nach der Pubertät. Bei den Erwachsenen sind noch ungefähr 40 % von der sogenannten Spätakne (Acne tarda) betroffen. Darunter leiden vorwiegend Frauen zwischen 25 und 40 Jahren.

## Ursachen

### Auslöser

**Hormonelles Ungleichgewicht** löst Akne aus. Dieses findet sich in der Schwangerschaft oder beim prämenstruellen Syndrom. Welche Frau kennt das nicht – den typischen Pickel vor der Regel? Auch die Pubertät ist eine Zeit großer hormoneller Umstellung.

**Genetische Veranlagung** spielt eine Rolle bei der Entstehung einer Akne, ebenso Stress.

**Ernährung** kann zum Problem werden, wenn große Mengen Milch oder Milchprodukte verzehrt werden und der Anteil der Kohlehydrate überproportional ist. Die Rolle der Schokolade als Auslöser ist kleiner, als oft vermutet.

**Arzneimittel** wie z. B.: die Antibabypille, Anabolika wie Testosteron, hochdosierte Vitamin $B_6$ bzw. $B_{12}$-Präparate, Lithiumsalze und Glucocorticoide können Akne verursachen.

**Sonne** kann ebenfalls ein Auslöser sein (▸ Seite 86).

Die regelmäßige und langfristige Anwendung von Kosmetika wie Cremes und Make-up mit Lanolin, Paraffin, pflanzlichen Ölen oder Vaseline, die komedogen sind (Kosmetikakne) begünstigen Akne ebenfalls.

Die unterschiedlich genannten Ursachen können die Akne begünstigen, indem sie die Überproduktion von Talg anregen (Seborrhö).

### Entstehungsfaktoren

An der Entstehung der Akne sind vier Faktoren beteiligt:

1. **Seborrhö.**

2. **Hyperkeratose:** Es kommt zur vermehrten Bildung von Hornzellen, aber zu einer unzureichenden Abschuppung der abgestorbenen verhornten Zellen. Diese verstopfen den Talgdrüsenfollikel. Der Talg kann nicht mehr richtig abfließen. Dadurch entsteht ein Talgrückstau. Auf der Haut ist dieser sichtbar als Mitesser (Komedo). Ist der Mitesser noch geschlossen, erscheint er weiß. Erkennt man ihn mit einem schwarzen Punkt, der aus den pigmentierten Zellen (Melanozyten) stammt, handelt es sich um einen offenen Mitesser.

3. **Bakterienwachstum:** Der Talg bietet idealen Nährboden für Bakterien, insbesondere für Propionibacterium acnes. Durch die verbesserten Wachstumsbedingungen kommt es zu einer starken Vermehrung. Wir haben alle diese eigentlich harmlosen Bakterien auf der Hautoberfläche. Sie gehören zur ganz normalen Hautflora.

4. **Entzündungen:** Durch die vermehrten Bakterien und deren Stoffwechselprodukte werden Entzündungsreaktionen ausgelöst. Es kommt zu eitrigen und entzündeten Pickeln, den Papeln und Pusteln. Papeln sind tastbare Knötchen unter der Hautoberfläche. Bei Pusteln handelt es sich um Eiterbläschen. In schlimmen Fällen kann die Follikelwand aufbrechen. Es werden Lipide, Bakterien, Hornzellen, Fettsäuren und Zellfragmente freigesetzt. Sie verursachen im umliegenden Gewebe ausgedehnte tiefe Entzündungen.

Mitesser, Papeln und Pusteln stellen verschiedene Stadien der Akne dar. ○ Abb. 6.14

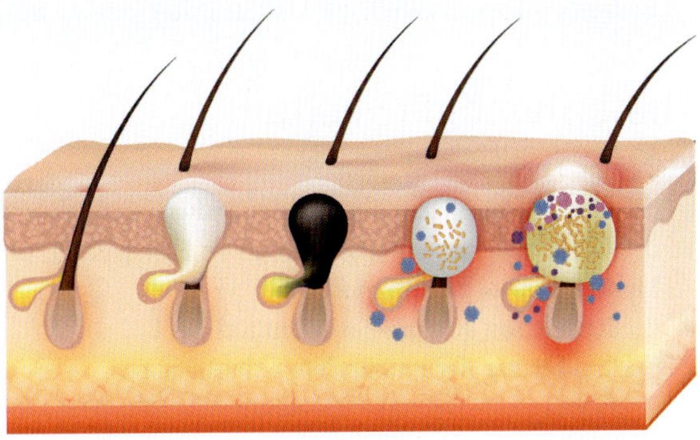

## Symptome und Formen der Akne

Bei Akne kommt es zum Fettglanz auf der Haut. Besonders betroffen sind das Dekolletee, die Schultern, der Rücken und die T-Zone (Stirn, Nase, Kinn).

Die weiteren unterschiedlichen Symptome werden in verschiedene Akne-Formen eingeteilt:

- **Acne comedonica** (die leichte Akne): dabei handelt es sich um unreine Haut bis hin zur leichtesten Form der Akne. Es treten offene und geschlossene Mitesser auf und nur wenige Pickel. Wenn man nicht unsachgemäß an den Mitessern herumquetscht, entstehen keine Narben.
- **Acne papulopustulosa** (mittelschwere Akne): Zusätzlich zu den Mitessern entstehen noch Papeln und entzündliche Pusteln, ausgelöst durch die Propionibakterien bzw. deren Stoffwechselprodukte. Es entstehen keine tiefen Entzündungen, deshalb verheilen sie noch ohne Narbenbildung.
- **Acne conglobata** (schwere Akne): Bei dieser Form bilden sich 1 bis 2 cm große entzündete Knoten, die sehr schmerzhaft sind. Unter der Haut können sich Gänge zwischen den einzelnen Knoten bilden und sich verbinden. Es entstehen Abszesse und Zysten, die beim Abheilen Narben hinterlassen können.

Es gibt noch weitere spezielle Akne-Formen, die sich nicht nach Schwere, sondern nach Ursache einteilen lassen:

- **Acne tarda** (Erwachsenenakne): diese Akneform betrifft Leute ab 25 Jahren. Es sind mehr Frauen als Männer betroffen. Auslöser ist unter anderem Stress, der die Papeln und Pusteln erscheinen lässt.

- **Acne medikamentosa** (Medikamentenakne): nicht selten wird die Akne von verschiedenen Medikamenten ausgelöst, dadurch entstehen Papeln und Pusteln.
- **Mallorca-Akne** (Sommer-Akne): diese Akne äußert sich in kleinen Papeln durch die UV-Strahlen (▸Seite 87).

## Therapiemöglichkeiten

Ziel einer Therapie ist:

- die Reduktion übermäßiger Talgproduktion (Seborrhö),
- die Förderung der Abschuppung von Hornzellen, um die Hyperkeratose zu reduzieren,
- die Reduktion von mikrobiellen Keimen,
- die Linderung der entzündeten Hautstellen.

Je nach Akneform unterscheiden sich die Therapieansätze. In der Selbstmedikation kann nur etwas gegen die leichte Form der Akne unternommen werden.

Bei schweren Formen kann der Arzt topisch anzuwendende Arzneimittel verordnen. Wenn damit nicht der gewünschte Therapieerfolg erzielt wird, können noch zusätzlich systemische Aknetherapeutika verabreicht werden. Auch in diesen Fällen ist therapiebegleitend die richtige Pflege unerlässlich.

Es ist von großer Bedeutung sich ein abgestimmtes Pflegekonzept in der Apotheke erstellen zu lassen. Es fängt schon mit der Reinigung an. Nur wenn die Haut optimal vorbereitet wird, kann sie die topischen Arzneimittel und die Pflegeprodukte richtig aufnehmen.

Häufig führen Aknetherapeutika durch die starke Reduktion der Talgproduktion zum Austrocknen der Haut und zu Lichtempfindlichkeit. Aus diesem Grund ist es ratsam zur Therapie auch eine entsprechende nicht komedogene Feuchtigkeitspflege und einen Sonnenschutz anzuwenden.

### Pflegekonzepte bei unreiner zu Akne neigender Haut

Das richtige Pflegekonzept führt zum Abklingen der Hautunreinheiten und beugt der Bildung von Neuen vor.

1. Als erstes soll die Haut mit einem Schaum oder einem Waschgel mild gereinigt werden. Die Reinigung soll den pH-Wert auf der Haut optimieren und den Säureschutzmantel wiederherstellen. Ziel sind kleine Poren und somit ein verfeinertes Hautbild.
2. Nach der Reinigung muss der überschüssige Talg mit einem Tonic entfernt werden. Er klärt und mattiert die Haut. Zusätzlich wirken viele Reinigungslotionen noch antibakteriell.
3. Pflege:
   - Entzündungshemmende und antibakteriell wirkende Cremes, die die Haut zusätzlich mit Feuchtigkeit versorgen und einen mattierenden Effekt besitzen.
   - Oder therapieergänzend eine hautberuhigende, reizlindernde und entzündungshemmende Basispflege, die die Haut als O/W-Lotion mit ausreichend Feuchtigkeit versorgt.
4. Antipickel-Stift: Punktuelle Bekämpfung bei Mitessern und Pickeln. Häufig sind diese getönt und haben gleich den positiven Effekt, dass Pickel abgedeckt werden.
5. Peeling: 1–2 × wöchentlich ist bei nicht zu starker Akne ein sanftes Peeling empfehlenswert, sodass die oberen Hautschüppchen abgetragen werden und die Poren sich öffnen. Es darf auf keinen Fall eine entzündliche Akne vorliegen.

Bei der Anwendung von topischen Aknetherapeutika, Pflegecremes und Sonnenschutz soll immer das, was am wichtigsten ist, als erstes aufgetragen werden, z. B. zuerst das Arzneimittel, dieses einziehen lassen und dann erst die Pflegecreme.

Die Pflegeserien gegen Akne enthalten z. B. Inhaltsstoffe wie:

- **Licochalcone A** wirkt entzündungshemmend und hautberuhigend.
- **L-Carnitin** sorgt für eine Abnahme der Sebumproduktion.
- **Decandiol** wirkt antibakteriell besonders gegen Propionibakterien.
- **Milchsäure** hat komedolytische Eigenschaften und wirkt antibakteriell.
- **Salicylsäure** wirkt keratolytisch und komedolytisch.

Pflegekonzepte lassen sich nicht nur von Eucerin oder Vichy zusammenstellen. Fast jede apothekenexlusive Marke bietet umfangreiche Pflegeserien bei Akne an, z. B. Roche Posay, Dermasence oder Ducray.

### Allopathie

In der Selbstmedikation stehen nur einige topische Aknetherapeutika zur Verfügung. Dazu zählen Benzoylperoxid und Salicylsäure (▫ Tab. 6.16).

Benzoylperoxid, kurz BPO, reduziert das Bakterienwachstum. Es wirkt bakterizid auf die Propionibakterien. BPO ist in der Lage die verstopften Poren zu öffnen, dadurch dass es die abgestorbenen Zellen aus der Hornschicht entfernt. Infolgedessen kann der Talg wieder besser abfließen und den Bakterien fehlt die Nahrungsgrundlage zum vermehrten Wachstum und zur Vermehrung. Dadurch gehen die Hautirritationen und Entzündungen zurück.

Es ist das Mittel der ersten Wahl, da es keine bakteriellen Resistenzen bildet. Das Gel ist in verschiedenen Konzentrationen auf dem Markt. Man sollte im Gesicht immer mit den niedrig konzentrierten Produkten, die für eine leichte bis mittelschwere Akne geeignet sind, beginnen. Führt dies nicht zum gewünschten Ziel oder sind andere Körperteile wie der Rücken betroffen, kann die 10%ige Variante angewendet werden.

Die Haut kann durch die Anwendung von BPO sehr austrocknen und gereizt sein. Deshalb ist es besonders empfehlenswert im Anschluss eine nicht komedogene hautberuhigende Feuchtigkeitspflege aufzutragen.

Tab. 6.15 Pflegekonzepte verschiedener Firmen

| Wirkstoff | Handelspräparat |
|---|---|
| **1. Waschgele** | |
| 6 % Ampho Tensid | Eucerin® Dermopure Reinigungsgel (GEL) |
| Salicylsäure | Vichy® Normaderm Reinigungsgel (GEL) |
| **2. Gesichtstonic** | |
| 2 % Milchsäure-Wirksystem | Eucerin® Dermopure Gesichts-Tonic (TON) |
| Salicylsäure | Vichy® Normaderm Reinigungslotion (LOT) |
| **3. Pflegeprodukte** | |
| Decandiol, L-Carnitin, Licochalcone A, Salicylsäure | Eucerin® Dermopure Mattierendes Fluid |
| AirLicium, Thermalwasser | Vichy® Normaderm 24h Feuchtigkeitspflege (LOT) |
| Therapiebegleitendes Präparat | |
| Ceramide, Glycerin, Licochalcone A, Panthenol, SymSitive | Eucerin® Dermopure Therapiebegleitende Feuchtigkeitspflege (CRE) |
| **4. Abdeckstifte** | |
| abdeckende Pigmente, Bisabolol, Salicylsäure | Eucerin® Dermopure Abdeckstift |
| Farbpigmente, LHA (trocknet Pickel aus) | Vichy® Normaderm gegen Hautunreinheiten |
| **5. Peeling** | |
| Milchsäureperlen, Mikropartikel | Eucerin® Dermopure Waschpeeling, Vichy® Nomaderm Tri-Activ Reinigung + Peeling + Maske |

**Achtung:** Benzoylperoxid hat eine bleichende Wirkung. Es kann Haare, aber auch Textilien ausbleichen. Am besten werden während der Anwendungsdauer alte Handtücher, Bettwäsche und nicht gerade die Lieblingskleidung benutzt.

Eine Alternative zum Benzoylperoxid ist als apothekenpflichtiges Aknetherapeutikum die Salicylsäure. Bei lokaler Anwendung auf der Haut wirkt Salicylsäure antibakteriell und in hohen Dosen auch keratolytisch, sodass der Talg besser abfließen kann. Sie hat so eine komedolytische Wirkung.

Egal ob es sich um ein vom Arzt verschriebenes Aknetherapeutikum handelt oder um ein empfohlenes Pflegekonzept aus der Apotheke, Geduld ist gefragt. Die Präparate sollen regelmäßig angewendet werden. Nach frühestens vier bis acht Wochen erkennt man erste Erfolge. Da sich die Akne gerade zu Anfang der Therapie durch Öffnen der Poren verschlimmern kann, brechen viele die Anwendung zu früh ab. Aus diesem Grund soll der Patient in der Apotheke immer darauf hingewiesen werden, dass sich das Hautbild zum Beginn der Therapie verschlechtern kann und es eine Weile dauern kann, bis der gewünschte Therapieerfolg eintritt.

### Anthroposophie

Es gibt spezielle Aknekapseln, bei denen pflanzliche und mineralische Inhaltsstoffe anthroposophisch gegen Akne von innen heraus wirken und nachhaltig das Hautbild verbessern. Die Inhaltsstoffe aktivieren den Stoffwechsel.

## Ergänzende Empfehlungen

Wichtig ist, das Gesicht und die anderen von Akne betroffenen Körperbereiche regelmäßig mit entsprechenden Akne-Pflegeprodukten zu reinigen und danach die entsprechende Pflege aus „Wasserbasis" aufzutragen. Die Haut am besten mit lauwarmem Wasser waschen, um sie nicht zusätzlich zu reizen.

Es sollen nur Pflegeprodukte und Kosmetika verwendet werden, die nicht komedogen sind, also bei denen keine Poren verstopfenden Öle oder Cremegrundlagen verwendet werden. Man muss darauf achten, dass Pinsel oder Schwämmchen regelmäßig aus hygienischen Gründen gewechselt werden.

Pickel sollen nicht selbst ausgedrückt werden, es kann sonst passieren, dass die Bakterien noch tiefer in der Haut verteilt werden. Vor dem Anfassen der Haut ist darauf zu achten, immer die Hände gut zu waschen.

Therapieergänzend zur Aknetherapie ist ein guter Sonnenschutz unerlässlich. Gerade in dieser Phase ist die Haut

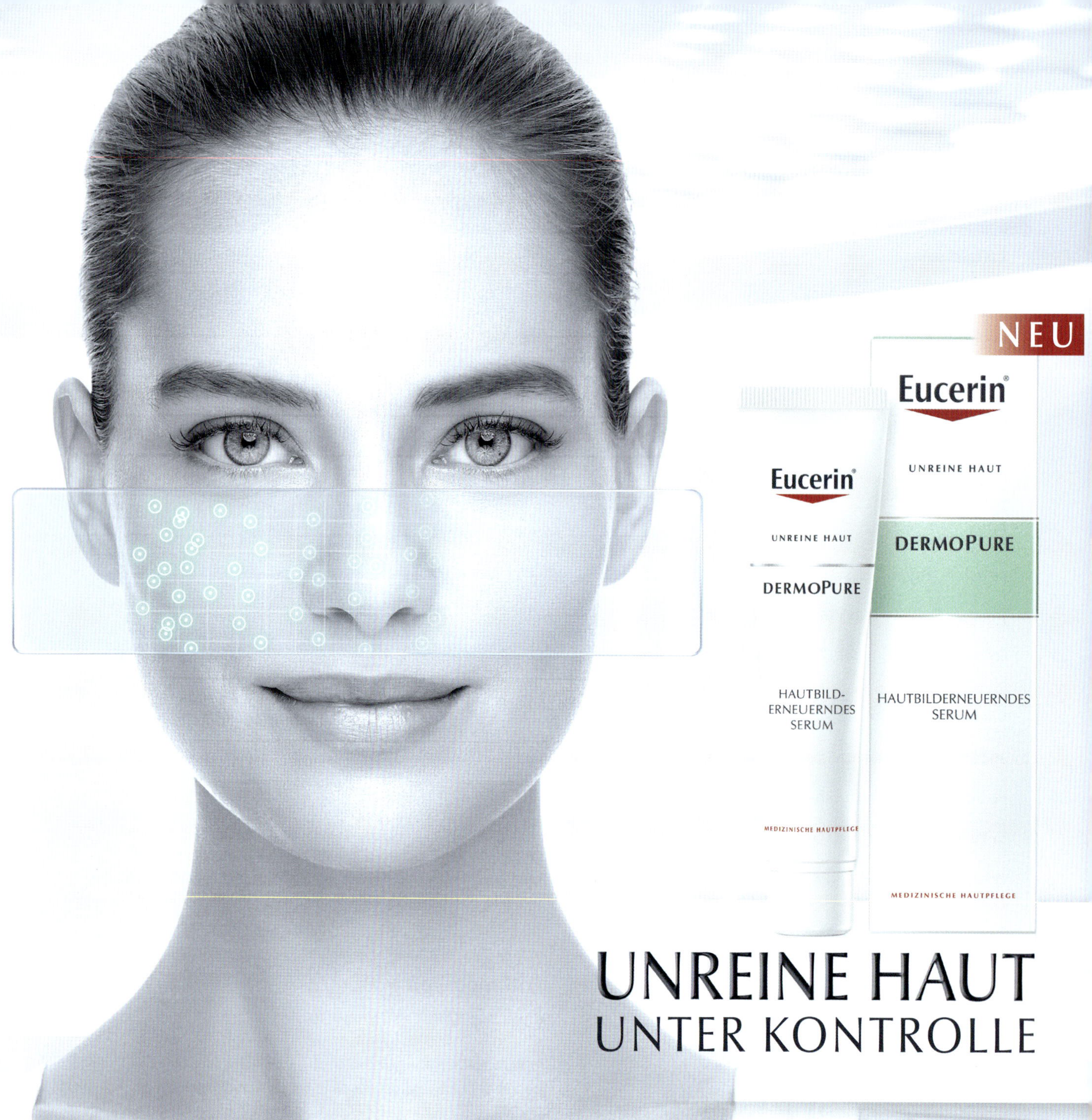


Die besondere Empfehlung für Ihre Kunden – erste Verbesserungen des Hautbildes bereits nach einer Woche sichtbar

- **Unterstützt die Hautbilderneuerung** mit 10 % Hydroxy Komplex, einer hocheffektiven Peeling-Kombination aus Glycol-, Salicyl- und Polyhydroxysäure
- **Beruhigt irritierte Haut** mit entzündungshemmendem Licochalcone A
- **Ideal geeignet zur Kombination** mit anderen Pflegeserien, z. B. Eucerin® Hyaluron-Filler

Weitere Informationen und Praxistipps für Ihre Beratung auf **www.side-by-side.de**

DAS SAGEN DIE PRAXISTEST-TEILNEHMER/-INNEN*:

| | |
|---|---|
| 95 % | Kontrolliert die Sebum-Bildung |
| 94 % | Beugt der Neuentstehung von Unreinheiten vor |
| 94 % | Verbessert das Hautbild sichtbar |

*Pflegewirksamkeit und Verträglichkeit getestet an 50 weiblichen und männlichen Patienten mit unreiner, zu Akne neigender Haut im Alter von 20 bis 51 Jahre bei 8-wöchiger Anwendung.

Tab. 6.16 Präparatebeispiele bei Akne

| Wirkstoff | Handelspräparat |
|---|---|
| **Allopathika** | |
| Benzoylperoxid 3 %, 5 %, 10 % | Aknefug® oxid Mild (GEL) |
| Benzoylperoxid 5 %, 10 % | Benzaknen® 5 %/10 % (GEL), Benzaknen® Wash 5 % (SUS) |
| Salicylsäure 1 % | Aknefug® Liquid 1 %(LSG) |
| **Anthroposophikum** | |
| Amethyst, Betula e foliis ferm 34e Ø, Bitterfenchel-, Kümmelöl, Cochlearia officinalis ferm 33b Ø, Fucus vesiculosus e planta tota ferm 51 Ø, Fumaria officinalis ferm 33c Ø, Graphites aquosum D11, Juniperus communis ferm 35a Ø, Kohle (pfl.), Oxalis e planta tota ferm 34b Ø, Rhamnus frangula ferm 33e Ø, Rosa ferm cum ferro Ø, Tropaeolum majus ferm 33b Ø, Urtica dioica e planta tota ferm 33c Ø, Viola tricolor ex herba ferm 33e Ø | Akne-Kapseln WALA® (KAP) |

Tab. 6.17 Schüßler-Salze bei Akne

| Schüßler-Salz | Beschreibung |
|---|---|
| Nr. 9 Natrium phosphoricum D6 (TAB) oder D4 (SAL) | Das Salz des Stoffwechsels |
| Nr. 11 Silicea D12 (TAB) oder D4 (SAL) | Das Salz der Haare, der Haut und des Bindegewebes |

besonders sonnenempfindlich. Es eignen sich hervorragend fettfreie Produkte, die eine leichte Gelform oder ein Fluid als Grundlage haben. Gerade bei Männern ist z. B. für den Rücken oder behaarte Körperregionen ein ölfreies Spray sehr beliebt (Tab. 6.2).

Sonne sollte im allgemeinen sowieso bei Akne gemieden werden, denn es ist nicht wie viele denken, dass die Sonne die Pickel austrocknen lässt, sondern die UV-Strahlung, egal ob vom Sonnenlicht oder Solarium, fördert die Neubildung von Komedonen.

## Grenzen der Selbstmedikation

Auf jeden Fall soll ein Arzt aufgesucht werden, wenn:

- starke Akne bei einem Kind weit vor der Pubertät auftritt,
- die Hautveränderungen plötzlich erscheinen und noch intensiven Juckreiz mit sich bringen,
- eine starke Akne festgestellt wird. Dann muss schnell gehandelt werden um die Narbenbildung so gering wie möglich zu halten.

# Rosazea

Bei der Rosazea (engl. Rosacea) handelt es sich um eine **chronische nicht infektiöse Hauterkrankung**, von der 2–5 % der Erwachsenen betroffen sind. Sie tritt meistens bei Frauen ab 30 und bei Männern ab 50 Jahren auf. Es sind mehr Frauen betroffen als Männer. Besonders empfindlich sind hellhäutige Frauen, die zusätzlich familiär vorbelastet sind. Allgemein sind hellhäutige Nordeuropäer häufiger betroffen als dunkelhäutige Typen und Südeuropäer.

Zu Beginn reagiert die Haut überempfindlich, sie sticht und brennt. Das frühe Stadium wird auch **Couperose** genannt. Die Haut neigt zu Rötungen, Trockenheit und ist besonders empfindlich. Die Rötungen treten hauptsächlich im Gesicht auf, zentriert auf Nase, Stirn und Wangen. Sie entstehen durch Weitung der kleinen Gefäße. Die geweiteten Gefäße bilden sich nicht sofort zurück, es kann Stunden, Tage und sogar Wochen dauern.

Im weiter fortgeschrittenen Stadium treten Knötchen (Papeln) und Eiterpickel (Pusteln) auf. Sie sind vergleichbar mit denen einer Akne, aber sie gehen nicht vom Haarfollikel aus und die Haut ist eher trocken anstatt fettig wie bei einer Akne. Außerdem kommen keine Komedonen vor und die durch Rosazea hervorgerufenen Pickel hinterlassen keine Narben.

Im weiteren Verlauf können sich knotige Verdickungen auf der Nase (Rhinophym) bilden. Umgangssprachlich ist dies auch bekannt als Knoten-, Kartoffel- oder Säufernase.

Zusätzlich zum Gesicht können auch noch die Augen in Mitleidenschaft gezogen werden, man spricht dann von Ophthalmo-Rosazea.

Rosazea betrifft häufiger Frauen als Männer. ○ Abb. 6.15

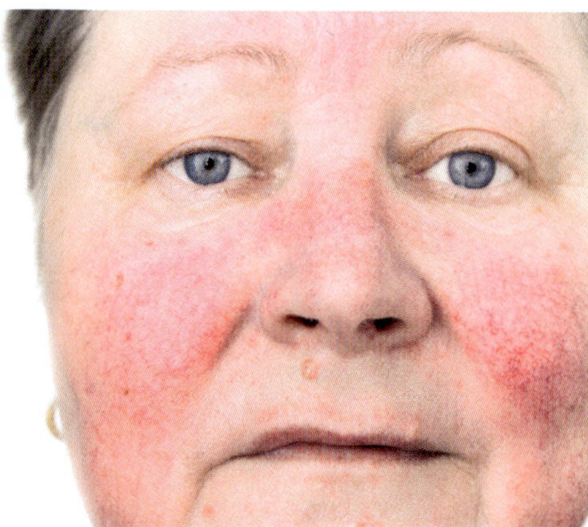

## Ursachen

Die Hauptursachen sind nicht bekannt. Man hat nur Vermutungen, was eine Rosazea auslösen kann. Unter anderem werden Milben als Auslöser angedacht. Es wird vermutet, dass die **Demodex-Milbe (Haarbalgmilbe)**, die zur normalen Hautflora gehört, in Frage kommt. Erwiesen ist nur, dass auf der Haut von Rosazea-Patienten mehr Demodex-Milben vorkommen als bei Nichtbetroffenen. Wahrscheinlich kommt es durch die Immunantwort auf die Milben zur Entzündung der Haut. Es bilden sich Papeln und Pusteln. Im weiter entwickelten Stadium verdickt sich stellenweise die Haut und sieht großporig aus.

Triggerpunkte, die eine Rosazea begünstigen, stehen fest. Dazu zählt fast alles, was die Gefäße weit stellt:

- **Psychische Faktoren** wie Ärger oder Stress, denn das Stresshormon Adrenalin löst in der Haut Entzündungsprozesse aus.
- **Umweltfaktoren** wie Pollen, Smog, Luftfeuchtigkeit, Wind, Kälte, Hitze und UV-Strahlung. Durch zu viel Sonneneinstrahlung kann die Gesichtshaut dauerhaft sehr empfindlich reagieren.
- **Exogene Faktoren** wie Duft- und andere Zusatzstoffe in Kosmetikprodukten, Waschmitteln, chemische Stoffe, topisch anzuwendende Medikamente wie Cortisonsalbe, heiße Bäder, Saunabesuche, Gesichtsdampfbad, anstrengende sportliche Aktivitäten.
- **Endogene Faktoren** wie scharfes, gut gewürztes Essen, heiße Getränke, Alkohol.

## Symptome

Die Rosazea kann in **verschiedene Schweregrade** eingeteilt werden, dem entsprechend unterscheiden sich die Symptome.

- **Schweregrad 1**, Rosacea erythematosa teleangiotactica: Ungefähr 70 % der Rosacea-Patienten leiden unter dieser Form. Dabei sind die feinen Äderchen dauerhaft geweitet (= Teleangiektasien). Der Patient leidet unter einem dauerhaften Erythem. Zum Anfang treten die Rötungen an den Wangen, der Nase und dem Kinn symmetrisch auf, später auch an der Stirn, die Augen bleiben ausgespart.
- **Schweregrad 2**, Rosacea papulopustulosa: Darunter leiden 20 % der Betroffenen. Zusätzlich zum dauerhaften Erythem treten noch Papeln und Pusteln einzeln oder in Gruppen auf. Sie bleiben über Wochen bestehen. Dieser Schweregrad kann mit einer Akne verwechselt werden. Optisch ist der Unterschied, dass keine Komedonen auftreten und die Haut eher trocken als glänzend ist.
- **Schweregrad 3**, glandulär hyperplastische Rosazea: Es betrifft zum Glück nur 5 % der Rosazea-Patienten. Hauptsächlich sind Männer von dieser Schwereform betroffen. Bei dem Schweregrad kommt es zu diffusen Hyperplasien (vermehrte Zellteilung) der Talgdrüsen und des Bindegewebes, welche zu Phymen (Knollen) führen. Meistens treten sie an der Nase auf, das sogenannte Rhinophym, welches auch als Knollen, Kartoffel- oder Säufernase bekannt ist. Es kann aber auch am Kinn (Gnathophym), am Ohr (Otophym), an der Stirn (Metophym) oder am Augenlid (Blepharophym) vorkommen.

Zu den Sonderformen der Rosazea gehören:

- Rosazea am Auge (Okuläre Rosacea): Bei 30–50 % der Betroffenen sind die Augen in Mitleidenschaft gezogen. Es kommt zu einem geröteten, entzündeten Augenlid, wodurch es auch zum trockenen Auge und dessen typischen Symptome kommt, wie ein Fremdkörpergefühl, Brennen oder Tränen. Es kann eine falsche Diagnose gestellt werden, da es der Blepharitis oder Konjunktivitis sehr ähnlich ist.
- Rosacea conglobata: Sie weist entzündliche Knoten im Gesicht auf.
- Rosacea fulminans: Diese Form der Rosazea tritt akut auf und schreitet rasch voran. Es kommt zu starken Entzündungen der Haut, die teilweise mit Fieber und Krankheitsgefühlen einhergehen. Aufgrund der Schwere wird sie auch als Maximalvariante bezeichnet. Hauptsächlich sind Frauen zwischen 20 und 30 Jahren betroffen, besonders in der Schwangerschaft.
- Steroid-Rosazea: Diese bildet sich, wenn die klassische Rosazea über einen längeren Zeitraum mit Cortison behandelt wurde. Es kommt zu einer typischen Steroidhaut. Glucocorticoide sind bei Rosazea kontraindiziert, mit Ausnahme der Rosacea fulminans.

## Therapiemöglichkeiten

Für die Therapie der Rosazea stehen nur verschreibungspflichtige Arzneimittel zur Verfügung. Bei Schweregrad 1 und 2 reicht häufig die topische Anwendung von wirkstoffhaltigen Salben oder Gelen aus. Laut Leitlinie ist **Metronidazol** der am meisten verordnete topische Wirkstoff bei Rosazea. Es wird vermutet, dass er in Wirkstoffkonzentration eine antioxidative, antiinflammatorische oder immunsupprimierende Wirkung zeigt, sodass dadurch eine erfolgreiche Therapie zustande kommt.

Bringen die topischen Medikamente keine Besserung der Rosazea kann zusätzlich ein Antibiotikum verordnet werden. Das Mittel der Wahl ist **Doxycyclin** in antiinflammatorischer Wirkstärke (40 mg). In dieser Therapie wirkt es nicht antimikrobiell, was aber auch nicht gewünscht ist. Aus die-

◻ Tab. 6.18 Hautpflege bei Rosazea

| Inhaltsstoff | Handelspräparat |
|---|---|
| **Reinigung** | |
| SymSitive → ein Wirkstoff, der schnell die Haut beruhigt | Eucerin® Ultra Sensitive Reinigungslotion (LOT) |
| Mit Mizellentechnologie | Roche Posay® Rosaliac Reinigungsgel (GEL) |
| Färberwaideextrakt (entzündungshemmend) | Dermasence® BarrioPro Reinigungsschaum (SCH) |
| **Pflege** | |
| Licochalcone A + SymSitive | Eucerin® AntiRötungen Beruhigende Pflege (CRE) |
| 6-fach Wirkkomplex mit Pflanzenextrakt mit Rutin | Dermasence® Refining (GEL) |
| Aceloglycin, HPCH (Antirötungskomplex), LSF15 | Rozero® (CRE) |
| **Abdeckende/kaschierende Cremes** | |
| Grünpigmente, Licochalcone A, LSF25, mit SymSitive, UV-A-Schutz | Eucerin® Antirötungen Kaschierende Tagespflege mit LSF25 (CRE) |
| Ambophenol + LSF30 | Roche Posay® Rosaliac CC (CRE) |
| Grüner Reflektorkomplex, LSF20, Ruscus-Extrakt | Avène Antirougeurs Jour Feuchtigkeitscreme mit LSF20 (CRE) |

◻ Tab. 6.19 Schüßler-Salze bei Rosazea

| Schüßler-Salz | Beschreibung |
|---|---|
| Nr. 4 Kalium chloratum D6 (TAB) | Das Salz der Schleimhaut |
| Nr. 10 Natrium sulfuricum D6 (TAB) | Das Salz der inneren Reinigung |

sem Grund sind auch nicht die typischen Nebenwirkungen wie Durchfall und Resistenzen zu befürchten. Häufig eingesetzt wird auch das Minocyclin.

Eine weitere Therapiemöglichkeit ist die **Laserbehandlung** der Haut. Man kann die Teleangiektasien und ein Erythem zum Teil weglasern. Ebenfalls wird es zur Behandlung des Phymens eingesetzt. In der Apotheke kann therapiebegleitend ein Pflegekonzept erstellt werden.

## Pflegekonzepte

Mit einer konsequenten Dermokosmetik lassen sich gute Erfolge bei der symptomatischen Therapie der Rosazea erzielen (◻ Tab. 6.18).

Ziel der Behandlung ist es:

- die Rötung zu vermindern,
- Gefäßerweiterungen zu verringern,
- die gereizte Haut zu beruhigen,
- die empfindliche, leicht angreifbare Haut zu stabilisieren, sodass eine stabile Hautschutzbarriere entsteht, die auch gegenüber Irritationen und Umwelteinflüssen standhält.

**Reinigen:** Bei der Pflege soll immer zuerst mit der Reinigung begonnen werden. Sie ist unumgänglich morgens und abends. Nur so können die Umweltgifte, reizende Stoffe und Talg entfernt und die Haut auf die Pflege gut vorbereitet werden. Es soll eine sanfte Reinigung gewählt werden, sodass die geschwächte Hautbarriere nicht gereizt wird. Am besten greift man zu seifenfreier pH-neutraler Waschlotion, zu Reinigungsschaum oder -gel. Reinigungslotionen mit Mizellentechnologie eignen sich besonders. Sie nehmen die Rückstände wie z. B. Schmutz und Make-up von der Haut ohne große Druckeinwirkung.

**Pflegecreme:** Es wird eine hydrophile wenig fetthaltige Creme, die gut verträglich d. h. ohne viele reizende Stoffe ist, empfohlen. Einige Firmen bieten ultrasensitive Cremes an, die die Haut mit Feuchtigkeit versorgen und die Hautschutzbarriere stärken. Andere haben gleichzeitig entsprechende entzündungshemmende und hautberuhigende Stoffe wie z. B. Licochalcone A aus der Süßholzwurzel in der Creme oder Gel enthalten. Es gibt auch Gele mit einem pflanzlichen Wirkstoffkomplex, der für eine gefäßverengende Wirkung sorgt. Die Stabilität der Gefäße wird gefördert und lässt so erweiterte Äderchen blasser werden. Gele haben den Vorteil, dass sie einen Kühleffekt mit sich bringen.

**Abdeckende/kaschierende Cremes:** Gerade Frauen möchten gerne ihre Rötungen vertuschen, sodass sie nicht schon von weitem auffallen. Sie möchten aber nicht unbedingt zum Make-up greifen, deshalb ist eine Tagescreme mit Grünpigmenten eine gute Alternative. Grünpigmente neutralisieren Rötungen und sorgen für einen gleichmäßigen Teint. Wem das nicht reicht, kann zu einer abdeckenden Tagespflege gegen Rötungen greifen, der sogenannten CC-Creme, die es auch speziell für Rosazea-Kunden gibt. Die meisten Cremes enthalten zusätzlich einen UV-Schutz. Dies ist besonders praktisch, da die Haut sowohl im Sommer als auch im Winter vor UV-Licht geschützt werden soll.

## Ergänzende Empfehlungen

- Vermeiden von Trigger-Faktoren: Dazu zählen der Genuss von Alkohol, heiße Getränke wie Kaffee, stark gewürzte Speisen oder auch extreme Temperaturschwankungen (▸Seite 110).
- Ausgedehnte Sonnenbäder sollen auf jeden Fall gemieden werden und man sollte immer an den Sonnenschutz mit Wirkung gegen UV-A und UV-B-Strahlen denken. Der Lichtschutz sollte möglichst ganzjährig aufgetragen werden und mindestens den LSF 15 enthalten. Eine leichte Textur ist empfehlenswerter als eine Creme. Empfohlen werden aber auch Sonnenschutzprodukte mit physikalischen Filtern, da diese weniger hautreizend sind als chemische Filter.
- Die nicht wasserfesten sind den wasserfesten Kosmetika vorzuziehen.
- Leichte Cremegrundlagen mit kühlender, beruhigender Wirkung sollten bevorzugt verwendet werden.

Bei der Auswahl des Pflegekonzepts ist es empfehlenswert, einige Inhaltsstoffe zu meiden. Dazu zählen:

- Natriumlaurylsulfat, welches in Waschgelen vorkommt, aber auch Natriumdodecylbenzoylsulfat oder Alkyllaurylsulfat,
- Propylenglykol, Emulgatoren, Konservierungsmittel sowie Farb- und Duftstoffe,
- leicht hautirritierende Kosmetika mit Fruchtsäuren, Salicylsäure, Urea pura und Retinoide, ebenfalls Produkte mit Kampfer und Menthol.

## Grenzen der Selbstmedikation

Bei den Anzeichen einer Rosazea sollte man einen Dermatologen aufsuchen, damit er die Diagnose stellen und die richtige Therapie verordnen kann. Es gibt nämlich noch andere Erkrankungen, bei denen die Symptome denen einer Rosazea sehr ähneln. Dazu gehören Acne vulgaris, die periorale Dermatitis und Lupus erythematodes.

Die Pflegekonzepte sind in der Apotheke erhältlich und können auch dort zusammengestellt werden. Für die Therapie sind allerdings nur verschreibungspflichtige Arzneimittel erhältlich, somit ist der Weg zum Arzt unumgänglich.

Kopfläuse können mittels Nissenkamm aus dem Haar gekämmt werden. ○ Abb. 6.16

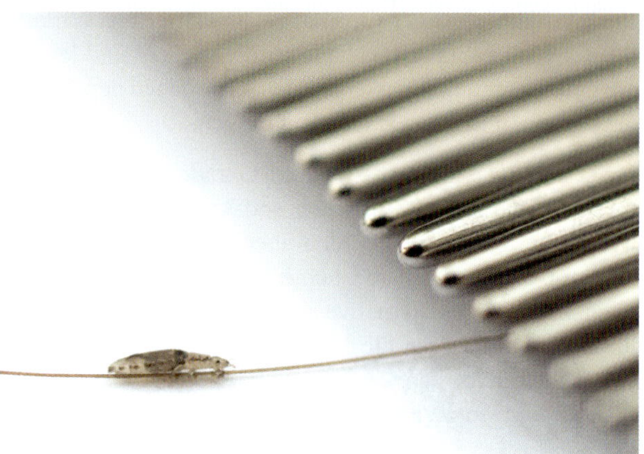

# Läusebefall

## Der Lebenszyklus einer Laus

Der Fachbegriff für Läusebefall lautet Pedikulose. Drei verschiedene Läusearten können den Menschen besiedeln:

- die Kopflaus,
- die Kleiderlaus und
- die Filzlaus.

Am häufigsten wird der Mensch von den **Kopfläusen** befallen. Sie leben hauptsächlich auf dem Kopf. Schwerpunktmäßig sind sie an den warmen Stellen wie Schläfen, hinter den Ohren und im Nacken am Haaransatz zu finden, seltener an den Augenbrauen, Barthaaren und Brusthaaren. Die Kopfläuse sind 2 bis 4 mm groß, erscheinen mit ihrem Chitinpanzer transparent bis gelblich braun. Die Farbe ist abhängig davon, wie lange ihre letzte Mahlzeit her ist und mit wie viel Blut sie noch gefüllt ist. Die Läuse haben sechs Klammerbeine, mit denen sie sich an den Haaren festhalten und über die Haare krabbeln können. So kommen sie auch von einem Menschen zum nächsten und nicht wie viele vermuten, durch springen. Die Läuse atmen über Atemöffnungen, die sich entlang des Körpers befinden. Die Atemöffnung leitet Luft in kleine verzweigte Tracheen weiter.

Nachdem sich die Läuse gepaart haben, kleben die weiblichen Läuse ihre Eier möglichst nahe an den Haaransatz. Dafür verwenden die Läuse ein Sekret, welches nach kurzer Zeit aushärtet und wasserunlöslich ist. Nach ungefähr sechs bis zehn Tagen schlüpft aus dem Ei eine Larve (Nymphe). Sie sieht genau aus wie eine ausgewachsene Laus. Sie ist nur etwas kleiner (< 1 mm). Nach weiteren sieben bis zwölf Tagen entwickelt sich aus der Nymphe durch Wachsen, Schlüpfen und Blutsaugen eine fortpflanzungsfähige Laus. Die weiblichen Läuse legen ungefähr zehn Eier pro Tag. Das Weibchen braucht keine männliche Laus dafür. Eine einmalige Paarung kurz nach dem Schlüpfen genügt, damit das Weibchen ihr Leben lang Eier ablegen kann.

Die Laus ernährt sich über den Menschen, welcher ihr einziger Wirt ist. Alle zwei bis drei Stunden saugt sie Blut, indem sie über ihren Stechrüssel in die obere Schicht der Kopfhaut hineingeht.

Bei Raumtemperatur können Läuse auch unabhängig von ihrem Wirt auf Gegenständen wie Mützen, Schals, Kissen, Polstern oder auch auf Stofftieren bis zu drei Tage überleben. Sie werden aber schon von Stunde zu Stunde immer schwächer, sodass das Blutsaugen und einen neuen Wirt zu befallen ihnen schwerer fällt. Dann trocknen sie aus und sterben. Haustiere sind keine Überträger. Sie dienen nicht als Zwischenwirt. Die Läuse krabbeln vom Haaransatz an die Haarspitzen. Sobald ein neuer Wirt dicht genug dran ist, krabbelt die Laus rüber. Gerade Kinder haben häufig ihre Köpfe dicht beieinander und können sich so leicht anstecken.

## Verbreitung von Kopfläusen

Es schämen sich heutzutage immer noch viele, wenn sie Kopfläuse haben, obwohl es überhaupt nichts mit Unsauberkeit zu tun hat. Hygiene spielt im Zusammenhang mit Läusen keine Rolle. Häufig treten Läuse nach den Ferien auf, wenn Kinder in Ferienfreizeiten bzw. Ferienlagern waren. Berühren sich zwei Köpfe können die Läuse einen Wirtswechsel vornehmen. Da besonders Kinder dicht zusammenspielen, treten die Läuse bei ihnen häufiger auf.

Hat ein Kind Läuse und bemerkt es nicht sofort, können sie sich in der Schule oder im Kindergarten schnell verbreiten. Deshalb sind auch meist ganze Kindergartengruppen oder komplette Einrichtungen betroffen. Bringt ein Kind aus der Familie Läuse mit nach Hause, dauert es nicht lange bis sie sich in der Familie ausbreiten. In langen Haaren können sich Läuse länger unbemerkt aufhalten, dagegen können sie sich in stark krausen Haaren weniger gut festhalten. Es gibt noch weitere Übertragungsmöglichkeiten, nicht nur wenn die Kinder oder die Erwachsenen die Köpfe dicht zusammenhalten, sondern wenn man:

- die gleiche Haarbürste oder den gleichen Kamm benutzt,
- die Kinder mit ihren Eltern kuscheln,
- die Kopfbedeckung wie Mütze oder Fahrradhelm von einem Befallenen benutzt.

Je länger der Kontakt von der infizierten Person her ist, desto träger werden die Läuse ohne Wirt und somit ohne Nahrung.

## Symptome

Die Hauptsymptome sind Rötung und Juckreiz. Diese Symptome treten meistens erst im fortgeschrittenen Stadium auf. Im Anfangsstadium bleibt es oft noch unbemerkt, da es mehrere Tage bis Wochen dauern kann, bis die Symptome auftreten.

Die Rötung und der Juckreiz sind die Reaktion des menschlichen Immunsystems gegen die Speichelenzyme der Laus, die beim Blutsaugen in die Wunde injiziert werden. Die Rötung kann bis hin zu ekzemähnlichen Hautveränderungen mit Lymphknotenschwellung führen. Die juckenden Stellen können sich durch das Kratzen infizieren. Es gelangen Bakterien über die kleinen Kratzwunden in die Haut.

## Therapiemöglichkeiten

Treten im Kindergarten, in der Kindertagesstätte oder in der Schule Läuse auf, ist es wichtig darauf zu achten, ob das eigene Kind auch betroffen ist. Läuse sind schwer mit dem bloßen Auge zu erkennen. Dies ist auch ein Grund, warum die Diagnose oftmals sehr spät gestellt wird. Je früher sie erkannt werden, desto schneller kann man mit der Therapie anfangen und desto weniger Läuse werden auf weitere Personen übertragen.

Juckreiz ist das Hauptsymptom von Läusebefall. ○ Abb. 6.17

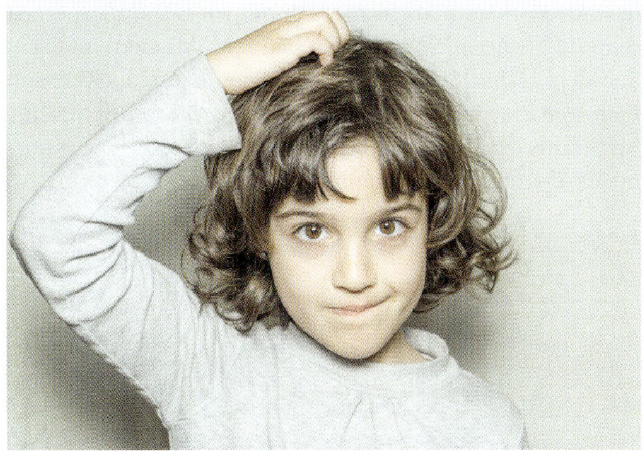

Die beste Möglichkeit die Läuse zu entdecken ist, mit Hilfe eines Läusekamms die Haare über einem weißen Blatt Papier auszukämmen. Die weißen Hüllen der bereits geschlüpften Läuse können vielleicht auch noch so erkannt werden, aber die bräunlichen Läuse oder Nissen nahe der Kopfhaut sind schon eine größere Herausforderung.

Bestätigt sich bei einem Familienmitglied der Läusebefall, sollen unbedingt vor der Behandlung alle aus der Familie nach Läusen abgesucht werden. Damit es nicht zu Neuinfektionen kommt, sollen alle am gleichen Tag behandelt werden.

Die Therapie erfolgt:

- mit rein physikalisch wirksamen Substanzen,
- mittels Insektiziden bzw. biologisch abbaubaren und weniger stark umweltschädigenden Substanzen,
- mit mechanischen Hilfsmitteln.

### Physikalische Therapie

Die Präparate sind frei von neurotoxischen Insektiziden und enthalten keine Nervengifte.

**Dimeticon** kann schon ab Säuglingsalter bedenkenlos angewendet werden. Es gibt Präparate mit 2-Stufen-Dimeticon. Dieses besteht aus einem dünnflüssigen, bei Raumtemperatur leicht flüchtigen Silikonöl und einem dickflüssigen, welches sich vergleichsweise schwer verflüchtigt.

Die Silikonöle breiten sich gut auf der Kopfhaut aus wegen ihrer geringen Oberflächenspannung. Dort gelangen sie tief in die Verzweigungen der Atemwege der Läuse und verdrängen so den Sauerstoff. Danach verdampft das flüchtige Dimeticon und das dickflüssige Silikonöl verschließt die Atemöffnungen der Parasiten. Dies führt zur Erstickung. Die Läuse, Larven und Eier sterben ab und können nun mit einem Nissenkamm ausgekämmt werden. Durch die spezielle Zusammensetzung hoch- und niederviskosen Dimeticons, Triglyceriden und Jojobawachs wird das Auskämmen selbst von dichtem und langem Haar erleichtert. Da die Eier sehr widerstandsfähig sind, kann es gut passieren, dass noch einige Läuse übrig bleiben. Deshalb ist es sinnvoll die Therapie nach neun Tagen ±24 Stunden zu wiederholen, damit die in der Zeit geschlüpften Larven aus den Eiern auch abgetötet werden. Sobald die Läuse tot sind, bessern sich die Symptome wie Juckreiz und Rötung.

Die Präparate werden auf trockenes Haar vom Haaransatz angefangen gründlich aufgetragen. Das hat den Vorteil, dass die Wirksubstanz nicht verdünnt wird. Die Einwirkzeit schwankt je nach Produkt zwischen zehn Minuten und acht Stunden. Danach werden die erstickten Läuse, Larven und Eier vom Haaransatz gut mit einem Nissenkamm Strähne für Strähne ausgekämmt und die Haare mit einem ganz normalen Shampoo gewaschen.

Dimeticon ist leicht entzündlich, deshalb soll es von Feuerquellen ferngehalten werden, es soll nicht geföhnt und während der Anwendung auch nicht geraucht werden.

Dimeticon-Präparate gibt es in drei verschiedenen Varianten (◻ Tab. 6.20):

- **Express:** wie der Name schon sagt, geht es besonders schnell. Das Dimeticon muss nur 10 min einwirken.
- **Plus:** das Dimeticon wirkt eine Stunde ein. Das Präparat ist besonders für Allergiker geeignet, da es keine Duftstoffe enthält. Zusätzlich enthält es noch einen integrierten Applikator, der einem das Auftragen direkt am Ansatz erleichtert.
- **Klassisch:** Das Dimeticon muss acht Stunden einwirken. Die lange Einwirkzeit hat etwas mit der Zulassung und Erstattung zu tun.

Es gibt weitere Präparate mit Dimeticon, die gleich anwendbar sind, z. B. zehn Minuten Einwirkzeit haben und ebenfalls die Läuse durch Ersticken abtöten.

**Dimeticon und White Oil:** Hierbei handelt es sich um ein Haarfluid, welches 15 Minuten einwirken muss. Dimeticon, ein synthetisch hergestelltes Silikonöl, und White Oil, welches aus Mineralöl gewonnen und in medizinischer Qualität in der Pharmazie eingesetzt wird, ersticken die Läuse. Genauso gibt es ein Shampoo nur mit White Oil, welches zehn Minuten Einwirkzeit benötigt und nur noch ausgespült werden muss. Auf ein zusätzliches Shampoonieren kann verzichtet werden. Das White Oil legt sich über die Atmungslöcher der Laus und erstickt diese. Die Wachsschicht des Panzers wird aufgelöst und trocknet die Laus aus. Eine Wiederholung ist nach sieben bis zehn Tagen ebenfalls erforderlich.

**Läuse Shampoo 2 in 1**, das heißt Shampoo und Abwehr: Dieses Shampoo bekämpft in allen Entwicklungsstadien die Kopflaus und schützt bis zu drei Tage vor neuen Kopfläusen. Um dem Kopflausbefall vorzubeugen, muss die Behandlung nach drei Tagen wiederholt werden. Durch die milde Zusammensetzung kann es bedenkenlos über eine längere Zeit angewendet werden.

Der Wirkstoff Oligodecen-Öl bekämpft die Läuse, indem sie ebenfalls mit einem feinen Ölfilm umhüllt werden und so die Atemöffnungen verkleben. Der Panzer der Laus wird aufgeweicht und diese trocknet aus.

Das enthaltene LPF® ist ein Läuseschutzfaktor, der in drei Schritten die Haare vor den Läusen schützt:

- Er neutralisiert die elektrische Ladung der Haare. Dies bewirkt, dass die Läuse sich schwieriger von Kopf zu Kopf bewegen können.
- Für Läuse ist der Geruch abstoßend, aber ein angenehmer Duft für Menschen.
- Die Haarstruktur wird so verändert, dass die Läuse die Haare meiden und gehindert werden dort Eier zu legen.

**Extrakt des Neembaumes:** Bei diesem Läusemittel handelt es sich nicht um Neemöl, sondern der Extrakt wird aus den entölten Samen gewonnen. Die enthaltenen Polyphenole wirken ebenfalls wie Dimeticon. Die Lösung legt sich wie ein Film über die Nissen und Läuse, wobei die Polyphenole in die Atemöffnungen der Läuse eindringen und auf diesem Wege den Sauerstofftransport blockieren. Die Läuse ersticken in nur ein paar Minuten. Die Lösung durchdringt sogar die Hülle der Eier. Diese trocknen aus und sterben ab. Die Laus wird in allen Entwicklungsstadien abgetötet und ebenfalls die Eier. Aus diesem Grund reicht eine einmalige Anwendung. Der Wirkstoff ist natürlich sanft zu den Haaren und Kopfhaut, ab zwei Jahren zugelassen, benötigt nur zehn Minuten Einwirkzeit, es gibt noch keine Resistenzen und verleiht dem Haar seidigen Glanz.

### Insektizide

Permethrin ist ein synthetisches Insektizid, welches dem Gift der Chrysantheme nachempfunden ist. Die Läuse werden durch das Nervengift gelähmt und sterben dann ab. Es wirkt gegen alle Stadien der Läuse. Dadurch dass es das Haar imprägniert, werden auch noch die schlüpfenden Larven abgetötet. Die Lösung wird nach dem Haarewaschen in das handtuchfeuchte Haar einmassiert (◻ Tab. 6.20). Die Einwirkzeit von mindestens 30 Minuten und höchstens 45 Minuten soll man unbedingt einhalten. Eine einmalige Anwendung kann ausreichend sein. Die Anwendung bei Neugeboren und Säuglingen in den ersten zwei Lebensmonaten soll nur unter ausdrücklicher Verordnung des Arztes erfolgen. Kinder unter drei Jahren gehören unter engmaschige ärztliche Aufsicht.

### Mechanische Therapie

Dazu zählt das Auskämmen der Läuse im Anschluss an die Behandlung. Es eignet sich hervorragend als ergänzende Therapie. Nur als alleinige Bekämpfungsmethode ist der Kamm nicht geeignet. Das Risiko ist zu hoch auch nur eine eierlegende Laus zu übersehen und somit ist die ganze Therapie hinfällig. Es gibt spezielle Kämme, mit denen die toten Läuse, Nissen und Eier aus dem Haar Strähne für Strähne heraus gekämmt werden (◻ Tab. 6.20). Das Besondere an diesem Kamm sind die dicht beieinander stehenden Zinken. Die Nissenkämme gibt es aus verschiedenen Materialien:

- **Metall:** bei diesem Kamm sind die langen Zinken aus Metall. Am Ende sind die Zinken abgerundet, damit die Kopfhaut nicht verletzt wird. Der Abstand der einzelnen Zinken ist nur 0,2–0,3 mm, sodass man beim Durchkämmen der einzelnen Strähnen möglichst alle toten Läuse oder Nissen heraus bekommt.

◘ Tab. 6.20 Präparatebeispiele bei Läusebefall

| Wirkstoff | Handelspräparat |
|---|---|
| **Physikalische Wirkung** | |
| 2-Stufen -Dimeticon | Nyda® Express (PPL, 10 Min. Einwirkzeit), Nyda® gegen Läuse (PPL, 8 Std. Einwirkzeit), Nyda® plus (LSG, 1 Std. Einwirkzeit) |
| Dimeticon | Jacutin® Pedicul (SPR, Fluid) |
| Dimeticon + White Oil | Mosquito® Haarfluid |
| White Oil | Mosquito® med 10 (SHA) |
| Oligodecen Öl + LPF® | Mosquito® Läuse Shampoo 2 in 1 (SHA + Abwehr) |
| Natürlicher Extrakt des Neembaums | Licener® (SHA) |
| **Insektizide** | |
| Permethrin | Infectopedicul® (LSG) |
| Pyrethrumextrakt | Goldgeist® forte (LSG) |
| **Therapieergänzend: Abwehr** | |
| Ethylbutylacetylaminopropionat (IR3535) + Icaridin | Mosquito® Läuse-Abwehrspray (SPR), Mosquito® Läuse-Textilspray (SPR) |
| Geraniol + Neembaum | Mosquito® Läuse-Waschmittel |
| Zitroneneukalyptus | Antijump® Läuse-Abwehrspray (SPR) |
| **Mechanische Wirkung: Nissenkämme** | |
| Naturkautschuk | Jacutin® Nissenkamm |
| Metallzinken | Nyda® Nissenkamm, Mosquito® Nissenkamm |

- **Naturkautschuk:** die Zinkenabstände sind auch hier sehr eng und ebenfalls abgerundet. Das Material ist hitzebeständig.

Es ist wichtig, dass die Kämme entweder mit über 60 °C heißem Wasser gewaschen oder mit Läusewaschmittel gereinigt werden. Damit die Kämmbarkeit der Haare verbessert wird, gerade bei langem oder krausem Haar, kann zur Erleichterung Haarspülung in das Haar gegeben werden. Wichtige Stellen, die besonders gut ausgekämmt und kontrolliert werden müssen, sind der Bereich in den Schläfen, Ohren und dem Nacken. Dort siedeln sich gerne die Läuse und Nissen an.

## Ergänzende Empfehlungen

Aufgrund der schnellen, unkomplizierten und unbedenklichen Beseitigung der Läuse ist eine prophylaktische Behandlung eigentlich unnötig. Aber der Gedanke, dass es auf dem Kopf krabbelt, ist für viele schon eine beunruhigende Vorstellung. Deshalb spielt die Vorbeugung eine große Rolle.

**Shampoo mit Weidenrinde und Thymian:** Ein sehr gut geeignetes Shampoo, welches man unbedenklich täglich anwenden kann, ist das Weidenteer Shampoo, welches Weidenrinde und Thymian enthält. Es schützt die Haare vor Kopflausbefall. Außerdem kann es therapieergänzend bei Lausbefall eingesetzt werden. Es beruhigt die Kopfhaut, indem es schnell die Rötung und den Juckreiz mildert.

**Läuseabwehrspray mit Zitroneneukalytus (Eukalyptus citriodora):** Das Läuseabwehrspray wird auf die trockenen Haare aufgesprüht und so ohne zu föhnen und ohne Verwendung von Stylingprodukten trocknen gelassen. Nach zwölf Stunden ist die Wirkung nicht mehr gegeben.

**Läuseabwehrspray mit IR3535 und Icaridin:** Das Spray wehrt ebenfalls die Läuse bis zu zwölf Stunden ab, indem es eine Art Schutzwand um den Kopf bildet. Die Läuse können die Haare nicht mehr als potentielles Ziel orten, sodass sie diese nicht mehr befallen können. Das Spray ist schon geeignet für Kinder ab einem Jahr.

**Lausfreies Umfeld:** Wichtig ist, wenn einer in der Familie Läuse hat, dass die ganze Familie nach der Behandlung und die Umgebung lausfrei ist, damit sich keiner wieder neu ansteckt. Da eine Laus zwei bis drei Tage auf Kleidung und Polstern überleben kann, ist es ratsam auch alles zu behandeln, womit die betroffene Person Kontakt hatte. Da Läuse

Shampoo aus Weidenrinde kann sowohl zur Vorbeugung als auch zur Behandlung von Läusen verwendet werden. ◯ Abb. 6.18

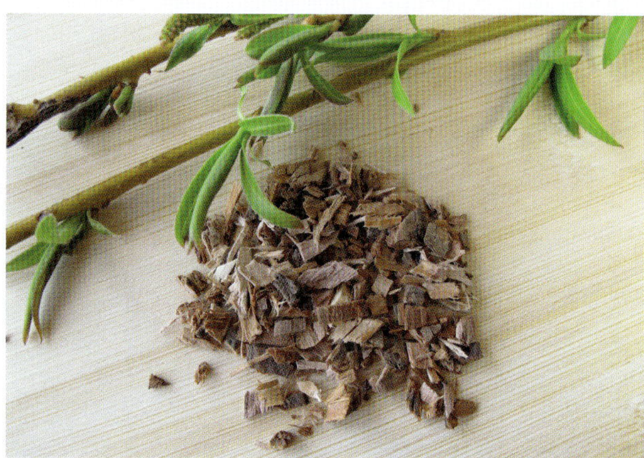

ab 52 °C und unter -20 °C abgetötet werden, sollen Bettwäsche, Kopfbezüge, Handtücher, Mützen und Schals bei 60 °C gewaschen werden. Ist dies nicht möglich, gibt es einen speziellen Wäschezusatz der Geraniol und Neembaum enthält. Dieser kann direkt zu dem Waschmittel gegeben werden. So reicht es die Wäsche bei 30 °C zu waschen.

Das geliebte Kuscheltier kann für drei Tage in eine luftdichte Tüte gepackt werden oder in das Gefrierfach, sodass die Läuse ohne Nahrung verenden. Kann das Kind aber nicht solange auf den Teddy verzichten oder ist es nicht möglich den Autositz oder das Sofa luftdicht einzupacken oder in das Gefrierfach zu legen, eignet sich hervorragend das Läuse-Textilspay. Es beinhaltet den Wirkstoff IR3535. Das Spray muss nur auf die entsprechenden Gegenstände gesprüht, dann einwirken gelassen und nach dem Trocknen eventuell noch abgesaugt werden.

### Grenzen der Selbstmedikation

In der Regel können Kopfläuse sehr gut in der Selbstmedikation behandelt werden. Die Herstellerangaben bezüglich des Anwendungsalters müssen beachtet werden. Wenn die rotjuckenden Stellen sich durch eine Superinfektion entzünden, sollte ein Arzt aufgesucht werden. Da einige Produkte erstattungsfähig sind, kann der Arzt sie auf Rezept verordnen.

## Narben

### Arten von Narben

Die Haut als größtes Organ muss viele wichtige Aufgaben erfüllen, unter anderem auch die Wiederherstellung von verletztem Gewebe. Wird die Haut verletzt, setzt sich ein körpereigener Reparaturmechanismus in Gang, sodass es zu einer gesunden Wundheilung kommt.

Manchmal können trotzdem unschöne Narben zurückbleiben. Es ist davon abhängig, wodurch die Wunde entstanden ist, wie groß und tief diese ist, in welchem Bereich sie sich befindet, vom Alter und der Haut des Betroffenen.

Optimal handelt es sich um eine weiche Narbe, die flach und blass ist, sodass sie kaum anders als die umliegende Haut aussieht.

Nicht jede Narbe, die schön aussieht, bleibt auch so in ihrer Entwicklung. Im Laufe des Heilungsprozesses können sie sich noch verändern. Es gibt auch Narben, die von Anfang an schon nicht schön anzusehen sind.

Es wird generell zwischen unreifen und reifen Narben unterschieden.

- Reife Narben: sie sind in der Regel älter als zwei Jahre und die Umstrukturierungsprozesse sind schon vollständig abgeschlossen.
- Unreife Narben: die Umstrukturierung der Narbe ist noch nicht abgeschlossen. Das Narbenbild lässt sich noch durch eine Behandlung verbessern.

Die häufigsten Narbenformen sind:

- **Fibröse Narben** sind die physiologischen Narben. Sie sind kosmetisch unauffällig, glatt, meist heller als die umliegende Haut.
- Bei **atrophen Narben** handelt es sich um eingesunkene Narben, die tiefer liegen als das umgebende Hautniveau. Durch schlechtere Wundheilung kommt es zur verzögerten Bildung von neuem Bindegewebe. Die Bildung neuer Bindegewebsfasern reicht nicht aus. Zusätzlich enthält das Gewebe weniger Kollagen und Wasser. Es entsteht eine eingesunkene Narbe wie z. B. eine Akne- oder Windpockennarbe. Ebenfalls können sich OP-Narben zu atrophen Narben entwickeln.
- **Hypertrophe Narben** entstehen gleich nach der Wundheilung oder noch im Verlauf der Wundheilung. In diesem Fall wächst zu viel Bindegewebe ungebremst nach. Es kommt zu einer Überproduktion von Bindegewebsfasern, welche aber nicht über den Wundrand hinausgeht. Es bildet sich eine Art Wulst. Die Narbe ist erhaben und meist gerötet. Eine Rückbildung von alleine ist möglich.
- Wie bei den hypertrophen Narben werden auch bei **keloiden Narben** vermehrt Bindegewebsfasern produziert. Diese wachsen bei keloiden Narben über den Wundrand hinaus in das gesunde Gewebe und es entstehen gerötete wulstartige Schwellungen. Das Wachstum kann sogar bis zu einem Jahr nach der Wundheilung einsetzen. Ob man zu einer keloiden Narbe neigt, ist von der genetischen Veranlagung abhängig. Farbige sind auch häufiger betroffen als Weiße. Ebenso wird es bei Jugendlichen zwischen 12 und 18 Jahren beobachtet. Schwerpunktmäßig treten sie an Ohrläppchen, Brustbein und Nacken auf. In der Regel bilden sie sich nicht spontan zurück.

Es gibt aber auch noch zahlreiche andere Narbentypen wie:

- sklerotische Narben,
- pigmentierte Narben.

Kommt es zu einer Verletzung der Haut, z. B. durch Schürf-, Schnitt-, Platzwunden, Verbrennungen oder Operationen, kann eine Narbe entstehen, wenn nicht nur die Epidermis sondern auch die darunterliegende Hautschicht die Dermis oder sogar die Subcutis mitbetroffen ist. Der Körper repariert die verletzte Haut, indem neues Gewebe gebildet wird. Das neue Gewebe besteht hauptsächlich aus Kollagenfasern und ist nicht mehr wie das Alte. Es enthält keine elastischen Fasern mehr. Außerdem kann es leider nicht mehr die Aufgaben wie das alte Gewebe erfüllen, da das Narbengewebe keine Haare, keine Schweiß- oder Talgdrüsen besitzt. Pigmente weist sie auch nicht mehr auf. Das ist der Grund warum Narben oft blass erscheinen. Nur in der ersten Entwicklungsphase erscheinen sie rötlich durch die durchzogenen Blutgefäße, die sich später aber zurückbilden. Bei glatten Wundrändern, die nicht auseinanderklappen, heilt die Narbe meist schnell und problemlos ab. Anders ist dies aber der Fall bei großen oder tiefen Wunden. Wichtig ist, dass die Narbe zügig abheilt, so kann es zu weniger Komplikationen kommen. Die frische Narbe soll auch möglichst für einige Wochen wenig belastet werden.

## Symptome

Die häufigsten Symptome einer Narbe sind das Jucken und Schmerzen. Je nach Lokalisation können sie einen auch in der Bewegung einschränken. Sie beeinträchtigen die Flexibilität unserer Haut und können auf Gelenke drücken.

Narbentypen und ihre Symptome:

- **Hypertrophe Narben:** Sie sind erhaben und rot. Sie können jucken und schmerzen.
- **Keloide Narben:** Es sind stark gerötete wulstartige Narben, die jucken, brennen und als typisches Begleitsymptom Druckschmerzen ausweisen.
- **Sklerotische Narben:** Sie sind hart und unelastisch, besonders im Bereich der Gelenke schränken sie die Beweglichkeit ein.
- **Pigmentierte Narben**: Sie weisen eine deutlich andere Färbung als das umliegende Gewebe auf. Sie sind rot und können eine vermehrte bräunliche Pigmentierung haben, was auch durch UV-Strahlung bedingt sein kann.

## Therapiemöglichkeiten

Sobald die Wunde geschlossen ist, kann mit der Narbentherapie begonnen werden. Je früher desto besser, denn eine frühe Anwendung sorgt für eine optisch schöne Narbe. Es ist aber ganz wichtig, dass es zum vollständigen Wundverschluss gekommen ist oder die Fäden schon gezogen worden sind. Die Salben, Cremes oder Gele (◘ Tab. 6.21) werden sanft in das Narbengewebe einmassiert. Die Durchblutung wird gefördert und das Narbengewebe wird durch die Inhaltsstoffe weicher und geschmeidig.

**Narbengel mit Zwiebelextrakt:** Dieses Narbengel enthält zusätzlich zum Zwiebelextrakt noch Heparin und Allantoin. Diese drei Wirkstoffe ergänzen und verstärken sich. Zusätzlich fördert die spezielle Gelgrundlage das Eindringen der Wirkstoffe in tiefere Hautschichten. Zwiebelextrakt (Extraktum cepae) wirkt entzündungshemmend, abschwellend und bakterizid. Es verhindert unter anderem die Bildung von wulstigem Narbengewebe. Das Heparin wirkt auch entzündungshemmend, ist feuchtigkeitsspendend und fördert die Wasserbindung im Narbengewebe. Durch die Wasserbindung wird auch bei älteren Narben mit extremer Wasserarmut die Durchblutung des Narbengewebes gefördert. Das Narbengewebe wird aufgelockert. Das Allantoin fördert die Wundheilung und ihm ist eine reizlindernde Wirkung zuzuschreiben. Der Juckreiz wird erträglicher bis hin zum Verschwinden, der Schmerz nimmt ab und das Gewebe wird weicher. Dadurch geht das Spannen zurück. Die Breite der Narbe verkleinert sich und die Höhe nimmt ab. Das Ziel ist, dass die Verhärtung und Rötung ganz zurückgeht und das Narbengewebe fast wieder wie gesunde Haut aussieht. Das Narbengel findet Anwendung bei auffälligen und bewegungsstörenden Narben. Es kann sowohl bei frischen als auch bei alten Narben angewendet werden.

Zu beachten ist, dass die Anwendung mindestens drei bis sechs Monate erfolgen soll. Bei tiefen Narben kann es sogar bis zu einem Jahr dauern. Während der Therapie sollte auf eine intensive Sonneneinstrahlung verzichtet werden.

**Narbencreme mit Urea pura, Heparin und Kampfer:** Diese Creme mit 3-fach Wirkung verbessert den Feuchtigkeitsgehalt der Haut, stimuliert die Durchblutung und vermindert das Spannungsgefühl. Die Haut wird dadurch weich und geschmeidig. So werden die Narben unauffälliger. Man kann es anwenden zur Pflege von frischen und älteren Narben ebenso zur Regeneration der Haut bei Aknenarben.

**Gel mit Silikonöl:** Das Silikonöl sorgt dafür, dass die Narbe durch die Pflege weniger juckt, die Schmerzen reduziert werden, rote und dunkle Narben verblassen und die Narben flacher, weicher und glatter werden. Das Gel trocknet schnell nach drei bis fünf Minuten. Es ist elastisch und dehnbar, sodass es gut für beanspruchte Körperstellen genutzt werden kann wie Schultern, Knie, Gelenke, Gesicht und Dekolletee. Außerdem bietet es den Vorteil, dass man es überschminken kann, farb- und geruchlos ist.

Je nach Narbentyp kann die Narbe rot, erhaben, dick oder hart sein. ◘ Abb. 6.19

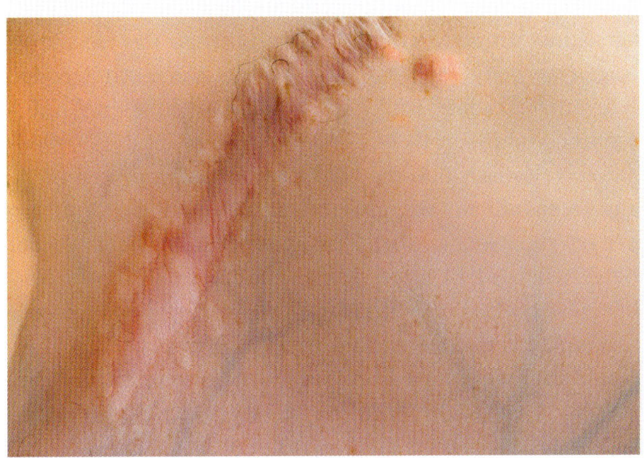

Das Silikongel dient zur Vorbeugung und Behandlung störender Narben. Es soll mindestens zwei Monate zweimal täglich angewendet werden.

**Narbenpflege mit Silikon als Spray, Gel und mit UV-Schutz:** Diese Narbenpflege enthält hochreines Silikon das Polysiloxan und Siliciumdioxid und ist somit hypoallergen. Es ist gut luftdurchlässig, wasserabweisend, temperaturbeständig, farb- und geruchlos, sodass das Gel einen selbsttrocknenden hauchdünnen Silikonfilm auf der Narbe bildet. Dieser Film bietet der Narbe Schutz, außerdem bleibt das Feuchtigkeitsgleichgewicht der Narbe erhalten, sodass sich die Bindegewebsproduktion der Narbe normalisieren kann. Aus diesem Grund dient es auch zur Vorbeugung und Behandlung von hypertrophen Narben. Bei fibrösen Narben trägt es zu flachen und unauffälligen Narben bei. Das Gel kann auch noch gut bei älteren aktiven Narben zur Besserung beitragen. Optimaler ist aber, so früh wie möglich mit der Therapie zu beginnen.

Sobald die Wunde vollständig verschlossen ist oder die Fäden gezogen wurden, soll es auf die betroffene Hautstelle aufgetragen werden, damit die Narbe so klein und unauffällig wie möglich wird.

Aufgrund der guten Gelstruktur ist das Gel besonders geeignet für Gelenke, bewegliche Bereiche wie Knie oder Ellenbogen oder behaarte Körperstellen. Das Narbengel ist auch mit UV-Schutz LSF30 erhältlich. Dies ist besonders geeignet für Narben, die der Sonne ausgesetzt sind. Am besten wird es mindestens 30 Minuten vor der Sonneneinstrahlung aufgetragen und alle zwei bis drei Stunden wiederholt.

Das Narbengel ist auch als Spray erhältlich. Es wirkt genauso wie das Gel. Zusätzlich bietet es den Vorteil, dass man es gut bei berührungsempfindlichen Narben anwenden kann oder bei Narben die schwer erreichbar sind.

Das Silikongel oder -spray soll mindestens zwei bis drei Monate angewendet werden. Bei älteren Narben ist oft eine längere Anwendung nötig.

**Silikongel mit Silikon und Dexpanthenol, als Wirkstoff und zusätzlich eingebaut im Massageroller:** Durch die drei Wirkprinzipien kommt es zur Verbesserung des Narbenbildes. Durch den Massageroller wird die Durchblutung der Narbe angeregt. Zudem baut er die überschüssigen Kollagenfasern ab und verhindert so eine starke Narbenbildung. Da die Wunde zum Anfang noch sehr empfindlich ist, darf der Massageroller frühestens einen Monat nach dem Wundverschluss benutzt werden. Vorher sollte nur das Gel aufgetragen werden. Denn das Silikon bildet einen schützenden Film auf der Hautoberfläche. Es schützt vor äußeren Einflüssen und verhindert das Austrocknen. So bleibt das Narbengewebe elastisch und die Narbe fällt flach und unauffällig aus. Dexpanthenol sorgt zusätzlich für Feuchtigkeit im Narbengewebe, sodass das Flüssigkeitsgleichgewicht wieder hergestellt wird. Es eignet sich besonders gut für frische Narben. Diese sehen schneller ästhetisch aus und die Symptome wie Juckreiz und Schmerzen werden gelindert. Für hypertrophe Narben ist die Therapie ebenfalls sehr gut gedacht. Erst wird die Narbe mit dem Massageroller massiert und danach das Gel aufgetragen. Auch diese Anwendung soll mindestens zwei Monate beibehalten werden.

**Narbenpflegeemulsion mit Polidocanol, einem Stoff aus der Zwiebel, grünem Tee-Extrakt, Hyaluronsäure und Aloe vera:** Hierbei handelt es sich um eine Spezialpflege mit Tiefenwirkung, die bei frischen und älteren aktiven Narben ihre Wirkung zeigt. Der fehlenden Elastizität wird mit der Emulsion entgegengewirkt. Dadurch wird die Narbe weicher und die Spannungssymptome nehmen ab. Das in der Emulsion enthaltene Polidocanol betäubt die Hautoberfläche. Dadurch lässt sofort der Juckreiz nach. Der aus der Zwiebel gewonnene Wirkstoff Methyl-Sulfonyl-Methan verbessert die Kollagenstruktur. Die Kollagen- und Elastinbildung werden durch grünen Tee-Extrakt verbessert. Die Hyaluronsäure bindet Feuchtigkeit und erhöht so die Elastizität des Narbengewebes. Das enthaltene Aloe vera fördert die Wundheilung. Auch hier heißt es wieder, je früher mit der Anwendung begonnen wird, desto besser ist es. Die Emulsion soll mindestens zwei Monate lang in das Narbengewebe und umliegende Gewebe einmassiert werden. Gerade bei älteren Narben empfiehlt sich ein Emulsionsverband über Nacht.

Das anthroposophische Narbengel enthält ätherische Öle aus Rosmarin, Auszüge aus dem Lebensbaum und der Küchenzwiebel. Das Rosmarinöl fördert die Durchblutung und belebt das vernarbte Gewebe, wobei die Auszüge aus dem Lebensbaum und der Küchenzwiebel Wucherungen bei frischen Narben vorbeugen und Verhärtungen entgegenwirken, sowohl bei frischen als auch bei älteren Narben. Unter anderem unterstützen die Inhaltsstoffe den Neuaufbau des geschädigten Gewebes. Bei zweimal täglicher Anwendung wird das Narbengewebe langsam aufgeweicht. Der Juckreiz und das Spannungsgefühl nehmen ab und die Rötung verblasst mit der Zeit. Dieses Gel ist schon ab dem Säuglingsalter anwendbar.

## Ergänzende Empfehlungen

- Massagen können zur Narbenreduktion beitragen. Dadurch wird die Durchblutung gefördert und Kollagenfasern können brechen. Die Narbe wird weicher, elastischer und flacher.
- Solange die Fäden noch nicht gezogen sind oder die Wunde noch nicht verschlossen ist, sollte auf zu lange Wassereinwirkung verzichtet werden. Die Haut soll auf keinen Fall aufquellen. Bei frischen Narben soll man auch eine Dusche dem Bad vorziehen.
- Frische Narben sollen nicht zu stark gedehnt oder belastet werden, z. B. beim Sport.
- Narben sollen ca. ein Jahr besonders gut vor UV-Licht geschützt werden, sonst kann es zu unerwünschten Verfärbungen der Narbe kommen.
- Starke Temperaturschwankungen wie Sauna oder Kälte können das empfindliche neue Narbengewebe negativ beeinflussen.
- Da das Narbengewebe in der ersten Zeit besonders empfindlich ist, sollen besonders Reibungspunkte wie scheuernde Kleidung auf der Narbe oder drückende Schuhe vermieden werden.

◘ Tab. 6.21 Präparatebeispiele bei Narben

| Wirkstoff | Handelspräparat |
|---|---|
| **Natürliche Wirkstoffe** | |
| Allantoin, Heparin, Zwiebelextrakt | Contractubex® (GEL) |
| Kampfer, Heparin, Urea | Kelofibrase® (CRE) |
| **Medizinprodukte auf Silikonbasis** | |
| Silikonöl | Dermatix® ultra (GEL) |
| Silikon | Kelocote® (GEL, SPR) u. GEL mit UV-Schutz |
| Dexpanthenol, Silikon | Bepanthen® Narbengel (GEL) |
| **Weitere Narbenpflege** | |
| Aloe vera, Grüner Tee-Extrakt, Hyaluronsäure, Metyhl-Sulfanyl-Methan (Wirkstoff aus der Zwiebel), Polidocanol | Dermasence® Barrio Pro Wund- und Narbenpflegeemulsion (EMU) |
| **Anthroposophikum** | |
| Allium cepa ferm 34a Ø, Barium citricum aquosium D10, Cutis feti bovis-Glycerolauszug D4, Hirudo ex animale-Glycerolauszug Ø, Mesenchym bovis-Glycerolauszug D4, Polygonatum e radice ferm 33d D2, Rosmarinöl, Thuja occidentalis ferm 33e D6, Vespa crabro ex animale-Glycerolauszug D3 | Narben Gel WALA® (GEL) |

◘ Tab. 6.22 Schüßler-Salze und ihr Einsatz bei Narben

| Schüßler-Salz | Anwendungsgebiet |
|---|---|
| Nr. 1 Calcium fluoratum D6 (TAB) oder D4 (SAL) | Bei verhärteten, schmerzlosen Narben und Narbenwucherungen empfohlen, macht das Narbengewebe elastisch. |
| Nr. 11 Silicea D12 (TAB) oder D4 (SAL) | Das Salz der Haut, kann zusätzlich zu Nr. 1 angewendet werden. |

- Erneutes Verletzen von Narben sollte vermieden werden, denn Narbengewebe kann sich nicht mehr so gut regenerieren und heilt schlechter.
- Befindet sich die Narbe an einer auffälligen Stelle, kann diese mit besonders abdeckendem Make-up überdecket werden, z. B. Camouflage.

## Grenzen der Selbstmedikation

Narben, bei denen aufgrund einer lokalen Behandlung mit einem Gel oder Creme alleine keine Besserung erzielt wird, sollte ein Arzt aufgesucht werden, z. B. bei Aknenarben, die sehr tief in der Haut liegen, wo die alleinige Pflege von Narbenprodukten nicht ausreichend ist.

Der Arzt hat noch weitere nicht invasive Therapiemöglichkeiten, wie z. B. Druckverbände, Ultraschallverfahren. Wenn dies nicht mehr hilft, kommen die invasiven Verfahren zum Einsatz, wie die Kryotherapie, Laser, Operationen, Unterspritzungen oder Abschleifen von der obersten Hautschicht (Dermabrasion).

# Insektenstiche

Wer kennt es nicht, man liegt abends im Bett, hat gerade das Licht aus und hört das typische Summen einer Mücke oder man sitzt gemütlich auf der Terrasse und möchte ein Stück Kuchen essen und schon kommt eine Wespe angeflogen.

Sobald es draußen wärmer wird, eigentlich schon ab 6 °C beginnen Wespenköniginnen ein Nest zu bauen, ab 10 °C werden die Bienen und Mücken wieder aktiv und für uns Menschen zu Plagegeistern.

**Mücken:** Mücken sind für uns Menschen in Deutschland noch nicht gefährlich, sondern nur lästig. Die Mücken, dabei handelt es sich um die Weiblichen, stechen besonders gerne abends bei der Dämmerung aber auch nachts im Dunkeln zu. Die Männlichen ernähren sich nur von Pflanzennektar. Die weiblichen Mücken benötigen bestimmte Proteine aus dem Blut für die Entwicklung ihrer Eier, die sie ab März legen. Sie können bis zu 300 Eier auf einmal legen. Bevorzugt werden diese in feuchtwarmem Sumpfgebiet gelegt. Die Mücken stechen den Menschen nicht wie Bienen, Wespen

Nur weibliche Mücken stechen. Mit ihrem Rüssel ritzen sie eine kleine Öffnung in die Haut und saugen Blut daraus. ○ Abb. 6.20

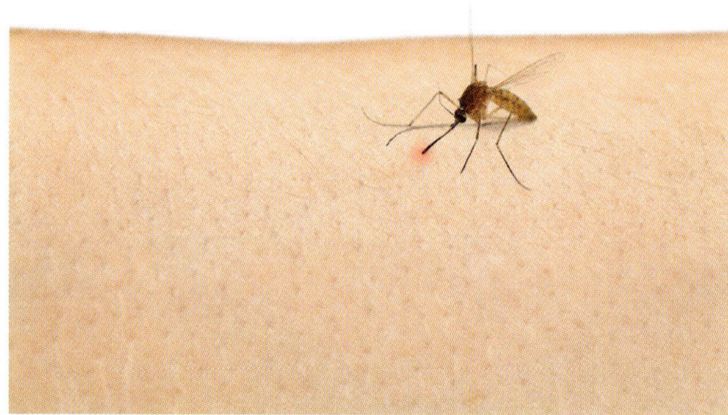

oder Hornissen mit einem Stachel, sondern sie haben einen Rüssel, mit dem sie das Blut saugen.

**Wespen, Bienen, Hummeln und Hornissen:** Sie kommen hauptsächlich tagsüber. Besonders Süßes oder Fleisch lockt sie an. Sobald man nach ihnen schlägt, fühlen sie sich bedroht und sie stechen mit ihrem Stachel zu. Bienen verlieren dabei ihren Stachel und verenden selbst an dem Stich. Wespen, bei denen auch nur die weiblichen Tiere stechen, können ihren Stachel wieder herausziehen und somit mehrmals zustechen. Ebenso ist dies bei Hornissen und Hummeln der Fall.

## Ursachen

Nicht wie oft gesagt werden die Mücken vom süßen Blut angelockt, sondern von Gerüchen des Menschen. Dazu zählen Kohlendioxid und Schweiß. Kohlendioxid atmen wir Menschen aus, welches die Mücken schon aus 50 Meter Entfernung wahrnehmen. Ebenfalls lieben sie Körperwärme und den Schweißgeruch. Mücken suchen sich ihre Opfer nach Körpergeruch aus. Aufgrund der beliebten Körpertemperatur sind auch Schwangere empfindlicher für Mückenstiche, weil ihre Körperwärme erhöht ist. Es wird vermutet, dass Menschen mit der Blutgruppe 0 häufiger gestochen werden.

Wespen, Bienen, Hornissen und Hummeln stechen um sich zu verteidigen, wenn sie sich bedroht fühlen.

## Symptome

### Mückenstich

Die Mücke ritzt die Haut mit dem am Rüssel befindlichen Zacken ein und spritzt, bevor sie das Blut heraussaugt, Speichel in die Hautöffnung. Dieser ist gerinnungshemmend, sodass das Blut flüssig bleibt und die Mücke ungestört das Blut saugen kann. Der Speichel enthält Proteine. Darauf reagiert der Körper allergisch und es wird vermehrt Histamin ausgeschüttet, welches eine Schwellung und Rötung mit Juckreiz verursacht. Die meisten reagieren mit einer Quaddel an der Einstichstelle.

Der eigentliche Stich bleibt meist unbemerkt. Nur die Folgen machen sich bemerkbar. Am meisten wird das Jucken als störend empfunden. Kratzt man, wird es immer schlimmer, denn dadurch werden in der Haut Botenstoffe freigesetzt, die den Juckreiz wiederum fördern. Deshalb ist das Kratzen untersagt.

### Bienen-/Wespen-/Hornissenstiche, seltene Hummelstiche

Sie stechen mit ihrem Stachel in die Haut und geben Gift ab. Der Körper erkennt das Gift als fremde Substanz. Dadurch wird das Immunsystem aktiviert, welches die fremden Substanzen bekämpfen soll. Es wird auch hier vermehrt Histamin ausgeschüttet, das für Juckreiz, Brennen, Rötung und eine schnell ausgelöste Schwellung an der Einstichstelle sorgt. Die Symptome fallen je nach Stich unterschiedlich stark aus.

Beim Bienenstich bleibt der Stachel mit Giftsack in der Haut stecken, sodass immer weiter Gift an die Einstichstelle abgegeben wird, bis der Stachel sachgemäß entfernt wird. Aus diesem Grund ist der Bienenstich auch viel schmerzhafter als ein Wespenstich. Denn die Wespe zieht nach dem Stechen schnell wieder ihren Stachel aus der Haut heraus.

Ein Hornissenstich ist dagegen schlimmer und somit auch die Symptome, besonders das Brennen an der Einstichstelle, denn der Stachel ist länger und das Gift enthält mehr Acetylcholin. Hummelstiche weisen dagegen die schwächsten Symptome auf.

Es handelt sich um eine normale Reaktion auf den Stich, wenn die Schwellung nicht mehr als ungefähr 10 cm Durchmesser hat und die Symptome sich schon nach 24 Stunden zurückbilden.

## Therapiemöglichkeiten

Eine kühle Creme oder ein kühlendes Gel mit reizlindernden Inhaltsstoffen oder einem Antihistaminikum bringen schnell Linderung bei einem normalen Insektenstich. Reagiert man allergisch auf einen Stich oder ist er leicht entzündet hilft eine Hydrocortison-Creme bzw. Cremogel (□ Tab. 6.23).

### $H_1$-Antihistaminika

$H_1$-Antihistaminika sind $H_1$-Rezeptorenblocker, die sich an Histaminrezeptoren binden und somit diese besetzen. So kann das freie Histamin aus dem Blut nicht mehr an die Rezeptoren andocken und keine Symptome mehr auslösen. Der Juckreiz, die Rötung und die Schwellung lassen nach. Die Gelgrundlage kühlt zusätzlich und spendet Feuchtigkeit. So wird die Wirksamkeit noch verstärkt. Besonders angenehm ist es für den Betroffenen, wenn das Gel im Kühlschrank gelagert wird. Für unterwegs ist ein Roll-on-Stift praktisch. Es besteht nicht die Gefahr, dass er ausläuft und er ist klein, sodass er in jede Handtasche passt und bei Bedarf schnell zur Hand ist.

Bei besonders starkem Juckreiz oder für das Gel ungeeigneten Stellen, wie das Augenlid, können auch Tropfen eingenommen werden. Gerade wenn man vor Juckreiz nicht in den Schlaf kommt. Sie können schon Kinder ab dem ersten Lebensjahr einnehmen. Die Tropfen enthalten ebenfalls ein

$H_1$-Antihistaminikum, welches die Symptome lindert. Die Tropfen haben als Nebenwirkung Müdigkeit. Dies kann sehr gut genutzt werden, wenn die Symptome einem den Schlaf rauben. Wegen der flüssigen Darreichungsform wirken sie recht schnell.

### Reine kühlende Wirkung

Sehr gut für unterwegs eignet sich ein Roll-on-Stift, der sanft die gereizte Haut pflegt und wunderbar kühlt. Ethanol ist für die kühlende Wirkung verantwortlich. Panthenol und Aloe vera für die pflegende und beruhigende Wirkung und Polidocanol hat eine betäubende Wirkung, die sofort den Juckreiz verschwinden lässt. Sobald die Wirkung nachlässt, kann die Anwendung wiederholt werden.

### Cortisonhaltige Präparate

Reagiert man auf einen Insektenstich leicht allergisch, sodass er stärker gerötet und geschwollen ist als normal, oder ist er leicht entzündet, hilft eine lokale Therapie mit Hydrocortison. Cortison hemmt die Entzündungsprozesse und hat antiallergische Eigenschaften. Es lindert die Symptome wie Juckreiz, Rötung, Schwellung und Spannung. Die cortisonhaltigen Präparate gibt es in zwei unterschiedlichen Stärken und in verschiedenen Darreichungsformen wie Spray, Creme, die zum Teil noch das pflegende Dexpanthenol enthält, oder das besondere Cremogel. Dieses pflegt wie eine Creme und kühlt wie ein Gel. Als Wirkstoff ist 0,25 % oder 0,5 % Cortison oder Cortisonacetat, welches schneller in die Haut eindringen soll, in den verschiedenen Darreichungsformen enthalten. Das 0,25%ige cortisonhaltige Präparat kann ab dem 6. Lebensjahr maximal vier Wochen in der Selbstmedikation bei leichten Symptomen gegeben werden und das 0,5%ige bis zu zwei Wochen bei leichten bis mäßig starken Symptomen. Wichtig zu beachten ist, dass die Creme immer nur dünn aufgetragen wird.

### Antiseptika

Erzielt man mit einer cortisonhaltigen Creme nicht den gewünschten Erfolg ist der Einsatz einer ethacridinlactathaltigen Lösung empfehlenswert. Die Lösung kann sehr gut in Form von Umschlägen angewendet werden. Ethacridinlactat wirkt als Antiseptikum gegen eine Entzündung, kann aber auch schon vorbeugend gegen eine Infektion eingesetzt werden. Hinzukommend weist die Lösung einen kühlenden und juckreizstillenden Effekt auf.

### Phytopharmaka

Für eine sehr gute Linderung sorgen auch Gele mit pflanzlichen Inhaltsstoffen, wie z. B. die kleine Brennnessel, Sonnenhut, Zaubernuss und Sumpfporst, welches zur Familie der Heidegewächse gehört. Diese sorgen für eine Linderung der Schwellung, Rötung und dem Juckreiz. Zusätzlich wird die irritierte Haut noch gepflegt und beruhigt unter anderem durch Jojobaöl. Das Gel, welches noch einen kühlenden Effekt hat, kann schon von Geburt an und sogar in der Schwangerschaft und Stillzeit angewendet werden.

Ein weiteres pflanzliches Gel enthält die C.U.L.A-Formel. Es lindert den Juckreiz, beruhigt und pflegt die durch den Stich gereizte Haut. Das C steht für Calendula officinalis (die Ringelblume). Der Extrakt ist zur Regeneration der Haut nach dem Aufenthalt in der Sonne und nach Insektenstichen geeignet. Das U ist für Urtica urens (die kleine Brennnessel). Die Auszüge daraus eignen sich besonders gut bei Hautreizungen bzw. Irritationen. L steht für Ledum palustre (der Sumpfporst) hat ihren Einsatz bei Irritationen der Haut, die gerne gekühlt werden möchten. A wie Apis mellifica (die Honigbiene): Extrakte daraus haben sich gerade bei oberflächigen Rötungen und Reizungen der Haut, die besonders berührungsempfindlich ist, als positiv erwiesen.

Die Haut wird zusätzlich durch Aloe vera und Echinacea angustifolia (Sonnenhut) gepflegt und bei der Regeneration unterstützt. Zusätzlich dient Vitamin E noch als Antioxidans.

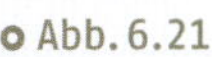
Abb. 6.21 Sumpfporst, auch wilder Rosmarin oder in der Homöopathie Ledum genannt, wird gerne bei Insektenstichen und -bissen eingesetzt.

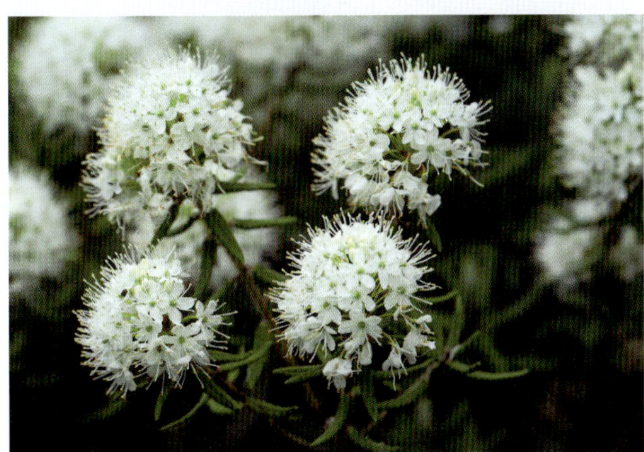

### Medizinprodukte/thermische Stichheiler

Dabei handelt es sich um ein Gerät, welches durch einen thermischen Impuls schnell Linderung bei Insektenstichen bringt. Der Juckreiz, die Schmerzen und die Schwellung lassen schnell nach. Der Stich wird durch einen einzigen Wärmeimpuls von 51 °C, der bei Kindern drei Sekunden und bei Erwachsenen sechs Sekunden dauert, gelindert. Es kommt zu einem kurzen Schmerz. Durch die Wärme verteilen sich das Gift bzw. die Proteine nicht weiter im Blut und die Histaminausschüttung geht zurück. Deswegen ist es wichtig, den thermischen Impuls sofort nach dem Stich zu verabreichen.

## Ergänzende Empfehlungen

Als erstes muss beim Stich nachgeschaut werden, ob sich ein Stachel in der Haut befindet. Ist dies der Fall, muss er sofort mit einer Pinzette oder dem Fingernagel entfernt werden. Mit dem Fingernagel soll der Stachel schnell weggekratzt werden, damit sich nicht noch mehr Gift aus der Giftdrüse verteilen kann. Wenn man die Möglichkeit hat, sollen Bienen-, Wespen-, Hummel- oder Hornissenstiche erst mit heißem Wasser abgetupft werden, damit sich das Gift nicht weiter ausbreiten kann. Danach soll man kühlen, kühlen, kühlen.

Tab. 6.23 Präparatebeispiele bei Insektenstichen

| Wirkstoff | Handelspräparat |
|---|---|
| **Allopathika** | |
| $H_1$-Antihistaminika | |
| Dimetinden | Fenistil® (DRA, GEL, TRO) |
| Bamipin | Soventol® (GEL) |
| Corticoide | |
| Hydrocortison | Fenihydrocort® 0,25 % (CRE) |
| Hydrocortison + Dexpanthenol | Fenihydrocort® 0,5 % (CRE) |
| Hydrocortisonacetat | Soventol® Hydrocort 0,25 %/0,5 % (CRE, Cremogel) |
| Antiseptikum | |
| Ethacridinlactat | Rivanol® 0,1 % (LSG) |
| **Phytopharmaka** | |
| Echinacea pallida-Extrakt, Hamamelis-Blätter-, -Zweige-Frischdestillat, Jojobawachs (fl.), kleine Brennessel-Blüten, -Blätter-, -Stängel-Extrakt, Postkraut-Extrakt | Mama natura Insectolin® DHU® (GEL) |
| Apis mellifica, Calendula officinalis, Ledum palustre, Urtica urens | Coolakut® Stich & Sun Pflege-Gel von Heel mit C.U.L.A-Formel (GEL) |
| **Anthroposophikum** | |
| Arnika-Extrakt, Urtica urens ex herba recente Ø | Combuduron® Weleda (GEL) |
| **Medizinprodukte** | |
| Thermischer Stichheiler | Bite away® (elektr. Gerät) |
| Kühlende, betäubende Wirkung | |
| Carbomer, Propylenglykol, Wasser | Fenistil® Kühl Roll-on (GEL) |
| Aloe vera, Ethanol, Panthenol, Polidocanol | Soventol® Stift Roll-on Gel (GEL) |

Tab. 6.24 Homöopathikum und sein Einsatz bei Insektenstichen

| Mittel | Beschwerdebild |
|---|---|
| Apis mellifica D6 oder D12 | Eignet sich besonders gut bei Rötungen und Schwellungen |

Am besten soll die Stichstelle gleich gekühlt werden, entweder durch ein feuchtes Tuch, unter fließendem kalten Wasser oder durch ein Kühlakku oder -pad, welches aber immer in ein Tuch eingeschlagen werden muss. Es darf niemals direkt auf die Haut, um Erfrierungen zu vermeiden. Die Kälte wirkt Juckreiz lindernd und abschwellend, da sich die Gefäße wieder zusammenziehen.

Am besten sind Präventionsmaßnahmen:

- Die wirkungsvollste Maßnahme sind Repellenzien, die auf die Haut oder in extremen Gebieten auch auf die Kleidung aufgetragen werden können (▸ Seite 348).
- Helle Kleidung tragen, sodass möglichst viele Körperteile bedeckt sind. Die freien Stellen dann mit dem Repellent einsprühen. Besonders beliebt sind bei Mücken die Füße. Deshalb ist es empfehlenswert Socken zu tragen.
- Möglichst keine Blümchenmuster tragen oder leuchtende Farben, diese sind eher anziehend.
- Auf Düfte verzichten, besonders süßliche Parfüms und Deodorants locken Insekten an.
- Mücken mögen keinen Zitronenduft, deshalb sind Windlichter mit Zitronenduft sinnvoll.

- Nach dem Sport schnell duschen, da besonders Mücken den Schweißgeruch lieben, und beim Outdoor-Sport Repellenzien verwenden.
- Fliegengitter vor den Fenstern und das Moskitonetz im Schlafzimmer schützen vor Insekten.
- Kalte Luft z.B. aus der Klimaanlage macht die Mücken auch stechfaul.
- Wenn Bienen, Wespen, Hummeln und Hornissen in der Nähe sind, sollen hektische Bewegungen vermieden werden und es soll niemals danach geschlagen werden.
- Beim Essen und Trinken draußen muss besonders darauf geachtet werden, dass keine Wespe, Biene oder Hummel ins Essen oder Trinken fliegt. Immer bevor man die Gabel in den Mund steckt oder das Glas zum Mund führt, sollte man noch einmal schauen, ob keine Wespe darauf sitzt. Sicherer ist es draußen Strohhalme zu verwenden und zuckerhaltige Speisen und Fleisch sollen schnell abgedeckt oder wieder reingebracht werden. Diese locken nämlich besonders die Wespen und Bienen an.

## Grenzen der Selbstmedikation

Mückenstiche sind nur störend, aber in unseren Breitengeraden normalerweise nicht gefährlich. Es sei denn, es entzündet sich ein Stich. Dies geschieht z.B. wenn der Stich mit dreckigen Fingernägeln aufgekratzt wird und so Keime in den Stich hineingelangen.

Sobald ein Stich heiß, rot und extrem geschwollen ist, sollte unbedingt der Arzt aufgesucht werden. Egal um welchen Stich es sich handelt.

In südlichen oder tropischen Ländern gibt es Mückenarten, die über das Blut Malaria, Dengue-Fieber, Zika-Virus oder andere Erkrankungen übertragen. Deshalb sollte bei Unwohlsein nach einem Urlaub immer ein Arzt aufgesucht werden.

Wespen-, Bienen-, Hornissen- und Hummelstiche können gefährlicher für Menschen sein. Ein Stich im Mund oder in den Hals kann lebensbedrohlich sein. Er kann zum Erstickungstod führen. Den Betroffenen sollte man bis zum Eintreffen des Notarztes schnell mit Eiswürfeln zum Lutschen versorgen. Bei einem Wespen-, Bienen- oder Hornissenstich am Auge sollte ebenfalls ein Arzt aufgesucht werden. Lebensbedrohlich kann ein Insektenstich auch werden, wenn man darauf allergisch reagiert. Es kann zu der starken Schwellung dann noch zusätzlich zu Atemnot, Herz-Kreislaufprobleme bis hin zum allergischen Schock kommen. Treten diese Symptome auf sofort den Notarzt rufen. Bei einer normalen allergischen Reaktion reicht das bei sich geführte Notfallset. Ebenfalls lebensbedrohlich für den Menschen ist, wenn er sehr viele Stiche (ab 50 Stück) aufwärts hat. So ist die Giftmenge, die er aufnimmt, stark erhöht.

## Literatur


Apotheken Umschau: Akne. Verfügbar unter: www.apotheken-umschau.de/Akne# (Zugriff 23.10.17)

Apotheken Umschau: Rosazea. Verfügbar unter: www.apotheken-umschau.de/Rosazea (Zugriff 23.10.17)

Bepanthen®: www.bepanthen.de

Bio-H-Thin®: www.biohtin.de/

Calcium-Sandoz® Sun: Empfehlungen von Sandoz. Verfügbar unter: www.sz-produkte.de/pdf/gi/ca_sz_sun_pi_.pdf (Zugriff 23.10.17)

Daniels R. Auf den Faktor kommt es an. Pharm Ztg 28/2004. Verfügbar unter: www.pharmazeutische-zeitung.de/index.php?id=53037 (Zugriff 23.10.17)

DAZ online. Die richtige Pflege für die Haut beim Sonnenbrand. Verfügbar unter: www.deutsche-apotheker-zeitung.de/daz-az/2007/daz-29-2007/die-richtige-pflege-fuer-die-haut-beim-sonnenbad

DAZ online. Gut geschützt auf der Sonnenseite des Sommers. Verfügbar unter: www.deutsche-apotheker-zeitung.de/daz-az/2009/daz-23-2009/gut-geschuetzt-auf-der-sonnenseite-des-sommers (Zugriff 18.10.17)

DAZ online. Kopfschuppen: Wenn Pilze auf der Kopfhaut wuchern. Verfügbar unter: www.deutsche-apotheker-zeitung.de/daz-az/2003/daz-38-2003/uid-10649 (Zugriff 19.10.17)

DAZ online. Rosacea – nicht heilbar, aber meist behandelbar. Verfügbar unter: www.deutsche-apotheker-zeitung.de/daz-az/2011/daz-22-2011/rosacea-nicht-heilbar-aber-meist-behandelbar

DAZ online. Was tun bei Sonnenbrand? Verfügbar unter: www.deutsche-apotheker-zeitung.de/daz-az/2010/daz-30-2010/was-tun-bei-sonnenbrand (Zugriff 19.10.17)

Dermasence: www.dermasence.de/rosazea.php

Eubos®: www.eubos.de/hautpflege/koerperpflege/haut-ruhe-creme

Eucerin®: www.eucerin.de

Infectopharm®: www.infectopharm.com/public_pdf/130007_03-G.pdf

Ladival®: www.ladival.de

Lennecke K. Sonnenbrand – krebsrot statt Urlaub. Dtsch Apo Ztg 27/2005. Verfügbar unter: www.deutsche-apotheker-zeitung.de/daz-az/2005/daz-27-2005/uid-14231 (Zugriff 18.10.17)

Licener®: www.licener.de/

Linola®: www.linola.com

Nyda®: www.nyda.de/sites/nyda/files/patienteninfobrosch_deutsch.pdf

PTAheute 13+14/2015. Bekämpfen statt verstecken! Akne wirksam behandeln. Verfügbar unter: www.ptaheute.de/fileadmin/user_upload/Therapiealgorithmus_S2k-Akne-Leitlinie_der_Deutschen_Dermatologischen_Gesellschaft.pdf (Zugriff 18.10.17)

Ruß V. Die rote Gefahr. Pharm Ztg 07/2016. Verfügbar unter: www.pharmazeutische-zeitung.de/index.php?id=62070 (Zugriff 18.10.17)

S2k-Leitline Neurodermitis. Stand 03/2015. Verfügbar unter: www.awmf.org/uploads/tx_szleitlinien/013-027l_S2k_Neurodermitis_2016-06.pdf (Zugriff 23.10.17)

Sikapur®: www.sikapur.de

Silveo® Nagellack: www.sililevo.de

Winterhagen I. Schutz vor Sonnenbrand und Erste-Hilfe-Maßnahmen. Dtsch Apo Ztg 21/2013. Verfügbar unter: www.deutsche-apotheker-zeitung.de/daz-az/2013/daz-21-2013/schutz-vor-sonnenbrand-und-erste-hilfe-massnahmen (Zugriff 19.10.17)

# 7 Infektionen auf Haut und Schleimhaut

Stephanie Paul

Heute ist in der WG von Melanie, Bea und Thea Beauty-Abend. Sie wollen zusammen mit fünf anderen Mädels ihre Nägel gegenseitig lackieren. Ann-Kathrin bringt ihr ganzes Nagelset mit. Nachdem alle ihre Finger lackiert haben, wollen sie nun mit ihren Fußnägeln anfangen.
Beatrice zieht erst gar nicht ihre Socken aus. Die anderen Fragen, warum sie denn nicht ihre Fußnägel lackieren möchte. Beatrice ist es etwas peinlich, aber sie meint ihre Nägel an den dicken Zehen sehen gar nicht so gut aus. Ann-Kathrin ist fest der Meinung, dass sie ihr die schön lackieren können. Beatrice zieht nun doch zaghaft ihre Socken aus. Es kommt ein gelblicher dicker Zehennagel zum Vorschein. Thea sagt gleich frei heraus: „Du hast ja Nagelpilz." Beatrice zieht schnell wieder ihre Socken an. Thea sagt gleich: „Es ist doch kein Problem. Das hatte ich auch schon einmal. Da gibt es etwas in der Apotheke: einen Nagellack, den man auftragen und sogar überlackieren kann."

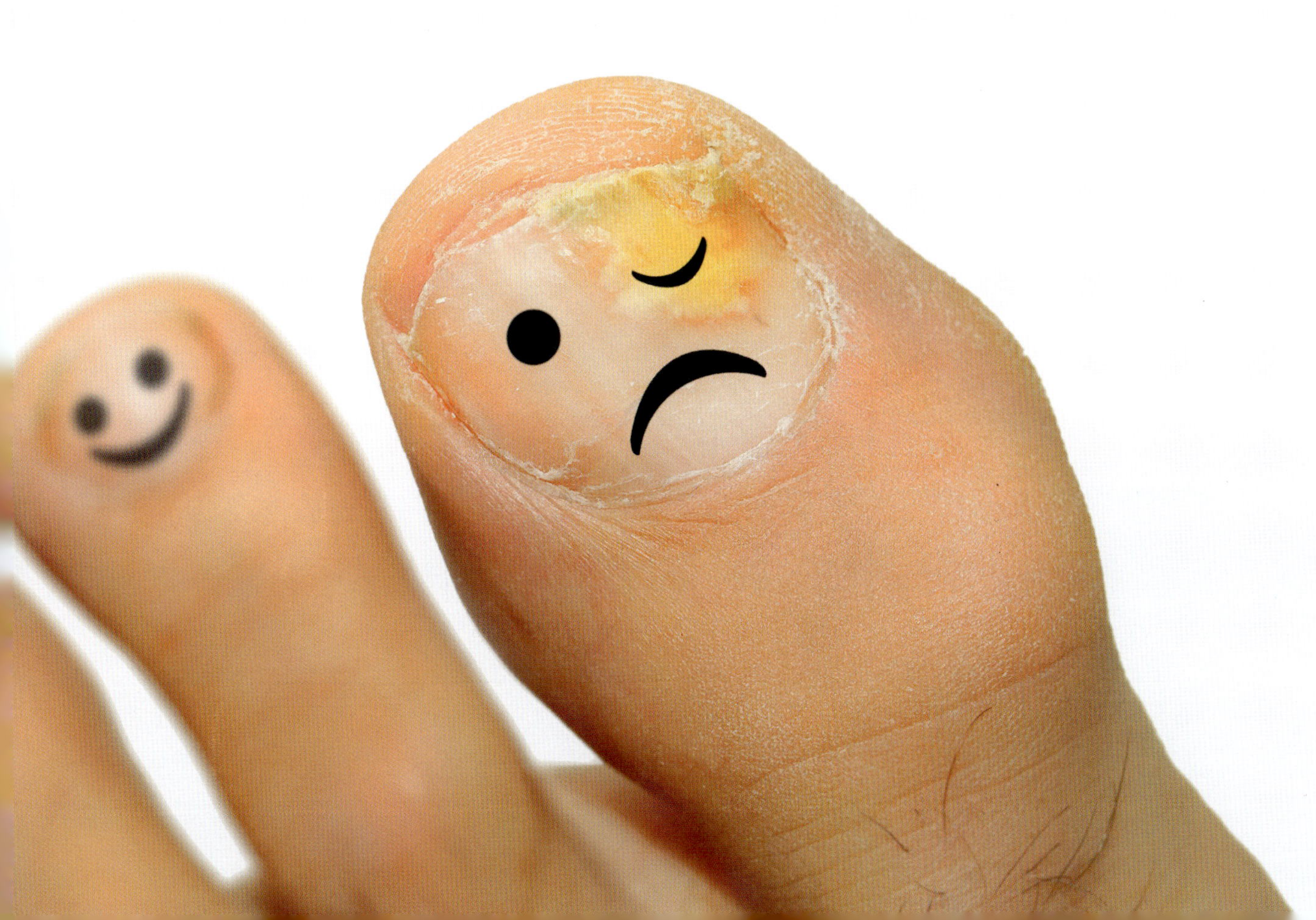

# Einfache Wunden und Entzündungen der Haut

## Die Wundheilung

Eine einfache Wunde ist eine typische Alltagswunde, die meistens unfallbedingt zu Stande kommt.

Sie wird traumatische Wunde genannt. Traumatische Wunden entstehen immer dann, wenn äußere Gewalt auf die Haut einwirkt. Dazu zählen z. B. Schnitt-, Schürf-, Platz-, Biss-, Riss- und Kratzwunden. Ist die Haut beschädigt, können Krankheitserreger leicht eindringen und eine Infektion auslösen. Es kommt zur Entzündung der Haut. Um dieses zu vermeiden ist es wichtig, die Wunde schnell und ordnungsgemäß zu versorgen. Der Behandlungs- und Heilungsverlauf ist abhängig vom Zustand der Wunde und wodurch sie entstanden ist.

Die Haut ist in der Lage offene Wunden bis zu einem gewissen Grad selbst zu heilen. Um das Infektions- und Narbenrisiko zu minimieren, ist eine Behandlung sehr empfehlenswert.

Die **natürliche Wundheilung** wird in drei Phasen eingeteilt:

**Phase 1:** Bei der ersten Phase spricht man von der Entzündungs- oder Reinigungsphase. In dieser Phase wehrt der Körper eindringende Keime ab, indem die Wunde Wundsekret bildet. Mit Hilfe des Wundsekrets werden die Krankheitserreger und Schmutzpartikel ausgeschwemmt. Es werden so Vorbereitungen für den Aufbau von neuem Gewebe geschaffen. Die Thrombozyten (Blutplättchen) werden aktiviert und verkleben miteinander und lassen das Blut gerinnen.

**Phase 2:** Bei der zweiten Phase spricht man von der Granulations- oder Proliferationsphase, in der sich neues Gewebe bildet, welches die Wunde auffüllt. Dieses Gewebe dient als Grundlage für die Reparative Phase.

**Phase 3:** Diese wird Reparative- oder auch Regenerationsphase genannt. Die Wunde schließt sich durch Schrumpfung und Neubildung, indem sich die Wundränder zusammenziehen und neue Epithelzellen eine neue Hautschicht bilden.

## Ursachen und Symptome

**Schürfwunden:** Sie entstehen meist beim Rutschen über Asphalt oder Kiesboden in Folge eines Sturzes, z. B. mit dem Fahrrad oder den Inlinern. Die Wunde ist stark verunreinigt. Es werden regelrecht Keime in die Wunde hineingerieben. Die obere Hautschicht, die Epidermis, wird weggerissen. Die darunterliegende Lederhaut wird nur oberflächig verletzt und die Subcutis bleibt unverletzt. Die Wundränder sind ausgefranzt. Kleine Schürfwunden bluten meist nicht stark, sind aber schmerzhaft. Häufig entstehen punktförmige Blutungen, da nur die feinen Blutgefäße betroffen sind.

**Schnittwunden:** Sie entstehen, wenn ein scharfer oder spitzer Gegenstand die Haut durchtrennt. Dies ist oft darauf zurückzuführen, wenn mit Messern, Scheren, Nägeln oder sogar nur mit einem Blatt Papier unaufmerksam umgegangen wird. Typisch für eine Schnittwunde ist der glatte und je nach Schnitttiefe mehr oder weniger auseinander klaffende Wundrand. Es handelt sich um einen brennenden Schmerz und eine stark blutende Wunde, was wiederum gut für die Wundreinigung ist. So besteht eine geringere Infektionsgefahr. Je nach Tiefe des Schnittes können noch Muskeln, Sehnen, Nerven und Gefäße mit verletzt werden.

**Platzwunden:** Die Ursache kann auf eine stumpfe Gewalteinwirkung zurückzuführen sein, z. B. wenn man mit dem Kopf gegen einen Türrahmen läuft. Die Elastizitätsgrenze der Haut wird überschritten. Als Folge reißt diese ein. Dies ist insbesondere der Fall in Bereichen, in denen die Haut relativ „ungepolstert“ auf dem Knochen aufliegt wie am Scheinbein oder am Kopf. Die Wunden sind meistens nicht sonderlich tief, aber gerade im Bereich des Kopfes kann es zu

Die Wundheilung findet in drei Phasen statt. o Abb. 7.1

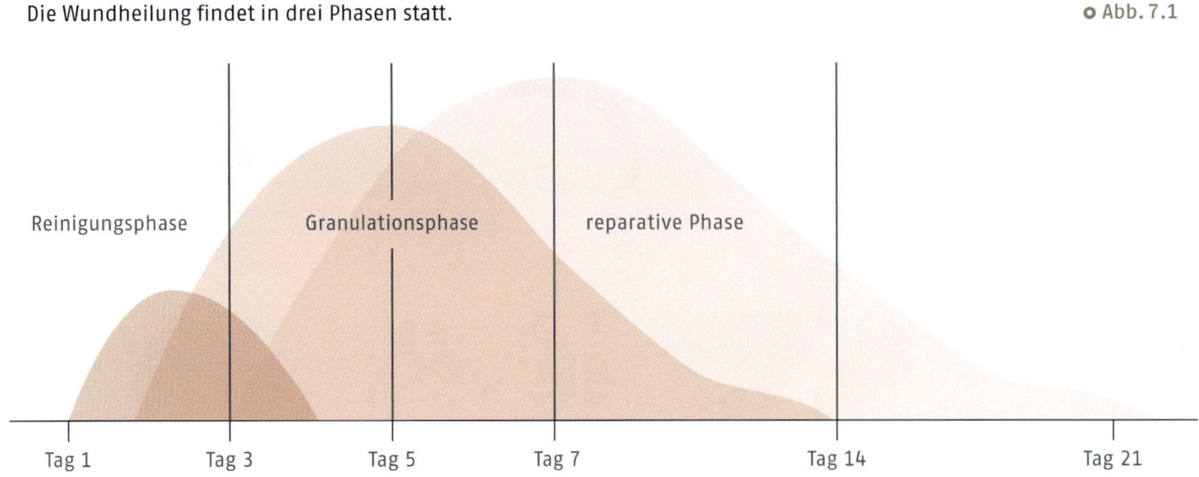

einer schweren Blutung kommen. Die Infektionsgefahr ist eher gering. Die Wundränder sind unregelmäßig begrenzt.

**Risswunden:** Diese zieht man sich an den Dornen der Rosenhecke im Garten oder beim Heimwerken an Autos oder Fahrrädern, wenn man mit dem Werkzeug abrutscht, zu. Der meist spitze Gegenstand, wie Schraubenzieher oder Dornen, führt dazu, dass die Haut überdehnt wird und einreißt. Die Wundränder sind zerfetzt. Die Blutung richtet sich je nach Tiefe der Risswunde. Sie kann sehr stark ausfallen. Das Infektionsrisiko ist erhöht, da die Gegenstände mit denen die Risswunde zugezogen wird häufig stark verschmutzt sind.

**Kratzwunden:** Sie entstehen meist durch Tierkrallen, z. B. von einer Katze. Wie bei einer Risswunde sind die Wundränder zerrissen. Die Blutung fällt eher gering aus, aber das Infektionsrisiko ist hoch aufgrund der Krankheitserreger an den Krallen.

## Therapiemöglichkeiten

Kleine Wunden darf man nicht unterschätzen. Selbst wenn eine Wunde wenig durch Fremdbakterien infiziert wird und der Gegenstand noch so sauber ist, handelt es sich bei jeder Wunde um eine infizierte Wunde. Denn jeder Mensch hat auf seiner Haut eine Vielzahl von Bakterien, die bei einer Verletzung in die Wunde gelangen. Deshalb ist es wichtig, selbst wenn die Wunde noch so klein ist, sie richtig zu behandeln (◘ Tab. 7.1).

Das Ziel einer Wundbehandlung ist ein rascher Wundverschluss ohne Narbenbildung und das wichtigste ist die Bekämpfung bzw. der Schutz vor Infektionen.

So sieht die **optimale Wundversorgung** aus:

1. Man wäscht sich gut die Hände, damit nicht zusätzlich Keime in die Wunde geschleppt werden.
2. Vorsichtig wird die Wunde unter Leitungswasser ausgespült, um die Schmutzpartikel herauszubekommen. Ist kein Leitungswasser zur Hand, kann man auch auf Mineralwasser ausweichen. Bekommt man so Fremdkörper wie Steine oder Splitter nicht heraus, sollte man eine sterile Pinzette zur Hilfe nehmen. Stark blutende Wunden reinigen sich häufig schon von alleine.
3. Es ist wichtig, dass die Wunde gut desinfiziert wird. Sie soll einschließlich der Wundränder mit dem Desinfektionsmittel benetzt sein. Am praktischsten ist ein Spray. Es gibt ein Spray mit Octenidin. Es ist einfach in der Anwendung und besitzt ein breites Wirkspektrum. Es tötet Keime wie Bakterien, Viren und Pilze ab. Durch die antibakterielle Wirkung wird zugleich die Wundheilung gefördert. Die desinfizierende Wirkung tritt nach ungefähr einer Minute Einwirkzeit ein und schützt so vor Infektionen. Zudem ist das Spray farblos und schmerzfrei. Bevor eine spezielle Wundsalbe aufgetragen wird, soll unbedingt ein bis zwei Minuten gewartet werden, bis das Spray die volle Wirksamkeit entfaltet.
4. Auftragen eines speziellen Wundgels für die feuchte Wundheilung.
5. Eventuelle Abdeckung mit einem Pflaster.

**Feuchte Wundheilung:** Es handelt sich hierbei um die moderne Wundbehandlung. Nach früheren Erkenntnissen hieß es immer, man sollte die Wunde so an der Luft heilen lassen oder mit einem normalen Pflaster abdecken. Es wäre das Beste für die Wunde. Dadurch kam es zur Krustenbildung. Die Kruste war wie eine Barriere für die neugebildeten Zellen. Es kam zur erschwerten Heilung. Die Kruste konnte die Wundheilung verzögern und das Narbenrisiko erhöhen. Nicht selten verklebte die Wunde mit dem Pflaster oder der Kleidung. Bei bestimmten Beanspruchungen riss die Kruste wieder auf und die Wunde konnte sich neu infizieren.

Bevorzugt wird heute die feuchte Wundheilung mit einem Hydrogel oder einem hydroaktiven Lipogel. Es wird ein feuchtes Wundmilieu erzeugt, welches die Wundheilung fördert. In diesem Milieu können die Stoffwechselprozesse, die für die Wundheilung verantwortlich sind, besser arbeiten. Es kommt zum schnelleren Wundverschluss und die Narbenbildung wird verringert. Die Krustenbildung bleibt ganz aus, so können die Gewebezellen auch direkt an die geschädigten Stellen wandern und besser wachsen.

**Wundheilungsgel mit Tyrothricin:** Es handelt sich dabei um ein kühlendes Wundgel auf Hydrogel-Basis. Dieses Gel hat eine zweifache Wirkung:

1. Es beschleunigt durch die besondere Textur die Wundheilung. Das Gel befeuchtet die Wunde und unterstützt den Heilungsprozess. Die Wunde kann atmen und das Sekret kann abfließen.
2. Es bekämpft die bakterielle Infektion. Tyrothricin bekämpft die wichtigsten Erreger einer Wundinfektion. Dazu zählen auch bestimmte Staphylokokken, wie z. B. Staphylococcus aureus und MRSA (Krankenhauskeim), sowie Streptokokken. Tyrothricin hat den sehr großen Vorteil, dass bei dem Wirkstoff keine Resistenzen, wie es bei klassischen Antibiotika der Fall ist, aufgetreten sind. Es ist darauf zurückzuführen, dass es sich bei Tyrothricin um ein Peptidgemisch handelt, welches einen dualen Wirkmechanismus hat und keine Kreuzresistenzen aufweist.

Das Wundheilungsgel ist sehr gut einsetzbar bei offenen, geschlossenen, trockenen sowie wenig nässenden Schürf-, Riss- oder Kratzwunden.

**Wundheilungspuder mit Tyrothricin:** Aufgrund des Verklumpens in der Wunde mit dem Wundsekret sind Puder eigentlich obsolet. Das Wundheilpulver mit Tyrothricin weist jedoch eine Besonderheit auf. Es basiert auf einer wasserlöslichen Milchzuckerbasis. Dadurch verklumpt es nicht mit dem Wundsekret, sondern löst sich auf und zieht schnell ein. Man wendet dies bei wenig nässenden Wunden an.

**Hydroaktives Lipogel:** Es gibt ein hydroaktives Lipogel mit Zink- und Eisenionen, welches ein feuchtes Wundmilieu erzeugt. Dieses Gel ist besonders gut für die schnelle feuchte Wundheilung ohne Kruste von traumatischen, akuten, trockenen oder mäßig nässenden Wunden geeignet. Genauso gut kann man das Lipogel aber auch bei Verbrennungen anwenden. Das hydroaktive Lipogel schafft durch den Zusatz von Eisen- und Zinkionen eine pH-Wert-Optimie-

◻ Tab. 7.1 Präparatebeispiele bei einfachen Wunden

| Inhaltsstoff | Handelspräparat |
|---|---|
| **Allopathika** | |
| **Desinfektionsmittel** | |
| Octenidin | Octenisept® (SPR) |
| **Feuchte Wundheilung** | |
| Tyrothricin | Tyrosur® Wundheilgel/Wundheilpuder (SPR, PUD) |
| **Desinfizierende Heilsalbe** | |
| Chlorhexidin + Dexpanthenol | Bepanthen® Antiseptische Wundcreme (CRE) |
| **Medizinprodukt** | |
| Hydroaktives Lipogel mit Zink- und Eisenionen | MediGel® (GEL) |
| **Pflaster** | |
| Hydrokolloidpflaster | Dermaplast® Schürfwundenpflaster Hartmann (PFL) |

rung, wodurch die natürliche Wundheilung unterstützt wird und für eine schnelle Wundheilung ohne Krusten und ohne Spannungsschmerzen gesorgt wird. Gleichzeitig wird das Narben- und Infektionsrisiko reduziert. Zusätzlich tragen Vitamin E und natürlich pflegende Öle zur Regeneration der geschädigten Haut bei.

Damit die Wunde vor neuen Verunreinigungen geschützt wird, kann man sie mit einem normalen Pflaster abdecken. Damit die Wunde nicht mit dem Pflaster verklebt, ist es wichtig das hydroaktive Lipogel mindestens 2 mm dick auf die Wunde aufzutragen.

Rauchen gefährdet die Wundheilung. ◦ Abb. 7.2

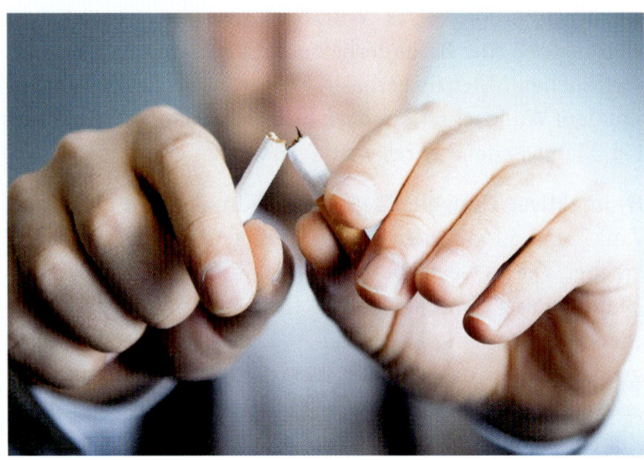

**Desinfizierende Wund- und Heilsalbe:** Die Anwendung ist erst geeignet für oberflächliche, verschmutzte, traumatische Wunden sobald diese nicht mehr bluten oder nässen. Durch den Wirkstoff Chlorhexidin wirkt die Salbe antiseptisch und tötet die gängigsten Krankheitserreger ab. Zusätzlich enthält die Wund- und Heilsalbe Dexpanthenol, welches wundheilungsfördernd wirkt.

**Pflaster für die feuchte Wundheilung:** Die feuchte Wundversorgung gibt es nicht nur in Form von Gelen, sondern sie kommt auch bei Pflastern vor. Es handelt sich um die Behandlung von traumatischen Wunden mit feuchthaltenden Verbandstoffen. Auch hier sorgt das feuchte Wundmilieu für eine schnelle Wundheilung ohne Kruste und ein deutlich geringeres Infektionsrisiko. Bei kleinen Wunden wie z. B. Schürfwunden eignet sich am besten ein Hydrokolloidpflaster, welches durch die Aufnahme von Wundsekret ein Gel bildet und so die Wunde feucht hält. Außerdem besteht noch der Vorteil, dass das Pflaster nicht mit der Wunde verklebt. In der Regel kann man abwarten, bis es sich von alleine löst.

## Ergänzende Empfehlungen

Die betroffene Körperstelle soll ruhig gehalten werden. Dies gilt besonders für Stellen, die stark bewegt werden wie Knie oder Ellenbogen, weil sonst das neugebildete Wundgewebe wieder einreißen kann und dadurch der Heilungsprozess länger dauert. Aus diesem Grund sollte man auf Sport verzichten. Die Wunde darf auf keinen Fall aufgekratzt werden. Sonst kommt zu der langen Wundheilung hinzu, dass die Wunde sich durch die verschmutzten Fingernägel noch zusätzlich infizieren kann.

Um den Heilungsprozess des Körpers zu unterstützen sollte auf eine ausgewogene Ernährung geachtet werden. Der Körper braucht in dieser Phase vermehrt Nährstoffe wie Proteine, Vitamine und Spurenelemente. Zink wirkt besonders wundheilungsfördernd. Man kann auch sehr gut mit Nahrungsergänzungsmitteln den zusätzlichen Bedarf an Vitaminen und Mineralstoffen decken.

Raucher sollen eine Raucherpause einlegen, denn Nikotin beeinträchtigt die Durchblutung, was wiederum eine schlechte Wundheilung zur Folge hat.

Zur Anregung der Durchblutung ist auch hilfreich ausreichend zu trinken. Eine gesteigerte Durchblutung fördert den Transport von Fresszellen, welche die Keime beseitigen.

Es empfiehlt sich, die Wunde vor starker UV-Strahlung zu schützen, um eine bleibende dunkle Pigmentierung zu vermeiden.

## Grenzen der Selbstmedikation

Nicht alle Wunden können selbst versorgt werden, man sollte lieber zum Arzt gehen, bei:

- Bisswunden: selbst wenn sie noch so klein sind und einen nur die eigene Katze leicht gebissen hat. Da aber Tiere besonders viele Keime im Mund haben, können gerade Bisswunden zu schweren Infektionen führen. Außerdem sollte unbedingt im Impfbuch nachgeschaut werden, ob der Tetanusschutz noch gegeben ist.

- Schnittwunden: klaffende und stark blutende Schnittwunden, die nicht von alleine aufhören zu bluten oder bei tiefen Schnittwunden, wo abgeklärt werden muss, dass keine Gefäße und Nerven verletzt sind.
- Platzwunden: große Platzwunden, die so groß sind, dass sie genäht oder geklammert werden müssen.
- Bei sehr tiefen, stark blutenden Wunden, Wunden die stark verschmutzt sind, mit größeren Fremdkörpern oder Schmutz- oder Fremdkörpern in der Wunde, die man selbst nicht entfernt bekommt soll immer der Arzt aufgesucht werden.
- Bei größeren Verletzungen im Bereich von Gesicht und Kopf.
- Bei unzureichendem Tetanusschutz.

Es kann auch sein, dass erst die Wunde selbst versorgt werden konnte, sich infiziert hat und nun im Verlauf kein Fall mehr für die Selbstmedikation ist.

Dies ist der Fall, wenn:

- die Wunde stark nässt,
- nach einigen Tagen die Wunde Symptome wie Rötung, Überwärmung und zunehmende Schmerzen aufweist,
- Fieber oder andere Krankheitsanzeichen auftreten.

Es gibt auch Risikogruppen, die lieber einen Arzt aufsuchen sollen, wie Patienten mit:

- Diabetes mellitus,
- Durchblutungsstörungen,
- Einnahme von Immunsuppressiva.

# Nagelbettentzündung

## Das Nagelbett

Das Nagelbett ist der Gewebebereich, aus dem der Nagel wächst. Wenn man vom Nagel spricht, ist die Nagelplatte gemeint. Diese besteht aus ca. 150 übereinanderliegenden Hornschichten. Bei dem Nagelbett handelt es sich um gut durchblutetes Gewebe, welches von vielen empfindlichen Nervenendigungen durchzogen ist. Von einer Nagelbettentzündung spricht man, wenn es zu einer Infektion des Nagelbettes kommt. Das Gewebe rund um den Nagel, welches Umlauf genannt wird, kann mit entzündet sein. Eine Nagelbettentzündung zählt zu den häufigsten Erkrankungen der Finger.

## Ursachen und Symptome

Eine Entzündung des Nagelbetts wird durch in die Haut des Nagelbetts eindringende Bakterien, Pilze oder Viren verursacht. Die hauptauslösenden Bakterien sind Staphylokokken, bei den Viren handelt es sich um Herpesviren und die auslösenden Pilze sind Hefepilze. Die Übergangsstelle zwischen Nagel und Haut ist besonders empfindlich und anfällig für Infektionen. Wird die Haut des Nagelbetts verletzt, es reicht schon eine Mikroverletzung, haben die Keime ein leichtes Spiel und sehen dieses als optimale Eintrittspforte und können dort eine akute Entzündung hervorrufen.

Es gibt gesundheitliche Zustände, die eine Nagelbettentzündung begünstigen, wie ein geschwächtes Immunsystem, entweder verursacht durch körperlichen oder seelischen Stress, vitaminarme bzw. ungesunde Ernährung, zu wenig Schlaf, ungesunde Lebensweise oder aufgrund einer Erkrankung.

Zu den weiteren Faktoren, die eine Nagelbettentzündung begünstigen zählen chronische Erkrankungen, wie z. B. Diabetes mellitus oder Neurodermitis, Krebspatienten aufgrund ihrer Medikamente, außerdem Medikamente, die die Haut austrocknen wie z. B. Diuretika oder Antirheumatika und Durchblutungsstörungen im Bereich der Hände und Füße.

Kleine Verletzungen können schneller entstehen als einem lieb ist. Es handelt sich dabei um Schnitte, kleine Risse, eingewachsene Nägel oder eine stark gereizte Haut. Dies kann verursacht werden durch:

- falsches Schuhwerk,
- Quetschungen,
- unsachgemäße Maniküre oder Pediküre,
- wenn z. B. die Nagelhaut mit der Schere abgeschnitten oder unsanft mit einem harten Gegenstand zurückgeschoben wird ebenso wenn man die Nagelhaut zu kurz, zu tief oder zu schräg schneidet,
- zu aggressive Lacke oder Nagellackentferner,
- Personen, die an Nägeln kauen,
- Berufsgruppen, bei denen die Nägel dauerhaft aggressiven Chemikalien oder Desinfektionsmitteln ausgesetzt sind, wie Reinigungskräfte, Friseure, Ärzte, Krankenschwestern und -pfleger. Bei den letzteren Berufsgruppen kommt hinzu, dass sie auch häufiger mit den Erregern zu tun haben.

In der Anfangsphase der Nagelbettentzündung juckt die Haut um den Nagel. Im weiteren Verlauf kommt es zur Rötung und Schwellung des Nagelbetts. Die geschwollene Haut kann rötlich glänzen. Meist wird dies durch eine lokale Überwärmung begleitet.

Setzt sich die Entzündung weiter fort, kommt ein typischer klopfender Schmerz dazu, der durch den Pulsschlag in den kleineren Blutgefäßen entsteht. Zum Anfang schmerzt die Stelle nur, wenn man Druck darauf ausübt, im weiteren Verlauf können die Schmerzen ohne Berührung schon auftreten. Unter der Nagelplatte und in seinen seitlichen Rändern kann sich Eiter bilden.

Eiter ist eine natürliche Reaktion auf eine Infektion. Es handelt sich dabei um eine Flüssigkeit aus weißen Blutkörperchen, Geweberesten, Bakterien und Blutbestandteilen, die vom Körper als Abwehrreaktion auf eine Entzündung entsteht. Durch den Eiter kommt es zum Druck an der entzündeten Stelle, dadurch wird der Schmerz verursacht. Es kann bis hin zum Fieber und anschwellenden Lymphknoten kommen. Eine länger anhaltende unbehandelte oder nicht ausreichend behandelte Nagelbettentzündung stört das Wachstum des Nagels. Der Nagel kann sich verformen oder bei einer zusätzlichen Eiteransammlung unter der Nagelplatte löst sich der Nagel aus dem Nagelbett. Die Entzündung kann sich weiter ausbreiten auf das umliegende Gewebe und vor Ort Sehnen, Sehnenscheiden sowie den

Die Ringelblume sorgt wegen ihrer keimtötenden und entzündungshemmenden Eigenschaften für eine schnelle Wundheilung. ○ Abb. 7.3

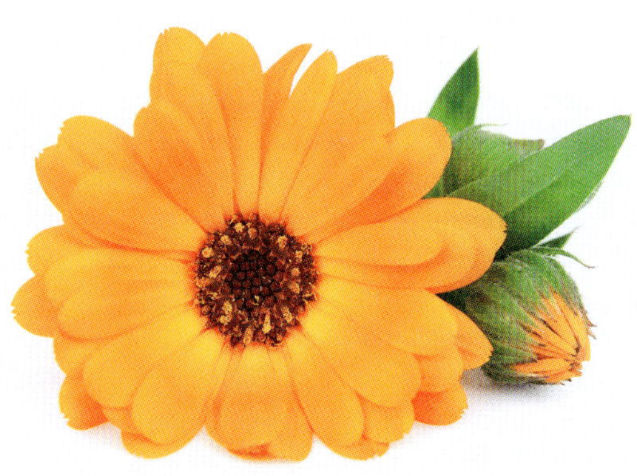

Knochen befallen. Dort kann es eine schmerzhafte Knochenentzündung verursachen.

Aus einer akuten Nagelbettentzündung kann sich eine Chronische entwickeln. Häufig liegen dann noch andere Risikofaktoren, wie z. B. ein eingewachsener Fußnagel oder eine Erkrankung mit geschwächtem Immunsystem, vor. Nicht selten sind auch Neurodermitis-Patienten betroffen.

Eine **akute Nagelbettentzündung** tritt meistens nur an einem Nagel auf. Es kann sowohl der Fuß als auch der Fingernagel betroffen sein. Chronische Entzündungen zeigen sich öfter bei mehreren Finger- oder Zehennägeln.

Die Symptome einer **chronischen Nagelbettentzündung**: Es sind mehrere Nägel betroffen. Es treten kaum bis weniger starke Schmerzen auf. Die Entzündung bleibt manchmal sogar ganz unbemerkt. Das Nagelbett an den Fingern oder Zehen kann gerötet oder bläulich verfärbt sein. Die betroffenen Stellen können nässen. Chronische Nagelbettentzündungen können auch durch Pilze ausgelöst werden.

Nagelbettentzündungen verursacht durch Hefepilze Candida albicans oder Candida glabrata: Die Symptome äußern sich in nässender, wunder Haut am Nagelrand. Meist tritt es an mehreren Nägeln auf. Wenn die Erreger ins Nagelbett eindringen, wird das Nagelwachstum gestört. Die betroffenen Nagelplatten sind dann gelblich bis schwärzlich verfärbt, etwas verdickt und von bröckeliger Konsistenz.

## Therapiemöglichkeiten

Schon bei den ersten Entzündungsanzeichen einer Nagelbettentzündung soll schnell gehandelt und mit einer Therapie gestartet werden. Die Behandlung richtet sich nach der jeweiligen Ursache. Es werden entzündungshemmende und antiseptische Bäder und Salben eingesetzt, Antimykotika, oder wenn nichts mehr hilft, dann ist der chirurgische Eingriff unumgänglich. Bei einer beginnenden bakteriellen Nagelbettentzündung können schon entzündungshemmende Bäder helfen. Sie beruhigen und unterstützen den natürlichen Heilungsprozess (□ Tab. 7.2).

**Entzündungshemmende Bäder:** Es wird empfohlen zweimal täglich für jeweils 20 Minuten den erkrankten Zeh oder Finger in ein warmes, aber nicht heißes Bad einzuweichen.

**Kamillenbad:** Kamillenextrakt im warmen Wasser wirkt antientzündlich.

**Ringelblumenbad:** Ringelblume hilft bei Entzündungen, selbst wenn diese schon eitrig ist.

**Ethacridinlactat:** Ethacridinlactat in Form von Lösungen in Teilbädern eignet sich sehr gut bei Nagelbettentzündung, da Ethacridrin das Gewebe besonders schnell und gut durchdringt. Es eignet sich sowohl gegen Bakterien als auch gegen Pilze. Es ist gut wirksam bei grampositiven Bakterien wie Staphylokokken.

Nach dem Bad ist eine desinfizierende Salbe mit z. B. PVP-Iod sinnvoll oder ein Desinfektionsspray mit Octenidin. Sie wirken antibakteriell und können so die Ursache der Infektion beseitigen. Bei einer weiter fortgeschrittenen Entzündung ist eine pflanzliche entzündungshemmende Salbe oder Zugsalbe empfehlenswert.

**Pflanzliche entzündungshemmende Salbe:** Eine sehr effektive Salbe ist eine Salbe mit **Lärchenterpentin:** Man sagt ihm eine durchblutungsfördernde und desinfizierende Wirkung zu. Deshalb beschleunigt er die Reifung und den Abbau des entzündlichen Eiterherds.

**Gereinigtes Terpentinöl** (vom Strandkiefertyp) besitzt die gleichen Eigenschaften wie Lärchenterpentin. Zusätzlich wirkt es noch antibakteriell und ist damit entzündungshemmend.

**Ätherisches Öl** aus Rosmarin, Eukalyptus und Thymianöl sowie Thymol: unterstützend wirken die ätherischen Öle desinfizierend, antibakteriell und durchblutungsfördernd.

**Weiße Vaseline mit Bienenwachs, Öl und Stearinsäure** ist eine gut verträgliche Salbengrundlage, mit der die Haut abgedeckt wird und somit vor dem Eindringen neuer Erreger geschützt ist. Trotzdem ist die Salbe atmungsaktiv und fördert die Heilung.

Diese Salbe wirkt mit ihren ganzen Inhaltsstoffen zusammen antibakteriell, entzündungshemmend und durchblutungsfördernd. Sie sorgt für Entspannung des Entzündungsumfeldes, denn durch die Inhaltstoffe wird die Haut weicher, der schmerzhafte Druck nimmt ab und Eiter kann so auf natürliche Weise abfließen. Am besten wird die Salbe mit einem Pflaster abgedeckt. Es handelt sich hierbei nicht wie viele annehmen um eine Zugsalbe.

**Zugsalben:** Die Zugsalben, auch schwarze Salben genannt, enthalten Ammoniumbituminosulfonat. Es ist ein Wirkstoff aus der Gruppe der sulfonierten Schieferöle. Sein Geruch erinnert an Teer. Die Salbe unterstützt die Abszessreifung, sodass sich der Eiter schneller entleeren kann und das Druckgefühl nachlässt. Die Salbe wirkt antibakteriell und entzündungshemmend. Am wirkungsvollsten ist die Salbe, wenn man diese messerrückendick aufträgt und mit einem

Verband abdeckt. So ist auch gleich die Kleidung geschützt, da die Salbe schwarze Flecken hinterlassen kann.

## Ergänzende Empfehlungen

Eine therapieergänzende Maßnahme ist die Ruhigstellung des Fingers oder Zehs. Die Stelle soll nicht belastet werden.

**Vorbeugung** ist die beste Maßnahme. Man kann vorbeugen, indem man:

- bei Kontakt mit Chemikalien, Putz- oder Desinfektionsmitteln am besten Handschuhe trägt, so kann die Nagelhaut nicht austrocknen,
- vorsichtig Maniküre oder Pediküre durchführt bzw. es professionell machen lässt,
- beim Nägelschneiden nicht zu tief, zu kurz oder schräg die Nägel oder sogar die Nagelhaut mit abschneidet,
- zu enge Schuhe meidet,
- die Haut rund um die Nägel mit Nagelöl oder Creme pflegt.

## Grenzen der Selbstmedikation

Man sollte zum Arzt, wenn die Entzündung nach etwa dreitägiger Behandlung nicht zurückgeht und die Nagelumgebung stark geschwollen, gerötet und sehr schmerzhaft ist, pocht und sich Eiter bildet.

Ebenso, wenn sich Bläschen bilden, dies kann eine Nagelbettentzündung ausgelöst durch Herpesviren sein. Die Bläschen sind hoch ansteckend.

Sofort zum Arzt muss man, wenn Fieber auftritt. Ebenso sollen Menschen, die an Durchblutungsstörungen, einer Immunschwäche oder Diabetes mellitus leiden einen Arzt aufsuchen.

□ Tab. 7.2 **Präparatebeispiele bei Nagelbettentzündung**

| Wirkstoff | Handelspräparat |
|---|---|
| **Allopathika** | |
| **Zugsalbe** | |
| Ammoniumbituminosulfonat | Ichtholan® 20 % (SAL) |
| **Badezusatz** | |
| Ethacridinlactat | Rivanol® 0,1 % (LSG) |
| **Desinfiziens** | |
| Povidon-Iod | Betaisodona® (SAL) |
| Octenidin | Octenisept® (SPR) |
| **Phytopharmaka** | |
| **Entzündungshemmer** | |
| Eukalyptus-, Rosmarin-, Thymian- u. Terpentinöl (ger.), Lärchen-Terpentin | Ilon Salbe classic® (SAL) |
| **Entzündungshemmende Bäder** | |
| Kamillenblüten-Extrakt, Kamillenblütenöl | Kamillosan® (KON, Wund- u. Heilbad) |
| **Anthroposophikum** | |
| Calendula officinalis 2a Ø | Weleda Calendula-Essenz (ESS) |

□ Tab. 7.3 **Schüßler-Salze bei Nagelbettentzündung**

| Schüßler-Salz | Beschreibung |
|---|---|
| Nr. 1 Calcium fluoratum | Salz des Bindegewebes, der Gelenke und der Haut |
| Nr. 11 Silicea D12 | Salz der Haare, der Haut und des Bindegewebes |
| Nr. 12 Calcium sulfuricum | Salz der Gelenke, falls bereits Eiter fließt zusätzlich |

# Verbrennungen

## Die Hautschichten

Verbrennungen zählen zu den häufigsten Verletzungen im Alltag. Es geht von leichten oberflächlichen Verbrennungen bis hin zu schweren Verbrennungen, die den ganzen Körper beeinträchtigen. Verbrennungen entstehen immer dann, wenn starke Hitze auf die Haut einwirkt. Bei Erwachsenen zählen zu starker Hitze Temperaturen ab 65 °C, die länger als wenige Sekunden mit der Haut Kontakt haben.

Bei Kindern reicht schon eine niedrigere Temperatur um sich zu verbrennen, da sie eine viel dünnere und empfindlichere Haut haben. Verbrennungen können sich unterscheiden in der Verbrennungstiefe und in der Ausdehnung der Fläche.

Verbrennungen werden in drei Grade klassifiziert (○ Abb. 7.4). Diese beziehen sich auf die Tiefe der Verbrennung. Die drei Grade richten sich nach den drei Hautschichten:

- **Epidermis (Oberhaut):** die oberste Hautschicht, die die darunterliegenden Schichten schützt.
- **Dermis (Lederhaut):** die mittlere Hautschicht durch die kleine Gefäße und Nerven verlaufen.
- **Subkutis (Unterhaut):** die untere Hautschicht, die aus lockerem Binde- und Fettgewebe besteht.

**Verbrennung 1. Grades:** Es wurde nur die Epidermis geschädigt. Dies ist z. B. der Fall bei einem normalen Sonnenbrand oder typischen Haushaltsunfällen wie einer leichten Verbrennung mit Backofen oder Bügeleisen.

**Verbrennung 2. Grades:** Schädigung der Epidermis, sie löst sich von der Lederhaut ab. Es entstehen schmerzhafte Brandblasen. Schädigung von oberflächigen Anteilen der Dermis bis hin zur Schädigung der gesamten Dermis bis auf die Haarfollikel und Hautanhängsel.

Verbrennungen 1. bis 3. Grades

Abb. 7.4

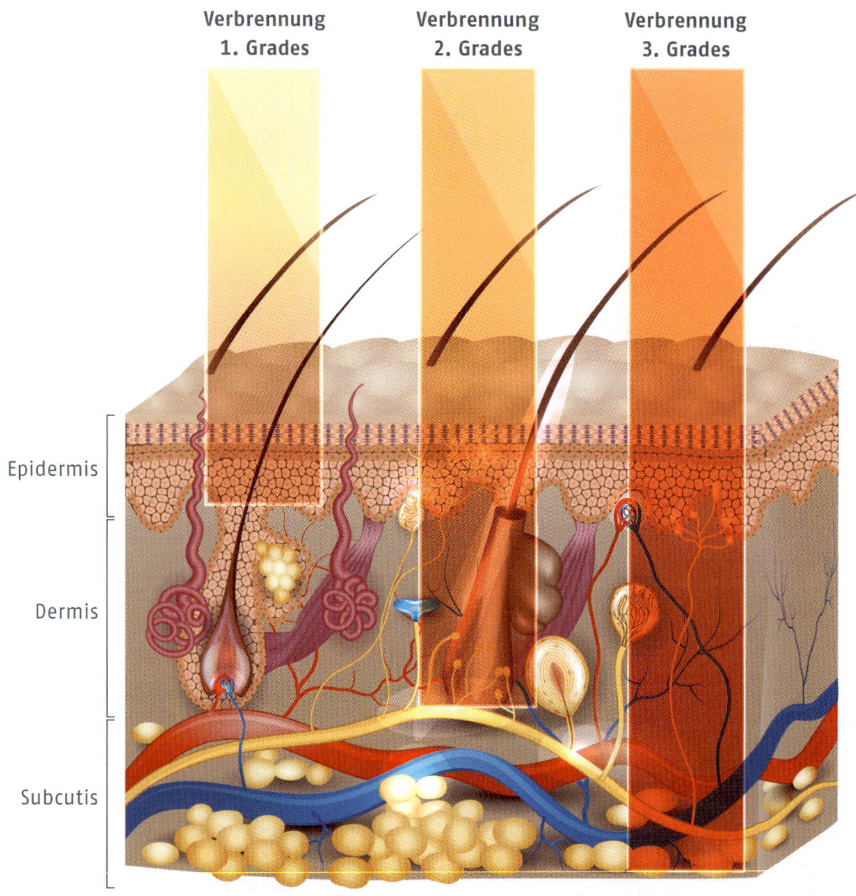


**Verbrennung 3. Grades:** Es besteht eine Schädigung der gesamten Haut. Die Epidermis und Dermis sind vollständig zerstört. Ebenso kann möglicherweise die darunter liegende Muskulatur geschädigt sein. Es kommt zum Verlust von Haaren und Nägeln. Dies ist auf keinen Fall mehr ein Fall für die Selbstmedikation.

## Ursachen und Symptome

Verbrennungen entstehen durch direkten Kontakt mit heißen Gegenständen, Flüssigkeiten, Chemikalien oder Strom. Die meisten Verbrennungen passieren im Haushalt und in der Freizeit, weniger bei der Arbeit.

Verbrennungen, die durch feuchte Hitze ausgelöst werden, werden Verbrühungen genannt. Dazu zählen:

- siedendes Wasser (100 °C),
- Öl aus der Fritteuse (200 °C),
- Fettspritzer aus der Pfanne,
- heiße Dämpfe, wie z. B. Wasserdampf (bei siedendem Wasser etwas über 100 °C),
- heiße Flüssigkeiten, wie z. B. Suppe oder heiße Getränke.

Verbrennungen, die durch trockene Hitze ausgelöst werden, wie:

- Kontakt mit der heißen Herdplatte,
- Berühren des Bügeleisens oder des Backblechs,
- Sonnenbrand,
- Kerzen,
- direkter Kontakt mit offenem Feuer, besonders gefährlich sind Grillunfälle (Flammen haben eine Temperatur von 900–1200 °C),
- Berührung mit dem Grill oder der Kohle (wenn zum Anzünden des Grills Spiritus benutzt wird und der eine Stichflamme auslöst),
- Berührung mit dem Kamin,
- versehentliche Berührung mit einer glimmenden Zigarette,
- Verbrennung durch Reibung, wenn man beim Sport mit nackter Haut auf Kunstrasen langrutscht.

Die Symptome einer Verbrennung treten nicht unbedingt sofort auf. In manchen Fällen machen sich die Beschwerden erst einige Stunden später bemerkbar. Dies liegt dann an einem weiteren Eindringen der Wärme in tiefere Hautschichten, dem sogenannten Nachbrennen. Es ist darauf zurückzuführen, dass unsere Haut sehr gut isoliert ist und Wärme über eine gewisse Zeit speichern kann. Wenn eine Verbrennung nicht rechtzeitig richtig behandelt wird, kann aus einer oberflächlichen eine tiefe Verbrennung entstehen.

Die allgemeinen Symptome unterscheiden sich je nach Schwere der Verbrennung.

Bei einer **Verbrennung 1. Grades**, bei der nur die Epidermis betroffen ist, äußern sich folgende Symptome: Es kommt zu einer geröteten Haut, die zusätzlich berührungsempfindlich ist, eventuell spannt und schmerzt. Zusätzlich kann eine Schwellung der betroffenen Stelle auftreten. Im weiteren Verlauf kann es während der Heilungsphase zu einer Abschuppung der Haut kommen. Diese ist darauf zurückzuführen, dass die Hautzellen durch die Hitze geschädigt wurden und absterben. Durch feuchtigkeitsspendende Produkte wird die Regeneration der Haut beschleunigt. Verbrennungen 1. Grades verheilen narben- und folgenlos.

Bei einer **Verbrennung 2. Grades** kommt es zusätzlich zu den oben genannten Symptomen zur Bildung von Brandblasen. Außerdem können sich Ödeme bilden und die Wunde kann nässen. Eine Verbrennung 2. Grades verheilt nur in manchen Fällen narbenlos.

Von einer **Verbrennung 3. Grades** spricht man, wenn es zu größeren Defekten der Haut kommt. Das verbrannte, abgestorbene Gewebe sieht weißlich oder bräunlich schwarz verfärbt aus. Es besteht meist kein Schmerzempfinden. Eine Verbrennung 3. Grades verheilt nur unter Narbenbildung. Ist die Verbrennung sehr großflächig, muss sogar Haut transplantiert werden.

## Therapiemöglichkeiten

Wenn es sich um eine kleinflächige Verbrennung (d. h. nicht mehr als eine Handgröße) handelt, lautet das oberste Gebot: kühlen! So wird der Schmerz genommen und es wird verhindert, dass die Hitze weiter in tiefere Hautschichten eindringt und dem Gewebe schadet. Denn solange das Gewebe über 52 °C heiß ist, wird es weiter geschädigt.

### Verbrennungen

Kühlen soll man schnellstmöglich mit idealerweise fließendem Leitungswasser, welches eine Temperatur von 15–20 °C haben soll, also lauwarm. Die betroffene Stelle soll 5–15 Minuten unter das Wasser gehalten werden.

Auf keinen Fall soll man mit Eiswürfeln oder Cool-Packs kühlen, diese sind viel zu kalt. Durch die tiefen Temperaturen ziehen sich die Blutgefäße zusammen. Dies hat zur Folge, dass der verbrannte Bereich schlechter durchblutet wird und der Gewebeschaden eher zunimmt. Bei großflächigen bzw. tieferen Verbrennungen soll nicht gekühlt werden, da durch die Zerstörung der Haut schon viel Wärme verloren geht.

Handelt es sich um eine schwer zugängliche Stelle, kann diese durch feuchte fusselfreie Tücher gekühlt werden.

Bei einer Verbrennung 1. Grades kann nach dem Kühlen eine Therapie mit kühlenden Gelen, Lotionen oder Schaum fortgesetzt werden. Nach dem Abheilen sollte man die Haut mit fetthaltigen Cremes weiter pflegen (◻ Tab. 7.4).

Topische Arzneimittel dürfen nur bei geschlossener Hautdecke aufgetragen werden, nie auf offene Stellen. Brandblasen sollte man nicht selber öffnen. Sie dienen als Schutz vor Bakterien. Geht die Brandblase auf, muss diese Stelle steril abgedeckt werden.

**Brand- und Wundgele:** Gleich nach dem Kühlen soll ein Brand- und Wundgel aufgetragen werden. Es lindert gezielt die Symptome wie Schmerzen und Juckreiz. Durch die besondere Textur hat das Gel einen ausgeprägten und lang anhaltenden Kühleffekt. Zudem ist das Gel feuchtigkeitsregulierend, das Wundsekret kann gut abfließen. Das spezielle Hydrogel bildet einen luft- und feuchtigkeitsdurchlässigen Gel-Film, der gleichzeitig eine schützende Wirkung hat. Die Wunde wird dadurch wie durch eine zweite Hautschicht geschützt und das Infektionsrisiko reduziert. Der Selbstheilungsprozess wird positiv beeinflusst. Die Inhaltsstoffe unterstützen die Gelstruktur in seiner Wirkung. Der enthaltene Harnstoff bindet Wasser, dadurch wird die Haut besser mit Feuchtigkeit versorgt und der Juckreiz nimmt ab. Polidocanol nimmt durch seine lokalanästhetische Wirkung ebenfalls den Juckreiz und es kommt zur Schmerzlinderung. Das enthaltene Glycerol sorgt für eine Verlangsamung der Verdunstung. Dadurch wird die angenehme Kühlwirkung des Gels verlängert, die auch zur Schmerz- und Juckreizlinderung beiträgt.

**Kühlendes, wundheilungsförderndes Schaumspray:** Der Schaum kühlt, lindert und befeuchtet bei leichten Verbrennungen jeglicher Art. Der Schaum kann direkt auf die verbrannte Haut gesprüht werden. Es bildet sich auf der Haut ein dünner leichter Schaumfilm, der von selbst einzieht und nicht noch extra verteilt werden muss. Dadurch entstehen beim Auftragen keine Schmerzen und die Brandstelle wird nicht zusätzlich gereizt. Der Schaum hat eine zweifache Wirkung. Er kühlt die Haut und lindert die Hautreizungen. Dadurch werden der Juckreiz und der Schmerz genommen. Das darin enthaltene Dexpanthenol sorgt für eine nachhal-

Kühlende Schaumsprays wirken wohltuend bei leichten Verbrennungen. ○ Abb. 7.5

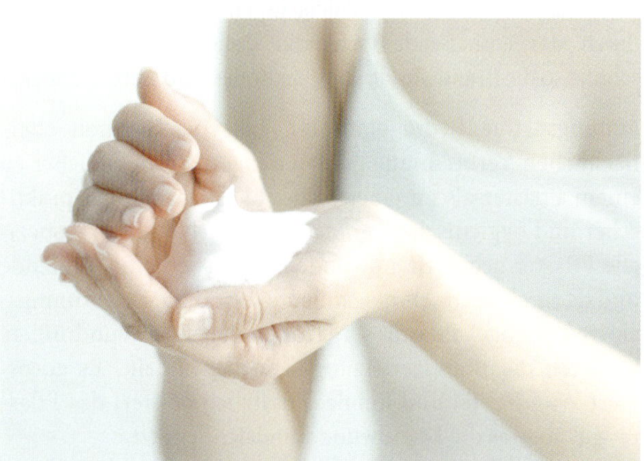

Tab. 7.4 Präparatebeispiele bei Verbrennungen

| Inhaltsstoff | Handelspräparat |
|---|---|
| **Medizinprodukte** | |
| **Topische Anwendung** | |
| Glycerol, Polidocanol, Urea | Brand- und Wundgel Medice® (GEL) |
| Dexpanthenol | Bepanthen® Kühlendes Schaumspray (SPR) |
| Hydroaktives Lipogel mit Zink- und Eisenionen | MediGel® (GEL) |
| Hydrogel mit Octenidin | Octenisept® (GEL) |
| **Pflaster** | |
| Atmungsaktive Hydrogel-Pflaster | Dermaplast® Brandwundenpflaster Hartmann (PFL) |
| **Anthroposophikum** | |
| Argentum colloidale D5, Arnica e floribus LA 20%, Calendula e floribus LA 20%, Lytta vesicatoria-Glycerolauszug D5, Symphytum ex herba LA 20%, Thuja occidentalis LA 20%, Urtica urens ex herba LA 20% | WALA® Wund- und Brandgel (GEL) |

Tab. 7.5 Homöopathika und ihr Einsatz bei Verbrennungen

| Mittel | Beschwerdebild |
|---|---|
| Apis D12 (GLO) | Bei Röte der Haut, Hitze, stechendem Brennen, wässriger Schwellung. Verbesserung durch Abkühlung und an der frischen Luft. Verschlechterung durch Wärme, im geschlossenen Raum, bei Druck und Berührung. |
| Aconitum D12 (GLO) | Bei hellroter Färbung der Verbrennung, trockener Hitze, flachem und rotem Ausschlag |
| Belladonna D12 oder D6 (GLO) | Die Brandwunde ist kräftig rot wie eine Tomate und schmerzhaft. Verschlechterung durch Sonnenhitze und nachts. |

tige Befeuchtung und fördert den natürlichen Heilungsprozess.

**Hydroaktives Lipogel** (▸ Seite 127)

**Desinfizierendes Hydrogel:** Das Hydrogel fördert den Heilungsprozess der geschädigten Haut. Es versorgt die Brandwunde mit Feuchtigkeit und lindert den Juckreiz. Zusätzlich bildet das Gel eine Schutzschicht gegen die Keime und wirkt durch das enthaltende Octenidin desinfizierend. Das Gel schützt so die Brandwunde vor Infektionen und Entzündungen.

**Atmungsaktive Hydrogelpflaster:** Bei einer kleinen oberflächlichen Verbrennung greifen einige Betroffene lieber zu einem Pflaster als zu einer Salbe. Es ist manchmal praktischer und hygienischer gerade bei der Arbeit. Es gibt spezielle Pflaster gegen Brandwunden. Sie haben eine kühlende und dadurch auch schmerzstillende Wirkung. Das atmungsaktive Hydrogel-Pflaster sorgt für ein feuchtes Wundmilieu, wodurch die Brandverletzung schneller abheilt. Es adsorbiert Wundsekret und Keime. Zusätzlich polstert das Pflaster gut ab, was die Brandwunde zugleich schützt.

Handelt es sich bei der Verbrennung um eine offene Wunde, sollte diese nur steril abgedeckt und von einem Arzt behandelt werden. Die Verbrennung darf nicht mit einer Salbe behandelt werden. Es ist kein Fall mehr für die Selbstmedikation!

**Anthroposophie:** WALA® Wund- und Brandgel ist bei Verbrennungen einschließlich Sonnenbrand und Insektenstichen schon ab dem Säuglingsalter geeignet. Das Gel soll mehrmals täglich messerrückendick auf die betroffene Hautpartie aufgetragen werden.

## Ergänzende Empfehlungen

Zusätzlich zur Therapie etwas zu unternehmen ist schwierig. Die Verbrennung soll geschützt werden, damit sich die geschädigte Haut schnell wieder regeneriert. Egal wie die Verbrennung entstanden ist, eine Brandwunde soll nicht dem direkten Sonnenlicht oder UV-Strahlen ausgesetzt werden, außerdem benötigt die Haut viel Pflege um schnell wieder strapazierfähig zu sein.

Vorbeugen vor Verbrennungen:

- Kinder im Haushalt vor Gefahren schützen, indem sie nicht an den Herd kommen können oder Elektrogeräte wie Bügeleisen oder Wasserkocher außer Reichweite stellen.
- Kinder sollen nicht alleine am Wasserhahn spielen. Schnell ist das Wasser zu heiß und die empfindliche Kinderhaut kann verbrennen.
- Vor dem Baden soll immer die Temperatur des Wassers mittels Thermometer bestimmt werden.
- Gerade beim Füttern von Babys ist es wichtig, nach dem Erwärmen der Milch oder des Gläschens die Temperatur zu prüfen. Besonders wenn es in der Mikrowelle aufgewärmt wurde, da dort die Milch oder das Gläschen ungleichmäßig warm werden kann.
- Gleichzeitiges Tragen vom Baby und heißen Getränken sollte man vermeiden.
- Streichhölzer und Feuerzeuge sollen immer kindersicher aufbewahrt werden.
- Kinder niemals mit brennenden Kerzen alleine lassen.
- Kinder sollen am besten auch keine synthetische Kleidung tragen. Die Kunstfasern sind leichter entflammbar als Naturfasern.
- Beim Grillen soll auf Brandbeschleuniger wie Brennspiritus oder Benzin verzichtet werden, um eine Verpuffung mit extrem hohen Temperaturen zu vermeiden.

## Grenzen der Selbstmedikation

Verbrennungen 1. Grades und zum Teil 2. Grades sind ein Fall für die Selbstmedikation.

Ist die Verbrennung 2. Grades zu großflächig oder kommt es zu starker Blasenbildung, sollte ein Arzt aufgesucht werden. Genauso auch in folgenden Fällen:

- Wenn man nicht beurteilen kann, wie stark die Verbrennung ist.
- Verbrennungen bei Säuglingen und Kleinkindern sollen grundsätzlich von einem Arzt beurteilt werden, besonders Verbrennungen im Gesicht.
- Bei Verbrennungen ohne Schmerzen, wobei das verbrannte Gebiet weißlich oder bräunlich verfärbt ist.
- Wenn die Kleidung mit verbrannt ist bzw. an der Brandwunde klebt. Die Kleidung soll immer nur professionell entfernt werden, weil sie meist in die Wunde eingebrannt ist. Das unsachgemäße Entfernen würde nur zu Hautverletzungen führen. Anders ist es bei Verbrühungen, da muss schnell die heiße mit Flüssigkeit getränkte Kleidung ausgezogen werden.
- Bei großflächigen Verbrennungen mit erheblichen Flüssigkeitsverlusten und der Gefahr eines Kreislaufschocks muss ein Notarzt gerufen werden.

# Pilzinfektionen auf Haut und Nägeln

## Die Erreger

Die mikroskopisch kleinen Pilze können alle Stellen der Haut und deren Anhangsorgane wie Nägel befallen (Mykose). Die Pilze ernähren sich von Keratin. Es ist ein natürliches Protein und Hauptbestandteil von Haut, Haaren und Nägeln. Sie können sich schnell vermehren und bevorzugen eine feuchte und lauwarme Umgebung. Deshalb tritt der Pilzbefall besonders in Körperregionen auf, die schlecht belüftet sind. Dazu zählen die schweißfeuchten Zehenzwischenräume, Hautfalten, Leistengegend und die Haut unter den Brüsten von Frauen.



Die Pilze, die beim Menschen eine Infektion auslösen können, kann man in drei Gruppen einteilen:

- **Fadenpilze (Dermatophyten):** auf sie sind die Pilzinfektionen auf der Haut und den Nägeln zurückzuführen.
- **Schimmelpilze**, die eher seltener eine Infektion auslösen.
- **Hefepilze**: Diese können sowohl die Haut als auch die angrenzenden Schleimhäute von Mund, Scheide und After befallen (▸ Seite 63, 141).

Fadenpilze dagegen befallen nie die Schleimhäute oder innere Organe, da es ihnen dort zu warm ist.

**Fußpilz:** Fußpilz, auch Tinea pedis genannt, ist die häufigste Hautinfektion. Bis zu 30 % der Deutschen leiden darunter. Es handelt sich dabei um eine äußerst ansteckende und unangenehme Hauterkrankung, die meist durch den Fadenpilz Trichophyton rubrum ausgelöst wird. Meistens beginnt die Krankheit in den Zehenzwischenräumen, geht weiter auf die Fußsohlen und in schweren Fällen greift sie auf den Fußrücken über. Es ist wichtig, möglichst schnell den Fußpilz zu behandeln, indem das Wachstum des Pilzes gehemmt wird und er letztendlich abgetötet wird, möglichst noch bevor er die Nägel befällt. Der Fadenpilz kann unser Immunsystem beeinflussen, dass durch ihn keine zelluläre Immunantwort ausgelöst wird. Deshalb können unsere körpereigenen Abwehrkräfte den Pilz nicht bekämpfen und der Pilz wird nicht von alleine abheilen.

**Nagelpilz (Onychomykose):** In Deutschland ist jeder Achte betroffen und davon jeder Zweite ab dem 65. Lebensjahr. Nagelpilz tritt häufiger an den Fußnägeln (80 %) als an den Fingernägeln (20 %) auf. Dies ist darauf zurückzuführen, dass die Fußnägel im Alltag stärker mechanischen Belastungen ausgesetzt sind.

## Ursachen und Symptome

Es handelt sich um eine stark ansteckende Krankheit. Sie lässt sich sehr leicht über Hautkontakt von einer zur anderen Person übertragen. Nicht selten steckt die infizierte Person sich selbst an, wenn sie z. B. mit der Hand den infizierten Fuß anfasst. Die Übertragung findet über infektiöse Hautschuppen statt. Diese findet man vor allem auf dem Fußboden von Umkleidekabinen, in Sporthallen oder Schwimmbädern, in der Dusche, im Fitnessstudio, in Hotelzimmern oder im eigenen Zuhause, wenn ein Familienmitglied betroffen ist. Das Hauptrisiko ist das Barfußlaufen. In den infizierten Hautschüppchen befinden sich Sporen. Diese Sporen sind besonders widerstandsfähig und können auch außerhalb der Haut überleben. Sie sind eine lange Zeit in Trockenheit überlebensfähig und überstehen starke Temperaturschwankungen zwischen -20 °C und 80 °C. Die widerstandsfähigen Pilzsporen können in Schuhen oder Socken mehr als sechs Monate überleben. Dies ist übrigens unter anderem eine Hauptursache für eine erneute Infektion. Den Betroffenen ist nicht klar, dass die Schuhe alleine durch auslüften nicht von den Pilzen befreit werden und somit eine erneute Ansteckungsquelle darstellen.

Eine Ansteckung ist auch möglich durch eine mit dem Pilz bzw. den Sporen behaftete Oberfläche von Gegenständen, wie z. B. die Sonnenliege im Urlaub ebenso kontaminierte Handtücher, Bettwäsche oder Kleidung.

**Risikofaktoren, die den Fuß- und Nagelpilz begünstigen:** Gesunde Haut ist bedingt durch ihren Aufbau und durch die mikrobiologische Besiedlung der Hautflora vor Befall mit Krankheitserregern geschützt. Das bedeutet, dass nicht jeder Kontakt mit Dermatophyten gleich eine Pilzinfektion nach sich zieht. Nur wenn das natürliche Abwehrsystem geschwächt oder die Haut geschädigt ist, können die Fadenpilze bzw. ihre Sporen leichter eine Infektion auslösen.

Dies ist der Fall bei:

- Diabetikern, sie leiden unter Durchblutungsstörungen. Diese können Fußpilz begünstigen. Hinzu kommt, dass einige Diabetiker durch einen erhöhten Blutzuckerspiegel unter Nervenschädigungen leiden, sodass sie kleine Verletzungen an den Füßen oft nicht wahrnehmen und die Dermatophyten ein leichtes Spiel haben.
- Personen mit Durchblutungsstörungen und peripherer Neuropathie.
- Senioren, bei denen die Abwehrfunktion der Haut mit zunehmendem Alter beeinträchtigt ist. Hinzukommend leiden sie häufig unter einer verhornten, rissigen und trockenen Haut. So können die Dermatophyten leichter eindringen.
- Menschen mit Fußfehlstellungen.
- Menschen mit geschwächtem Immunsystem, z. B. nach Operationen oder Organtransplantationen sowie HIV-Infektionen.
- Sportlern durch Schwitzen in den Sportschuhen und Personen, die keine luftdurchlässigen Schuhe tragen, wie z. B. Arbeitsschuhe. So kann sich hervorragend ein feuchtes Klima bilden, welches die Pilze lieben.
- Menschen, die unter Schweißfüßen leiden, dadurch quellen die Füße aufgrund der Feuchtigkeit und Wärme auf, was bei den Pilzen ebenfalls sehr beliebt ist.
- Personen, die stark ihre Füße beanspruchen, deshalb können kleine Wunden im Fußbereich entstehen, die die Dermatophyten als Eintrittspforte sehen.
- Menschen mit genetischer Prädisposition für Fuß- und Nagelpilz.
- Sportlichen Menschen, die sich z. B. Ski-, Schlitt- oder Bowlingschuhe ausleihen. Dort ist die Gefahr sehr groß sich mit einem Pilz anzustecken. Socken schützen nicht vor einer Ansteckung, denn wenn man die Socken längere Zeit trägt, durchdringen die verpilzten Hautschuppen die Strümpfe und zwar in beide Richtungen. So können auch Menschen mit Fußpilz die Schuhe kontaminieren.

Jeder Fußpilz kann in Nagelpilz übergehen. Außerdem können die meisten Ursachen, die Fußpilz auslösen auch Nagelpilz auslösen. Zusätzlich begünstigen weitere Faktoren die Entstehung von Nagelpilz.

Dazu gehören:

- Zu enges Schuhwerk. Dadurch kommt es zu einem dauerhaften Druck auf die Fußnägel. Dies kann zu Mikroverletzungen führen, die den Eintritt von Pilzen begünstigen und das Infektionsrisiko für Nagelpilz erhöhen.
- Sportliche Aktivitäten. Bei vielen Sportarten wie Joggen, Fußball, Tennis oder Wandern rutschen die Zehen bei kleinen Sprints, plötzlichem Abstoppen oder häufigem Richtungswechsel immer wieder gegen die Schuhspitze. So kann der Nagel sich Mikroverletzungen zuziehen und die Eintrittspforte für Dermatophyten ist geschaffen.

Die Symptome von Nagelpilz sind bräunliche Verfärbungen und Brüchigkeit. ○ Abb. 7.6

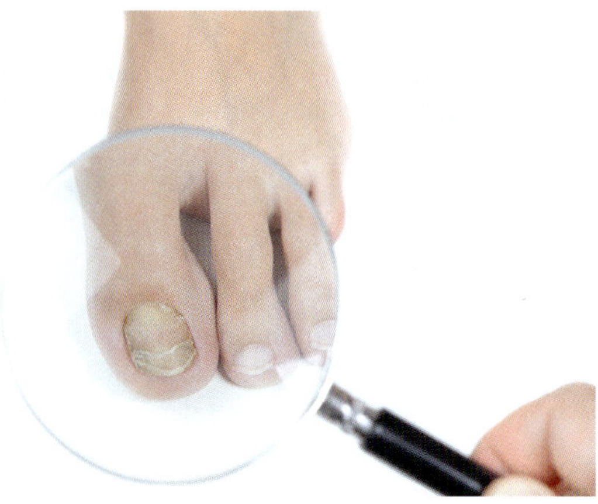

**Symptome Fußpilz:** Fußpilz beginnt meistens zwischen den äußeren Zehen, also dem vierten und fünften Zeh. Die Haut erscheint zunächst leicht aufgequollen und weißlich. Später, meistens wenn man es anfängt wahrzunehmen, kommen Juckreiz, Rötung und Brennen hinzu.

Es kommt zur Schuppung zwischen den Zehen und schmerzhafte Risse können entstehen. Die Haut ist sehr trocken, sodass sie zum Abschälen neigt.

Die Symptome beginnen zwischen den Zehen, im fortgeschrittenen Stadium befällt der Pilz die Fußsohle und im weiteren Verlauf den Fußrücken.

**Symptome Nagelpilz:** Zum Anfang verlieren die betroffenen Nägel an Glanz. Sie fangen an sich unschön zu verfärben, meist gelblich-braun (○ Abb. 7.6). Ist der Pilz weiter fortgeschritten, kommt es zu Verdickungen des Nagels. Die Nägel werden brüchig und verformen sich. Die Dermatophyten dringen in der Regel vom äußeren Rand des Nagels in das Nagelbett ein. Dadurch kommt es zu Nagelveränderungen von außen nach innen, also in Richtung Halbmond.

## Therapiemöglichkeiten

Fuß- und Nagelpilz verschwinden nicht von alleine. Unbehandelt verschlimmern sich die Symptome mit fortschreitendem Krankheitsverlauf. Deshalb ist es wichtig, dass man den Pilz früh genug therapiert.

### Fußpilz zwischen den Zehen

Der Fußpilz zwischen den Zehen (Tinea pedis interdigitalis) ist ein Fall für die Selbstmedikation. Ist aber die Fußsohle mit betroffen, ist der Gang zum Arzt unumgänglich. In der Selbstmedikation kann man **topische Antimykotika** anwenden in Form von Creme, Lösung, Spray oder Gel (◘ Tab. 7.6).

Die verschiedenen Darreichungsformen richten sich ganz und gar nach den Lebensumständen des Betroffenen. Wichtig ist, dass vor jeder Anwendung gründlich die Füße gewaschen und sehr gut getrocknet werden. Besonders die Zehenzwischenräume müssen ganz trocken sein. Danach kann mit einer der verschiedenen Darreichungsformen therapiert werden.

**Creme:** Eine Creme eignet sich besonders gut bei trockenen Füßen. Sie pflegt zusätzlich die Haut und versorgt sie je nach Cremegrundlage mit Feuchtigkeit. Viele Betroffene bevorzugen eine Creme im Vergleich zum Spray, damit sie besser nachvollziehen können, dass sie alle Stellen am Fuß mit dem Antimykotikum behandelt haben.

> Es ist wichtig, beide Füße an **allen** Stellen zu behandeln und nicht nur die betroffenen Stellen. Sonst kann es z. B. in der Nacht, wenn beide Füße aneinander kommen, zu einer weiteren Infektion kommen.

Nach dem Einreiben sollten die Hände gründlich gewaschen werden, damit der Pilz nicht auf andere Körperpartien übergeht.

**Spray:** Spray ist besonders für diejenigen geeignet, bei denen es schnell gehen muss. Die Lösung zieht schnell ein, hat aber den Nachteil, dass es trockene Füße nicht pflegt. Es ist sehr beliebt bei Sportlern und für unterwegs. Gut geeignet ist es auch bei Schweißfüßen oder bei multimorbiden Patienten. Von einigen Herstellern kann das Spray sogar praktisch über Kopf gesprüht werden, sodass multimorbide Patienten alle Stellen an den Füßen erreichen können. Zusätzlich bietet es den Vorteil, dass es sich einfach und bequem ohne die infizierten Stellen zu berühren auftragen lässt. So ist eine weitere Gefahr der Ansteckung ausgeschlossen worden. Die Füße müssen großzügig und in ausreichender Menge besprüht werden, sodass alles gut benetzt ist.

Von einigen Firmen gibt es auch Gele: Ein Gel trocknet die Haut nicht ganz so aus wie ein Spray, zieht aber schneller ein als eine Creme.

Die Hauptwirkstoffe in der Selbstmedikation sind entweder:

a) fungistatisch, d. h. sie hemmen die Vermehrung von Pilzerregern, in dem sie das Pilzwachstum stoppen (z. B. Clotrimazol 1 %) oder
b) fungizid, d. h. der Pilzerreger wird unmittelbar abgetötet. Die wichtigsten Vertreter sind Bifonazol 1 % (fungizid bei Dermatophyten) und Terbinafin 1 %

**Clotrimazol:** Der Wirkstoff hat eine fungistatische Wirkung und hemmt den Fußpilz nur. Clotrimazol wirkt nicht gegen die Sporen. Es wirkt bei ordnungsgemäßer Anwendung von 2–3mal täglich über 3–4 Wochen gleichermaßen gegen die Haupterreger Dermatophyten (Fadenpilze), Hefepilze und Schimmelpilze. Clotrimazol kann auch bei allen weiteren Formen von Hautpilz angewendet werden.

> Wenn die Erkrankung ganz abgeklungen ist, man nichts mehr sieht und spürt, soll mindestens noch eine Woche weiter therapiert werden. Denn erst im Verlauf des natürlichen Regenerationsprozesses der Haut werden die Pilzerreger entfernt.

Clotrimazol wird im Allgemeinen gut vertragen. Es kann selten zu lokalen Hautreizungen kommen. Clotrimazol 1 % gibt es in Form von Creme und als Spray.

**Bifonazol:** Bifonazol ist ein Antimykotikum mit Breitbandwirkung. Es wirkt gegen alle relevanten Erreger einer Mischinfektion. Zudem besitzt es entzündungshemmende Eigenschaften. Bei vielen Fußpilzinfektionen sind im Verlauf unterschiedliche Pilzfamilien beteiligt. Es handelt sich dann um eine Mischinfektion. Nicht selten kommen im fortschreitenden Verlauf der Infektion bakterielle Keime hinzu, die die Entzündungssymptomatik verursachen können.

Ein Breitbandantimykotikum ist sehr hilfreich bei der Therapie, da vor der Anwendung, gerade in der Selbstmedikation, nicht erst die Erreger bestimmt werden. Bei einer Therapie mit Bifonazol gehen die Symptome wie Juckreiz, Brennen, Schuppung und Rötung häufig innerhalb der ersten drei Tage zurück.

Ein Nachteil ist, es besteht die Gefahr, dass die Patienten vorzeitig mit der Therapie aufhören, da der Leidensdruck weg ist.

Ganz wichtig ist auch bei Bifonazol, dass noch nach dem Verschwinden der Symptome die Behandlung fortgesetzt werden muss. In der Regel dauert die Therapie 3 Wochen. Bifonazol hat den Vorteil, dass man es nur einmal täglich anwenden muss. Auch Bifonazol gibt es in den Darreichungsformen als Creme oder Lösung in Sprayform.

**Terbinafin:** Es handelt sich ebenfalls um ein Breitbandantimykotikum und hat fungizide Eigenschaften. Die Pilzerreger werden abgetötet. Dazu wirkt es bakteriostatisch bis bakterizid auf grampositive und gramnegative Bakterien und in höheren Konzentrationen sporozid. Durch die fungizide Wirkung unteranderen verkürzt sich die Therapiedauer auf ca. 1 Woche bei einer Anwendung von nur einmal täglich. Terbinafin ist sehr lipophil und gelangt dadurch durch die oberste Schicht der Epidermis (Stratum corneum), in der er eine Art Depot bildet. Deshalb reicht die einmal tägliche Anwendung.

**Lamisil once mit Terbinafin 1 % als Inhaltsstoff:** Dabei handelt es sich um ein Gel, welches von der Firma als filmbildende Lösung bezeichnet wird, bei dem eine einmalige Anwendung reicht. Das Gel bildet gleich nach dem Auftragen einen kaum spür- oder sichtbaren Film, der den Wirkstoff Terbinafin an die darunterliegenden Hautschichten abgibt. Das Gel baut ein Wirkstoffdepot in der Haut auf, aus dem heraus die Fußpilzerreger noch bis zu 13 Tage nach der einmaligen Anwendung gezielt abgetötet werden. Durch einmaliges Auftragen wird der Fußpilz effektiv bekämpft. Wichtig ist, dass die Anwendung genau nach Packungsbeilage erfolgt.

**Gebrauchsanweisung Terbinafin in der Einmalanwendung**

Das Gel wird auf beide Füße aufgetragen, auch wenn der Pilz nur an einem Fuß in den Zehenzwischenräumen sichtbar ist. Für jeden Fuß benutzt man eine ½ Tube, sodass die Haut überall gut und gleichmäßig bedeckt ist. Man fängt zwischen den Zehen an, dann verteilt man das Gel unter und auf allen Zehen und geht weiter unter die Sohle und letztendlich zum Fußrand. Das Gel soll nicht eingerieben oder einmassiert werden. Danach muss das Gel für ein bis zwei Minuten trocknen, bevor man die Socken und Schuhe anzieht. Nach der Anwendung dürfen 24 Stunden lang die Füße nicht gewaschen und befeuchtet werden.

Die Terbinafin Einmal-Lösung bietet zahlreiche Vorteile. Da eine einmalige Anwendung reicht, muss keine Zeit und Geduld für eine langwierige Behandlung aufgebracht werden. So kommt es auch nicht zu Behandlungsfehlern, die dadurch zu einer erfolglosen Therapie führen. Man kann die Anwendung nicht vergessen oder vorzeitig die Therapie beenden. Der Therapieerfolg ist deshalb eher gegeben.

## Nagelpilz

Sind nicht mehr als zwei Nägel pro Fuß oder drei insgesamt und weniger als die Hälfte der Nagelplatte betroffen, ist es ein Fall für die Selbstmedikation. Es gibt zwei verschiedene Therapiemöglichkeiten: Die Zwei-Phasen-Therapie mit Creme und zum anderen die Therapie mit Lacken, die untereinander variieren (◘ Tab. 7.6).

**Nagelpilz ist nicht mit einer Creme gegen Fußpilz zu behandeln, da die Pilzerreger sich im Nagelbett unter dem eigentlichen Nagel ansiedeln. Die Antipilzcremes alleine gelangen dort nicht hin und sind deshalb wirkungslos.**

**2-Phasen-Creme-Therapie:** Die 2-Phasen-Creme-Therapie ist nur so effektiv, da es sich um eine Bifonazol-Creme mit zusätzlich 40 % Harnstoff handelt. Diese Creme wird zwei Wochen lang auf den erkrankten Nagel aufgetragen und mit Hilfe des in der Packung beiliegenden Pflasters abgeklebt. Alle 24 Stunden muss die Salbe neu aufgetragen und das Pflaster gewechselt werden. Bei dem Wechsel kann man versuchen mit dem beiliegenden Spatel etwas von der erkrankten Nagelsubstanz zu entfernen. Nach ca. zwei Wochen ist die ganze erkrankte Nagelsubstanz durch den Harnstoff in der Creme aufgelöst bzw. abgetragen. So gelangt der Wirkstoff Bifonazol besser an die erkrankte Stelle und kann dort den Pilz bekämpfen. Nun kann mit einer reinen Bifonazol-Creme weiter therapiert werden. Damit der Nagelpilz im Nagelbett komplett beseitigt wird, muss die Bifonazol-Creme noch vier Wochen auf den Nagel aufgetragen werden. Nur so kann der Nagel gesund nachwachsen.

Es ist die kürzeste Therapieoption mit 2+4 Wochen, die gegen Nagelpilz zur Verfügung steht.

Alternativ stehen Lacke zur Verfügung. Die betroffenen Nägel sollten so kurz wie möglich mit der Schere abgeschnitten werden. Die Nagellacke gegen Fußpilz unterscheiden sich im Wirkstoff, in der Lackbasis (ob auf Lösungsmittel- oder Wasserbasis) und dadurch auch in der Anwendungshäufigkeit.

Die Therapie ist bei allen Lacken recht langwierig. Sie dauert solange bis der erkrankte Nagel komplett herausgewachsen ist. Da Fußnägel nur sehr langsam wachsen, kann es bis zu einem Jahr dauern. Wichtig ist, dass die Patienten die Therapie nicht vorzeitig abbrechen weil sie denken, der Nagellack ist unwirksam.

**Amorolfin:** Zu den gängigsten Nagellacken gehört der Wirkstoff Amorolfin. Er ist fungizid. Vor der ersten Anwendung soll man die erkrankten Nagelteile so gut es geht abfeilen, aber nicht zu tief, dass der Nagel beschädigt wird. Dann kann der Lack aufgetragen werden. Amorolfin hat den Vorteil, dass es nur einmal pro Woche aufgetragen werden muss. Um einen besseren Therapieerfolg zu erzielen, wird in den ersten Monaten die Anwendung zweimal pro Woche empfohlen. Der Nagellack bildet einen beständigen wirkstoffhaltigen Film auf der Nageloberfläche. Er zieht tief in den Nagel ein und bekämpft den Pilz bis ins Nagelbett ohne den Nagel abzulösen. Nach dem Auftragen muss der Lack ca. fünf Minuten trocknen. Vor dem erneuten Auftragen wird der alte Lack mit einem Alkoholtupfer entfernt und der Nagel wird wenn erforderlich nachgefeilt. Der medizinische Nagellack kann gut mit kosmetischem Nagellack überlackiert werden. Dies ist gerade im Sommer sehr erfreulich für Frauen.

**Ciclopirox:** Ciclopirox ist ein Breitband-Antimykotikum, welches gegen alle relevanten Erreger von Nagelpilz wirksam ist. Es ist fungizid gegen Dermatophyten, Hefen, Schimmelpilze und gegen Sporen. Ciclopirox hat nicht nur antimykotische Eigenschaften. Es wirkt zusätzlich noch antibakteriell und entzündungshemmend.

Ciclopirox kommt in verschiedenen Lacken gegen Nagelpilz vor.

Tab. 7.6 Präparatebeispiele bei Fuß- und Nagelpilz

| Wirkstoff | Handelspräparat |
|---|---|
| **Antimykotische Wirkstoffe bei Fußpilz** | |
| Clotrimazol 1 % | Canesten® (CRE, SPR) |
| Bifonazol 1 % | Canesten® Extra (CRE) |
| Terbinafin 1 % | Lamisil® (CRE) |
| Terbinafin zum Einmalgebrauch | Lamisil® Once 1 % (LSG) |
| Sertaconazol | Mykosert® (CRE, SPR) |
| **Antimykotische Wirkstoffe bei Nagelpilz** | |
| Bifonazol 1 %, Urea 40 % | Canesten® Extra Nagelset (SAL) |
| Amorolfin | Loceryl® Nagellack |
| Ciclopirox (in wasserunlöslicher Grundlage) | Nagelbatrafen® (LSG) |
| Ciclopirox (in wasserlöslicher Grundlage) | Ciclopoli® Nagellack |
| **Wäschespüler** | |
| Benzalkoniumchlorid | Canesten® Wäschespüler |
| Desinfektionsmittel | Sagrotan® Wäsche-Hygienepüler |
| **Desinfektionsspray** | |
| Didecyldimethylammoniumchlorid, Lavendelöl, Octopirox®, Polyaminopropylbiguanid, Zinkrizinoleat | Myfungar® Schuhspray (SPR) |

**1. Ciclopirox in einer wasserunlöslichen Grundlage** (z. B. Nagelbatrafen®): Auch hier sollte zum Anfang der befallene Nagel so kurz wie möglich geschnitten werden und die befallenen erhabenen Stellen mit den beiliegenden Einmalpfeilen abgefeilt werden, damit der Wirkstoff besser in die erkrankten Nägel eindringen kann. Aufgrund der speziellen Lackgrundlage erfolgt eine schnelle Wirkstofffreisetzung, sodass er die gesamte Nagelplatte durchdringt. Im ersten Monat wird der Lack jeden zweiten Tag aufgetragen. Im zweiten Monat mindestens zweimal wöchentlich und ab dem dritten Monat braucht der Lack nur noch einmal wöchentlich angewandt werden. Vor dem erneuten Auftragen muss der auf den Nägeln befindliche Lack mit einem Alkoholtuch abgenommen und wenn möglich die betroffenen Nägel leicht gefeilt werden. Nach dem Trocknen des Lackes kann problemlos ein kosmetischer Lack benutzt werden.

**2. Ciclopirox in einem wasserlöslichen Lack** (in z. B. Ciclopoli® Nagelack): Der Nagellack hat den Vorteil, dass man vor der Anwendung nicht feilen muss und somit keine zusätzliche Kontaminationsquelle durch die infektiösen Nagelspäne hat oder dass man vor dem erneuten Auftragen den Lack nicht mit einem Alkoholtuch entfernen muss. Der Lack kann ohne Vorbehandlung auf den erkrankten Nagel aufgetragen werden. Empfohlen wird das jeden Abend vor dem Schlafengehen, da fünf bis sechs Stunden danach die Füße nicht gewaschen werden sollen. Der Lack besitzt eine einzigartige Lacktechnologie, die aus dem Naturstoff Chitin hergestellt wird. Der Lack durchdringt den Nagel und transportiert den Wirkstoff tief in diesen bis zum Nagelbett. Durch den besonderen Lack flutet in kurzer Zeit eine hohe Konzentration des Ciclopirox im Nagel an. Die chitinhaltige Lackgrundlage kann gut an das Nagelkeratin binden. So werden die Hohlräume im Nagel aufgefüllt und der vom Pilz betroffene Nagel wird in seiner Struktur gestärkt. Der Nagellack hat den Nachteil, dass er täglich aufgetragen werden muss.

## Ergänzende Empfehlungen

Am wichtigsten ist es, wenn man sich mit Fuß- oder Nagelpilz infiziert hat, die Pilze bzw. Sporen aus den verschiedenen Wäschestücken und von den Gegenständen, mit denen man Kontakt hatte, zu entfernen. Einerseits um sich nicht erneut anzustecken und andererseits um seine Mitmenschen nicht zu infizieren.

Socken, Bettwäsche, Handtücher, Badevorleger und Bettvorleger sollen möglichst bei mindestens 60 °C gewaschen werden. Da dies aufgrund der empfindlichen Materialien nicht immer möglich ist, sollte man bei niedrigen Waschtemperaturen auf einen desinfizierenden Wäschespüler zurückgreifen. Diesen kann man in das Weichspülerfach mit zu jeder Wäsche geben, damit die Pilzerreger, Sporen und Bakterien

Das **Spray** gegen

**Fußpilz**

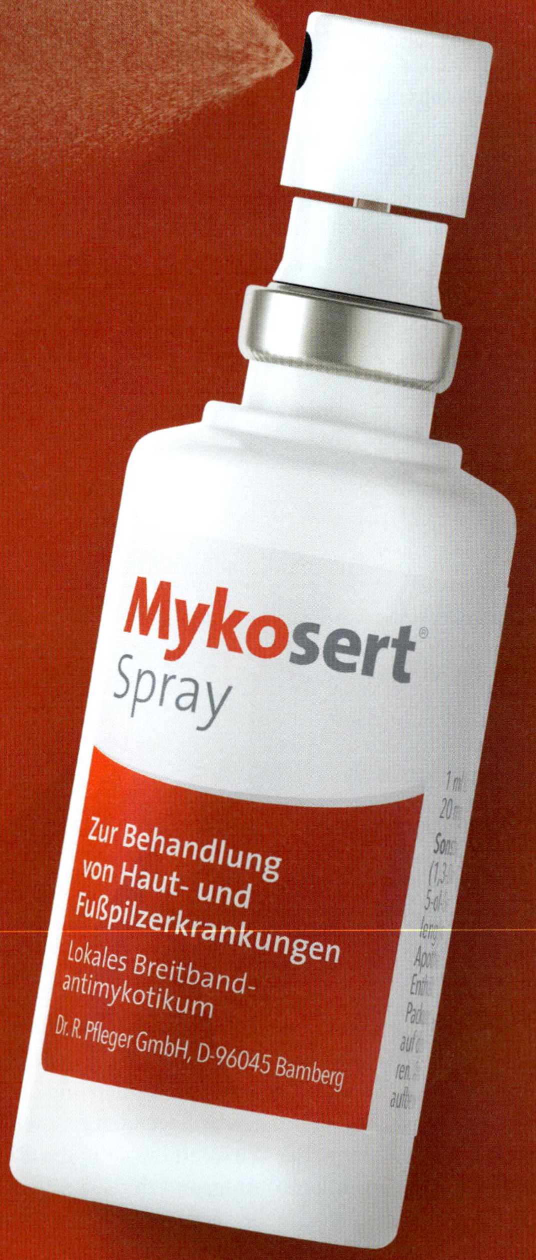


**Mykosert** Spray

Schon bei den ersten Anzeichen von Fußpilz.

- stoppt den Pilz
- hygienischer als jede Fußpilz-Creme

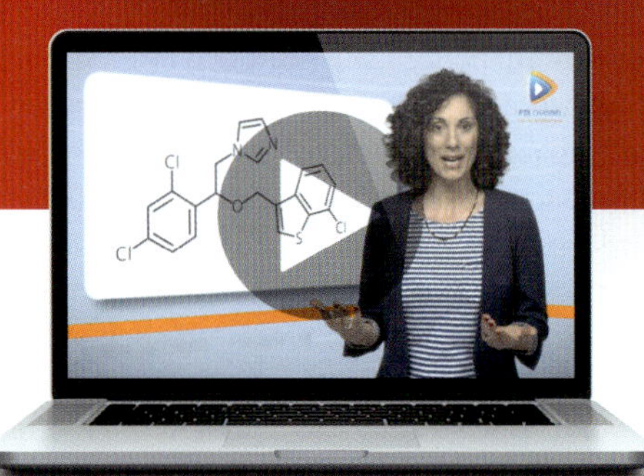

Mykosert gegen Haut- und Fußpilz.

Für Erwachsene und Kinder ohne Altersbeschränkung.

» Kurze Videos mit Beratungstipps.

» Alles Wichtige zu Mykosert und zur Frage Creme oder Spray.

**www.mykosert.de/schulung**

**Mykosert**® Creme mit 2 % Sertaconazolnitrat /Mykosert® Spray Lösung mit 2 % Sertaconazolnitrat **Wirkstoff:** Sertaconazolnitrat **Zus.:** 1 g Creme / 1ml Lösung enth.: 20 mg Sertaconazolnitrat. Sonst. Bestandt.: Creme: Methyl-4-hydroxybenzoat (Ph.Eur.), Sorbinsäure (Ph.Eur.), Gemisch aus Glycerolmonoisostearat/ Glyceroldiisostearat, Macrogol-1500-(mono,di)stearat, Macrogol-6-glycerol(mono,di)alkanoat (C12-C18), dickflüssiges Paraffin, gereinigtes Wasser. Lösung: (1,3–Dioxolan-4–yl) methanol-1,3–Dioxan-5-ol-Gemisch (x:y), Ethanol (96 %), Propylenglycol. **Anw.:** Creme: Pilzinfekt. der Haut, verursacht durch Dermatophyten (z.B. Fußpilz) od. Hefen (z.B. Malassezia-Arten b. Pityriasis versicolor od. seborrhoischer Dermatits). Lösung: Pityriasis versicolor sowie b. Pilzinfekt. der Haut, die durch Dermatophyten verursacht werden (z.B. Fußpilz). **Gegenanz.:** Creme: Überempfindlichk. geg. den Wirkstoff Sertaconazolnitrat, Methyl-4-hydroxybenzoat od. einen der sonst. Bestandteile. Lösung: Überempfindlichk. geg. den Wirkstoff od. einen der sonst. Bestandt; Schwangerschaft. **Nebenw.:** Creme: Sehr selten: Hautreizungen wie Rötung, Brennen u. Juckreiz. Bei Anw. von Mykosert, Creme, sind kontaktallerg. Reakt. möglich, die sich durch Juckreiz, Rötung, Bläschen auch über das Kontaktareal hinaus (sog. Streureaktionen) manifestieren können. Methyl-4-hydroxybenzoat kann Überempf.-reakt., auch Spätreakt., hervorrufen. Lösung: Häufig: Lokale Unverträglichkeitsreakt. wie Rötung, Brennen, Juckreiz u. trockene Haut. Gelegentl.: Kontaktallerg. Reakt. Creme: Enth.: Sorbinsäure u. Parabene. Lösung: Enth.: Propylenglycol u. Glycerinformal. Weit. Einzelh. s. Fach- u. Gebrauchsinfo. Dr. R. Pfleger GmbH, D-96045 Bamberg – in Lizenz von FERRER INTERNACIONAL, S.A. (MK/100315/FK/G)

auch bei Temperaturen unter 60 °C zuverlässig abgetötet werden. Es gibt verschiedene Wäschespüler mit Benzalkoniumchlorid oder anderen desinfizierenden Substanzen.

Damit man die Pilze und noch viel wichtiger die Sporen aus den Schuhen bekommt, sollte man auch diese gründlich desinfizieren und austrocknen lassen. Es gibt ein speziell entwickeltes Schuhspray, welches man bei Fuß- und Nagelpilz anwenden kann. Das Spray beseitigt nicht nur zuverlässig die Pilzerreger, Viren und Bakterien, sondern auch unangenehme Gerüche. Die Schuhe können aber auch mit einem Antimykotikum oder einem klassischen Desinfektionsmittel wie Sagrotan ausgesprüht werden. Vor dem Besprühen von Lederschuhen soll am besten vorher auf Farbechtheit geprüft werden.

Um eine Neuansteckung zu vermeiden, sollte man auf keinen Fall Barfuß laufen, gerade dort wo feucht-warmes Klima herrscht wie im Schwimmbad oder in Umkleidekabinen, aber auch auf fremden Teppichböden wie im Hotel. Deshalb ist es wichtig auf fremden Fußböden oder in öffentlichen Einrichtungen beim Duschen oder Baden immer Badelatschen zu tragen und niemals barfuß zu laufen.

Bevor man die Räumlichkeiten verlässt sollen immer die Badelatschen ausgezogen, die Füße gut abgetrocknet werden, eventuell die Zehenzwischenräume sogar geföhnt und trockene Baumwollsocken angezogen werden und/oder luftiges Schuhwerk. Benutzte Scheren und Feilen sollen gut desinfiziert werden und das am besten auf einer Küchenrolle oder Zeitung gesammelte abgefeilte Material soll sofort entsorgt werden.

## Grenzen der Selbstmedikation

Es soll ein Arzt aufgesucht werden:

- bei Fußpilz zwischen den Zehen, wenn trotz richtiger Anwendung von Antimykotika und Einhaltung der Anwendungsdauer keine Besserung eintritt,
- wenn der Fußpilz nicht nur die Zehenzwischenräume, sondern auch die Fußsohle befallen hat,
- bei zu Bläschenbildung neigendem Fußpilz im Bereich der Fußkanten,
- wenn man unsicher ist, ob es sich um einen Fußpilz handelt,
- wenn es zu einer unangenehmen Geruchsbildung kommt, denn diese ist häufig auf eine Superinfektion mit bakteriellen Erregern zurückzuführen,
- wenn beim Nagelpilz mehr als 50 % der Nagelplatte befallen sind und mehr als zwei Nägel pro Hand oder Fuß ebenfalls wenn es zum Befall der Nagelmatrix gekommen ist.

# Vaginalpilz

## Die Erreger

Der Vaginalpilz wird auch Scheidenpilz oder fachsprachlich Vaginalmykose genannt. Dabei handelt es sich nicht wie bei Fuß- oder Nagelpilz um Fadenpilze als Haupterreger, sondern um eine weit verbreitete Hefepilzinfektion der Scheide: meistens verursacht durch Candida albicans.

Bei einer Pilzinfektion sollten insbesondere Handtücher und Socken bei mindestens 60 °C gewaschen werden. **Abb. 7.7**

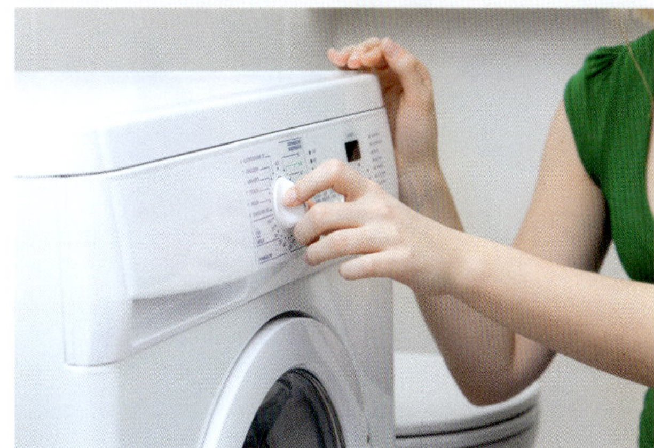

90 % aller Frauen bekommen mindestens einmal in ihrem Leben eine Vaginalmykose. Dabei handelt es sich um sehr unangenehme Symptome, die aber gut therapierbar sind. Bei einem Scheidenpilz ist das Gleichgewicht der Scheidenflora gestört. Meistens ist die Anzahl der Milchsäurebakterien (Lactobazillen) vermindert. Diese produzieren Milchsäure und sind dadurch für einen sauren pH-Wert von 3,6–4,5 verantwortlich. Bei diesem pH-Wert können sich die Pilze nicht vermehren. Kommt es zu einer verminderten Anzahl von Milchsäurebakterien wird auch weniger Milchsäure gebildet und der pH-Wert steigt an. Dadurch können sich die Pilze leichter vermehren und es kommt zu einer Infektion.

## Ursachen und Symptome

Bei einer Vaginalmykose treten charakteristische Symptome auf. Es müssen nicht jedes Mal alle oder die gleichen Symptome auftreten. Das meist vertretene Symptom ist der Juckreiz im Intimbereich, der die Patientin beeinträchtigen kann und als sehr unangenehm empfunden wird.

Weitere typische Symptome sind:

- weißer Ausfluss von trockener bröseliger Konsistenz, welcher an Quark oder Hüttenkäse erinnert,
- Brennen rund um den Scheideneingang (Vulva),
- Schmerzen oder Brennen beim Wasserlassen,
- Hautrisse oder Wundsein im Bereich des Scheideneingangs,
- gerötete und leicht geschwollene Schamlippen,
- Schmerzen beim Geschlechtsverkehr.

Bei einem schweren Verlauf bildet sich ein weißer Belag, der sich über den gesamten Scheideneingang ausbreitet. Die Hautreizungen sowie Rötungen können sich in die angrenzenden Körperregionen wie Innenseite des Oberschenkels ausbreiten. Es kann sogar zur Pustelbildung kommen.

Ein typisches Symptom für Vaginalpilz ist Juckreiz. o Abb. 7.8

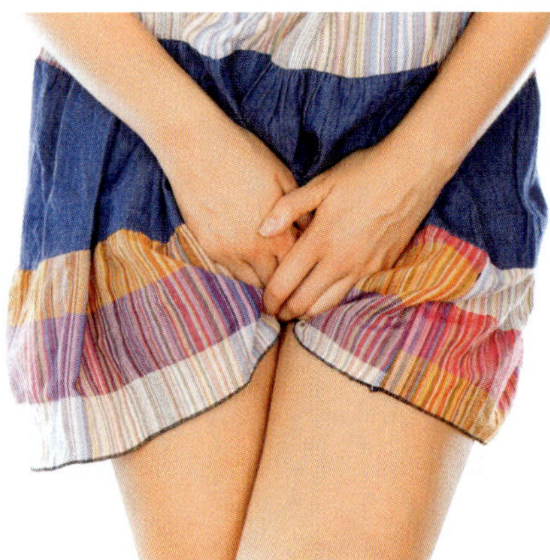

In der gesunden Vaginalflora besteht ein Gleichgewicht zwischen den in der Scheide lebenden Pilzen und Bakterien. Gerät dieses Gleichgewicht durcheinander kann es zur Vermehrung des Pilzes Candida albicans kommen, der hauptsächlich für eine Vaginalmykose verantwortlich ist.

**Das Ungleichgewicht der Vaginalflora kann entstehen durch:**

- Einnahme von Antibiotika: auch die Milchsäurebakterien im Vaginalbereich werden dadurch abgetötet, sodass es zur Verschiebung zum alkalischen pH-Wert kommt und sich die Pilze hervorragend vermehren können,
- hormonelle Veränderung wie z. B. in der Pubertät, in den Wechseljahren oder in der Schwangerschaft (▸ Seite 285),
- die Folge der Einnahme bestimmter Medikamente wie z. B. die Antibabypille,
- Vorliegen einer Immunschwäche: durch ein geschwächtes Immunsystem kann sich der Hefepilz unkontrolliert vermehren,
- Diabetes mellitus,
- die Regelblutung: nicht selten tritt der Pilz gleich nach der Regelblutung auf,
- Ansteckung vom Partner: wenn man sich immer wieder infiziert, sollte sich der Partner untersuchen lassen, denn es kann gut sein, auch wenn es selten ist, dass der Partner Pilzerreger trägt ohne die Symptome der Infektion auszubilden,
- vermehrten Stress und psychische Probleme: dadurch können sich die Hefepilze vermehren und eine Infektion auslösen.

**Zusätzlich kann eine Pilzinfektion begünstigt werden durch:**

- ein feucht-warmes Klima, welches auf Synthetikunterwäsche oder nicht atmungsaktive Slipeinlagen zurückzuführen ist,
- aggressive oder stark parfümierte Seifen,
- häufige Schwimmbad- und Saunabesuche.

## Therapiemöglichkeiten

Das am häufigsten in der Selbstmedikation verwendete Mittel ist Clotrimazol. Der Wirkstoff greift in den Stoffwechselprozess der Pilzerreger ein und hemmt deren Wachstum. Als Breitspektrumantimykotikum wirkt Clotrimazol auch gegen Candidapilze. Es treten bei dem Wirkstoff keine Resistenzen auf. In der Selbstmedikation gibt es die 1-Tages oder 3-Tagestherapien (□ Tab. 7.7). Empfohlen wird immer die Kombinationstherapie für den inneren und äußeren Bereich der Vagina. Die 1-Tagestherapie bekämpft genauso zuverlässig wie die 3-Tagestherapie die Pilze und ist genauso wirksam. Die 1-Tagestherapie ist immer der 3-Tagestherapie vorzuziehen, denn bei der Anwendung über drei Tage besteht das Problem, dass die Therapie nicht zu Ende durchgeführt wird, weil sich die Beschwerden nach dem ersten Tag bessern. Die Tablette zum Einführen von der 1-Tagestherapie ist höher dosiert. Sie enthält 500 mg Wirkstoff, sodass es zu einer intravaginalen Depotwirkung kommt. Ein Präparat enthält zusätzlich noch Milchsäure. Durch die zusätzliche Milchsäure der Tablette wird ein saures Milieu erzeugt, wodurch es zur beschleunigten Freisetzung des Wirkstoffs kommt. In kurzer Zeit, schon nach wenigen Minuten, stehen große Mengen vom Clotrimazol bereit. Es bleibt konstant über einen Zeitraum von 72 Stunden. Die intravaginale Therapie wird durch eine äußerlich anzuwendende Creme ergänzt. Der äußere Genitalbereich soll zwei bis dreimal täglich bis zum After hin großzügig mit der Clotrimazol-Creme eingecremt werden und zwar für ein bis zwei Wochen.

Die Tablette wirkt am effektivsten, wenn sie vor dem Schlafengehen eingeführt wird, denn dann ist die Gefahr am geringsten, dass der Wirkstoff wieder herausläuft. Je nach Firma gibt es verschiedene Darreichungsformen zum Einführen wie Vaginaltabletten, -zäpfchen oder Schmelzovula.

Die Schmelzovula bilden zusammen mit der Scheidenflüssigkeit eine Creme. So hat man zusätzlich zu der antimykotischen Wirkung auch noch eine cremende Wirkung. Diese empfinden viele Betroffene als besonders angenehm, da bei einem Vaginalpilz die Schleimhäute brennen und jucken.

Leidet die Patientin unter besonders trockenen Schleimhäuten, z. B. nach den Wechseljahren, ist die Vaginalcreme mit Applikator zum täglichen Einführen und die Creme für den äußeren Bereich empfehlenswert. Die Tabletten und Ovula lösen sich ohne Scheidensekret nicht auf und sind eher unangenehm für die Betroffene, da sie noch mehr Reibung verursachen und die Schleimhäute noch zusätzlich reizen.

## Ergänzende Empfehlungen

Präparate, die **Milchsäure oder Milchsäurebakterien** enthalten, sollten zusammen mit Antimykotika empfohlen werden, wenn das Scheidenmilieu aufgrund einer vorangegangenen Antibiotikatherapie gestört ist. Sie helfen dabei die Flora wieder aufzubauen und somit einer Pilzinfektion vorzubeugen. Milchsäurebakterien sind nicht immer sinnvoll nach Vaginalmykosen. Sie können den Pilz wieder aufflammen lassen. Es soll je nach Ursache entschieden werden, ob im Anschluss eine Milchsäurebakterienkur gemacht werden soll oder nicht.

▫ Tab. 7.7 Präparatebeispiele bei Vaginalmykosen

| Wirkstoff | Handelspräparat |
|---|---|
| **Antimykotische Präparate** | |
| Clotrimazol 200 mg | Canesten® GYN 3-Tage Kombi (VTA + CRE 1 %) |
| Clotrimazol 500 mg | Canesten® GYN Once Kombi (VTA + CRE 1 %) |
| Clotrimazol 500 mg | Vagisan® Myko Kombi (VSU + CRE 1 %) |
| Clotrimazol | KadeFungin® 3 Vaginalcreme (VCR 2 % + 3 Appl.) |
| Nystatin | Biofanal® Kombipackung (VTA + SAL) |
| **Präparate mit Milchsäurebakterien** | |
| Milchsäurebakterien (Lactobacillus plantarum) | Canesflor® (VKA) |
| Lactobacillus plantarum | KadeFungin® Flora Protect (VTA) |
| **Intimwaschlotionen** | |
| Kamillenextrakt, Milchsäure | Vagisan® Intimwaschlotion (für alle) |
| Milchsäure, Salbei, Thymian | Sagella® active (Schwangerschaft) |
| Hafermilch, Maltodextrin, Milchsäure, Ringelblume, Salbei | Sagella® Hydra Serum (Neigung zu Trockenheit) |
| Gewürznelke, Milchsäure, Thymian | Sagella® hydramed (bei erhöhtem Infektionsrisiko) |

7

Wichtig ist: Niemals Milchsäurebakterien bei einem akuten Pilz anwenden. Milchsäure fördert das Wachstum von Candida albicans und heizt den Pilz so richtig an.

Es gibt aber Antimykotika, die Milchsäure enthalten, dies hat zwei Gründe:

- Clotrimazol wirkt bei saurem pH-Wert am besten und
- das Wachstum des Pilzes läuft im Sauren auf Hochtouren, so kann der Wirkstoff gerade dann am effektivsten wirken, da der Wirkstoff in das Wachstum der Pilze eingreift.

**Vorbeugende und therapieergänzende Verhaltensregeln** bei einer Pilzinfektion:

Beim Toilettengang sollte man niemals von hinten nach vorne wischen, immer umgekehrt, damit Darmkeime nicht verschleppt werden.

Man sollte nicht zu lange in heißen „stark" gechlorten Schwimmbädern baden.

Nach dem Schwimmen und nach dem Sport ist die nasse bzw. feuchte Bekleidung zu wechseln, um ein feucht-warmes Klima zu vermeiden. Aus dem Grund sollte auch gerade im Sommer auf engsitzende möglichst aus Kunstfaser bestehende Hosen verzichtet werden und es soll keine Unterwäsche aus Synthetik getragen werden, sondern lieber aus atmungsaktiver Baumwolle. Genauso gibt es luftdurchlässige Slipeinlagen. Diese sollte man immer den anderen, nicht Luftdurchlässigen bevorzugen.

Keine übertriebene Intimhygiene: Am besten nur mit lauwarmen Wasser waschen oder mit einer milden Waschsubstanz, die nicht zu stark parfümiert sein soll, da sonst die Vaginalflora gestört werden kann. Es gibt spezielle Waschlotionen für den Intimbereich, die den Säureschutzmantel erhalten. Sie können regelmäßig verwendet werden. Zum Teil haben diese auch noch pflanzliche Zusätze um Hautirritationen vorzubeugen und eventuell sogar die Symptome bei einer Infektion zu lindern. Es gibt Intimwaschlotionen, die man bei allen Bedürfnissen anwenden kann. Diese enthalten Milchsäure für einen sauren pH-Wert und Kamillenextrakt zur Beruhigung der Schleimhaut. Außerdem sind noch **spezialisierte Intimwaschlotionen** in der Apotheke erhältlich:

Intimwaschlotion speziell für die **Schwangerschaft:** Sie enthält wie alle anderen Lotionen auch Milchsäure und zusätzlich noch Thymian und Salbei. Gerade in der Schwangerschaft erhöht sich der pH-Wert im Intimbereich. Durch die spezielle Waschlotion soll die natürliche Barrierefunktion der Haut im äußeren Intimbereich positiv unterstützt werden. Die Milchsäure trägt zur Erhaltung der natürlichen Scheidenflora bei. Vom Thymian und Salbei nutzt man die antibakterielle, antimykotische und entzündungshemmende Wirkung.

Feuchtigkeitsspendende Intimwaschlotion **bei Neigung zu Trockenheit im äußeren Intimbereich:** Scheidentrockenheit kann verschiedene Ursachen haben wie Estrogenmangel durch die **Wechseljahre**, die Einnahme der **Antibabypille** oder es kann zurückzuführen sein auf **psychische Probleme.** Nicht nur dass es unangenehm ist, sondern durch die trockenen Schleimhäute wird das Gleichgewicht gestört

Vaginalpilz gedeiht am besten in einer warmen und feuchten Umgebung. Die nassen Badesachen sollte man nach dem Schwimmen also rasch ausziehen. ○ Abb. 7.9

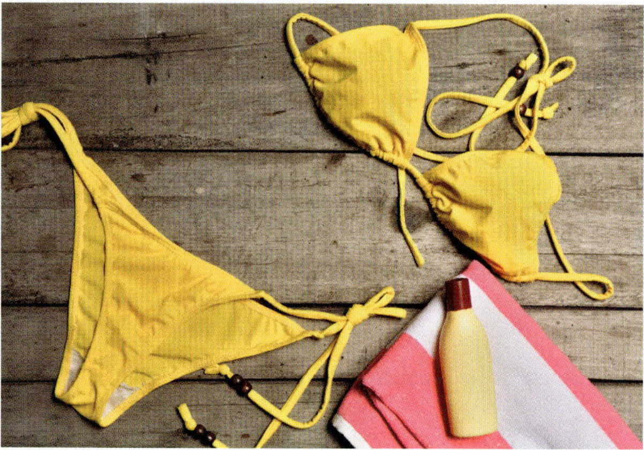

und dadurch kann leichter eine Infektion auftreten. Milchsäure unterstützt den natürlichen Säureschutzmantel. Ringelblumenextrakt beruhigt, ist entzündungshemmend und fördert die Wundheilung. Salbei hilft mit seiner antimikrobiellen, desinfizierenden und desodorierenden Wirkung. Hafermilch und Maltodextrin tragen zu einer besseren Hautfeuchtigkeit bei.

**Für Frauen mit erhöhtem Infektionsrisiko**, die besonders häufig unter Vaginalmykosen leiden wurde eine Waschlotion mit Milchsäure, Thymian und der antimikrobiell wirksamen Gewürznelke entwickelt. In Kombination sorgen die Inhaltsstoffe dafür, dass bestehende Entzündungen im Intimbereich gehemmt werden und sich nicht weiter ausbreiten können. Hervorragend kann diese Intimwaschlotion **unterstützend zur konventionellen Therapie** eingesetzt werden.

Man sollte möglichst auf Desinfektionsmittel, Intimsprays, Deos oder Scheidenspülungen mit Parfümzusätzen verzichten.

Handtücher, Waschlappen und Unterwäsche sollen möglichst bei mindestens 60 °C gewaschen werden. Bei moderner Unterwäsche ist dies oft nicht möglich. In diesen Fällen soll ein Hygienespüler für die Wäsche verwendet werden (▸ Seite 141).

Auf keinen Fall sollen Hausmittel angewendet werden, wie z. B. einen Tampon in Joghurt tauchen. Dadurch kann das Milieu weiter geschädigt werden, was zur Folge haben kann, dass sich die Pilze vermehren und ausbreiten. Hinzu kommt, dass die Gefahr einer Superinfektion durch Bakterien besteht. Aus der harmlosen Pilzinfektion kann eine gefährliche bakterielle Infektion entstehen.

## Grenzen der Selbstmedikation

Wenn eine Patientin die Symptome kennt und nicht unter einer chronisch rezidivierenden Infektion leidet, d. h. ein Vaginalpilz nicht häufiger als viermal pro Jahr auftritt, ist es ein Fall für die Selbstmedikation.

Der Weg zum Arzt ist ein Muss, wenn:

- die Symptome zum ersten Mal auftauchen,
- die Symptome nicht eindeutig zu definieren sind,
- die Betroffene unter 18 Jahren ist,
- eine Schwangerschaft vorliegt,
- die Symptome der Pilzinfektion trotz Behandlung sich nicht innerhalb von drei Tagen bessern oder nach einer Woche noch nicht abgeklungen sind,
- die Infektion nach weniger als zwei Monaten ohne Grund wiederkommt,
- gleichzeitig bestimmte Medikamente wie Zytostatika, Immunsuppressiva oder Glucocorticoide eingenommen werden,
- man schon einmal auf Medikamente gegen Scheidenpilz reagiert hat,
- der Ausfluss farbig (gelblich-grünlich) ist und/oder stark riecht; dies können Anzeichen für eine bakterielle Vaginose sein,
- man gleichzeitig unter Fieber, Schüttelfrost oder Übelkeit leidet.

# Warzen

## Die verschiedenen Warzen

Bei Warzen handelt es sich um gutartige Hautwucherungen in den oberen Hautschichten. Die meisten Warzen werden ausgelöst durch humane Papillomaviren, kurz HPV genannt. Ausnahmen sind Dellwarzen, die durch ein Pockenvirus ausgelöst werden, sowie Alters- und Stielwarzen, bei denen es sich um Hautwucherungen handelt, die nicht durch Viren hervorgerufen werden und so auch nicht ansteckend sind. Es gibt über 100 verschiedene Arten des HPV-Virus. Sie begünstigen ein schnelles Zellwachstum, sodass die Hautwucherungen erhaben sind. Normalerweise wachsen die Warzen nach außen, abgesehen von Dornwarzen, auch Fußwarzen genannt, weil sie an den Fußsohlen auftreten und durch das Körpergewicht, welches auf den Füßen lastet, nach innen wachsen.

Warzen können am ganzen Körper auftreten, bevorzugt aber an Füßen, Fingern und Ellenbogen. Die Körperregion ist abhängig von der Warzenart, z. B. Feigwarzen treten im Genitalbereich auf. Sie werden durch sexuellen Kontakt übertragen. In einigen Fällen kann eine Infektion mit HPV zu Gebärmutterhalskrebs führen. Warzen sind im Allgemeinen sehr ansteckend, da es sich um eine Virusinfektion handelt. HPV ist eine sehr verbreitete Virusart, die die oberste Schicht der menschlichen Haut oder Schleimhaut infiziert. Viren haben keinen eigenen Stoffwechsel wie Bakterien. Um sich zu vermehren gehen die Viren in die oberste Hautzelle des Menschen. In eine intakte Hautschicht gelingt es dem Virus nicht ganz einfach hineinzukommen. Der HPV dringt durch winzige Hautverletzungen in den Körper und hat auch bei einem geschwächten Immunsystem leichtes Spiel. Da bei Kindern noch nicht das Immunsystem ganz ausgereift ist, sind mehr Kinder als Erwachsene von Warzen betroffen. Im Allgemeinen kann man sagen, dass jeder 10. Erwachsene und jedes dritte Kind zwischen vier und zwölf Jahren von gewöhnlichen oder Dornwarzen betroffen ist.

Nach ein paar Jahren können die Warzen von selbst verschwinden, da sie aber hochgradig ansteckend sind, ist es ratsam diese umgehend und unbedingt zu behandeln.

Die verschiedenen Warzenarten:

**Gewöhnliche Warzen, auch Vulgäre Warzen (Verrucae vulgares):** Sie werden durch HPV ausgelöst. Es ist die verbreitetste und bekannteste Warzenart. Sie entstehen hauptsächlich an den Händen, Füßen, Knien und Ellenbogen. Sie können aber an jeder beliebigen weiteren Körperstelle auftreten. Dabei handelt es sich um eine gewölbte Hautwucherung, deren Oberfläche stark verhornt ist und an einen Blumenkohl erinnert. Sie haben kleine schwarze Punkte in der Mitte, bei denen es sich um winzige Kapillargefäße handelt, die die Warze mit Blut versorgt. Dies ist unter anderem ein Indiz dafür, dass es sich wirklich um eine Warze handelt und nicht um eine Schwiele. Es gibt verschiedene Möglichkeiten diese selber zu behandeln, gleiches gilt für Dornwarzen.

**Plantarwarzen, auch Dornwarzen (Verrucae plantares):** Sie werden ebenfalls durch HPV ausgelöst und bilden sich an den Fußsohlen. Hauptsächlich treten sie an Druckstellen unter dem Fuß auf, das bedeutet unter den Zehen, den Fußballen oder unter der Ferse.

Durch den Druck des Körpergewichts wachsen sie nicht nach außen, sondern wie ein Dorn kegelförmig nach innen in die tieferen Hautschichten des Fußes. Dadurch können sie auch Schmerzen verursachen. Anfangs sind die Oberflächen der Warzen rau, aber durch die Belastung beim Laufen werden sie mit der Zeit glatt gescheuert. Sie treten häufig zu mehreren auf.

**Stielwarzen:** Dabei handelt es sich um Hautwucherungen, die nicht durch Viren verursacht werden und somit nicht ansteckend sind. Aus medizinischer Sicht müssen sie auch nicht entfernt werden, nur aus ästhetischen Gründen oder wenn sie stören. Sie können überall am Körper auftreten, aber am häufigsten sind sie am Hals und im Bereich der Achselhöhle lokalisiert. Am Hals können sie an Kleidung oder am Hals reiben, was sehr störend ist. Typisch für sie ist ein kleiner kurzer Stiel, durch den sie mit der Hautoberfläche verbunden sind. Außerdem sind sie Hautfarben oder nur ein wenig dunkler, weich, schmerzfrei bei Berührung und können leicht hin und her bewegt werden. Stielwarzen können mittlerweile selbst behandelt werden.

**Alterswarzen (Verruca seborrhoica):** Wie die Stielwarze handelt es sich hier ebenfalls um Hautwucherungen, die nicht von Viren verursacht werden. Sie treten ab dem 50. Lebensjahr gehäuft auf der Brust, am Rücken und im Gesicht auf. UV-Strahlung begünstigt die Warzen. Zu Beginn besitzen die Warzen erst eine flache Erhebung. Später werden sie immer größer und es kommt zu einer warzenartigen Hautverdickung, die braun bis schwarz verfärbt sein kann. Aufgrund des Aussehens ist es für den Laien schwer die Alterswarzen von Hautkrebs zu unterscheiden. Deshalb ist der Gang zum Arzt unumgänglich.

Oft wachsen Warzen nach außen, ausgelöst durch sogenannte humane Papillomaviren. o Abb. 7.10

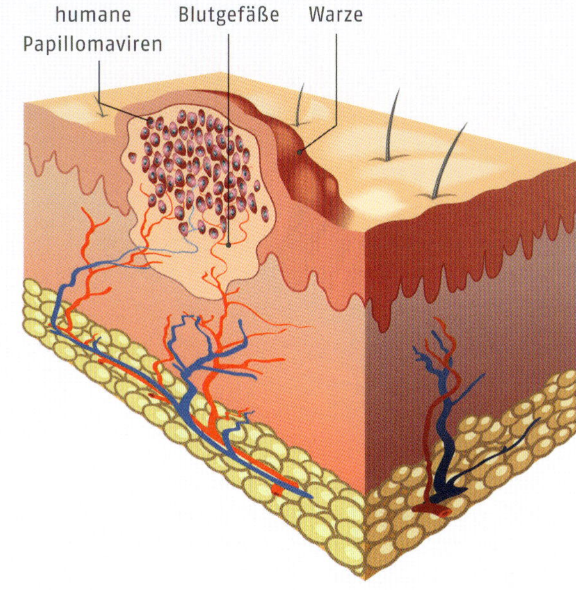


**Dellwarzen (Mollusca contagiosa):** Ausgelöst durch Pockenviren. Sie sind stecknadelkopfgroße, hellrote Knötchen. In der Mitte weisen sie eine charakteristische Delle auf. Die Warzen sind mit einer hochansteckenden Flüssigkeit gefüllt. Besonders betroffen sind Vorschulkinder. Dellwarzen sollte man nicht eigenständig behandeln.

Es gibt noch zahlreiche weitere Arten von Warzen, die durch HPV ausgelöst werden. Zu den bekanntesten zählen noch:

**Pinselwarzen (Verrucae filiformes):** Sie entstehen besonders in der Augengegend, meist bei älteren Menschen oder Menschen bei denen das Immunsystem geschwächt ist. Die Warzen sind besonders hartnäckig und können starken Juckreiz auslösen.

## Ursachen und Symptome

Die Hauptursache der meisten Warzen sind humane Papillomaviren, die in kleine Risse oder Verletzungen der Haut eindringen, die Oberhaut verdicken und gutartige Wucherungen bilden. Besonders betroffen sind deshalb Personen mit empfindlicher, trockener, zu Rissen und Ekzemen neigender Haut. Eine weitere Ursache ist ein geschwächtes Immunsystem. Menschen mit einem intakten Immunsystem haben einen guten Schutz gegen die Viren. Die können mit dem Virus in Kontakt kommen aber infizieren sich nicht. Ist das Immunsystem geschwächt, können die Viren leicht eindringen ebenso bei Kindern, bei denen das Immunsystem noch nicht vollständig entwickelt ist. Eine weitere Ursache ist die persönliche Veranlagung.

**Es gibt zwei verschiedene Möglichkeiten sich mit Warzen zu infizieren:**

Dornwarzen an der Fußsohle können beim Laufen Schmerzen verursachen. ○ Abb. 7.11

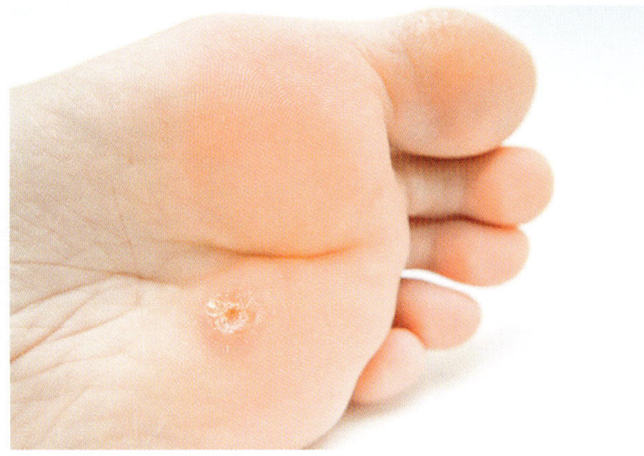

1. Direkter Kontakt mit dem Virus: der Virus kann durch direkten Kontakt mit infizierten Personen übertragen werden, z. B. beim Händeschütteln oder im Ehebett wenn man die Füße der infizierten Person berührt. Man kann sich auch noch weiter selbst anstecken, indem man die Warze z. B. leicht aufkratzt oder mit einer Wunde die Warze berührt. So breiten sich die Warzen am eigenen Körper weiter aus und treten zusätzlich noch an anderen Körperstellen auf.
2. Indirekter Kontakt: Wenn der Virus über einen infizierten Gegenstand übertragen wird. Dies können Handtücher sein oder der Fußboden in der Turnhalle, Sauna oder im Schwimmbad.

Aufgrund der langen Inkubationszeit von zwei bis sechs Monaten ist es schwierig ausfindig zu machen, wo man sich angesteckt hat.

Warzen verursachen in der Regel keine Schmerzen, Ausnahmen sind Feigwarzen, die Jucken hervorrufen können, und Dornwarzen die aufgrund ihrer Lokalisation beim Laufen schmerzen. Warzen sehen unschön aus. Sie können hervortreten als kleine körnige Hautwucherungen mit rötlicher, weißlicher oder grau-bräunlicher Farbe, deren Oberfläche rau und verhornt erscheint. Warzen können einzeln, geballt oder am ganzen Körper verteilt auftreten.

## Therapiemöglichkeiten

Warzen haben eine Art „Selbstheilungseffekt". Der Körper bildet nach einer Weile Abwehrkräfte gegen die Viren und ist in der Lage sie zu bekämpfen. Sie können von heute auf morgen verschwinden. Darauf kann man sich aber nicht verlassen: Es kann Jahre dauern, einige verschwinden auch gar nicht. Nur ungefähr 30–50 % aller Warzen gehen innerhalb von zwei Jahren vollständig von alleine weg. Bei älteren Warzen ist es auch schwieriger diese selbst zu entfernen, da die Wurzel schon älter und tiefer ist. Außerdem können sie sich durch Selbstansteckung weiter vermehren. Deshalb sollen Warzen so schnell wie möglich behandelt werden, um so die Ausbreitung des Virus am eigenen Körper zu vermeiden.

Grundsätzlich gibt es zwei Arten von Therapiemöglichkeiten: **Mittel mit Säure oder das Vereisen** (□ Tab. 7.8). Beide Therapiemöglichkeiten sind in der Selbstmedikation gegen vulgäre und Dornwarzen geeignet.

### Säuretinkturen/-stifte/-lösungen

**Ameisensäure:** Es ist eine naturidentische und biologisch abbaubare, organische Säure, die von Ameisen gebildet wird, wenn sie sich in Gefahr sehen. Die Säure hat eine antiseptische Wirkung und ist ätzend. Wird sie auf Warzen aufgetragen, dringt sie in diese ein, trocknet die Warze von innen her aus und wird vom Körper abgestoßen. In der Regel dauert der Prozess bis zu 15 Wochen. Die Dauer der Behandlung ist davon abhängig wie groß und wie alt die Warze ist und an welcher Stelle sie sich befindet.

Die Anwendungsformen unterscheiden sich. Es gibt entweder eine Lösung, die mit einem Wattestäbchen auf die Warze aufgetragen wird oder für präziseres Arbeiten einen Pen, der den Vorteil hat, dass er nicht tropfen kann.

Es handelt sich dabei um eine farblose Lösung, die direkt in die Haut geht und keine Spuren hinterlässt. Dadurch kommt es zu keinen Einschränkungen im Alltag. Es können sofort die Socken angezogen oder eine Dusche genommen werden. Die Anwendung erfolgt nur einmal wöchentlich.

**Trichloressigsäure:** Praktischerweise gibt es die Trichloressigsäure als Gel verarbeitet, in Form eines Stiftes. So kann die Lösung punktgenau aufgetragen werden. Die Trichloressigsäure wirkt wie ein chemisches Peeling. Sie zerstört das infizierte Gewebe, wodurch sich die tote Haut Schicht für Schicht ablöst. So wird die Warze geschält. Das Gel muss zweimal täglich angewendet werden und dies vier Tage lang. Dann folgt eine viertägige Pause. Ist in dieser Zeit die Warze noch nicht weg, kann man den Vorgang bis zu viermal wiederholen. Nach der Entfernung der Warze bildet sich neue gesunde Haut.

**Monochloressigsäure:** Die Monochloressigsäure gibt es in zwei verschiedenen Darreichungsformen, als Lösung und als Pen. Für die Selbstmedikation ist der Pen zu bevorzugen. Bei der Monochloressigsäure handelt es sich um eine Säure mit ätzender Wirkung, die einmal wöchentlich aufgetragen wird. Das Warzengewebe wird Schicht für Schicht zerstört, indem die Säure die Zellen durch Zersetzung der Eiweißstoffe (die Zellstruktur) zerstört. Dadurch verfärbt sich die Warze weißlich. Nach einer Woche hat die Monochloressigsäure die oberste Schicht der Warze aufgelöst, diese wird dann vom Körper abgestoßen.

Da die Monochloressigsäure immer nur die oberste Schicht ablöst, muss jede Woche das Auftragen wiederholt werden, bis die Warze vollständig entfernt ist. In der Regel dauert es ca. fünf Wochen, aber es ist auch hier abhängig von der Größe der Warze und den Randbedingungen.

**Salicylsäure:** Zur Entfernung von Warzen, aber auch anderen Verhornungsstörungen, kann 10%ige Salicylsäure in einem organischen Lösungsmittel angewandt werden. Salicylsäure hat nicht wie die Monochloressigsäure eine zellzerstörende Wirkung, sondern es wirkt keratolyisch. Das heißt es zerstört die Verbindungen zwischen den Zellen untereinander, aber nicht die kompletten Zellen.

Es wird äußerlich zweimal täglich auf die Warzen aufgetragen und hat die Funktion als Schälmittel bzw. als Aufweichmittel für verhorntes Gewebe. Es löst die verhornten Verbindungen der Warze auf. Vor jeder neuen Anwendung muss der vorhandene weiße Film entfernt werden. Die durchschnittliche Anwendung beträgt sechs Wochen. Wichtig ist, dass nach erfolgreicher Therapie noch eine Woche weiterbehandelt wird.

**Milchsäure und Salicylsäure:** Es gibt Lösungen, die Milchsäure und Salicylsäure in Kombination enthalten. Die Säuren lockern die Hornschicht auf, was zur Auflösung der Warze führt. Die Lösungen sollen zwei- bis viermal täglich auf die vorhandene Warze aufgetragen werden. Vor jedem neuen Auftragen muss der vorhandene Film abgezogen oder abgerubbelt werden.

Bei allen säurehaltigen Lösungen ist es empfehlenswert, die umliegende Haut zu schützen. Es kann immer passieren, dass die Lösung nicht punktgenau nur auf der Warze bleibt, sondern etwas auf die gesunde Haut läuft und diese schädigt. Besonders gut eignet sich eine sehr fetthaltige Salbe wie Vaseline. Sie schützt davor, dass die Säure in die gesunde Haut eindringen kann.

### Kryotherapie (das Vereisen)

Die verschiedenen Vereisungsprodukte unterscheiden sich nicht nur in den Gasgemischen, sondern, was viel entscheidender ist, in der Vereisungstemperatur. Die Vereisungstemperatur für den Hausgebrauch geht von -50 °C bis -80 °C. Je kälter die Vereisung ist, desto effektiver ist sie.

**Vereisungspräparat mit Distickstoffmonoxid, vereist bei -80 °C:** Durch die niedrige Temperatur kommt die Kälte in die tiefsten Schichten der Warze. Sie ist sogar in der Lage bis zur Wurzel vorzudringen. Nur einige Sekunden nach der Anwendung wird die Wurzel erreicht und zerstört. Die infizierten Hautschichten sterben ab. Es kommt zu einer Ablösung der Haut, der Körper stößt die Warze langsam ab. Eigentlich reicht eine einmalige Behandlung aus. Es sei denn, es handelt sich um eine große oder alte oder unter dem Fuß befindliche Warze. Dann kann es gut sein, dass die Behandlung wiederholt werden muss.

Ist die Warze nach 14 Tagen noch nicht bzw. noch nicht ganz verschwunden, soll die Therapie wiederholt werden. Wenn man mehr als drei Behandlungen benötigt und die Warze immer noch nicht ganz verschwunden ist, ist es kein Fall mehr für die Selbstmedikation.

**Vereisung mit Dimethylether + Propan, vereist bei -50 °C:** Die Warze wird ebenfalls, wenn sie nicht zu groß ist, bis zur Wurzel vereist. Unter der Warze entsteht ein Bläschen, welches innerhalb von 10–14 Tagen mit der Warze abfällt. Darunter hat sich neue gesunde Haut gebildet. Es gibt mit Dimethylether und Propan ein Vereisungsset speziell gegen Dornwarzen. Das Set enthält zusätzlich noch Hornhautfeilen, mit denen man erst die Hornhaut über der Dornwarze abrubbeln kann, umso besser mit der Vereisungschaumstoffspitze an die Warze zu gelangen. Da die Haut durch den Druck auf den Fuß stärker belastet wird und so ebenfalls Schmerzen hervorrufen kann, sind zusätzlich Druckschutzringe enthalten.

**Vereisung mit Dimethylether:** Erfolgt mit -50 °C und funktioniert vom Prinzip genauso wie die anderen Präparate, nur die Applikatoren unterscheiden sich. Der Applikator besteht aus Metall. Metall hat eine hohe Wärmeleitfähigkeit und eine gute Temperaturspeicherfähigkeit. So kann der Applikator die Kälte effektiv in das Gewebe leiten. Da es sich um einen Präzisionsapplikator handelt, wird punktgenau nur die betroffene Stelle vereist und nicht versehentlich das umliegende Gewebe.

Als Besonderheit gibt es ein Vereisungsmittel mit Dimethylether speziell gegen Stielwarzen. Das Set enthält zusätzlich selbstklebende Fixierungsringe zur Stabilisierung der Stielwarzen, damit sie nicht wegrutschen können. So können auch die Stielwarzen gezielt und effektiv vereist werden. Durch die Kälte stirbt das Gewebe der Stielwarze ab. Sie löst sich und fällt nach 10–14 Tagen ab und es kann sich neue Haut bilden.

> Egal welches Präparat gewählt wird, wichtig ist genau die Packungsbeilage zu lesen und die angegebene Vereisungszeit einzuhalten. Die maximale Vereisungszeit darf niemals überschritten werden, denn so kann es zum Absterben des umliegenden Gewebes kommen.

Dies hat dann Narbenbildung und Nervenschädigungen zur Folge. Wenn zum Anfang der Applikator auf die Warze gehalten wird, ist die Weißfärbung der Haut ganz normal. Die Verfärbung geht zurück, sobald der Applikator von der Haut entfernt wird.

## Ergänzende Empfehlungen

Vorbeugen ist besser als therapieren zu müssen. Es gibt einige Tipps und Tricks, wie die Ansteckung von Warzen vermieden und die Ausbreitung verhindert werden kann. Warzen können nicht zu 100 % vermieden werden, aber man kann das Infektionsrisiko einschränken, indem man regelmäßig die Hände wäscht, in öffentlichen Einrichtungen nicht barfuß läuft, immer nur das eigene Handtuch benutzt, die Haut pflegt, damit sie keine Risse erhält und das Immunsystem stärkt. Denn ein intaktes Immunsystem kann die Viren abwehren.

## Grenzen der Selbstmedikation

Es soll ein Arzt aufgesucht werden, wenn:

- die Warze nach mehreren verschiedenen Behandlungsmethoden noch nicht weggegangen ist,
- die Warze starke Schmerzen verursacht,

Tab. 7.8 Präparatebeispiele bei Warzen

| Wirkstoff | Handelspräparat |
|---|---|
| **Allopathika: Keratolytika** | |
| Salicylsäure 10 % | Verrucid® (LSG) |
| Milchsäure, Salicylsäure | Clabin plus® (LSG), Duofilm® (LSG) |
| **Medizinprodukte** | |
| **Vereisungsmittel** | |
| Distickstoffmonoxid | Endwarts® freeze |
| Dimethylether, Propan | Wartner® Vereisung gegen Warzen, Wartner® gegen Fußwarzen |
| Dimethylether | Wortie® von Hennig, Wortie® Spezial von Hennig gegen Stielwarzen |
| **Säuretinkturen** | |
| Trichloressigsäure | Wartner® Stift gegen Warzen |
| Monochloressigsäure | Acetocaustin® (LSG, Pen) |
| Ameisensäure | Endwarts® (LSG, Pen) |

Tab. 7.9 Homöopathikum und sein Einsatz bei Warzen

| Mittel | Anwendungsgebiet |
|---|---|
| Thuja extern (TIN), Thuja D6 (GLO) | Bei weichen, großen Warzen, die bei Berührung leicht bluten oder nässen. Die Warzen stechen und jucken. Thujatinktur 1–2x tgl. auf die Warze geben und mit einem Pflaster oder Verband abdecken. Unterstützend können die Globuli gegeben werden. |

- die Warzen zahlreich und am ganzen Körper verteilt auftreten,
- die Warze beschädigt oder entzündet ist,
- die Warze sich im Gesicht oder auf Schleimhäuten befindet,
- die Warzen bei kleinen Kindern auftreten,
- Diabetiker unter Warzen leiden,
- Patienten mit eingeschränktem Schmerzempfinden unter Warzen leiden ebenso bei Patienten mit Gefühlsstörungen in Händen und Füßen.

# Hühneraugen

## Beschreibung

Ist unsere oberste Hautschicht (Epidermis) ständig punktuellem Druck und Reibung ausgesetzt, verdickt sich diese. Es bildet sich zunächst ein Hühnerauge (Clavus). Ein Hühnerauge ist eine lokale Verhornung der Haut. Es handelt sich meistens um kreisförmige scharf abgegrenzte Verhornungen an den Zehen, zwischen den Zehen oder unter der Fußsohle.

Ist das Hühnerauge weiter fortgeschritten, kommt es zu nach innen wachsenden Verdickungen der Hornhaut. Es handelt sich dabei um einen harten spitz zulaufenden Hornhautkegel, der vom Zentrum vom Hühnerauge bis in die tiefen Hautschichten geht. Dort gelangt er auf Nervenstränge und verursacht Schmerzen.

## Ursachen und Symptome

Durch ständigen punktuellen Druck entsteht ein Hühnerauge. Dieser ständige Druck kann verschiedene Ursachen haben. Die Hauptursache sind schlecht sitzende Schuhe. Drückt der Schuh an einer Stelle, ist man viele Stunden pro Tag dem permanenten Druck ausgesetzt. Es kommt von zu engen, zu knappen und drückenden Schuhen. Meistens handelt es sich dabei um High-Heels oder spitze Stiefel, die womöglich noch aus Kunststoff oder zu hartem Leder bestehen. Deswegen sind häufiger Frauen betroffen als Männer. Auch weiche Socken, die aber schlecht sitzen und eine hohe Reibungsfläche haben, können durch diese Reibung ein Hühnerauge verursachen. Ist das Hühnerauge durch Schuhe oder Socken entstanden, findet es sich meist an den Zehen. Schuhe üben den größten Druck auf den Zehen und an der Außenseite des kleines Zehs auf. Taucht das Hühnerauge am oder unter dem Fuß oder zwischen Zehen auf, ist es auf Fehlstellungen bzw. Deformationen wie Hammerzehen oder Hallus valgus, Spreizfuß oder knöchernde Auswüchse zurückzuführen. Durch die Fehlstellungen werden einzelne Stellen vermehrt belastet. Die Haut versucht sich selbst vor Verletzungen zu schützen und verdickt an diesen Stellen die Haut solange bis ein Hühnerauge entsteht.

Betroffen sind alle, die eine angeborene Fehlstellung, eine Fehlstellung durch falsche Schuhe oder eine Verformung durch Arthritis oder Rheuma haben. Besonders betroffen sind auch Patienten mit Diabetes mellitus.

**Symptome:** Es bildet sich ein „Hornhautknubbel", das Hühnerauge, das sehr druckempfindlich ist und Schmerzen verursacht. Im Hühnerauge selbst befindet sich eine anders farbige Stelle. Es handelt sich dabei um den Nucleus („Auge"). Es ist der nach innen verdichtete Hornhautkeil bzw. -kegel. Dort ist der Schmerz am stärksten. Dies ist darauf zurückzuführen, dass der Hornhautkeil bis in die unteren Nervenstränge reicht.

Deshalb ist ein kleines Hühnerauge erst nur unangenehm beim Gehen, aber je größer bzw. tiefer es geht, desto stärker werden der Schmerz und die Einschränkung der Beweglichkeit.

In einigen Fällen kommt es noch zur Schwellung des umliegenden Gewebes. Es kann sich Flüssigkeit ansammeln oder das Hühnerauge sich entzünden. Zu einer Entzündung kommt es meistens, wenn das Hühnerauge Verletzungen aufweist, in denen sich Keime ansiedeln können.

## Therapiemöglichkeiten

Es soll die Verhornung entfernt und der betroffene Bereich entlastet werden, damit die Stelle nicht mehr schmerzt. Die obere Hornschicht bekommt man mechanisch entfernt und die weiter darunterliegenden Schichten können mit einem Keratolytikum gelöst werden.

Als Keratolytikum wird hauptsächlich Salicylsäure eingesetzt. Die Salicylsäure weicht die Haut auf. Dies geschieht indem die Hornhaut und die interzelluläre Substanz, die ihre Schichten zusammenhält, gelöst werden. Dadurch steigt die Versorgung mit Feuchtigkeit und der Bereich wird weicher. Das Hühnerauge kann so einfach entfernt werden.

Die angenehmste Variante mit Salicylsäure ist für viele eines der unterschiedlichen Pflaster, welches zusätzlich noch den Druck durch das Hydrokolloidpolster oder durch einen Druckschutzring aus Schaumstoff von der schmerzenden Stelle nimmt. In der Mitte von dem Ring befindet sich die Salicylsäure (◘ Tab. 7.10).

Wichtig ist, dass der arzneistoffhaltige Kern genau auf die Mitte vom Hühnerauge geklebt wird, damit die gesunde Haut nicht irritiert oder gar verletzt wird. Die Gefahr, dass das Pflaster verrutscht, besteht besonders, wenn das Hühnerauge sich unter dem Fuß befindet. Dort kann es leicht passieren, dass das Pflaster beim Laufen verrutscht.

Sinnvoll ist es vor dem Aufkleben des Pflasters bzw. dem Auftragen der Salicylsäure als Lösung oder Creme das Hühnerauge zu waschen, am besten in Form eines Bades, eventuell kann dann die obere Hornschicht leicht entfernt werden.

Auf die gut getrocknete Stelle wird dann das Pflaster geklebt, welches alle zwei Tage erneuert werden soll. Nach mehrmaligem Wiederholen kann das Hühnerauge nach einem Fußbad einfach so entfernt werden. Es soll niemals

Zu enge, drückende Schuhe können Hühneraugen verursachen. ◘ Abb. 7.12

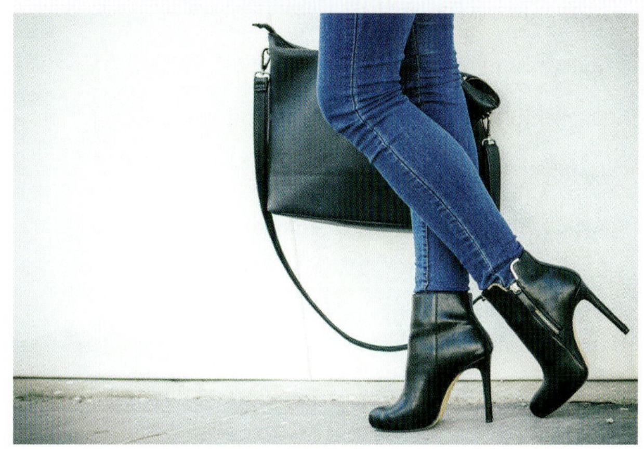

Hühneraugen-Pflaster nehmen durch ihre Form den Druck von der schmerzenden Stelle. ◘ Abb. 7.13

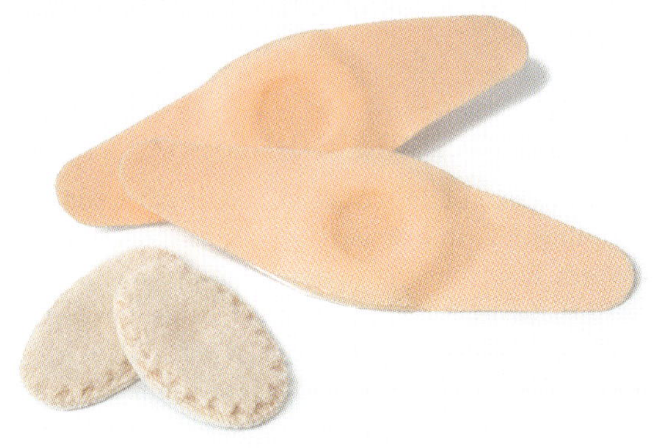

mit scharfen Gegenständen wie Rasierklinge oder Schere entfernt werden.

Nach der Entfernung des Hühnerauges muss die Stelle weiter mit einer pflegenden Creme eingerieben werden, damit die Haut dort sehr geschmeidig bleibt.

Anstatt von Hühneraugenpflaster können auch Cremes oder Lösungen angewendet werden. Es gibt Lösungen, die therapieverstärkend noch kombiniert mit Milchsäure sind. Die Lösung weicht genauso die obere Hornschicht auf.

Damit die gesunde Haut nicht mit aufgeweicht wird, wird empfohlen die Haut im umliegenden Bereich mit einer Fettsalbe, z. B. Vaseline, als Schutz einzucremen. Der Nachteil bei der Lösung ist, man muss es jeden Tag möglichst 1–3mal auftragen. Vor dem neuen Auftragen, soll die alte Lösung abgerubbelt werden.

Eine ganz andere Therapiemöglichkeit ist ein spezielles Pflaster ohne Wirkstoff. Es basiert auf einer Hydrokolloid-Basis. Das Pflaster enthält hydrokolloidale Partikel, ein sogenanntes Aktiv-Gel, welches Flüssigkeit aufnimmt. Es bildet sich ein Schutzkissen, welches sofort gegen die Reibung hilft

Tab. 7.10 Präparatebeispiele bei Hühneraugen

| Wirkstoff | Handelspräparat |
|---|---|
| **Allopathika (Keratolytika)** | |
| Salicylsäure | Guttaplast® (PFL) |
| Salicylsäure, Milchsäure | Clabin® (LSG) |
| **Medizinprodukte** | |
| Hydrokolloidpflaster | Compeed® Hühneraugenpflaster (PFL) |
| Salicylsäurehaltiges Hydrokolloidpflaster | Compeed® plus (PFL) |
| Salicylsäurepflaster mit Druckschutzring | Hansaplast® Hühneraugenpflaster (PFL) |
| Allantoin, Salicylsäure, Vaseline | Schälkur Eidechse (SAL) |

und so der Schmerz gelindert wird. Die verdickte Hornhaut weicht auf und kann nach mehrmaliger Anwendung entfernt werden.

## Ergänzende Empfehlungen

Am wichtigsten ist die Ursache zu bekämpfen, sonst kommt das Hühnerauge immer wieder.

Wurde das Hühnerauge durch Druck von einem Schuh ausgelöst, ist es wichtig sich neues bequemes Schuhwerk zuzulegen, welches auch aus weichen Materialien besteht. So wird sofort der Druck von der Stelle genommen.

Zusätzlich kann das Hühnerauge bis es entfernt wurde noch mit Schaumstoff oder Silikonringen abgepolstert werden. Ist der Grund auf scheuernde Socken zurückzuführen, sollte man immer Baumwollsocken tragen, die nicht rutschen und reiben, am besten spezielle Sportsocken.

Bei Fußfehlstellungen helfen häufig orthopädische Einlagen um den Druck zu nehmen. Nur wenn diese nicht helfen, kann es sein, dass es zu einem chirurgischen Eingriff kommen muss, der die Fehlstellung korrigiert.

Vorbeugend ist eine gute Pflege der Füße empfehlenswert. Regelmäßiges Waschen und Eincremen der Haut lässt sie geschmeidiger und widerstandsfähiger machen. Gerade für ältere Patienten, die nicht mehr so gut an ihre Füße kommen, ist es ratsam regelmäßig eine Fußpflege aufzusuchen.

## Grenzen der Selbstmedikation

Bestimmte Personengruppen wie Diabetiker, die sehr anfällig für Fußinfekte sind, Personen mit Durchblutungsstörungen, Menschen mit dünner, spröder oder rissiger und trockener Haut sollen das Hühnerauge nicht selbst behandeln, sondern sich professionelle Hilfe holen, z. B. bei einem Podologen.

Außerdem soll niemals versucht werden das Hühnerauge selbst mit einem spitzen Gegenstand, mit Messern oder einem Skalpell zu entfernen, dann kann es zu Verletzungen mit schweren Infektionen kommen.

# Lippenherpes

## Beschreibung des Virus

Beim Lippenherpes handelt es sich um eine Viruserkrankung, die durch den Herpes simplex Virus, kurz HSV genannt, ausgelöst wird. Es ist ein DNA-Virus, von dem es zwei Typen gibt. Einmal HSV1, es ist der orale Stamm, d. h. die Lokalisation ist oral, die Bläschenbildung findet an den Lippen statt.

Der HSV2 ist der genitale Stamm, davon ist also die Genitalregion betroffen. Übertragen wird der HSV1-Virus als Tröpfchen- oder Schmierinfektion bzw. auch durch jegliche Art von Berührung mit den Lippenbläschen von einer anderen Person, sei es durch Küssen, Körperkontakt z. B. von Eltern zu Kind, Niesen oder durch trinken aus dem gleichen Glas oder essen vom gleichen Besteck. Da die Ansteckung schon durch einmaligen Kontakt mit einer erkrankten Person stattfindet, tragen 45–90 % der Erwachsenen den Virus in sich. Nur bei 15–40 % der Virusträger kommt es zum Ausbruch der Erkrankung. Bei einigen Betroffenen kann Lippenherpes bis zu 12mal pro Jahr auftreten, bei anderen tritt es nur alle zwei bis drei Jahre auf.

Die erste Infektion mit HSV1 findet häufig im Kindesalter vor dem sechsten Lebensjahr statt. Sie verläuft meist unbemerkt. Die Herpesviren bleiben danach für immer im Körper. Sie wandern vom Ort der Übertragung die Nervenbahnen entlang zu den Nervenknoten des Gesichtsnervs (Trigeminusnerv) und bleiben dort im Ruhezustand bis es zu einer Schwächung des Immunsystems kommt. Dann können die Viren wieder aktiv werden. Das geschwächte Immunsystem kommt nicht mehr gegen die Herpesviren an. Sie können entlang des Gesichtsnervs zurück zum Mundbereich gelangen. An die Oberfläche einer gesunden Hautzelle im Mundbereich dockt das Virus an und dringt in diese ein. Dort werden dann explosionsartig neue Viren produziert. Es kommt zu einer lokalen Schädigung der Haut, welche für uns als Lippenbläschen erkennbar ist.

## Ursachen und Symptome

Der Virus wird wieder aktiv, wenn durch verschiedene Reize das Immunsystem geschwächt wird. Der HSV wandert entlang der Nervenbahnen zurück zu den Lippen und es kommt zum Ausbruch von Lippenherpes.

Das Immunsystem ist besonders im Sommer durch die intensive UV-Strahlung und im Winter bedingt durch die Erkältungszeit geschwächt.

**Auslöser einer Lippenherpesinfektion sind:**

- intensive Sonneneinstrahlung besonders im Hochgebirge oder am Meer sowie lange Sonnenbäder,
- Klimawechsel, häufig verursacht durch Urlaubsreisen oder allgemeine Temperaturschwankungen,

- Erkältungskrankheiten, Grippe oder Fieber; besonders häufig treten Herpesbläschen im Zusammenhang mit Fieber auf, deshalb werden sie auch Fieberbläschen genannt,
- nach bzw. bei Zahnbehandlungen,
- verminderte Immunabwehr, z. B. nach Operationen oder bei schweren Erkrankungen,
- Einnahme von Immunsuppressiva,
- bei psychischer Belastung, z. B. aufgrund von Stress, Sorgen oder Trauer,
- Ekelgefühl oder Hygienemangel,
- durch hormonelle Umstellung, z. B. in der Schwangerschaft oder während der Menstruation,
- nach starker körperlicher Belastung, Müdigkeit, Erschöpfung.

Die Symptome unterscheiden sich je nach dem Stadium, in dem man sich befindet. Eine akute Lippenherpeserkrankung dauert in der Regel sieben bis zwölf Tage und durchläuft fünf verschiedene Phasen:

1. Phase: Die ersten Anzeichen sind häufig ein Spannungsgefühl, Jucken, Brennen und oder Kribbeln im Lippenbereich. Sichtbar ist in dieser frühen Phase noch nichts, aber es ist wichtig schnell zu handeln, weil sich die Viren explosionsartig vermehren. Das Stadium kann ein paar Stunden bis zu einem Tag dauern. Es gibt aber auch Betroffene bei denen diese Phase ganz ausbleibt.
2. Phase: Der Lippenherpes wird sichtbar. Die Stelle errötet, es bilden sich kleine mit Flüssigkeit gefüllte Bläschen, die sehr schmerzhaft sind und es kommt zu einem typischen pulsierendem Gefühl. Die Flüssigkeit in den Bläschen ist hochansteckend, da sich dort Millionen von Herpesviren befinden. Die Phase kann ein bis zwei Tage dauern.
3. Phase: Die Bläschen schwellen an und platzen auf. Es entsteht eine nässende Wunde mit typischem roten Entzündungsrand. Diese Phase ist am schmerzhaftesten und optisch am unschönsten.
4. Phase: Die Verkrustung setzt nach einigen Tagen ein. Die trockene braune Kruste neigt dazu aufgrund der ständigen Beanspruchung wie Lachen, Essen, Reden immer wieder einzureißen oder gar aufzuplatzen. Es besteht zwar keine Ansteckungsgefahr, aber es schmerzt und sieht unschön aus.
5. Phase: In der letzten Phase kommt es zum Abfallen der Kruste. Wichtig ist, dass man nicht eigenständig nachhilft, sonst riskiert man neue Risse. Nachdem die Kruste sich gelöst hat, ist die Haut noch für ein bis zwei Tage sehr empfindlich und leicht rosa.

Zusammengefasst sind die Hauptsymptome:

- Spannungsgefühl,
- Kribbeln, Jucken,
- Brennen, Stechen,
- Taubheitsgefühl,
- Rötung der Haut in den betroffenen Partien,
- Bläschenbildung,
- charakteristischer roter Entzündungsrand.

Mittel der Wahl bei Lippenherpes sind Cremes. ○ Abb. 7.14

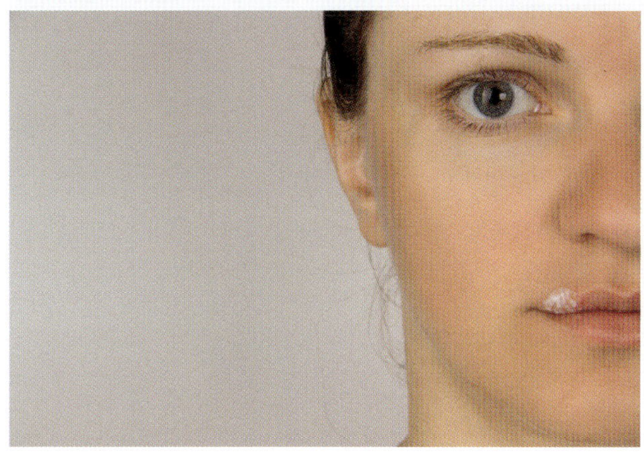

## Therapiemöglichkeiten

Es gibt nur Präparate, die akut die Phasen des Lippenherpes verkürzen, aber nicht dauerhaft den Virus bekämpfen können. Wichtig ist es so schnell wie möglich mit der Therapie anzufangen, am besten gleich bei den ersten Anzeichen noch bevor die Herpesbläschen sichtbar werden. Gerade zum Anfang vermehren sich nämlich die Viren explosionsartig. Durch die frühzeitige Behandlung kann die Dauer der Erkrankung stark verkürzt werden.

**Mittel der Wahl sind Cremes**, die entweder das Virustatikum **Aciclovir** oder **Penciclovir** enthalten (▫ Tab. 7.11). Bei diesen Wirkstoffen handelt es sich um Nukelosidanaloga. Sie dringen in die Hautzelle ein und werden als falscher Baustein in die Virus-DNA eingebaut. So wird verhindert, dass sich das Virus vermehrt. Die Schmerzen und der Juckreiz werden gelindert. Deshalb sind beide zugelassen zur Symptombehandlung von Schmerzen und zur Juckreizlinderung. Penciclovir verkürzt die Heilungsphase, die Krustenbildung tritt früher ein. Außerdem bietet Penciclovir den Vorteil, dass es auch noch wirksam ist, wenn es nicht gleich beim Kribbeln, sondern erst in der Bläschenphase angewandt wird. Penciclovir hat eine bessere Pharmakokinetik und Bioverfügbarkeit. Die Halbwertzeit beträgt 10 bis 12 Stunden. Im Vergleich dazu hat das Aciclovir nur eine Halbwertzeit von 0,5 bis 1 Stunde. So kann bei Penciclovir eine höhere Wirkstoffkonzentration in der Zelle anfluten. Deshalb kommt es zum schnelleren Erreichen des Krustenstadiums (ungefähr nach vier anstatt nach sechs Tagen). Aciclovir hat jedoch den Vorteil, dass es keine Alterseinschränkung gibt (▸ Seite 284).

Tab. 7.11 Präparatebeispiele bei Herpes

| Wirkstoff | Handelspräparat |
|---|---|
| **Allopathika (Virustatika)** | |
| Aciclovir | Acic® (CRE), Zovirax® (CRE) |
| Penciclovir | Pencivir® (CRE, gefärbt) |
| **Phytopharmakon** | |
| Melissenblättertrockenextrakt | Lomaherpan® (CRE) |
| **Medizinprodukt** | |
| Hydrokolloidpflaster | Compeed® Herpesbläschen Patch (PFL) |
| **Mikronährstoffe** | |
| Vit. $B_2$, $B_6$, $B_{12}$, C, D, Folsäure, Selen, Zink, Bioflavonoide, Lysin | Lyranda® (KTA) |
| Vit. $B_2$, $B_5$, $B_6$, C, $D_3$, E, Folsäure, Selen, Zink, Biotin, Holunderbeer- u. Melissenextrakt | aminoplus® herpes (PUL) |

Tab. 7.12 Komplementärmedizinische Empfehlungen bei Herpes

| Mittel | Beschwerdebild/Beschreibung |
|---|---|
| **Homöopathika** | |
| Rhus toxicodendron D12 (GLO) | Bei Herpes aufgrund eines fieberhaften Infektes oder einer Erkältung |
| Natrium chloratum D12 (TAB) | Wenn Lippenherpes nach intensiver Sonnenbestrahlung auftritt, wie z. B. beim Urlaub in den Bergen oder am Meer |
| **Schüßler-Salze** | |
| Nr. 4 Kalium chloratum (SAL) | Das Salz der Schleimhäute |
| Nr. 8 Natrium chloratum (SAL) | Das Salz des Flüssigkeitshaushalts |

Das Originalpräparat von Aciclovir enthält noch einen Penetrationsbeschleuniger durch den der Wirkstoff schneller und konzentrierter in die tieferen Hautschichten eindringt. Bei diesem Penetrationsbeschleuniger handelt es sich um 40 % Propylenglykol.

**Pflanzliche Lippencreme:** Creme mit Melissenblättertrockenextrakt: Der Melissenextrakt wirkt auch virustatisch. Er verhindert das Andocken der Viruszelle an die gesunde Zelle und das Virus selbst wird inaktiviert. Es ist deshalb besonders wichtig, dass es im frühen Stadium gleich bei den ersten Anzeichen noch vor dem Ausbruch gecremt werden muss, näheres siehe Kapitel Schwangerschaft und Stillzeit ▸ Seite 284.

**Herpes patches:** Die Patches gegen Lippenherpes enthalten keinen Wirkstoff sondern heilen auf Basis der Hydrokolloidtechnologie. Sie reduzieren nachweislich die Krusten-und Schorfbildung durch das Feuchthalten der Wunde und mindern das Schmerzgefühl (▸ Seite 284).

## Ergänzende Empfehlungen

Es gibt verschiedene Produkte, als Kautabletten oder Beutel zum Auflösen in Wasser, die L-Lysin enthalten. Dabei handelt es sich um eine essenzielle Aminosäure, die sich besonders vorteilhaft bei Herpesviren auswirkt.

Da der Körper diese Aminosäure nicht selbst produzieren kann, muss sie von außen zugeführt werden. L-Lysin ist in Fleisch, Eiern, Sojabohnen, Tofu und Hülsenfrüchten enthalten. Bei einer ausreichenden und gesunden Ernährung nehmen wir genug L-Lysin auf, sonst ist es empfehlenswert dieses zu ergänzen, gerade wenn man zu Lippenherpes neigt. L-Lysin unterstützt das Immunsystem und eine hohe Lysin-Konzentration verringert das Wachstum des Herpes-simplex-Virus. Zusätzlich enthalten die Präparate noch weitere speziell kombinierte Mikronährstoffe, die sich positiv auf das Immunsystem und den Lippenherpes auswirken. Wenn es bei den ersten Anzeichen einer Lippenherpesinfektion wie Juckreiz oder auch schon Bläschenbildung eingesetzt wird, können die Symptome unterdrückt und die Krankheitsdauer verkürzt werden. Die Produkte sollen ohne Unterbrechung weiter bis zur Abheilung eingenommen werden.

**Hausmittel:** Es gibt eine Menge an Hausmitteln wie Zahnpasta, Aftershave oder Teebaumöl. Meistens schaden sie mehr als sie helfen. Sie können zusätzlich die Haut reizen und trocknen diese eher aus. Dadurch können die Verkrustungen einreißen und der Heilungsprozess verzögert sich.

**Vorbeugende Maßnahmen:** Lippenpflege am besten mit UV-Schutz ist wie die Stärkung des Immunsystems die wichtigste vorbeugende Maßnahme, denn wunde rissige Lippen sind empfindlicher für Herpesviren. Ebenso kann die UV-Strahlung Lippenherpes begünstigen.

Das Immunsystem kann durch Vitamine und Mineralstoffe, gesunde Ernährung, ausreichend Schlaf, genügend frische Luft, Bewegung und Vermeidung von Stress gestärkt werden.

**Verhaltensregeln beim Ausbruch von Herpes:** Der Kontakt mit den infektiösen Bläschen soll vermieden werden, deshalb ist es ratsam die Lippenherpescreme vorsichtig mit einem Wattestäbchen aufzutragen. In der Zeit, in der man unter Herpes leidet soll auf Kontaktlinsen verzichtet werden. Das Virus kann sonst leicht über die Hände ins Auge gelangen und zur Schädigung der Netzhaut bis hin zur Erblindung führen.

Nach dem Abheilen der Bläschen muss die Zahnbürste ausgetauscht werden, denn dort sammeln sich gerne die Viren. Sinnvoll ist auch während der akuten Herpeserkrankung nach jedem Zähneputzen die Zahnbürste zu desinfizieren.

**Maßnahmen, um seine Mitmenschen vor einer Ansteckung zu schützen:**

- Immer nur alleine von seinem Besteck essen und nur selbst aus seinem Glas bzw. seiner Tasse trinken.
- Handtücher nicht mit anderen teilen. Besonders auf Textilien halten sich Herpesviren besonders lange.

## Grenzen der Selbstmedikation

Ein Arztbesuch ist erforderlich:

- bei Menschen mit geschwächtem Immunsystem, sei es durch Medikamente oder eine Erkrankung,
- wenn sich die Beschwerden nicht nach einigen Tagen bessern oder es zur starken Ausbreitung der Bläschen kommt,
- wenn das Virus in die Mundhöhle weiterwandert, an die Nase, an oder sogar in das Auge oder auf die Genitalien übertragen wird,
- bei Erstinfektion im Säuglingsalter,
- bei zusätzlich auftretenden Krankheitssymptomen.



## Literatur

Brand- und Wundgel Medice®: www.brandgel-wundgel.de/brandgel-wundgel-verbrennungen-schweregrade-behandlung.html

Compeed®: www.compeed.de/lippenherpes/ursachen-symptome

Fernfortbildung zur Fachberaterin PTA Inside® Kindergesundheit in der Selbstmedikation Inside Verlag

Ilon® Salbe classic: www.ilon-salbe-classic.de/anwendungsgebiete/salbe-gegen-nagelbettentzuendung/

MediGel®: www.medigel.de

Tyrosur®: www.tyrosur.de/de/haut-und-wunden/moderne-wundbehandlung

Wartner®: www.weg-mit-warzen.de

Webinar Apothekerkammer Nordrhein: Vaginalinfektionen, Dr. Saskia Pflüger-Stegemann, Waldbröl

Wortie®: www.wortie-hennig.de/

# 8 Schmerzen

Karin Diesner

„Endlich Ferien" denkt sich Melanie und schaut aus dem fahrenden Zug. Sie fährt zu ihrem Opa, den sie lange nicht mehr gesehen hat. Der Zug ist sehr voll. In der Reihe vor ihr sitzt seit dem letzten Halt ein Pärchen, etwa in ihrem Alter. Der jungen Frau geht es offensichtlich nicht gut, sie stöhnt und hält beide Hände vor Ihr Gesicht. „Immer noch so schlimm?" fragt ihr Freund. „Ja" erwidert sie leise „wahnsinnige Kopfschmerzen und etwas übel ist mir auch". „Klingt nach Deiner Migräne, oder? Wir fahren ja nicht lange und im Bahnhof ist eine Apotheke, da besorgen wir Dir direkt etwas." „Die Arme" denkt sich Melanie, setzt ihre Kopfhörer auf, hört ihre Lieblingsmusik und genießt den Blick auf die vorbeiziehende Landschaft.

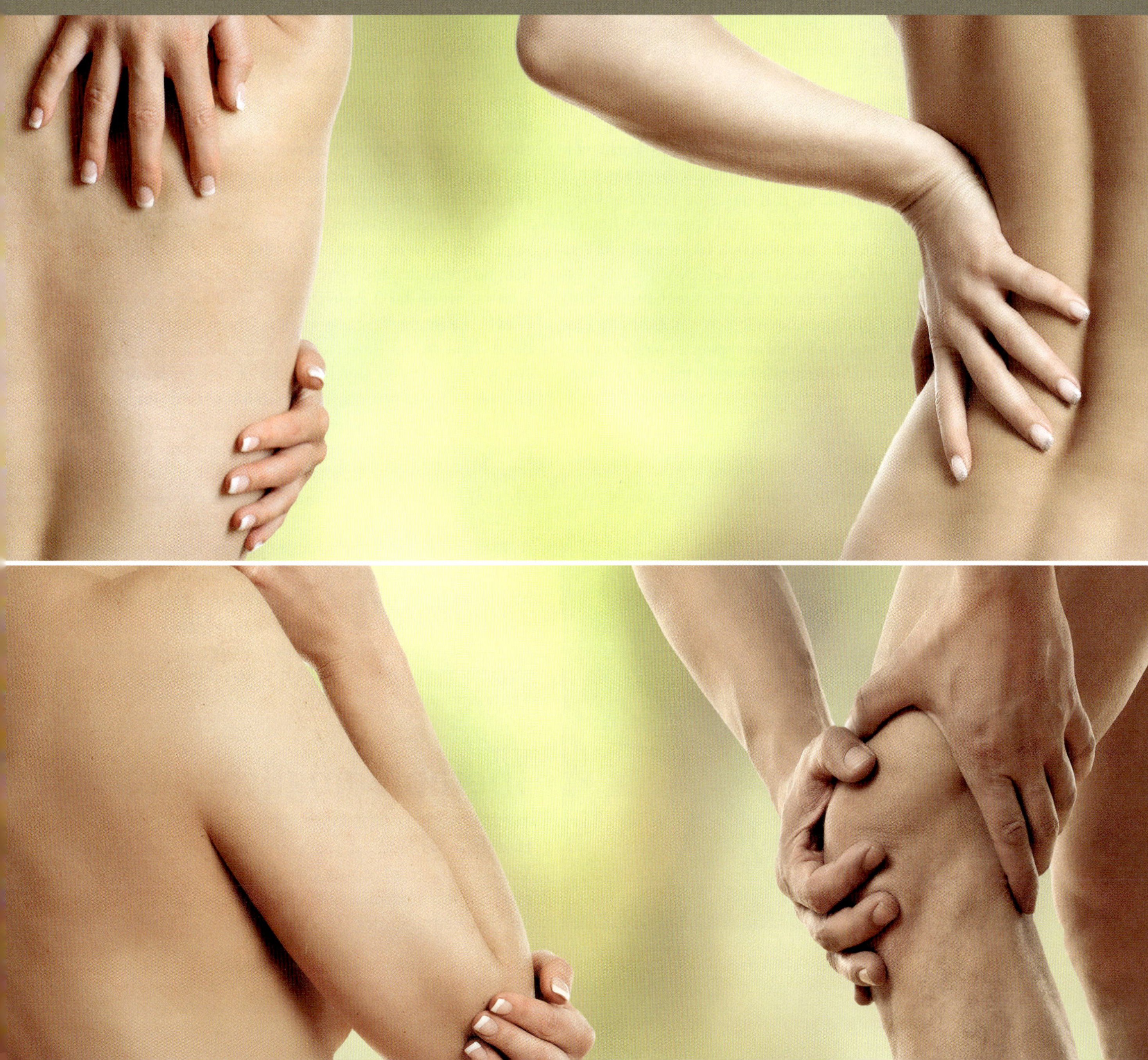

# Definition Schmerz

Was versteht man unter Schmerz? Es gibt eine internationale Definition der Weltschmerzorganisation, da heißt es: Schmerz ist „ein unangenehmes Sinnes - und Gefühlserlebnis, das mit aktueller oder potenzieller Gewebeschädigung verknüpft ist oder mit Begriffen einer solchen Schädigung beschrieben wird."

# Schmerzentstehung und -leitung

Angenommen man wartet mit dem Streichholzausblasen zu lang und verbrennt sich den Finger, werden körpereigene Substanzen, sog. Schmerzmediatoren aus den geschädigten Zellen freigesetzt. Überall im Gewebe verteilt gibt es Schmerzrezeptoren (sogenannte Nozizeptoren), die den schmerzauslösenden Reiz aufnehmen (Schmerzerkennung). Nozizeptoren sind freie Nervenendigungen, die durch mechanische (z. B. starker Druck oder Quetschung), thermische und chemische Reize erregt werden. Man findet sie in Muskeln, Gelenken, Sehnen und in den Wänden der Hohlorgane (z. B. Organe des Magen-Darm-Trakts, sowie das Herz, die Lunge und die Gebärmutter).

Über Nervenfasern wird die Information in Form von elektrischen Impulsen zum Rückenmark weitergeleitet (Schmerzleitung). Manchmal ruft das eine Reflexreaktion hervor. Ein sofort ausgesendetes Signal wird ohne Beteiligung des Gehirns über die motorischen Nerven an die Verbrennungsstelle zurückgeschickt, ein Reflex, wir lassen das Streichholz fallen. Über aufsteigende Nervenbahnen wird das Schmerzsignal auch an das Gehirn übermittelt. Erst wenn das Gehirn dann das Signal ausgewertet hat, wird uns der Schmerz bewusst. Das neutrale Signal wird in eine unangenehme Empfindung umgewandelt. Zeitgleich kann es zu zentral gesteuerten Veränderungen kommen, z. B. vertiefte Atmung, beschleunigter Herzschlag, steigender Blutdruck, aber auch Schweißausbrüche und Angst können akute Schmerzen begleiten.

Die Schmerzleitung erfolgt über Nervenfasern. o Abb. 8.1

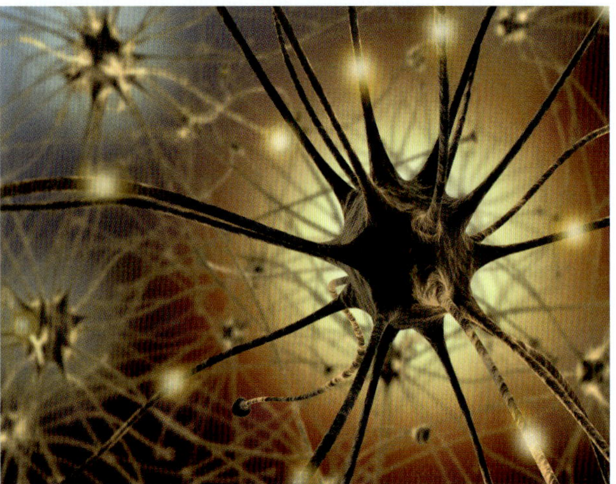

Weil die Schmerzrezeptoren und die dazugehörigen Nervenbahnen in den einzelnen Körperteilen unterschiedlich sind, ist auch das Schmerzgefühl verschieden. In der Haut gibt es viele Schmerzrezeptoren, die eine genaue Information darüber liefern, wo und wie die Verletzung auftrat. Schmerzsignale vom Darm sind begrenzt aussagekräftig, z. B. Schnitte oder Quetschungen rufen kein Schmerzempfinden hervor, Dehnungen (Blähungen) aber schon. Nimmt man die Schmerzen in einem größeren Körperbereich wahr, dann werden sie als Bauchschmerzen oder Rückenschmerzen benannt.

**Akute Schmerzen** machen aufmerksam oder warnen. Sie zeigen eine akute Erkrankung oder Schädigung des Körpers an, beschränken sich in der Regel auf die Stelle, an der die Schädigung stattgefunden hat und klingen nach Beseitigung der Ursache wieder ab.

**Chronische Schmerzen** dagegen, die mehr als drei bis sechs Monate andauern, können auf einer Organschädigung oder Entzündung beruhen oder ohne greifbare Ursache auftreten. Eine wiederholte Reizung der Nozizeptoren führt zu deren Sensibilisierung, sowie Veränderungen im Rückenmark. Wird dieser Mechanismus nicht frühzeitig durchbrochen, können Schmerzen chronifizieren (Schmerzgedächtnis), der Schmerz hat keine Warnfunktion mehr, er ist zu einer eigenen Erkrankung geworden.

Die Schmerzreize werden von jedem Menschen unterschiedlich bewertet, der eine Patient spricht von unerträglich, während der andere nur geringe Schmerzen empfindet. Hier ist wohl der Vergleich der aktuellen Schmerzen mit denen, die in der Vergangenheit erfahren wurden, entscheidend. Und in die Bewertung gehen noch andere Faktoren ein, wie die aktuelle psychische Situation, der familiäre und kulturelle Hintergrund, die Erziehung und die äußeren Umstände. Da der Schmerz also auch eine psychische Komponente hat, ist es möglich Schmerzzustände auch mit pflanzlichen Psychopharmaka oder mit Komplementärmedizin zu behandeln. Der Schmerz wird besser ertragen.

Der Körper verfügt neben dem aufsteigenden schmerzerregenden System auch ein absteigendes schmerzhemmendes, das die Verarbeitung von Schmerzsignalen erschwert. Man nimmt an, dass der evolutionäre Sinn darin besteht, die Schmerzreaktion in Situationen zu unterdrücken, in denen man handlungsfähig bleiben muss. In diesem Mechanismus vermutet man einen Grund für unterschiedliche Schmerzwahrnehmung.

# Therapiemöglichkeiten

Der **akute Schmerz** ist zuallererst ein Symptom und keine Krankheit, hier gilt es die Ursache zu finden und zu therapieren. Eine medikamentöse Beeinflussung des Schmerzes für den Zeitraum des Heilungsprozesses ist aber durchaus

Tab. 8.1 Analgetische Wirkstoffe und deren Dosierung in der Selbstmedikation

| Analgetika | Dosierung |
|---|---|
| **Saure antipyretisch-antiphlogistische Analgetika** | |
| **Salicylat** | |
| Acetylsalicylsäure | Kinder ab 12 Jahre und 40 kg KG: bis zu 6 × 500 mg; Erwachsene und Jugendliche ab 16 Jahre: bis zu 6 × 1–2 TAB (max. 3000 mg), ab 65 Jahren max. 2000 mg tgl. |
| **Essigsäurederivat** | |
| Diclofenac | Jugendliche ab 14 Jahre und Erwachsene: bis zu 3× tgl. 25 mg |
| **Propionsäurederivate** | |
| Ibuprofen | Kinder ab 12 Jahre mit mind. 40 kg KG und Erwachsene: Einzeldosis 200–400 mg (max. 1200 mg tgl.) |
| Naproxen | OTC Einzeldosis für Kinder ab 12 Jahre und Erwachsene bis 250 mg (max. 750 mg), Beginn der Behandlung mit 1–2 TAB, nach 8–12 Stunden eine weitere TAB |
| **Nicht-saure antipyretische Analgetika (Anilinderivat)** | |
| Paracetamol | OTC Einzeldosis für Kinder und Jugendliche ab 12 Jahre mit mind. 43 kg KG und Erwachsene: 1–2 TAB (entspr. 500–1000 mg), max. Tagesdosis sind 8 TAB (entspr. 4000 mg Paracetamol) |

sinnvoll. Bei den Analgetika (schmerzstillend wirkende Stoffe) unterteilt man in zwei Hauptgruppen:

- opioide Analgetika,
- nichtopioide Analgetika.

In der Selbstmedikation werden nur die nichtopioiden Wirkstoffe eingesetzt. Unter den bestgeeigneten Wirkstoffen die richtige Wahl zu treffen ist ein schwieriger Entscheidungsprozess, dem sich das pharmazeutische Personal in der Beratung stellen muss. In der Selbstmedikation stehen viele Präparate, aber nur wenig Wirkstoffe zur Verfügung. Bei der Bewertung wird offensichtlich, dass es keinen Wirkstoff gibt, der ohne Bedenken abgegeben werden kann. ASS, Diclofenac und Naproxen erhöhen unvermeidlich das Blutungsrisiko, Ibuprofen kann die Nierenfunktion hemmen und Paracetamol schädigt die Leber.

Zerfallen Körperzellen aufgrund einer Gewebsschädigung, werden unmittelbar Schmerzmediatoren wie Prostaglandine freigesetzt. Für das Schmerzempfinden spielen die Prostaglandine die wichtigste Rolle. Sie entstehen aus der Arachidonsäure (Bestandteil von Phospholipiden in den Zellmembranen) wobei das Enzym Cyclooxygenase als Katalysator beteiligt ist. Im menschlichen Körper existieren mindestens zwei verschiedene Isoformen der Cyclooxygenase COX-1 und COX-2. Hemmen Arzneistoffe wie nichtsteroidale Antirheumatika (NSAR) die beiden Enzyme, wird die Entstehung von Prostaglandinen verhindert und die Schmerzweiterleitung blockiert. Auf diese Weise wirken die NSAR schmerzlindernd, entzündungshemmend und fiebersenkend. Acetylsalicylsäure, Ibuprofen und Diclofenac reichern sich zusätzlich im entzündeten Gewebe an, was sie bei entzündlich bedingten Schmerzen noch wirksamer macht. Je stärker die COX-2 gehemmt wird, desto effektiver lindert der Arzneistoff die Schmerzen. Die Nebenwirkungen und Interaktionen der NSAR sind auch auf die COX-Hemmung zurückzuführen. Je größer die Wirkung auf die COX-1 ist, die für physiologische Schutzfunktionen zuständig ist, desto mehr Nebenwirkungen treten auf. Aber nicht nur die COX-1-Hemmung führt zu Nebenwirkungen, es werden ja auch physiologische Funktionen der COX-2 unterdrückt.

Bei den COX-hemmenden Arzneistoffen spricht man von nicht-steroidalen Antirheumatika (NSAR) und unterteilt die nichtopioiden Analgetika in:

**Saure antipyretisch-antiphlogistische Analgetika** sind die am häufigsten verordneten Analgetika und wirken analgetisch, antipyretisch und antiphlogistisch. Ihre Wirkung beruht auf der Inaktivierung des Enzyms Cyclooxygenase und der damit einhergehenden Hemmung der Prostaglandinsynthese.

**Nicht-saure antipyretische Analgetika** wirken schmerzhemmend und fiebersenkend, jedoch kaum antiphlogistisch. Die Blut-Hirn-Schranke wird schnell passiert und sie hemmen die Prostaglandinsynthese auf Rückenmarksebene und im Zentralnervensystem. Gastrointestinale Nebenwirkungen und Thrombozytenaggregationshemmung sind weniger stark ausgeprägt.

## Acetylsalicylsäure (ASS)

ASS hat neben der analgetischen eine starke antipyretische, antiphlogistische Wirkung und verhindert zusätzlich eine Verklumpung der Blutplättchen und ist deswegen neben Clopidogrel der wichtigste Thrombozytenaggregationshemmer. Diese Wirkung, die schon bei einer Dosis von

75 mg ASS auftritt, hat ihre Ursache in der irreversiblen Hemmung der COX-1 in den Thrombozyten. Die Hemmung dauert so lange an bis neue Thrombozyten ausgereift sind. Daher muss ASS vor chirurgischen Eingriffen mindestens vier Tage vorher abgesetzt werden, da sonst ein erhöhtes Blutungsrisiko besteht, dies gilt auch für kleine Eingriffe!

ASS gibt es in vielen Darreichungsformen, in Tablettenform oder als Brausetablette zum Auflösen, als Kautablette oder Direktgranulat für unterwegs. Es wird häufig als Monopräparat eingesetzt, aber ist auch Bestandteil vieler Kombinationsanalgetika. Der Wirkstoff ist in verschiedenen Stärken im Handel, die sich hinsichtlich der Indikation unterscheiden: die Präparate mit den Wirkstärken 75 mg, 100 mg und 300 mg sind bis auf wenige Ausnahmen nicht zur Anwendung als Analgetikum zugelassen, sondern zur Reinfarktprophylaxe, eine schmerzlindernde Wirkung haben Präparate ab 500 mg ASS. Für Kinder und Jugendliche ab 12 Jahre (ab 40 kg KG) beträgt die Dosierung 500 mg im Abstand von mindestens 4 Stunden. Jugendliche ab 16 Jahren und Erwachsene dürfen pro Dosis 1–2 Tabletten à 500 mg einnehmen, auch für sie gilt die Maximaldosierung von sechs Tabletten pro Tag. Die maximale Einnahmedauer in der Selbstmedikation beträgt drei Tage. Die Einnahme nach dem Essen vermindert die Wirkung, verbessert aber die Verträglichkeit.

**Kontraindikationen:** Bei Kindern unter 12 Jahren in der Selbstmedikation, Schwangere im 3. Trimenon (vorzeitiger Verschluss des D. arteriosus botalli), Asthmaanfälle, akute Magen-Darm-Geschwüre, chron. Lebererkrankungen. Bei Schwangeren im 1. und 2. Trimenon und in der Stillzeit darf ASS nur auf ärztlichen Rat eingenommen werden, da es rasch die Plazenta passiert bzw. in die Muttermilch übergeht.

**Nebenwirkungen:** Sodbrennen, Magenbeschwerden, ASS führt auch in OTC-Dosierung zu Mikroblutungen (auch der Magenschleimhaut), zu verstärkter Blutungsneigung (cave: Zahnextraktion), zentralnervösen Störungen. Allergien cave: Lebensmittelallergie, wg. Durchlässigkeit der Magenschleimhaut für Plasmaproteine, Asthmaanfall, bei Kindern mit viralen Infektionen kann ASS zum Reye-Syndrom führen, Gichtanfall (verstärkte Harnsäureretention).

Auf nüchternen Magen wirken Schmerzmittel stärker, können aber zu Magenbeschwerden führen. ○ Abb. 8.2

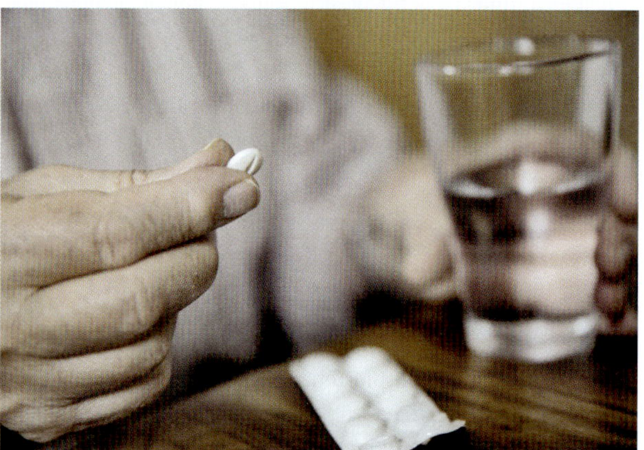

### Reye-Syndrom

Beim Reye-Syndrom handelt es sich um eine sehr seltene, aber lebensbedrohliche Krankheit im Kindesalter (bis etwa zehn Jahre), die sofort ärztlich behandelt werden muss. Das Krankheitsbild ist das einer akuten Enzephalopathie (Störung der Gehirnfunktion). Die genaue Ursache bzw. der Auslöser ist nicht bekannt. Vermutet wird ein vorangegangener Virusinfekt wie die Windpocken oder eine Grippe und/oder die Behandlung der Erkrankung mit ASS. Das Reye-Syndrom tritt Tage nach dem Infekt auf und äußert sich anfangs mit anhaltendem Erbrechen. Anfang der 1960er Jahre wurde es erstmals beschrieben, Packungsbeilagen mit ASS-haltigen Arzneimitteln enthalten den Hinweis, dass Kinder unter 12 Jahre nur auf ärztliche Anweisung hin ASS einnehmen dürfen seit etwa 30 Jahren.

Mit einigen Arzneistoffen geht ASS eine Wechselwirkung ein. Am wichtigsten ist hier die erhöhte Blutungsneigung bei der Einnahme von Antikoagulanzien wie Phenprocoumon oder Clopidogrel zu nennen. Für Patienten, die Gerinnungshemmer einnehmen ist ASS kontraindiziert! Bei der gleichzeitigen Einnahme von Glucocorticoiden besteht ein erhöhtes Risiko für Blutungen im Magen-Darm -Bereich. Dies gilt auch für Alkohol. Die Toxizität von Methotrexat kann bei gleichzeitiger Gabe von ASS erhöht sein.

**Cave:** Patienten, die ASS in niedriger Dosierung zur Herzinfarktprophylaxe einnehmen! Sofern ASS und Ibuprofen innerhalb von 30 Minuten bis weniger als 8 Stunden aufeinander folgend eingenommen werden, so wird die Wirkung der Aspirin-Tablette von einer Dosis von 400 mg Ibuprofen aufgehoben.

ASS sollte mindestens 30 Minuten vor oder mehr als 8 Stunden nach der letzten Ibuprofen-Dosis eingenommen werden! Bei Einnahme von magensaftresistenten ASS-Tabletten (ASS protect) keinesfalls Iburofen anwenden, da der Zeitpunkt der ASS-Freisetzung unbekannt ist.

Die Einnahme von Paracetamol und Diclofenac beeinflusst die thrombozytenaggregations-hemmende Wirkung von niedrig dosierter ASS dagegen nicht.

## Diclofenac

Der Wirkstoff Diclofenac wird vorwiegend bei leichten bis mäßig starken Schmerzen wie z. B. akuten Bewegungsschmerzen, Muskelverspannungen und schmerzhaften Schwellungen sowie bei Entzündungen nach Verletzungen, Traumen, Verwundungen eingesetzt. Im Rahmen der Selbstmedikation darf es ab einem Alter von 14 Jahren eingenommen werden, die Tagesdosis beträgt maximal 75 mg.

Diclofenac-Präparate gibt es als Tabletten, Spray, Weichkapseln, Schmerzpflaster oder als Schmerzgel in der Selbstmedikation. Die topische Anwendung als Gel spielt eine große Rolle.

**Kontraindikationen:** Kinder unter 14 Jahren, Schwangere im 3. Trimenon, Asthmaanfälle, akute Magen-Darm-Geschwüre, Herzinsuffizienz, ischämische Herzerkrankung, periphere Arterienerkrankung oder zerebrovaskuläre Erkrankung. Bei Schwangeren im 1. und 2. Trimenon und in der Stillzeit darf es nur auf ärztlichen Rat angewendet werden!

**Nebenwirkungen:** Magenbeschwerden (cave: Gastritis, Ulcus!), Mikroblutungen (auch der Magenschleimhaut), verstärkte Blutungsneigung (geringer als bei ASS), zentralnervöse Störungen, Allergien (cave: Lebensmittelallergie, wegen der Durchlässigkeit der Magenschleimhaut für Plasmaproteine), asthmatische Ereignisse, Gicht (verstärkte Harnsäureretention).

Eine Anwendung über längere Zeit kann die Niere dauerhaft schädigen. Diclofenac kann bei höherer Dosierung zu Leberschäden führen.

Die Anwendungsdauer von Diclofenac in der Selbstmedikation beträgt bei Fieber nicht mehr als drei Tage und bei Schmerzen nicht länger als vier Tage!

**Wechselwirkungen:** Bei der Einnahme von Diclofenac mit Antikoagulanzien wie z. B. Heparin oder Cumarine kommt es zu einem erhöhten Blutungsrisiko. Andere NSAR einschließlich Salicylate, Glucocortikoide und Alkohol sorgen in Kombination mit Diclofenac für ein erhöhtes Risiko für gastrointestinale Blutungen. Die gleichzeitige Einnahme mit Antidiabetika wie Sulfonylharnstoffen kann zu einer Senkung des Blutzuckerspiegels führen, daher muss dieser häufiger überprüft werden.

## Ibuprofen

Ibuprofen wirkt entzündungshemmend, fiebersenkend, antirheumatisch und hat von allen herkömmlichen NSAR das geringste Nebenwirkungspotential. Es zeichnet sich durch eine hohe Plasmaeiweißbindung und eine kurze Halbwertszeit (ca. zwei Stunden) aus. Aufgrund der hohen Wasserlöslichkeit erreicht das Lysinsalz einen besonders schnellen Wirkungseintritt (15 Min.), es wird im Gastrointestinaltrakt schneller gelöst als die freie Säure Ibuprofen.

Ibuprofen kann bei leichten bis mäßig starken Schmerzen eingesetzt werden, z. B. Schmerzen der Muskeln und des Bewegungsapparates, Kopfschmerzen, Zahnschmerzen, Migräne (▸Seite 163) akute Menstruationsbeschwerden (▸Seite 210) oder zur Fiebersenkung.

Für Kinder und Jugendliche ab 12 Jahre und Erwachsene beträgt die Einzeldosis in der Selbstmedikation 200–400 mg. Die maximale Tagesdosis darf 1200 mg nicht überschreiten. Ibuprofen gibt es in folgenden Darreichungsformen:

- Präparat als Tabletten, Schmelztabletten, Zäpfchen, Saft, Weichkapseln,
- Salben, Gele als Externa,
- in der Pädiatrie als Saft und Zäpfchen.

**Kontraindikationen:** Schwangere im 3. Trimenon, Asthmaanfälle, akute Magen – Darmgeschwüre, bei Schwangeren im 1. und 2. Trimenon und in der Stillzeit nur auf ärztlichen Rat! Bei längerem Gebrauch und nicht OTC-gemäßer Dosierung steht die Einnahme von Ibuprofen häufig in Zusammenhang mit allergischen Hautreaktionen und Magen-Darm-Störungen.

**Nebenwirkungen:** Magen-Darm-Beschwerden, Blutungsneigung, Bronchialspasmen (cave: Asthmapatient), Allergien, Kopfschmerzen, Schwindel, Müdigkeit und Reizbarkeit.

**Wechselwirkungen:** Bei der Einnahme von Ibuprofen mit Antikoagulanzien wie z. B. Heparin, Cumarine, kommt es zu einem erhöhten Blutungsrisiko. Andere NSAR einschließlich Salicylate, Glucocortikoide und Alkohol sorgen für ein erhöhtes Risiko für gastrointestinale Blutungen. Die gleichzeitige Einnahme von Ibuprofen mit niedrig dosierter ASS kann die Thrombozytenaggregation der ASS hemmen (▸Seite 158).



## Naproxen

Naproxen ist ein entzündungshemmendes, fiebersenkendes Schmerzmittel. Es wird vollständig resorbiert, hat ebenfalls eine hohe Eiweißbindung und weist im Unterschied zu Ibuprofen eine erheblich längere Wirkungsdauer von bis zu 12 Stunden auf.

Der Einsatz erfolgt bei leichten bis mäßig starken Schmerzen, z. B. bekannter Arthrose, Entzündungen nach Verletzung, Kopfschmerzen, Zahnschmerzen, akute Menstruationsbeschwerden (▸Seite 211) oder zur Fiebersenkung. Der Wirkstoff ist nur in Tablettenform verfügbar.

**Kontraindikationen:** Kinder unter 12 Jahren, Schwangere im 3. Trimenon, bei schweren Nieren- oder Leberfunktionsstörungen, schwerer Herzinsuffizienz, Asthmaanfälle, akute Magen – Darmgeschwüre, bei Schwangeren im 1. und 2. Trimenon und in der Stillzeit nur auf ärztlichen Rat!

**Nebenwirkungen:** Bekannte Reaktionen wie bei ASS, nur seltener Sodbrennen, Magen-Darm-Beschwerden, Blutungsneigung, Bronchialspasmen (cave: Asthmapatient), Allergien.

## Paracetamol

Paracetamol wirkt gut fiebersenkend, aber im Gegensatz zu den NSAR etwas schwächer schmerzlindernd und nur wenig entzündungshemmend. Allerdings kann Paracetamol bei vorgeschädigter Leber bereits in therapeutischer Dosierung zu einer Verschlechterung der Leberwerte führen! In den meisten Fällen ist es durch Ibuprofen ersetzbar. Es ist das einzige Analgetikum, das während der gesamten Schwangerschaft eingenommen werden darf (▸Seite 290). Der Einsatz in niedriger Dosis kann bei Schwangeren, Patienten mit pseudoallergischem Asthma oder Magen-Darm-Ulzera gerechtfertigt sein:

**Tab. 8.2** Präparatebeispiele für Kombinationsanalgetika

| Wirkstoff | Handelspräparat |
|---|---|
| Paracetamol + Koffein | Octadon® P (TAB), Temagin® (TAB), Vivimed® mit Coffein (TAB) |
| ASS + Vit. C | Aspirin® plus C (BTA), ASS + C-ratiopharm® (BTA) |
| ASS + Koffein | Aspirin® Coffein (TAB), Doppelspalt® Compact (TAB), Eudorlin® (SMT) |
| ASS, Paracetamol + Koffein | HA-Tabletten® N (TAB), Melabon® K (TAB), Neuralgin® (TAB), ratiopyrin® (TAB), Thomapyrin® Classic (TAB) |

- Präparat als Tabletten, Brausetabletten, Kapseln, Zäpfchen, Granulat verfügbar,
- in der Pädiatrie als Saft und Zäpfchen für Kinder ab 3 kg Körpergewicht.

**Kontraindikationen:** Bei Leber- und Nierenfunktionsstörungen, Schädigungen der Leberzellen bei Gilbert-Syndrom (Morbus Meulengracht) und chronischem Alkoholmissbrauch.

**Nebenwirkungen:** Sie treten bei Paracetamol relativ selten auf, zu den häufigsten zählen der Anstieg der Lebertransaminasen und Veränderungen des Blutbilds. Bei hochdosierter, längerfristiger Einnahme kann es sein, dass Paracetamol Kopfschmerzen („Analgetikakopfschmerz") verursacht. Die Behandlungsdauer in der Selbstmedikation soll maximal drei Tage betragen. Packungen mit mehr als 10 g Wirkstoff unterliegen der Verschreibungspflicht.

**Wechselwirkungen:** Mit einigen Arzneistoffen kommt es bei der Einnahme von Paracetamol zu Wechselwirkungen. Dazu gehört beispielsweise das Gichtmittel Probenecid, durch das der Abbau von Paracetamol verlangsamt sein kann. Enzyminduktoren wie Carbamazepin oder Rifampicin sorgen für einen schnelleren Abbau von Paracetamol, wodurch dessen Wirkung vermindert wird, aber die Hepatotoxizität steigt. Die gleichzeitige Einnahme von Antikoagulanzien wie Vitamin-K-Antagonisten stellt bei Tagesdosen von max. 2000 mg Paracetamol für wenige Tage kein Problem dar. Bei längerer Einnahmedauer muss die Blutungszeit engmaschig kontrolliert werden.

Es gibt 200 verschiedene Arten von Kopfschmerz. **Abb. 8.3**

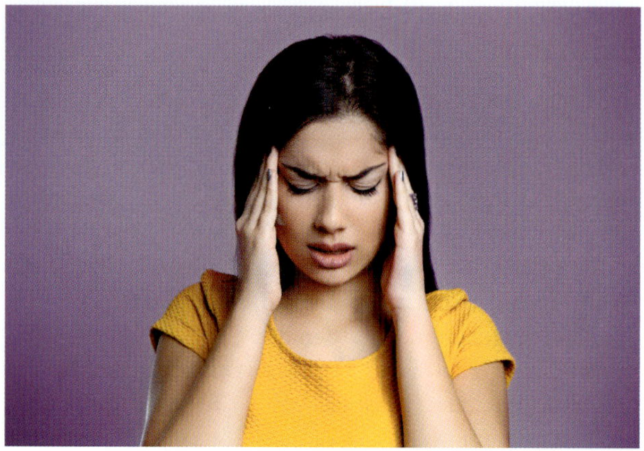

## Kombinationsanalgetika

Über Nutzen oder Risiken der Kombinationspräparate ist man unterschiedlicher Auffassung und eine endgültige Bewertung liegt nicht vor. Man kann einerseits argumentieren, wenn man nur einen Wirkstoff einsetzt, kann man die Nebenwirkungen dann besser beurteilen. Andererseits es ist auch möglich den Einsatz der Kombinationspräparate damit zu begründen, dass die Dosissenkung der einzelnen Wirkstoffe auch die Nebenwirkungen senkt. Kontrovers diskutiert wird auch der Nutzen von Koffein. Denn Koffein hat eine gefäßverengende Wirkung und die Aufnahme von ASS oder Paracetamol wird beschleunigt, was einen wirkungsverstärkenden Effekt zur Folge hat.

# Kopfschmerzen

Kopfschmerzarten gibt es viele (200 laut Internationaler Kopfschmerzgesellschaft)! Um eine Einordnung zu treffen, unterteilt man zuerst einmal zwischen denen, die akut und ohne offensichtliche Ursache auftreten wie Spannungskopfschmerzen, Migräne (▸Seite 163), Trigeminusneuralgien, Clusterkopfschmerzen, usw. und denen, die das Symptom einer anderen Erkrankung sind. Dazu zählen Infektionen (Auge, Ohr, Nebenhöhlen, Mund und Rachen, Meningitis) Verletzungen des Kopfes (Schädel-Hirn-Trauma), als Folge einer Blutung, Nebenwirkung von Arzneimitteln, usw.

Es ist äußerst wichtig herauszufinden, um welche Art Kopfschmerz es sich handelt und welches Arzneimittel zum jeweiligen Kopfschmerz passt. Das Fachpersonal in der Apotheke schafft das nur durch exakte Erfragung der Symptome:

- Um welche Beschwerden handelt es sich? Lokalisation (Schläfe, Hinterkopf)? Einseitig oder beidseitig? Pulsierend, dumpf, stechend, anfallsartig?
- Verstärkung durch körperliche Aktivität?
- Kopfschmerz bei grippalem Infekt?
- Seit wann bestehen die Kopfschmerzen und bei welchen Gelegenheiten treten sie auf?

- Wie häufig treten die Beschwerden auf (mehr als 10 Tage/Monat, mehr als 4 Migräneattacken/Monat)?
- Gibt es weitere Begleitsymptome (Lichtscheu, Lärmempfindlichkeit, Übelkeit, Erbrechen, Sehstörungen, Schwindel, Nackensteifigkeit)?

Falls die Beschwerden häufig auftreten muss geklärt werden, ob der Patient diesbezüglich schon einen Arzt aufgesucht hat. Zudem muss erfragt werden, ob andere Erkrankungen vorliegen (z.B. Hypertonie, Glaukom, Allergien, entzündliche Darmerkrankungen wie M. crohn oder Colitis ulcerosa, stark eingeschränkte Nieren-/Leberfunktion)? Nimmt der Patient regelmäßig Arzneimittel ein und wenn ja, welche?

Zu den Arzneimitteln, die Kopfschmerzen auslösen können, gehören zum Beispiel:

- Stickoxid(-NO)-Donatoren wie Glyceryltrinitrat oder Isosorbiddinitrat,
- orale Estrogene,
- Kontrazeptiva,
- Geschmacksverstärker Natriumglutamat, Schmerz entwickelt sich innerhalb von einer Stunde nach Aufnahme,
- Alkohol.

Der sogenannte Kieler Kopfschmerzfragebogen ermittelt durch 26 Fragen, ob Sie unter Migräne, episodischem oder chronischen Kopfschmerz leiden. Im Internet steht er zur Verfügung unter: www.schmerzklinik.de/wp-content/uploads/2009/02/kieler-migrane-und-kopfschmerzfragebogen.pdf

In der Selbstmedikation behandelbar sind nur der **Spannungskopfschmerz**, **Sinusitiskopfschmerz** und eingeschränkt die **Migräne**. Das Pharmazeutische Personal sollte Migränekopfschmerzen gegenüber Kopfschmerzen vom Spannungstyp gut unterscheiden können. Möglich wird die Abgrenzung, wenn man folgendes berücksichtigt:

1. **Dauer:** Ein Migräneanfall ist meist nach längstens 72 Stunden vorbei. Kopfschmerzen vom Spannungstyp können sich unbehandelt von 30 Minuten bis zu sieben Tagen hinziehen.
2. **Schmerzcharakter** ist unterschiedlich: Während bei der Migräne ein einseitiger pochender, pulsierender oder hämmernder Schmerz auftritt, ist er bei Kopfschmerzen vom Spannungstyp eher dumpf, drückend oder ziehend.
3. **Intensität** ist unterschiedlich: Während eines Migräneanfalls ist die normale Aktivität meist extrem einschränkt. Das ist bei Kopfschmerzen vom Spannungstyp nicht unbedingt der Fall. Migränepatienten suchen Bettruhe auf. Spannungskopfschmerz wird dagegen durch Bewegung in der frischen Luft besser. Bei Migräne ist das Auftreten von Übelkeit und Erbrechen, sowie Licht- und Lärmempfindlichkeit symptomatisch, während bei dem Spannungskopfschmerz keine Übelkeit und kein Erbrechen auftritt, Licht- oder Lärmempfindlichkeit möglich ist, aber nicht typisch sind.

## Spannungskopfschmerz

54 % aller Kopfschmerzen sind Spannungskopfschmerzen. Schon Kinder klagen über Kopfschmerzen und auch im hohen Alter ist man nicht davor gefeit. Wahrscheinlich gibt es nicht die eine Ursache, sondern es spielen viele Faktoren eine Rolle, z. B. Stress, Überforderung, fieberhafte Infekte, aber auch muskuläre Fehlbelastung sollten berücksichtigt werden.

Spannungskopfschmerz tritt vorübergehend auf und wird von den Patienten als dumpfer, beidseitig drückender Schmerz beschrieben, gleichmäßig über den Augen oder am Hinterkopf sitzend, begleitet von einem Druckgefühl, als ob ein festes Band um den Kopf gespannt ist. Unter Umständen zieht sich der Schmerz bis in den Nacken und die Schultern. Der Schmerz ist mäßig stark und verstärkt sich bei körperlicher Aktivität nicht. Keine Übelkeit, kein Erbrechen begleiten ihn, möglich aber, dass entweder eine Lichtempfindlichkeit oder Lärmüberempfindlichkeit auftritt. Der Schmerz kann zwischen 30 Minuten bis 7 Tage andauern und kommt an weniger als 12 Tagen im Jahr vor.

## Therapiemöglichkeiten

Bei der Auswahl des Arzneimittels sollten Apotheker und PTA Monopräparate den Kombinationspräparaten vorziehen. ASS, Paracetamol, Ibuprofen, und Naproxen helfen gut. Erst wenn diese Monopräparate nicht helfen, sollen Kombinationsanalgetika eingesetzt werden. Zu empfehlen sind bei:

- älteren Patienten: Paracetamol,
- Erwachsenen: ASS, Ibuprofen, Naproxen,
- Klein- und Schulkindern: Paracetamol, Ibuprofen.

Bei den Kombipräparaten hat sich die Kombination aus ASS, Paracetamol und Koffein bewährt (◘ Tab. 8.3).

Bei der Abgabe sind die bereits genannten Neben- und Wechselwirkungen und die Kontraindikationen der NSAR zu beachten. Die Präparate dürfen auch nur maximal an zehn Tagen im Monat eingenommen werden, sonst führen die Wirkstoffe durch Übergebrauch selbst zu Kopfschmerzen.

**Alternativ:** In der „Praxisleitlinie zu primären Kopfschmerzen" der Deutschen Gesellschaft für Schmerzmedi-

◘ Tab. 8.3 Mittel der 1. Wahl bei Spannungskopfschmerzen nach Empfehlung der Deutschen Migräne- und Kopfschmerzgesellschaft (DMKG)

| Wirkstoff | Handelspräparat |
|---|---|
| ASS 500 mg + Paracetamol 500 mg + Koffein 130 mg | Thomapyrin® Intensiv (TAB) |
| ASS 500–1000 mg | Aspirin® (TAB) |
| Diclofenac 25 mg | Voltaren® Dolo 25 mg (TAB) |
| Ibuprofen 400 mg | IbuHexal® akut (TAB) |
| Paracetamol 500 mg + Koffein 65 mg | Vivimed® mit Coffein (TAB) |

8

Pfefferminzöl kann Spannungskopfschmerz lindern. ○ Abb. 8.4

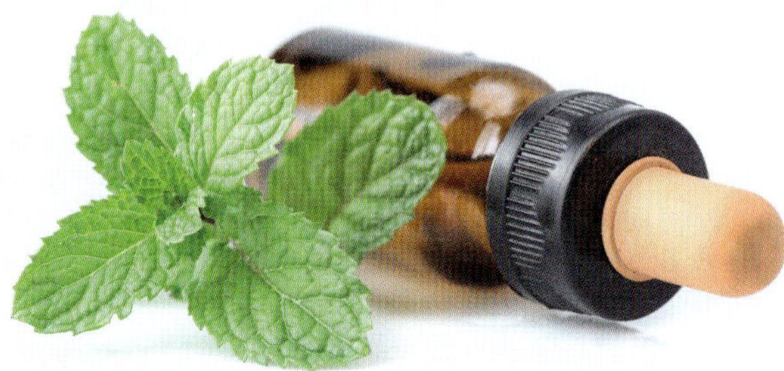

zin steht: „Die kutane Applikation von Pfefferminzöl (Oleum menthae piperitae) in 10%iger ethanolischer Lösung ist wirksam zur Behandlung des episodischen Kopfschmerzes vom Spannungstyp. Die Wirkung ist der Einnahme von Paracetamol 1000 mg oder Acetylsalicylsäure 1000 mg ebenbürtig."

Die Wirkung besteht nicht nur allein aus dem Kühleffekt, sondern Pfefferminzöl übt einen Einfluss aus auf die TRP-Kanäle (Transient Receptor Potential). Das sind Ionenkanäle, die zuständig sind für die Vermittlung physikalischer Reize wie Kälte, Druck, Hitze, Licht und Schmerz. Durch ihre Aktivierung werden die Schmerzrezeptoren angesprochen und schmerzstillende Endorphine freigesetzt. Bei hoher Konzentration geht das bis zu einer lokalanästhesierenden Wirkung. Zur Anwendung wird das Pfefferminzöl großflächig auf Schläfe und Nacken auftragen, cave nicht an oder in die Augen!

## Ergänzende Empfehlungen

- Bei beginnenden Kopfschmerzen gleich zwei Gläser Wasser trinken und auch sonst für genügend Flüssigkeit sorgen,
- Spaziergänge an der frischen Luft,
- Stressbewältigungstraining,
- kein Nikotin, kein Alkohol,
- Entspannungsübungen, Yoga-Übungen, Massage der Schläfen,
- schwarzer Kaffee mit Zitronensaft,
- Kirschkernkissen,
- kalte Kompressen.

Sollte der Patient über häufige Schmerzattacken berichten, so kann das pharmazeutische Personal zum Führen eines **Kopfschmerztagebuchs** raten. Notiert werden:

- Tag, Uhrzeit und Stärke,
- Schmerzcharakter,
- Kopfseite,
- Schmerzintensität,
- Begleitsymptome,
- vermuteter Auslöser,
- Tabletteneinnahme (Art und Anzahl),
- Wirkung.

Ausdauersport und/oder Akupunktur kann wirksam sein zur Prophylaxe des Kopfschmerzes vom Spannungstyp.

## Grenzen der Selbstmedikation

- Anfallsartiger Kopfschmerz, sehr schwere bisher unbekannte Kopfschmerzen,
- bei neu aufgetretenen Kopfschmerzen im Lebensalter über dem 50. Lebensjahr,

□ Tab. 8.4 Präparatebeispiele bei Spannungskopfschmerzen

| Wirkstoff | Handelspräparat |
|---|---|
| **Phytopharmaka** | |
| Pfefferminzöl | Euminz® (LSG), JHP® Rödler (FLU) |
| Weidenrinde-Pulver | Weidenrinde Schmerzdragees (DRA) |
| **Anthroposophika** | |
| Ferrum-Quarz D2 | Kephalodoron 0,1 % Weleda (TAB) |
| Quarz aquosum, Secale cornutum ferm 35b | Secale/Quarz WALA® (GLO) |
| Aesculus hippocastanum e semine ferm 34c dil., D14, Equisetum ex herba ferm 35b D2, D14, Solum uliginosum comp. | Solum Glob. velati WALA® (GLO) |
| **Homöopathische Komplexmittel** | |
| Asa foet. D3, Cocculus D4, Melillot.off., Nux vomica D4, Primula ver., PulsatillaD4, Rhus tox. D4 | Schwöneural® N (TRO) |
| Gelsemium D4, Iris versic. D4, Sanguinaria D6, Spigelia D4 | Rephalgin® N (TAB) |

◻ Tab. 8.5 Komplementärmedizinische Empfehlungen bei Spannungskopfschmerzen

| Mittel | Beschwerdebild/Anwendungsgebiet |
|---|---|
| **Homöopathika** | |
| Gelsemium D6 | Dumpfe, schwere, auch pulsierende Schmerzen vom Nacken zu den Augen aufsteigend, „als ob der Kopf in einen Schraubstock eingespannt ist" |
| Belladonna D6 | Klopfender, hämmernder, plötzlich auftretender Schmerz Gefühl als platze der Kopf |
| Kalium phosphoricum D12 | Kopfschmerzen infolge von Überanstrengung, Stress und Erschöpfung |
| Nux vomica D6 | Katerartige Kopfschmerzen am frühen Morgen, eher im Hinterkopf, Spannungskopfschmerzen durch Stress, steifer Nacken durch Zug |
| **Schüßler-Salze** | |
| Nr. 14 Kalium bromatum | Nervös bedingte Kopfschmerzen |
| Nr. 15 Kalium jodatum | Gegen Kopfschmerzen |
| **Teemischungen** | |
| Weidenrindentee | 3 g geschnittene oder pulverisierte Weidenrinde mit kaltem Wasser ansetzen, zum Kochen bringen, vom Herd nehmen und nach 10 Min. abseihen. 3 × tgl. 1 Tasse in kleinen Schlucken trinken.<br>Cave: Neben-, Wechselwirkungen und Kontraindikation der Salicylate! |
| Holunder, Ingwer, Lavendel, Mädesüß, Melisse, Schafgarbentee, Schlüsselblumentee, Waldmeister | Je 1 TL Droge mit 250 ml heißem Wasser übergiessen und 15 Min. ziehen lassen |

- Dauerkopfschmerzen, länger als 24 Stunden,
- Kopfschmerzen, die begleitet werden von Gedächtnisschwäche, Konzentrationsstörungen, Gleichgewichtsstörungen, Schwindel, Veränderungen der Sprache, Sehstörungen und Schwäche,
- Kopfschmerzen, die von Fieber, schweren Nackenschmerzen, Nackensteifheit, schwerer Übelkeit und Erbrechen, Licht- und Lärmempfindlichkeit begleitet werden (evt. Meningitis),
- Kopfschmerz nach Schädeltrauma,
- Kopfschmerzen, begleitet mit Augenrötung, Tränenfluss und anderen Symptomen,
- Verdacht auf Schmerzmittelmissbrauch,
- Verdacht auf Arzneimittel, die Kopfschmerzen als Nebenwirkung haben,
- Kopfschmerzen, die nicht auf OTC-Präparate ansprechen,
- Verdacht auf echte Grippe, eventuell begleitet mit hohem Fieber,
- Verdacht auf andere Erkrankungen: z. B. Hypertonie, Glaukomanfall,
- andere Arzneimittel wie gefäßerweiternde Medikamente, Tetracycline, Gyrasehemmer, Glucocorticoide, Metronidazol, Herzglykoside, nicht selektive MAO-Hemmer, oder Estrogenentzug in der Pillenpause.

# Migräne

## Ursachen und Symptome

Migräne ist eine der häufigsten neurologischen Erkrankungen. Als Ursachen einer Migräne kommen genetische Veranlagung, familiäre Belastungen und Umweltfaktoren in Betracht. Auslösende Faktoren können Stress, Alkohol, hormonelle Schwankungen (menstruelle Migräne ▸ Exkurskasten Seite 211), Schlafdauerschwankungen sein. Am meisten betroffen sind Menschen zwischen dem 35. und 45. Lebensjahr, wobei Frauen dreimal häufiger betroffen sind als Männer.

Reizverarbeitung im Gehirn der Migränepatienten ist durch eine Besonderheit gekennzeichnet. Schmerzauslösende Botenstoffe werden von den Nervenzellen ungehindert freigesetzt und verursachen die hämmernden Migränekopfschmerzen. Bei 38 % aller Kopfschmerzen handelt es sich um eine Migräne, ein schwer pochender, stechender, pulsierender, hämmernder, halbseitiger (60 %) oder den ganzen Kopf betreffender Schmerz. Häufig in den Morgenstunden beginnend, verstärkt er sich durch körperliche Aktivität mit den typischen Begleiterscheinungen Übelkeit, Erbrechen und Lichtempfindlichkeit. Im Durchschnitt kommt es zu einer Attacke im Monat mit einer Dauer von vier bis 72 Stunden.

Die vier Phasen einer Migräne

○ Abb. 8.5

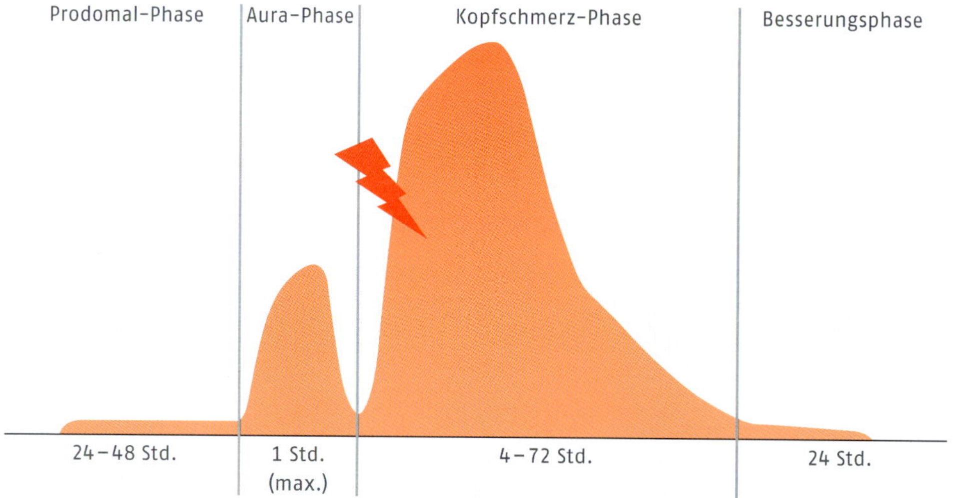


Man unterteilt die Migräne in verschieden Phasen (○ Abb. 8.5):

- **Prodromal-Phase:** Patienten haben schon bereits ein oder zwei Tage Warnzeichen für eine bevorstehende Attacke, das äußert sich in Gereiztheit, Appetit auf Süßes, häufiges Gähnen, Aufgedrehtheit, Müdigkeit oder anderes.
- **Aura-Phase:** bei manchem Migränekranken beginnt der Anfall mit Störungen des zentralen Nervensystems, die man als „Aura" bezeichnet. Beginnend 10 bis 30 Minuten vor den eigentlichen Schmerzen, meist Sehstörungen, aber auch Flimmern, Doppelbilder, halbseitige Gesichtsausfälle, Sprachstörungen.
- **Kopfschmerzphase:** mit den oben beschriebenen Schmerzen.
- **Besserungsphase**: nach dem Anfall sind die Patienten noch Tage müde und angeschlagen.

## Therapiemöglichkeiten

**Wichtig** ist der Einnahmezeitpunkt der Medikamente. Der Patient sollte nicht abwarten bis die Schmerzen unerträglich sind, sondern bei sich ankündigender Migräneattacke schnell eine ausreichende Dosis einnehmen, am schnellsten wirkt eine Brausetablette (□ Tab. 8.6). Bei Übelkeit und Erbrechen haben sich Zäpfchen bewährt.

Zu den NSAR kommt in der Migränebehandlung noch eine weitere Wirkstoffklasse hinzu, die Triptane. Zwei Vertreter dieser Gruppe wurden aus der Rezeptpflicht entlassen: Naratriptan 2,5 mg und Almotriptan 12,5 mg (□ Tab. 8.7). Typische Symptome bei einem Migräneanfall sind die Erweiterung der Blutgefäße im Gehirn und an den Nerven werden Schmerzreize ausgelöst. Triptane sind chemisch mit dem körpereigenen Botenstoff Serotonin im Nervensystem verwandt und binden an den gleichen Rezeptoren der Nerven und Blutgefäße. Durch diese Bindung wirken die Triptane auf drei Wegen gegen die Symptome der Migräne:

- Blutgefäßverengung,
- Hemmung der Schmerzentstehung und
- Unterdrückung der Schmerzwahrnehmung.

Da diese Rezeptorsubtypen auch in den Herzkranzgefäßen vorkommen, kann es dort ebenfalls zu einer Gefäßverengung führen! Daher sind Triptane bei Herzinfarkt in der Vorgeschichte, ischämischen Herzkrankheiten, koronaren

□ Tab. 8.6 Mittel der 1. Wahl bei Migräne nach den Leitlinien der DMKG

| Wirkstoff | Handelspräparat |
|---|---|
| Einzeldosis von 2 TAB der fixen Kombination: ASS 250–265 mg + Paracetamol 200–265 mg + Koffein 50–65 mg | Hervorgehobene Empfehlung auf Basis der analysierten Vergleichsstudie, z. B. Thomapyrin® Intensiv (TAB), Dolopyrin AL (TAB) |
| ASS 900–1000 mg | Aspirin® Migräne (BTA, TAB) |
| Ibuprofen ab 400 mg | Dolormin® Migräne (FTA) |
| Paracetamol 1000 mg | Paracetamol-ratiopharm® 500 mg (TAB) |

◘ Tab. 8.7 Triptane in der Selbstmedikation

| Wirkstoff | Handelspräparat | Dosierung |
|---|---|---|
| Naratriptan 2,5 mg | Formigran® 2,5 mg (FTA) u. als Generika von z. B. Hexal oder neuraxpharm | 1 FTA so früh wie möglich nach Beginn des Migränekopfschmerzes. Bei Besserung, aber Wiederholung der Attacke, ist nach frühestens **vier Std.** die Einnahme von einer zweiten FTA möglich (max. 2 FTA innerhalb 24 Std.). |
| Almotriptan 12,5 mg | Almotriptan Heumann bei Migräne (FTA), Dolortriptan® bei Migräne (FTA) | 1 FTA so früh wie möglich nach Beginn des Migränekopfschmerzes. Bei Besserung, aber Wiederholung der Attacke, ist nach frühestens **zwei Std.** die Einnahme von einer zweiten FTA möglich (max. 2 FTA innerhalb 24 Std.). |

◘ Tab. 8.8 Alternative Behandlungsmethoden bei Migräne

| Inhaltsstoff | Handelspräparat |
|---|---|
| **Phytotherapeutika** | |
| Pfefferminzöl | Euminz® (LSG) |
| Weidenrinden-Pulver | Weidenrinde Schmerzdragees (DRA) |
| **Anthroposophika** | |
| Ferrum-Quarz D2 | Kephalodoron 0,1 % Weleda (TAB) |
| Aesculus hippocastanum e semine ferm 34c D2, D14, Equisetum ex herba ferm 35b D2, D14, Solum uliginosum aquosum D2, D14 | Solum Glob. velati WALA® (GLO) |
| **Homöopathische Komplexmittel** | |
| Asarumeurop. D4, Cyclamen D4, Gelsemium D4, Iris D3, Paris quadrifol. D4 | Antimigren® SL Pascoe (TAB) bei Migräne mit/ohne Aura |
| Aconitum D3, Atropinum D3, Gelsemium D3, Glonoinum D3, Iris D3, Rutin D1, Secale cornutum D3 | Hevert-Migräne® (TRO) als Akutmittel |



Vasospasmen, Schlaganfall oder ischämischen Attacken (vorübergehend entsteht eine Minderdurchblutung von Hirngefäßen) **kontraindiziert**. Zudem dürfen Triptane von Personen unter 18 und über 65 Jahren nicht eingenommen werden; bei bekannter Hypertonie, Leber- oder Nierenfunktionsstörungen; in Schwangerschaft und Stillzeit. Triptane dürfen nicht zur Migräneprophylaxe eingenommen werden.

Als **Nebenwirkungen** können auftreten: Gefühl von Kribbeln, Schwindel und Schläfrigkeit, Übelkeit, Erbrechen, Unwohlsein, Müdigkeit, Hitzegefühl. Außerdem kann es zu Sehstörungen, Bradykardie, Tachykardie, Herzklopfen, Schweregefühl, Schmerzen, Druck- oder Engegefühl kommen, evt. Blutdruckanstieg während der ersten 12 Stunden nach der Anwendung.

**Wechselwirkungen** treten mit allen Substanzen auf, die ebenfalls den Serotoninstoffwechsel beeinflussen, deshalb sollten mindestens 24 Stunden nach der Einnahme eines Triptans vergangen sein, bevor ein Ergotamin-haltiges Präparat oder ein anderer Rezeptoragonist verabreicht wird und umgekehrt. Orale Kontrazeptiva können die Naratriptanaufnahme um 30 % vermindern, Rauchen hingegen erhöht die Wirkung von Naratriptan um 30 %. Die zusätzliche Einnahme von Johanniskraut kann zur Erhöhung der Nebenwirkungen führen.

Die Abgabe von Triptanen in der Selbstmedikation durch pharmazeutisches Personal ist gerechtfertigt, wenn der Patient bei mittelstarker bis starker Migräne auf NSAID oder andere Analgetika nicht ausreichend anspricht und wenn die Diagnose „Migräne" durch einen Arzt gestellt wurde. Die Beratung des Patienten ist von sehr großer Bedeutung, vor allem muss geklärt werden, ob nicht eine der Kontraindikationen zutrifft. Hilfreich dabei ist z. B. der Formigran-Beratungsleitfaden. Während die Triptane noch wirken, darf der Patient weder ein anderes Triptan, noch ein Ergotaminpräparat einnehmen, ein anderes Analgetikum hingegen schon. Die Einnahme der Triptane darf nicht prophylaktisch geschehen, aber so früh wie möglich (nach der Aura), dann wirken sie am besten. Auch der Hinweis, dass eine zu häufige Anwendung der Triptane zu vermeiden ist, weil es auch hier zum Arzneimittel-induzierten Kopfschmerz kommen kann, darf nicht fehlen.

◘ Tab. 8.9 Komplementärmedizinische Empfehlungen und ihr Einsatz bei Migräne

| Mittel | Beschwerdebild/Anwendungsgebiet |
|---|---|
| **Homöopathika** | |
| Sanguinaria D6/D12 | Pulsierende, berstende Schmerzen, morgens beginnend, am Mittag unerträglich |
| Silicea D12 | Neuralgische Schmerzen bei wiederkehrender Migräne |
| **Schüßler-Salze** | |
| Nr. 7 Magnesium phosphoricum | Das Salz der Muskeln und Nerven |
| Nr. 21 Zincum chloratum | Das Salz des Nervenstoffwechsels bei Problemen des Nervensystems einsetzen, so soll es gegen Kopfschmerzen, Nervenschwäche und Stimmungsschwankungen helfen |
| **Teemischung** | |
| Baldrianwurzel, Melissenblätter, Passionsblumenkraut aa ad 60 g | Je 1 TL Droge mit 250 ml heißem Wasser übergießen und 15 Min. ziehen lassen |

## Ergänzende Empfehlungen

- Einen ruhigen Ort aufsuchen und sich zurückziehen, evt. verdunkelter Raum,
- Auslöser herausfinden und vermeiden,
- wechselnden Schlaf-Wach-Rhythmus (Wochenendmigräne), Jetlag meiden,
- Lärm, Flackerlicht, Höhe, Kälte, Gerüche, verqualmte Räume meiden,
- psychologische Faktoren, Stress, Aufregung, Angst, Wut meiden,
- bestimmte Nahrungsmittel, Käse, Schokolade, Glutamat, Alkoholika (besonders Rotwein) meiden,
- regelmäßige Mahlzeiten einhalten,
- Schwimmen, Joggen, Fahrradfahren,
- Akupunktur,
- Kopfschmerztagebuch führen,
- JHP® Rödler, Japanöl Ol. Menth jap. S,
- Entspannungstechniken:
  - Biofeedback: bewusste Wahrnehmung von Körperfunktionen, Rückmeldung durch Signale (apparativ sehr aufwendig),
  - progressive Muskelentspannung nach Jakobsen: leicht zu erlernen, schneller Erfolg, evt. Nebenwirkungen,
  - kognitiv-verhaltenstherapeutische Schmerzbewältigungstechnik: Erlernen neuer Verhaltensweisen, gut wirksam bei wenigen Sitzungen.

## Grenzen der Selbstmedikation

Ein Arztbesuch ist erforderlich, wenn:

- die Beschwerden erstmalig auftreten (Arzt muss die Diagnose Migräne gestellt haben),
- die Kopfschmerzen erstmals mit über 40 Jahren auftreten,
- OTC-Präparate nicht mehr helfen,
- Kopfschmerzen länger als 24 Stunden und/oder an mehr als zehn Tagen pro Monat bestehen,
- einseitige Bewegungsstörungen, Doppeltsehen, Bewusstseinsstörung, Ohrgeräusche, Augentränen, Schwindel,
- die Kopfschmerzen kaum auszuhalten sind.

# Sinusitis-Kopfschmerz

Bei Entzündungen der Nase und der Nasennebenhöhlen kann es zum sogenannten Sinusitis-Kopfschmerz kommen.

Aufgrund der Übereinstimmung der Schmerzlokalisation können Migräne und Kopfschmerzen vom Spannungstyp leicht mit einem Sinusitis-Kopfschmerz verwechselt werden. Sinusitis-Kopfschmerzen werden nicht von Übelkeit oder Erbrechen begleitet, sie werden auch nicht durch Lärm oder durch Licht verstärkt, besitzen also nicht die typischen Begleitsymptome von Migräneattacken. Der Patient fühlt sich erkältet und wenn er den Kopf nach vorne beugt, verstärken sich die Schmerzen in einer oder mehreren Regionen des Gesichtes, der Ohren oder der Zähne. Dazu kommt eine Reduktion des Geruchssinns oder eine komplette Unfähigkeit zu riechen.

Obwohl akute virale Infekte sehr häufig die Ursache einer akuten Sinusitis sind, können alle Bedingungen, die den Sekret- und Schleimabfluss behindern zu einer Sinusitis führen. Abschwellende Nasentropfen und Salzspülungen können die Symptome lindern.

Gut zu empfehlen sind pflanzliche Kombinationen wie Sinupret®. Bei akuten Beschwerden wird für Patienten ab 12 Jahren das vierfach höher konzentrierte „extrakt" empfohlen, handelt es sich um chronische Beschwerden, soll Sinupret® forte eingenommen werden.

Die akuten Kopfschmerzen können durch Schmerzmittel wie ASS, Paracetamol oder Ibuprofen behandelt werden (◘ Tab. 8.10).

Tab. 8.10 Präparatebeispiele bei Sinusitis-Kopfschmerz

| Wirkstoff | Handelspräparat |
|---|---|
| **Allopathika** | |
| Acetylsalicylsäure | Alka-Seltzer® Classic (BTA), Aspirin® (TAB), Aspirin® Direkt (KTA), Aspirin® Effect (GRA), ASS-ratiopharm® (TAB) |
| Ibuprofen | Ibubeta® 400 akut (FTA), Ibudolor® akut 400 mg (FTA), Nurofen® Immedia (FTA) |
| Paracetamol | ben-u-ron® 500 mg (HKP, TAB), Vivimed® N (TAB) |
| **Phytotherapeutika** | |
| Pfefferminzöl | Euminz® (LSG) |
| Extrakt aus Ampferkraut, Eisenkraut, Enzianwurzel, Holunderblüten, Schlüsselblumenblüten | Sinupret® (SAF, TRO), Sinupret® extract (UTA), Sinupret® forte (UTA) |
| Ananasenzym | Bromelain-POS® (msr. TAB) |
| **Homöopathische Komplexmittel** | |
| Calc. sulf. D4, Carbo veget. D8 Cinnabaris D8, Hydrastis D4, Kal. Bichrom. D4, Silicea D8, Thuja D8 | Sinuselect® N (TRO) |
| Cinnabaris D4, Ferrum phos. D3, Mercurius sol. D6 | Sinfrontal® (TAB) |

8

# Gelenkschmerzen

## Ursachen und Symptome

Auch Gelenkschmerzen (Arthralgien) sind ein Symptom und keine eigenständige Krankheit, es sind Schmerzen in einem oder mehreren Gelenk(en) oder Schmerzen, die von einem oder mehreren Gelenk(en) ausgehen, die möglicherweise durch eine Entzündung oder Verletzung hervorgerufen werden. Ungleiche oder zu starke Belastung (z. B. Übergewicht oder Sport) führt zu Schmerzen. Gelenkschmerzen treten auch als Begleiterscheinung verschiedener Erkrankungen auf. Sie sind ein häufiges Symptom der Grippe, aber auch von Mumps, Windpocken, Grippe, Masern und Röteln oder Autoimmunerkrankungen, rheumatische Erkrankungen. Verschleißerscheinungen (Arthrose), besonders im Bereich der Hüfte, dem Knie oder der Schulter führen ebenfalls zu Beschwerden. Je nach Auslöser können sich diese Schmerzen bei Bewegung verschlimmern oder aber sie nehmen zu, wenn das schmerzende Gelenk geschont wird. Der Schmerz kann vorübergehend oder von kurzer Dauer sein, erneut auftreten oder sich auf Dauer manifestieren. Bei der entzündlichen Form kann der Schmerz eine Stunde und länger anhalten und auch mehrere Körperzonen betreffen. Äußerlich ist nichts sichtbar, der Gelenkschmerz geht ohne Gelenkschwellung und ohne Hautrötung einher.

Das pharmazeutische Personal sollte durch Befragen des Patienten die mögliche Ursache herausfinden: Sind die Beschwerden akut oder chronisch? Um welche Art von Verletzungen handelt es sich: akute, stumpfe Verletzungen, Prellungen, Zerrungen, Verstauchungen?

Bei akuten Schmerzen ist eine Selbstbehandlung über begrenzte Zeit durchführbar, aber es gilt: Höchstdosen nicht überschreiten, Kontraindikationen, Neben- und Wechselwirkungen beachten (▸Seite 157).

Auch sportliche Überlastung kann zu Gelenkschmerzen führen. Abb. 8.6

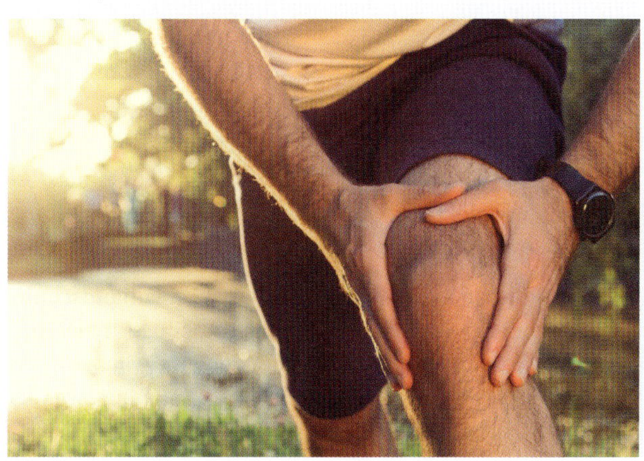

◘ Tab. 8.11 Orale Präparatebeispiele und ihr Einsatz bei Gelenkschmerzen

| Wirkstoff | Handelspräparat |
|---|---|
| Diclofenac | 1. Wahl symptomatische Behandlung von Schmerz und Entzündung, Reizzustände: Voltaren® Dolo 25 mg (TAB) |
| Ibuprofen | 1. Wahl bei leichten bis mäßig starken Schmerzen des Bewegungsapparats: Aktren® (FTA, WKP), Dolgit® 400 (UTA), Ibubeta® 400 akut (FTA), Ibu KD® 400 mg akut (FTA), Ibu-ratiopharm® 400 mg akut (FTA) |
| ASS | Leichte bis mäßig starke Schmerzen: Aspirin® 500 mg (UTA), ASS-ratiopharm® 500 mg (TAB) |
| Naproxen | 1. Wahl leichte bis mäßig starke Schmerzen bei bekannter Arthrose: Dolormin® GS mit 250 mg Naproxen (TAB) |
| Paracetamol | 2. Wahl leichte bis mäßig starke Schmerzen: ben-u-ron® 500 mg (TAB), Paracetamol-ratiopharm® 1000 mg (TAB) |

◘ Tab. 8.12 Alternative orale Behandlungsmethoden bei Gelenkbeschwerden

| Inhaltsstoff | Handelspräparat |
|---|---|
| **Phytotherapeutika** | |
| Trockenextrakt aus Teufelskrallenwurzel | Doloteffin® (FTA), Jucurba® forte 480 mg (FTA), Teufelskralle-ratiopharm® (FTA) |
| **Homöopathische Komplexmittel** | |
| Ledum pal. D2, Pseudognaphalium obtusifol. D1, Rutagrav. D42 | Steirocartil® (TAB) |
| Rhus tox D2, Sulfur D6, Arnica mont. D2, Sanguinariacanad. D4, Solanum dulc. D2 | Zeel® comp. N (TAB) |

## Therapiemöglichkeiten

Zusätzlich stehen die Wirkstoffe Diclofenac und Ibuprofen auch als lokal anwendbare topische Darreichungsformen (Salben, Cremes, Gele) zur Verfügung (◘ Tab. 8.13). Der Wirkstoff dringt gezielt in das entzündete Gewebe ein und reichert sich dort an, nur ein geringer Teil gelangt in die Blutbahn, wodurch der gesamte Organismus entlastet wird. Als Nebenwirkungen werden jedoch bei einigen Anwendern lokale Hautreizungen beobachtet.

Capsaicin wirkt auf der eingestrichenen Fläche gefäßerweiternd und dadurch wird das Gebiet besser durchblutet. Zusätzlich aktiviert Capsaicin Hitze- und Schmerzrezeptoren, dadurch werden analgetische Endorphine freigesetzt.

Die anthroposophischen Präparate enthalten unter anderem ätherische Öle. Aconitum napellus wirkt schmerzlindernd. Lavandulae aetheroleum beruhigt und entspannt. Camphora regt die periphere Durchblutung an und sorgt dafür, dass sich die Wärme gut verteilt.

Solum uliginosum (Hochmoortorf) wirkt sanft durchwärmend, lösend und schmerzlindernd Equisetum arvense regt die Nierentätigkeit an und wirkt ausscheidungsfördernd. Lavendelöl belebt und beruhigt mit seinem Duft und wirkt entspannend.

**Hinweise für den Patienten** sollten sein: Einmalhandschuhe anziehen bei der Applikation, vor allem bei den hyperämisierenden Externa, s. u., Händewaschen und nicht in die Augen reiben! Wärmende Salben dürfen nur angewendet werden, wenn keine Entzündung vorliegt!

## Ergänzende Empfehlungen

- Kühlung (z. B. Eis, Kältekompresse Cold-Hot in ein Tuch gewickelt, darf aber nicht unmittelbar auf die Haut, sonst kann es Erfrierungen geben),
- Umschläge mit essigsaurer Tonerde,
- manchmal ist Wärme besser, dann heiße Rolle (feuchtes Tuch in die Mikrowelle), Fango Packung oder die Anwendung von Thermacare® (nur wenn keine Entzündung vorliegt),
- Wirsingkohlblätter mit einem Nudelholz über die Blätter rollen bis der Saft austritt, dieser enthält Schwefel, die Auflage großer Wirsingblätter wirkt bei Gelenkschmerzen schmerzlindernd,
- Bewegung,
- Gewichtsreduktion.

## Grenzen der Selbstmedikation

- Unerträglich starke, hartnäckige und immer wiederkehrende Schmerzen,
- sichtbare Schwellungen, Erwärmung oder Hautrötungen,
- zusätzlich extreme Müdigkeit, **Fieber** und Schüttelfrost.

Tab. 8.13 Topische Präparatebeispiele bei Gelenkbeschwerden

| Wirkstoff | Handelspräparat |
|---|---|
| **Allopathika** | |
| Diclofenac | Diclo-ratiopharm® Schmerzgel (GEL), Flector® Schmerzpflaster (PFL) (2× tgl. auf die Schmerzstelle aufbringen), Voltaren® (GEL, SPR) |
| Ibuprofen | Doc® Ibuprofen Schmerzgel (GEL), Dolgit® Schmerz-Gel (GEL), Dolobene® Ibu (GEL), Proff® Schmerz-Creme (CRE) |
| Salicylsäurederivate | Dolo-Arthrosenex® (GEL, SAL), Dolo-Hevert Roll-On (EIN), Mobilat® DuoAktiv Schmerzgel (GEL), Reparil® (GEL), Salhumin® (GEL) |
| Nonivamid, Nicoboxil | Finalgon® Wärmecreme DUO (CRE) |
| Propylnicotinat | Elacur® M hot (CRE) |
| Aluminiumacetat-tartrat | Essitol® (TAB z. Auflösen) |
| **Phytotherapeutika** | |
| Capsaicin, Dickextrakt aus Cayennpfeffer | Finalgon® CPD Wärmecreme (CRE), Rheumamed® (SAL), Thermo Bürger® (CRE) |
| Beinwellwurzelextrakt | Kytta® Schmerzsalbe (SAL), Kytta Plasma® f (PST) |
| Zubereitung aus frischem Beinwellkraut | Traumaplant® (CRE) |
| Arnica, Calendula | Arnica comp. (GEL) |
| Salbe aus Arnikablüten | Kneipp® Arnika Kühl- & SchmerzGel (GEL) |
| Tinktur aus Arnikablüten | Arnika Tinktur Hetterich (TIN) |
| Minzöl | Retterspitz® Entspannungsöl (OEL) |
| **Pflaster** | |
| Capsaicin | ABC® Wärme-Pflaster, Capsi-med® Wärmepflaster |
| **Kühlende Präparate** | |
| Isopropylalkohol | Dolobene® Cool (GEL) |
| Mehrfachkompresse | Cold/Hot Packs |
| **Chondroprotektiva** | |
| Glucosamin | Dona® 250 mg (UTA), Dona® 750 mg (FTA), Dona® 1500 mg (PUL) |
| **Anthroposophika** | |
| Arnikablüten-, Birkenblätter- u. Ringelblumen-Extrakt, Kupfer, Lavendel- u. Rosmarinöl | Arnica comp./Cuprum Weleda (EIN) |
| Aconitum napellus e tubere ferm 33c oleosum D9, D-Kampfer, Lavandelöl, Quarz oleosum D9 | Aconit Schmerzöl WALA® (OEL) |
| Aesculus hippocastanum e semine LA 25%, Equisetum ex herba LA 20%, Lavendelöl, Moor-Extrak | Solum Öl WALA® (OEL) |

8

▫ Tab. 8.14 Komplementärmedizinische Empfehlungen und ihr Einsatz bei Gelenkbeschwerden

| Mittel | Beschwerdebild/Anwendungsgebiet |
|---|---|
| **Homöopathika** | |
| Rhus toxicodendron D12 | Nahezu alle möglichen Leiden des Bewegungsapparats |
| Arnica D12 | Schmerzende Gelenke |
| Bryonia alba D12 | Durch Bewegung und Belastung ausgelöster Schmerz |
| Dulcamara D6 | Gelenkschmerzen, die sich durch Feuchtigkeit und Kälte verschlimmern |
| **Schüßler-Salze** | |
| Nr. 1 Calcium fluoratum, auch als SAL | Als Faustregel kann man an Calcium fluoratum immer dann denken, wenn es um die Elastizität des Gewebes geht |
| Nr. 17 Manganum sulfuricum | Zur Bildung von Knorpeln und Knochen gegen Osteoporose und Arthrose einsetzbar |
| **Teemischung** | |
| Teufelskrallenwurzel | Je ein TL Droge mit 250 ml heißes Wasser übergießen und 15 Min. ziehen lassen |

# Muskelschmerzen

## Ursachen und Symptome

Muskelschmerzen (Myalgien) sind Schmerzempfindungen in der Muskulatur. Sie können muskelkaterartig, krampfartig oder brennend sein und an einer oder mehreren bestimmten Stellen des Körpers auftreten.

Der Muskel besteht aus Muskelgewebe, in dem Zellen sich verkürzen und Spannung entwickeln (aber auch Verspannungen). Sie wandeln chemische Energie in mechanische um und sie sind verantwortlich für unsere Haltung und Bewegung. Angeregt werden sie durch Gehirnimpulse, die durch die Nerven geleitet werden. Quergestreifte Muskelzellen sind bis 15 cm lang und werden als Muskelfasern bezeichnet. Nach starker Beanspruchung oder Überbeanspruchung können kleinste Muskelfaserrisse (akuter Schmerz, Muskelkater) vorliegen. Es kann zu Krämpfen kommen, ein Zusammenziehen der Muskeln (ziehendes Gefühl, lokale tastbare Verhärtung). Während einer Grippe, aber auch bei Rheuma sind solche Schmerzen begleitend.

Apotheker oder PTAs sollten die Behandlung nach den Ursachen ausrichten und die Beschwerden genau einordnen.

Seit wann bestehen die Beschwerden? An welchem Körperteil treten sie auf? Bestehen auch andere Symptome? Sind die Beschwerden immer gleich stark? Übt der Patient eine sitzende oder körperlich belastende Tätigkeit aus? Treibt er Sport? War es ein Unfall? Handelt es sich um eine bekannte, vom Arzt diagnostizierte Arthrose?

Dabei muss bedacht werden, dass auch **Medikamente zu Muskelschmerzen** führen können:

- eine schwerwiegende Nebenwirkung bei der Einnahme von Statinen ist die Rhabdomyolyse (Auflösung der quergestreiften Muskulatur),
- **Chinidin** (Antiarrhythmikum) kann zu Muskel- und Gelenkschmerzen führen,
- Levodopa-Carbidopa und Penicillin (Krämpfe),
- bei der Einnahme von Cimetidin ($H_2$-Antihistaminikum) kann es zu Muskelschmerzen kommen.

Und es gibt **Erkrankungen**, die von Muskelschmerzen begleitet werden:

- Muskelentzündungen, verursacht durch Viren (z. B. Coxsackie-B-Virus), Bakterien (z. B. Borrelien) oder Parasiten (z. B. Trichinen),
- Bandscheibenvorfall, Halswirbelsäulen-Syndrom (HWS), Hexenschuss,
- Osteoporose, Arthrose,
- Fibromyalgie, Muskeldystrophie, Parkinson, Bechterewsche Krankheit.

**Muskelverspannung:** Der Muskel ist knotig verhärtet, vor allem besteht Druckschmerz an der betreffenden Stelle. Eine Verspannung kann durch Fehlbelastung, Fehlhaltung (Auto, Computer, Beruf) oder Entzündungen entstehen. Sie tritt vor allem im Rücken und im Schulter-Nacken-Bereich auf und kann auch zu Kopfschmerzen führen.

**Muskelverletzung:**

- Eine Prellung (Schlag, Stoß, Sturz) kann zu Muskelschmerzen führen.
- Bei einer Zerrung (Überdehnung) kommt es zu einem kurzen, starken Muskelschmerz.
- Bei einem Muskelfaser- oder Muskelbündelriss hat der Patient sehr heftige Schmerzen. Die Verletzung geschieht meist am Übergang vom Muskel zur Sehne. Man beobachtet eine Schwellung oder eine Delle an der entsprechenden Stelle.

**Muskelkater:** Muskelschmerzen nach starker Belastung oder Überbeanspruchung von Muskeln, es treten viele kleinste Muskelfaserrisse auf. In die Einrisse kann Wasser treten und es bilden sich Ödeme, die Muskelfasern schwellen an und der typische Dehnungsschmerz tritt auf.

**Muskelkrampf:** Das Zusammenziehen des Muskels, der sich dann steinhart anfühlt, verursacht einen heftigen Schmerz, dem man solange nicht entgehen kann, bis Entspannung eintritt. Die Ursachen hierfür sind noch nicht erforscht, man weiß nur, dass es Faktoren gibt, die die Krämpfe begünstigen. Diskutiert wird ein Mangel an Elektrolyten (z. B. Kalium-, Natriumchlorid-, Calcium- oder Magnesiummangel). Häufiger kommen die Krämpfe in der Schwangerschaft, beim Sport durch starkes Schwitzen, bei Alkoholkonsum und im Alter vor.

**Tennisarm/Golfarm:** Darunter versteht man die Reizung eines der beiden Gelenkhöcker am Oberarm im Bereich des Ellenbogengelenks, an dem die Muskulatur ansetzt. Am speichenseitigen (Tennisellenbogen) setzt die Unterarmstreckmuskulatur an, am ellenseitigen die Beugemuskulatur (Golfellenbogen). Die schmerzhaften Reizungen sind typisch für die Sportart, können aber auch durch handwerkliche Tätigkeiten auftreten. Je nach Lage, ob Elle oder Speiche, lösen Bewegungen Schmerzen aus.

**Sehnenscheidenentzündung:** Die Sehnenscheiden dienen der Reibungsminderung, es sind Faserstränge, die die Muskeln mit den Knochen verbinden. An den Stellen, wo sie direkt auf dem Knochen verlaufen, sind sie von Sehnenscheiden umgeben. Diese sind im Inneren mit Gelenkschmiere ausgekleidet sind, damit sie besser gleiten. Bei einer Entzündung des Gewebes, das die Sehne umgibt, kommt es zu stechendem Schmerz.

**Schleimbeutelentzündung (Bursitis):** Schleimbeutel sind Gewebesäcke, die mit wenig Gelenkschmiere gefüllt sind. Davon besitzt der menschliche Körper etwa 160. Sie befinden sich immer zwischen einer festen Oberfläche (Knochen) und einer weichen Struktur (Muskeln oder Sehnen)und dienen dazu Druck, Zug oder Reibung abzupuffern und erleichtern so die Bewegung der Muskeln und Sehnen. Eine Entzündung tritt plötzlich auf, dann ist der Schleimbeutel prall gefüllt, was zu Schmerzen und Einschränkung der Beweglichkeit führt. Die meisten Schleimbeutelentzündungen entstehen im Ellenbogengelenk, im Sprunggelenk, an der Hüfte, in der Schulter oder am Knie. Ursachen können Überbelastung, Unfälle (Sportverletzungen, Stürze) sein, aber auch Infektionen. Auch Rheuma oder Stoffwechselerkrankungen können zu einer Schleimbeutelentzündung führen. Schleimbeutelentzündungen können auch chronisch werden, z. B. kommt das häufig bei der Fehlstellung des großen Zehs vor.

## Therapiemöglichkeiten

- Kältesprays bei leichten Sportverletzungen wie Prellungen oder Zerrungen haben nur eine kühlende, keine heilende Wirkung. Die enthaltenen Substanzen verdampfen auf der Haut, die entstehende Verdunstungskälte erreicht eine Temperatur -30 °C bis -40 °C. Ein Sprühabstand von 15 bis 30 cm muss eingehalten werden.
- NSAR, um den Bewegungsschmerz zu lindern, sowohl oral als auch zur lokalen Anwendung (▸ Seite 168).
- Massage mit hyperämisierenden Externa. Dadurch wird die Durchblutung angeregt (▸ Seite 168).

**Muskelprellung:** Hier empfehlen sich folgende Maßnahmen: Kühlen, Kompressionsverbände, Ruhigstellen.

**Muskelzerrung:** Diese ist sehr schmerzhaft! Daher empfiehlt sich die Einnahme von Ibuprofen oder **Diclofenac**. Sie verringern die Schmerzen und dämmen die Entzündungsreaktion infolge der Zerrung ein. Zusätzlich kann ein Salbenverband angewendet werden.

**Muskelriss:** Zunächst muss gekühlt werden, aber bei Verdacht auf einen Muskelriss muss ein Arzt aufgesucht werden.

**Muskelkater:** Entspannung durch ein Vollbad, Sauna, Wärme, leichte Belastung oder sanftes Dehnen. Bei großen Schmerzen kann entweder Ibuprofen oder Diclofenac in oraler Form oder lokal angewendet werden.

**Muskelkrämpfe:** Sollte man vorsichtig massieren und die Stelle wärmen. Zur Vorbeugung kann man Elektrolyte einnehmen, sollte sich aber nicht nur auf Magnesium beschränken (▸ Seite 318).

**Tennisarm/Golfarm:** Im akuten Zustand sollten Apotheker bzw. PTAs eine Kältebehandlung empfehlen, dann NSAR sowohl oral oder auch lokal, wie z. B. Diclofenac als Pflaster oder Salbe. In dem Fall kann man zusätzlich an die entzündungsregulierenden Effekte der Enzyme (◘ Tab. 8.15) denken. Fango-Heilerde in Plattenform wird schon seit vielen Jahren höchst erfolgreich bei der Behandlung von Epicondylitis humeri radialis (umgangssprachlich auch Tennisarm oder Golfarm genannt) eingesetzt.die Schmerzen klingen rasch ab und die Mobilität des betroffenen Arms wird rasch wieder hergestellt

Arnikablüten wirken entzündungshemmend. Bei Muskelschmerzen wird die Heilpflanze gerne in Form von Salben verwendet. ○ Abb. 8.7

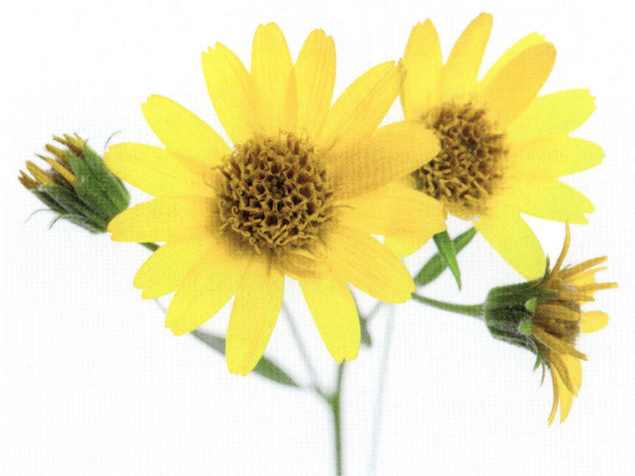

8

◘ Tab. 8.15 Präparatebeispiele bei Muskelschmerzen

| Wirkstoff | Handelspräparat |
|---|---|
| **Kühlende Sprays** | |
| Chlorethan | Chloraethyl Dr. Henning® |
| Pentan | Olbas Kältespray |
| Butan, Propan, Pentan, Menthol | Eisspray-ratiopharm® |
| **Kompressionsverband** | |
| – | Leukotape®, Pressotherm® |
| **Externa** | |
| Arnikablüten | Arnika Schmerzfluid (Fluid), Arnikatinktur Hofmann's® (TIN), Kneipp® Arnika Kühl- und Schmerzgel (GEL) |
| Beinwellwurzelfluidextrakt | Kytta-Plasma® f (PST) |
| Beinwell | Traumaplant® (CRE) |
| Isopropylalkohol | Dolobene® Cool (GEL) |
| Kalium-Eisen-Phosphat-Citrat-Komplex, Japanisches Minzöl | Gelum® Sport-Gel (GEL) |
| Aescin, Diethylaminsalicylat | Reparil® (GEL) |
| **Orale Antiphlogistika** | |
| Bromelain | Phlogenzym® mono (msr. TAB), Traumanase® (msr. TAB) |
| Aescin | Reparil® (DRA) |
| Bromelain, Rutosid, Trypsin | Wobenzym® plus (msr. FTA) |
| **Anthroposophika** | |
| Ethanol. Auszug aus Arnica montana | Arnika-Salbe 30 % Weleda bei Prellungen (SAL) |
| Auszug aus Arnikablüten u. Birkenblätter, Oliven- u. Sonnenblumenöl | Arnika Massage-Öl Weleda (OEL) |
| Wässriger Auszug aus getrockneten Birkenblättern (94 %), frischer Bio-Zitronensaft | Birken-Elixier (FLU) zur Stoffwechselanregung |
| Arnica e planta tota ferm 33c in homöopathischer Verdünnung | Arnica e planta tota D6 WALA® (GLO) wirkt Bewegungsschmerz lindernd und die Muskelregeneration anregend |
| **Phytotherapeutika** | |
| Muskatnuss und Rosmarinöl | Retterspitz® Muskelcreme (CRE) |
| Arnikatinktur, Eukalyptusöl, Menthol, Minzöl, Rosmarinöl, Sorbinsäure, Thymol | Retterspitz® Muskelroller (LOT) |
| u. a. Alaun, Arnikatinktur, Bergamottöl, Orangenblütenöl, Rosmarinöl, Thymol, Zitonenöl | Retterspitz® Äußerlich (FLU) |
| Salicylsäure | Salhumin® Rheuma-Bad (BAD) |
| Benzylnicotinat | Pernionin® Thermo-Teilbad/-Vollbad (BAD) |
| Oliven- u. Lavendelöl | Lavendel Entspannungsbad Weleda (BAD) |

Tab. 8.16 Komplementärmedizinische Empfehlungen und ihr Einsatz bei Muskelschmerzen

| Mittel | Beschwerdebild/Anwendungsgebiet |
|---|---|
| **Homöopathika** | |
| Aranin D12 | Hastig, unruhig, zitternd |
| Nux vomica D6 | Für schmerzhafte Verspannungen im Rücken-, Nacken- und Schulterbereich durch zu viel Arbeit und Stress |
| **Schüßler-Salz** | |
| Nr. 20 Kalium aluminium sulfuricum | Das Salz der glatten Muskulatur, wirkt vor allem entkrampfend auf die Muskulatur |

8

**Sehnenscheidenentzündung:** Neben der Ruhigstellung des Gelenks sollte die betroffene Stelle gekühlt werden. Bei starken Schmerzen kommt der Einsatz von NSAR in Betracht, die auch entzündungshemmend wirken, auch als Externa. Pflanzliche Alternativen wie Arnika-und Beinwellsalben haben sich ebenfalls bewährt.

**Akute Schleimbeutelentzündung:** Dabei muss das Gelenk ruhig gestellt und gekühlt werden. Bei Entzündungen darf keine Wärme eingesetzt werden! Entzündungs- und schmerzhemmende Arzneimittel in Tablettenform oder als Salbenverband können bei der Beratung empfohlen werden.

## Ergänzende Empfehlungen

Bei Verspannungen tut Wärme gut, z. B.:

- **Sauna** (nicht bei Herz-Kreislaufbeschwerden, Überfunktion der Schilddrüse),
- heiße Dusche (etwa 10–15 Minuten lang mit einem harten Wasserstrahl auf die Hauptschmerzpunkte zielen) oder Entspannungsbad,
- Wärmepackungen (Fango, Paraffin und Moorschlamm),
- feuchtwarme Kompressen, Heizkissen und Wärmestrahler,
- Wärmeumschläge,

Außerdem können folgende Maßnahmen bei Muskelschmerzen unterstützen:

- Muskelkater ist durch vorsichtiges Training, Massage und Aufwärmen vermeidbar,
- ausreichend Flüssigkeit zu sich nehmen,
- **Gymnastik**, Sport, Physiotherapie,
- Entspannungstraining,
- Haltungskorrekturen, Schlafpositionen ändern,
- gesunde Ernährung (Obst, z. B. Bananen), Vollkornprodukte, Gemüse.

## Grenzen der Selbstmedikation

- Die Schmerzen dauern länger als 48 Stunden an,
- es treten Taubheitsgefühle an Armen und/oder Beinen auf,
- bei starker Schwellung und Überwärmung: Verdacht auf Thrombose, Rheuma, Borreliose,
- bei sehr starken Schmerzen, evt. Muskelriss,
- Verdacht auf Nebenwirkung von Medikamenten (z. B. Statine).

# Rückenschmerzen

## Ursachen und Symptome

Das pharmazeutische Personal muss nicht unterscheiden, wenn der Patient davon spricht, er hätte „es im Kreuz", ob es nun Hexenschuss, Ischias oder Bandscheibenprobleme sind. Der Patient meint, dass er Schmerzen im unteren Rückenbereich hat und spricht manchmal auch von Nervenentzündung. In den meisten Fällen ist es eine Reizung der Nerven durch umliegende, verspannte Muskeln. Die Verspannungen können durch Fehlhaltungen, falsche Belastungen (Heben, Tragen), Bewegungsmangel, Übergewicht, sitzende Tätigkeit entstehen, aber auch durch Stress. Diese ungefährlichen Rückenschmerzen verschwinden nach einigen Tagen von selbst. Deshalb werden sie unkompliziert genannt. Die Medizin unterscheidet sehr wohl wieder in akut und chronisch. Chronisch meint länger als drei Monate.

Die Ursachen der Rückenschmerzen können sehr vielfältig sein:

- Reizung der Nerven, z. B. bei Bandscheibenvorfall, es tritt Gallertmasse aus dem Kern der Bandscheibe, die auf die Rückenmarksnerven drücken.
- Veränderung in den Gelenken.
- Hexenschuss, plötzlich auftretend mit steifer Fehlhaltung.
- Ischias: Der Ischiasnerv reicht von der Kreuzbeingegend bis in die Fußspitzen, das erklärt, dass der Schmerz bis in die Fußspitzen ausstrahlt und die Patienten auch von Schmerzen und Kribbeln im Bein oder Fuß berichten.
- Osteoporose (Knochenmasse wird abgebaut, das betrifft auch die Wirbelkörper).
- Verkrümmung der Wirbelsäule (Skoliose).
- Systemische Grunderkrankungen wie M. Bechterew oder Parkinson.

## Therapiemöglichkeiten

Die Empfehlungen von Apotheker oder PTA in der Selbstmedikation sollten sich auf die vom Patienten geschilderten Beschwerden beziehen. Gerade bei unkomplizierten Rückenschmerzen ist es zu Anfang sinnvoll Schmerztabletten zu empfehlen, wenn die Schmerzen sehr stark sind und

Eine Fehlhaltung am Arbeitsplatz kann Rückenschmerzen zur Folge haben. ◘ Abb. 8.8

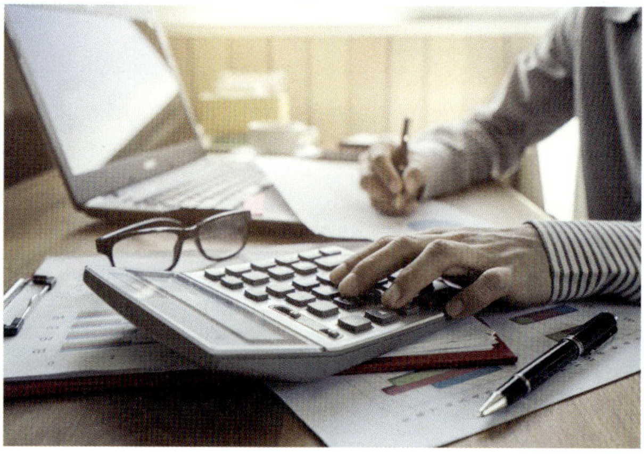

der Patient deswegen in der Bewegung sehr eingeschränkt ist. Es müssen keine Schon- und Fehlhaltungen mehr eingenommen werden. In erster Linie müssen Analgetika aber als Unterstützung der nicht-medikamentösen Maßnahmen gesehen werden.

Die erste Wahl wegen der geringeren Nebenwirkungen ist Paracetamol, gefolgt von Acetylsalicylsäure, Diclofenac und Ibuprofen.

Als sehr entspannend wird von den Patienten Wärme empfunden, z. B.:

- Bäder mit Kräuterzusätzen,
- wärmende Externa (◘ Tab. 8.13),
- wärmende Pflaster (◘ Tab. 8.13),
- Fango-Packungen,
- zu Anfang tut auch Kühlung gut, Kalt-Warm-Kompressen.

## Ergänzende Empfehlungen

- Wärmflasche oder feuchtheiße Wickel,
- **warme Güsse:** 10 bis 15 Minuten mit einem harten Wasserstrahl auf die Schmerzpunkte zielen,
- Sauna,
- Massage,
- Kräftigung der Rückenmuskulatur, z. B. durch spezielle Gymnastik, Rückenschule, Physiotherapie,
- evt. Gewichtsreduktion.

## Grenzen der Selbstmedikation

- Beschwerden dauern länger als 48 Stunden an, es kommt zu zunehmender Schwäche,
- Taubheitsgefühle an Armen und/oder Beinen,
- **fieberhafte Gelenkschmerzen**,
- Kribbeln bis hin zu Lähmungserscheinungen der Beine.

## Literatur


Arzneimitteldatenbank: www.aponet.de/wissen/arzneimitteldatenbank

AWMF: www.awmf.org/awmf-online-das-portal-der-wissenschaftlichen-medizin/awmf-aktuell.html (Zugriff 08.11.2017)

Beers MH. MSD Manual Handbuch Gesundheit. Mosaik-Verlag, München 2007

Homöopathie-Liste: www.homoeopathie-liste.de

Müller-Frahling M, Kasperzik B. Biochemie nach Dr. Schüßler. 4. Aufl., Deutscher Apotheker Verlag, Stuttgart 2017

Mutschler E, Geisslinger G, Kroemer HK et al. Mutschler Arzneimittelwirkungen. 10. Aufl., Wissenschaftliche Verlagsgesellschaft Stuttgart, 2012

Reuter P. Springer Lexikon Medizin. Springer Verlag, Berlin 2004

Rote Liste: www.rote-liste.de

Wiesenauer M, Berger R. aporello Homöopathie. Deutscher Apotheker Verlag, Stuttgart 2014

# 9 Magen- und Darmtrakt

Karin Diesner

Zum Abschluss des langen Wintersemesters mit vielen Prüfungen macht die Mädels-WG mit Thea, Bea und Melanie einen Ausflug in einen großen Freizeitpark. Bea und Melanie möchten die schnellen Sachen wie Achterbahn und Wilde Maus fahren. Thea eher nicht, sie wartet auf die anderen, während diese sich in die waghalsigen Abenteuer der Achterbahn stürzen. Dafür geht Thea gerne in die Geisterbahn. Was in dem Freizeitpark aber alle lieben, ist das Essen: Pommes, Hot Dogs, leckere Pizza und natürlich Schoko-Bananen und Zuckerwatte. „Oh je" stöhnt Melanie und verzerrt wehleidig das Gesicht. „Was denn?" fragt Melanie. „Es kommt mir dauernd sauer hoch!" Thea grinst etwas hämisch: „Zu viel Achterbahn gefahren, was?" „Quatsch, bestimmt zu viel Fast Food" erwidert Melanie und kann sich ein Grinsen nicht verkneifen.

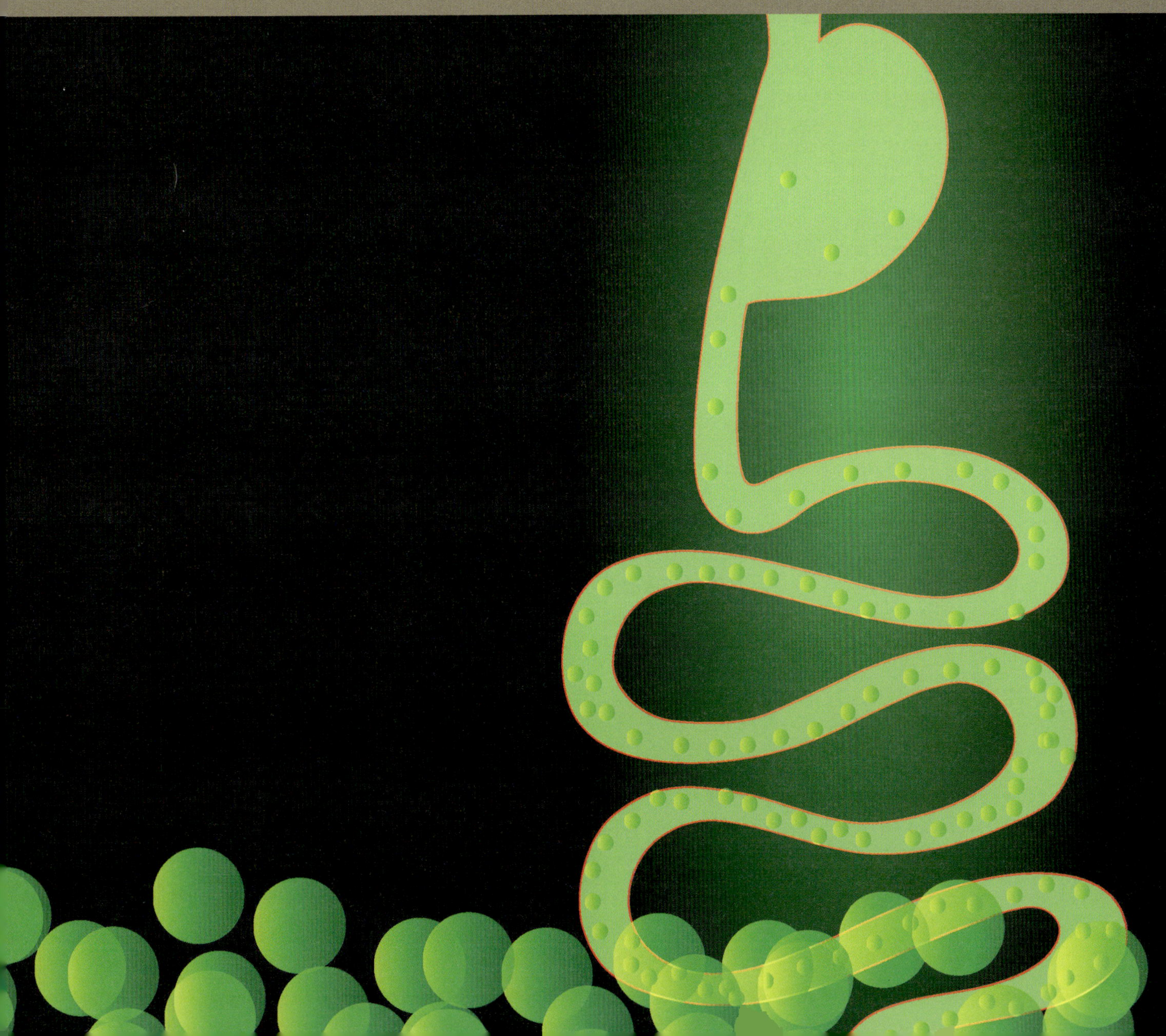

# Speiseröhre und Magen

Die Speiseröhre (Ösophagus) ist ein 25 cm langer Muskelschlauch, der unseren Nahrungsbrei in den Magen transportieren soll. Das passiert ganz automatisch. Im oberen Teil der Speiseröhre merken wir noch, wie es rutscht (quergestreifte Muskulatur), dann verschwindet der Brei gefühllos. Auf keinen Fall geht das umgekehrt, denn die Speiseröhre weitet sich erst beim ersten Breischluck und verschließt sich dann sofort wieder. Am unteren Ende wird die Speiseröhre noch dazu von einem ringförmigen Muskel (Ösophagussphinkter) abgedichtet, der kurz erschlafft, um die Speisen durchzulassen. Der Brei plumpst in den Magen (Ventricolo), dann schließt er sich wieder – Geisterfahrt ausgeschlossen. Im Magen steuern Nerven, glatte Muskulatur und Hormone das Dehnen, die Wandbewegungen und den nächsten Schließmuskel, der sogenannte Magenpförtner (Pylorus). Von dort aus wird der zerkleinerte Speisebrei in den Dünndarm weiterbefördert. 1,5 Liter Nahrungsbrei kann der Magen aufnehmen, wenn wir Angst oder Stress haben sind die Bewegungen erschwert, das Essen steht einem „bis zum Hals" und einem wird übel.

Warum reagiert der Magen eigentlich sauer? Eigentlich soll er ja sauer sein, im Normallfall hat der Magensaft, von dem täglich zwei bis drei Liter produziert werden, einen pH-Wert von 1–1,5 und besteht unter anderem aus Salzsäure und Verdauungsenzymen. Er trägt wesentlich zur Verdauung der Nahrung bei und tötet viele Krankheitserreger ab. Aber genauer betrachtet ist es schon eine ganz schön ätzende Angelegenheit. So ätzend, dass der Magen vor der Selbstverdauung durch eine Hydrogencarbonat-haltige Magenschleimhaut geschützt wird. Diese Schleimhaut kleidet den Magenmuskel aus und in ihren Belegzellen wird der Magenschleim gebildet, der zäh und haftfähig ist, da er hochmolekulare Glykoproteine enthält. Eines dieser Glykoproteine ist der Intrinsic-Faktor, der wichtig für die Vitamin-$B_{12}$-Aufnahme ist (▸ Seite 325). Zusammen mit dem aus der Nahrung aufgenommenen, säureempfindlichen Vitamin bildet der Faktor einen Komplex und ermöglicht so die Resorption.

Auch die Magensäure wird in den Belegzellen gebildet. Ja, und dass die Magensäure ausgeschüttet wird, das hat etwas mit unserem Gehirn zu tun. Wie beim Pawlowschen Hund lösen Sehen, Riechen und Schmecken die Erregung des Vagus aus. Das ist der größte und wichtigste Nerv des Parasympathikus und aktiviert fast alle inneren Organe. Kommt die Nahrung im Magen an, so entstehen durch Dehnungsreize und chemische Reize (z. B. Eiweißabbauprodukte) große Mengen an Magensaft. Die Erregung des Nervs und die Reize führen zur Freisetzung des Peptidhormons Gastrin, das dann die HCl-Sekretion auslöst. Fällt der pH-Wert unter 3, hört die Säurebildung auf. Hormone des Zwölffingerdarms beeinflussen ebenfalls, wieviel Magensäure für die Verdauung zur Verfügung steht. Wird zu viel oder zu wenig Magensäure produziert, so führt dies zu Beschwerden, ebenso, wenn sich Magensäure an Orten befindet, die keine Schutzschicht haben, so etwa in der Speiseröhre. Gründe dafür gibt es einige: Das Muskelgewebe an dieser Stelle ist relativ locker und kann durch bestimmte Arzneimittel (z. B. Opioide) oder in Folge des Alters geschwächt sein. Und das ist meistens dann der Fall, wenn dieser Ösophagussphinkter nicht mehr richtig schließt. Gelangt Säure in die Speiseröhre, die keine Schleimhaut, also keine Schutzschicht vor der Säure hat, kommt es zu Schmerzen und Entzündungen (o Abb. 9.1).

Schließt der Ösophagussphinkter nicht richtig, so gelangt Magensäure in die Speiseröhre.

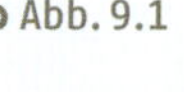


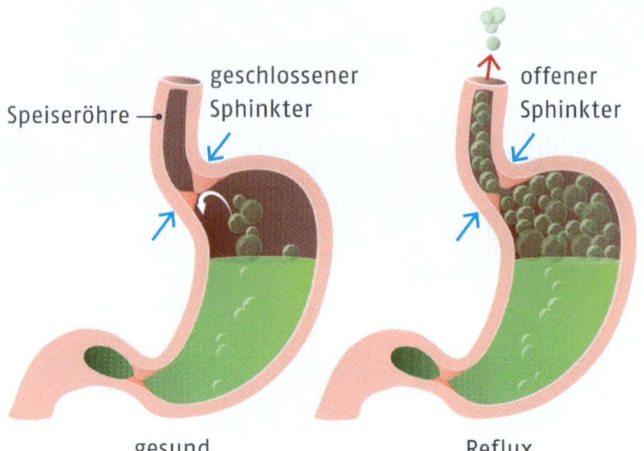


# Sodbrennen

Sodbrennen (Pyrosis) ist eine aufsteigende brennende Empfindung hinter dem Brustbein, die unter Umständen bis zum Hals und Rachen ausstrahlt, oft zusammen mit saurem und bitterem Aufstoßen.

## Ursachen und Symptome

In der Selbstmedikation stehen dem pharmazeutischen Personal viele Medikamente zur Verfügung mit denen es helfen kann, aber jedes hat eine unterschiedliche Wirkungsweise. Um eine Arzneimittelempfehlung geben zu können, ist es wichtig zu wissen, warum der Magen so sauer reagiert. Mit folgenden Standardfragen bei Sodbrennen wird abgeklärt:

- Wann tritt das Sodbrennen auf und wie häufig?
- Wie ernährt sich der Patient und welche Medikamente nimmt er ein?
- Hat er Nahrungsmittel zu sich genommen, die er schlecht verträgt, z. B. **Alkohol**, Kaffee, Tee, süße, fette, saure oder zu viele Speisen?
- Trägt er enge, ungünstige Kleidung?
- Gibt es Stress, Ärger oder seelische Belastungen?
- Werden regelmäßig Arzneimittel eingenommen (ASS, NSAID, Glucocorticoide, usw.)?
- Gibt es noch andere Erkrankungen oder Beschwerden?

Bei der Klärung der Symptome muss man auch bedenken, dass es sehr ernsthafte Erkrankungen der Speiseröhre und des Magens gibt, die unbedingt vom Arzt diagnostiziert werden müssen (▸Seite 181).

## Therapiemöglichkeiten

Als natürliches Arzneimittel zur Säurebindung hat sich **Heilerde** bewährt. Die Einnahme von einem Messlöffel bindet 25 mval Säure. Aufgrund der adsorbierenden Wirkung sollte zur Einnahme von anderen Arzneimitteln zwei Stunden Zeitabstand erfolgen.

In der Selbstmedikation stehen folgende Arzneimittelgruppen zur Behandlung von Sodbrennen und säurebedingten Magenbeschwerden zur Verfügung:

- Antazida,
- $H_2$-Antihistaminika und
- Protonenpumpenhemmer.

### Antazida

Antazida sind basische Substanzen, die die Magensäure neutralisieren und binden. Sie zeichnen sich durch gute Verträglichkeit und ein breites Wirkungsspektrum aus. Man diskutiert auch, dass sie, außer der puffernden Wirkung, zusätzlich das Verdauungsenzym Pepsin inaktivieren und Gallensäuren binden. Gallensäuren werden in der Leber gebildet, in der Gallenblase gespeichert und bei der Fettverdauung in den Zwölffingerdarm abgegeben. Beim Aufstoßen gelangt gelegentlich Gallenflüssigkeit aus dem Dünndarm über den Magen in die Speiseröhre. Das brennt zwar nicht, doch die Speiseröhrenzellen verändern sich, Plattenepithel wandelt sich in Zylinderepithel um und solche mutierten Zellen können gefährlich werden!

Diese säureneutralisierenden Antazida (◘ Tab. 9.1) wirken im Magen sehr schnell, doch der Magen möchte sauer sein und produziert dann erst recht viel Säure, so steigt der pH-Wert im Magen zu stark an. **Algedrat** hat eine direkte verzögernde Wirkung auf die Magenentleerung von ungefähr zwei Stunden, wenn es eine Stunde nach dem Essen eingenommen wurde. Daraus ergibt sich die Anwendung der Antazida zwischen den Mahlzeiten und vor dem Schlafengehen. Hydrotalcit und Magaldrat sind Schichtgitterantazida, die mit der Säure langsamer reagieren, denn sie verfügen über eine charakteristische Kristallstruktur, die abhängig vom pH-Wert nach und nach den Wirkstoff abgibt (◘ Tab. 9.2). Über eine längere Zeit hinweg können sie die Säure sowohl neutralisieren als auch anlagern und gewährleisten dadurch einen optimalen pH-Wert im Magen.

Bei der Auswahl des Antazidums sollte die Einzeldosis 20–25 mVal Salzsäure (HCl) neutralisieren, etwa ein Viertel der HCl-Menge, die pro Tag im Magen gebildet wird. Bei einer viermal täglichen Einnahme neutralisiert man die Magen-Salzsäureproduktion eines Tages.

**Kontraindikationen:** Nierenfunktionsstörung bei längerfristiger Einnahme, Kinder unter zwölf Jahren; bei Kindern über zwölf Jahren und im Falle einer Schwangerschaft immer Rücksprache mit dem Arzt halten! Ausschließlich die Kombination aus Natriumalginat, Kaliumhydrogencarbonat, Calciumcarbonat (Gaviscon®) ist ein offiziell zur Anwendung in der Schwangerschaft zugelassenes Antazidum.

**Nebenwirkungen:** Bei Einnahme hoher Dosen sind es zahlreiche: z. B. Alkalose, Hypermagnesiämie, Hypercalcämie oder Hypophosphatämie.

Durch Komplexbildung gibt es ebenfalls zahlreiche **Wechselwirkungen**: die Aufnahme von Eisen, Schilddrüsenhormonen, Herzglykosiden, Biphosphonaten, Fluorchinolonen, Cephalosporinen, Tetracyclinen und Gyrasehemmern wird reduziert. Die Veränderung des pH-Werts kann die Bioverfügbarkeit verringern, z. B. der schwachen Basen Itraconazol und Ketoconazol.

Hinweis: Zwei Stunden Abstand zwischen der Einnahme von Antazida und anderen Medikamenten!

### $H_2$-Antihistaminika

$H_2$-Antihistaminika müssen zunächst über den Dünndarm resorbiert werden und gelangen dann über den Blutkreislauf zu den Belegzellen der Magenschleimhaut, dort blockieren sie die $H_2$-Rezeptoren des Histamins und hemmen die Säuresekretion. Der Wirkungseintritt findet deshalb erst nach 60 Minuten statt. Die Wirkungsdauer beträgt dann aber 10–12 Stunden.

Für die Selbstmedikation stehen derzeit nur Ranitidin-Tabletten mit 75 mg Wirkstoff zur Verfügung, höhere Dosen

◘ Tab. 9.1 Therapeutisch setzt man mehr oder weniger starke basische Salze ein.

| Stärke | Wirkstoff | Cave |
|---|---|---|
| Schwach | Aluminiumhydroxid | Adsorbiert Gallensäuren und wirkt obstipierend |
| Stark | Natriumhydrogencarbonat | Früher viel eingesetzt (= Natron), ist heute obsolet; $CO_2$-Entwicklung führt zu Blähungen; zusätzliche Belastung mit Na (Hypertonie, Leber- und Nierenerkrankungen) |
| | Calciumcarbonat | Gasbildung durch $CO_2$-Entwicklung |
| | Magnesiumhydroxid | Mg-Ionen wirken laxierend |

9

sind verschreibungspflichtig (◘ Tab. 9.2). Patienten ab 16 Jahren sollen bei Auftreten der Beschwerden eine bis zwei Tabletten unabhängig von den Mahlzeiten einnehmen, maximal jedoch 300 mg pro Tag. In der Selbstmedikation ist die Einnahmedauer auf zwei Wochen begrenzt.

**Nebenwirkungen:** Dazu zählen zentralnervöse Beschwerden (z. B. Kopfschmerzen, Schwindelgefühl und Müdigkeit) sowie gastrointestinale Funktionsstörungen (z. B. Durchfall, Obstipation, Übelkeit), vorübergehende und reversible Veränderungen der Leberwerte.

**Kontraindikationen:** Für die Einnahme von Ranitidin sind schwere Nieren- und Leberfunktionsstörungen. Bei Kindern unter 16 Jahren wird die Einnahme nicht empfohlen, im Falle einer Schwangerschaft nur nach Rücksprache mit dem Arzt und sorgfältiger Nutzen-Risiko-Abwägung (▸ Seite 280).

**Wechselwirkungen:** Ranitidin kann die Resorption, den Metabolismus und die renale Ausscheidung anderer Arzneimittel beeinflussen.

- Wegen der Hemmung von CYP-Enzymen wird bei Patienten, die Antikoagulanzien vom Cumarin-Typ einnehmen, eine engmaschige Überwachung empfohlen. Ebenso ist bei der gleichzeitigen Einnahme von Theophyllin eine Kontrolle des Theophyllinspiegels nötig.
- Ferner wird durch die Erhöhung des pH-Werts im Magen die Bioverfügbarkeit verschiedener Arzneimittel beeinflusst. So werden beispielsweise Triazolam und Midazolam vermehrt resorbiert, bei Azolantimykotika kann es nach Einnahme von Ranitidin zu einer Verminderung der Resorption kommen.
- Die gleichzeitige Einnahme von Ranitidin mit Antazida oder Sucralfat sollte mit zwei Stunden Zeitabstand erfolgen, da die Resorption von Ranitidin vermindert sein kann.

> **Hinweis:** 2 Stunden Abstand zwischen der Einnahme von $H_2$-Antihistaminika und anderen Medikamenten!

## Protonenpumpeninhibitoren (PPI)

Die Entwicklung der PPI war ein Segen für die Behandlung von Magengeschwüren und Refluxösophagitis. Sie hemmen die Magensäuresekretion am effektivsten. Ulcusschmerz wird gemildert und Geschwüre heilen schneller ab. Im Körper gibt es verschiedene Transportmechanismen, dazu gehören auch die Ionenpumpen. In den Magenzellen befindet sich eine sogenannte Protonenpumpe. Darunter versteht man einen enzymatischen Prozess, bei dem Kaliumionen aus dem Magen in die Belegzellen aufgenommen und Wasserstoffionen in den Magen abgegeben werden. Zusammen mit den ebenfalls ausgeschütteten Chloridionen machen sie den Magen sauer. Auch Protonenpumpeninhibitoren wirken nicht direkt im Magen, sondern werden als Prodrug zunächst im Dünndarm absorbiert und durch das Blut in die Belegzellen transportiert. Dort findet die Produktion der Magensäure statt und die Protonenpumpe, so bezeichnet man ein Transmembranprotein der Belegzellen, transportiert die Säure ($H^+$-Ionen) aus den Belegzellen hinaus in den Magen. Durch die Säure wird das PPI in die aktive Form gebracht, die dann an die Protonenpumpe bindet und jene somit hemmt. Diese irreversible Hemmung führt dazu, dass die Wirkdauer der Protonenpumpenhemmer wesentlich länger als ihre Halbwertszeit ist und eine Säureproduktion erst nach der Neusynthese des Enzyms wieder möglich ist. Um eine vorzeitige Aktivierung der säurelabilen Prodrugs zu verhindern, müssen die PPI bei oraler Applikation in Form magensaftresistenter Tabletten oder Kapseln verabreicht werden.

Zur kurzzeitigen Behandlung von Erwachsenen mit Refluxsymptomen wie Sodbrennen und saurem Aufstoßen sind PPI in der Selbstmedikation zugelassen (◘ Tab. 9.2). Das wichtigste Auswahlkriterium für PPI ist nachts langanhaltendes, starkes Sodbrennen. Rezeptfrei erhältlich sind Omeprazol, Pantoprazol und Esomeprazol, jeweils in der 20 mg-Dosierung für maximal 14 Tage für Patienten ab 18 Jahren. Die Einnahme erfolgt einmal täglich 30–60 Minuten vor einer Mahlzeit, am besten vor dem Frühstück. Tabletten bzw. Kapseln müssen ungeteilt und unzerstoßen mit ausreichend Flüssigkeit eingenommen werden. Patienten mit Schluckbeschwerden können die Kapseln mit Omeprazol auch öffnen und die enthaltenen Pellets in ein halbes Glas mit Wasser (ohne Kohlensäure) geben. Keine anderen Flüssigkeiten verwenden, weil sich der magensaftresistente Überzug auflösen könnte! Die pelletshaltige Flüssigkeit innerhalb von 30 Minuten trinken, das Glas wird erneut halb mit Wasser füllen, umschwenken, sodass keine Rückstände im Glas bleiben! Die Pellets nicht zerkauen!

**Kontraindikationen:** Kinder und Jugendliche unter 18 Jahren in der Selbstmedikation.

**Nebenwirkungen:** Mitunter kann es zu Magen-Darm-Beschwerden (z. B. Übelkeit, Durchfall, Verstopfung), Müdigkeit, Schwindel und Kopfschmerzen kommen. Die Hemmung der Salzsäureproduktion in den Belegzellen kann zu einem Intrinsic-Faktor-Mangel und darüber zu einer mangelhaften Vitamin-$B_{12}$-Aufnahme führen (▸ Seite 325). Bei einer **langfristigen PPI-Einnahme** kann das Auftreten von Darminfektionen, sowie eine Unterversorgung mit Magnesium und Calcium nicht ausgeschlossen werden. Dies führt dann zum Anstieg eines Osteoporose- und Frakturrisikos.

Aufgrund der pH-Veränderung kann die Aufnahme von Azol-Antimykotika (Itraconazol) und HIV-Proteaseinhibitoren (Atazanavir) verringert sein.

**Wechselwirkungen:** Da Omeprazol ein CYP2C19-Hemmer ist, treten bei der gemeinsamen Einnahme mit Clopidogrel höhere Wirkspiegel von Clopidogrel auf. Eine zeitversetzte Einnahme wird daher empfohlen. Bei Pantoprazol und Esomeprazol ist dieser Effekt weniger ausgeprägt. Ebenso verlängert sich die Wirkungszeit von Antiepileptika (Phenytoin), Makrolidantibiotika (Clarithromycin) oder Benzodiazepinen (Diazepam). Bei gleichzeitiger Einnahme von Digoxin erhöht sich der Digoxin-Spiegel.

Tab. 9.2 Präparatebeispiele bei Sodbrennen

| Wirkstoff | Handelspräparat |
|---|---|
| **Antazida** | |
| Konventionelle Antazida | |
| Calciumcarbonat, Natriumhydrogencarbonat, Natriumalginat | Gaviscon® Dual (KTA) |
| Aluminiummagnesiumsilikathydrat | Gelusil Lac® (KTA) |
| Magnesiumhydroxid, Aluminiumoxid | Maalox® (KTA), Maaloxan® (KTA, SUS) |
| Calciumcarbonat, Magnesiumcarbonat | Rennie® (KTA) |
| Schichtgitter-Antazida | |
| Aluminium-Magnesium-hydroxid-sulfathydrat (Magaldrat) | Riopan® (GEL, KTA) |
| Aluminium-Magnesium-hydroxid (Hydrotalcit) | Talcid® (KTA, SUS) |
| Natürlicher Säurebinder | |
| Löss = Mischung aus Mineralien und Spurenelementen | Luvos® Heilerde fein/ultrafein (PUL) |
| **$H_2$-Antihistaminika** | |
| Ranitidin 75 mg | Ranitidin® 75 1A Pharma (FTA), Zantic® 75 (FTA) |
| **Protonenpumpeninhibitoren** | |
| Omeprazol | Omeprazol AL 20 mg (msr. TAB), Omeprazol-ratiopharm® SK 20 mg (msr. HKP) |
| Esomeprazol | Esomeprazol TAD® 20 mg (msr. HKP), Nexium Control® 20 mg (msr. TAB) |
| Pantoprazol | Pantozol Control® 20 mg (msr. TAB), Pantoprazol Hexal® 20 mg (msr. TAB) |
| **Phytotherapeutikum** | |
| Leinsamen | Bombastus Leinsamen: 1 EL Leinsamen mit ¼ L Wasser ½ Std. aufkochen, Schleim abseihen, über den Tag verteilt trinken. |
| **Anthroposophika** | |
| Antimonit D3, Atropa belladonna D3, Bismutum subnitricum D5, Chamomilla recutita D3 | Pulvis stomachicus cum Belladonna Weleda (TRI) |
| Achillea millefolium herba-ethanol. Infusum Ø, Gentiana lutea ethanol. Decoctum Ø, Juniperus communis summitates-ethanol. Infusum Ø, Meisterwurzwurzel-Dekokt, Salvia officinalis e foliis siccatis ethanol. Infusum Ø, Taraxacum officinale Ø, Tausendgülden-, Wegwarten- u. Wermutkraut-Extrakt | Amara-Tropfen Weleda (DIL) |
| Argentum nitricum aquosum D5, Nicotiana tabacum ferm 33b D5, Natrium phosphoricum aquosum D9, Robinia pseudacacia ferm 33e D3, Strychnos nux-vomica ferm 35b D9 | Robinia comp. WALA® (GLO) |

9

**Tab. 9.3** Komplementärmedizinische Empfehlungen und ihr Einsatz bei Sodbrennen

| Mittel | Beschwerdebild/Anwendungsgebiet |
|---|---|
| **Homöopathika** | |
| Robinia pseudoacacia D6 | Brennen entlang des ganzen Verdauungstrakts, bes. im Liegen, nachts! |
| Capsicum D6 | Bei brennendem Schmerz hinter dem Brustbein, mit Aufstoßen und brennender Zunge |
| Iris versicolor D6 | Bei gleichzeitigem starkem Speichelfluss und vor allem in Ruhe auftretenden Beschwerden, wie verbrannt |
| Nux vomica D6 | Nach reichlichem Essen, Kaffee, Stress, Alkohol |
| **Schüßler-Salze** | |
| Nr. 7 Magnesium phosphoricum | Kommt bei zusätzlicher Krampfneigung zum Einsatz |
| Nr. 8 Natrium chloratum | Das Salz für die Schleimhäute und speziell für brennende Schmerzen bei Entzündungen des Magens und bei Sodbrennen; auch bei verschiedenen Magenbeschwerden einsetzbar |
| Nr. 9 Natrium phosphoricum | Säureregulierend |
| Nr. 10 Natrium sulfuricum | Fördert die Ausscheidung von Säuren |
| Nr. 23 Natrium bicarbonicum | Säureregulierend |

Aufgrund der Hemmung der Säuresekretion kann die Resorption von unter anderem Azol-Antimykotika (Itraconazol) oder HIV-Proteaseinhibitoren (Atazanavir) verringert sein.

## Ergänzende Empfehlungen

- Warmes Wasser trinken.
- Auf schwer verdauliche Speisen wie fettes, geräuchertes Fleisch, Wurstwaren, Frittiertes, Hülsenfrüchte, frisches Brot, schwere Soßen, Mayonnaise sowie scharfe Gewürze verzichten.

Cola und Kaffee zählen zu den Säurebildnern und sollten bei Sodbrennen gemieden werden. **Abb. 9.2**

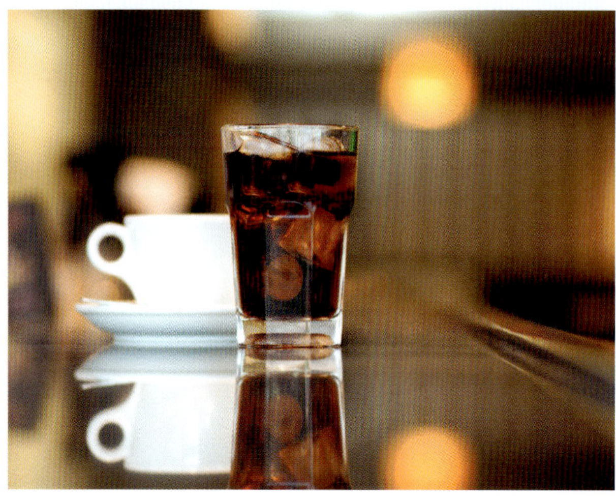

- Säurebildner meiden! Dazu gehören z. B. Kaffee, Cola, Tomaten, Zitrusfrüchte und Fruchtsäfte.
- Alkohol, Nicotin, schwarzer Tee und Süßigkeiten führen zu vermehrter Bildung von Magensäure, was den Sphinkter lockert.
- Viele kleine Mahlzeiten über den Tag verteilt essen, gründlich und langsam kauen.
- Mindestens drei bis vier Stunden vor dem Zubettgehen die letzte Mahlzeit einnehmen.
- Stärkehaltige Nahrungsmittel wie trockenes Weißbrot, Ballaststoffe, Haferflocken, Nüsse, Vollkornbrot, Salat, Möhren und Brokkoli haben eine säurepuffernde Wirkung.
- Getränke ohne Zucker und Kohlensäure wählen, optimal sind stilles Wasser oder ungesüßte Kräutertees, immer in kleinen Schlucken, aber kein Pfefferminztee!
- Ein Glas lauwarme Milch (aber nicht mehr, Calcium erhöht wieder Magensaftsekretion!), verschafft Linderung.
- Kaugummikauen (zuckerfrei) bildet viel Speichel und neutralisiert dadurch Magensäure. Zudem weisen die vielen Schluckbewegungen dann der Magensäure sozusagen den richtigen Weg.
- Zu hohes Körpergewicht durch Bewegung und eine reduzierte Kalorienmenge abbauen.
- Entspannungstechniken (z. B. Yoga, progressive Muskelentspannung oder autogenes Training) und Sport sind gut geeignet, die innere Anspannung zu lösen und Stress abzubauen.
- Wenn das Sodbrennen im Liegen besonders auftritt, gibt es einen kleinen Trick: den Oberkörper höher lagern!
- Kartoffelsaft: 2× tgl. ½ Glas Kartoffelsaft (ca. 50 ml) vor den Mahlzeiten trinken.

- Teemischungen: Kamillentee, Ingwertee, Eibischwurzeltee, grüner Tee, 2 TL der Teemischung in 150 ml siedendes Wasser geben, 10 Min. ziehen lassen, dann abseihen, 3–5 × tgl. eine Tasse schluckweise trinken.

### Grenzen der Selbstmedikation

- Starke Schluckbeschwerden bis -störungen, Husten,
- Schmerzen hinter dem Brustbein,
- trotz Medikation immer wiederkehrende Schmerzen, Brust- und Rückenschmerzen,
- Erbrechen oder plötzliche, starke und anhaltende Magenschmerzen oder Darmbeschwerden, blutiger Stuhl,
- Speiseröhrenkrämpfe,
- Verätzungen,
- Fieber,
- eingeschränktes Allgemeinbefinden, Gewichtsverlust,
- andere Erkrankungen wie Diabetes oder koronare Herzkrankheit,
- andere Arzneimittel: NSAID, ASS, GLP-1-Agonisten, Alendronat, Nitrate, Nicotin, L-Dopa, Dopaminagonisten oder Opioide,
- gastroösophagealer Reflux – Refluxkrankheit,
- Speiseröhrenentzündung (Ösophagitis),
- Zwerchfellbruch (Hiatushernie),
- Reizmagen (funktionelle Dyspepsie),
- Magenschleimhautentzündung (Gastritis akut oder chronisch),
- Infektion mit Helicobacter pylori,
- Nahrungsmittelunverträglichkeiten.

## Reizmagen

Funktionelle Dyspepsie ist keine bestimmte Krankheit, sondern ein Symptomenkomplex. Die immer wiederkehrenden Bauchschmerzen, die der Patient Oberbauch spürt und dem Magen zuordnet, sind typischerweise immer wechselnd, mal stärker, mal schwächer, mal länger, mal kürzer. Häufigster Zeitpunkt ist beim oder nach dem Essen. Die Schmerzen werden als Unbehagen, Druck, Brennen, Völlegefühl bzw. frühe Sättigung, Übelkeit, Erbrechen und Luftaufstoßen geschildert. Auch eine Kombination mit Gefühlen der Angst, Überforderung, Schlafstörungen, Leistungsschwäche und allgemeine Müdigkeit gehören zum Krankheitsbild. Funktionell heißt in diesem Zusammenhang: nicht organisch und das muss mit Sicherheit vom Apotheker durch Befragung des Patienten abgeklärt werden, vielleicht hat ja schon eine ärztliche Untersuchung stattgefunden.

### Ursachen und Symptome

Natürlich gibt es da sehr vielfältige Ursachen für Magenschmerzen; die einer akuten Dyspepsie findet man durch Befragen des Patienten meist leicht. Auslöser können u. a. sein:

- Nahrungsunverträglichkeiten,
- Infektion,
- Medikamente,
- Alkohol,
- Stoffwechsel (Diabetes),
- Kreislauf (Hypotonie, Hypertonie).

Man sollte in der Beratung folgende Fragen stellen:

- Welche Beschwerden treten auf? Sind sie krampfartig und wie häufig treten sie auf?
- Seit wann bestehen die Beschwerden und wie lange dauern sie an?
- Treten sie bei leerem Magen auf oder nach dem Essen, eher tagsüber oder nachts?
- Kommen noch andere Symptome dazu (z. B. Blähungen, Aufstoßen, Übelkeit, Erbrechen, Durchfall, Verstopfung, Fieber, usw.)?

Die Lebensqualität der Betroffenen kann beim Reizmagen erheblich eingeschränkt sein. Stress und Ängste führen zu einer veränderten Motorik der Magenmuskulatur. Die Eigenbewegungen (= Kontraktion) der Muskulatur der Magenwand werden von den Patienten als schmerzhaft erlebt. Symptome des Reizmagens sind:

- Magenschmerzen, Druckgefühl,
- frühe Sättigung,
- Aufstoßen,
- Sodbrennen (selten),
- Blähbauch,
- Übelkeit,
- Brechreiz, Erbrechen,
- Appetitlosigkeit,
- Nahrungsmittelunverträglichkeiten.

Die Beschwerden können über Tage bis Wochen anhalten und immer wieder auftreten. Unter symptomatischer Therapie sollten die Beschwerden nach einigen Stunden bis Tagen abklingen. Die Ernährungsweise und der Lebensstil ist ein Punkt, als Apotheker oder PTA muss man aber auch daran denken, dass die Beschwerden ein frühes Warnzeichen für eine ernsthafte Erkrankung (chron. Gastritis, Ulcus) sein können. Die Frage, ob der Arzt vielleicht schon eine organische Ursache ausgeschlossen hat wäre hilfreich.

### Therapiemöglichkeiten

Die Therapie des Reizmagens besteht darin, die Symptome zu behandeln. Folgende Therapiemöglichkeiten stehen zur Auswahl:

**Amara** enthalten Bitterstoffe, diese steigern die Magensaftbildung.

**Karminativa** stehen überwiegend als ätherische Öle mit spasmolytischer, antimikrobieller und verdauungsfördernder Wirkung zur Verfügung. Die Weichkapseln mit Pfefferminz- und Kümmelöl sollen von Erwachsenen und Jugendlichen ab 12 Jahren zweimal täglich eine halbe Stunde vor den Hauptmahlzeiten eingenommen werden. Von einem weiteren Präparat in Tropfenform, das Pfefferminz, Fenchel und Kamille enthält, sollen von Patienten ab 12 Jahren 5× täglich 35 Tropfen eingenommen werden.

Präparate mit Melisse wirken spasmolytisch und beruhigend bei Reizmagen. ○ Abb. 9.3

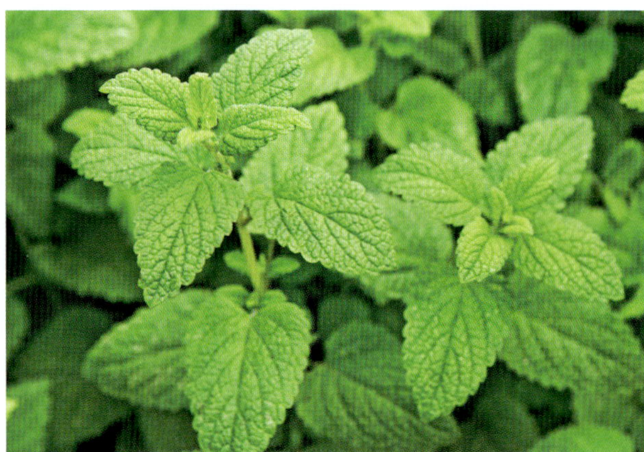

**Spasmolytika** setzen die Spannung im Magen-Darmtrakt herab (Calciumantagonismus: Einströmen von Calcium ins Innere der Muskelzelle wird gebremst, Muskel erschlafft).

**Pflanzliche Präparate** gibt es als Kombinationen von spasmolytisch und beruhigend wirkenden Auszügen aus z. B. Kamille, Kümmel und Melisse.

**Die komplementären Arzneimittel** setzen auf Bitterstoffe, wie Enzian, Artischocke, Schleifenblume oder Wermut. Sie lösen eine erhöhte Magensäurebildung aus, fördern die Darmbewegung sowie den Abgang von Darmgasen; sie sollen auch spasmolytisch, entzündungshemmend und antibakteriell wirken.

**Antazida** können bei Sodbrennen eingesetzt werden (▸ Seite 177).

**Anticholinergika** wirken krampflösend. Nervenimpulse werden im parasympatischen Bereich des vegetativen Nervensystems durch verschiedene Substanzen übertragen. Anticholinergika blockieren die Wirkung der Botenstoffe

□ Tab. 9.4 Präparatebeispiele bei Reizmagen

| Wirkstoff | Handelspräparat |
|---|---|
| **Karminativa** | |
| Kümmel- u. Pfefferminzöl | Carmenthin® (WKP) |
| Fenchel, Kamillen, Kümmel, Pfefferminz, Pomeranzenschalen | Carminativum-Hetterich Balance (TRO) |
| Fenchel, Kamille, Pfefferminz | Gastricholan-L® (FLE) |
| **Spasmolytika** | |
| Melisse | Gastrovegetalin® 225 mg (LSG, WKP) |
| Angelikawurzel, Kamille, Kümmel, Mariendistelfrüchte, Melissenblätter, Schleifenblume, Pfefferminzblätter, Schöllkraut, Süßholzwurzel | Iberogast® (FLU) |
| Zitronen-, Orangen-, Thymianöl, Weinsäure, Alum.Kaliumsulfat | Retterspitz® Innerlich (FLU) |
| Minzöl | Japanöl Ol.Menth. jap.S (LSG), JHP® Rödler (FLU), Retterspitz® Entspannungsöl (AEO) |
| **Anticholinergika** | |
| Butylscopolaminiumbromid | Buscopan® (DRA) |
| Butylscopolaminiumbromid, Paracetamol | Buscopan® plus (FTA, SUP) |
| **Anthroposophika** | |
| Gentiana lutea ethanol. Decoctum D1, Myristica fragrans D4, Strychnos nux-vomica D4 | Nux vomica comp. Weleda (DIL) |
| Bitterorangenschalen-, China-, Enzian- u. Zimtrinden-Tinktur | Amara-Pascoe® (TRO) |
| Ethanol. Digestio aus Engelsüßblättern, Scolopendriumblättern, Weidenblättern u. Wurmfarnblättern | Digestodoron® Weleda (TAB) |
| Enzianwurzel-, Ingwer-, Kalmuswurzelstock-, schwarze Pfefferfrucht- u. Wermutkraut-Extrakt | Bitter Elixier WALA® (ELI) |

◻ Tab. 9.5 Komplementärmedizinische Empfehlungen und ihr Einsatz bei Reizmagen

| Mittel | Beschwerdebild/Anwendungsgebiet |
|---|---|
| **Homöopathika** | |
| Chamomilla D6 | Nervosität, krampfartige Schmerzen ausstrahlend |
| Argentum nitricum D6 | Magenbeschwerden, nervositätsbedingt |
| Ignatia D6 | Nervös bedingt, Gefühl „als sei ein Kloß im Hals", Schmerzen im Magen, Brechreiz, schlechter nach Sorgen |
| **Schüßler-Salze** | |
| Nr. 5 Kalium phosphoricum | Hartnäckiger Mundgeruch, Probleme der Verdauungsorgane |
| Nr. 15 Kalium jodatum | Bei Entzündungen des Verdauungsapparats |
| Nr. 22 Calcium carbonicum | Menschen neigen zu Übergewicht/ausgesprochener Magersucht |
| Nr. 23 Natrium bicarbonicum | Das Salz des Säure-Base-Haushalts |
| **Tee und Teemischungen** | |
| Benediktenkraut, Chinarinde, Enzianwurzel, Tausendgüldenkraut | Einfache Bittermittel, regen die Magen-Darm-Motorik an |
| Angelikawurzel, Pomeranzenschale, Wermutkraut | Aromatische Bittermittel |
| China- u. Condurangorinde | Adstringierende Bittermittel |
| Galgant, Ingwer | Scharfe Bittermittel |
| Fenchel (zerstoßen), Melissenblätter, Pfefferminzblätter aa | Bei Krämpfen |
| Anis, Fenchel, Kümmel (zerstoßen) aa | Bei Völlegefühl und Bähungen 3 × 1 Tasse |



(z. B. Acetylcholin, Muscarin). Auf Grund dieser Blockade erschlafft die glatte Muskulatur des Magen-Darm-Kanals und so wirkt der Arzneistoff krampflösend. Mit Butylscopolaminiumbromid hat der Apotheker ein wirkungsvolles, verschreibungsfreies Anticholinergikum zur Hand. Allerdings sind auch hier die unerwünschten Wirkungen des Wirkstoffes zu beachten. Erwachsene und Kinder ab sechs Jahren nehmen dreimal täglich 1–2 Dragees, die Kombination mit Paracetamol darf ab zwölf Jahren eingenommen werden. Kontraindiziert ist Butylscopolaminiumbromid unter anderem bei Glaukom, benigner Prostatahyperplasie und Blasenentleerungsstörungen. Als häufige Nebenwirkung tritt eine Steigerung der Herzfrequenz auf. Bei gleichzeitiger Einnahme von trizyklischen Antidepressiva kommt es zu einer Verstärkung der anticholinergen Effekte. Daher ist in diesem Fall eine Anpassung der Dosierung durch den Arzt notwendig.

Bei Sodbrennen und Aufstoßen (◻ Tab. 9.2), Übelkeit, Brechreiz und Erbrechen (◻ Tab. 9.8) sowie Appetitlosigkeit (◻ Tab. 9.11) stehen zusätzlich die in den entsprechenden Kapiteln genannten Arzneimittel zur Auswahl.

## Ergänzende Empfehlungen

Mit Ernährung und Lebensstil kann man Magenschmerzen vorbeugen!

- Gesund, abwechslungsreich und reizarm essen, nur das, was man verträgt,
- kein zu fettes oder zu scharfes Essen,
- keine übermäßigen Portionen, lieber mehrere kleine Mahlzeiten und gut kauen,
- keine zu kalten oder zu heißen Lebensmittel,
- 2–3 Std. vor dem Schlafengehen die letzte Mahlzeit zu sich nehmen,
- auf Alkohol und Nikotin verzichten,
- keinen oder nur wenig Kaffee bzw. koffeinhaltigen Getränke, Zitrusfrüchte nur in geringem Umfang genießen,
- Stress und Ärger vermeiden, Entspannungsübungen,
- auch eine Wärmflasche auf den Oberbauch tut Wunder,
- Leinsamen: Schleimstoffe legen sich auf die Magenwand, schützt diese vor Säure und hilf bei leichten Entzündungen der Magenschleimhaut. 1 EL Leinsamen mit ¼ L Wasser ½ Stunde aufkochen, Schleim abseihen, über den Tag verteilt trinken.
- Auf nüchternen Magen eine ½ Tasse Kamillentee trinken und sich für 10 Min. auf den Rücken legen. Dann wieder

eine ½ Tasse Tee trinken und sich für 10 Min. auf die linke Seite legen. Das Ganze mit jeweils einer ½ Tasse Tee und zehnminütigem Liegen in Bauchlage und rechter Seitenlage wiederholen. So verteilt sich der Kamillentee in alle Bereiche des Magens und kann ihn beruhigen.
- Bauchmassage mit Pfefferminzöl oder Kümmelöl löst Krämpfe.

## Grenzen der Selbstmedikation

Jedoch auch hier gilt die Regel der Selbstmedikation, immer dann, wenn der Eindruck entsteht, der Patient kann keine plausible Erklärung für die Ursache der Beschwerden schildern oder es scheint, dass die Erkrankung über das Normale hinausgeht. Dann braucht es eine genaue Anamnese und Laboruntersuchungen für die weitere Abklärung.

Bei Auftreten der folgenden Beschwerden ist ein Arztbesuch angezeigt:
- Schluckbeschwerden bei der Nahrungsaufnahme,
- gespannte Bauchdecke,
- intensive Druckschmerzhaftigkeit,
- stetige Zunahme der Beschwerden,
- Störung der Nachtruhe durch Beschwerden,
- Erbrechen,
- Appetitverlust,
- Gewichtsverlust,
- Fieber,
- Blut im Stuhl – Essstörungen (Magersucht, Bulimie, Adipositas),
- höheres Lebensalter (50 +),

Grundsätzlich können Magenschmerzen eben auch außerhalb des Magen-Darm-Trakts liegen und organisch bedingt sein:
- bei Herzmuskelerkrankungen,
- Schlafstörungen (Schlafapnoesyndrom),
- chronischen Lungenerkrankungen,
- psychosomatischen Störungen.

Eine Magenschleimhautentzündung äußert sich insbesondere durch Bauchschmerzen. ○ Abb. 9.4

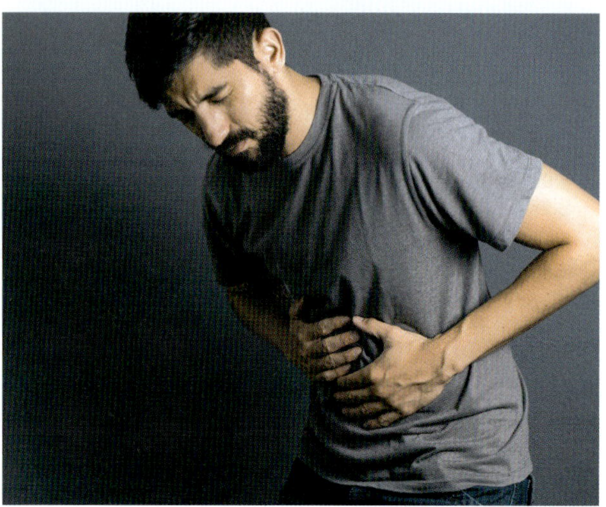

Auf jeden Fall muss bei der Abgabe darauf hingewiesen werden, dass wenn nach einigen Tagen keine Besserung eintritt, Durchfall, Fieber, Blut im Stuhl oder Gewichtsverlust eintritt, unbedingt der Arzt hinzugezogen werden muss, um durch weitere Untersuchungen mögliche schwerwiegende Krankheiten abzuklären wie z. B.
- Magenkrebs,
- Helicobacter pylori,
- Zwölffingerdarm- oder Bauchspeicheldrüsenentzündung,
- Gallenblasenentzündungen,
- Nahrungsmittelunverträglichkeit (Milchzucker-, Fruchtzucker-, Gluten- oder Histaminintoleranz),
- Refluxkrankheit (Refluxösophagitis).

# Magenschleimhautentzündung

Die Magenschleimhaut wird von einem Gewebe überzogen, das einen hochviskösen, neutralen Schleim absondert, der die Magenwand vor Schädigungen schützt und sehr widerstandsfähig ist. Trotzdem können sich, begrenzt auf die Schleimhautoberfläche, Reizungen und Entzündungen entwickeln, die zu Bauchschmerzen, Übelkeit oder gar Erbrechen führen können. Es wird unterschieden zwischen einer akuten oder chronischen Magenschleimhautentzündung (Gastritis). Nur die akute Form kommt in der Selbstmedikation zum Tragen, sie zu behandeln ist aber sehr wichtig, da sie sonst bald in die chronische übergeht.

## Ursachen und Symptome

Die Ursachen einer **akuten Magenschleimhautentzündung** sind Schädigungen der Magenschleimhautstellen durch:
- Stress,
- Alkohol, Kaffee, Nikotin, scharfes oder verdorbenes Essen,
- Infektionen,
- Arzneimittel (z. B. Acetylsalicylsäure, Kortison, Zytostatika).

hervorgerufen wurden. Nach Ausschalten der krankheitserregenden Ursache (Noxe) heilt die akute Magenschleimhautentzündung spontan in wenigen Tagen aus. Die Symptome einer akuten Gastritis sind fast identisch mit denen des sehr viel öfter vorkommenden Reizmagens (▸Seite 181), entscheidend ist die Plötzlichkeit mit der die Beschwerden auftreten. Folgende Beschwerden können auftreten:
- Druckgefühl und Bauchschmerzen, vor allem im Oberbauch, Rückenschmerzen,
- Appetitlosigkeit, Völlegefühl,
- Übelkeit, selten auch Erbrechen,
- Aufstoßen mit unangenehmem Geschmack im Mund,
- Blähungen.

Für eine akute Gastritis ist typisch, dass sich die Symptome verstärken, wenn die Betroffenen etwas essen.

## Therapiemöglichkeiten

Eine akute Gastritis heilt in der Regel nach Beseitigung der Krankheitsursache spontan aus. Unterstützend soll der Patient um seinen Magen zu schonen ein bis zwei Tage auf eine Nahrungsaufnahme zu verzichten, und stattdessen ausreichend Flüssigkeit Wasser oder auch milden, lauwarmen Tee (z. B. Kamillentee wegen der entzündungshemmenden Wirkung) zu sich nehmen. Auf Kaffee, alkoholische und kohlensäurehaltige Getränke und säurehaltige Säfte muss verzichtet werden. Danach kann der Kostaufbau mit leicht verdaulichen Kohlenhydraten (z. B. Haferschleim, Grießbrei, Zwieback, Toast, geriebenen Apfel) begonnen werden. Mit Unterstützung des behandelnden Arztes sollten Medikamente, die den Magen angreifen abgesetzt oder durch andere zu ersetzt werden.

Falls diese Maßnahmen nicht ausreichen, kommt unter Berücksichtigung der Beschwerden auch der Einsatz von Medikamenten in Betracht (◘ Tab. 9.6). Ziel ist es die Wirkung der Magensäure zu reduzieren, sodass die Entzündung der Magenschleimhaut gut abklingen kann. Auch krampflösende Wirkstoffe wie Butylscopolaminiumbromid können bei Bedarf eingesetzt werden, genauso wie das Antiemetikum Dimenhydrinat.

## Ergänzende Empfehlungen

Änderung der Ernährung und des Lebensstils:

- fettarm, ballaststoffarme und ungewürzte Nahrung, gut und langsam kauen,
- keine zu kalten oder zu heißen Lebensmittel,
- wenig Zitrusfrüchte, kein oder nur wenig Kaffee/koffeinhaltige Getränke,
- kein Alkohol und kein Nikotin,
- dafür Lebensmittel, die reich an, Antioxidanzien sind, das ist vor allem säurearmes Obst und gedünstetes Gemüse
- Haferschleim schützt die Magenschleimhaut,
- lauwarmes stilles Wasser, ungesüßter und lauwarmer Tee,
- fünf bis sechs kleine Mahlzeiten pro Tag, in Ruhe, gut kauen,
- Milch vermeiden, lindert zwar kurzzeitig die Beschwerden, führt aber dann zu einer erhöhten Produktion der Magensäure (Ca erhöht wieder Magensaftsekretion!),
- magenreizende Arzneimittel nach Rücksprache mit dem Arzt meiden oder austauschen,
- Stressmanagement,
- Kartoffelsaft: 2× tgl. ½ Glas Kartoffelsaft (ca. 50 ml) vor den Mahlzeiten trinken.

◘ Tab. 9.6 Präparatebeispiele bei akuter Gastritis

| Wirkstoff | Handelspräparat |
|---|---|
| **Protonenpumpeninhibitoren** | |
| Omeprazol | Omeprazol AL 20 mg (msr. TAB), Omeprazol-ratiopharm® SK 20 mg (msr. HKP) |
| Pantoprazol | Pantozol Control® 20 mg (msr. TAB), Pantoprazol Hexal® 20 mg (msr. TAB) |
| Esomeprazol | Esomeprazol TAD® 20 mg (msr. HKP), Nexium Control® 20 mg (msr. TAB) |
| **$H_2$-Antihistaminika** | |
| Ranitidin | Ranitidin® 75 1A Pharma (FTA), Zantic® 75 (FTA) |
| **Antazida** | |
| Heilerde | Luvos® Heilerde fein/ultrafein (PUL): 1–2 ML in einem ½ Glas Wasser oder Tee morgens nüchtern und abends vor dem Schlafengehen trinken |
| Hydrotalcit | Talcid® (KTA, SUS) |
| **Anticholinergikum** | |
| Butylscopolaminiumbromid | Buscopan® (DRA) |
| **Antiemetikum** | |
| Dimenhydrinat | Vomex® (DRA) |

Tab. 9.6 Präparatebeispiele bei akuter Gastritis (Fortsetzung)

| Wirkstoff | Handelspräparat |
|---|---|
| **Phytotherapeutika** | |
| Kümmel- u. Pfefferminzöl | Carmenthin® (WKP) |
| Angelikawurzel, Kamille, Kümmel, Mariendistelfrüchte, Melissenblätter, Schleifenblume, Pfefferminzblätter, Schöllkraut, Süßholzwurzel | Iberogast® (FLU) |
| Kamillenextrakt | Kamillosan® (KON) |
| **Homöopathische Komplexmittel** | |
| Aconitum nap., Amanita mus., Ammonium brom. Atropinum sulfuric., Chamomilla rec., Citrullus colocyn., Cupr.sulfuric., Gelsemium sempervirens, Magnesium phosph., Passiflora incarnata, Veratrum album | Spascupreel® (TAB, SUS) |
| Cephalis ipecac. D2, Cinchona pubesc., Colocynth. D3 | Spasmo-Entoxin (TRO) |
| Argent. Nitric. D6, Acid. Arsen. D6, Pulsatilla prat. D4, Strychnos nux-vomica D4, Carbo veget. D6, Stibium sulfurat. nigr. D6 | Gastricumeel® (TAB) |
| Abies nigra D4, Absinth D4, Belladonna D3, Bism. subn. D2, Carbo veget. D3, Hepar sulf. D6, Mg. carb. D2, Stib. sulf. D4 | Gastritis-Hevert® Complex (TAB) |
| **Anthroposophika** | |
| Achillea millefolium herba-ethanol. Infusum Ø, Gentiana lutea ethanol. Decoctum Ø, Juniperus communis summitates-ethanol. Infusum Ø, Meisterwurzwurzel-Dekokt, Salvia officinalis e foliis siccatis ethanol. Infusum Ø, Taraxacum officinale Ø, Tausendgülden-, Wegwarten- u. Wermutkraut-Extrakt | Amara-Tropfen Weleda (DIL) |
| Gentiana lutea ethanol. Decoctum D1, Myristica fragrans D4, Strychnos nux-vomica D4 | Nux vomica comp. Weleda (DIL) |
| Argentum nitricum aquosum D5, Nicotiana tabacum ferm 33b D5, Natrium phosphoricum aquosum D9, Robinia pseudacacia ferm 33e D3, Strychnos nux-vomica ferm 35b D9 | Robinia comp. WALA® (GLO) |

## Grenzen der Selbstmedikation

Wenn allerdings die Magenschleimhaut so lädiert ist, dass es zu Blutungen kommt (Bluterbrechen oder schwarzer Stuhl, sog. Teerstuhl), dann handelt es sich um einen Notfall und der Betroffene muss in die Klinik verwiesen werden.

Auch beim zusätzlichen Auftreten der folgenden Beschwerden ist ein Arztbesuch angezeigt:

- Schluckbeschwerden bei der Nahrungsaufnahme,
- gespannte Bauchdecke,
- intensive Druckschmerzhaftigkeit,
- Erbrechen,
- Appetitverlust,
- Gewichtsverlust,
- Fieber,
- Höheres Lebensalter (50 +),
- Unverträglichkeit (Milchzucker-, Fruchtzucker-, Gluten- oder Histaminintoleranz),
- Refluxkrankheit (Refluxösophagitis).

# Appetitlosigkeit

Infolge einer Magenschleimhautentzündung oder eines Reizmagen kann es zu einer Folgestörung kommen. Das Bedürfnis nach Essen ist nur eingeschränkt oder gar nicht vorhanden. Wobei man genau unterscheiden sollte, Appetit und Hunger sind zwei verschiedene Signale. Das echte

◘ Tab. 9.7 Komplementärmedizinische Empfehlungen und ihr Einsatz bei akuter Gastritis

| Mittel | Beschwerdebild/Anwendungsgebiet |
|---|---|
| **Homöopathika** | |
| Iris versicolor D6 | Bei gleichzeitigem starkem Speichelfluss und vor allem in Ruhe auftretenden Beschwerden |
| Nux vomica D6 | Brennender Schmerz, schlechter nach Genussmitteln Ruhe bessert Beschwerden |
| Phosphorus D6 | Brennen und Leeregefühl im Magen, Schwäche, Durstgefühl |
| **Schüßler-Salze** | |
| Nr. 8 Natrium chloratum | Ist das Salz für die Schleimhäute und speziell für brennende Schmerzen bei Entzündungen des Magens und Sodbrennen geeignet; Natrium chloratum auch bei verschiedenen Magenbeschwerden einsetzbar |
| Nr. 9 Natrium phosphoricum | Säureregulierend |
| Nr. 14 Kalium bromatum | Hilft gegen Entzündungen, vor allem der Schleimhäute |
| Nr. 20 Kalium alum. Sulfuric. | Gegen Krämpfe des Verdauungsapparats |
| Nr. 24 Arsenum jodat. | Verdauungsbeschwerden |
| **Phytotherapeutika** | |
| Leinsamenschleim | 1. Innerlich: Dazu 2–3 × tgl. 1 EL geschrotet oder ungeschrotet mit einem Glas Wasser einnehmen. Die Schleimstoffe schützen die Magenschleimhaut.<br>2. Rollkur „rock and roll": Dazu 4 EL geschroteten Leinsamen mit 3 Tassen Wasser 2–3 Std. quellen lassen, umrühren. Dann eine Tasse des Schleims einnehmen, jeweils 10 Min. auf den Rücken legen, dann auf die linke und die rechte Seite, zum Schluss auf den Bauch (bitte Reihenfolge einhalten). |
| Kamillentee/Salbeitee | Teebereiten, Rollkur |
| **Teemischungen** | |
| Bitterstoffe : Enzian, Pomeranze, Wermut; entzündungshemmend u. beruhigend: Kamille, Melisse, Schafgarbe | 2 TL der Teemischung in 150 ml siedendes Wasser geben, 10 Min. ziehen lassen und dann abseihen, 3–5 × tgl. eine Tasse schluckweise trinken |

Gefühl des Hungers hat vor allem mit ungenügender Zufuhr von Kohlenhydraten zu tun. Man hat das Bedürfnis, irgendetwas essen zu müssen, um satt zu werden und ist dabei nicht sehr wählerisch. Appetit dagegen ist ein psychisches Signal und geht nicht unbedingt einher mit dem unmittelbaren echten Nahrungsbedarf. Daher essen Menschen mit großem Appetit auch manchmal zu viel. Appetit ist ein äußerst komplexer Vorgang, der von äußeren (Aussehen, Geruch, Geschmack, Temperatur und Konsistenz) und inneren Faktoren (Stress, Gefühle und Gewohnheiten) beeinflusst wird und noch gar nicht abschließend erforscht wurde. Bei kurzer Appetitlosigkeit, z. B. nach einem Antibiotikaeinsatz, besteht kein Handlungsbedarf. Aber dauerhafte Appetitlosigkeit kann dazu führen, dass der Nahrungsbedarf nicht mehr ausgewogen gedeckt wird.

## Ursachen und Symptome

In Folge einer unbehandelten Dyspepsie kann es zu einer Herabsetzung der Salzsäure- oder Pepsinogen-Sekretion kommen, die dann zur Appetitlosigkeit führt.

Aber es gibt noch sehr viele andere Aspekte, die auch dazu führen können:

- höheres Alter (Kau- und Schluckbeschwerden, Zahnprobleme),
- Demenz,
- Arzneistoffe, z. B. Chinolone, Metronidazol oder L-Dopa, können das Geschmacksempfinden beeinflussen,
- Antibiotika, Digitalis, Morphine, können den Appetit hemmen, besonders zu nennen ist hier auch die Chemo- und Strahlentherapie,

Enzianwurzel (A) und Wermutkraut (B) zählen zu den Bitterstoffdrogen. Bei Appetitlosigkeit werden diese Heilpflanzen oft in Form von Teezubereitungen verzehrt. ▫ Abb. 9.5

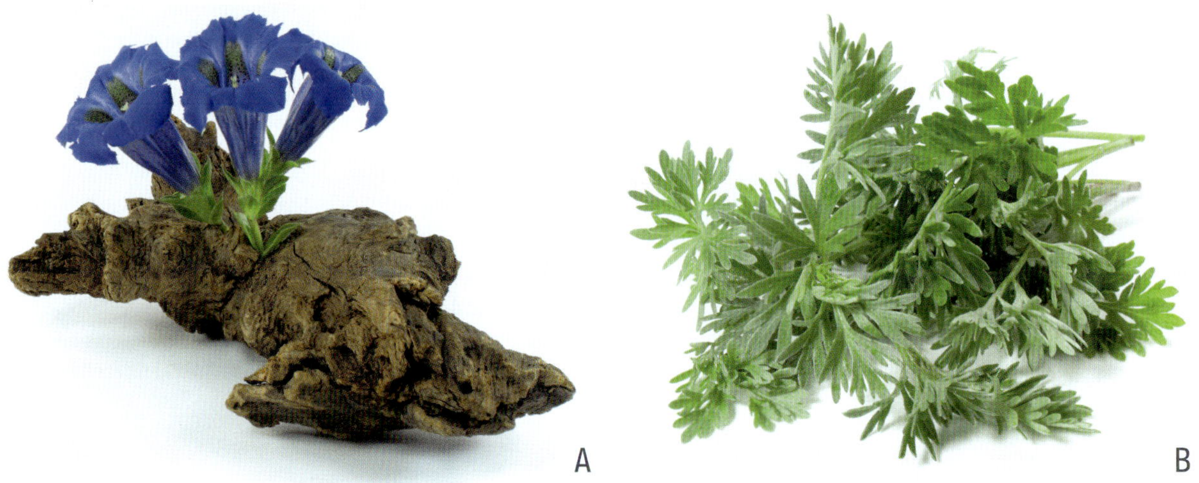


▫ Tab. 9.8 Präparatebeispiele zum Appetit anregen

| Wirkstoff | Handelspräparat |
|---|---|
| **Phytotherapeutika** | |
| Angelikawurzel-, Enzianwurzel-, Kalmuswurzel-, Melissenblätter- u. Wermutkrautextrakt, Baldrian-, Citronen-, Kümmel-, Nelken- u. Sternanisöl, Kamille, Levomenthol | Abdomilon® N (SIR) |
| Bitterorangenschalen-, China-, Enzian- u. Zimtrinden-Tinktur | Amara-Pascoe® (TRO) |
| Fenchel, Kamillen, Kümmel, Pfefferminz, Pomeranzenschalen | Carminativum-Hetterich Balance (TRO) |
| **Anthroposophika** | |
| Achillea millefolium herba-ethanol. Infusum Ø, Gentiana lutea ethanol. Decoctum Ø, Juniperus communis summitates-ethanol. Infusum Ø, Meisterwurzwurzel-Dekokt, Salvia officinalis e foliis siccatis ethanol. Infusum Ø, Taraxacum officinale Ø, Tausendgülden-, Wegwarten- u. Wermutkraut-Extrakt | Amara-Tropfen Weleda (DIL) |
| Anagallis e planta tota ferm 33b D2, Cichorium e planta tota ferm 33c D5, Kalium carbonicum e cinere fagi aquosum D5, Silybum marianum ferm 36 D2, Taraxacum officinale ferm 34c D2 | Anagallis comp. WALA® (GLO) |

- Krankheiten (Entzündungen im Mund und Rachen, im Bauchraum, Infektionen, Kinderkrankheiten, Stoffwechselstörungen, Herzkrankheiten, Nierenversagen, Autoimmunerkrankungen, Störungen des Salzhaushalts),
- Lebensumstände (Stress, seelische Belastungen, Depressionen), Alkohol, Drogen, Vergiftungen,
- Magersucht.

Appetitlosigkeit kann auch noch begleitet sein mit unangenehmem Geschmack im Mund, Schmerzen im Oberbauch, Aufstoßen, Völlegefühl (▸ Seite 193) und manchmal mit Übelkeit und Erbrechen (▸ Seite 189).

## Therapiemöglichkeiten

Da auch die Appetitlosigkeit vielfältige Ursachen haben kann, müssen Apotheker und PTA diese abklären! Wie lange besteht die Appetitlosigkeit schon? Kann der Patient Gründe nennen? Werden andere Arzneimittel eingenommen? Wurde die Ernährung verändert? Hat die Appetitlosigkeit schon zu Gewichtsverlust geführt? Kommen noch weitere Beschwerden dazu? Gibt es Nahrungsunverträglichkeiten?

In der Apotheke kann man hier vor allem auf pflanzliche Arzneimittel zurückgreifen (▫ Tab. 9.8). Ein besonderes Gewicht kommt den Bitterstoffdrogen zu, die den Speichelfluss anzuregen, der dann zu einer gewissen Anregung der Magensaftproduktion führt. Die Präparate werden vorzugs-

Tab. 9.9 Komplementärmedizinische Empfehlungen und ihr Einsatz bei Appetitlosigkeit

| Mittel | Beschwerdebild/Anwendungsgebiet |
|---|---|
| **Homöopathika** | |
| Abrotanum D6 | Bei Appetitlosigkeit, Schwäche |
| Calcium phosphoricum D6 | Bei schmalen Menschen mit einem schwachen Knochenbau, die leicht erschöpft sind |
| Condurango D12 | Wird bei Magerkeit verwendet |
| **Schüßler-Salze** | |
| Nr. 8 Natrium chloratum | Das Salz des Flüssigkeitshaushalts, gegen Abmagerung |
| Nr. 15 Kalium jodatum | Hilft gegen Entzündungen, vor allem der Schleimhäute |
| Nr. 22 Calcium carbonicum | Ausgesprochener Magerkeit, eine gewisse Schwäche |
| **Teemischung** | |
| Bitterstoffe: Angelika- u. Enzianwurzel, China- u. Condurangorinde, Pomeranzenschale, Schafgarben-, Tausendgülden- u. Wermutkraut | 2 TL der Teemischung in 150 ml siedendes Wasser geben, 10 Min. ziehen lassen und dann abseihen, 3–5 × tgl. eine Tasse schluckweise trinken |

9

weise dreimal täglich vor den Hauptmahlzeiten eingenommen. Um bereits die Rezeptoren im Mund anzuregen, sind flüssige Zubereitungen wie Tinkturen, Säfte und Teeaufgüsse den festen vorzuziehen.

## Ergänzende Empfehlungen

- Bewegung an der frischen Luft, z. B. ein kleiner Spaziergang vor dem Mittagessen,
- viele kleine Mahlzeiten statt einer großen Mahlzeit,
- Mahlzeiten gut anrichten und gut würzen,
- Condurangowein: 3 × tgl. 1–3 EL (1 Likörglas).

## Grenzen der Selbstmedikation

- Länger andauernde Appetitlosigkeit,
- auffälliger Gewichtsverlust,
- Selbstmedikation bringt nach zwei bis drei Wochen keine Besserung.

# Übelkeit und Erbrechen

## Ursachen und Symptome

Übelkeit (Nausea) ist ein sehr unangenehmes Gefühl im Magen und manchmal führt Übelkeit auch zum Erbrechen (Emesis). Und das läuft genau nach Plan. Das Gehirn bekommt Impulse über Mageninhalt gesendet, alarmiert, wenn Not am Mann ist, das Brechzentrum im Gehirn. Wir werden blass, weil das Blut in den Magen wandert, der Blutdruck fällt, kalter Schweiß bricht aus, der Herzschlag verlangsamt. Jetzt beginnt sich im Mund viel Speichel zu sammeln, die Zähne sollen ja nicht durch den sauren Brei verätzt werden. Ein tiefes Einatmen, die Luftröhre und der Naseninnenraum verschließen sich, die Speiseröhre wird weit, die Magenmuskulatur erschlafft. Magen, Zwerchfell und Bauchmuskulatur ziehen sich zusammen und dann passiert es. Abgesehen vom verdorbenen Mageninhalt gibt es auch andere Reize die diesen Schutzmechanismus in Gang setzen: Ekel, starke Schmerzen, Schock, Migräne, Schwindel, Magen-Darm-Infektionen, Anstieg des Hirndrucks, Medikamente (Betablocker, L-Dopa, best. Antibiotika wie Tetrazykline, Zytostatika und Opioide), Giftstoffe, eine Störung des Gleichgewichtsorgans im Innenohr, Blutdruckabfall und die Reisekrankheit (▸ Seite 350).

Aber auch Emotionen und Nervosität können Grund für Erbrechen sein. CRF (Corticotropin Releasing Factor) ist ein Hormon, das uns hilft den Stress am Tag abzubauen. Es wird nicht nur in Gehirnzellen, sondern auch in Magen-Darmzellen bei Stress und Bedrohung verstärkt gebildet und führt dann zum Erbrechen.

Die **Art** des Erbrechens sagt schon etwas über die Ursache aus:

- ein heftiger Schwall deutet auf eine Virusinfektion hin oder eventuell auf Gehirnerschütterung.
- erst Übelkeit, dann aber auch schwallartig aus dem Inneren heraus können verdorbene Lebensmittel verursachen, aber auch ein Zuviel an Alkohol löst Brechreiz aus.

Der **Zeitpunkt** des Erbrechens sagt etwas aus:

- morgens: möglicherweise schwanger, zu viel Alkohol getrunken oder Stoffwechselentgleisungen,
- kurz nach dem Essen: vielleicht psychisch bedingt oder das Essen war unverträglich oder gar verdorben,
- nach Sonnenbad: Sonnenstich,

- nach einem Sturz oder Stoß, ohne vorhergehende Übelkeit: Gehirnerschütterung.

Die **Zusammensetzung** des Erbrochenen:
- sind Stücke erkennbar, dann kommt es aus dem Magen,
- ist es fein, bitter, gelblich, dann kommt es aus dem Dünndarm.

## Therapiemöglichkeiten

Die Behandlung von Erbrechen und Übelkeit richtet sich grundsätzlich nach der Ursache. Harmloses Erbrechen bei einem Magen-Darminfekt vergeht meistens von selbst (Norovirus 24 Stunden). Sollte das Erbrechen länger als zwei Tage anhalten, Fieber, kolikartige Schmerzen oder zunehmende Apathie dazu kommen, bleibt nur die Empfehlung den Arzt aufzusuchen.

In der Selbstmedikation kann mit zwei **$H_1$-Antihistaminika** (Diphenhydramin und Dimenhydrinat) ganz entscheidend geholfen werden, den Alarm zu unterdrücken (◻ Tab. 9.11).

Diphenhydramin gelangt über die Blutbahn zu einer Region auf der Rückseite des Hirnstamms, die „Area postrema" heißt. Dort sind viele Andockstellen für körpereigene Botenstoffe (z. B. Histamin) und ein Überschuss von Histamin kann Übelkeit und Erbrechen auslösen. Das $H_1$-Antihistaminikum Diphenhydramin blockiert diese Andockstellen ($H_1$-Rezeptoren), die Entstehung von Übelkeit und Erbrechen wird unterdrückt. Die antiallergische Wirkung des $H_1$-Antihistaminikums Diphenhydramin ist wesentlich weniger ausgeprägt als die beruhigenden und Brechreiz-lindernden Effekte, die im Gehirn ausgelöst werden und es zeigt dazu noch eine anticholinerge Wirkung. Dimenhydrinat ist eine Kombination des Wirkstoffs Diphenhydramin mit 8-Chlortheophyllin. Es ist in Wirkung und Wirkungsweise mit dem Diphenhydramin vergleichbar. 8-Chlortheophyllin wird als mildes Anregungsmittel (ähnlich wie Koffein) zugesetzt, um die oft auftretende Müdigkeit nach der Gabe von Diphenhydramin abzumildern. Über die Leber wird es nach einer Wirkdauer von drei bis sechs Stunden abgebaut und über die Nieren mit dem Harn ausgeschieden.

Die Dosierung beträgt bei Dimenhydrinat für Erwachsene und Jugendliche ab 14 Jahren bis zu 4× täglich 50–100 mg, bei Diphenhydramin nehmen Erwachsene bis zu 3× täglich 50 mg ein. Für Kinder stehen Präparate mit niedrigerem Wirkstoffgehalt zur Verfügung.

**Kontraindikation:** Akuter Asthma-Anfall, Engwinkelglaukom, Phäochromozytom, Porphyrie, Prostatahyperplasie mit Restharnbildung, Epilepsie, Schwangerschaft und Stillzeit (▸ Seite 283).

**Nebenwirkungen:** Mundtrockenheit, Tachykardie, Gefühl einer verstopften Nase, Sehstörungen, Erhöhung des Augeninnendrucks und Miktionsstörungen können auftreten. Auch Magen-Darm-Beschwerden (z. B. Übelkeit, Schmerzen im Bereich des Magens, Erbrechen, Obstipation oder Diarrhö) und Stimmungsschwankungen wurden beobachtet.

Ingwer ist ein altes Hausmittel gegen Übelkeit und wird häufig in der traditionellen Medizin Chinas und Indiens eingesetzt. Die enthaltenen Gingerole und Shogaole wirken antiemetisch durch Blockade von Rezeptoren. Das **pflanzliche Präparat mit Ingwerwurzelstockpulver** darf von Erwachsenen und Kindern ab sechs Jahren eingenommen werden mit zwei Kapseln alle vier Stunden. Die Tageshöchstdosis beträgt zehn Kapseln.

### Flüssigkeitsersatz

Bei der Beratung darf der Hinweis, dass es äußerst wichtig ist für genügend Flüssigkeitsersatz zu sorgen, nicht fehlen. Der Patient soll viel trinken, am besten Tee mit viel Traubenzucker und/oder Salz und eine Elektrolytlösung. Sollte das Erbrechen aufhören, langsam mit einem Haferschleim beginnen. Manchmal ist der Flüssigkeitsverlust so groß, dass der Patient in der Klinik behandelt werden muss.

◻ Tab. 9.10 Wechselwirkungen von Dimenhydrinat (Auswahl)

| Wirkstoffgruppe | Effekt |
|---|---|
| Zentral dämpfende Arzneimittel (Psychopharmaka, Hypnotika, Sedativa, Analgetika, Narkotika) | Gegenseitige Wirkungsverstärkung ↑ |
| Anticholinergika (z. B. Atropin, Biperiden oder trizyklische Antidepressiva) | Anticholinerge Wirkung von Dimenhydrinat ↑ |
| Monoaminoxidasehemmer | Lebensbedrohliche Darmlähmung, Harnverhalte oder eine Erhöhung des Augeninnendrucks möglich; Abfall des Blutdrucks und verstärkte Funktionseinschränkung des ZNS und der Atmung |
| Blutdrucksenkende Arzneimittel | Müdigkeit, blutdrucksenkende Wirkung ↑ |
| Alkohol | Wirkungsveränderung oder ↑ |

Tab. 9.11 Präparatebeispiele für Antiemetika (Antibrechmittel)

| Wirkstoff | Handelspräparat |
|---|---|
| **$H_1$-Antihistaminika** | |
| Diphenhydramin | Emesan® (TAB) |
| Dimenhydrinat | Vomacur® (TAB, SUP), Vomex A® (DRA, REK, SIR, SUP) |
| **Elektrolyte** | |
| Dinatriumhydrogencitrat, Glucose-Monohydrat, Kalium- u. Natriumchlorid | Oralpädon® (PUL) |
| D-Glucose, Kalium- u. Natriumchlorid, Natriumcitrat | Elotrans® (PUL) |
| **Phytotherapeutikum** | |
| Ingwerwurzelstockpulver | Zintona® (KAP) |
| **Anthroposophika** | |
| Gentiana lutea ethanol. Decoctum D1, Myristica fragrans D4, Strychnos nux-vomica D4 | Nux vomica comp. Weleda (DIL) |
| Artemisia absinthium ex herba Infusum Ø, Gentiana lutea Decoctum Ø, Strychnos nux-vomica ferm 35b D4, Tarasacum officinale ferm 34c Ø | Gentiana Magen WALA® (GLO) |
| **Homöopathisches Komplexmittel** | |
| u. a. Aethusa cynapium, Apomorphinum hydrochloricum | Vomistop® (TAB) |

Tab. 9.12 Komplementärmedizinische Empfehlungen und ihr Einsatz bei Übelkeit und Erbrechen

| Mittel | Beschwerdebild/Anwendungsgebiet |
|---|---|
| **Homöopathika** | |
| Ipecacuanha D12 | Bei anhaltender Übelkeit ohne belegte Zunge |
| Colchicum D12 | Wenn bereits der Anblick oder Geruch von Speisen oder der Gedanke an Essen Übelkeit und Erbrechen verursacht |
| Nux vomica D4 dil. | Nach zu viel, zu stark gewürztem Essen/Kaffee, Alkohol, Zigaretten |
| **Schüßler-Salze** | |
| Nr. 3 Ferrum phosphoricum | In der ersten Phase von Infektionskrankheiten der inneren Organe |
| Nr. 5 Kalium phosphoricum | Wenn es zu übelriechenden und fauligen Ausscheidungen oder Absonderungen kommt |
| Nr. 8 Natrium chloratum | Bei verschiedenen Magenbeschwerden einsetzen |
| Nr. 10 Natrium sulfuricum | Dient dem Abtransport von unerwünschten Stoffen |
| **Teemischungen** | |
| Angelika, Baldrian, Bittere Schleifenblume, Enzianwurzel, Kamillentee, Ingwertee, Melisse, Pfefferminz, Uzarawurzel u. Wermut; zusammen mit beruhigend wirkendendem Fenchel, Kamille oder Melisse | 2 TL der Teemischung in 150 ml siedendes Wasser geben, 10 Min. ziehen lassen und dann abseihen, 3–5 × tgl. eine Tasse schluckweise trinken mit Zucker und/oder Salz |
| Ingwer | Kauen |
| Wermut | ½ TL Wermutkraut mit 1 L Wasser aufkochen, 5 Min. ziehen lassen, abseihen |

9

## Ergänzende Empfehlungen

Was tun gegen Übelkeit und Erbrechen in harmlosen Fällen, etwa bei Reiseübelkeit während einer Autofahrt (▸Seite 350), bei Lampenfieber oder einer „Bauchgrippe"? In solchen Situationen kann der Patient selbst viel zur Linderung der Beschwerden beitragen:

- Mindestens einen Tag lang auf Nahrung verzichten oder zumindest eine größere Nahrungsaufnahme vermeiden. Nur Tee, Zwieback und mit Wasser gekochten Haferschleim. Bei Besserung langsam wieder andere Nahrungsmittel auf den Speiseplan setzen (helles Brot sowie gekochte, gedünstete, fettarme Speisen).
- Kräuterteetag mit Anis-Fenchel-Kümmeltee.
- Schonkost: fett- und eiweißarm: Reisschleim, Kartoffelpüree ohne Milch, Karotten weichgekocht, roher Apfel gerieben (braunwerden lassen), Banane, Laugengebäck, Salzstangen, Zwieback, Toast, Knäckebrot.
- Alkohol, Koffein, Milch, Rohkost, schweres, fettreiches Essen sowie scharfe Gewürze meiden.
- Auf eine ausreichende Flüssigkeitsaufnahme achten (mind. 2–3 Liter/Tag).
- Ein warmer Bauchwickel, eine Wärmflasche oder ein im Wasserdampf erwärmter Heublumensack auf dem Bauch kann helfen.
- Die Traditionelle Chinesische Medizin (TCM) empfiehlt bei Übelkeit und Erbrechen ein Ingwer-Reis-Congee: 100 Gramm Vollkornreis mit 600 Milliliter Wasser und einem Stück klein geschnittenem Ingwer kurz aufkochen und dann auf kleiner Flamme zwei bis vier Stunden köcheln lassen (je länger, desto bekömmlicher). Anstelle von Ingwer kann man etwa fünf Gramm gemahlenen Kardamom und etwas braunen Zucker kurz vor Ende der Kochzeit zugeben.
- Frische Luft, Minzöl auf den Handrücken oder auf ein Taschentuch verteilen.
- Frische Zitronenscheiben lutschen.

Aufbau des Verdauungssystems ○ Abb. 9.6

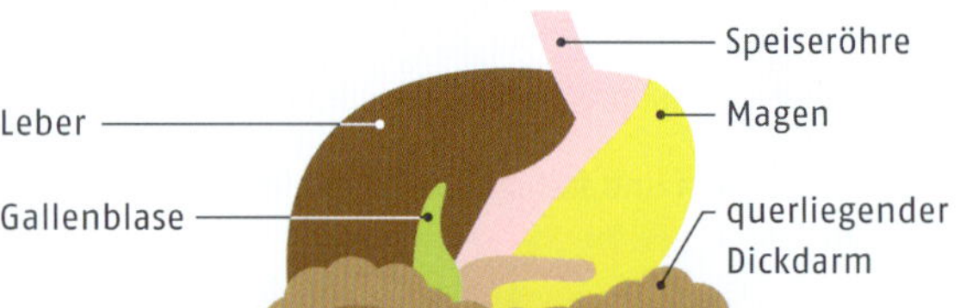

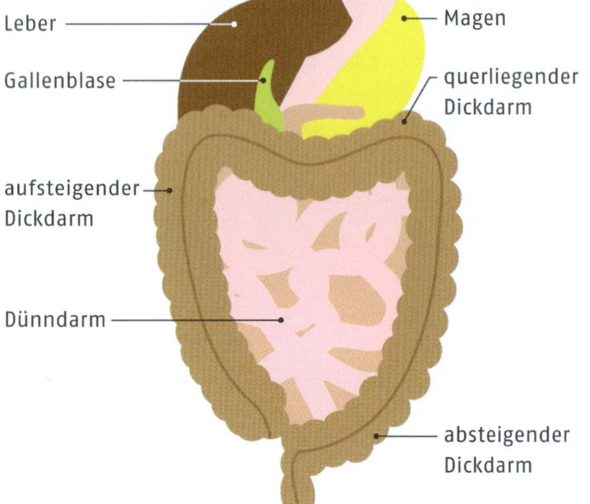


- Heidelbeersaft trinken.
- **Akupunktur:** 2–3 Finger unterhalb der Beuge des Handgelenks, genau in der Mitte zwischen die zwei großen Sehnen gibt es einen Druckpunkt: Druckpunkt P6, auch Inneres Tor genannt, der Übelkeit lindert. Mit Daumen Zeige- und Mittelfinger fest draufdrücken und dann nach einigen Minuten mit kreisenden Bewegungen massieren.

Starkes Erbrechen führt zu großem Flüssigkeitsverlust, Anzeichen dafür sind ein trockener Mund und wenig oder kein Urin, Schwäche oder Apathie. Besonders groß ist die Gefahr der Dehydrierung bei kleinen Kindern und bei älteren Patienten. Um dem Patienten wieder auf die Beine zu helfen, ist Ersatz von Flüssigkeit und Salzen notwendig.

### Flüssigkeitsersatz

Bei der Beratung darf der Hinweis, dass es äußerst wichtig ist für genügend Flüssigkeitsersatz zu sorgen, nicht fehlen. Der Patient soll viel trinken, am besten Tee mit viel Traubenzucker und/oder Salz und eine Elektrolytlösung. Sollte das Erbrechen aufhören, langsam mit einem Haferschleim beginnen. Manchmal ist der Flüssigkeitsverlust so groß, dass der Patient in der Klinik behandelt werden muss.

## Grenzen der Selbstmedikation

- Starkes und immer wiederkehrendes Erbrechen, länger als drei Tage,
- Koterbrechen (Darmverschluss!),
- blutiges Erbrechen,
- kolikartige Krämpfe,
- Erbrechen mit starkem Schwindel/Kreislaufkollaps,
- Nahrungs- und Flüssigkeitsaufnahme über 24 Stunden ist nicht möglich,
- schlechter Allgemeinzustand,
- Essstörungen.

# Dünndarm und Dickdarm

Die gesamte Darmlänge beträgt sieben Meter. Wie beim Magen schon beschrieben, verschließt der Magenpförtner (Pylorus) den Magenausgang und sorgt dafür, dass der Mageninhalt portionsweise in den nächsten Schlauch, den Dünndarm transportiert wird. Der erste Abschnitt heißt Zwölffingerdarm, in den wird auch die in der Leber produzierte Galle und der von der Bauchspeicheldrüse gebildete Bauchspeichel geleitet. Die Gallensäuren emulgieren die Fette, der Bauchspeicheldrüsensaft ist basisch, so dass die Magensäure im Dünndarm neutralisiert wird. Die im Dünndarm gelandeten, vom Magen vorverdauten Stückchen, werden hier vorwärtsbewegt, durchmischt, verdaut und verschwinden durch die Darmwand in das Blut.

Der Dünndarm ist der Hauptakteur für Resorption, teils durch Diffusion, teils aktiv. Auch 80 % des Wassers aus der

Nahrung werden resorbiert. Nur Nahrung, die schlecht ist, transportiert auch der Dünndarm in die entgegengesetzte Richtung. Dünn- und Dickdarm werden durch eine ventilartige Klappe voneinander getrennt. Reflux in den bakterienarmen Dünndarm so wird verhindert. Nur Nahrung, die als schlecht erkannt wurde, transportiert auch der Dünndarm in entgegengesetzte Richtung. Der Dickdarm ist bakteriell stark besiedelt, die Keimzahl nimmt von oben nach unten zu. Alle Mikroorganismen fasst man unter dem Begriff Darmflora zusammen, sie besiedeln die Darmschleimhaut und bilden mit ihr gemeinsam das innere Schutzschild des menschlichen Körpers vor Krankheitserregern. Außerdem sind sie ein wichtiger Teil unseres Verdauungssystems. Im Dickdarm werden weitere 19% des Wassers (Salz und Gallensäuren) resorbiert und weiter eingedickt. Die unresorbierbaren Nahrungsreste, Fasern und Ballaststoffe, Abfallprodukte des Stoffwechsels und Mikroorganismen bilden eine breiige oder feste Masse. Der Dickdarm endet im Enddarm, wo nicht mehr resorbiert wird. Hier wird der Kot über den After ausgeschieden. Dreimal kann man am Tag Stuhlgang haben (hängt auch davon ab wie viel man gegessen hat), die meisten Menschen haben einmal am Tag Stuhlgang, auch dreimal die Woche ist auch noch im grünen Bereich.

Patienten mit einer Darmerkrankung leiden häufig unter folgenden Krankheitszeichen:

- Stuhlunregelmäßigkeiten wie **Durchfall** oder **Verstopfung**,
- Schmerzen bzw. Krämpfe im gesamten Bauchbereich,
- Blähungen.

# Blähungen und Völlegefühl

Wir produzieren täglich bis zu mehreren Litern Verdauungsgase, die von den Bakterien im Darm bei der Nahrungsaufspaltung gebildet werden. Ein Teil des anfallenden Kohlendioxids (geruchlos) gelangt über das Blut in die Lungen und wird abgeatmet. Die restliche Darmluft, die neben Kohlendioxid u.a. Methan, Schwefel und Ammoniak enthält (Geruch!) muss über den Enddarm entweichen.

## Ursachen und Symptome

Zur übermäßigen Gasbildung können folgende Ursachen beitragen:

- blähende Lebensmittel, wie Bohnen, ofenfrisches Brot, Milch, Knoblauch, Kohl,
- kohlensäurehaltige Getränke,
- zu hastiges Essen, ungenügendes Kauen,
- Stress, Hektik, mangelnde Bewegung,
- Einnahme von Arzneimitteln wie z.B. Lactulose, Acarbose, versch. Antibiotika.

Außer der übermäßigen Gasbildung im Darm kann es auch zu schmerzhaften Krämpfen und Druckgefühl im Bauch kommen.

## Therapiemöglichkeiten

Mittel der Wahl sind sogenannte Entschäumer mit dem Wirkstoff Simeticon (◘Tab. 9.13). Sie setzen die Oberflächenspannung der Gasbläschen herab und mindern dadurch das Blähgefühl im Bauch. Simeticon wirkt rein physikalisch. Den Wirkstoff gibt es in verschiedenen Darreichungsformen wie Kautabletten, Weichkapseln oder auch als Direktgranulat oder Tropfen. Er wird immer zu den Mahlzeiten eingenommen.

Aber auch pflanzliche Arzneimittel mit Kümmel sind gut wirksam: dieser hat eine spasmolytische und karminative Wirkung. Die Tropfen werden dreimal täglich in etwas Wasser zu den Mahlzeiten eingenommen, die Kapseln mit Pfefferminz und Kümmelöl nimmt man morgens und abends eine halbe Stunde vor dem Essen ein.

## Ergänzende Empfehlungen

- Blähende Nahrungsmittel wie Hülsenfrüchte sind zu meiden,
- mehrere kleine Mahlzeiten anstatt ein oder zwei große Mahlzeiten bevorzugen,
- in Ruhe Essen,
- kohlensäurehaltige Getränke vermeiden,
- Zuckeraustauschstoffe wie Sorbitol meiden (in vielen „light"-Produkten enthalten),

◘ Tab. 9.13 Präparatebeispiele bei Blähungen und Völlegefühl

| Wirkstoff | Handelspräparat |
|---|---|
| **Allopathikum** | |
| Simeticon | Lefax® (KTA), Sab simplex® (KTA, SUS) |
| **Anthroposophikum** | |
| Gentiana lutea ethanol. Decoctum D1 | Gentiana lutea Rh 5% Weleda (DIL) |
| **Phytotherapeutika** | |
| Angelikawurzel, Kamille, Kümmel, Mariendistelfrüchte, Melissenblätter, Schleifenblume, Pfefferminzblätter, Schöllkraut, Süßholzwurzel | Iberogast® (FLU) |
| Kümmel- u. Pfefferminzöl | Carmenthin® (WKA) |

9

- bei langen sitzenden Tätigkeiten aufrecht sitzen, so dass der Bauch nicht eingeklemmt wird und bequeme Kleidung tragen,
- für ausreichend Bewegung sorgen,
- sanfte Bauchmassage im Uhrzeigersinn,
- Wärmflasche auflegen,
- Kümmel-Anis-Fenchel-Tee oder Tee mit Melisse oder Pfefferminze trinken.

# Durchfall

Von Durchfall (Diarrhö) spricht man, wenn mehr als dreimal täglich flüssiger, ungeformter Stuhl ausgeschieden wird. Durchfall ist keine eigenständige Krankheit, sondern ein Symptom. Normalerweise entstehen aus 500 ml Speisebrei 150 g Stuhl, dem der Darm 100 ml Wasser entzieht. Bei Durchfall enthalten die Stühle mehr als 80 % Wasser. Man unterscheidet zwischen akuter und chronischer Diarrhö.

## Ursachen und Symptome

Neben Übelkeit, Erbrechen und Unwohlsein zählt die **akute Diarrhö** zu den Hauptsymptomen einer Gastroenteritis. Diese zählt zu den häufigsten Darmerkrankungen. Unter **Gastroenteritis** versteht man eine Entzündung des Magens und des Darms, die mit zahlreichen gastrointestinalen Beschwerden einhergeht. Ein bakterieller oder viraler Befall kann eine mögliche Ursache sein:

- Infektion mit Bakterien wie Salmonellen, Yersinien, Campylobacter oder Arcobacter,
- Noro-, Rotaviren,
- Pilze (u. a. Candida).

Diese werden über verdorbenes Essen oder verschmutztes Trinkwasser aufgenommen und so zum Auslöser des Infektes. Auch die Ursachen der Reisediarrhö sind hier zu finden. Andere Auslöser der Gastroenteritis sind:

Hält der Durchfall länger als 14 Tage an, ist es kein Fall mehr für die Selbstmedikation. ○ Abb. 9.7

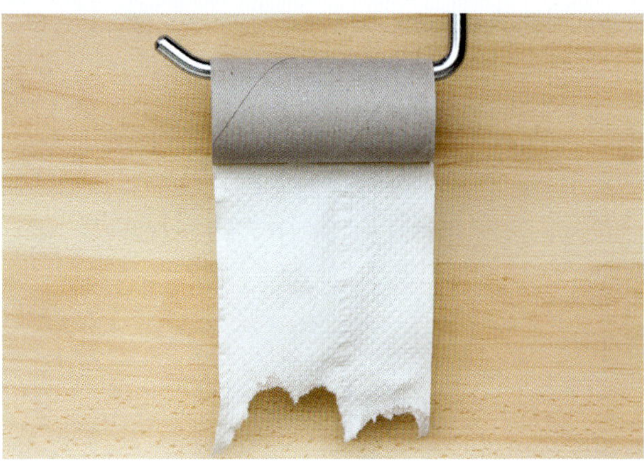

- Alkoholabusus,
- Laxanzienabusus: Überdosierung von Lactulose, Macrogolen oder Bisacodyl, Natrium-picosulfat oder Zubereitungen aus Sennesblättern oder -früchten,
- Nahrungsmittelallergien,
- unerwünschte Arzneimittelwirkungen (UAW) bei Antibiotika (Cephalosporine, Clindamycin, Clarithromycin und Fluorochinolone), Digitalis, Eisen, usw.

**Einnahmeempfehlung berücksichtigen!**
Stress verändert die Dickdarmtätigkeit. Der Magen wird weniger durchblutet, Immunzellen können nicht so aktiv sein und im Darm wird weniger Schutzschleim gebildet. Zudem hat der Darm keine Zeit Wasser zu resorbieren, es kommt zu Angstdurchfall. Langzeitstress verändert die Darmflora. Auch Breitspektrumantibiotika verändern das Gleichgewicht zwischen den Arten und der Menge der Bakterien und schädigen so die Darmflora.
Von einer **chronischen Diarrhö** spricht man, wenn der Durchfall länger als 14 Tage anhält. In diesem Fall ist immer eine ärztliche Abklärung notwendig.

## Therapiemöglichkeiten

Ob Selbstmedikation im individuellen Fall möglich ist oder nicht, hängt vom Alter des Patienten, vom Auslöser der Durchfallerkrankung und der Ausprägung der Symptome ab. Es liegt im Ermessen des beratenden pharmazeutischen Personals die diagnosebedürftige Durchfallerkrankung von der Möglichkeit der Selbstmedikation abzugrenzen, was nur durch Befragung des Patienten geklärt werden kann. Für wen sollen die Kohletabletten sein, welche Beschwerden treten auf, seit wann bestehen die Beschwerden, gibt es weitere Begleitsymptome?

### Elektrolytlösungen

Am wichtigsten ist die **Flüssigkeitssubstituierung** und Ersatz der verlorenen Mineralstoffe. Besonders bei Kindern ist dies wichtig, da Durchfall bei ihnen schnell zu Austrocknung führen kann, aber auch bei älteren Menschen oder Personen mit Herz-Kreislauf-Problemen. Es gibt fertige Präparate, die man nur noch in Wasser lösen muss, man kann Elektrolylösungen aber auch selbst herstellen (□ Tab. 9.14).

**Elektrolytlösungen selbst gemacht**

Man kann sich eine Elektrolytlösung auch selbst herstellen:

- Saft von 4 Orangen, 7 TL Traubenzucker, 1 TL Tafelsalz mit 1 L abgekochtem Wasser
- 250 ml Schwarztee, 50 ml Orangensaft, 2 g Salz, 1 TL Zucker, 1 MS Backpulver
- 8 TL Zucker, ¾ TL Salz, ½ L Orangensaft, ½ L Mineralwasser

Dosierung: 40 ml pro kg Körpergewicht am Tag
Elektrolytersatzlösung nach WHO: 3,5 g NaCl, 2,5 g $NaHCO_3$, 1,5 Kcl, 20 g Glucose auf 1 L Trinkwasser

◘ Tab. 9.14 Präparatebeispiele bei Durchfall

| Wirkstoff | Handelspräparat |
|---|---|
| **Elektrolyte** | |
| Dinatriumhydrogencitrat, Glucose-Monohydrat, Kalium- u. Natriumchlorid | Oralpädon® (PUL) |
| D-Glucose, Kalium- u. Natriumchlorid, Natriumcitrat | Elotrans® (PUL) |
| **Motilitätshemmer** | |
| Loperamid | Imodium® akut (HKP, SMT WKP) |
| **Sekretionshemmer** | |
| Racecadotril | Vaprino® (HKP) |
| **Adstringenzien** | |
| Tannin-Eiweiß | Tannalbin® (TAB) |
| Tanninalbuminat, Ethacridinlactat | Tannacomp® (FTA) |
| **Adsorbenzien** | |
| Kaffeekohle | Carbo Königsfeld® (PUL) |
| Medizinische Kohle | Kohle-Compretten® (TAB), Kohle Hevert® (TAB) |
| Smektit (Aluminium-Magnesium-Silikat) | Colina® (PUL) |
| Siliciumdioxid | Entero-Teknosal® (KTA, PUL, SAF) |
| Eiszeitlicher Löss | Luvos® Heilerde fein/ultrafein (PUL) |
| **Pektine** | |
| Pektin mit Fluidextrakt aus Kamillenblüten | Diarrhoesan® (SAF) |
| **Probiotika** | |
| Saccharomyces boulardii | Eubiol® (HKP), Perenterol® Junior (PUL), Perenterol® forte (KAP), Yomogi® (KAP) |
| Lactobacillus rhamnosus | InfectoDiarrstop® LGG (PUL) |
| Lactobacillus fermentum und L. delbrueckii | Lacteol® (KAP) |

9

## Loperamid

Leichter Durchfall bedarf nicht zwangsläufig einer Behandlung, aber in der Apotheke stehen viele wirksame Antidiarrhoika zur Verfügung, z. B. Motilitätshemmer. Dazu gehört der Wirkstoff Loperamid, es ist ein Opioidrezeptoragonist und eignet sich aber nur zur kurzfristigen Therapie für Patienten ab 12 Jahren. Die Peristaltik wird gehemmt, die Resorption von Wasser und Elektrolyten begünstigt, die Stuhlkonsistenz erhöht und die Stuhlfrequenz verringert. Zu Beginn der Behandlung werden 4 mg eingenommen, dann nach jedem ungeformten Stuhl weitere 2 mg, aber insgesamt nicht mehr als 12 mg pro Tag (für Jugendliche ab 12Jahren max. 8 mg pro Tag). Loperamid steht als Hart- und als Weichkapsel zur Verfügung oder auch als Schmelztablette für die praktische Einnahme unterwegs (◘ Tab. 9.14). Wenn bei akuten Durchfällen 48 Stunden nach Therapiebeginn keine klinische Besserung eingetreten ist, muss Loperamid abgesetzt werden, denn durch die motilitätshemmende Wirkung von Loperamid bleibt der Stuhl länger im Darm und es besteht die Gefahr, dass bei einem bakteriellen Infekt Toxine verzögert ausgeschieden werden.

**Kontraindikation:** Kinder unter 12 Jahren in der Selbstmedikation (unter 2 Jahren in der ärztlichen Verordnung), Zustand des Patienten so, dass eine Verlangsamung der Darmtätigkeit zur Verschlechterung führt (aufgetriebener Leib), blutiger Stuhl, Diarrhö nach Antibiotikaeinnahme, chronisch-entzündliche Darmerkrankungen.

**Wechselwirkungen:** Wird Loperamid einem CYP3A4- und P-Glykoprotein-Inhibitor verabreicht, so steigt die Plasmakonzentration um das Fünffache (Itraconazol, Ketoconazol,

Chinidin, Verapamil, Doxepin), es kommt zu Übelkeit, Atemdepression, Euphorie! Bei gleichzeitiger Einnahme von oralem Desmopressin, steigt die Plasmakonzentration von Desmopressin um das Dreifache!

Als Nebenwirkungen treten häufig Verstopfung und Blähungen auf, aber auch Schwindel und Kopfschmerzen.

### Racecadotril

Enkephaline sind Polypeptide in der Magenschleimhaut, die wie die Endorphine die Opiatrezeptoren des Verdauungstrakts aktivieren und so antisekretorisch wirken. Racecadotril hemmt spezifisch den Abbau der Enkephaline, deren Konzentration steigt, dadurch werden die Opioid-Rezeptoren in der Darmwand vermehrt stimuliert. Die Chlorid- und Wassersekretion nimmt ab. Wirkeintritt ist nach einer halben Stunde und die höchste Konzentration nach zwei Stunden erreicht. Die Wirkung hält acht Stunden an. Patienten ab 18 Jahren sollen zu Beginn zwei Hartkapseln à 100 mg einnehmen, unabhängig von der Tageszeit, danach je eine Kapsel, insgesamt maximal vier Kapseln. Am zweiten Behandlungstag werden dreimal täglich eine Kapsel wenn möglich vor den Hauptmahlzeiten eingenommen. Wenn bei akuten Durchfällen drei Tage nach Therapiebeginn keine klinische Besserung eingetreten ist, muss Racecadotril abgesetzt werden und ein Arzt aufgesucht werden. Im Gegensatz zu Loperamid bremst Racecadotril nicht die Darmpassage. Damit können Toxine ausgeschieden werden und die Nebenwirkung der Obstipation tritt nicht ein. Racecadotril ist in der Selbstmedikation nur für Erwachsene geeignet (◻ Tab. 9.14).

> Bei gleichzeitiger Einnahme von Racecadotril und **ACE-Hemmern** ist das Risiko eines **Angioödems** (Schwellungen von Zunge, Gesicht, Lippen Augenlidern und Unterzellgewebe) erhöht!

### Adstringenzien

Gerbstoffe bilden mit Proteinen unlösliche Komplexe an der Darmwand, schützen und stärken so die Darmschleimhaut. Sie sind angezeigt zur Behandlung von akuten unspezifischen Durchfällen (◻ Tab. 9.14). Präparate, die zusätzlich den desinfizierenden Wirkstoff Ethacridinlactat enthalten, können auch zur Prophylaxe von Reisedurchfällen eingesetzt werden. Die Anwendung kann ab 5 Jahren erfolgen. Beim reinen Tannin-Präparat wird für Kinder zwischen 5 und 12 Jahren die Einnahme von einer Tablette 4 bis 6mal täglich empfohlen, ab 12 Jahren ein bis zwei Tabletten bis zu sechsmal täglich. Das Kombinationspräparat mit Ethacridinlactat wird von Kindern bis 14 Jahren 3 bis 4mal täglich vor den Mahlzeiten eingenommen, Jugendliche und Erwachsene nehmen 4mal täglich 1–2 Filmtabletten ein. Ohne ärztlichen Rat sollen die Präparate nicht länger als 3 bis 4 Tage angewendet werden. Die Patienten sind darauf hinzuweisen, dass es bei Einnahme von Ethacridinlactat zu einer harmlosen Gelbfärbung des Magen-Darm-Inhalts kommen kann.

### Adsorbenzien

Diese Wirkstoffe werden nicht resorbiert, binden aber Wasser und andere Substanzen an ihrer Oberfläche, etwa Toxine. Deshalb werden Adsorbenzien wie medizinische Kohle sowohl für akute Durchfallerkrankungen, als auch bei Vergiftungen eingesetzt. Der Nachteil der Adsorbenzien ist, dass sehr große Mengen eingenommen werden müssen (◻ Tab. 9.14).

> Andere Arzneimittel werden auch adsorbiert (z. B. Herzglykoside)! Auch hier hilft der Hinweis: 2 Stunden Abstand zwischen der Einnahme von Adsorbenzien und anderen Medikamenten!

### Pektine

Pektine sind pflanzliche Polysaccharide aus festeren Bestandteilen (Ballaststoffe), sie bilden in wässriger Lösung ein Gel und binden so überschüssiges Wasser und dicken den Darminhalt an (◻ Tab. 9.14). Zu beachten ist, dass möglicherweise bei gleichzeitiger Einnahme mit anderen Arzneimitteln deren Aufnahme im Magen oder Darm verringert wird.

### Probiotika

**Probiotika** sind Arzneien von vermehrungsfähigen Mikroorganismen, wirken als Adsorber und Wachstumshemmer für andere Bakterien, vermindern Flüssigkeitsverlust, wirken immununterstützend und stabilisieren die Darmflora wieder (◻ Tab. 9.14). Der Erkrankungszeitraum soll um 24 Stunden verkürzt werden. Die bekanntesten Probiotika sind Milchsäurebakterien. Sie sind zum Beispiel in naturbelassenem Joghurt und anderen Milchprodukten enthalten. Im Gegensatz dazu handelt es sich bei **Prebiotika** um unverdauliche Nahrungsbestandteile, die gezielt das Wachstum und/oder die Aktivität bestimmter nützlicher Bakterienarten im Darm anregen. Wichtige Vertreter der Prebiotika sind das Inulin und die Oligofruktose.

Beim anthroposophischen Präparat mit Birkenkohle soll zu anderen Medikamenten mindestens zwei Stunden Einnahmeabstand eingehalten werden, da Birkenkohle andere Arzneistoffe adsorbieren kann und somit deren Wirkspiegel senkt.

Vorsicht bei Einnahme von Uzarawurzel-Präparaten: für Patienten, die mit Digitalis behandelt werden, sind diese kontraindiziert, da die Wirkung der Herzglykoside verstärkt wird.

## Ergänzende Empfehlungen

- Geriebener Apfel oder Bananenbrei.
- Haferschleim, Reisbrei, Zwieback, Bitterschokolade und Kakaopulver.
- Fettarme Brühen und leichte Suppen.
- Apfelsud: Schale von 4 ungespritzten Äpfeln mit ¼ L Wasser 5 Min. kochen und abseihen, über den Tag verteilt trinken.

Tab. 9.15 Komplementärmedizinische Präparatebeispiele bei akutem Durchfall

| Inhaltsstoff | Handelspräparat |
|---|---|
| **Anthroposophika** | |
| Antimonit D2, Birkenkohle, Chamomilla radix-ethanol. Decoctum Ø | Birkenkohle comp® Weleda (HKP) |
| Acidum arsenicosum aquosum D4, Acorus calamus ferm 33d Ø, Artemisia abrotanum ex herba ferm 33c Ø, Carbo vegetabilis D1, Chamomilla e planta tota ferm 33c Ø, Gentiana lutea e radice ferm 33c Ø, Geum urbanum e radice ferm 33c Ø, Kümmel- u. Sternanisöl, weißer Ton | Bolus alba comp. WALA® (PUL) |
| Chelidonium e floribus ferm 34b D2, Dryopteris filix-mas ferm 33c D2, Phyllitis scolopendrium e foliis ferm D2, Pteridium aquilinium e foliis ferm 34c D2, Solidago virgaurea ex herba ferm 33c D2, Taraxacum officinale ferm 34c D2 | Aquilinum comp. WALA® (GLO) |
| **Phytotherapeutika** | |
| Trockenextrakt aus Uzarawurzel | Uzara® (LSG, TAB, SAF) |
| Getrocknetes Apfelpulver | Aplona® (PUL) |

Tab. 9.16 Komplementärmedizinische Empfehlungen und ihr Einsatz bei akutem Durchfall

| Mittel | Beschwerdebild/Anwendungsgebiet |
|---|---|
| **Homöopathika** | |
| Uzara D2 | Zahl der Stuhlentleerungen geht zurück |
| Okoubaka D2 | Verdorbene Nahrung, Infekte |
| China D6 | Schmerzloser, schaumig gelber Durchfall |
| Colchicum D6 | Wässrige, übelriechende Durchfälle |
| Podophyllum peltatum D6 | Explosionsartige Durchfälle |
| Argentum nitricum D12 | Alle 1–4 Stunden, nervöser Durchfall |
| **Schüßler-Salze** | |
| Nr. 3 Ferrum phosphoricum | In der ersten Phase von Infektionskrankheiten |
| Nr. 5 Kalium phosphoricum | Übelriechende und faulige Ausscheidungen oder Absonderungen |
| Nr. 8 Natrium chloratum | Bei verschiedenen Magenbeschwerden einsetzen |
| Nr. 10 Natrium sulfuricum | Zur Behandlung von Gesundheitsbeschwerden, die durch zu viel Abfallstoffe im Körper entstanden sind |
| Nr. 14 Kalium bromatum | Zur Behandlung von Magenschleimhautentzündung geeignet |

- Blaubeersuppe: 1 EL Blaubeeren in 200 ml Wasser 10 Min. einweichen, dann 10 Min. kochen, unter ständigem Rühren passieren. Esslöffelweise trinken.
- Bei starkem Durchfall einen Tag Teefasten (schwarzen Tee 20 Min. ziehen lassen → Gerbstoffe), nach 2 Tagen leichtverdauliche, fettarme Ernährung (Zwieback, Haferschleim).
- Karottensuppe nach Moro (500 g geschälte Karotten in 1 L Wasser 1 Std. kochen, dann durch ein Sieb drücken oder im Mixer pürieren, mit gekochtem Wasser wieder auf 1 L auffüllen und 3 g Kochsalz zugeben).
- Bewährt hat sich auch eine Teemischung aus Heidelbeeren, Brombeerblätter, Eichenrinde und Frauenmantelkraut als Kaltaufguss: mit kaltem Wasser aufgießen, anschließend Zimmertemperatur ca. 4–6 Std. ziehen lassen.
- Anis-Fenchel-Tee und Kamillentee.

### Hygiene ist das A und O

Wichtig bei Durchfallerkrankungen sind die Hygienemaßnahmen: Händewaschen, Abstand halten, separate Toilette benutzen, Einmalhandschuhe tragen. Kleidung, Bettwäsche und Handtücher sollten bei mindestens 60 Grad Celsius gewaschen werden. Noroviren sind gegenüber vielen Desinfektionsmitteln unempfindlich. Deshalb sind Flächendesinfektionsmittel zu verwenden, die eine nachgewiesene viruzide Wirksamkeit gegen behüllte und unbehüllte Viren aufweisen (lt. RKI-Liste geprüfter u. anerkannter Desinfektionsmittel).

## Grenzen der Selbstmedikation

- Durchfall bei Säuglingen und Kleinkindern und bei Personen über 75 Jahren, da Dehydrierung während einer Diarrhö schwerer beherrschbar,
- Diarrhö besteht länger als zwei bis drei Tage,
- bei einer Auslandsreise, die bis zu drei Monaten vor Ausbruch der Diarrhö stattgefunden hat, abhängig von Reiseziel und Abstand zum Ausbruch kann eine Infektion mit nicht heimischen Erregern oder Parasiten vorliegen,
- Arzneimittel aus der Selbstmedikation mit dem wirksamen Bestandteil Saccharomyces boulardii (z.B. Perenterol®) sind kontraindiziert bei schwerkranken oder immunsupprimierten Patienten,
- Fieber, Hinweis auf bakterielle Infektion,
- Blut- und Schleimbeimengungen,
- heftige Krämpfe,
- hoher Flüssigkeitsverlust,
- antibiotikabedingt,
- Arzneimittelunverträglichkeit und UAW.

# Verstopfung

Während seines Lebens scheidet der Mensch 5 Tonnen Kot aus, nicht jeder Stuhl ist wie der andere, Form, Beschaffenheit, Geruch und Farbe variieren zwischen normal und auffällig und können Anhaltspunkt für eine Erkrankung sein. 1997 hat man sich an der Universität Bristol Gedanken darüber gemacht, wie lange unser Körper für die Verdauung braucht und da war zwischen 100 Stunden (Typ 1) und 10 Stunden (Typ 2) alles drin! Das Ergebnis ist abhängig davon, ob die Darmpassage schnell oder langsam hinter sich gebracht wurde. Und in Bristol hat man dann die **Bristol-Stuhlformen-Skala** erstellt. Natürlich ist das keine Laboranalyse, aber ein Hinweis ist es schon.
Typ 1: Einzelne, feste Kügelchen, schwer auszuscheiden.
Typ 2: Wurstartig, klumpig.
Typ 3: Wurstartig mit rissiger Oberfläche.
Typ 4: Wurstartig mit glatter Oberfläche.
Typ 5: Einzelne weiche, glattrandige Klümpchen, leicht auszuscheiden.
Typ 6: Einzelne weiche Klümpchen mit unregelmäßigem Rand.
Typ 7: Flüssig, ohne feste Bestandteile.
Typ 1 und 2: Hart und klumpig, sprechen für eine lange Verdauungszeit und das ist ein Zeichen für Verstopfung!
Typ 3 und 4 – Wurstartiger Stuhl – mit der Verdauung ist alles in Ordnung.
**Typ 5 bis 7 sprechen eher für Durchfall.**

**Der Geruch:** Normaler Stuhl riecht nicht immer angenehm, denn Allesfresser scheiden Abbauprodukte aus, die bei der Verdauung von Eiweißen entstehen und Schwefelwasserstoff, der durch Abbau von Proteinen und Fäulnisbakteien gebildet wird. Sollte der Geruch eine zeitlang eklig, und faulig riechen, dann ist etwas nicht in Ordnung.

**Die Farbe:** Kot ist **braun**, dann ist alles gut, die Farbe stammt von den Verdauungssäften und der Gallenflüssigkeit.

**Schwarzbraun**, aufmerksam werden, es könnte Blut enthalten sein. Aber nimmt man gerade Wismut- oder Eisenpräparate, Aktivkohle oder Heidelbeeren ein, dann keine Sorge!

**Grün**, vielleicht hat man gerade das farblich passende Gemüse gegessen, wie z. B. Spinat, aber bei Durchfall ist grün ein Hinweis auf eine Darminfektion.

**Rot**, wenn man nicht gerade Rote Beete gegessen hat, genau hinschauen, Blut?

**Gelb** kann ernährungsbedingt oder durch Einnahme bestimmter Antibiotika hervorgerufen sein. Kommt dazu übler Geruch und ein schmieriges Aussehen, so deutet das auf eine Störung der Fettverdauung (Bauchspeicheldrüse, Glutenunverträglichkeit) hin.

Unter **funktioneller Obstipation** versteht man eine verzögerte Entleerung, die keine organischen Ursachen hat. Die Frage ist nicht, wie oft wir Stuhlgang haben, sondern wie hart es ist. Ist „das große Geschäft" nur mit Anstrengung durch Pressen möglich, bleibt das Gefühl sich nicht vollständig entleert zu haben. Hat man seltener als drei Mal die Woche Stuhlgang, dann kann das auf eine Verstopfung hinweisen.

## Ursachen und Symptome

- Emotionaler Stress, Ekel,
- Änderung der Ernährungsgewohnheiten,
- Arzneistoffe: Eisenpräparate, aluminiumhaltige Antazida, Sedativa, Psychopharmaka, Opioide, NSAR, Diuretika, Anticholinergika, Calciumantagonisten, Antihypertonika, Lipidsenker, Serotonin-Antagonisten, Antiepileptika, Parkinson-Mittel, Antibiotika, Zytostatika,
- fehlende körperliche Bewegung,
- Krankheiten: Diabetes mellitus, Herzinsuffizienz, Neuropathie, neurologische Polyneuritis, Multiple Sklerose, Querschnittslähmungen, Morbus Parkinson oder zerebrovaskuläre Störungen, Niereninsuffizienz, Hypokaliämie und -calcämie (cave Laxanzien-Abusus), Hypothyreose, Tumoren im Gehirn sowie Darmtumoren oder -polypen,
- Erkrankungen des Analkanals (Hämorrhoiden, Analfissuren).

Als medizinisch sinnvoll werden Abführmittel dann angesehen, wenn der natürliche Nahrungstransport durch den Körper gestört ist und mit gesunder und ballaststoffreicher Ernährung nicht normalisiert werden kann. Abführmittel werden auch bei bestimmten Erkrankungen, in Verbindung mit anderen Medikamenten oder vor medizinischen Behandlungen eingesetzt.

Wenn der Patient erklärt, die Verstopfung nicht mehr durch eine Nahrungsumstellung in den Griff zu bekommen, stehen dem pharmazeutischen Personal zur Beschleunigung der Stuhlentleerung eine Reihe von Wirkstoffgruppen zur Verfügung. Die Wirkungsweise beruht meist darauf, dass der Rauminhalt des Darmes vergrößert wird, damit steigt der Druck und der Darm reagiert mit Wellenbewegungen, die die Verdauungsreste in die gewünschte Richtung schieben. Gegen eine einmalige oder kurzzeitige Anwendung ist nichts einzuwenden. Durch Befragung des Patienten kann der Apotheker schnell feststellen, welche Gründe vorliegen: Reise, falsche Ernährung, Operationen, Erkrankungen, vielleicht Schmerzen beim Stuhlgang. Durch eine kurzfristige Einnahme entstehen auch keine Nebenwirkungen.

## Therapiemöglichkeiten

### Quellstoffe

Milde Abführmittel sind natürlich vorkommende, quellfähige, nicht verdaubare Ballaststoffe. Allerdings kann es ein bisschen dauern, bis die Wirkung einsetzt. Dazu gehören Leinsamen, Weizenkleie oder indischer Flohsamen, der als besonders verträglich gilt (◘ Tab. 9.17). Wichtig ist der Hinweis, dass dazu Wasser getrunken werden muss, damit sich im Darm kein Pfropfen bildet, der dann einen Darmverschluss auslöst. Die **Einnahme** erfolgt abends nach dem Essen mit ausreichend Flüssigkeit. **Wirkungseintritt** nach einigen Tagen, beim Präparat mit Sennesfrüchten nach 8–10 Stunden.

Auch hier gilt immer der Hinweis: ½–1 Stunde Abstand zwischen der Einnahme von Quellstoffen und anderen Medikamenten!

### Osmotisch wirksame Laxanzien

Bei osmotisch wirkenden Abführmitteln handelt es sich um Stoffe, die nur zu einem geringen Anteil aus dem Darm in den Körper aufgenommen werden können und so den Dickdarm erreichen. Auf diesem Weg ziehen sie sehr viel Wasser aus der Umgebung an sich, im Darm sind mehr Salze oder Zucker als in den umliegenden Zellen, der Inhalt vergrößert sich und die Verdauung wird in Gang gebracht. Meist werden diese Abführmittel zur Darmentleerung vor diagnostischen Maßnahmen oder zu Beginn einer Fastenkur eingesetzt. Beim Bittersalz (Magnesiumsulfat) werden 2–3 TL Salz in 250 ml Wasser gelöst, beim Glaubersalz sind es 2–4 TL. Bei Bluthochdruckpatienten ist Glaubersalz kontraindiziert, Bittersalz darf nicht von niereninsuffizienten Patienten eingenommen werden (◘ Tab. 9.17). **Nebenwirkungen:** Der Salzhaushalt kann heftig durcheinander gebracht werden → Gefahr von Ödemen und Bluthochdruck.

### Zuckeralkohole und Zucker

Der bekannteste „Abführzucker" ist die Lactulose, die noch den zusätzlichen Effekt hat, dass sie die Darmbakterien füttert, die ihrerseits wieder die Wellenbewegungen des Darms auslösen (◘ Tab. 9.17). Lactose als Abführmittel ist obsolet, da für die abführende Wirkung so viel Milchzucker erforderlich ist bis die Kapazität des lactosespaltenden Enzyms im Dünndarm ausgeschöpft ist. Nur der „ungespaltene" Milchzucker ist osmotisch wirksam. **Nebenwirkungen** von Lactulose sind häufig Durchfall und Blähungen. Durch Lactulose kann der Kaliumverlust durch andere, gleichzeitig eingenommene Arzneimittel wie Diuretika, Kortikosteroide oder Amphotericin B verstärkt werden. **Wirkungseintritt** nach etwa 8–10 Stunden bei Lactulosesirup, bei Klistieren nach 5–20 Minuten.

### Macrogol

Macrogole (Polyethylenglykol) binden das Wasser mit dem sie eingenommen werden an sich, sie werden vom Körper nicht aufgenommen und erreichen ungehindert den Mastdarm, der Stuhl wird weich und die Entleerung leichter. Es ist somit das verträglichste Abführmittel, es bringt den Salzhaushalt nicht durcheinander und löst keine Blähungen aus. Die Einnahme erfolgt ein bis zweimal täglich unabhängig von den Mahlzeiten (◘ Tab. 9.17). **Wirkungseintritt** nach etwa 10 Stunden.

### Pflanzliche Laxanzien

In Aloe, Faulbaum, Kreuzdornbeeren, Rhabarber und Senna kommen chemisch nahe verwandte Hydroxyanthrachinonglykoside vor, die im Darm aufgespalten und von Coli-Bakterien zu Anthranolen reduziert werden. Diese fördern die Wellenbewegung und sie verhindern die Wasserresorption aus dem Nahrungsbrei (◘ Tab. 9.17). **Kontraindikation:** Nicht bei Kindern unter zehn Jahren und in Schwangerschaft und Stillzeit, Darmverschluss, Morbus Crohn, Colitis ulcerosa, abdominale Schmerzen unbekannter Ursache.

Neben indischen Flohsamen und Weizenkleie gehören Leinsamen zu den natürlichen Quellstoffen. ○ Abb. 9.8

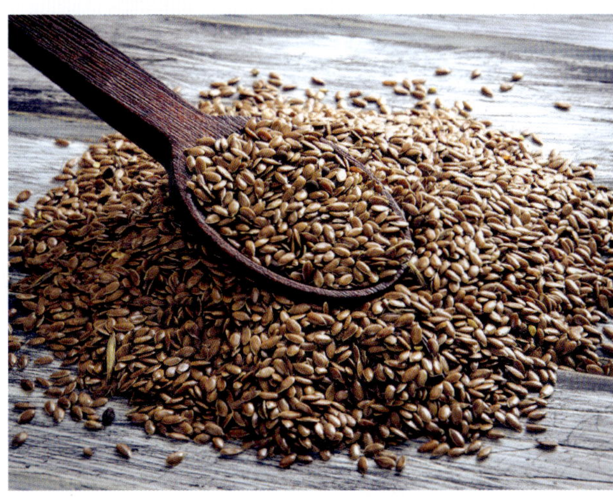

9

**Wirkungseintritt** bei den anthranoidhaltigen Abführmitteln nach etwa 8 bis 12 Stunden.

Anwendung immer nur kurzfristig (nicht länger als 1–2 Wochen), sonst tritt eine Verstärkung der Darmträgheit ein! Außerdem werden dann die Wechselwirkungen mit Herzglykosiden, Thiaziddiuretika relevant.

## Chemisch definierte Laxanzien

Der älteste Wirkstoff dieser synthetischen Abführmittel ist Phenolphtalein, das aber wegen großer Nebenwirkungen und karzinogener Wirkung nicht mehr angewendet wird. **Bisacodyl** wird im Dünndarm resorbiert, in der Leber glucuronidiert und kommt mit der Galle wieder in den Darm (enterohepatischer Kreislauf). Im gesamten Verdauungstrakt werden die Glucoronide enzymatisch in die eigentliche Wirkform, das Diphenol gespalten, im Dickdarm wird durch die Darmbakterien das eigentlich wirksame Diphenol gebildet, das zu der antiresorptiven und hydragogen Wirkung führt. Da es die Magenschleimhaut reizt ist es als magensaftresistente Tablette und als Zäpfchen im Handel (◻ Tab. 9.17). Das **Natriumpicosulfat** ist fast genauso aufgebaut wie das Bisacodyl, wird aber ausschließlich durch Dickdarmbakterien in Diphenol gespalten. Bei oraler Applikation beträgt der Wirkungseintritt 10–12 Stunden, rektal (nur Bisacodyl) etwa 20–60 Minuten. Bei akuten entzündlichen Erkrankungen des Magen-Darm-Trakts Ileus oder Darmobstruktion darf keine Anwendung erfolgen.

Die magensaftresistenten Bisacodyl-Dragees dürfen nicht mit Milch oder Antacida eingenommen werden. Am besten eine halbe Stunde Abstand lassen, es können sonst Magenschleimhautreizungen auftreten.

## Gleitmittel

Glycerol erweicht den Stuhl und macht ihn gleitfähig, dadurch wird der Stuhlrefelex ausgelöst. Es wird vor allem bei Säuglingen, Kleinkindern und Schwangeren eingesetzt (◻ Tab. 9.17). Paraffin wird nur noch selten verwendet, es verhindert die Aufnahme fettlöslicher Nahrungsstoffe, Vitamine und lipophiler Arzneimittel, außerdem besteht besonders bei Kleinkindern Aspirationsgefahr.

## $CO_2$-Bildner

Das in den Zäpfchen enthaltene Na-hydrogencarbonat und Na-hydrogenphosphat bilden im Enddarm $CO_2$, das auch von den Darmbakterien gebildet wird. Der Dehnungsreiz führt zum Darmentleerungsreflex. Die Zäpfchen stehen in verschiedenen Wirkstärken für Erwachsene, Kinder von 1 bis 12 Jahren und für Säuglinge zur Verfügung. Sie können auch in der Schwangerschaft und Stillzeit angewandt werden. Der Wirkungseintritt erfolgt nach etwa 15 bis 30 Minuten (◻ Tab. 9.17).

Das Arzneimittel ist kontraindiziert bei Darmverschluss, Megakolon, bei allen Erkrankungen im Anal- und Rektalbereich, bei denen die Gefahr des übermäßigen Übertritts von Kohlendioxid in die Blutbahn besteht.

◻ Tab. 9.17 Präparatebeispiele bei Verstopfung

| Wirkstoff | Handelspräparat |
|---|---|
| **Quellstoffe** | |
| Indische Flohsamenschalen | Agiocur® (GRA), Flosine® Balance (GRA) |
| Indisches Flohsamenschalen-Pulver | Metamucil® (PUL), Mucofalk® (GRA), Pascomucil® (PUL) |
| Indische Flohsamen(schalen), Sennesfrüchte | Agiolax® (GRA) |
| **Salinische Abführmittel** | |
| Getrocknetes Magnesiumsulfat, Weinsäure, Zitronensäure, Natron | F.X. Passage® SL (PUL) |
| Mg-sulfat (Bittersalz) | Bittersalz Caelo HV-Packung (PUL) |
| Na-sulfat (Glaubersalz) | Glaubersalz Caelo HV-Packung (PUL) |
| **Zucker** | |
| Lactulose | Bifiteral® (PUL, SIR), Lactuflor® (SIR), Lactulose-ratiopharm® (SIR) 3–4 x tgl. nach Anweisung |
| **Zuckeralkohole** | |
| Sorbitol, Natriumcitrat, Dodecylsulfoacetat | Microlax® (KLI) |

◘ Tab. 9.17 Präparatebeispiele bei Verstopfung (Fortsetzung)

| Wirkstoff | Handelspräparat |
|---|---|
| **Polyethylenglykol** | |
| Macrogol 4000 | Dulcolax® M Balance (LSG, PUL), Laxofalk® (PUL) |
| Macrogol, Kalium- u. Natriumchlorid, Natriumhydrogen-carbonat | Movicol® (PUL), Movicol® Junior (PUL) |
| **Anthraglykoside** | |
| Sennesblätter gepulvert | Alasenn® Kräutergranulat (GRA) |
| Trockenextrakt aus Sennesfrüchten | Bekunis Kräutertee N (TEE), Ramend® (TAB) |
| Sennesfrüchte | Midro® (TAB, TEE) |
| Sennesfrüchte u. Sennesblätter | Neda Früchtewürfel® (WUE) |
| Extrakt aus Cascararinde | Legapas® (TAB, TRO) |
| **Chemisch definierte Laxanzien** | |
| Bisacodyl | Bekunis (DRA), Bisco-Zitron® (DRA), Drix® Bisacodyl (DRA), Dulcolax® (DRA, SUP), Tirgon® (msr. TAB) |
| Natriumpicosulfat | Agiolax® Pico (PAS), Dulcolax® NP (TRO), Laxoberal® (TAB, TRO, WKP) |
| **Gleitmittel** | |
| Glycerol (anal) | Babylax® (KLI), Glycilax® -K/-E (SUP) |
| Dickfl. Paraffin (oral) | Obstinol® M (EMU) |
| **$CO_2$-Bildner** | |
| Na-hydrogencarbonat, Na-hydrogenphosphat | Lecicarbon® -S/-K/-E (SUP) |
| **Darmflora unterstützende Mittel** | |
| Escherichia coli | Colibiogen® (LSG), Mutaflor® (msr. HKP, SUS), Symbioflor® (SUS) |
| Lactobacillus gasseri u. Bifidobakterium longum | Omniflora® (HKP) |
| Lactobacillus acidophilus | Paidoflor® (KTA) |
| **Anthroposophika** | |
| Chelidonium e floribus ferm 34b D2, Dryopteris filix-mas ferm 33c D2, Phyllitis scolopendrium e foliis ferm D2, Pteridium aquilinium e foliis ferm 34c D2, Solidago virgaurea ex herba ferm 33c D2, Taraxacum officinale ferm 34c D2 | Aquilinum comp. WALA® (GLO) |
| Ethanol. Digestio aus Engelsüßblättern, Scolopendriumblättern, Weidenblättern u. Wurmfarnblättern | Digestodoron® Weleda (TAB) |
| Enzianwurzel-, Ingwer-, Kalmuswurzelstock-, schwarze Pfefferfrucht- u. Wermutkraut-Extrakt | Bitter Elixier WALA® (ELI) |

9

◻ Tab. 9.18 Komplementärmedizinische Empfehlungen bei Verstopfung

| Wirkstoff | Beschwerdebild/Anwendungsgebiet/Art der Zubereitung |
|---|---|
| **Homöopathika** | |
| Alumina D4/D6 | Kein Verlangen nach Stuhlgang, gut auch bei Kindern |
| Bryonia alba D4/D6 | Harter, trockener Stuhl mit stechend am Schmerz im Darm |
| Graphites D6 | Knotiger, harter Stuhl mit Blähungen |
| Lycopodium D6 | Harter Stuhl, krampfartige Entleerung |
| Opium D12/C30 | Ab D12 ist kein Opium mehr drin |
| Silicea D6 | Stuhlgang mit Anstrengung |
| **Schüßler-Salze** | |
| Nr. 7 Magnesium phosphoricum | Wird gegen Schmerzen und Krämpfe eingenommen |
| Nr. 8 Natrium chloratum | Ist das Salz für die Schleimhäute und speziell für brennende Schmerzen bei Entzündungen des Magens und Sodbrennen geeignet; es unterstützt die Aufnahme von Wasser, was Voraussetzung für eine gute Verdauung ist |
| Nr. 10 Natrium sulfuricum | Fördert die Ausscheidung von Säuren |
| Nr. 18 Calcium sulf. | Dient es auch dem Abtransport von unerwünschten Stoffen und alten Zellen im Körper |
| Nr. 20 Kalium alum. sulf. | Gegen Blähungen und Koliken des Verdauungssystems |
| **Kräutertees** | |
| Hagebutte, Hibiskus und Holunder | Ca. 1 TL mit ¼ L heißem Wasser aufgießen. 10 Min. ziehen lassen und absieben. Abends eine Tasse Tee |
| Je 10 g Sennesblätter, Sennesschoten und ebenfalls 10 g Faulbaumrinde | Eine Tasse abends, die Wirkung zeigt sich erst am nächsten Tag |
| Grobes Rhabarberwurzelpulver | – |
| **Pflanzliche Quellstoffe** | |
| Leinsamen | 2–3 × tgl. 1 EL zusammen mit 2 Tassen Wasser einnehmen |
| Leinsamenschleim | 2–3 EL geschroteten Leinsamen in ½–¼ L Wasser einweichen |
| Flohsamen | 1 TL in einer Tasse Wasser vorquellen, nach 30 Min. einnehmen, 2 Tassen Wasser nachtrinken, insgesamt 10–30 g tgl. |
| Weizenkleie | 1–3 × tgl. 1–3 EL mit ausreichender Flüssigkeitszufuhr |

## Ergänzende Empfehlungen

- Unmittelbar nach dem Aufstehen ½ L warmes Wasser trinken,
- fermentierte Nahrungsmittel saure Gurken, rohes Sauerkraut vor der Mahlzeit, Sauerkrautsaft vor dem Frühstück,
- Kefir, Jogurt aus probiotischen Kulturen,
- 10 g Milchzucker in einer Tasse Milch auflösen und morgens auf nüchternen Magen trinken,
- morgens und abends 1 TL Olivenöl,
- eingeweichte Backpflaumen oder Feigen,
- Birnen, Zwetschgen(-Mus), Äpfel mit dem Quellmittel Pektin sowie ungezuckertes Apfelmus,
- 1,5–2 L am Tag trinken, möglichst magnesiumhaltige Wässer,
- ballaststoffreiche Nahrungsmittel (Vollkornbrot und Gemüse), weniger fettreich,
- viel Bewegung,
- für den Toilettengang viel Zeit einplanen,
- langsam essen,
- vor dem Aufstehen Bauchmassage, beginnend am rechten Unterbauch dem Darmverlauf folgend bis zum linken Unterbauch, evt. mit Melissenöl, Basilikum- oder Kümmelöl,
- ansteigende Sitzbäder (in 15–20 Min. von 37 °C auf 40 °C),
- abendliches Wassertreten,
- heißer Heusack.

## Grenzen der Selbstmedikation

- Für Kinder unter sechs Jahren,
- krampfartige Bauchschmerzen, Koliken, Erbrechen, Fieber, Übelkeit, Schmerzen,
- wenn sich Verstopfung und Durchfall abwechseln,
- im Stuhl oder auf dem Toilettenpapier Schleim und/oder Blut erkennbar ist,
- trotz der Einnahme eines Abführmittels innerhalb von zwei Tagen kein Stuhlgang erfolgt,
- gleichzeitige Einnahme von Abführmittel und Antibabypille kann deren Wirkung beeinträchtigen,
- Verdacht auf chronischen Gebrauch von Laxanzien,
- Verdacht auf Missbrauch, Verwendung des Abführmittels als Mittel zur Gewichtsabnahme (Bulimie). Auch hier Beratung und Verweis auf den Arzt. Broschüren einer örtlichen Suchtberatungsstelle oder „Ess-Störungen, was ist das?" 07/04, order@bzga.de.

**Chronische Obstipation** ist grundsätzlich von der akut auftretenden Verstopfung zu unterscheiden. Sie kann organisch (Entzündung, Tumor) oder funktionell (Abszess) sein. Wenn Patienten seit mindestens drei Monaten unter Verstopfung leiden und zwei weitere sogenannte Leitsymptome hinzukommen, z.B.: starkes Pressen, klumpiger, harter Stuhl oder subjektiv empfundene unvollständige Entleerung, dann spricht man von einer chronischen Erkrankung. Typisch sind außerdem Blähbauch, Völlegefühl, Übelkeit und Schmerzen bei der Darmentleerung. Dies belastet die Betroffenen oft stark.

# Reizdarmsyndrom

Ein Reizdarmsyndrom zeichnet sich durch chronische Darmbeschwerden aus, für die sich trotz gründlicher ärztlicher Untersuchung keine körperliche Ursache findet. Es ist hierzulande eine der häufigsten Magen-Darm-Erkrankungen. Beim Reizdarmsyndrom ist die Funktion des Verdauungstrakts gestört, was bei den Betroffenen teilweise zu einer erheblichen Beeinträchtigung der Lebensqualität führt.

## Ursachen und Symptome

Für die Entstehung des Reizdarmsyndroms können viele Faktoren eine Rolle spielen: Dazu zählen psychische Belastungen und Stress, aber auch eine gesteigerte Aktivität des darmeigenen Nervensystems und eine geschädigte Darmbarriere. Falsche Ernährung wirkt sich ebenfalls auf die Darmflora aus, sodass sich z.B. mehr gasbildende Bakterien ausbreiten können und Beschwerden verursachen.
Zu den typische Reizdarmsymptomen zählen:

- Bauchschmerzen(Druckgefühl, Völlegefühl),
- Blähungen,
- Durchfall und/oder Verstopfung,
- Gefühl einer unvollständigen Darmentleerung.

Die Beschwerden dauern mindestens drei Monate an bzw. kehren immer wieder. Die Diagnose durch den behandelnden Arzt ist eine Ausschlussdiagnose, d.h. andere Erkrankungen, die auch für diese Symptome ursächlich sein können, müssen ausgeschlossen werden.

Bewegung bringt die Verdauung in Schwung und sorgt für einen aktiveren Darm. ○ Abb. 9.9

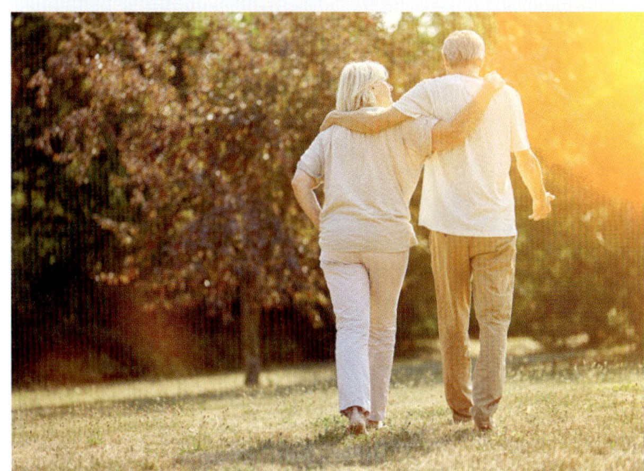

## Therapiemöglichkeiten

Die Therapie richtet sich in erster Linie nach den Beschwerden und ist eine Bedarfsmedizin, die in den einzelnen Kapiteln Durchfall, Verstopfung und Blähungen zu finden ist. Einen großen Einfluss hat auch eine Ernährungsumstellung.

Gut bewährt haben sich auch Probiotika. Die Wahl der Bakterienkultur soll auch hier der Symptomatik folgen (◻ Tab. 9.19).

## Ergänzende Empfehlungen

### FODMAPS

Unter FODMAPS versteht man eine spezielle Diätform, die für Patienten mit funktionellen Darmbeschwerden entwickelt wurde. FODMAPS steht für „Fermentierbare Oligo-, Di-, Monosaccharide und Polyole", dazu gehören kurzkettige KH-Verbindungen wie Fruktose, Fruktane, Laktose, Galaktose aber auch Zuckeraustauschstoffe wie Xylit. Alle FODMAPS-reichen Lebensmittel (siehe FODMAPS-Liste rot) sollen zu Beginn der Diät für 6–8 Wochen komplett gemieden werden. Wenn in diesem Zeitraum die Beschwerden deutlich besser werden, kann eine langsame Steigerung der FODMAPS-haltigen Lebensmittel versucht werden. So kann man individuell die Nahrungsmittel herausfiltern, die man am besten verträgt und so seine Ernährung ohne größere Einschränkungen umstellen.

**Auf die Ernährung achten!**

- Kleine häufige Mahlzeiten,
- gut kauen, damit die Verdauung schon im Mund beginnen kann,

◻ Tab. 9.19 Präparatebeispiele bei Reizdarm

| Wirkstoff | Handelspräparat |
|---|---|
| **Probiotika** | |
| Lactobac. gasseri und Bifidobakt. longum | Omniflora® (HKP) bei Darmträgheit und Durchfall; Erw. nehmen 3× tgl. 1–2 HKP |
| Saccharomyces boulardii | Yomogi® (KAP), Perenterol® (KAP) |
| Escherichia coli-Lysat | Colibiogen® (LSG), Symbioflor 2 (SUS) |
| Escherichia coli | Mutaflor® (msr. HKP, SUS) |
| Bifidobakterium bifidum | Kijimea® Reizdarm (KAP) |
| **Anticholinergikum** | |
| Butylscopolaminiumbromid | Buscopan® (DRA) |
| **Anthroposophikum** | |
| Ethanol. Digestio aus Engelsüßblättern, Scolopendriumblättern, Weidenblättern u. Wurmfarnblättern | Digestodoron® Weleda (TAB, TRO) |
| **Phytotherapeutika** | |
| Angelikawurzel, Kamille, Kümmel, Mariendistelfrüchte, Melissenblätter, Schleifenblume, Pfefferminzblätter, Schöllkraut, Süßholzwurzel | Iberogast® (FLU) |
| Kümmel- u. Pfefferminzöl | Carmenthin® (WKP) |
| **Nahrungsergänzungsmittel** | |
| Lactobacillus, Bifidobakterium | Bactoflor® (KAP) |

◻ Tab. 9.20 Komplementärmedizinische Empfehlungen bei Reizdarm

| Präparat | Beschwerdebild/Anwendungsgebiet/Art der Zubereitung |
|---|---|
| **Homöopathika** | |
| Asa foetida D4 | Blähungen, Verstopfung, aufgeblähter Bauch, stinkende Sekrete |
| Nux moschata D4 | Magen- und Darm aufgebläht, krampfartige Bauchschmerzen |
| Argentum nitricum D4 | Blähungen verbunden mit Bauchkrämpfen |
| **Schüßler-Salze** | |
| Nr. 6 Kalium sulfuricum | Entzündungen drohen chronisch zu werden, wenn es nicht gelingt, sie möglichst bald auszuheilen |
| Nr. 7 Magnesium phosphoricum | Vor allem bei Schmerzen anwenden, die krampfartig auftreten |
| Nr. 19 Cuprum arsenicum | Koliken der Verdauungsorgane |
| Nr. 20 Kalium-Aluminium sulfuricum | Gegen Blähungen und Koliken des Verdauungssystems |
| Nr. 21 Zincum chloratum | Stärkt das Immunsystem, verringert so Anfälligkeit für Infektionen |
| **Kräutertees** | |
| Anis, Curcumen, Fenchel, Kamille, Kümmel, Gelbwurz, Pfefferminz | 2 TL der Teemischung in 150 ml siedendes Wasser geben, 10 Min. ziehen lassen und dann abseihen, 3–5 × tgl. eine Tasse schluckweise trinken |

- Weglassen unverträglicher Speisen, Vermeiden blähender Lebensmittel, reichlich gedünstetes Gemüse,
- bei Verstopfungen → Ballaststoffe (Menge langsam steigern, sonst Blähungen), Haferflocken, Leinsamen oder Flohsamen sind am geeignetsten,
- frisches Obst, Gemüse und Salat und Vollkorn,
- bei Durchfall → Reis, Kartoffeln, Hafergerichte und Bananen,
- reichlich trinken, 2 Liter Flüssigkeit, stilles Mineralwasser, Saft oder Tee, möglichst nicht kalt,
- viel Bewegung,
- Bauchmassage,
- Stress und Ärger vermeiden, Entspannungsübungen.

## Grenzen der Selbstmedikation

- Infektionen,
- Unverträglichkeiten von Nahrungsmitteln, Malabsorptionssyndrome (Laktose, Fructose oder selten Mannit), eine Glutenunverträglichkeit,
- insbesondere entzündliche Erkrankungen, wie Colitis ulcerosa oder M. Crohn,
- auch andere Erkrankungen im Blick haben, die ähnliche Symptome hervorrufen, wie: Nahrungsmittelallergien (▸Kap. 3), Morbus Crohn, Colitis ulcerosa, Divertikel, Darmpolypen, Erkrankungen der Leber, Galle, Bauchspeicheldrüse, Erkrankungen des Magens. Bei wiederkehrenden Symptomen muss der Arzt aufgesucht werden.

# Hämorrhoiden

Der Mastdarm, in dem der Kot zwischengespeichert wird und der Analkanal bilden zusammen den Enddarm, wo der Kot über den After ausgeschieden wird. Unsere festen, flüssigen oder gasförmigen Ausscheidungen werden durch den inneren (glatte Muskulatur = unwillkürlich) und den äußeren Schließmuskel (quergestreifte Muskulatur = willkürlich) kontrolliert. Der innere Schließmuskel befindet sich in Dauerkontraktion, wenn aber Verdauungsreste ankommen erschlafft er reflexartig und wir empfinden Stuhldrang. Der äußere Schließmuskel ist uns bewusst, er steuert willkürlich den Stuhlgang und manchmal müssen wir uns sehr anstrengen um „dicht" zu halten! Aber selbst bei größter Anstrengung könnten Flüssigkeiten und Gase entweichen, deshalb gibt es noch eine Unterstützung von einem Gewebe (Hämorrhoidalplexus), das sich mit Blut füllt und so vollkommen abdichtet. Dieses schwammartige Gefäßpolster befindet sich unter Schleimhaut des Mastdarms zwischen Analkanal und Mastdarm.

## Ursachen und Symptome

Vergrößert sich dieses Hämorrhoidalgewebe, weil der Druck auf den Darm zu groß ist und kommen Juckreiz, Brennen, Schmerzen oder Blutungen dazu, dann spricht man von Hämorrhoiden. Je nach Symptom wird eine klinische Einteilung getroffen (▫Tab. 9.21 + ○ Abb. 9.10).

Als Ursachen kommen folgende Möglichkeiten in Betracht:

- Verstopfung,
- häufiger Durchfall bei Missbrauch von Abführmitteln,
- ballaststoffarme Ernährung,
- vererbbare Bindegewebsschwäche,
- Schwangerschaft (Lockerung des Bindegewebes, zunehmender Druck).

Eine ungünstige Sitzhaltung kann ebenfalls ursächlich sein, damit ist nicht nur die im Büro gemeint, sondern auch die Haltung auf dem Klo! Nicht das Sitzen mit abgeknicktem Darm ist optimal, sondern das Hocken mit geradem Darm.

## Therapiemöglichkeiten

Die Therapie hängt vom Stadium und den Symptomen der Hämorrhoidalerkrankung ab. Die Selbstdiagnose des Patienten muss hinterfragt werden. Da die eigentlich harmlose Erkrankung mit viel ernsteren verwechselt werden kann, ist

Die Schweregradeinteilung von Hämorrhoiden ○ Abb. 9.10

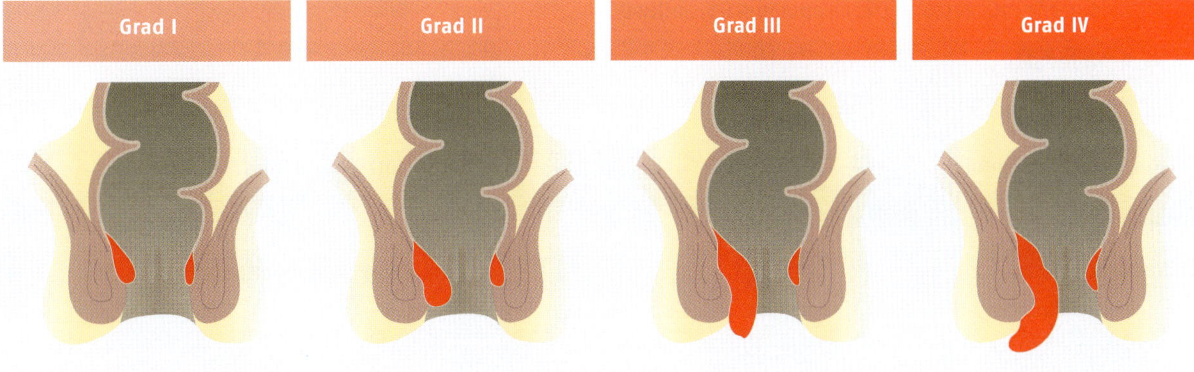

Tab. 9.21 Klinische Einteilung der Hämorrhoiden

| | |
|---|---|
| Grad I | Schmerzhafte submuköse Polster, die sich hervorwölben, aber nur mit dem Proktoskop zu sehen sind. Auffällig durch hellrotes Blut im Stuhl. |
| Grad II | Weiter vergrößerte Polster, die beim Pressen bis zum Analrand und auch nach außen treten, sich dann spontan zurückziehen, was mit Schmerzen, Blutungsneigung und Nässen verbunden ist. Fremdkörperempfinden beim Stuhlgang. |
| Grad III | Wie bei Grad II, Polster ziehen sich nicht mehr von selbst zurück, sondern müssen mit den Fingern zurückgedrückt werden. Blutungen, Brennen, Juckreiz, permanentes Fremdkörpergefühl, Nässen, Schmieren und Stuhlinkontinenz sind die Folge. |
| Grad IV | Wie bei III, aber lassen sich nicht mehr zurückschieben. Permanentes Fremdkörpergefühl und Stuhlinkontinenz sind die Folge. Sitzen wird zur Qual. |

Tab. 9.22 Präparatebeispiele bei Hämorrhoiden

| Wirkstoff | Handelspräparat |
|---|---|
| **Lokalanästhetika** | |
| Quinisocain | Haenal® akut (CRE) |
| Lidocain | Posterisan® akut (SAL, SUP) |
| **Adstringenzien** | |
| Bas. Bismutgallat, Titandioxid | Bismolan® (SAL), Mastu® (SAL, SUP) |
| Bas. Bismutgallat, Hamamelisrindenextrakt, Tannin, Siliciumdioxid | Eulatin® NH (SAL, SUP) |
| Zinkoxid | Pantederm® N Hexal 10% (SAL) |
| **Phytopharmaka** | |
| Destillat aus frischen Hamamelisblättern | Faktu® lind (SAL, SUP), Haenal® fact (SAL, SUP), Hametum® (SAL, SUP), Posterine® (SAL, SUP) |
| **Anthroposophika** | |
| Rosskastanienrinde- u. Hamamelisblätter-Trockenextrakt, Stibium metallicum praeparatum Ø | Weleda Hämorrhoidalzäpfchen (SUP) |
| Hamamelis virginiana destillata Ø, Stibium metallicum praeparatum D1 | Hamamelis comp. Weleda (SAL) |
| Borago e foliis ferm 34b Ø, Hamamelis virginiana e foliis ferm 33d Ø, Quercus e cortice Decoctum Ø | Quercus WALA® (SAL, SUP) |
| **Homöopathisches Komplexmittel** | |
| Collinsonia canad. D3, Hamamelis D3, Nux vomica D4, Paeonia off. D3, Acid. nitric. D6, Aesculus D2, Lycopodium D5, Sulfur D5 | Hämorrhoid-Gastreu® N R13 (TRO) |
| **Medizinprodukte** | |
| Aloe barbadensis + Polysaccharid Komplex | HemoClin® (GEL) |
| u. a. Thymol, Allantoin | Retterspitz® Wund-und Heilsalbe (SAL) |
| **Bad** | |
| Kamillenblüten | Kamillosan® Wund- und Heilbad (BAD) |

◘ Tab. 9.23 Komplementärmedizinische Empfehlungen und ihr Einsatz bei Hämorrhoiden

| Mittel | Beschwerdebild/Anwendungsgebiet |
|---|---|
| **Homöopathika** | |
| Myrrhis odorata D3, auch lokal als SAL | Hämorrhoidalleiden |
| Sulfur D12 | Hämorrhoiden sind brennend und juckend |
| Nux vomica D6/D30, auch lokal als SAL | Hämorrhoiden infolge Obstipation |
| Paeonia officinalis D6 | Nässende, entzündlich gereizte Hämorrhoiden |
| Aesculus hippocastanum D6 | Hämorrhoiden sind prall gefüllt, trocken, heiß und juckend |
| Hamamelis D6 | Hämorrhoiden sind traubenförmig, bläulich und hervortretend, sie brennen und jucken; Absonderungen von Blut und Schleim im Stuhl |
| **Schüßler-Salze** | |
| Nr. 1 Calcium fluoratum | Das Salz des Bindegewebes |
| Nr. 4 Kalium chloratum | Wenn Entzündungen in das 2.Stadium eintreten |
| Nr. 7 Magnesium phosphoricum | Bei starkem Juckreiz |
| Nr. 11 Silicea | Das Salz des Bindegewebes |
| Nr. 18 Calcium sulfuratum | Hämorrhoiden sind Einsatzgebiet des Salzes |



die Frage nach erfolgter ärztlicher Abklärung unbedingt notwendig. Um helfen zu können, muss das pharmazeutische Personal auch erfragen welche Beschwerden der Patient hat. Wichtig zu wissen ist auch, ob der Patient unter Verstopfung leidet, denn harter Stuhl, verzögerter Stuhlgang ist oft der Grund für die Entstehung von Hämorrhoidalbeschwerden und verhindert die Heilung. An erster Stelle steht eine Ernährungsumstellung.

Bei Grad I und II können in der Selbstmedikation folgende Arzneimittel zum Einsatz kommen (◘ Tab. 9.22):

**Lokalanästhetika** setzen durch Blockade von Natriumkanälen in peripheren Nervenzellen das Schmerzempfinden herab. Stehen Schmerzen, aber auch Brennen und Jucken als Symptome im Vordergrund, sind sie das Mittel der Wahl. Zu beachten ist, dass Quinisocain in der Selbstmedikation eine Woche lang angewendet werden darf, Lidocain nur bis zum nächsten Arztbesuch maximal aber für drei Tage.

**Adstringenzien** wie Hamamelisextrakt und Bismutgallat wirken entzündungshemmend, juckreizstillend und durch die Gerbstoffe adstringierend. Auch Zinkoxid allein beruhigt und wirkt entzündungshemmend.

**Medizinprodukte** mit Aloe oder ätherischen Ölen bilden eine natürliche Barriere gegen Bakterien und eignen sich auch zur Pflege des Analbereichs.

## Anwendung der verschiedenen Darreichungsformen bei Hämorrhoiden

**Salben** und **Cremes** sollten morgens und abends 30 Minuten vor und nach dem Stuhlgang angewendet werden. Der Analbereich sollte vor der Anwendung sorgfältig gereinigt werden. Der beiliegende Applikator dient zum Einführen in den After, weil der Finger nicht weit genug in die Öffnung kommt. Applikator auf die Tube schrauben, Kappe abziehen und Salbe in den Applikator drücken bis aus der oder den Öffnungen Salbe heraustritt. Mit der heraustretenden Salbe den Applikator einstreichen, damit er besser in den After gleitet, einführen, draufdrücken und mit einer Drehbewegung für die bessere Verteilung wieder herausziehen. Bei täglichem Gebrauch mit einem sauberen Tuch abwischen und Kappe wieder draufsetzen, bei längerem Nichtgebrauch unter fließendem Wasser reinigen. Sollte man keinen Applikator benutzen, immer einen frischen Fingerling nehmen. **Zäpfchen** rutschen nach der Applikation an den Hämorrhoidalkissen vorbei in den Mastdarm und setzen dort die Wirkstoffe frei, die dann nur kurzzeitig beim Stuhlgang an den eigentlichen Wirkort gelangen. Sinnvoller ist der Einsatz sogenannter Hämotamps (Analtampons, Zäpfchen mit Mulleinlage). Der Wirkstoff kann mit dem Mullstreifen genau im Analkanal platziert werden und dort mehrere Stunden verbleiben. Unangenehm ist das Fremdkörpergefühl.

Zusätzlich sind tägliche lauwarme **Sitzbäder** mit Kamille (später 2–3 x pro Woche) geeignet. Die Badedauer sollte 20 Minuten betragen. Bidet-Einsätze erleichtern die tägliche Anwendung. Anschließend muss der Analbereich gut abgetrocknet werden, damit keine Ekzeme entstehen.

## Ergänzende Empfehlungen

Elementar ist die Ernährungsumstellung auf ballaststoffreiche Kost und eine Erhöhung der Trinkmenge. Der Patient muss auf einen weichen, trockenen und geformten Stuhl achten. Bei Stuhl Typ 1 oder 2 (▸Seite 198) kann er für begrenzte Zeit Quellstoffe einsetzen, wenn das nicht ausreicht Lactulose oder Macrogol. Ein zu dünnflüssiger Stuhl reizt die Analregion ebenfalls und muss auch behandelt werden.

Weitere Maßnahmen:

- Bewegung,
- Verzicht auf Pressen beim Stuhlgang,
- regelmäßige Analhygiene, d. h. nach jedem Stuhlgang mit Einmalwaschlappen und klarem Wasser reinigen,
- keine feuchten Toilettentücher benutzen, denn dann kommt es zu Reizungen,
- mit Zinkpaste einreiben,
- zur täglichen Anwendung kann man mit einem Analdehner den Analkanal und den Schließmuskel vorsichtig erweitern und elastischer machen,
- Beckenbodengymnastik.

## Grenzen der Selbstmedikation

- Blut im Stuhl oder stärkere Blutungen,
- erstmaliges Auftreten von Symptomen, dann ist erst eine ärztliche Abklärung nötig,
- Selbstmedikation über zwei Wochen ohne Besserung,
- Symptombeschreibung, die auf Grad III oder IV schließen lässt,
- dunkelrote (geronnene) Blutspuren auf dem Stuhl, dem Toilettenpapier oder in der Unterhose (Blut aus den Hämorrhoidalpolstern ist frisch und damit hellrot).

## Literatur


AkdÄ: Handlungsleitlinie Empfehlungen zur Therapie bei Funktioneller Dyspepsie und Reizdarmsyndrom (2. Auflage). Arzneimittelkommission der deutschen Ärzteschaft, Arzneiverordnung in der Praxis, Band 37, Sonderheft 1, Juli 2010. Verfügbar unter: www.akdae.de/Arzneimitteltherapie/TE/A-Z/PDF_Kurzversion/Reizdarmsyndrom_k.pdf (Zugriff 08.11.2017)

Arzneimitteldatenbank: www.aponet.de/wissen/arzneimitteldatenbank

Beers MH. MSD Manual Handbuch Gesundheit. Mosaik-Verlag, München 2007

Gastro Liga: www.gastro-liga.de

Homöopathie-Liste: www.homoeopathie-liste.de

Internisten im Netz: https://internisten-im-netz.de/

Landesärztekammer Baden-Württemberg: www.aerztekammer-bw.de/

Müller-Frahling M, Kasperzik B. Biochemie nach Dr. Schüßler. 4. Aufl., Deutscher Apotheker Verlag, Stuttgart 2017

Mutschler E, Geisslinger G, Kroemer HK et al. Mutschler Arzneimittelwirkungen. 10. Aufl., Wissenschaftliche Verlagsgesellschaft Stuttgart, 2012

Reuter P. Springer Lexikon Medizin. Springer Verlag, Berlin 2004

RKI: www.rki.de/DE/Content/Infekt/Krankenhaushygiene/Desinfektionsmittel/Downloads/BGBl_60_2017_Desinfektionsmittelliste.pdf?__blob=publicationFile

Rote Liste: www.rote-liste.de

Wiesenauer M, Berger R. aporello Homöopathie. Deutscher Apotheker Verlag, Stuttgart 2014

# 10 Hormone

Lars Peter Frohn

Thea, Beatrice und Melanie sitzen in der WG-Küche beim späten Frühstück. „Bea, warum bist Du nicht in der Uni?" fragt Melanie. „Mir geht's gar nicht gut, Mädels. Ich habe mal wieder extreme Menstruationsbeschwerden. Ziemliche Magenkrämpfe, muss gleich mal in die Apotheke was holen, ich habe nix mehr". „Mmhh... In der Apotheke war ich letzte Nacht im Notdienst", berichtet Thea. „Was, warum denn das?" fragt Melanie mit großen Augen. „Jan und ich verhüten ja mit Kondomen und naja... Gestern Abend ist das Kondom geplatzt. Ziemlich doof, da bin ich schnell in die nächste Notdienst-Apotheke und habe mir die „Pille danach" geholt. Hoffe die wirkt auch!" „Ach bestimmt", versucht Bea sie zu beruhigen. „Na, dann geh' ich mal schnell in die Apotheke und hole mir ein Schmerzmittel." „Ich bin auch weg", sagt Thea „Kaffee trinken mit Christoph." „Dann bis später", verabschiedet Melanie ihre WG-Freundinnen.

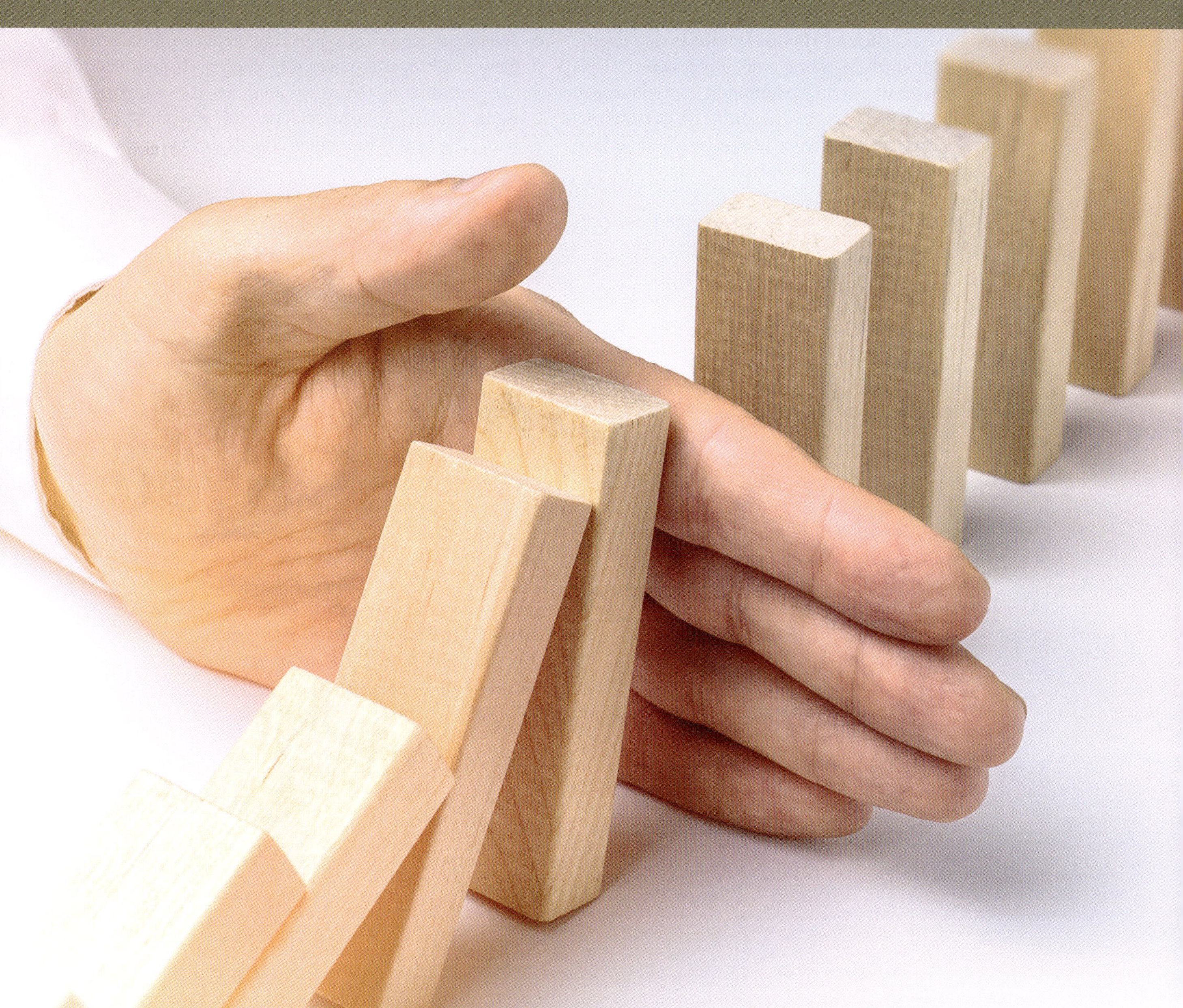

# Die weiblichen Hormone

## Allgemeines

Das Hauptziel der endokrinen Ovarialfunktion besteht darin, die Fortpflanzung sicherzustellen. Von der Pubertät bis zur Prämenopause verläuft die Aktivität der Eierstöcke in einem Zyklus von 28 Tagen. In den ersten 14 Tagen gewährleisten die Eierstöcke die Entwicklung der Eizelle (Oocyte) und des Follikels, der „Schale", die die Oocyte umgibt und die alle erforderlichen Elemente für deren Reifung produziert, d. h. die männlichen Hormone (Androgene) die sich in Estrogene (weibliche Hormone) umwandeln (aromatisieren) und die Wachstumsfaktoren (Growth-Faktor).

Zwischen dem 12. und 14. Tag des Zyklus findet der Eisprung statt. Dabei gelangt das Ei in den Eileiter, um dort von einem Spermium befruchtet zu werden.

Nach dem Eisprung bleibt das Follikel im Eierstock und es entsteht der Gelbkörper. Dieser Gelbkörper produziert das Schwangerschaftshormon Progesteron.

Falls das Ei befruchtet wird, es also zu einer Schwangerschaft kommt, entwickelt sich der Gelbkörper und der Progesteronwert im Blut steigt. Dadurch wird die Ovarialfunktion über die Hypophyse gehemmt, damit keine weitere Schwangerschaft möglich ist. Hierbei handelt es sich um die empfängnisverhütende Wirkung von Progesteron. Falls keine Schwangerschaft eintritt, verkümmert der Gelbkörper. Das führt zum Rückgang des Progesteronwerts, der dadurch der Hypophyse mitteilt, dass keine Schwangerschaft vorliegt und die nächste Regelblutung (Menstruation) ausgelöst werden kann.

Die Eierstöcke der Frau produzieren während des Zeitraums der fruchtbaren Phase folgende Hormone:

Hormonelle Veränderungen während des Zyklus ○ Abb. 10.1

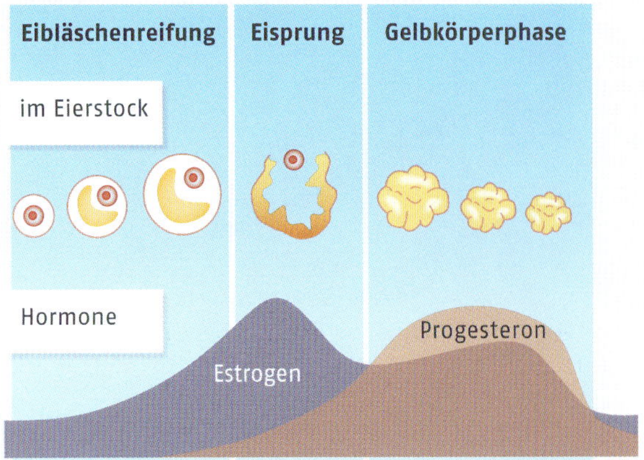


**Androgene** (männliche Hormone), die größtenteils in Estrogene (weibliche Hormone) umgewandelt werden, die jedoch auch ihre „männlichen" Wirkungen ausüben, insbesondere auf die Libido und die Muskulatur.

**Estrogene** (weibliche Hormone), die sich auf zahlreiche Bereiche auswirken, darunter:

- Die Gebärmutterschleimhaut (das Endometrium), die sich in der Gebärmutter entwickelt, um die Einnistung der befruchteten Eizelle (Embryo) vorzubereiten.
- Die Brust, die sich in der Pubertät unter dem Einfluss der Estrogene entwickelt.
- Die weibliche Psyche.
- Den Umbau der Knochen, deren Erneuerung größtenteils durch Estrogene erfolgt.
- Das Herz-Kreislauf-System und die schützende Wirkung der Estrogene auf gesunde Arterien und das gute Cholesterin (HDL).
- Die Beschaffenheit der Haut, der Haare und der Körperbehaarung.
- Die Befeuchtung der Vagina und die Feuchtigkeitsversorgung der Schleimhäute.

**Progesteron** (das Schwangerschaftshormon) verändert die Gebärmutterschleimhaut (Endometrium), die unter dem Einfluss der Estrogene um 2 bis 10 mm wächst, um das befruchtete Ei (den Embyro) aufzunehmen (○ Abb. 10.1).

- Falls keine Schwangerschaft eingetreten ist, löst der Rückgang des Progesteronwerts 14 Tage nach dem Eisprung die Regelblutung (Menstruation) aus, d. h. die Ausscheidung der Gebärmutterschleimhaut, die nicht benötigt wird. Tag 1 im Zyklus einer Frau ist der 1. Tag der Regelblutung.
- Da Progesteron die Wirkung von Estrogenen antagonisiert, kompensiert es den proliferativen Effekt der Estrogene in der Brust.
- Im Gehirn wirkt es sich fördernd auf den Schlaf und auf die Psyche aus, da es eine beruhigende Wirkung hat.

## Regelschmerzen und prämenstruelles Syndrom

Ziehende, krampfartige Schmerzen im Unterbauch sind typische Beschwerden der Regelblutung. Fast 50 % der Frauen leiden unter **Menstruationsbeschwerden**.

Während der Periode klagen Frauen häufig über krampfartige Schmerzen im Unterleib, die bis in den Bauch und Rückenbereich ausstrahlen. Hinzu kommen oft Kopfschmerzen. Auch die Brüste können leicht spannen. Stimmungsschwankungen und leichte Reizbarkeit sind in dieser Zeit normal. Schwindel, Gesichtsblässe und Müdigkeit sind Hinweise eines hohen Blutverlustes.

## Menstruelle Migräne

Bei der menstruellen Migräne treten Attacken häufiger als bei der normalen Migräne (▸Seite 163), aber nicht nur im zeitlichen Zusammenhang mit der Menstruation auf. Der kritische Zeitraum beginnt zwei Tage vor der Menstruation und hält fünf Tage an. Anfälle in diesem Zeitfenster sind besonders schwer: Sie dauern länger als sonst, die Schmerzen sind stärker und häufiger, die Frauen müssen oft erbrechen. Oft sind sinkende Estrogenspiegel die Ursache. Eine Kurzzeitprophylaxe mit einem Analgetikum macht eine menstruelle Migräne erträglicher. Zwei Tage vor dem zu erwartenden Kopfschmerz bis maximal zwei Tage nach Ende der Menstruation werden zweimal täglich 250 mg Naproxen (bei Nichtansprechen zweimal täglich 500 mg) eingenommen.

Auslöser für die Schmerzen sind körpereigene Schmerzbotenstoffe – die Prostaglandine. Werden die Botenstoffe in großer Menge gebildet, lösen sie starke krampfartige Schmerzen aus. Menstruationsbeschwerden sind jedoch auch auf die Psyche zurückzuführen: Stress kann den Schmerz durchaus verstärken.

Manchmal sind auch Erkrankungen und organische Veränderungen die Ursache der Beschwerden. Bei sehr starken Zyklusbeschwerden ist ein Besuch beim Frauenarzt dringend zu empfehlen.

Zu den häufigsten gynäkologischen Beschwerdebildern gehört das **prämenstruelle Syndrom (PMS)**. Darunter versteht man eine zyklusabhängige Veränderung, die sich durch psychische und physische Beschwerden zeigt. Betroffene Frauen leiden z. B. unter:

- Stimmungsschwankungen bzw. depressiven Verstimmungen,
- Kopfschmerzen,
- Wassereinlagerungen und Brustschmerzen,
- Traurigkeit und Wutausbrüchen,
- Schlafstörungen,
- Gewichtszunahme,
- Muskelverspannungen,
- Hautveränderungen,
- Abgeschlagenheit, Müdigkeit und Schlafstörungen.

Die Beschwerden beginnen etwa ein-bis zwei Wochen vor der Regelblutung und bilden sich mit Beginn der Menstruation zurück. Etwa eine von vier Frauen leidet unter dem PMS.

## Mastodynie

Während in der ersten Zyklushälfte die Estrogene den weiblichen Hormonhaushalt dominieren, ist in der zweiten Zyklushälfte das Estrogen/Progesteron-Gleichgewicht entscheidend. Eine Estrogendominanz bewirkt ein Wachstum des Brustdrüsengewebes und kann unter anderem zu Wassereinlagerungen (Ödemen) führen, so auch in der Brust. Dies ist ursächlich für Brustbeschwerden anzusehen. Schmerzen, Spannungsgefühle und Berührungsempfindlichkeit der Brust werden als **Mastodynie** bezeichnet. Frauen, die an Mastodynie leiden, zeigen häufig auch weitere prämenstruelle Symptome, wie Reizbarkeit, Antriebslosigkeit und erhöhte Nervosität.

## Therapiemöglichkeiten

Bei krampfartigen Unterleibsschmerzen helfen schmerzlindernde Wirkstoffe wie Ibuprofen oder Naproxen (soll die erhöhte Freisetzung von Prostaglandinen in der Gebärmutter normalisieren) oder auch krampflösende Wirkstoffe wie Butylscopolaminiumbromid (◘ Tab. 10.1).

Acetylsalicylsäure ist während der Menstruation nicht geeignet: Es wirkt gerinnungshemmend und kann den Blutverlust zusätzlich steigern. Als pflanzliches Mittel der Wahl stehen Präparate mit Mönchspfeffer (Vitex agnus castus) zur Verfügung (◘ Tab. 10.2). Der Mönchspfeffer ist ein zur Familie der Verbenaceae gehörender Strauch der im gesamten Mittelmeerraum beheimatet ist. Seine Blüten bringen viersamige Steinfrüchte (Agni casti fructus, Keuschlammfrüchte) hervor. Die zahlreichen Inhaltsstoffe wirken günstig auf die Regulierung der Zyklushormone und auch bei Mastodynie ist der Mönchspfeffer Mittel der Wahl. Wirksamkeitsbestimmende Inhaltsstoffe sind bizyklische Diterpene, Iridoidglykoside, lipophile Flavonoide, Triglyceride, Öl- und Linolsäure sowie ätherisches Öl.



Bei der Indikation „Prämenstruelles Syndrom" aber auch bei Mastodynie und bei Anomalien des Blutungsrhythmus im Menstruationszyklus wird **Mönchspfeffer** mit einer Dosierung von einmal täglich 30–40 mg Droge eingesetzt. In der Regel ist eine längerfristige Anwendung von mindestens drei Monaten notwendig um die Beschwerden zu lindern. Die Wirkung tritt nicht sofort ein. Erste therapeutische Effekte zeigen sich frühestens zwei Wochen nach Beginn der Behandlung.

Ebenfalls verschafft die tägliche Gabe von 300–400 mg Magnesium als Magnesiumcitrat oder Magnesiumglycinat bei starken Beschwerden ein wenig Linderung. Teemischungen mit Kamillenblüten, Gänsefingekraut, Eisenkraut und Frauenmantel wirken ebenfalls krampflösend.

## Ergänzende Empfehlungen

Neben den Arzneimitteln, die in der Selbstmedikation zur Verfügung stehen, gibt es die Möglichkeit der Wärmeanwendungen: entspannende Bäder mit Melisse und Kamille, ein wärmendes Kirschkernkissen oder Thermacare® bei Regelschmerzen auf den Unterbauch legen. Als weitere Maßnahme können Sie Entspannungsübungen wie Yoga, autogenes Training und Gymnastik empfehlen.

◘ Tab. 10.1 Dosierung von Schmerzmitteln

| Wirkstoff | Dosierung |
|---|---|
| Naproxen | Mädchen ab 12 Jahren und Frauen nehmen als Erstdosis 500 mg ein (≙ 2 TAB), bei Bedarf kann nach 8–12 Std. eine weitere TAB eingenommen werden. Die maximale TD beträgt 750 mg Naproxen. |
| Ibuprofen | Mädchen ab 12 Jahren und Frauen nehmen als ED ½–1 FTA (≙ 200–400 mg Ibuprofen) und als max. TD 3 FTA (≙ 1200 mg Ibuprofen) |
| Butylscopolaminiumbromid | Frauen und Mädchen ab 6 Jahren: 3× tgl. 1–2 DRA (ED: 10–20 mg, max. TD: 60 mg Butylscopolaminiumbromid) |

◘ Tab. 10.2 Präparatebeispiele bei Menstruationsbeschwerden, PMS und Mastodynie

| Wirkstoff | Handelspräparat |
|---|---|
| **Allopathika** | |
| Butylscopolamin | Buscopan® (DRA) |
| Ibuprofen 200 mg/400 mg | Ibudulor® akut 400 (FTA), Ibuflam akut® (FTA), Ibuprofen® Heumann 200 mg (FTA) |
| Naproxen 250 mg | Dolormin® für Frauen (TAB), Naproxen 1a Pharma® 250 mg bei Regelschmerzen (TAB) |
| **Phytopharmaka** | |
| Mönchspfeffer-Trockenextrakt (7–11:1) 4 mg | Agnucaston® (FTA) |
| Mönchspfeffer-Trockenextrakt (7–13:1) 4 mg | Agnus castus AL® (FTA), Biofem® (FTA) |
| **Homöopathische Komplexmittel** | |
| Caulophyllum thalictroides D4, Cyclamen europaeum D4, Iris versicolor D2, Lilium lancifolium D3, Strychnos ignatii D6, Vitex agnus castus Ø | Mastodynon® (TAB, TRO) |
| Cyclamen purpurascens D4, Lupulinum D6, Strychnos ignatii D5, Lilium lancifolium, Thuja occidentalis D4, Vitex agnus-castus Ø | Antimast Selz® TN (TRO) |

◘ Tab. 10.3 Schüßler-Salze und ihr Einsatz bei Menstruationsbeschwerden, PMS und Mastodynie

| Schüßler-Salz | Anwendungsgebiet |
|---|---|
| Nr. 3 Ferrum phosphoricum D12 | Hitzewallungen, Eisenprobleme bei Frauen |
| Nr. 7 Magnesium phosphoricum D6 | Perioden- und Wechseljahresbeschwerden, Kopfweh, Migräne |
| Nr. 25 Aurum chloratum natronatum D12 | Unterstützt bei Störungen im Zusammenhang mit weiblichen Geschlechtshormonen (PMS, Menopause, Menstruationsbeschwerden) |

## Grenzen der Selbstmedikation

Wenn Blutungen außerhalb der Periode auftreten oder Menstruationsbeschwerden erstmalig erscheinen, sollte die Patientin zum Frauenarzt verwiesen werden. Eine Untersuchung beim Arzt ist außerdem sinnvoll, wenn folgende Symptome auftreten, vor allem auch, um Tumore ausschließen zu können:

- körperliche Beschwerden, die jeden Monat den Alltag einige Tage lang stark beeinträchtigen,
- psychische Beschwerden, z. B. monatlich wiederkehrende depressive Verstimmungen,
- wenn die Schmerzen ungewöhnlich stark werden,
- wenn Schwindel, Gesichtsblässe und starke Müdigkeit auftreten; das kann bei starken Regelblutungen ein Zeichen einer Eisenmangel-Anämie sein.

Neben einer gynäkologischen Untersuchung erfolgt eine Ultraschalluntersuchung des Unterbauchs, um organische Ursachen der Beschwerden auszuschließen. Bei starken Schmerzen kann der Arzt schmerzlindernde und krampflösende Arzneimittel verordnen. Die Einnahme der Pille führt bei den meisten Frauen zu Beschwerdefreiheit und einer leichteren Regelblutung.

# Wechseljahres-beschwerden

## Allgemeines

Wie kommt es zu den Symptomen der Wechseljahre bzw. zu den sogenannten klimakterischen Beschwerden? In den Wechseljahren stellen die Eierstöcke langsam die Produktion der weiblichen Sexualhormone (Estrogen, Progesteron) ein. Das hormonelle Gleichgewicht gerät durcheinander und der Körper reagiert auf diese Umstellung ganz unterschiedlich mit körperlichen und psychischen Beschwerden. Die typische Symptomatik der Wechseljahresbeschwerden wird in erster Linie durch den Mangel an Estrogenen ausgelöst.

**Definitionen**

**Klimakterium:** Die mehrere Jahre andauernde Übergangsphase von der Zeit der Geschlechtsreife bis zum Erlöschen der ovariellen Hormonproduktion. Das weibliche Klimakterium beginnt meist um das 45. Lebensjahr.

**Menopause:** Bei einer Frau der Zeitpunkt der letzten Menstruation, der in der Regel um das 50te Lebensjahr herum eintritt. Die Menopause ist ein Ereignis, das zum weiblichen Klimakterium gehört.

**Prämenopause:** Ist ein Abschnitt des Klimakteriums vor der Menopause mit (leichten) klimakterischen Beschwerden und evtl. unregelmäßiger Menstruation, welcher eine Dauer von ca. 2 bis 7 Jahren haben kann.

**Postmenopause:** Ist der Lebensabschnitt der Frau, der sich an die letzte Monatsblutung (Menopause) anschließt. Er ist der letzte Abschnitt des Klimakteriums.

## Hormonelle Veränderungen

In den Wechseljahren stellt sich der Körper hormonell um. Dieses allmähliche Erlöschen der Eierstockfunktion ist ein natürlicher Prozess, der meist zwischen dem 45. und dem 50. Lebensjahr beginnt und durchschnittlich fünf bis zehn Jahre dauert.

Ab einem Alter von etwa 40 Jahren nimmt die Fruchtbarkeit drastisch ab. Zwischen dem 40. und 50. Lebensjahr neigt sich die Eizellenreserve ihrem Ende zu und mit ihr die Ausschüttung von Hormonen. Als erstes verringert sich die Progesteronausschüttung des Gelbkörpers (luteale Insuffizienz), was zu einer Verkürzung der Zyklen führt. Anschließend bleibt der Eisprung aus, die Follikel bilden jedoch weiterhin Estrogene. Die Zyklen werden unregelmäßiger, die Regelblutungen sind oft sehr stark, da der Estrogenwert sehr hoch ist, jedoch nicht vom Progesteron kompensiert wird. Dieser erhöhte Estrogenwert ist für die Hitzewallungen, verstärktes Schwitzen, Schwellungen und ein Spannungsgefühl in der Brust, Wassereinlagerungen und Gewichtszunahme verantwortlich.

Die Einstellung der Estrogenausschüttung ist der letzte Schritt. Die Eierstöcke sind immer häufiger und über immer längere Zeiträume hinweg nicht mehr in der Lage, ausreichend Estrogen zu bilden. Diese Zeiträume werden von immer kürzeren Erholungsphasen unterbrochen, was die großen Schwankungen beim Auftreten der Symptome des Hormondefizits erklärt. Durch den Estrogenmangel leiden viele Frauen an trockenen Schleimhäuten (▸ Seite 215).

Letztendlich geht die Eizellenreserve zu Ende und es entwickeln sich keine Follikel mehr, das heißt, es werden kein Progesteron, keine Androgene und keine Estrogene mehr ausgeschüttet. Die Monatsblutungen bleiben aus und die Menopause setzt ein.

Die Menopause ist ein natürlicher physiologischer Prozess, der mit dem Ende der ovarialen Aktivität einhergeht, am Ende der fruchtbaren Phase einer Frau. Jede Frau erlebt die Auswirkungen unterschiedlich, Beschwerden können mehr oder weniger stark wahrgenommen werden. Auf den Eintritt der Menopause folgen körperliche Veränderungen, die auf das langfristige Fehlen der Androgene und der Estrogene zurückzuführen sind. Der Androgenmangel wird von einer schwächeren oder sogar gar nicht mehr vorhandenen Libido, einem Rückgang der Muskelmasse und der Zunahme des Fettgewebes in der Bauchgegend und somit einer Gewichtszunahme begleitet. Bei manchen Frauen sind die Symptome eher emotionaler Art wie depressiven Verstimmungen, da das Ende der Regelblutungen gleichgesetzt wird mit dem Ende eine Frau zu sein. Andere leiden unter körperlichen Symptomen. Dazu gehören Hitzewallungen und Schweißausbrüche, Schlafstörungen, Stimmungsschwankungen und Reizbarkeit.

Hitzewallungen sind ein typisches Symptom der Wechseljahre. ○ Abb. 10.2

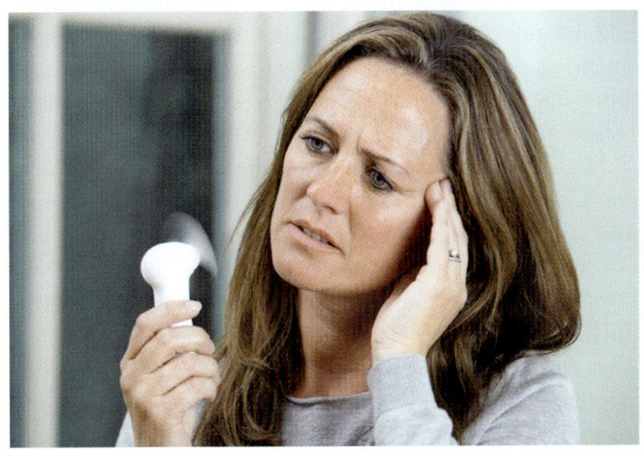

10

□ Tab. 10.4 Präparatebeispiele bei Wechseljahresbeschwerden

| Wirkstoff | Handelspräparat |
|---|---|
| **Phytopharmaka** | |
| Traubensilberkerzenwurzelstock-Trockenextrakt (6–11:1) 2,5 mg | Remifemin® (TAB) |
| Johanniskraut-Trockenextrakt 0,25 mg u. Traubensilberkerzenwurzelstock-Trockenextrakt 1 mg | Remifemin® plus (FTA) |
| Trockenextrakt aus Rhapontikrhabarberwurzel (16–26:1) 4 mg | femiLoges® (TAB) |
| Salbeiblätter-Extrakt (1:4,0–6,0) 1 ml | Salbei Kräutertropfen Salus® (TRO) |
| Salbeiblätter-Trockenextrakt (4–7:1) 80 mg | Sweatosan® (UTA) |
| Rotklee Extrakt (40 mg/80 mg Isoflavone) | Menoflavon® (extra) (KAP) |
| **Homöopathische Komplexmittel** | |
| Cimicifuga racemosa D2, Sanguinaria candensis D6, Sepia off. D2, Strychnos ignatii D3 | Klimaktoplant® N (TAB) |
| Aletris farinosa D3, Caulophyllum thalictroides D2, Chamaelirium luteum D3, Cimicifuga racemosa D6, Lilium lancifolium, Packera aurea D5, Pulsatilla pratensis, Strychnos ignatii D4, Vitex-agnus-castus D2 | Pascofemin® SL (TRO) |
| **Sonstiges Präparat** | |
| Intimwaschlotion für die Wechseljahre | Sagella® poligyn (LOT) |

□ Tab. 10.5 Schüßler-Salze und ihr Einsatz bei Wechseljahresbeschwerden

| Schüßler-Salz | Anwendungsgebiet |
|---|---|
| Nr. 3 Ferrum phosphoricum D12 | Hitzewallungen, Eisenprobleme bei Frauen |
| Nr. 7 Magnesium phosphoricum D6 | Perioden- und Wechseljahresbeschwerden, Kopfweh, Migräne |
| Nr. 25 Aurum chloratum natronatum | Unterstützt bei Störungen im Zusammenhang mit weiblichen Geschlechtshormonen (PMS, Menopause, Menstruationsbeschwerden) |

Langfristig (über 30 Jahre ohne Hormone) hat der Estrogenmangel Folgen für die Knochen und fördert die Entstehung von Osteoporose (▸ Kap. 16).

Die schützende Wirkung der Estrogene auf die Arterien und das gute Cholesterin sind nicht mehr vorhanden, was zu einem starken Anstieg von Herz-Kreislauf-Erkrankungen führt, die heutzutage die häufigste Todesursache bei älteren Frauen sind, noch weit vor Krebs und insbesondere Brustkrebs.

Nach der Menopause schreitet die Hautalterung voran, die Schleimhäute schrumpfen, die Haare werden dünner und fallen aus und die Gelenke werden unbeweglicher und es kann eine Arthrose entstehen.

Alle Frauen kommen irgendwann in die Menopause, doch nicht alle leiden an den beschriebenen Symptomen. Etwa ein Drittel der Frauen hat mittelstarke und zwei Drittel starke Wechseljahresbeschwerden. Alle anderen haben keinerlei Beschwerden. Bei denjenigen, die extrem unter der Menopause leiden, schaffen Hormonbehandlungen Abhilfe. Sie können die Lebensqualität verbessern und die Symptome lindern, die auf den Hormonmangel zurück zu führen sind.

## Therapiemöglichkeiten

Je nach Beschwerden gibt es eine Reihe von Möglichkeiten, diese mit Arzneimitteln der Selbstmedikation gezielt zu verbessern. Vor allem zu Beginn der Wechseljahre, wenn starke, unregelmäßige Blutungen auftreten, sind zum Beispiel pflanzliche Arzneimittel mit Auszügen aus Keuschlammfrüchten (Agnus-castus-Früchte/Mönchspfeffer) empfehlenswert (□ Tab. 10.2). Präparate mit Salbeiextrakten können gegen die störenden Hitzewallungen helfen. Auch Tees mit Salbei oder Thymian wirken unterstützend. Gegen depressive Verstimmung hilft Johanniskraut. Die volle Wirkung tritt allerdings nicht sofort ein, sondern erst nach zwei bis drei Wochen.

Gegen Nervosität und Schlafstörungen helfen auch Präparate mit Baldrian und anderen beruhigend wirkenden Heilpflanzen wie Hopfen, Passionsblume oder Melisse. Sowohl den Körper als auch die Psyche positiv beeinflussen können außerdem Extrakte aus der Traubensilberkerze (Cimicifugawurzelextrakte) mit den darin enthaltenden Phytoestrogenen (◘ Tab. 10.4). Insbesondere bei Hitzewallungen erwiesen sich entsprechende Zubereitungen in Studien als gut wirksam.

Die Dosierung des Trockenextrakts aus **Cimicifugawurzelstock** in einer Stärke von 2,5 mg beträgt zweimal täglich (morgens und abends) eine Tablette oder einmal täglich eine Tablette in einer Wirkstärke von 5 mg Trockenextrakt. Die Wirkung tritt nicht sofort ein. Erste therapeutische Effekte zeigen sich nach zwei Wochen Behandlung.

Sibirische Rhabarberwurzel bietet eine zuverlässige und effektive Linderung besonders belastender Wechseljahressymptome wie Hitzewallungen, Schweißausbrüche, Schlafstörungen und depressive Verstimmungen. Bei Einnahme dieses Pflanzenextrakts können die Beschwerden innerhalb von drei bis vier Wochen deutlich gemindert werden. In Einzelfällen tritt die Wirkung schon in den beiden ersten Wochen ein.

Einer Isoflavon-Kombination aus Rotklee werden positive Eigenschaften zu mehr Wohlbefinden und Lebensqualität während der Wechseljahre zugeschrieben.

Der Kundin sollte empfohlen werden, das entsprechende Produkt über mehrere Monate einzunehmen, damit sich die volle Wirkung entfalten kann, jedoch ohne ärztlichen Rat nicht länger als sechs Monate.

### Ergänzende Empfehlung

Während der Wechseljahre sollten Frauen ganz besonders auf eine gesunde Lebensweise achten. Dazu gehört vor allem eine ausgewogene Ernährung, ausreichende Flüssigkeitszufuhr und Verzicht auf Nikotin und Alkohol und viel Bewegung.

Wichtig ist es außerdem, der Osteoporose vorzubeugen: dabei helfen bereits einfache Maßnahmen, zum Beispiel die ausreichende Versorgung mit Calcium (1000 mg pro Tag) und Vitamin D (1000 I. E. täglich) (▸ Kap. 16).

### Grenzen der Selbstmedikation

Ein Besuch beim Arzt sollte der Kundin empfohlen werden, wenn folgende Symptome auftreten: starke Hitzewallungen, Schlafstörungen, starker Haarausfall und anhaltende Traurigkeit. Diese Symptome sowie negative Empfindungen und Hoffnungslosigkeit können auf eine Depression hinweisen.

Gegen Schlafstörungen in der Menopause und leichte depressive Verstimmungen gibt es die Möglichkeit Progesteron einzusetzen. Eine Hormonsubstitution mit Progesteron alleine oder in Kombination mit Estrogenen in der Menopause erfolgt unter ärztlicher Aufsicht um das Risiko/Nutzenverhältnis der Hormonbehandlung zu überwachen.

Hormonpräparate sind sehr wirksame Mittel bei Wechseljahresbeschwerden, besonders bei Hitzewallungen. Studien haben jedoch ergeben, dass das Brustkrebsrisiko steigt, wenn Hormone fünf Jahre oder länger angewendet werden. Nach dem Ergebnis der Women's Health Initiative (WHI) ist pro 10 000 Frauen mit acht zusätzlichen Brustkrebserkrankungen zu rechnen, wenn sie eine Therapie mit Östrogen plus Gestagen erhalten. Dennoch überwiegt bei vielen Frauen der Nutzen einer Hormontherapie gegenüber den Risiken. Das sollte individuell in einem Gespräch mit dem Arzt geklärt werden.

## Schleimhäute

In der Scheide wird eine milchig-weißliche bis klare Flüssigkeit produziert. Dieses vaginale Sekret wird medizinisch als **Fluor genitalis** bezeichnet. Die täglich produzierte Menge ist von Frau zu Frau unterschiedlich und liegt zwischen zwei bis fünf Gramm. Die Menge verändert sich je nach Zyklus-Phase: Reichlich klarer, nicht riechender Fluor, der in der Zyklusmitte auftritt, spricht für einen – von einigen Frauen manchmal fälschlich als krankhaft wahrgenommen – normalen Ausfluss, der durch die zyklusbedingte Estrogenstimulation zustande kommt.

Hauptfunktion des Scheidenausflusses besteht darin, den Scheidenbereich vor Bakterien und Erregern zu schützen, aber auch ein leichtes Eindringen des Penis beim Geschlechtsverkehr zu ermöglichen.

Von einer **Scheidentrockenheit** können sowohl junge Mädchen, sexuell aktive Frauen und Frauen in den Wechseljahren betroffen sein. Eine Schwangerschaft aber auch die Einnahme der „Pille" kann eine trockene Scheide begünstigen. Frauen zwischen der Pubertät und der Menopause sind von einer Scheidentrockenheit am häufigsten betroffen. Aufgrund der hormonellen Veränderungen in der Menopause klagen viele Frauen über eine zu trockene Scheide, aber auch über Juckreiz und Brennen bis hin zu Schmerzen beim Geschlechtsverkehr.

Besonders das Hormon Estrogen reguliert die Feuchtigkeit der Scheide, denn in der Haut der Scheide und im Bindegewebe im Beckenbodenbereich befinden sich eine Vielzahl von Estrogenrezeptoren. Das Hormon reguliert die Erneuerung des Bindegewebes im Beckenbodenbereich und der die Scheide innen auskleidenden Zelllagen in besonderem Maße. Dabei werden auch die Blutgefäße der Scheidenwand weit gestellt, sodass mehr Feuchtigkeit aus der Scheidenwand in die Scheide gelangt. Estrogen fördert somit im Vaginalbereich die Zellerneuerung, die Durchblutung und die Feuchtigkeitssekretion. Aber auch die Blase und Harnröhre werden durch Estrogen günstig beeinflusst.

Durch die verminderte Produktion von Estrogen (und Progesteron) und der gleichzeitigen Erhöhung der Hormone FSH und LH werden Scheide und Schamlippe nicht ausreichend durchblutet und die Haut wird dünner. Die verminderte Durchblutung der Genitalorgane führt zu erhöhter Verletz-

Ein hormonelles Ungleichgewicht kann über Scheidentrockenheit zu einem Harnwegsinfekt führen. ○ Abb. 10.3

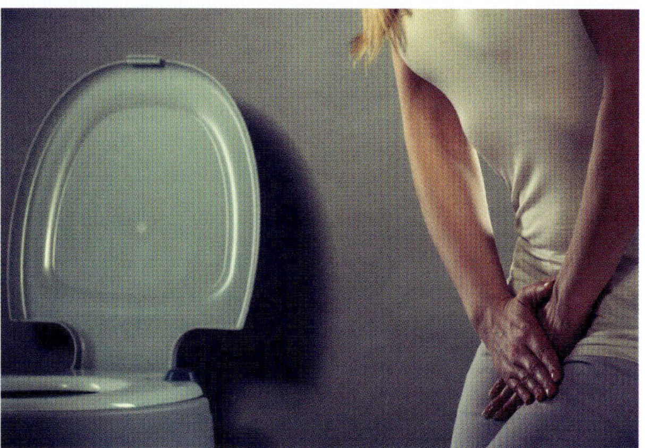

lichkeit der Schleimhäute im Scheidenbereich und das Gewebe verliert seine Feuchtigkeit und Elastizität. Außerdem werden die Estrogenrezeptoren im Bereich des Beckenbodens und der Scheide nicht mehr ausreichend durch Estrogen aktiviert. Dadurch wird die Zellerneuerung verlangsamt.

Wenn das Gleichgewicht der Scheide durch einen Hormonmangel gestört ist, können leicht **Harnwegsinfektionen** entstehen. In der gesunden Vagina bilden die Laktobazillen des Vaginalsekrets Milchsäure und halten damit den Säuregehalt der Scheide hoch. Das erwünschte saure Milieu in der Scheide bildet eine natürliche Schutzbarriere gegen verschiedene Krankheitserreger.

Durch die verminderte Bildung des Vaginalsekrets und dem damit verbundenen Mangel an „guten Bakterien" treten bei einem Teil der betroffenen Frauen vermehrt Harnwegsinfektionen auf. Aber nicht nur in den Wechseljahren sind Frauen davon betroffen. Auch bei Frauen, die ein hormonelles Kontrazeptivum einnehmen, können vermehrt Harnwegsinfekte auftreten. Die Schleimhäute sind durch Hormonveränderungen dünner, die Scheidenflora ist somit verändert. Bakterien können sich so besser ansiedeln und in die Blase aufsteigen.

Nicht immer ist Hormonmangel die Ursache einer Scheidentrockenheit. Auch psychische oder soziale Faktoren können dazu führen, dass die Feuchtigkeitsproduktion der Scheide gemindert ist oder ganz fehlt. Stress, Angst, Nervosität, aber auch Probleme in der Partnerschaft oder ein Trauma sind nur einige dieser Faktoren.

**Scheidentrockenheit**

Auch viele Krebspatientinnen leiden infolge von Chemotherapie und begleitenden Behandlungen unter Scheidentrockenheit und Schmerzen beim Geschlechtsverkehr. So kann etwa die bei Brustkrebs häufig angewandte Hormonentzugstherapie mit einem Estrogenrezeptorantagonist – sogenannten „Anti-Hormonen" – zu Scheidentrockenheit und einer Rückbildung der Scheidenhaut führen.

## Therapiemöglichkeiten

In der Selbstmedikation stehen verschiedene hormonfreie Befeuchtungsgele zu Verfügung, die einen zusätzlichen Schutz vor bakteriellem Befall bieten. Diese lindern schnell die Symptome von Scheidentrockenheit (Rötung, Brennen, Juckreiz), optimieren den Gewebezustand im Intimbereich und fördern die natürliche Befeuchtung der Scheide.

Wenn der Frauenarzt einen Hormonmangel feststellt, kann er zunächst eine lokale Estrogentherapie verordnen. Diese lindert direkt die Ursache der Scheidentrockenheit. Anstelle der Estrogentherapie z. B. zur schnellen Linderung bis zum nächsten Arzttermin oder bei Ablehnung eines Hormonpräparats durch die Patientin, kann in der Selbstmedikation zu einem hormonfreien Befeuchtungsgel beraten werden. Der Vorteil der Befeuchtungsgele: Diese können der Scheide sehr schnell die natürliche Feuchtigkeit zurückgeben. Dadurch werden die Symptome Brennen, Juckreiz und Wundgefühl sowie Schmerzen bei Reibung, wie beispielsweise während des Geschlechtsverkehrs, gelindert.

Für Frauen, die aufgrund einer Erkrankung z. B. Brustkrebs keine Hormone anwenden dürfen, eignen sich hormonfreie **Befeuchtungsgele** ganz besonders.

Viele Feuchtigkeitsgele greifen auf den Wirkstoff Hyaluronsäure zurück. Diese Substanz, die z. B. auch in Augentropfen eingesetzt wird (▸ Seite 43) kann man als körpereigenen Feuchtigkeitsspender bezeichnen, der im menschlichen Körper beispielsweise für die Kontrolle des Wassergehalts im Gewebe zuständig ist oder auch als Schmiermittel für die reibungslose Bewegung der Gelenke dient.
Zusätzlich zu der Verwendung von Befeuchtungsgelen kann die Kundin zur Normalisierung des sauren Milieus der Scheide zu Milchsäuregelen oder Milchsäurevaginalsuppositorien beraten werden (□ Tab. 10.6).

Bei einer ärztlich verordneten lokalen Hormontherapie ist es zusätzlich möglich, das Scheidenmilieu durch die Anwendung eines Milchsäuregels zu stabilisieren. Dadurch werden die im Vaginalsekret natürlicherweise vorkommenden Laktobazillen vermehrt und es erfolgt eine Normalisierung des sauren Milieus in der Scheide. Dies beugt bakteriellen Scheideninfektionen vor.

Weitere Vorteile einer Milchsäurekur mit Gel oder Ovula:

- Regeneration und Stabilisation der Vaginalflora,
- Senkung des pH-Werts in den natürlich sauren Bereich von: pH 4,
- die Vermehrung der gesunden Milchsäurebakterien wird gefördert,
- zusätzlicher befeuchtender Effekt.

Der beste Zeitpunkt für die Anwendung des Milchsäuregels ist abends vor dem Schlafengehen, da sich die Wirkung über Nacht optimal entfalten kann.

Kombinationsprodukte von Milchsäure mit Ringelblume (Calendula officinalis) und Sonnenhut (Echinacea pallida) wirken zusätzlich entzündungshemmend und heilend für Haut und Schleimhaut, regen gleichzeitig die Immunabwehr im Körper an und helfen bei Infektionen.

◘ Tab. 10.6 Präparatebeispiele bei Scheidentrockenheit

| Wirkstoff | Handelspräparat |
|---|---|
| **Feuchtigkeitsgele, -cremes, und -salben** | |
| Hyaluronsäure | KadeFungin® Befeuchtungsgel (GEL) |
| Tocopherol | Deumavan® Intimpflegesalbe natur (SAL) |
| Milchsäure | Vagisan® Feucht (CRE) |
| Polycarbophil, flüssiges Parrafin, Glycerol | Replens Vaginalgel® (GEL) |
| **Feuchtigkeitsgele und -cremes mit Milchsäurebakterien** | |
| Natürliche Polysaccharide (2QR-Komplex), Aminosäuren, Vitamine | Multi Gyn®FloraPlus (GEL) |
| Natürliche Polysaccharide (2QR-Komplex), Glycerin, Xanthan, Betain | Multi-Gyn® LiquiGel (GEL) |
| Argentum colloidale D4, Calendula ex herba ferm 33c Ø, Echinacea pallida e planta tota ferm 33c Ø, Lilium tigrinum ex herba ferm 33c D1, Kreosotum D4, Origanum majorana ferm 33c Ø, Milchsäure, Thuja occidentalis ferm 33e D1, Eukalyptus-, Rosmarin-, Salbei- u. Thymianöl | Majorana Vaginalgel WALA® (VGE) |
| **Ovula, Vaginalkapseln und -tabletten** | |
| Milchsäure Vaginalzäpfchen/-kapseln | Vagisan® Milchsäure Vaginalzäpfchen (VSU) |
| Milchsäure | Vagisan® FeuchtCreme Cremolum Vaginalzäpfchen (VSU) |
| Laktobazillen | KadeFungin® FloraProtect Vaginaltabletten (VTA) |
| Hyaluronsäure, Vit. A + E | KadeFungin® Befeuchtungsovula (VKA) |
| **Waschlotionen** | |
| Milchsäure, Kamillenextrakt | Vagisan® Intimwaschlotion (LOT) |
| Natürliche Polysaccharide (2QR-Komplex), Milchsäure | Multi-Gyn® FemiWash (SCH) |
| Milchsäure, Salbei, Ringelblume | Sagella® HydraSerum (LOT) |
| PEG-200 hydriertes Glycerolpalmitat, Tocopherolacetat | Deumavan® Waschlotion sensitive (LOT) |
| **Sonstiges Präparat** | |
| Kapseln mit Milchsäurebakterien plus Biotin | Vagisan® Biotin-Lacto (KAP) |

◘ Tab. 10.7 Schüßler-Salze und ihr Einsatz bei Scheidentrockenheit

| Schüßler-Salz | Anwendungsgebiet |
|---|---|
| Nr. 8 Natrium chloratum D6 | Trockene Augen und Schleimhäute |
| Nr. 12 Calcium sulfuricum D6 | Wichtiges Schleimhautmittel für alle Schleimhäute |

## Ergänzende Empfehlungen

- Beim Geschlechtsverkehr Gleitgel verwenden, welches die Elastizität der Schleimhaut optimiert und Irritationen, Reibung und Schmerzen in der Scheide vorbeugen kann.
- Ein zu häufiges Wechseln von Tampons während der Menstruation kann beim Einführen zu Schmerzen und stärkerer Scheidentrockenheit führen. Bei schwacher Blutung, z. B. während der letzten Tage der Periode, sollten eher Binden statt Tampons verwendet werden, um die Scheide nicht zusätzlich auszutrocknen.
- Bei der täglichen Intimhygiene sollten zur Reinigung des Intimbereichs ausschließlich pH-neutrale Pflegeprodukte benutzt werden.
- Duschgele, Intimsprays, Scheidenspülungen und Intimwaschlotionen mit Parfüm, Duft, Seifen und Silikonen sollten vermieden werden, da sie Hautirritation auslösen, den sauren Scheiden-pH-Wert stören sowie Scheidentrockenheit, Intimgeruch, vermehrten Ausfluss, Jucken und Brennen verursachen.

## Grenzen der Selbstmedikation

Juckreiz, Brennen und Ausfluss können auch Symptome einer Infektion sein. Die Art des Ausflusses und die Symptome geben Hinweise auf die Ursache der vorliegenden Scheideninfektion. Weißer, krümeliger Ausfluss und Juckreiz sowie Brennen am Scheideneingang sind Zeichen für eine Pilzinfektion, die meist durch den Hefepilz Candida albicans ausgelöst wird. Dünnflüssiger, weiß-gräulicher, unangenehm riechender Ausfluss deutet auf eine bakterielle Fehlbesiedelung hin. In diesem Fall spricht man von einer bakteriellen Vaginose. Ob die Beschwerden in der Scheide durch einen Hormonmangel oder eine Infektion verursacht werden, kann nur der Frauenarzt zuverlässig feststellen. Letztendlich ist auch die Diagnose Hormonmangel **und** Infektion möglich, weil sich Infektionen in einer vom Hormonmangel beeinträchtigten Scheide leicht ausbreiten können.

Seit März 2015 kann man die Pille danach ohne Rezept in Apotheken erhalten. ○ Abb. 10.4

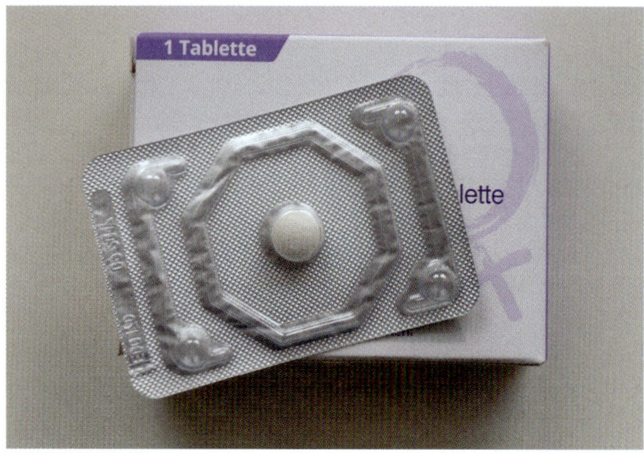


Das beste Mittel gegen Scheidentrockenheit sind Geduld und die Therapie des Estrogenmangels durch die lokale Zugabe von Estrogen unter ärztlicher Kontrolle. Eine vollständige Regeneration lässt sich jedoch nur durch eine längerfristige Hormontherapie erreichen. Denn nur eine konsequente Langzeittherapie gewährleistet bei lokalem Estrogenmangel den Erhalt eines beschwerdefreien Zustands.

# Pille danach

Als Notfallkontrazeptiva stehen drei Möglichkeiten zur Verfügung, um in den Stunden bzw. Tagen nach ungeschütztem Geschlechtsverkehr (GV) oder nach Vergessen einer Schutzmaßnahme eine Schwangerschaft zu verhindern: Die beiden Wirkstoffe Levonorgestrel und Ulipristalacetat sowie ein Intrauterinpessar (IUP).

Das IUP wird an dieser Stelle nur der Vollständigkeit halber erwähnt: Alternativ zur „Pille danach“ kann bis 5 Tage nach dem ungeschützten GV und bis maximal 5 Tage nach der erwarteten Ovulation, ein kupferhaltiges Intrauterin-Pessar (Cu-IUP) vom Gynäkologen eingesetzt werden. Das IUP ist das effektivste Notfallkontrazeptivum, da es postkoital über eine Nidationshemmung wirkt.

Seit März 2015 sind die beiden Wirkstoffe Ulipristalacetat und Levonorgestrel als Notfallkontrazeptivum nach einem ausführlichen Beratungsgespräch aber ohne Rezept von der „betroffenen Person“ zu kaufen.

Das Gestagen Levonorgestrel ist ein als Einmalgabe in einer Dosis von 1,5 mg zugelassenes Mittel zur postkoitalen Empfängnisverhütung innerhalb von 72 Stunden (drei Tage) nach ungeschütztem Geschlechtsverkehr. Ulipristalacetat ist für alle Frauen im gebärfähigen Alter geeignet und kann bis zu 120 Stunden (fünf Tage) nach ungeschütztem Geschlechtsverkehr eingenommen werden und damit zwei Tage länger als Levonorgestrel. Für beide Substanzen ist belegt, dass die Wirksamkeit am größten ist, je früher die Einnahme nach ungeschütztem Geschlechtsverkehr bzw. Versagen der Kontrazeption erfolgt.

Die Anwendung der Notfallkontrazeptiva sollte so früh wie möglich, am besten innerhalb von 12 Stunden erfolgen. In diesem Zeitfenster ist die Wirksamkeit der „Pille danach“ am besten.

Wenn der ungeschützte Geschlechtsverkehr nicht länger als 72 Stunden (drei Tage) zurückliegt, kann vom pharmazeutischen Personal der Wirkstoff Levonorgestrel oder Ulipristalacetat ausgewählt werden, je nach (Zyklus) Anamnese.

Wenn seit dem ungeschützten Geschlechtsverkehr mehr als 72 Stunden vergangen sind, aber nicht mehr als 120 Stunden (5 Tage), besteht nur noch die Möglichkeit den Wirkstoff Ulipristalacetat als wirksames Mittel abzugeben. Generell erfolgt keine Abgabe, wenn der Zeitpunkt des ungeschützten Geschlechtsverkehrs mehr als 120 Stunden zurückliegt. Dann muss die Frau an einen Gynäkologen verwiesen werden.

Die „Pille danach“ ist keine Abtreibungspille. Sie kann eine bestehende Schwangerschaft nicht unterbrechen, sondern nur eine Ovulation und Befruchtung verhindern. Der Wirkstoff Ulipristalacetat ist strukturell mit Progesteron und auch mit dem Wirkstoff der Abtreibungspille, Mifepriston, chemisch verwandt.

Mifepriston ist ein oral wirksamer Antagonist an Gestagen-Rezeptoren. Durch diese Eigenschaft ist Mifepriston für den medikamentösen Schwangerschaftsabbruch bis zum 49. Tag nach Beginn der letzten Regelblutung zugelassen.

Sowohl die „Pille danach" mit Ulipristalacetat als auch die mit Levonorgestrel verhindern oder verzögern den Eisprung, sodass die Spermien eines ungeschützten Geschlechtsverkehrs nicht auf eine befruchtungsfähige Eizelle treffen können. Durch die „Pille danach" wird eine Befruchtung verhindert.

## Das Beratungsgespräch

Das Gespräch bzw. die Befragung der Patientin, soll der Apotheke bzw. dem beratenden pharmazeutischen Personal dazu dienen, eine optimale Beratung zu gewährleisten und die Frau zur Wirksamkeit, zu Gegenanzeigen und Nebenwirkungen, sowie zur notwendigen Verhütung im weiteren Verlauf des Zyklus intensiv beraten zu können.

Die Abgabe der Notfallkontrazeption ist zwar nicht an Auflagen gebunden, jedoch hat das pharmazeutische Personal hier eine ganz besondere Aufgabe: In dem Beratungsgespräch muss entschieden werden, ob das Medikament abgegeben werden kann und wenn ja welches, ob die „Pille danach" nicht abgegeben wird und/oder die Frau an einen Arzt bzw. Gynäkologen verwiesen werden muss.

Es sind viele Situationen denkbar, in denen die Verhütung erst nach dem Geschlechtsverkehr zum Thema wird. Denkbare Beispiele sind:

- es wurde nicht verhütet,
- ein Kondom ist gerissen,
- die Einnahme der Pille wurde vergessen und dieses Versehen nicht früh genug korrigiert,
- die Spirale hat sich verschoben oder ist herausgerutscht,
- das Diaphragma wurde vergessen, wurde zu früh entfernt oder ist abgerutscht,
- die Coitus-interruptus-Methode ist erfolglos angewendet worden,
- der Geschlechtsverkehr wurde erzwungen.

In der bisherigen Praxis haben sich zur Entscheidungsfindung, ob überhaupt die „Pille danach" abgegeben werden kann und wenn ja, welche, folgende Fragen an die Frau bewährt:

- Was ist passiert?
- Wann ist es passiert?
- Wann begann die letzte Periode?
- Welche AM nehmen Sie sonst noch?
- Besteht bereits eine Schwangerschaft? Wird gestillt?

Der Zeitpunkt des Eisprungs kann durch die Angaben der Frau bei dem Beratungsgespräch nicht immer zuverlässig bestimmt werden, weswegen grundsätzlich die Gefahr schwanger zu werden, zu jedem Zeitpunkt des Zyklus gegeben ist. Die Gefahr einer ungewollten Schwangerschaft ist jedoch in der zweiten Woche des Zyklus am größten: die Befruchtungswahrscheinlichkeit ist an den beiden Tagen vor dem Eisprung besonders hoch. Eisprung (9. und 10. Tag des Zyklus).

Sollte die „Pille danach" an die Frau abgegeben werden, sind in dem Beratungsgespräch unbedingt auf möglicherweise auftretende **Nebenwirkungen** hinzuweisen.

- Über häufige bzw. relevante Nebenwirkungen informieren: (Sehr) häufige Nebenwirkungen sind Kopfschmerzen, Übelkeit, Schwindelgefühl, Bauch- und Unterleibsschmerzen, Dysmenorrhö (mit Schmerzen und länger andauernden Krämpfen einhergehende Menstruation), Erbrechen, Müdigkeit, Spannungen in der Brust.
- Informieren über verminderte Wirksamkeit durch Erbrechen bzw. Verhalten bei auftretendem Erbrechen: Erbricht die Frau innerhalb von drei Stunden nach der Einnahme, muss umgehend eine weitere „Pille danach" eingenommen werden.
- Hinweis darauf, dass kein Verhütungsschutz für den Rest des Zyklus besteht: Nach der Einnahme der „Pille danach" sollte eine eventuelle hormonale Kontrazeption nach dem normalen Schema weitergeführt werden. Eine zusätzliche Anwendung von Barrieremethoden (z. B. Kondome) bis zur nächsten Monatsblutung ist unbedingt erforderlich, da die Wirksamkeit der hormonalen Kontrazeptiva bis zum Zyklusende nicht gewährleistet ist.
- Informieren über das Verhalten bei Verspätung der nächsten Menstruation: Die nächste zu erwartende Monatsblutung tritt in den meisten Fällen nach Anwendung der „Pille danach" zum normalen Zeitpunkt auf. Allerdings kommt es auch vor, dass sich aufgrund des starken hormonellen Einsatzes der „Pille danach" die Periode bis zu sieben Tage früher oder später, in Einzelfällen auch um mehr als 20 Tage verzögert einsetzt. Falls die Monatsblutung länger als sieben Tage nach dem erwarteten Termin ausbleibt, sollte die Frau einen Schwangerschaftstest durchführen. Außerdem wird in solchen Fällen zu einem Besuch beim Frauenarzt geraten.

## Therapiemöglichkeiten

Wie bereits beschreiben, stehen ausschließlich die beiden Wirkstoffe Levonorgestrel und Ulipristalacetat als apothekenpflichtige Mittel in der Selbstmedikation zur Verfügung (◻ Tab. 10.8). Da als Nebenwirkung nach der Einnahme gelegentlich Übelkeit und Erbrechen auftreten, kann man gleichzeitig ein apothekenpflichtiges Antiemetikum empfehlen.

## Ergänzende Empfehlung

Falls die Monatsblutung länger als sieben Tage nach dem erwarteten Termin ausbleibt, sollte die Frau einen Schwangerschaftstest durchführen und bei ihrem Frauenarzt vorstellig werden. In dieser für viele Frauen unangenehmen Situation ist es für die Betroffene erfreulich, wenn das beratende pharmazeutische Personal Empathie zeigt und beruhigend auf die Kundin einwirkt und ihr Mut zuspricht!

Tab. 10.8 Präparatebeispiele für die orale Notfallkontrazeption

| Wirkstoff | Handelspräparat |
|---|---|
| **Pille danach** | |
| Levonorgestrel | Levonoraristo® 1,5 mg (TAB), PiDaNa® 1,5 mg (TAB), Postinor® 1500 µg (TAB), unofem HEXAL® 1,5 mg (TAB) |
| Ulipristalacetat | ellaOne® 30 mg (TAB) |
| **Schwangerschaftstests** | |
| – | Clearblue®, Femtest® |
| **Antiemetika** | |
| Dimenhydrinat | Dimenhydrinat AL® (TAB), Vomacur® (TAB), Vomex® (UTA) |
| Diphenhydramin | Emesan® (TAB) |
| Angelikawurzel, Kamille, Kümmel, Mariendistelfrüchte, Melissenblätter, Schleifenblume, Pfefferminzblätter, Schöllkraut, Süßholzwurzel | Iberogast® (FLU) |

Weiterführende Literatur: Frohn, Pille danach, DAV ©2015

## Grenzen der Selbstmedikation

Ein Besuch beim Arzt sollte der Kundin empfohlen werden, wenn der ungeschützte Geschlechtsverkehr mehr als fünf Tage (120 Stunden) zurückliegt. Sollte die Frau einen 100 %igen Schutz vor einer Schwangerschaft wollen, ist es wichtig ihr zu erklären, dass dieser Schutz mit der „Pille danach" nicht gewährleistet ist. Die oralen Notfallkontrazeptiva bieten einen Schutz von bis zu 98 %, je nachdem wie viele Stunden sie nach dem ungeschützten Geschlechtsverkehr eingenommen werden (▸ Seite 218).

# Potenzprobleme

**Potenzstörung** ist ein Sammelbegriff für männliche Sexualstörungen, die mit einer verminderten Libido und/oder Erektionsproblemen einhergehen, d. h. mit der Unfähigkeit, einen Beischlaf mit Penetration zu vollziehen.

Unter **Impotenz** im weiteren Sinne versteht man nicht nur die Unfähigkeit, einen Beischlaf mit Penetration zu vollziehen, sondern auch die Unfähigkeit eines Mannes, ein Kind zu zeugen oder auch die Unfähigkeit des Mannes zu einem Samenerguss.

Man verwendet heute an Stelle des negativ besetzten Begriffs **Impotenz** den neutraleren Fachbegriff der **erektilen Dysfunktion** (ED).

ED bedeutet, dass ein Mann in mehr als zwei Dritteln der Fälle keine Erektion bekommen oder aufrechterhalten kann, die für einen Geschlechtsverkehr ausreicht. Der Penis wird nicht hart genug oder erschlafft vorzeitig. Von einer Dysfunktion spricht man aber nur dann, wenn diese Probleme über mindestens sechs Monate bestehen. Wenn es also hin und wieder einmal „nicht klappt", handelt es sich noch nicht gleich um eine behandlungsbedürftige Störung.

Mit dem Alter wird die erektile Dysfunktion häufiger. Unter den 40- bis 49-Jährigen ist knapp jeder zehnte Mann betroffen, unter den 60- bis 69-Jährigen bereits jeder dritte. Vermutlich ist die Dunkelziffer noch wesentlich höher, da sich viele Männer mit diesem unangenehmen Problem nicht an den Apotheker oder Arzt ihres Vertrauens wenden. Es gibt verschiedene Arten von erektiler Dysfunktion.

### Definitionen

**Impotenz:** Als Impotenz bezeichnet man für gewöhnlich die dauerhafte Unfähigkeit des Mannes, eine Erektion bei sexueller Erregung zu bekommen oder aufrecht zu erhalten.

**Libidoverminderung:** Verminderung des sexuellen Verlangens.

**Priapismus:** Unter Priapismus versteht man eine schmerzhafte Dauererektion des Penis.

**Hyperprolaktinämie:** Als Hyperprolaktinämie bezeichnet man einen zu hohen Prolaktinspiegel im Blut. Beim Mann kommt es dadurch zu Libidostörungen, Erektionsstörungen und einer Verringerung des Ejakulatvolumens. Zudem können eine Gynäkomastie und selten auch eine Galaktorrhoe auftreten.

**Libidosteigerung:** Steigerung des sexuellen Verlangens.

**Ejakulationsversagen:** Ausbleiben der Ejakulation.

**Ejakulationsstörung:** vorzeitiger Samenerguss.

## Ursachen

Potenzstörungen können jeden Mann treffen. Auch junge Männer können aus verschiedenen Gründen an Potenzstörungen leiden.

Ein Großteil der Erektionsstörungen bei jungen Männern sind auf psychische Probleme zurück zu führen, beispielsweise Leistungsdruck und Stress, Beziehungskonflikte, Mangel an Selbstvertrauen, unerfüllte sexuelle Vorlieben, aber auch psychische Störungen wie Angsterkrankungen und Depression. Versagensängste beim Liebesspiel können die Impotenz verstärken.

Betroffen sind aber in erster Linie Männer ab 50 und in der Mehrzahl der Fälle stecken körperliche Ursachen hinter Erektionsstörungen.

An erster Stelle der Ursachen für eine erektile Dysfunktion, besonders bei älteren Männern, sind meistens bestimmte Grunderkrankungen wie Durchblutungsstörungen im Rahmen von Herz-Kreislauf-Erkrankungen, Bluthochdruck und Arteriosklerose oder Diabetes. Verstärkende Faktoren für diese Ursachen sind Fettstoffwechselstörungen, Rauchen, Übergewicht und mangelnde Bewegung. Weitere körperliche Ursachen der Impotenz sind Operationen, vor allem bei Prostatakrebs und Blasenkrebs, Verletzungen, chronische Nierenschwäche, Erkrankungen der Wirbelsäule, Hormonstörungen (vor allem Testosteronmangel) sowie Nervenkrankheiten, insbesondere die Multiple Sklerose. Alkoholmissbrauch kann ebenfalls Impotenz bzw. erektile Dysfunktion auslösen. Sehr viele Medikamente haben als unerwünschte Arzneimittelwirkungen (UAW) sexuelle Dysfunktionen (SD).

Stoffklassen, in denen in Verdachtsfällen (Arzneimittelkommission) über SD berichtet wird betrifft besonders Antihypertensiva und Psychopharmaka, aber auch Lipidsenker und Antiarrhythmika.

## Therapiemöglichkeiten

In der Apotheke fragen die männlichen Kunden fast immer gezielt nach einem speziellen Arzneimittel, da es eher unangenehm ist, sich „gegen Erektionsstörungen" ausführlich beraten zu lassen.

Sollte also ein Kunde ganz gezielt nach einem Mittel fragen, ist es in der Beratung wichtig zu klären, woher diese Beschwerden kommen und ob eventuell ein Arzt konsultiert werden muss. Sollte die „Potenzstörung" eher psychischer, also nicht organsicher Natur oder durch Nebenwirkungen eines Arzneimittels bedingt sein, gibt es im OTC Bereich Mikronährstoffe und Homöopathika, die durchaus erfolgversprechend sein können.

### Mikronährstoff-Produkte mit L-Arginin

Das L-Arginin ist der einzige Ausgangspunkt für die Bildung von Stickoxid (NO). Stickoxid ist der Neurotransmitter für die Weitstellung von Gefäßen und Muskeln. Es wandert als Reaktion auf Nervenreizungen in die Gefäßwände und sorgt für die Elastizität der Gefäße und Muskeln.

Für die Erektion des Penis muss über Muskelentspannungen zurückfließendes, venöses Blut gestaut werden. Gleichzeitig muss arterielles Blut verstärkt durch Weitstellung der Gefäße in den Penis einfließen. Ohne ausreichende Versorgung mit L-Arginin und damit NO ist das nicht möglich. Um diesen Effekt zu erzielen, sollten aber mindestens 3 g L-Arginin ca. 30 Minuten vor dem Geschlechtsverkehr eingenommen werden.

### Damiana

Als homöopathisches Mittel wird gerne Damiana (Turnera diffusa) genutzt. Dies ist eine Pflanzenart in der Gattung der Safranmalven (Turnera) aus der Familie der Passionsblumengewächse (Passifloraceae). Ihr natürliches Verbreitungsgebiet reicht vom südlichen Nordamerika bis nach Argentinien. Angeblich galt der Wirkstoff schon bei den Maya als hervorragendes Mittel gegen sexuelle Schwäche. Um allerdings eine Wirkung auszumachen, müssen die Mittel mit diesem Inhaltsstoff langfristig eingenommen werden: 1–3 × täglich je 5 Tropfen über einen Zeitraum von mindestens 4 Wochen. Tabletten sollten ebenfalls über einen Zeitraum von mindestens 4 Wochen angewendet werden, bei der täglichen Einnahme von 1–3 Tabletten.

Als Komplexmittel steht ein Mittel in Tropfenform zur Verfügung, das bei sexueller Schwäche, verursacht durch nervöse Störungen, angewendet wird. Neben Turnera diffusa finden sich drei weitere Stoffe in diesem Mittel (◻Tab. 10.9). Die Dosierung ist hier im akuten Fall bis zu 12 × täglich 5–10 Tropfen, bei chronischen Beschwerden 1–3 × täglich 5–10 Tropfen.

## Ergänzende Empfehlung

Sehr viele Medikamente haben als unerwünschte Arzneimittelwirkungen (UAW) sexuelle Dysfunktionen. Machen Sie Ihrem betroffenen Kunden deutlich, dass das aber kein Grund ist, auf die regelmäßige Einnahme vielleicht lebenswichtiger Medikamente zu verzichten. Vielen Männern haben die Mittel der Selbstmedikation bei diesem Problem bereits geholfen! Machen Sie ihrem leidenden Patienten Mut!

Die Beratung zu Potenzstörungen erfordert Taktgefühl. ○ Abb. 10.5

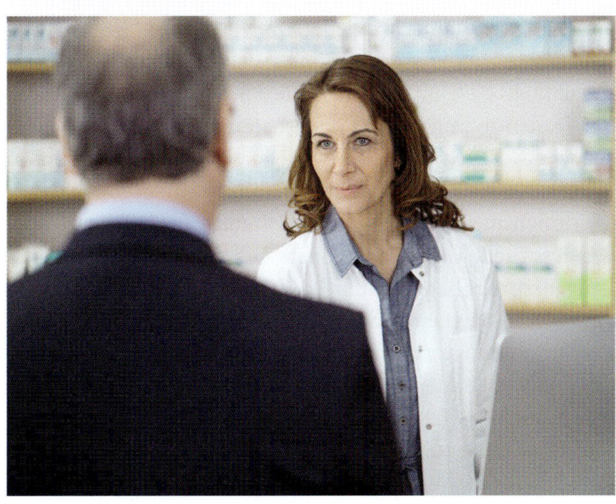

10

◘ Tab. 10.9 Präparatebeispiele bei Potenzproblemen

| Wirkstoff | Handelspräparat |
|---|---|
| **Allopathika** | |
| L-Arginin | Amitamin Fertilisan M® (KAP), Euviril® direct (BTA) |
| **Homöopathika** | |
| Acidum picrinicum D6, Strychninum phosphoricum D4, Tunera Diffusa D2, Yohimbinum hydrochloricum D4 | Yohimbin Vitalkomplex Hevert® (TRO) |
| Turnera diffusa D4 | Deseo® flüssig (FLU), Neradin® (TAB) |
| **Präparate für Frauen** | |
| Damianablätter-Trockenextrakt (5–7:1) 225 mg | Remisens® (FTA) |
| Turnera diffusa D4 | Deseo® flüssig (FLU) |

## Grenzen der Selbstmedikation

Die Ursache für eine erektile Dysfunktion, besonders bei älteren Männern, ist meistens bedingt durch bestimmte Grunderkrankungen. Sollten die Mittel der Selbstmedikation nicht zum Erfolg führen, bleibt dem Patienten nur der Gang zum Arzt um sich dort ein verschreibungspflichtiges Potenzmittel verordnen zu lassen.

Mit Sildenafil (Viagra®), Vardenafil (Levitra®) und Tadalafil (Cialis®) bzw. den entsprechenden Generika stehen drei oral anwendbare Pharmaka zur Verfügung, die nach ärztlicher Abklärung der Kontraindikationen und Nebenwirkungen angewendet werden können. Dies ist eine Gruppe von verschreibungspflichtigen Wirkstoffen, deren vasodilatatorische Wirkung bei der erektilen Dysfunktion ausgenutzt wird.

## Nachlassendes sexuelles Verlangen bei Frauen

Frauen haben im klassischen Sinne natürlich keine Potenzprobleme. Aber es ist schon fast ein Volksleiden unter Frauen der westlichen Welt: Laut einer Studie aus Amerika hat rund ein Drittel von ihnen keine Lust mehr auf Sex. In Deutschland sind es in der Altersgruppe zwischen 30 und 45 Jahren sogar über 40 % und bei den über 60-Jährigen leiden 86 % der Frauen ab und zu oder dauerhaft unter einem Mangel an sexuellem Begehren. Hier gibt es in der Selbstmedikation ebenfalls die Möglichkeit, Tunera diffusa einzusetzen.

Mönchspfeffer ist ebenfalls ein gutes natürliches Mittel gegen sexuelle Unlust bei Frauen. Dies ist kein Widerspruch zum ursprünglichen Ruf des Mönchspfeffers, eher den Geschlechtstrieb einzudämmen. Die Dosierung und Dauer der Anwendung entscheiden offensichtlich über die Bildung der entsprechenden Hormone bei der Frau. Die Dosierung von Mönchspfeffer muss mindestens 20 mg/Droge betragen und mindestens über drei Monate lang eingenommen werden, damit eine Wirkung auftritt.

## Literatur

BAK-Handlungsempfehlung. Rezeptfreie Abgabe von oralen Notfallkontrazeptiva. Stand 10/2015. Verfügbar unter: www.abda.de/fileadmin/assets/Praktische_Hilfen/Leitlinien/Selbstmedikation/Notfallkontrazeptiva_Handlungsempfehlung-Checkliste_BAK_20151007.pdf (Zugriff 24.08.17)

Bionorica: www.bionorica.de/rund-um-ihre-gesundheit/frauengesundheit/brustschmerzen-mastodynie.html (Zugriff 20.07.17)

Bionorica: www.bionorica.de/rund-um-ihre-gesundheit/frauengesundheit/wechseljahre.html (Zugriff 20.07.17)

Braun M, Klotz T, Reifenrath B et al. Die Prävalenz von männlichen Erektionsstörungen in Deutschland heute und in der Zukunft. Aktuelle Urologie, 31(5):302–7, 2000

Dr. Kade Pharma: www.kade.de/indikationsgebiete/gynaekologie/hormonmangel/ (Zugriff 11.08.17)

Dr. Kade Pharma: www.kade.de/service/patientenbroschueren/scheidentrockenheit-nein-danke/ (Zugriff 11.08.17)

Frohn LP. Pille danach: Beratungshilfe Notfallverhütung. Deutscher Apotheker Verlag, Stuttgart 2015

Käch W. Biochemische Mineralstoffe nach Dr. Schüssler. Santénatur, Walter Käch, Hochdorf, Schweiz, 2010

Laumann E, Paik A, Rosen R. Sexual Dysfunction in the United States – prevalence and predictors. JAMA, 281(6):537–44, 1999

Müller-Oerlinghausen B, Ringel I. Medikamente als Verursacher sexueller Dysfunktionen. Dtsch Arztebl, 2002. Verfügbar unter: www.aerzteblatt.de/archiv/34480 (Zugriff 18.08.17)

Multi-Gyn: www.multi-gyn.de/scheidentrockenheit.html (Zugriff 26.07.17)

Stürmer S. Migräne-Attacken bei Frauen – oft sind sinkende Östrogenspiegel die Ursache. ÄZ, 2008. Verfügbar unter: www.aerztezeitung.de/medizin/krankheiten/schmerz/kopfschmerzen/article/518556/migraene-attacken-frauen-oft-sinkende-oestrogenspiegel-ursache.html (Zugriff 02.08.17)

# 11 Blase und Prostata

Ines Winterhagen

An einem nebligen, kalten Herbstmorgen kommt Thea mit schmerzverzerrtem Gesicht in die Apotheke. Sie hat sich am Abend zuvor verkühlt als sie mit einer Freundin rauchend einige Zeit vor ihrer Lieblings-Cocktailbar gesessen hat. Sie benötigt nun dringend etwas gegen ihre Blasenentzündung. Häufiger Harndrang und starkes Brennen quälen sie. Ständig muss sie auf Toilette rennen und klagt über Schmerzen beim Wasserlassen. Erst vor ein paar Wochen hatte sie dieselben Beschwerden, berichtet sie aus leidvoller Erfahrung. So langsam reicht es ihr, sie hat die Nase gestrichen voll. Vor allem, weil jetzt bald die Zwischenprüfungen anstehen und sie sich voll auf das Lernen konzentrieren muss. So etwas kann sie nun gar nicht gebrauchen.

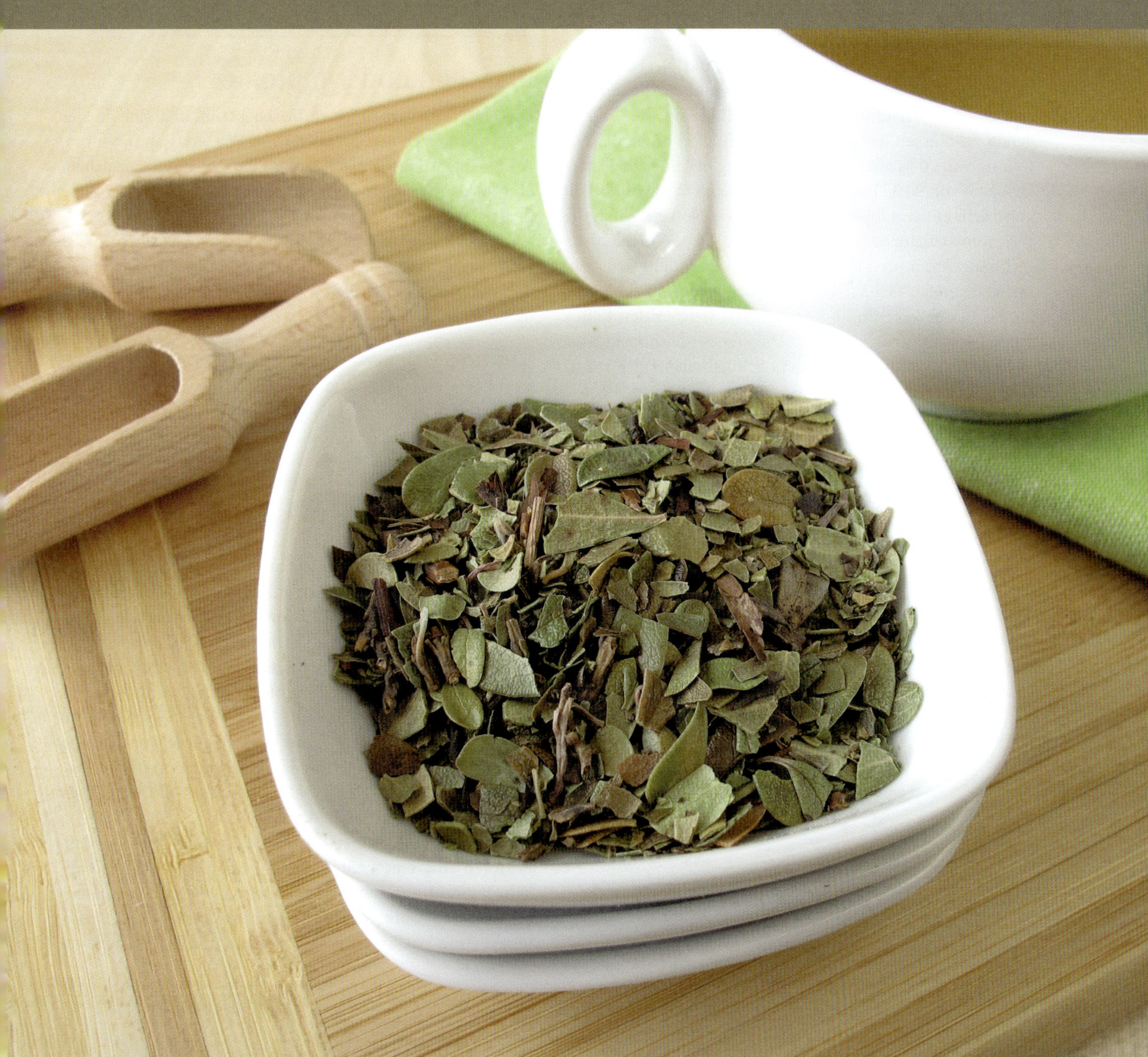

# Organ Blase

Die Harnblase, ein Hohlorgan, liegt hinter dem Schambein im unteren Bereich des Beckens (○ Abb. 11.1). Sie dient als Reservoir für den von den Nieren kontinuierlich produzierten Urin und hat ein Fassungsvermögen von bis zu einem Liter. Die Harnblase mündet in die Harnröhre. Diese leitet zum einen den Urin aus der Blase nach außen, zum anderen soll sie die Blase wasserdicht verschließen. Dazu befindet sich der innere Schließmuskel unmittelbar unterhalb der Blase, er ist nicht willentlich zu beeinflussen. Dagegen kann der äußere Schließmuskel an der Durchtrittsstelle der Harnröhre zum Beckenboden in der Regel bewusst geöffnet oder verschlossen werden. Von den Nieren fließt der Urin über die beiden Harnleiter in die Harnblase. Während der Speicherphase ist der Blasenmuskel entspannt. Damit der Urin nicht gleich über die Harnröhre abfließt, kontrahiert der innere Schließmuskel und dichtet die Harnblase ab. Zum gewünschten Zeitpunkt muss die Blase jedoch ihren Inhalt entleeren können. Dann zieht sich der Blasenmuskel zusammen und der Schließmuskel erschlafft, woraufhin der Urin über die Harnröhre abfließen kann. Damit diese Blasenkontrolle reibungslos funktioniert, müssen die beteiligten Muskeln und Nerven sowie bestimmte Bereiche im ZNS sinnvoll zusammenarbeiten.

Der erste Harndrang, also das Gefühl, auf die Toilette gehen zu müssen, entsteht üblicherweise bei einer Blasenfüllung von 70 %, ein starker Harndrang bei einer Speicherkapazität von 90 %. Damit sich die Blase nicht unwillkürlich von allein entleert, hemmt das vegetative Nervensystem die Blasenmuskulatur. Ab einem gewissen Druck melden die Dehnungsrezeptoren der Blasenwand den Füllungszustand der Blase an das Gehirn. Dieses sendet wiederum ein Signal an das Blasenzentrum im Rückenmark, welches den Reflex zur Blasenentleerung auslöst. Die Blasenwandmuskulatur zieht sich zusammen, der innere Schließmuskel der Harnröhre öffnet sich – und sofern wir es willentlich zulassen – auch der äußere. Der Urin fließt ab, die Blase wird bis auf einen minimalen Rest von ca. zehn Millilitern entleert.

Aufbau des Harnsystems ○ Abb. 11.1

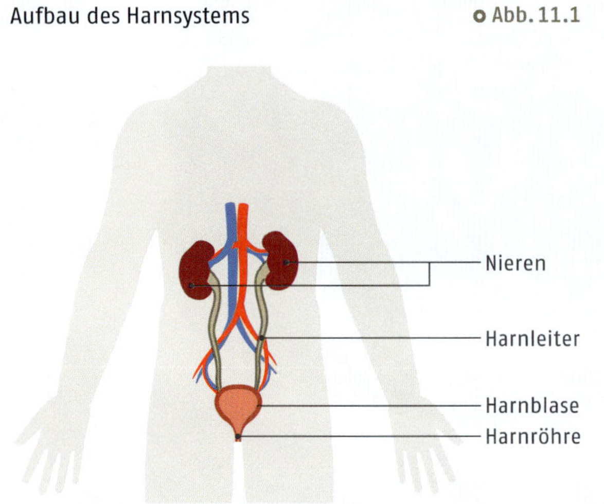


In diesem Füllungs-, Speicher- und Entleerungssystem sind verschiedene Funktionsstörungen möglich. Zum Beispiel kann das Gehirn die Signale der Rezeptoren falsch wahrnehmen (z. B. verfrühtes Füllungsgefühl) oder die Reizleitung vom Gehirn zum Blasenzentrum kann gestört sein (reflexartiger Harnabgang ohne Harndrang) bzw. die Reizübertragung vom Blasenzentrum zur Blasenmuskulatur.

Bakteriell verursachte Erkrankungen der ableitenden Harnwege lassen sich gezielt behandeln. Doch neben einer akuten Blasenentzündung klagen Kunden in der Apotheke auch über eine Reizblase, Harninkontinenz und weitere Miktionsstörungen. Bei diesen mitunter psychosomatisch bedingten Problemen sind die Möglichkeiten einer symptomatischen Selbstmedikation sehr begrenzt. Zudem können sich hinter diesen Erkrankungen häufig schwerwiegende Grunderkrankungen verbergen, die einer genauen Diagnose des Arztes bedürfen.

# Leichte Blasenentzündung

## Ursachen und Symptome

Die ersten Anzeichen einer Blasenentzündung sind in der Regel Schmerzen und Brennen beim Wasserlassen (Dysurie). Auch besteht ein häufiger Drang, die Toilette aufzusuchen, obwohl kaum nennenswerte Flüssigkeitsmengen aus der Blase fließen (Pollakisurie). Häufig ist der Urin trüb gefärbt.

Zu Infektionen der Blase kommt es, wenn Erreger – meist Darmbakterien (E. coli) – über die Harnröhre aufsteigen und aufgrund einer geschwächten Immunabwehr nicht mehr abgetötet werden.

Wegen der wesentlich kürzeren Harnröhre leiden Frauen etwa viermal häufiger an einem **Harnwegsinfekt** als Männer.

Zudem liegen bei Frauen die Ausgänge von Darm, Scheide und Harnröhre dicht beieinander, so werden Bakterien bei falscher Toilettenhygiene leicht aus dem Anusbereich in die Scheide transportiert, von wo aus sie in die Blase gelangen. Rund 20 % der Frauen sind zwei- bis dreimal pro Jahr von einer wiederkehrenden Zystitis betroffen. Bei Männern treten Blasenentzündungen mit zunehmendem Alter auf und werden meist durch eine vergrößerte Prostata hervorgerufen. Diese verursacht Probleme beim Wasserlassen, was zu Restharnbildung in der Blase und Bakterienvermehrung führen kann. Hier ist in jedem Fall eine weitere ärztliche Diagnostik erforderlich. Nicht selten korreliert die Häufigkeit der Infektionen auch mit der sexuellen Aktivität (Honeymoon-Zystitis). Darüber hinaus begünstigen viele weitere Faktoren eine Blasenentzündung, beispielsweise Kälte bzw. kalte Füße, Immunschwäche, Diabetes mellitus, Dauerkatheter oder Harnabflussstörungen. Intimsprays, Scheidenspülungen und parfümierte Seifen können die Scheidenflora

**◘ Tab. 11.1** Phytopharmaka bei unkomplizierter Blasenentzündung

| Inhaltsstoff | Handelspräparat |
|---|---|
| **Präparate zur Durchspülungstherapie** | |
| Echtes Goldrutenkraut, Hauhechelwurzel, Orthosiphonblätter | Aqualibra® (FTA) |
| Echtes Goldrutenkraut, Gänsefingerkraut, Schachtelhalmkraut | Solidagoren® Liquid (TRO) |
| Echtes Goldrutenkraut | Cystinol® long (KAP) |
| Birkenblätter, Echtes Goldrutenkraut, Orthosiphonblätter | Harntee 400 Tad® N (TEE) |
| Goldrutenkraut, Birkenblätter | Heumann Blasen- und Nierentee Solubitrat® Uro (TEE) |
| **Harndesinfizienzien** | |
| Bärentraubenblätter | Arctuvan® (FTA), Cystinol® akut (TAB) |
| Bärentraubenblätter, Echtes Goldrutenkraut | Cystinol® (LSG) |
| Kapuzinerkressenkraut, Meerrettichwurzel | Angocin® (FTA) |
| Liebstöckelwurzel, Rosmarinblätter, Tausendgüldenkraut | Canephron® (DRA, TRO) |

verändern und ihre Schutzfunktion schwächen, ebenso Scheidendiaphragmen oder Spermizide. Und nicht zuletzt machen Hormonschwankungen (Schwangerschaft, Klimakterium) den Körper anfälliger für Blasenentzündungen.

Nicht immer bleibt die Infektion auf die unteren Harnwege beschränkt. Ist der Urin blutig, riecht er unangenehm und kommen Fieber, Schüttelfrost sowie dumpfe, starke Schmerzen im unteren Rücken und Flankenbereich hinzu, hilft nur der Gang zum Arzt. Diese Alarmsignale deuten auf eine Entzündung der oberen Harnwege oder der Niere und somit auf einen schweren Harnwegsinfekt hin. Eine Nierenbeckenentzündung ist eine ernstzunehmende Erkrankung. Wird diese nicht ausreichend und rechtzeitig behandelt, können sich die Bakterien im Blut ausbreiten mit der Gefahr einer Sepsis oder bleibenden Vernarbungen des Nierengewebes.

## Therapiemöglichkeiten

Die aktualisierte S3-Leitlinie „Harnwegsinfektionen“ der Deutschen Gesellschaft für Urologie empfehlen ein Antibiotikum als Mittel der ersten Wahl. Bei unkomplizierten Verläufen wird auf eine mikrobielle Diagnostik mit Keimzahlbestimmung und Erregeridentifikation verzichtet. Vielmehr erfolgt die Behandlung empirisch, wobei sich die Auswahl des Antibiotikums nach der regionalen Resistenzlage richtet.

> Bei einer unkomplizierten, akuten **Blasenentzündung** einer ansonsten gesunden Frau ist auch eine Selbstmedikation mit pflanzlichen Wirkstoffen und Analgetika drei bis fünf Tage lang möglich.

Von „unkompliziert“ spricht man, wenn keine funktionellen oder anatomischen Anomalien im Harntrakt, keine Nierenfunktionsstörungen bzw. weiteren relevanten Begleiterkrankungen vorliegen. Therapiert werden kann rein symptomatisch mit Schmerzmitteln wie Ibuprofen oder Paracetamol, letzteres bei krampfartigen Schmerzen in Kombination mit Butylscopolaminiumbromid (Buscopan® plus). Darüber hinaus kommen zahlreiche pflanzliche Arzneistoffe als Teemischung oder in Form von Extrakten zum Einsatz. Harntreibende Arzneidrogen wie Goldrutenkraut, Birkenblätter, Hauhechelwurzel und Schachtelhalmkraut spülen Bakterien aus (◘ Tab. 11.1). Sie erhöhen die Nierendurchblutung, steigern die glomeruläre Filtrationsrate und hemmen die Wasserrückresorption im Sammelrohr. Kontraindiziert sind diese Arzneimittel bei Patienten mit Herz- und Nierenerkrankungen, die nur begrenzte Flüssigkeitsmengen zu sich nehmen dürfen.

Eine Keimreduktion wird durch Bärentraubenblätter und Senfölglykoside aus Meerrettichwurzel und Kapuzinerkressenkraut erzielt. Die Einnahme von Fertigarzneimitteln mit Bärentraubenblättern ist auf maximal sieben Tage und eine Anwendungshäufigkeit von höchstens fünfmal pro Jahr beschränkt. Laut EMA ergaben Kanzerogenitätsstudien mit Bärentraubenblätter-Extrakten keinerlei Hinweise auf krebserregendes Potenzial. Die im Urin befindlichen Hydrochinonderivate werden in den Harnwegen von Bakterien aufgespalten. Es entsteht freies Hydrochinon, das antibakteriell wirkt. Da die Abspaltung zum freien Hydrochinon unabhängig vom pH-Wert des Urins erfolgt, entfällt die früher übliche Alkalisierung des Harns.

Wiederholt auftretenden Harnwegsinfekten lässt sich mit einer geeigneten Rezidivprophylaxe begegnen. Durch Ansäuern des Harns mit Methionin (z. B. Acimethin®) wird der alkalische Urin-pH-Wert zurück in den physiologischen Bereich verschoben. Dies führt zu einer Hemmung des Bakterienwachstums. Präventiv können auch diuretisch wirkende Pflanzeninhaltsstoffe sowie das Präparat Angocin®

Tab. 11.2 Homöopathika und ihr Einsatz bei unkomplizierter Blasenentzündung

| Mittel | Beschwerdebild |
|---|---|
| Aconitum D6 | Plötzliches Brennen beim Wasserlassen, schneidende Schmerzen, Urin tröpfelnd; Auslöser: Kälte, Zugluft, Schreck |
| Belladonna D6 | Brennende Schmerzen mit Unterleibskrämpfen, anhaltender Harndrang; Auslöser: feuchtkalte Luft, Überhitzung |
| Dulcamara D6 | Häufiges schmerzhaftes Wasserlassen in kleinen Mengen; Auslöser: Unterkühlung, Durchnässung |
| Cantharis D6 | Heftigste brennende Schmerzen in Blase und Harnröhre nach dem Wasserlassen; Auslöser: Infekt |
| Solidago D3 | Abklingender Harnwegsinfekt, zur Nachbehandlung; dunkler Urin, kaum Harndrang |
| Pulsatilla D12 | Häufiger Harndrang mit Schleim, unwillkürlicher Urinabgang; Auslöser: Hormonstörungen, Infekte, Schleimhautschwäche |

aus Kapuzinerkresse und Meerrettichwurzel eingesetzt werden. Weiterhin sind verschreibungspflichtige Bakterienextrakte zur Immunstimulation erhältlich (Urovaxom® KAP, Strovac® i.m.). Die Wirksamkeit von Cranberryextrakten zur Prävention von Harnwegsinfektionen ist umstritten. Alle in Deutschland verfügbaren Cranberry-Präparate (z. B. Tuim Urofemin®, Cystorenal®, Cranberola®) werden nicht als Arzneimittel, sondern als Nahrungsergänzungsmittel vermarktet. Aktuelle Studien zeigen, dass diese Zubereitungen keinen Schutz vor Rezidiven bieten (Jepson RG et al). Zudem können die Extrakte verstärkte Nierensteinbildung und Blutungen verursachen. Hier ist also Vorsicht in der Langzeitanwendung geboten. In der Beratung sollte aufgrund der fehlenden Evidenz vielmehr von der Anwendung abgeraten werden. Seit kurzem ist ein Medizinprodukt verfügbar, das D-Mannose in Kombination mit Cranberryextrakt enthält (Femannose®). Dieses soll das Anhaften der Bakterien an das Epithel der Harnwege verhindern und kann sowohl zur Prophylaxe als auch zur Behandlung des Infekts (ggf. auch zusammen mit einem Antibiotikum) eingesetzt werden. Ein ähnliches Medizinprodukt ist das Präparat Utipro® plus mit den Inhaltsstoffen Propolis, Hibiskus und Xyloglucan-Gelatine. Dieses soll das Vordringen der Bakterien in die Harnwege erschweren. Für beide Produkte liegen keine evidenzbasierten Studien vor.

## Ergänzende Empfehlungen

Die meisten unkomplizierten Blaseninfektionen verschwinden innerhalb weniger Tage von selbst. Die Spontanheilungsrate liegt bei ca. 40 %. Grundsätzlich unterstützt viel Flüssigkeit die Heilung. Täglich sollten mindestens zwei Liter getrunken werden, damit die Harnmenge 1,5 Liter beträgt. Häufiges Wasserlassen und vollständiges Entleeren der Blase ist anzuraten. Nach dem Geschlechtsverkehr sollten Frauen gleich zur Toilette gehen, um Keime auszuschwemmen. Unterkühlung ist zu verhindern, daher gilt: nasse Badekleidung möglichst schnell ausziehen und kalte Sitzgelegenheiten meiden. Vielmehr ist auf warme Füße und einen warmen Unterleib zu achten, nach einer Durchnässung kann zudem ein ansteigendes Fußbad die Blutzirkulation anregen. Darüber hinaus empfiehlt es sich, eine richtige Toilettenhygiene einzuhalten und immer von der Scheide zum After hin zu säubern, um zu vermeiden, dass Keime vom Darm in die Harnröhre gelangen. Die Schmerzen lassen sich oft mit Analgetika und Wärme (Wärmflasche, Kirschkernkissen) lindern.

### Urinteststreifen

Urinteststreifen (z. B. Combur® Test) können schnell und einfach erste Hinweise auf eine Harnwegsinfektion liefern. Aussagekräftig sind vor allem die Parameter Leukozyten, Nitrit sowie der pH-Wert des Urins, der normalerweise zwischen 5 und 7 liegt, bei Harnwegsinfekten jedoch oft ins Basische verschoben ist. Der Urin wird bei kleinen Kindern mit speziellen Urinbeuteln aufgefangen, die um den Genitalbereich aufgeklebt werden. Bei älteren Kindern und Erwachsenen wird der Mittelstrahlurin während des Wasserlassens gewonnen, d. h. das erste und letzte Drittel des Harns werden verworfen, der mittlere Teil in einem sauberen, trockenen Gefäß aufgefangen. Der Teststreifen wird für ca. zwei Sekunden in den Urin getaucht und das Ergebnis anhand der mitgelieferten Farbskala nach ein bis zwei Minuten abgelesen.

## Grenzen der Selbstmedikation

- Männer,
- Kinder,
- Schwangere,
- Personen mit chronischen Erkrankungen oder geschwächtem Immunsystem,
- Patienten mit Nierenerkrankungen oder Nierenschäden,
- Personen mit Harnentleerungsstörungen oder wiederkehrenden Harnwegsinfekten.

Harnwegsinfekte bei Männern sind grundsätzlich als kompliziert einzustufen, da begleitende Prostataerkrankungen diagnostisch auszuschließen oder entsprechend zu behandeln sind. Kinder müssen immer ärztlich therapiert werden, weil sich bei ihnen durch Harnwegsinfektionen anatomische Anomalien manifestieren können. Bei Schwangeren liegt ein erhöhtes Risiko für eine Nierenbeckenentzündung vor, die eine Früh- oder Fehlgeburt verursachen kann. Auch leiden Diabetiker, Immunsupprimierte oder Personen mit renalen Erkrankungen vermehrt an komplizierten Verläufen. Diese Risikogruppen bedürfen einer ärztlichen Untersuchung und angemessenen Therapie.

#### Die Konfirmandenblase

Als Personen mit Konfirmanden-, Primaner- oder Sextanerblase werden abschätzig oder spaßhaft solche Menschen bezeichnet, die sehr häufig Wasser lassen müssen, ohne ungewöhnlich viel zu trinken. Wenn keine organische Ursache existiert, ist die Konfirmandenblase auf eine überaktive Blase zurückzuführen. Körperliche Gründe können Harnwegsinfekte, ein geringes Fassungsvermögen der Blase oder eine verstärkte Wahrnehmung der Blasenfüllung sein. Hier lösen spontane, lokale Kontraktionen der Blasenwandmuskulatur Harndrang aus.

# Inkontinenz und Reizblase

## Ursachen und Symptome

Mit Harninkontinenz oder Blasenschwäche wird das Unvermögen bezeichnet, den Harn bewusst zurückzuhalten. Der Betroffene ist nicht in der Lage, den Zeitpunkt des Wasserlassens selbst zu bestimmen, sondern verliert unkontrolliert und unwillkürlich Urin. Unangenehme Begleiterscheinungen können Geruchsentwicklung und eine Reizung der Haut mit möglichem Pilzbefall sein. Etwa sechs Millionen Menschen leiden in Deutschland an Inkontinenz, Männer wie Frauen. Dennoch ist diese Krankheit immer noch ein Tabuthema. Aus Scham, Stolz oder Unwissen verzichten nicht wenige auf kompetenten Rat und behelfen sich oft mit völlig ungeeigneten Hilfsmitteln.

Es gibt verschiedene Formen von Inkontinenz, die unterschiedliche Ursachen haben und entsprechend behandelt werden müssen.

### Belastungsinkontinenz

Bei der Belastungsinkontinenz liegt eine Schwäche des Verschlussapparats der Blase vor. Unter Belastung (körperlicher Anstrengung wie Lachen, Niesen, Husten sowie schwerem Tragen oder Heben) übersteigt der Blasendruck den Verschlussdruck des Schließmuskels und es kommt ohne vorheriges Dranggefühl zum unfreiwilligen Harnabgang. In fortgeschrittenen Stadien geht Urin schließlich bei jeder Bewegung, schon beim Aufstehen, Hinsetzen oder sogar im Liegen ab. Bei Frauen ist die Ursache oft eine Schwächung der Beckenbodenmuskulatur, die durch Übergewicht, Schwangerschaft und Geburt oder durch hormonelle Umstellung während der Wechseljahre hervorgerufen werden kann.

### Dranginkontinenz

Betroffene mit Dranginkontinenz spüren immer wieder einen plötzlichen, übermäßig starken Harndrang, obwohl die Blase noch gar nicht voll ist. Bei dieser Form der Inkontinenz ist der Verschlussmechanismus der Harnröhre zwar intakt, der Blasenmuskel aber überaktiv. Die Harnblase ist nicht mehr in der Lage, eine normale Menge Urin aufzunehmen und über einen längeren Zeitraum zu speichern. Der Blasenwandmuskel zieht sich bereits während der Füllungsphase zusammen, bevor die maximale Blasenkapazität erreicht ist. Die Blase entleert sich unwillkürlich, unabhängig von der Steuerung des Gehirns. Das führt zu kürzeren Abständen von Harndrang und Inkontinenzanfällen sowie zu häufigen Toilettengängen, bei denen dann aber jeweils nur geringe Mengen an Wasser gelassen werden können. Als Ursachen zu sehen sind Nervenschäden nach Operationen, neurologische Erkrankungen wie Multiple Sklerose, Parkinson oder Alzheimer bzw. ständige Reizungen der Blase durch Blasensteine oder Harnwegsinfekte.



### Reizblase

Bei der leichteren Form der Dranginkontinenz spricht man auch von einer **Reizblase**. Sie ist charakterisiert durch eine gesteigerte Sensibilität und Erregbarkeit des Blasenmuskels, sodass schon bei geringem Füllungszustand der Harnblase ein Miktionsreiz auftritt. Hier ist es möglich, den Harn zurückzuhalten, man hat aber ständig das Gefühl, zur Toilette zu müssen.

Belastungsinkontinenz und Dranginkontinenz können allein auftreten oder kombiniert als Mischinkontinenz. Dabei kommt es sowohl unter körperlicher Belastung als auch unter Harndrang zu einem unfreiwilligen Harnverlust.

## Therapiemöglichkeiten

Die Behandlung richtet sich nach der Ursache. Neben Inkontinenzeinlagen umfasst die Therapie in erster Linie Verhaltensänderungen sowie gymnastische Übungen zur Stärkung des Beckenbodens. Versagen diese Optionen, sollte ärztlicher Rat eingeholt werden.

### Beckenbodentraining

An fast jeder Inkontinenz ist eine geschwächte Beckenbodenmuskulatur beteiligt. Beckenbodentraining (○ Abb. 11.2) ist deshalb häufig die erste Wahl unter den Therapiemöglichkeiten, auch nach Geburten und Unterleibsoperationen. Durch Kräftigung des Beckenbodens mit gezieltem, regelmäßigem Training können Inkontinenzprobleme verbessert oder behoben werden. Die Übungen sollten mindestens drei Monate unter fachlicher Aufsicht erlernt und anschließend selbständig zuhause durchgeführt werden. Beim Biofeedback-Training machen Apparate sicht- oder hörbar, wie kräftig Übende ihre Beckenbodenmuskulatur anspannen

Beispielhafte Übungen zur Stärkung der Beckenbodenmuskulatur ○ Abb. 11.2

Übung 1

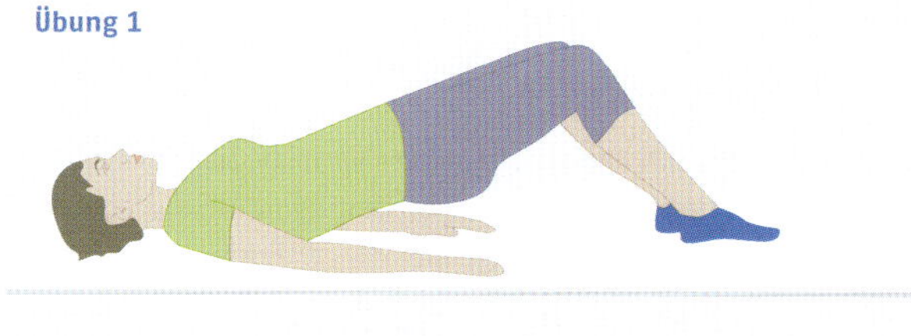

Ausgestreckt auf den Boden legen.
Arme entlang des Körpers ausstrecken.
Beine anwinkeln.
Becken nach oben drücken und wieder senken.

Übung 2

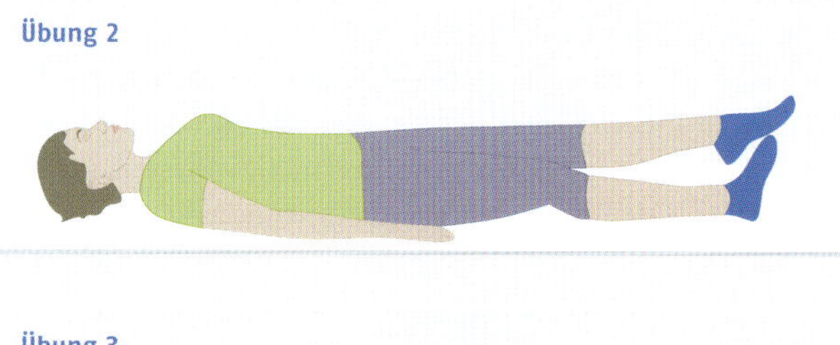

Ausgestreckt auf den Boden legen.
Beine abwechselnd anheben, kurz halten und wieder senken.

Übung 3

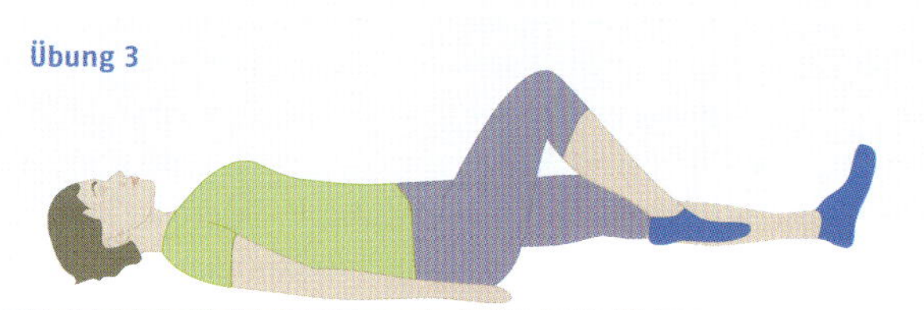

Ausgestreckt auf den Boden legen.
Abwechselnd ein Bein anziehen, kurz halten und wieder senken.

können. Auch mit Scheidengewichten (Vaginalkonen) lässt sich die Kraft des Beckenbodens stärken.

## Pessare und Tampons

Scheidenpessare oder Vaginaltampons können eine Aktivierung der Beckenbodenmuskulatur unterstützen, aber kein fachlich betreutes Beckenbodentraining ersetzen. Pessare kommen bei Belastungsinkontinenz hauptsächlich zum Einsatz, wenn sich Blase oder Harnröhre wegen Beckenbodenschwäche gesenkt haben. Die Hilfsmittel bestehen aus Silikon oder Kunststoff und müssen individuell angepasst werden. Am weitesten verbreitet sind schalen-, ring- und würfelförmige Pessare in unterschiedlichen Größen. Anwenderinnen können sie nach Bedarf tragen, also nur zu bestimmten Anlässen (Sport, Erkältung), oder dauerhaft mit nächtlichen Unterbrechungen.

## Inkontinenzprodukte

Nicht immer gelingt es, eine Inkontinenz oder Funktionsstörung des Harntrakts erfolgreich zu behandeln. Dennoch ist es bei nahezu jedem Betroffenen möglich, eine Blasenschwäche durch aufsaugende Inkontinenzprodukte zu kontrollieren und eine Teilnahme am sozialen Leben zu erleichtern. Das Sortiment reicht von einfachen Slipeinlagen für geringen Urinverlust über Binden und Pants bis hin zu wiederverschließbaren Windelhosen in verschiedenen Größen und Saugstärken (◻ Tab. 11.3). Vorlagen werden mit Hilfe eines Klebestreifens oder einer dünnen Netzhose unter dem Slip getragen. Diese Netzhöschen gibt es als waschbare Variante oder zum Einmalgebrauch. Windelhosen werden an der Seite mit Klebestreifen verschlossen. Einige dieser Ausführungen sind mit einem festen Gürtel versehen, welcher das Produkt in der Taille stabilisiert. Weil sie schwer alleine anzulegen sind, kommen sie hauptsächlich bei Pflegebedürftigen und Bettlägerigen zum Einsatz.

◻ Tab. 11.3 Aufsaugende Inkontinenzprodukte

| Produktgruppe | Handelspräparat |
|---|---|
| Slipeinlagen | Attends® Soft, TENA® Lady Discreet bzw. TENA® Men |
| Binden | San SENI normal, TENA® Lady extra plus |
| Pants | Attends® Pull-Ons, MoliMed® Pants active |
| Windelhosen | Attends® Adjustable 10, Super SENI Quatro |
| Netzhosen | MoliPants® soft, TENA® Fix |

Aufbau von Inkontinenzprodukten

○ Abb. 11.3

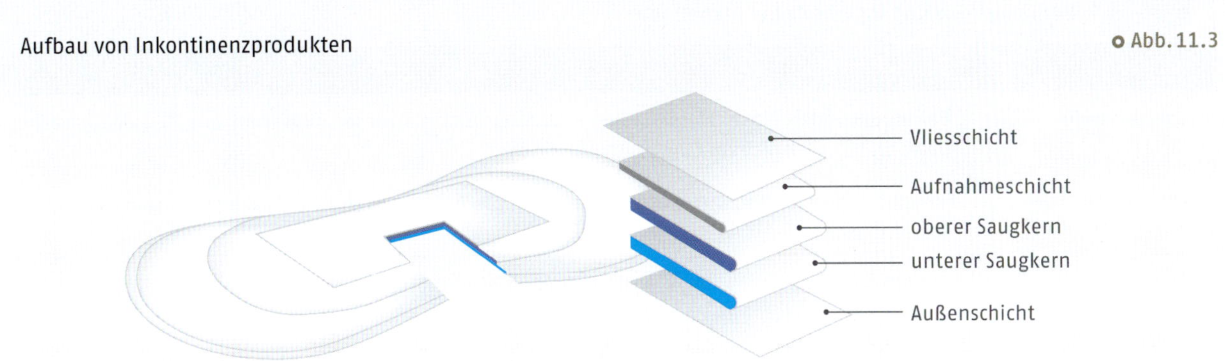


Die Auswahl der richtigen Hilfsmittel richtet sich nach dem Ausmaß der Inkontinenz, nach den individuellen Gegebenheiten (Geschlecht, Hüftumfang und Mobilität) und den persönlichen Wünschen und Bedürfnissen jedes einzelnen Betroffenen. Es empfiehlt sich, Produkte verschiedener Hersteller auszuprobieren. In der Apotheke können den Patienten kostenlose Musterpackungen zum Probieren angeboten werden.

Inkontinenzprodukte müssen maximale Sicherheit, Trockenheit und Schutz vor unangenehmen Gerüchen bieten. Zudem sollten sie hautverträglich sein. Ausschlaggebend sind Aufsaugvermögen, Aufsauggeschwindigkeit sowie Grad der Rücknässung. Diese drei Parameter werden in Tests überprüft. In das medizinische Hilfsmittelverzeichnis werden Inkontinenzhilfsmittel nur dann aufgenommen, wenn sämtliche Produkteigenschaften den Vorgaben des Spitzenverbandes der gesetzlichen Kranken- und Pflegekassen entsprechen.

Die Produkte haben einen sehr ähnlichen Aufbau (○ Abb. 11.3) und weisen wichtige funktionelle Eigenschaften auf: Eine Innenschicht aus Zellstoff und Faservlies leitet den Harn schnell von der Haut ab und verteilt ihn auf den Saugkern im Hilfsmittel. Dieser besteht aus Cellulose und Superabsorbern, die anders als bei Damenbinden Harn gut aufsaugen. Die Granulate binden das 50-fache ihres Gewichts an Urin. Sie wandeln die aufgenommene Flüssigkeit in ein Gel um und verhindern so das Auslaufen. Der Superabsorber beugt zudem der unangenehmen Geruchsbildung vor, indem er den Abbau des Harnstoffs stoppt, der sonst durch Bakterien in Ammoniak und $CO_2$ zerlegt wird.

Ein guter Tragekomfort der Produkte wird über eine anatomisch günstige Passform erreicht. Die Hilfsmittel dürfen weder reiben noch verrutschen. Elastische Bündchen als Abschluss an Beinen und Hüfte, stark saugfähiges Absorbermaterial und eine flüssigkeitsundurchlässige Außenschicht gewährleisten eine hohe Auslaufsicherheit. Luft- und Wasserdampfdurchlässigkeit, also eine gute Atmungsaktivität des Materials, verhindert, dass Schweiß und Urin zu einer irritativen Kontaktdermatitis und Infektion mit Hefepilzen führen.

11

## Medikamentöse Behandlung

Ziel einer medikamentösen Behandlung der Reizblase ist zum einen die Beseitigung der schmerzhaften Miktionen durch Arzneimittel mit spasmolytischer Wirkung. Zum anderen sollte die Erregbarkeit des parasympathisch innervierten Blasenmuskels herabgesetzt werden. In der Selbstmedikation stehen Parasympatholytika wie Butylscopolaminiumbromid und Flavoxat zur Verfügung (□ Tab. 11.4). Auch Goldrute hat eine spasmolytische Wirkung auf die Reizblase.

□ Tab. 11.4 Apothekenpflichtige Präparate bei Reizblase

| Wirkstoff | Handelspräparat |
|---|---|
| **Allopathika (Parasympatholytika)** | |
| Butylscopolaminiumbromid | Buscopan® (DRA, SUP) |
| Flavoxat | Spasuret® 200 (FTA) |
| **Phytopharmaka** | |
| Goldrute, Kürbissamen, Zitterpappel | Prostamed® (TAB) |
| Kürbissamen | Granu Fink® Blase (HKP) |
| Kürbissamen, Gewürzsumachrinde, Hopfen | Granu Fink® femina (KAP) |

Tab. 11.5 Homöopathika und ihr Einsatz bei Inkontinenz

| Mittel | Beschwerdebild |
|---|---|
| Equisetum D6 | Gefühl der vollen Blase, Wasserlassen erleichtert nicht; Auslöser: Blasenreizung, Blasenschwäche; bewährt bei nächtlichem Einnässen der Kinder |
| Petroselinum D6 | Plötzlich einsetzender Harndrang, kann kaum die Toilette erreichen; Auslöser: Blasenreizung, Blasenschwäche |
| Pulsatilla D12 | Unwillkürlicher Urinabgang, z. B. beim Husten, Harndrang bei kalten Füßen; Auslöser: Hormonstörungen, Infekte, Schleimhautschwäche |
| Sepia D12 | Senkungsbeschwerden mit Urinabgang beim Husten, Niesen, Stressinkontinenz; Auslöser: Schwangerschaft, Hormonstörungen, Überforderung, Stress |
| Causticum D12 | Spontaner Urinabgang, z. B. beim Husten, verstärkt durch seelische Ereignisse, bei nächtlichem Einnässen; Auslöser: seelische Überforderung, Blasenschwäche, Schließmuskellähmung |

Der Einsatz von Phytopharmaka in diesem Indikationsgebiet beruht fast ausschließlich auf der Erfahrungsheilkunde. Aussagekräftige Studien liegen nur selten vor. Angewendet werden vor allem Drogen, die auch beim benignen Prostatasyndrom indiziert sind. In erster Linie ist hier Kürbissamen zu nennen. Er sorgt für eine Verbesserung des verminderten Blasentonus. Gewürzsumachrinde bewirkt eine Linderung vieler Symptome der Reizblase bzw. der Harninkontinenz. Auch ein Therapieversuch mit beruhigenden Drogen – Hopfen, Johanniskraut oder Baldrianwurzel – kann unternommen werden.

## Ergänzende Empfehlungen

Toiletten-, Blasen- und Miktionstraining sind eine sinnvolle Ergänzung der Inkontinenzbehandlung und bezeichnen alle dasselbe: ein Verhaltenstraining mit dem Hauptziel, die Miktionshäufigkeit auf ein normales oder zumindest erträgliches Niveau zu senken. Hierbei können ungünstige Gewohnheiten wie zu viel Kaffeekonsum abtrainiert, das Trinkverhalten normalisiert, die Abstände zwischen Toilettengängen ausgedehnt und letztendlich das Vertrauen über die Kontrolle der Miktion wiederhergestellt werden.

Zudem lohnt es sich, überflüssige Pfunde zu reduzieren, denn Übergewicht erhöht den Druck im Bauchraum und belastet den Beckenboden. Wird bestehendes Übergewicht um 5 bis 10 % reduziert, halbiert sich die Anzahl der wöchentlichen Inkontinenzepisoden. Auch Verstopfung sollte vermieden werden. Eine ausgewogene, ballaststoffreiche Ernährung ermöglicht einen regelmäßigen Stuhlgang ohne Pressen.

Wichtig ist, aufsaugende Hilfsmittel frühzeitig zu wechseln, damit sich keine Feuchtigkeit aufstaut. Da es sich kaum vermeiden lässt, dass die Haut bei Blasenschwäche häufig in Kontakt mit reizendem Urin kommt, sollte sie mit warmem Wasser oder einem milden, pH-neutralen Reinigungsprodukt gesäubert und anschließend regelmäßig gepflegt werden (z. B. mit Hautschutzcremes wie Tena Barrier Cream® oder Menalind® professional protect).

Der **Reflexinkontinenz** liegt eine Störung der Nerven, die für das Wasserlassen zuständig sind, zugrunde. Durch die teilweise oder komplette Fehlsteuerung von Harnblase und Schließmuskel kommt es zu einem plötzlichen, unkontrollierbaren Harnverlust. Die Blase entleert sich selbstständig und ohne Harndrang, sobald sie einen bestimmten Füllungszustand erreicht hat. In der Blase bleibt Urin zurück, der sich mit Keimen infizieren kann. Meist wird eine Katheterisierung erforderlich.

### Exkurs: Bettnässen bei Kindern (Enuresis nocturna)

Zur physikalischen Behandlung der Harninkontinenz bei Kindern wurde ein Gerät entwickelt („Klingelhose"), welches den Patienten beim Austreten der ersten Harntropfen durch ein akustisches Signal oder einen Vibrationsalarm weckt. Das Gerät besteht aus einem kleinen Kunststoffgehäuse, welches an einem schmalen Gurt auf der Schulter in unmittelbarer Ohrnähe bzw. körpernah getragen wird und aus auswechselbaren Feuchtigkeitsfühlern, die in die Unterhose eingeknüpft werden. Durch das Warnsignal soll der Patient auf seinen Harndrang aufmerksam gemacht werden und sich darin üben, bei Blasendruck rechtzeitig aufzuwachen.

## Grenzen der Selbstmedikation

- Beschwerden, die in der Selbstmedikation nicht in den Griff zu bekommen sind.
- Inkontinenz durch Nervenschädigungen und hirnorganische Störungen, z. B. bei Querschnittslähmung, Multipler Sklerose, Parkinson, Demenz, geistiger Behinderung.
- Miktionsstörungen aufgrund schwerwiegender Erkrankungen, z. B. Prostatakarzinom oder wegen häufiger Harnwegsinfekte, Blasenauslassstörungen oder Blasensteinen.

Auch verschiedene Medikamente wie Diuretika können eine Inkontinenz fördern. Betablocker stimulieren den Blasenmuskel, sodass eine Dranginkontinenz entsteht oder verstärkt wird. Anticholinergika können zu Überlaufinkontinenz und Harnverhalt führen. Hier fließen bei voller Blase ständig unkontrolliert kleine Mengen Urin ab, die Blase kann aber nicht richtig entleert werden. Bei Miktionsproblemen sollten die Betroffenen mit ihrem Arzt immer auch über eine Umstellung möglicher inkontinenzfördernder Medikamente sprechen.

# Prostata

Die Prostata oder auch Vorsteherdrüse gehört zu den Geschlechtsorganen des Mannes. Sie wiegt etwa 20 bis 25 Gramm und hat die Größe einer Kastanie. Diese Drüse produziert ein Sekret, das vor dem Samenerguss der Samenflüssigkeit zugeführt wird. Es regt zum einen die Beweglichkeit der Samenzellen an, zum anderen neutralisiert es das saure, spermienfeindliche Milieu in der Scheide.

Die Prostata besteht aus Binde- und Drüsengewebe sowie aus glatten Muskelzellen. Sie umschließt wie ein Ring die Harnröhre direkt unterhalb der Blase. Als Teil des natürlichen Alterungsprozesses beginnt sich die Prostata bei vielen Männern ab dem 30. bis 40. Lebensjahr langsam und zunächst unbemerkt zu vergrößern. Eine entscheidende Rolle spielen hormonelle Veränderungen: altersbedingt erhöhte Konzentrationen von Estradiol und Abnahme des zirkulierenden, freien Testosterons. Im Gegensatz zum Prostatakrebs, der vorwiegend in der äußeren Zone der Vorsteherdrüse vorkommt, entwickelt sich die gutartige Vergrößerung hauptsächlich in der inneren Zone, das heißt, in unmittelbarer Nähe zur Harnröhre. Dies kann zu einer ringförmigen Einengung der Harnröhre und damit zu unterschiedlich ausgeprägten Problemen beim Wasserlassen führen.

## Benignes Prostatasyndrom: Ursachen und Symptome

Die gutartige Zunahme von Prostatagewebe durch Zellvermehrung wird üblicherweise als benigne Prostatahyperplasie (BPH) bezeichnet. Sie liegt bei jedem zweiten Mann über 50 Jahren vor und bei 90 % der über 80-Jährigen. Ihr allein wird kein Krankheitswert mehr beigemessen. Vielmehr spricht man bei den verschiedenen Beschwerden, die sich bei Männern mit BPH entwickeln können, von benignem Prostatasyndrom (BPS).

Vermehren sich die Zellen im Zentrum der Prostata, kann es zu einer Obstruktion der Harnröhre und somit zu Miktionsstörungen kommen. Eine Blasenentleerung ist oft nur mit Anspannen der Bauchmuskulatur möglich. Drückt die vergrößerte Prostata auf die Blase, löst das häufig schon Harndrang aus, bevor die Blase richtig gefüllt ist. Trotz großem Harndrang beginnt die Blasenentleerung verzögert, dauert lang bei abgeschwächtem Harnstrahl und es tröpfelt nach. Außerdem bleibt Restharn in der Blase, der einen idealen Nährboden für Bakterien bildet, mit wiederkehrenden Harnwegsinfektionen als Folge. Auch kann Harninkontinenz mit Harnverhalt auftreten. All diese Beschwerden eines BPS werden unter dem Begriff „lower urinary tract symptoms" (LUTS) zusammengefasst. Häufig wächst die Prostata jedoch auch, ohne dass Symptome bemerkt werden. In diesen Fällen geht die Wucherung der Prostata nicht vom Bereich um die Harnröhre aus und verursacht demzufolge dort auch keine Verengung. Zwischen der Größe der Prostata und der Symptomstärke besteht daher kein direkter Zusammenhang.

Ob und wie stark die Prostata vergrößert ist, kann der Arzt mit dem Finger vom After aus durch den Enddarm ertasten (digitale rektale Messung). Diese Untersuchung gibt auch erste Hinweise auf krebsverdächtige oder entzündliche Veränderungen. Darüber hinaus wird der PSA(Prostata-spezifisches Antigen)-Wert im Blut bestimmt: eine vergrößerte Prostata produziert mehr PSA. Stark erhöhte Werte können auf Prostatakrebs hinweisen. Allerdings wird der Wert durch viele Faktoren (z. B. Radfahren) verfälscht und gilt als nicht sehr zuverlässig.

Um den Schweregrad des BPS objektiv zu bestimmen, bedient man sich des IPSS (International Prostate Symptom Score). Hierbei wird der betroffene Patient hinsichtlich seiner Probleme beim Wasserlassen befragt. Beim IPSS müssen sieben Fragen beantwortet und dabei eine Zahl von null bis fünf angegeben werden. Null bedeutet, Beschwerden treten praktisch nie auf, die Zahl fünf besagt, Probleme mit der Prostata sind fast immer vorhanden. Insgesamt ergibt sich eine maximale Punktzahl von 35. Anhand des Resultates wird die Symptomatik als mild (IPSS-Summe null bis sieben), moderat (IPSS-Summe acht bis 19) oder schwer (IPSS-Summe 20 bis 35) eingestuft. In der Regel wird ab einer IPSS-Summe von sieben eine Indikation zur symptomatischen Behandlung gesehen.



## Therapiemöglichkeiten

Die Behandlung des benignen Prostatasyndroms hängt im Wesentlichen davon ab, wie sehr die Beschwerden den Betroffenen in seinem Alltag beeinträchtigen. Vor jeder Therapie der gutartigen Vergrößerung muss der Arzt mithilfe von rektaler Untersuchung, PSA-Messung und transrektalem Ultraschall festgestellt haben, dass das Prostatawachstum nicht durch eine bösartige Veränderung verursacht wird. Eine beschwerdefreie Vergrößerung der Prostata allein muss nicht ärztlich behandelt werden. Allerdings sollte eine regelmäßige, halbjährliche Kontrolle stattfinden. Pflanzliche Arzneimittel dürfen nur dann zum Einsatz kommen, wenn Harnstau oder Restharnbildung fachärztlich ausgeschlossen sind. Zudem darf es zu keiner Verzögerung einer unumgänglichen Operation kommen.

Phytopharmaka werden in der Leitlinie zur Therapie des BPS aufgeführt und ausführlich diskutiert. Die Leitlinie ist bei der Bewertung jedoch vorsichtig und betont, dass keine pauschale Empfehlung für ihre Anwendung gegeben werden kann. Gründe für diese Einschätzung liegen in der Vielzahl variabler Extrakte aus einer Droge sowie in einer schwan-

Kürbissamen stärken die Blasenfunktion. ○ Abb. 11.4

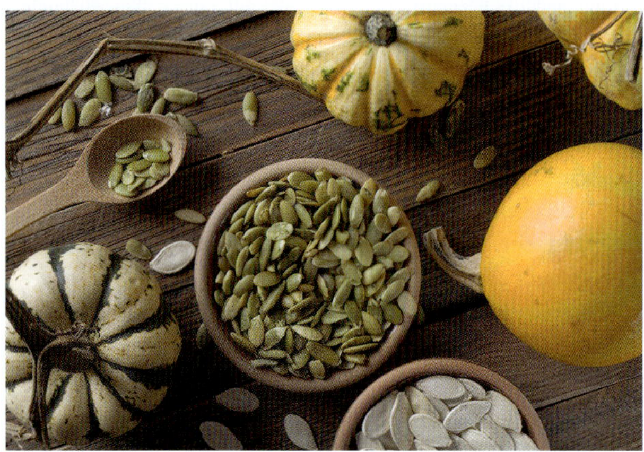

kenden Qualität klinischer Studien. Phytotherapeutika, die in klinischen Studien eine Überlegenheit gegenüber Placebo gezeigt haben, können jedoch bei Patienten mit geringen bis moderaten Beschwerden und Leidensdruck in Betracht kommen, wenn chemisch definierte Produkte abgelehnt werden. Die pflanzlichen Prostatamittel können zwar eine vergrößerte Prostata nicht rückgängig machen, sie führen jedoch zu einer Abschwellung der Vorsteherdrüse. Damit steigt der Harnfluss wieder deutlich an, und Symptome wie störendes nächtliches Wasserlassen, ständiger Harndrang oder Nachtröpfeln bessern sich. Der Reizzustand klingt ab. Einige Substanzen greifen in den Testosteronhaushalt ein, indem sie das Enzym 5α-Reduktase hemmen. Damit wird weniger Testosteron zu Dihydrotestosteron umgewandelt, dem Hauptstimulus für das Wachstum von Epithelzellen der Prostata.

Die Phytopharmaka sind gut verträglich und nebenwirkungsarm. In Frage kommen Extrakte aus Brennnesselwurzel, Kürbissamen, Sägepalmfrüchten, Roggenpollen sowie Phytosterolpräparate mit mindestens 70 % β-Sitosterolgehalt (□ Tab. 11.6). Vorsichtshalber sollte vor der ersten Anwendung ein Arzt aufgesucht werden, um ein Prostatakarzinom auszuschließen. Wichtig ist, den Patienten im Beratungsgespräch darauf hinzuweisen, dass die pflanzlichen Arzneimittel mehrere Wochen bis Monate benötigen, bis ein deutlicher Effekt zu verspüren ist.

□ Tab. 11.6 Phytopharmaka bei benigner Prostatahyperplasie

| Inhaltsstoff | Handelspräparat |
|---|---|
| Phytosterol | Azuprostat® (WKP), Harzol® (KAP) |
| Sägepalmfrüchte | Prostagutt® uno (KAP), Prosta Urgenin® uno (WKP) |
| Kürbissamen | Granu Fink® Prosta forte (HKP) |
| Brennnesselblätter | Hox alpha® (HKP) |
| Gräserpollen | Pollstimol® (HKP) |
| Sägepalmfrüchte, Brennnesselwurzel | Prostagutt® forte (FLU, WKP) |
| Sägepalmfrüchte, Kürbissamen | Granu Fink® Prosta plus Sabal (HKP) |

□ Tab. 11.7 Homöopathika und ihr Einsatz bei benigner Prostatahyperplasie

| Mittel | Beschwerdebild |
|---|---|
| Pareira brava D6 | Plötzlicher Harndrang mit erschwertem, schmerzhaftem Wasserlassen; Auslöser: Infekt, Prostata- und Harnwegsentzündung; Dehnungsgefühl der Blase, Nachträufeln |
| Populus D3 | Schmerzen hinter dem Schambein bei gehäuftem Wasserlassen, Brennschmerz; Auslöser: Infekt, Prostata- und Harnwegsentzündung |
| Sabal D3 | Stechende Schmerzen bei erschwertem Wasserlassen, Harndrang; Auslöser: Prostataentzündung, Vergrößerung der Prostata |
| Staphisagria D12 | Häufiger Harndrang, keine vollständige Entleerung; Auslöser: Prostatavergrößerung, emotionale Ereignisse wie Zorn, Demütigung |
| Aurum metallicum D12 | Ständiger Harndrang mit Schmerzen während des Wasserlassens; Auslöser: Prostatavergrößerung, emotionale Ereignisse wie Kummer, Schreck; depressive und aggressive Stimmung, dunkelrotes Gesicht |

## Ergänzende Empfehlungen

Generell ist die Flüssigkeitszufuhr gleichmäßig über den Tag zu verteilen. Vor dem Schlafengehen sowie vor längeren Autofahrten sollten Betroffene nicht zu viel trinken. Alkohol und Koffein sind weitgehend zu meiden, da sie die Wasserausscheidung erhöhen. Auch irritative Substanzen wie Gewürze sollten reduziert werden. Durch Ausstreichen der Harnröhre lässt sich ein Nachtröpfeln nach dem Toilettengang verhindern. Mittels Blasentraining kann zudem die Speicherfähigkeit der Blase trainiert werden. Neben diesen verschiedenen Verhaltensmaßnahmen ist unbedingt eine regelmäßige ärztliche Kontrolle in halbjährlichen Abständen anzuraten.

## Grenzen der Selbstmedikation

Hinter den genannten Beschwerden können sich schwerwiegende Erkrankungen der Prostata (z. B. ein Prostatakarzinom) verbergen. Bei bisher unbehandelten Patienten muss also vor einer Therapieempfehlung für die Selbstmedikation immer zuerst die Frage nach der Dauer der Symptome, nach der bisherigen Medikation und bei jeder Unklarheit auf jeden Fall der Verweis an den Urologen stehen.

## Literatur

Jepson RG, Williams G, Craig JD. Cranberries for preventing urinary tract infections. Cochrane Database Syst Rev, CD001321., 2012

Smollich M. Cranberry-Zubereitungen ohne Wirkung. Dtsch Apoth Ztg, 46:30–1, 2016

# 12 Kreislauf, Venen, Tinnitus und Wadenkrämpfe

Ilva Großbach

Es klopft an der WG-Türe. Nur Melanie ist zu Hause, sie geht zur Türe und öffnet sie. „Mama" strahlt Melanie, „was machst Du denn hier?" „Ach, Kind, ich war in der Nähe im Supermarkt und habe für euch auch ordentlich was eingekauft!" sagt sie triumphierend und hält zwei volle Einkaufstüten mühsam in die Höhe. „Ach, war das anstrengend heute. Ich war stundenlang in dem neuen Einkaufscenter und habe einige Klamotten gekauft. Im Supermarkt habe ich dann noch die Lebensmittel für das Grillfest am Wochenende besorgt. Jetzt sind meine Beine ganz geschwollen. Wenn ich den ganzen Tag unterwegs bin, dann habe ich abends immer Schmerzen."

„Ach Mama, Du mutest dir auch manchmal viel zu viel zu! Weißt du, Thea's Mutter hat dieselben Probleme. In der Apotheke wurden ihr Stützstrümpfe empfohlen. Seitdem sie sie regelmäßig trägt, hat sie abends keine müden Beine mehr." „Danke, das kann ich mal versuchen", sagt sie und lässt sich erschöpft auf die Couch fallen.

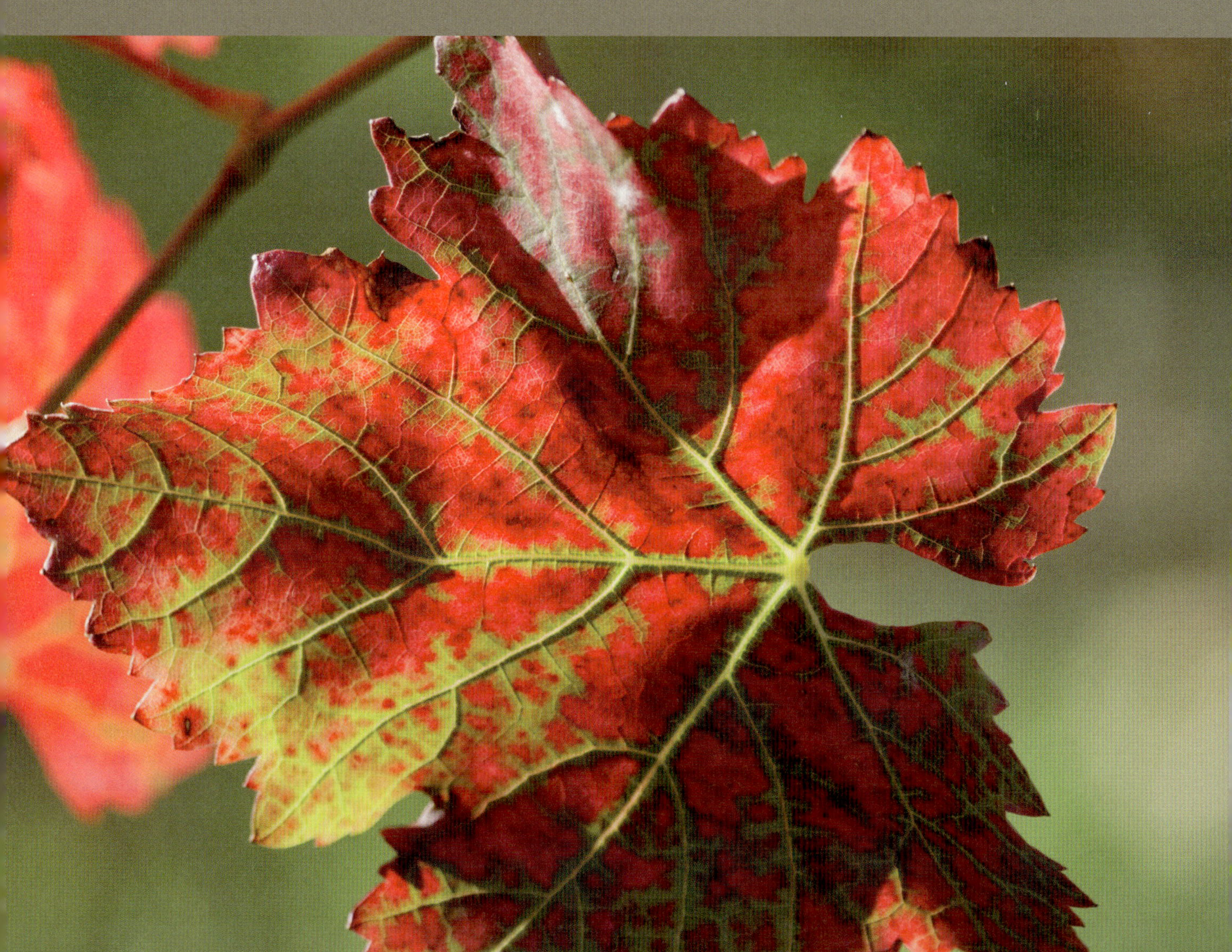

Anatomie von Herz und Lunge ○ Abb. 12.1

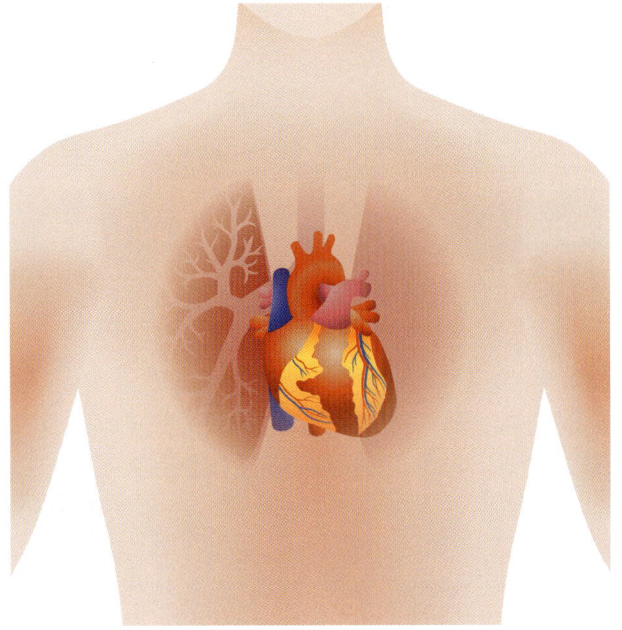

# Das Herz-Kreislauf-System

Zum Herz-Kreislauf-System gehören das Herz und alle Blutgefäße. Es versorgt den Körper mit Sauerstoff, Nährstoffen sowie Komponenten des Immunsystems und führt dabei gleichzeitig Kohlenstoffdioxid und Stoffwechselprodukte ab. Zu den sauerstoffzuführenden Gefäßen gehören die Arterien und Arteriolen. Sauerstoffarmes Blut wird in den Venen und Venolen transportiert. Kapillaren (Haargefäße) sind kleinste Blutgefäße, in denen der Stoffaustausch zwischen Blut und umliegendem Gewebe erfolgt. Als **Mikrozirkulation** bezeichnet man die Durchblutung der Arteriolen, Kapillaren und Venolen. Ist sie gestört, so werden die entsprechenden Geweberegionen nicht mehr ausreichend mit Sauerstoff und Nährstoffen versorgt.

Sauerstoffreiches Blut wird von der Lunge über die Pulmonalvene in die linke Herzhälfte gepumpt und gelangt von dort über die Aorta in den **Körperkreislauf**. Über Arterien, Arteriolen und Kapillaren erreicht es alle Organe und Gewebe. Über Venolen und Venen wird das Blut zum Herz zurücktransportiert, fließt in die rechte Herzhälfte und von dort weiter über die Lungenarterie in die Lunge.

Der vom Herz erzeugte Druck reicht nicht aus um venöses Blut zum Herz zurück zu transportieren. Damit das Blut nicht der Schwerkraft folgt und in den Beinen versackt, ist der Körper mit einem ausgeklügelten System versehen um sauerstoffarmes Blut entgegen der Schwerkraft hin zum Herz zu befördern. Die Venen sind mit **Venenklappen** ausgerüstet, die den Blutrückfluss verhindern. Unterstützt werden sie dabei von der Beinmuskelpumpe. Wenn die Beinmuskeln angespannt werden, wie beispielsweise beim Gehen oder bei spezieller Beingymnastik, wird auf die Venen Druck ausgeübt. In der Folge wird Blut nach oben gedrückt. Werden die Beinmuskeln entspannt, so fließt Blut aus tiefer liegenden venösen Gefäßen nach.

# Hypotonie

## Ursachen und Symptome

Bei Blutdruckwerten die unter 100/60 mmHg liegen, spricht man von Hypotonie. Gehäuft tritt die Hypotonie bei schlanken, jungen Frauen auf. Zu den Ursachen gehören hormonelle Ungleichgewichte wie bei der Hypothyreose, Herzerkrankungen wie Herzinsuffizienz oder Herzrhythmusstörungen, Flüssigkeitsmangel und eine erbliche Prädisposition. Zudem kann eine Vielzahl an **Medikamenten** den Blutdruck ungewollt senken wie beispielsweise Sedativa, Diuretika, Levodopa oder Tamsulosin. Antihypertonika (Betablocker, ACE-Hemmer) dienen naturgemäß der Blutdrucksenkung, bei zu starker Wirkung besteht jedoch die Gefahr der Hypotonie.

Die Symptome äußern sich in Müdigkeit, Antriebslosigkeit, Schwindel, Benommenheit bis hin zu kurzzeitiger Bewusstlosigkeit und Kopfschmerzen. Auch Konzentrations- und Sehstörungen, Ohrensausen und Tachykardie sowie Blässe und kalte Hände oder Füße gehören zu möglichen Beschwerden.

Eine besondere Form der Hypotonie ist die **orthostatische Dysregulation**. Bei schnellen Lageveränderungen (vom Liegen oder Sitzen hin zum Stehen) kommt es aufgrund einer Mangeldurchblutung im Gehirn zu Schwindel und Schwarzwerden vor den Augen. Die Beschwerden lassen nach wenigen Sekunden bis wenigen Minuten wieder nach.

## Therapiemöglichkeiten

Bei vielen Menschen treten keine Beschwerden auf, sodass auch keine Behandlung notwendig ist. Erst wenn beeinträchtigende Symptome vorhanden sind, die durch nichtmedikamentöse Maßnahmen nicht ausreichend gebessert werden, kommen Arzneimittel zum Einsatz. Häufig werden dann Präparate der besonderen Therapierichtungen gewählt.

**Phytotherapeutisch** genutzt werden Kampfer, Weißdorn und Rosmarin. Während die ersten beiden gerne in Tropfenform angewendet werden, dient Rosmarin als Badezusatz zur Anregung des Kreislaufs.

Korodin Herz-Kreislauf-Tropfen® (D-Kampfer und Weißdornfrüchte-Fluidextrakt) kann sowohl dauerhaft eingenommen werden (3× täglich 10–25 Tropfen) als auch im Akutfall (viertelstündlich 5–10 Tropfen). Patienten sollten darauf hingewiesen werden, dass Flüssigkeit mit 15-minütigem Abstand zugeführt werden sollte, da Kampfer nicht wasserlöslich ist. Die Bioverfügbarkeit würde reduziert werden. Die Einnahme erfolgt stattdessen auf Würfelzucker, einem Brotstück oder pur.

◘ Tab. 12.1 Präparatebeispiele bei Hypotonie

| Wirkstoff | Handelspräparat |
|---|---|
| **Allopathikum ($\alpha_1$-Sympathomimetikum)** | |
| Etilefrin | Effortil® (TRO) |
| **Phytopharmaka** | |
| D-Kampfer + Weißdornfrüchte-Fluidextrakt | Korodin Herz-Kreislauf-Tropfen® (TRO) |
| **Badezusätze** | |
| Rosmarinöl | Rosmarinus Oleum aethereum 10 % WALA® (OEL), Rosmarin Aktivierungsbad Weleda (BAD) |
| **Anthroposophika** | |
| Eseldistelblüten ethanol. Digestio, Primelblüten ethanol. Digestio, Hyoscyamus niger ex herba Ø | Cardiodoron® Weleda (TRO) |
| Aurum metallicum praeparatum D15, Cor bovis D6, Crataegus ethanol. Digestio, Eseldistelblüten ethanol. Digestio, Hyoscyamus niger ex herba Ø, Selenicereus grandiflorus ethanol. Digestio | Crataegus comp. Weleda (DIL) |
| Levico stark-Wasser aquosum D2, Hypericum ex herba ferm 33c D2, Prunus spinosa ferm cum ferro D2 | Levico comp. WALA® (GLO) |
| Camphora aquosum D3, Hypophysis bovus-Glycerolauszug D7, Prunus spinosa e floribus et summitatibus ferm 33d D5, Skorodit D5, Veratrum album ferm 33c D3 | Skorodit Kreislauf WALA® (GLO) |
| **Homöopathika** | |
| Komplexmittel | Aktivon Hevert® (TRO), Angioton® H (LIQ), Diacard® (LIQ), Vertigoheel® (TAB, TRO), Vertigo Hennig® (TAB), Vocorwen® (TEI) |
| Einzelmittel | Acidum phosphoricum, Camphora, Carbo vegetabilis, Coffea, Convallaria majalis, Crataegus, Haplopappus, Veratrum album |
| **Schüßler-Salze** | |
| – | Nr. 3 Ferrum phosphoricum |
| | Nr. 21 Zincum chloratum |

12

Im Bereich der **Homöopathie** und der **Anthroposophie** werden Haplopappus, Camphora, Acidum phosphoricum, Carbo vegetabilis, Veratrum album, Convallaria majalis, Crataegus und Coffea sowohl als Einzel- als auch als Komplexmittel eingesetzt.

Kurweise können die Schüßler-Salze Nr. 3 (Ferrum phosphoricum) und Nr. 21 (Zincum chloratum) gegeben werden.

Als chemisch-synthetische Option steht freiverkäuflich nur Etilefrin zur Verfügung (◘ Tab. 12.1). Das direkte **$\alpha_1$-Sympathomimetikum** steigert die Herzfrequenz und die Herzkontraktilität und führt zur Zunahme des peripheren Widerstands. Zur Verfügung stehen Tropfen und Tabletten. Die Tabletten können bei Kindern ab zwei Jahren eingesetzt werden, die Tropfen auch bei jüngeren Kindern.

Erwachsene bekommen 15–30 mg Etilefrin-HCl pro Tag. Wichtig ist der Hinweis, dass das Arzneimittel nicht am späten Abend eingenommen werden sollte, da es sonst zu Schlafstörungen kommen kann. Weitere Nebenwirkungen sind Kopfschmerzen, Unruhe, Zittrigkeit, Tachykardie, Schwindel und Magen-Darm-Beschwerden. Nicht eingesetzt werden darf Etilefrin zum Beispiel bei Hypertonie, Engwinkelglaukom, koronarer Herzkrankheit, Prostataadenom und tachykarden Herzrhythmusstörungen. Aufgrund der vielen Kontraindikationen sollte im Beratungsgespräch genau nach bestehenden Erkrankungen gefragt werden.

## Exkurs: Richtig Blutdruck messen

In der Apotheke und im Hausgebrauch sind vollautomatische Messgeräte für den Oberarm oder das Handgelenk gebräuchlich. Wichtig ist, dass der Patient seinen Arm entspannt sowie leicht gebeugt ablegt und dabei nicht den Schlauch abdrückt (o Abb. 12.2).

Bei der Handgelenksmessung ist penibel auf die **richtige Technik** zu achten, da Abweichungen zu stark veränderten Ergebnissen führen können. Die Messung erfolgt immer auf Herzhöhe mit leicht gebeugtem Arm. Zehn Zentimeter Abweichung führen bereits zu einer Veränderung von bis zu 10 mmHg. Legt der Patient seine Fingerspitzen daher entspannt auf die gegenüberliegende Schulter, wird meist in der richtigen Position gemessen.

Bei allen Messmethoden soll der Patient während der Messung nicht sprechen, die Beine nicht übereinander schlagen und vorher Kleidungsstücke mit einschnürenden Ärmeln oder Schmuckstücke wie Uhren und Armreifen ablegen. Rauchen sowie die Aufnahme alkohol- oder koffeinhaltiger Getränke vor der Blutdruckmessung kann zu vorübergehend erhöhten Werten führen. Da Aufregung oder Anstrengung den Blutdruck erhöht, wird erst nach einer fünfminütigen Ruhepause gemessen.

Der Armumfang entscheidet über die Größe der anzulegenden Manschette. Ist die Manschette zu locker, so können die Messwerte fälschlicherweise zu niedrig ausfallen. Bei einer zu fest angelegten Manschette drohen zu hohe Messwerte.

Mehrmaliges Messen wird mit ein bis zwei Minuten Pause durchgeführt. Bei Patienten, die einen Unterschied zwischen linkem und rechtem Arm feststellen, wird immer an dem Arm gemessen, der höhere Werte liefert.

Sinnvoll ist das Führen eines Blutdruckpasses, in den die Messwerte mit Datum und Uhrzeit eingetragen werden sowie gegebenenfalls eingenommene Antihypertonika. Arzt und Patient können sich damit einen schnellen Überblick über die durchschnittlichen Blutdruckwerte und -schwankungen verschaffen.

Für Patienten mit Herzrhythmusstörungen gibt es spezielle Blutdruckmessgeräte, die mithilfe von integrierten Mikrofonen zusätzlich zur oszillometrischen Messung die Stethoskop-Methode imitieren. Dadurch werden bei diesem Krankheitsbild verlässlichere Werte erhalten.

Der Blutdruck unterliegt **tageszeitabhängigen Schwankungen.** Morgens steigt er an, fällt dann nachmittags wieder ab, steigt gegen Abend erneut an und fällt nachts stark ab. Daher wird immer zur gleichen Uhrzeit (möglichst morgens oder abends) sowie vor der Einnahme von Antihypertonika gemessen.

## Ergänzende Empfehlungen

Wechselbäder und Trockenmassagen (immer in Herzrichtung) regen den Kreislauf an, ebenso leichte Ausdauersportarten (Joggen, Schwimmen, Fahrrad fahren, Walken). Wichtig ist, dass regelmäßig und mindestens eine halbe Stunde trainiert wird.

**Stützstrümpfe** sowie die Aktivierung der Wadenmuskelpumpe erleichtern den Blutrückfluss Richtung Herz.

Blutdruckmessungen sind sowohl am Handgelenk wie auch am Oberarm möglich. Manschette bzw. Handgelenkgeräte müssen immer auf Herzhöhe positioniert werden.

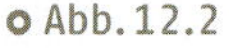
o Abb. 12.2

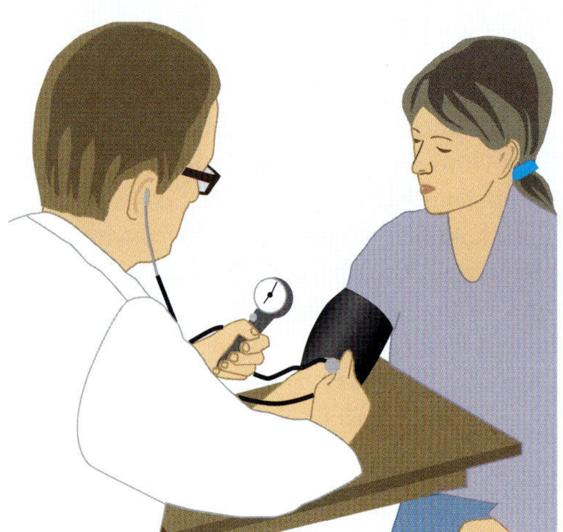

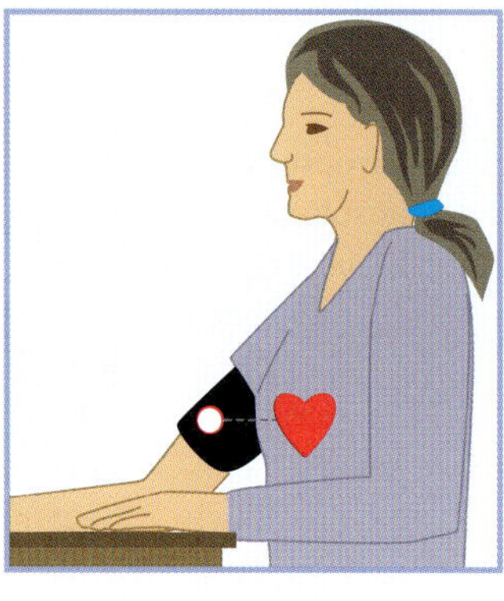

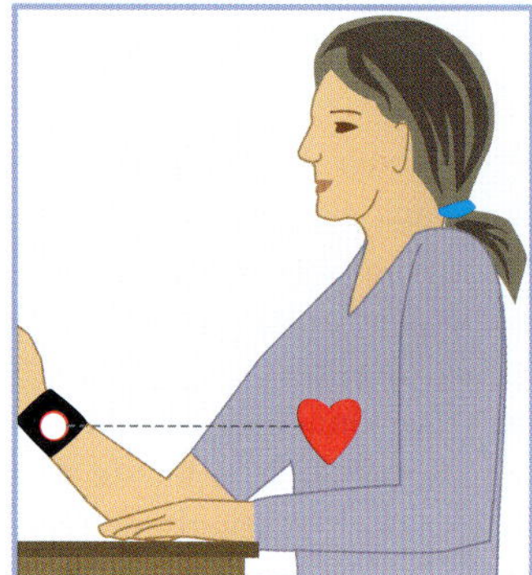

Wer ausreichend trinkt, sorgt für ein konstantes Blutvolumen und beugt somit einem hypovolämischen Blutdruckabfall vor. Anregende Getränke (Kaffee, Schwarztee, Matetee) sind für eine dauerhafte Kreislaufaktivierung ungeeignet, da sie nur einen kurzzeitigen Effekt haben. Wer diesen ausnutzen möchte ist mit koffeinhaltigen Getränken gut bedient.

Bei häufigen Beschwerden kann eine salzreichere Ernährung Abhilfe schaffen, vor allem, wenn das Frühstück stärker gesalzen wird.

Werden große Mahlzeiten zugeführt, benötigt der Verdauungstrakt größere Blutmengen. Daher sind mehrere kleine Mahlzeiten für Hypotonie-Patienten besser geeignet.

Um Unfälle zu vermeiden ist es wichtig, dass Betroffene bei Schwindelgefühlen und Schwarzwerden vor Augen richtig reagieren. Sich hinzulegen ist wichtig um die Gefahr des Umfallens zu umgehen. Dies sorgt zusammen mit dem Hochlagern der Beine dafür, dass Herz und Gehirn zügig mit mehr Blut versorgt werden und die Beschwerden nachlassen.

### Grenzen der Selbstmedikation

- Erstmalig auftretender Ohnmachtsanfall,
- wiederkehrende Beschwerden nach Lagewechsel oder bei längerem Stehen,
- Verdacht auf Herzerkrankung oder unerwünschte Arzneimittelwirkung.

## Schwindel

### Ursachen und Symptome

Schwindel ist keine eigenständige Erkrankung, sondern **Begleitsymptom** vieler Grunderkrankungen. Es kommt zu Störungen der räumlichen Orientierung sowie des Gleichgewichtssinns und geht häufig mit Übelkeit und Erbrechen einher. Die Therapie richtet sich daher auch hauptsächlich nach der Ursache. Im Folgenden werden die wichtigsten aufgeführt:

- Hypotonie und Hypertonie,
- Reisekrankheit (Kinetose): hier werden Schwindelgefühl sowie Übelkeit, Erbrechen und Kopfschmerzen dadurch ausgelöst, dass dem Gehirn von den Sinnesorganen verschiedene Informationen zu Bewegung und Lage gemeldet werden;
- zerebrale Durchblutungsstörungen können zu Kopfschmerzen, Ohrensausen und wiederkehrendem Schwindelgefühl führen,
- Hypoglykämie,
- übermäßiger Alkoholkonsum,
- komplexer Schwindel im Alter: Wenn verschiedene Organsysteme, die für die räumliche Orientierung mit verantwortlich sind, leicht in ihrer Funktion beeinträchtigt sind, kann es zu Schwindelgefühlen kommen. Muskelschwäche, Polyneuropathien, nachlassendes Hör- und Sehvermögen gehören hier beispielsweise dazu;
- weitere Ursachen: Gehirnerschütterung, HWS-Syndrom, transitorisch-ischämische Attacken (TIA), Glaukomanfall, Herzrhythmusstörungen, Hirntumor, Morbus Menière (krankhafte Flüssigkeitsansammlung im Innenohr).

**Arzneimittel** wie beispielsweise Antihypertonika, Zytostatika und Parkinsonmittel können als Nebenwirkung Schwindel verursachen.

### Therapiemöglichkeiten

In der Apotheke kann zunächst der Blutdruck gemessen werden. Damit lässt sich schnell beurteilen, ob die Ursache eine Hyper- oder Hypotonie sein kann. Patienten, die unter wiederkehrenden Beschwerden leiden, können sich ein Blutdruckmessgerät zulegen um auch zu Hause den Blutdruck kontrollieren zu können. Ist der Schwindel hypotonisch bedingt, helfen kreislaufanregende Antihypotonika sowie Kampfer und Weißdorn (◻ Tab. 12.1).

Bei kurzzeitigen, leichten Beschwerden kann der Kreislauf mit koffeinhaltigen Getränken angeregt werden. Koffeintabletten sind nicht für die Behandlung zugelassen und können Nebenwirkungen wie Schlaflosigkeit, Nervosität, Tremor und Herzarhythmien verursachen.

Beim Verdacht auf Hypertonie wird der Patient an den Arzt verwiesen.

Kinetosen, die mit Übelkeit und Erbrechen einhergehen, lassen sich gut phytotherapeutisch mit dem Ingwerwurzelstock behandeln oder mit Cocculus D6 aus dem homöopathischen Bereich. Reichen diese Maßnahmen nicht aus, so stehen **$H_1$-Antihistaminika** (Dimenhydrinat, Diphenhydramin) zur Verfügung, die jedoch maximal drei Tage am Stück angewendet werden (◻ Tab. 12.2). Erwachsene erhalten 50–400 mg Dimenhydrinat pro Tag oder 50–150 mg Diphenhydramin pro Tag als Tabletten oder Suppositorien. Für Kinder stehen Säfte und Suppositorien zur Verfügung, die nach Körpergewicht dosiert werden. Die Wirkung tritt nach oraler Gabe nach 15–30 Minuten ein, nach rektaler Anwendung nach 30–45 Minuten. Sie hält durchschnittlich drei bis sechs Stunden an. Zur Prophylaxe von Kinetosen wird die erste Dosis eine halbe Stunde vor Reisebeginn eingenommen.

> **$H_1$-Antihistaminika** sind kontraindiziert bei Krampfanfällen, akuten Asthmaanfällen sowie beim Engwinkelglaukom und dürfen nicht zeitgleich mit Alkohol eingenommen werden. Sie können zu Somnolenz, Benommenheit, Muskelschwäche, Mundtrockenheit, Miktionsstörungen und Tachykardie führen. Im Beratungsgespräch ist der Hinweis auf die mögliche Beeinträchtigung der Reaktions- und Konzentrationsfähigkeit wichtig. Vor allem Diphenhydramin wird häufig auch als Schlafmittel eingesetzt.

Auch zerebrale Durchblutungsstörungen werden mit $H_1$-Antihistaminika behandelt. Eine weitere Therapiemöglichkeit besteht in der Gabe von täglich 2 × 120 mg Ginkgo-Zuberei-

12

Tab. 12.2 Präparatebeispiele bei Schwindel

| Wirkstoff | Handelspräparat |
|---|---|
| **Allopathika** | |
| Dimenhydrinat | Superpep® (KDA, TAB), Vertigo-Vomex® SR (REK), Vomacur® (TAB), Vomex A® (DRA, REK, SIR) |
| Diphenhydramin | Emesan® (TAB) |
| **Phytopharmaka** | |
| D-Kampfer + Weißdornfrüchte-Fluidextrakt | Korodin Herz-Kreislauf-Tropfen® (TEI) |
| Ginkgo | Gingium® (FTA), Tebonin® (FTA) |
| Ingwer | Zintona® (HKP) |
| **Anthroposophika** | |
| Arnica e planta tota ferm 33c D28, Betula pendula e cortica Decoctum Ø, bovis-Glycerolauszug D15 aus Cerebellum, Corpora quadrigemina, Epiphysis, Labyrinthus, Medulla oblongata u. Nervus statoacusticus; Plumbum metallitum aquosum D28 | Arnica/Plumbum comp. B WALA® (GLO) |
| Apatit D6, Arnica e planta tota ferm 33c D5, Cerebellum bovis-Glycerolauszug D5, Calcium carbonicum Hahnemanni D3, Levisticum officinale ferm 33c D2, Natrium carbonicum aquosum D4, Orchis e tubere Decoctum D7, Skorodit D6 | Cerebellum comp. WALA® (GLO) |
| Destillat von Analgetikawurzel, Koriander, Melissenblättern, Muskatnuss, Nelkenblüten, Zimtrinde; Zitronenöl | Weleda Balsamischer Melissengeist (DIL) |
| **Homöopathika** | |
| Komplexmittel | Capillaron® Vertigo Madaus (TRO), Glonoinum Pentarkan® (TAB), Vertigo Hevert® SL (TRO), Vertigoheel® (TAB, TRO) |
| Einzelmittel | Cocculus |
| **Schüßler-Salz** | |
| – | Nr. 3 Ferrum phosphoricum |
| | Nr. 21 Zincum chloratum |

tung. Der Pflanzenextrakt verbessert die zerebrale Durchblutung.

Der hypoglykämische Schwindel wird mit Traubenzucker und $H_1$-Antihistaminika behandelt. Letztere sind auch bei Schwindelgefühlen nach erhöhtem Alkoholkonsum in Verbindung mit ausreichender antialkoholischer Flüssigkeitszufuhr angezeigt.

In der Homöopathie kommen **Komplexmittel** zum Einsatz, die beispielsweise Cocculus, Conium, Petroleum, Tabacum oder Ambra enthalten.

In der Anthroposophie wird ein kreislaufstabilisierendes Melissenblätter-Destillat eingesetzt. Ist die Ursache zerebral oder degenerativ im Innenohr können WALA® Arnica/Plumbum comp. B Globuli velati gegeben werden, bei zerebral bedingtem Schwindel WALA® Cerebellum comp. Globuli velati.

## Ergänzende Empfehlungen

Wer regelmäßig zu Schwindel neigt sollte auf eine ausreichende Flüssigkeitsaufnahme achten, langsam vom Sitzen oder Liegen aufstehen und gegebenenfalls eine Gehhilfe verwenden. Ein **Schwindeltagebuch** kann helfen um Ursachen auf den Grund zu kommen.

## Grenzen der Selbstmedikation

- Ohrgeräusche oder Hörminderung,
- Sehstörungen,
- Lähmungen,
- starke Kopfschmerzen,
- Blutdruck > 140/95 mmHg,
- regelmäßig wiederkehrende Beschwerden.

# Hörsturz und Tinnitus

## Ursachen und Symptome

Beim Hörsturz kommt es zum plötzlichen Hörverlust, der im Regelfall einseitig und gemeinsam mit Schwindel und Ohrgeräuschen auftritt. Die Beeinträchtigung äußert sich als Schwerhörigkeit bis hin zur Ertaubung.

Als Ursache kommen verschiedene Grunderkrankungen in Frage. Dazu gehören virale Infektionen, Meningitis, Blutdruckregulationsstörungen, psychogene Hörstörungen sowie Baro-, Schall- und Schädeltraumata. Meistens ist jedoch kein Grund für den Hörsturz ersichtlich, sodass keine kausale Therapie möglich ist.

Der **Tinnitus** ist ein brummendes, zirpendes, knackendes oder pfeifendes Ohrgeräusch, das vom Patient dauerhaft bewusst wahrgenommen wird. Dabei ist nicht das Grundrauschen gemeint, das bei jedem Menschen vorliegt und in absoluter Stille von den meisten wahrgenommen werden kann.

Der Tinnitus kann objektiv oder subjektiv sein. Tubenfunktionsstörungen oder Gefäßmissbildungen können ein Geräusch verursachen, das auch vom Arzt mit geeigneten Untersuchungsmethoden festgestellt werden kann (objektiver Tinnitus). Weitaus häufiger ist jedoch der subjektive Tinnitus, der ausschließlich vom Patient gehört wird. Gelingt es dem Patienten nicht, das störende Ohrgeräusch zu akzeptieren und zu lernen, es in den Alltag zu integrieren, so drohen schwere Folgeerkrankungen. Depressionen, Angstzustände und Schlafstörungen können die Lebensqualität so stark einschränken, dass der Patient berufsunfähig wird.

Der akute Tinnitus dauert maximal drei Monate. Bis zu einer Dauer von sechs Monaten spricht man vom subakuten Tinnitus und anschließend handelt es sich um einen chronischen Tinnitus.

Eine Ursache ist in vielen Fällen nicht erkennbar. Man spricht dann vom primären oder idiopathischen Tinnitus. Der sekundäre Tinnitus ist Folge einer Grunderkrankung wie viralen oder bakteriellen Infektionen, Hörsturz, Mittelohrentzündung, einem geplatzten Trommelfell oder einer Cerumenverfestigung. Kreislaufbeschwerden, Nackenverspannungen, Morbus Menière (krankhafte Flüssigkeitsansammlung im Innenohr), Angststörungen und Depressionen, Fehlstellungen im Kieferbereich und ein Schädel-Hirn-Trauma gehören ebenfalls dazu. Zudem können Stoffwechselerkrankungen wie Diabetes, Schilddrüsenfehlfunktionen oder Hyperlipidämie einen Tinnitus auslösen.

Ein sehr häufiger Auslöser stellt eine starke **Lärmbelastung** dar. Dies erklärt, warum Jugendliche nach dem Besuch von Rockkonzerten ein belastendes Ohrgeräusch entwickeln können.

In der Apotheke ist wichtig, dass ototoxische Arzneistoffe bekannt sind, denn hier besteht immer die Gefahr, dass eine reversible oder irreversible Schädigung im Innenohr und in der Folge eine Hörstörung oder ein Tinnitus verursacht wird. Berichtet ein Patient über eine Hörverschlechterung oder einen neu auftretenden Tinnitus, sollte die Medikation dahingehend überprüft werden und der Patient bei Verdacht auf eine unerwünschte Arzneimittelwirkung zum Arzt verwiesen werden, sodass die Therapie angepasst werden kann. Ist ein Austausch des Arzneistoffes nicht möglich, sollte zumindest die Dosis reduziert werden. Teilweise klingt eine Arzneimittel-induzierte Hörstörung oder ein Tinnitus nach Absetzen wieder ab. Die gleichzeitige Einnahme mehrerer ototoxischer Arzneimittel ist unbedingt zu vermeiden.

Als **ototoxisch** gelten Schleifendiuretika (Furosemid), Antibiotika (Aminoglykoside, Tetracycline, Erythromycin, Chloramphenicol), Zytostatika, Arzneimittel gegen Malaria (Chloroquin, Chinin) sowie Acetylsalicylsäure.

## Therapiemöglichkeiten

Die kausale Therapie ist sowohl beim Hörsturz als auch beim Tinnitus häufig nicht möglich, wenn die Ursachen nicht bekannt sind. Das Therapieziel ist immer eine verbesserte Lebensqualität und die Berufsfähigkeit zu erhalten. Beim Tinnitus muss dazu der **Teufelskreis** aus Ruhebedürfnis, Ohrgeräusch-Sensibilisierung, erneuter Störempfindung und verstärkter Tinnitus-Wahrnehmung unterbrochen werden. In der Selbstmedikation gibt es keine empfehlenswerte medikamentöse Therapie. Auch für einen Extrakt aus Ginkgo biloba liegen keine aussagekräftigen Studien vor. Der Hauptfokus liegt hier auf den nichtmedikamentösen Maßnahmen.

In der Homöopathie werden Arnica, Ignatia, Petroleum, Nux vomica und Phosphorus empfohlen (◘ Tab. 12.3).

Tinnitus wird als chronisch bezeichnet, wenn die Ohrgeräusche länger als sechs Monate anhalten. ○ Abb. 12.3

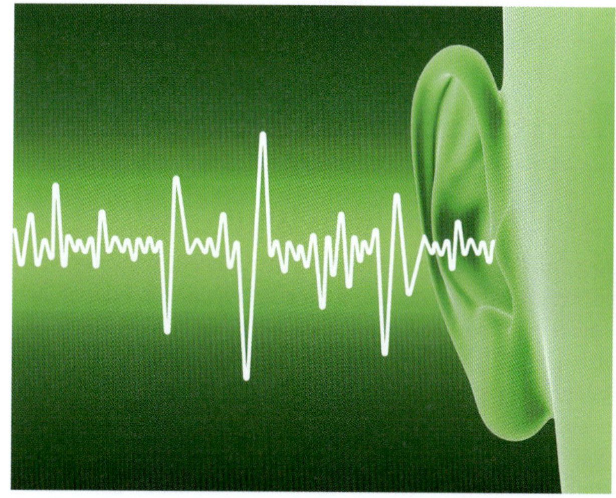

12

▫ Tab. 12.3 Homöopathika und ihr Einsatz bei Hörsturz und Tinnitus

| Mittel | Beschwerdebild |
|---|---|
| Arnica D6 | Trauma- oder verletzungsbedingter Tinnitus |
| Ignatia D12 | Stress- oder sorgenbedingter Tinnitus, bei emotionalem Ungleichgewicht |
| Nux vomica D12 | Stressbedingter Hörsturz |
| Petroleum D6 | Synchron zum Puls auftretender Tinnitus, klopfende Ohrgeräusche, Sekret- oder Krustenbildung möglich |
| Phosphorus D12 | Durch Überforderung und Erschöpfung ausgelöster Hörsturz |

## Ergänzende Empfehlungen

Tinnitus-Patienten können **Entspannungstechniken** wie die progressive Muskelentspannung nach Jacobsen oder autogenes Training empfohlen werden um den oben erwähnten Teufelskreis zu durchbrechen. Wichtig ist, dass der Patient Methoden kennenlernt um dem Tinnitus keine Aufmerksamkeit mehr zu schenken. Daher ist die völlige Ruhe zu meiden, denn hier kann eine weitere Sensibilisierung stattfinden. Gut geeignet sind Hintergrundgeräusche. Dafür kann das Fenster geöffnet, ein Zimmerbrunnen aufgestellt oder Naturgeräusche (Vogelzwitschern, Wellenrauschen) abgespielt werden. Ähnlich funktionieren Rausch-Generatoren (Noiser), die wie ein Hörgerät aussehen und ein beständiges Grundrauschen erzeugen. Stress und Lärm hingegen sorgen oft für eine Verschlechterung der Symptomatik.

Manchen Patienten hilft eine spezielle **Musiktherapie**. Dabei wird die eigene Tinnitus-Frequenz aus der Musik herausgefiltert. Der Tinnitus ergänzt dann die fehlenden Frequenzen. Per App kann dieses Filter auf eigene Musikstücke gelegt werden.

Beim Hörsturz ist zunächst Ruhe angezeigt. Später kann zum Ausgleich der Schwerhörigkeit ein Hörgerät eingesetzt werden.

## Grenzen der Selbstmedikation

- Ursachenabklärung muss durch Arzt erfolgen,
- Verdacht auf schwerwiegende Grunderkrankung,
- akute Symptomverschlechterung,
- Verdacht auf ototoxische Arzneimittelwirkung.

# Venenschwäche

## Ursachen und Symptome

Regelmäßige Ödembildungen in den Beinen, Schweregefühl, Juckreiz sowie Schmerzen nach längerem Sitzen oder Stehen sind Symptome der Venenschwäche (chronisch venöse Insuffizienz, CVI). Eine andauernde Überbelastung führt zu **Venenklappendefekten** wodurch der venöse Rückstrom beeinträchtigt wird, Kapillaren sich entzünden und das Endothel durchlässiger wird. Im weiteren Verlauf nimmt die Sauerstoffversorgung durch den Ausfall von Kapillaren ab.

### Exkurs: Weitere Venenleiden

Neben der CVI gibt es weitere Venenleiden wie Krampfadern, Venenentzündungen und Thrombosen. Krampfaderleiden können die Folge einer CVI sein, gehören in ärztliche Behandlung und sind in der Selbstmedikation kaum behandelbar. Als prophylaktische und unterstützende Maßnahmen können dieselben ergänzenden Empfehlungen wie bei der Venenschwäche gegeben werden. Da sich Venenentzündungen durch ähnliche Symptome wie eine Thrombose bemerkbar machen, ist auch hier zunächst ein Arztbesuch dringend anzuraten. Die Therapie erfolgt dann mithilfe von Kompressionsprodukten, kühlenden Maßnahmen sowie Topika mit Heparin und antiphlogistischen Wirkstoffen.

Eine tiefe Beinvenenthrombose erfordert eine unverzügliche notfallmedizinische Behandlung. Verstopft ein Thrombus ein Blutgefäß, sind Rötung, Schwellung, Erwärmung und Schmerzen die Folge. Löst sich das Blutgerinnsel und gelangt in die Lunge, droht dort eine Embolie.

## Therapiemöglichkeiten

Die wichtigste Maßnahme ist das regelmäßige Tragen von **Kompressionsprodukten**. Je nach Schweregrad der Erkrankung stehen die Kompressionsklassen I bis IV zur Verfügung. Unumgänglich ist die individuelle Anpassung der Strümpfe oder Strumpfhosen, denn nur bei optimaler Passform tritt der gewünschte Effekt ein. Durch den starken Druck auf Gewebe, Venen und Lymphgefäße wird der Venendurchmesser verringert, wodurch die Venenklappen in ihrer Arbeit unterstützt werden, der venöse Rückstrom wird verbessert und die Blutfließgeschwindigkeit nimmt zu. Kompressionsprodukte sind dabei prinzipiell so aufgebaut, dass der höchste Druck im Knöchelbereich ausgeübt wird und nach oben hin stetig abnimmt. Das Anmessen der Strümpfe erfolgt gleich morgens nach dem Aufstehen um zu verhindern, dass die Messwerte durch Wassereinlagerungen verfälscht werden und somit der Strumpf später keinen ausreichenden Kompressionsdruck ausübt.

Im Bereich der medikamentösen Maßnahmen gibt es hauptsächlich vier **phytotherapeutische Extrakte**, deren Hauptwirkung auf die Reduktion von Ödemen und Schmerzen abzielt. Ihnen allen ist gemeinsam, dass eine Behandlung frühzeitig und ausdauernd erfolgen soll. Effektiver scheint die systemische Therapie zu sein (◻ Tab. 12.4). Die Wirkung bei topischer Anwendung erstreckt sich nur auf oberflächliche Strukturen, da die Wirkstoffe nicht bis in die Tiefe gelangen. Die schnelle Linderung der Beschwerden lässt sich auf die Massageeffekte und bei Gelen zusätzlich auf die Kühlwirkung zurückführen. Beim Massieren ist wichtig, dass dabei vom Fuß aufwärts gearbeitet wird um die Beinmuskelpumpe gleichzeitig zu aktivieren.

**Rotes Weinlaub-Extrakt:** Wirksamkeitsbestimmend sind die enthaltenen Flavonoide. Sie reichern sich in den Venen an, wirken dort kapillarabdichtend, verringern die Dehnbarkeit der Venen, verbessern die Mikrozirkulation und reduzieren vermutlich auch die Freisetzung von Entzündungsmediatoren. Es stehen orale und topische Darreichungsformen zur Verfügung. Bei der oralen Anwendung beträgt die Tagesdosis 360–720 mg Trockenextrakt. Zu den Nebenwirkungen zählen Magen-Darm-Beschwerden wie Diarrhö, Übelkeit und Erbrechen.

**Rosskastaniensamen-Extrakt:** Wirksamkeitsbestimmend ist die enthaltene Aescin-Menge. Dieses Triterpenglykosid-Gemisch wirkt gefäßabdichtend, antiexsudativ sowie antiinflammatorisch. Präparate für die systemische und die lokale Therapie sind erhältlich. Empfohlen wird die Einnahme von 100 mg Aescin täglich. Teilweise sind retardierte Präparate besser magenverträglich. Magen-Darm-Beschwerden und Kopfschmerzen zählen zu den Nebenwirkungen. Eine Wirkungsverstärkung gerinnungshemmender Arzneimittel ist möglich.

**Mäusedornwurzelstock-Extrakt:** Wirksamkeitsbestimmend sind Flavonoide, Steroidsaponine (Ruscosid und Ruscin) sowie Steroidsapogenine (Ruscogenin, Neoruscogenin). Schwellungen und Schmerzen werden durch die gefäßabdichtende, venentonisierende und antiphlogistische Wirkung reduziert. Derzeit sind ausschließlich orale Darreichungsformen auf dem Markt.

**Rutin-Extrakt:** Rutin ist ein Flavonoid, das hauptsächlich aus Buchweizenkraut und dem Japanischen Schnurbaum isoliert wird. Daraus werden die besser löslichen Derivate Troxerutin und Oxerutin partialsynthetisch gewonnen. Sie verringern die venöse Kapazität, wirken kapillarabdichtend und hemmen die Bildung von Entzündungsmediatoren. Die Anwendung erfolgt oral mit täglich 300–900 mg Troxerutin oder 900–1000 mg Oxerutin. Selten treten Kopfschmerzen, Flush oder Magen-Darm-Beschwerden auf.

Kompressionsstrümpfe werden in vielen Apotheken regelmäßig angemessen und abgegeben.

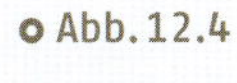
○ Abb. 12.4

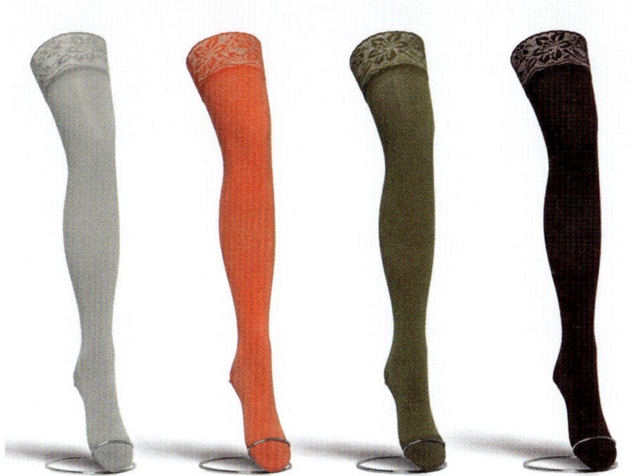

Die **Homöopathie** empfiehlt die Einzelmittel Aesculus, Sabdariffa, Sepia, Pulsatilla und Calcium fluoratum. Eine Venenkur kann mit Silicea D12 und Calcium fluoratum D12 durchgeführt werden, die sich gegenseitig verstärken. Dabei wird jedes Mittel abwechselnd drei Wochen lang eingenommen. Eine lymphanregende Wirkung hat Sabdariffa. Es kann als Salbe und Globuli angewendet werden.

In der **Anthroposophie** werden Dermatika mit Zitrone, Hamamelis, Schlehe, Arnika und Klettenwurzel verwendet sowie Badezusätze oder Umschläge mit Zitrone und Rosskastanie (◻ Tab. 12.5). Globuli und Suppositorien mit Senecio, Spinacia und Zinn kommen bei venösen Stauungen zum Einsatz.

12

◻ Tab. 12.4 Phytopharmaka zur systemischen Therapie bei Venenschwäche

| Inhaltsstoff | Handelspräparat |
|---|---|
| Rotes Weinlaub-Extrakt | Antistax® extra (FTA) |
| Mäusedornwurzelstock-Extrakt | Cefadyn® (FTA), Phlebodril® Venenkapseln (KAP) |
| Rosskastaniensamen-Extrakt | Aescusan® retard (RET), Fagorutin® Rosskastanien Venen-Dragees (DRA), Venentabs-ratiopharm® (RET), Venoplant® retard S (TAB), Venostasin® retard (REK), Reparil®-Dragees (DRA) |
| Rutin-Extrakt | Fagorutin® Buchweizen-Tee (FBE), Troxerutin-ratiopharm® (WKA), Veno SL® 300 (HKP), Venoruton® Intens (FTA) |

Tab. 12.5 Präparatebeispiele zur lokalen Therapie bei Venenschwäche

| Wirkstoff | Handelspräparat |
|---|---|
| **Phytopharmaka** | |
| Rotes Weinlaub-Extrakt | Antistax® Venencreme (CRE) |
| Rosskastaniensamen-Extrakt | Aescu Lotion (LOT), Reparil®-Gel N (GEL), Venostasin®-Gel Aescin (GEL) |
| **Anthroposophika** | |
| Arnika- u. Schlehensprossen-Extrakt, ethanol. Decoctum 20% von Iris rhizoma u. Bardana radix, Schlehenfrucht- u. Zitronen-Saft, Hamamelis-Blätter/Rinden-Destillat, Natriumsilicat | Weleda Hauttonikum (LOT) |
| Extrakt von Arnikablüten/-wurzel, Iris germanica-Wurzel, Klettenwurzel, Schlehenfrucht/-holz, Zitronen; Hamamelis virganiana-Wasser | Venadoron® Weleda (LOT) |
| Aesculus hippocastanum e semine LA 25% sicc. | Aesculus-Essenz WALA® (ESS) |
| **Badezusätze** | |
| Limonis aetheroleum 10% | Citrus Oleum aethereum 10 % WALA® (OEL) |
| Aesculus hippocastanum e semine W 5% | Aesculus e semine W 5 % Oleum WALA® (OEL) |
| **Homöopathikum** | |
| Hibiscus sabdariffa Ø | Sabdariffa-Salbe N (SAL) |

## Ergänzende Empfehlungen

Um die Beinmuskelpumpe anzuregen eignen sich Sportarten wie Laufen oder Radfahren, aber auch regelmäßiges Spazierengehen reicht aus um die Venentätigkeit zu unterstützen. Langes Stehen oder Sitzen soll vermieden werden oder zumindest immer wieder durch **Beingymnastik**, ein paar Schritte in Bewegung oder Treppensteigen unterbrochen werden. Wer keine Kompressionsprodukte verordnet bekommt, kann sich Stützstrümpfe zulegen, die es mittlerweile in vielen Farben und Ausfertigungen gibt. Viele Modelle sind von handelsüblichen Socken optisch nicht zu unterscheiden. Spezielle Ausführungen für Herren und Sportler runden das Angebot ab.

Weiterhin können Wechselbäder und Kneippen, **Gewichtsnormalisierung** und Rauchverzicht empfohlen werden.

Bei beginnendem Schweregefühl oder Schmerz hilft es oft, die Beine hochzulegen um den venösen Rückstrom zu fördern.

## Grenzen der Selbstmedikation

- Schwangerschaft,
- Leber-, Herz- und Nierenerkrankungen,
- starke Ödeme, Schmerzen oder Rötung,
- Atembeschwerden,
- Diabetes,
- Hautveränderungen,
- schlecht heilende Wunden.

# Wadenkrämpfe

## Ursachen und Symptome

Beim Wadenkrampf kommt es zu plötzlichen, schmerzhaften Verkrampfungen der Muskulatur im Bereich der Wade und des Fußgewölbes. Er tritt gehäuft in der Nacht auf und dauert meist nur Sekunden bis Minuten. Die Ursachen sind vielfältig (siehe Aufzählung). Die Folge sind Verschiebungen im **Flüssigkeits- und Elektrolyt-Haushalt** mit gestörter neuromuskulärer Reizübertragung. Beim Magnesiummangel sind weitere Symptome muskuläre Verspannungen und Tachykardien. In der Schwangerschaft kommen auch die hormonellen Umstellungen als Auslöser in Betracht. Nur selten sind Wadenkrämpfe die Folge erblich bedingter Muskelerkrankungen.

In vielen Fällen ist trotz sorgfältiger ärztlicher Anamnese kein Auslöser identifizierbar (idiopathischer Wadenkrampf).

Mögliche Ursachen:

- Schwangerschaft,
- starke körperliche Anstrengung,
- Hypovolämie durch ungenügende Flüssigkeitsaufnahme, starkes Schwitzen, Erbrechen oder Durchfall,
- Mineralstoffmangel (Magnesium, Calcium, Kalium, Natrium),
- Diäten,

- einseitige Ernährung, ungenügende Flüssigkeitsaufnahme und Muskelatrophie im Alter,
- chronische Erkrankungen: Niereninsuffizienz, Leberzirrhose, Alkoholabusus, periphere arterielle Verschlusskrankheit, Veneninsuffizienz, Hypothyreose,
- Infektionskrankheiten wie beispielsweise Influenza oder Malaria,
- Fehlstellungen des Bewegungsapparats, unpassendes Schuhwerk.

Muskelkrämpfe können durch viele Arzneimittel begünstigt werden:

- Diuretika,
- Steroide,
- Betablocker,
- Antidepressiva,
- orale Kontrazeptiva,
- Theophyllin,
- Telmisartan,
- Ciprofloxacin,
- Cetirizin,
- Eisen (intravenöse Darreichungsformen),
- Morphin,
- Raloxifen.

## Therapiemöglichkeiten

Da der Muskelkrampf häufig eine unerwünschte Arzneimittelwirkung ist, empfiehlt sich die gründliche Überprüfung der bestehenden Medikation und gegebenenfalls wird ein Arztbesuch empfohlen. Neben nichtmedikamentösen Maßnahmen kann ein Therapieversuch mit **Magnesium** erfolgen (◘ Tab. 12.6). Eine hinreichende Wirkung konnte bisher (außer bei Wadenkrämpfen in der Schwangerschaft) nicht eindeutig belegt werden. Es empfiehlt sich eine vierwöchige Einnahme von täglich mindestens 300 mg Magnesium um die Magnesiumspeicher wieder aufzufüllen. Verbessert sich die Krampfneigung, so kann der Mineralstoff zwei- bis dreimal wöchentlich oder auch täglich weiterhin eingenommen werden um ein Wiederauftreten der Beschwerden zu vermeiden. Bei zu hoher Magnesiumaufnahme kommt es zu Durchfall. Die Magnesiumgabe wird dann auf den Tag verteilt und/oder reduziert. Zu beachten sind die möglichen Interaktionen durch Bildung von Chelatkomplexen mit Antibiotika (Gyrasehemmer), Schilddrüsenhormonen und Bisphosphonaten (Alendronsäure, Risedronsäure, Ibandronsäure, Zoledronsäure). Ein zwei- bis vierstündiger Abstand verhindert diese Wechselwirkung.

## Ergänzende Empfehlungen

Als prophylaktische Maßnahme werden regelmäßige Dehnübungen und Massagen empfohlen. Auch vor dem Sport sorgen Warmlaufen und das Dehnen der Muskeln für ein geringeres Risiko während oder nach dem Training unter Muskelkrämpfen zu leiden. Nach dem Sport können die Waden zusätzlich massiert werden.

◘ Tab. 12.6 Präparatebeispiele bei Wadenkrämpfen

| Inhaltsstoff | Handelspräparat |
|---|---|
| Magnesium | Biolectra® (BTA, KAP), Diasporal® (GRA, KAP), Magnesium-Sandoz® (BTA, KTA), Magnesium Verla® N (BTA, PUL) |

Generell gilt, dass auf eine ausreichende **Flüssigkeitszufuhr** geachtet werden muss. Verdünnte Fruchtsäfte und magnesiumreiche Mineralwässer sind gut geeignet um den Wasser-Salz-Haushalt im Gleichgewicht zu halten. Auch im Speiseplan können leicht magnesiumreiche Lebensmittel eingebaut werden: Vollkorn, Nüsse, Hülsenfrüchte, Haferflocken und Bitterschokolade sind dazu gut geeignet.

Im Akutfall helfen leichte **Massagen**, Wärme (zum Beispiel durch warmes Abduschen), sanfte Bewegung und vor allem die richtige Muskeldehnung. Die Zehen werden hierbei in Richtung Schienbein gezogen oder mit den Händen in die gleiche Richtung gedrückt.

## Grenzen der Selbstmedikation

- Häufige, sehr schmerzhafte oder länger andauernde Wadenkrämpfe,
- Wadenkrämpfe in Verbindung mit Schwächegefühl oder sensorischen Empfindungen wie Kribbeln oder Taubheit,
- Verdacht auf Arzneimittelinteraktion.

Eine Wadenmassage nach dem Sport beugt Krämpfen vor. ○ Abb. 12.5

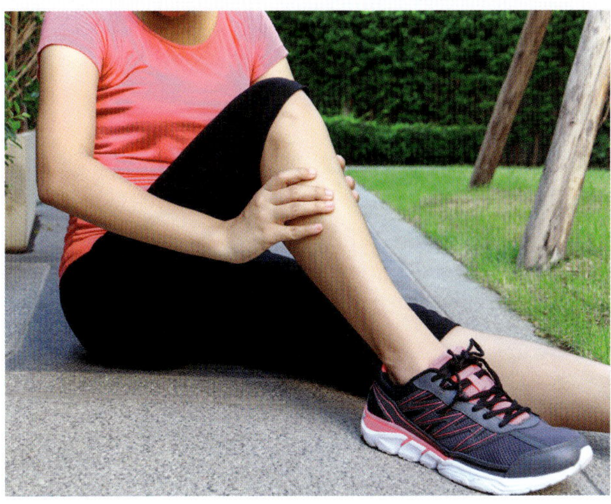

## Literatur

DEGAM-Leitlinie Akuter Schwindel in der Hausarztpraxis. Stand 11/2015. Verfügbar unter: www.awmf.org/uploads/tx_szleitlinien/053-018l_S3_Akuter_Schwindel_Hausarztpraxis_2017-02.pdf (Zugriff 01.09.17)

Dingermann T. Kompendium Phytopharmaka. 7. Aufl., Wissenschaftliche Verlagsgesellschaft Stuttgart, 2015

Lennecke K. Zusatzempfehlung - Zusatzverkauf. 2. Aufl., Wissenschaftliche Verlagsgesellschaft Stuttgart, 2008

Lennecke K, Hagel K. Selbstmedikation für die Kitteltasche. 6. Aufl., Wissenschaftliche Verlagsgesellschaft Stuttgart, 2017

Neubeck M. Evidenzbasierte Selbstmedikation. 3. Aufl., Wissenschaftliche Verlagsgesellschaft Stuttgart, 2017

S3-Leitlinie Chronischer Tinnitus. Stand 02/2015. Verfügbar unter: www.awmf.org/uploads/tx_szleitlinien/017-064l_S3_Chronischer_Tinnitus_2015-02.pdf (Zugriff 01.09.17)

Wiesenauer M, Kirschner-Brouns S. Das große Homöopathie Handbuch. 5. Aufl., Gräfe und Unzer Verlag, München 2011

Wildenrath C. Wenn die Wade schmerzt. PTA-Forum online, 2016. Verfügbar unter: http://ptaforum.pharmazeutische-zeitung.de/index.php?id=8693 (Zugriff 29.08.17)

# 13 Psyche

Lars Peter Frohn

„Ganz ruhig" versucht der Apotheker seinen Pharmaziepraktikanten im Praktischen Jahr, Stefan, den Cousin von Melanie, zu beruhigen. „Aber nur noch drei Wochen bis zur Prüfung und im Pharmazeutischen Recht weiß ich noch gar nichts" erwidert Stefan resigniert. „Ja, aber in der pharmazeutischen Praxis sind Sie sehr gut und das wissen Sie! Also, morgen ist Ihr letzter Arbeitstag und dann haben Sie noch drei Wochen um die Praxis zu konservieren und sich ausgiebig mit den Rechtsgebieten zu befassen. Dann klappt das!" „Meinen Sie wirklich? Aber ich bin in mündlichen Prüfungen immer so schrecklich nervös". „Na, Sie können sich ja jetzt mal selber beraten, was Sie tun können, um Ihre Nervosität und vielleicht auch Prüfungsangst im Zaume zu halten", grinst der Apotheker und klopft Stefan ermutigend auf die Schulter.

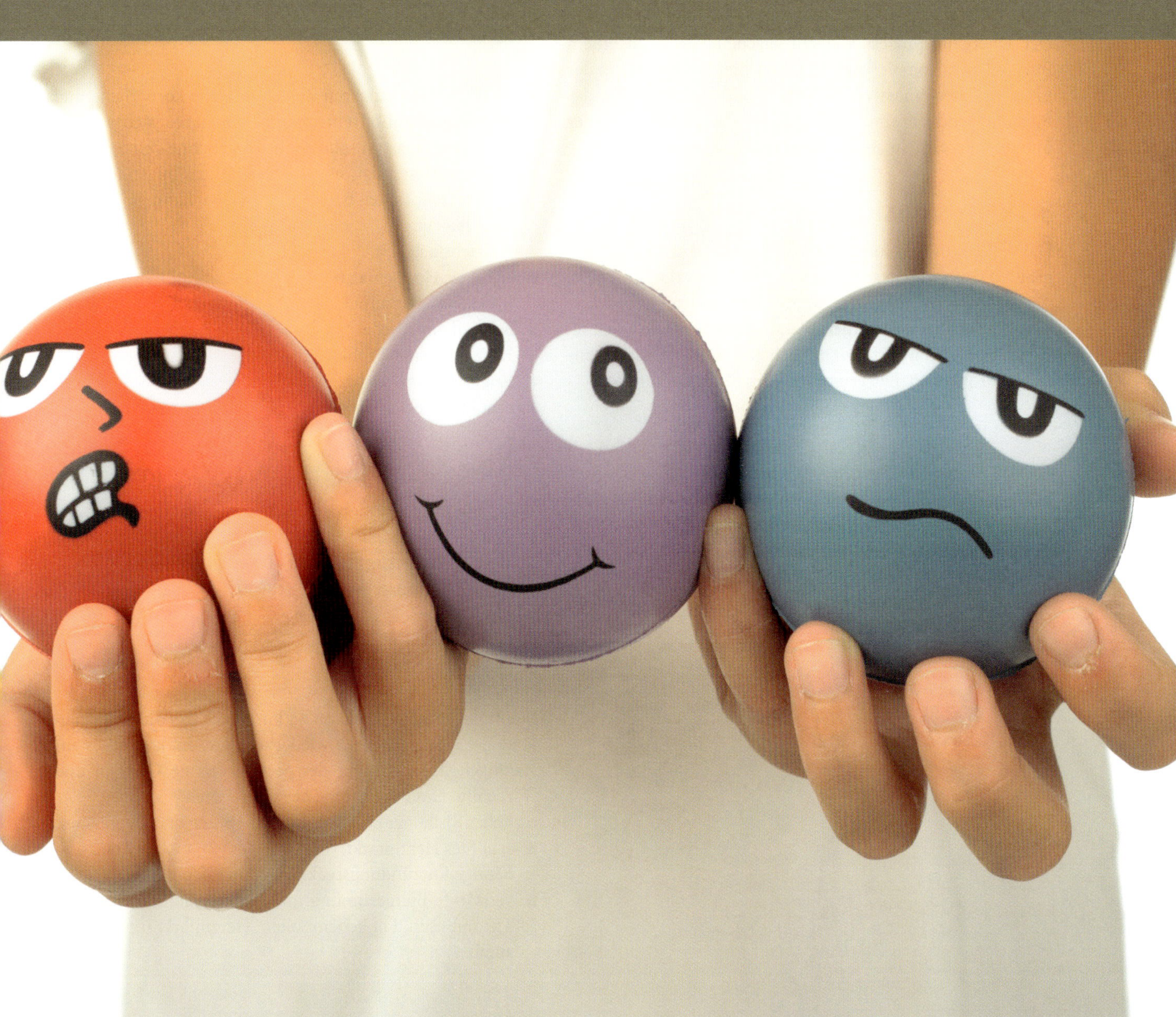

# Stress und Erschöpfung (Burnout)

## Allgemeines

Die meisten berufstätigen Personen haben das Gefühl, in einer immer hektischer gewordenen Welt zu leben, die vor allem vom Zeitdruck im Berufsleben geprägt ist. Allerdings hat diese Hektik auch Einzug in die Freizeitgestaltung genommen. In einer Welt, die von immer neuen Aufgaben geprägt ist, fühlt sich eine zunehmende Anzahl Menschen den beruflichen und privaten Anforderungen nicht mehr gewachsen und zeigt sich erschöpft und ausgebrannt. Permanenter Stress, das Gefühl zu haben, die Aufgaben sind nicht mehr zu bewältigen und durch diesen meistens zeitlichen Druck auch gesundheitlich nicht auf sich zu achten (Mikronährstoff-armes Essen, wenig Schlaf, keine Erholungsphasen) endet meistens im Burnout, wenn man nicht die „Notbremse" zieht.

Burnout kann man als emotionale Erschöpfung einhergehend mit körperlichen Symptomen bezeichnen. Häufig stellt chronischer Stress den Beginn der Burnout-Spirale dar. Der Übergangsprozess von chronischem Stress zu einem Burnout-Syndrom verläuft oft schleichend und endet in der Regel in einem massiven Kollaps. Charakteristisch für das Burnout-Syndrom sind Symptome der Erschöpfung und der inneren Leere, nicht aber zwingend der Depression.

## Stress als Auslöser

Die Weltgesundheitsorganisation (WHO) erklärte Stress zur größten Gesundheitsgefahr des 21. Jahrhunderts.

Als Ursachen für Stress werden von den meisten Menschen Belastungen am Arbeitsplatz oder im Studium genannt. Gleich gefolgt von partnerschaftlichen, familiären oder finanziellen Problemen. Die Hauptursachen für Stress sind:

Der Begriff „Burnout" kommt aus dem Englischen und bedeutet so viel wie ausgebrannt, überfordert, total erschöpft sein. **o Abb. 13.1**

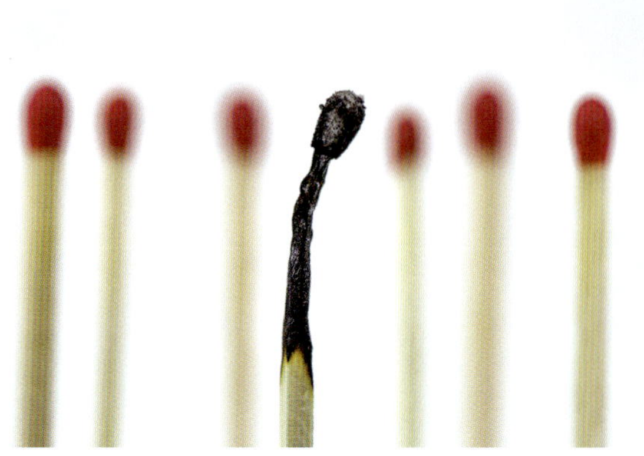

- Zeitnot, Hektik,
- keine regelmäßigen Entspannungsmöglichkeiten,
- Über- oder Unterforderung im Beruf.

Sofern der Stress nur kurzzeitig auftritt, hat das keine gesundheitlichen Folgen. Stress wird oft sogar als hilfreich, als leistungssteigernd empfunden. Permanenter Stress über einen längeren Zeitraum bringt jedoch den Organismus aus seinem natürlichen Gleichgewicht. Diese Stressfaktoren führen zu emotionalen und körperlichen Reaktionen. Erste, harmlose Symptome sind z. B. Schlafstörungen (▸ Seite 256), Nervosität, innere Unruhe oder Reizbarkeit. Wenn man diese Anzeichen erkennt, ist es wichtig, den Stress zu reduzieren, z. B. mit Entspannungsübungen, ausreichend Schlafen, Pausen in den Alltag einbauen. Ist das nicht möglich oder werden die Symptome nicht erkannt, kann der Stress sehr schnell zum chronischen Stress führen und körperliche und psychische Symptome können auftreten.

Schlussendlich können chronischer Stress und das Burnout-Syndrom die Folge von dauerhafter und zu hoher **Stressbelastung** sein und zu krankheitsbedingten Symptomen führen.

Wird über einen längeren Zeitraum keine körperliche und geistige Regeneration eingeräumt, entwickelt sich aus der kurzzeitigen Belastung für den Körper schnell eine chronische Dauerstresssituation, die sich mit den folgenden, körperlichen Symptomen bemerkbar machen kann:

- Schlafstörungen,
- Antriebslosigkeit,
- erhöhter Herzschlag und Anstieg des Blutdrucks,
- Muskelverspannungen, Rückenschmerzen,
- Schweißausbrüche,
- Herz-Kreislauf-Probleme,
- Kopfschmerzen, Migräne,
- erhöhte Infektanfälligkeit,
- Schwindelanfälle,
- Magenverstimmung.

Weiterhin kann emotionale Erschöpfung mit den folgenden Symptomen auftreten:

- Unsicherheit, Ängstlichkeit, Hilflosigkeit,
- Konzentrationsschwäche,
- Lustlosigkeit,
- Reizbarkeit,
- (leichte) Depressionen.

Wenn die Erholungsphasen zu kurz sind, um die ursprüngliche Belastungsfähigkeit wiederherzustellen, kommt es zur ständigen Ausschüttung der Stresshormone Cortisol und Adrenalin. Das hat extreme negative Folgen:

- hohes Risiko für emotionale Erschöpfung und Depression,
- erhöhtes Herzinfarktrisiko,
- häufige Entzündungsreaktionen im Körper,
- verstärkte Blutgerinnung und damit erhöhtes Risiko für Thrombosen, Lungenembolien, Herzinfarkt und Schlaganfall.

**Stress** kann sich aber auch durch ungünstiges Gesundheitsverhalten äußern, wie z. B. Überernährung, Substanzmissbrauch, Unfallneigung und verminderte Leistungsfähigkeit. Ebenso kommen Familienkonflikte, menschliche Probleme und sozialer Rückzug vor.

Bei chronischem Stress und vor allem dann, wenn die o.a. Symptome bei Ihrem Kunden auftreten, sollten Sie umgehende Präventionsmaßnahmen empfehlen. Neben einer allgemeinen Verbesserung der Lebens- und Arbeitsbedingungen ist es wichtig, die natürliche Stressabwehr zu unterstützen. Das geht auch mit einer mikronährstoff- und ernährungstherapeutisch unterstützten Beratung aus der Apotheke.

## Therapiemöglichkeiten

Als „Mittel der Wahl" steht die **nichtmedikamentöse Therapie** im Vordergrund. Pflanzliche Mittel, wie hochdosierter Trockenextrakt aus der Passionsblume, werden zur Behandlung nervöser Unruhezustände unterschiedlicher Genese eingesetzt. Der Pflanzenextrakt wirkt entspannend, beruhigend und schlaffördernd. Passionsblumenkraut enthält sekundäre Pflanzenstoffe sowie ätherisches Öl und wirkt entspannend und ausgleichend. Die Inhaltsstoffe der Passionsblume haben den Vorteil, dass im Gegensatz zu anderen Arzneipflanzen, die Wirkung schon innerhalb weniger Tage eintritt. Somit sind Zubereitungen aus Passionsblumenkraut Mittel der ersten Wahl, wenn ein möglichst schneller Wirkungseintritt erreicht werden soll.

Zur vorübergehenden Linderung von Stress-Symptomen kann man in der Selbstmedikation als pflanzliches Mittel ebenfalls Rosenwurz anwenden. Die Wirkung tritt bei der Einnahme allerdings nicht sofort ein. Die volle Wirkungskraft wird nach ca. zwei Wochen kontinuierlicher Einnahme erreicht. Aufgrund der guten Verträglichkeit können die pflanzlichen Arzneimittel auch über einen längeren Zeitraum (bis zu sechs Monaten) eingenommen werden.

Zusätzlich oder ausschließlich kann ein hochwertiges Mikronährstoff-Produkt empfohlen werden (◘ Tab. 13.1). Bei Stress und chronischen Erschöpfungszuständen haben sich Aminosäuren bewährt, um einen gestörten Neurotransmitter-Haushalt bei der Stabilisierung zu unterstützen. Besonderes Augenmerk gilt dabei den Aminosäuren Tryptophan, Phenylalanin, Tyrosin sowie Taurin. Diese Substanzen kann man sich als Vorstufen der unterschiedlichsten Bausteine vorstellen, die vom Körper für einen funktionierenden Neurotransmitter-Haushalt dringend benötigt werden. Tryptophan kann beispielsweise als Vorstufe von Serotonin dazu beitragen, diesen ausgleichenden Botenstoff aufzubauen. Aminosäuren können den Körper also dabei unterstützen, die Balance leichter wiederherzustellen.

13

◘ Tab. 13.1 Präparatebeispiele bei Burnout

| Inhaltsstoff | Handelspräparat |
|---|---|
| **Mikronährstoffpräparate** | |
| Vitamin $B_1$ 3,3 mg, Vitamin $B_2$ – aktiviert 4,2 mg, Vitamin $B_6$ – aktiviert 7 mg, Vitamin $B_{12}$ (aus Adenosyl- und Methylcobalamin) 12,5 µg, Biotin 150 µg, Folat (als Metafolin®) 400 µg, Niacin (Vitamin $B_3$) 16 mg, Pantothensäure (Vitamin $B_5$) 12 mg | Pure Encapsulations® B-Complex (KAP) |
| Vit. $B_1$ 25 mg, Vit. $B_2$ 25 mg, Vit. $B_3$ 100 mg, Vit. $B_5$ 100 mg, Vit. $B_6$ 25 mg, Vit. $B_{12}$ 50 µg, Folsäure 800 µg, Chrom 50 µg, Magnesium 300 mg, Selen 100 µg, Zink 15 mg, Taurin 1 g, L-Ornithin 2 g, L-Phenylalanin 0,2 g, L-Tyrosin 1 g | aminoplus® burnout (GRA) |
| Vit. $B_1$ 4,2 mg, Vit. $B_2$ akt. 4,8 mg, Vit. $B_5$ 18 mg, Vit. $B_6$ akt. 6 mg, Vit. $B_7$ 450 µg, Vit. C 150 mg, Magnesium 50 mg, Selen 50 µg, Zink 15 mg, Resveratrol 10 mg, Taigawurzel-Extrakt 100 mg, Taurin 200 mg, L-Tyrosin 200 mg | Pure Encapsulations® Anti-Stress (KAP) |
| Vit. $B_1$ 5 mg, Vit. $B_2$ 5 mg, Vit. $B_3$ 20 mg, Vit. $B_5$ 10 mg, Vit. $B_6$ 5 mg, Vit. $B_7$ 165 µg, Vit. $B_{12}$ 500 µg, Vit. C 500 mg, Vit. D 5 µg, Folsäure 500 µg, Calcium 120 mg, Eisen 10 mg, Magnesium 200 mg, Selen 50 µg, Zink 10 mg, Coenzym $Q_{10}$ 30 mg, L-Carnitin 1 g, Taurin 500 mg | Energy-boost Orthoexpert® (GRA, TRA) |
| Vit. $B_1$ 25 mg, Vit. $B_2$ 25 mg, Vit. $B_3$ 100 mg, Vit. $B_5$ 100 mg, Vit. $B_6$ 26 mg, Vit. $B_{12}$ 50 µg, Vit. C 300 mg, Folsäure 800 µg, Chrom 50 µg, Magnesium 300 mg, Selen 100 µg, Zink 15 mg, Molybdän 50 µg, Ornithin 2 g, Taurin 1 g, Tryptophan 0,8 g | aminoplus® neuro (GRA) |
| **Phytopharmaka** | |
| Passionsblumentrockenextrakt (5–7:1) 425 mg | Kytta-Sedativum® für den Tag (UTA), Pascoflair® (UTA), PassioBalance® (UTA) |
| Rosenwurz-Wurzelstock-Trockenextrakt (1,5–5:1) 200 mg | Rhodiolan® (FTA) |

◻ Tab. 13.1 Präparatebeispiele bei Burnout (Fortsetzung)

| Inhaltsstoff | Handelspräparat |
|---|---|
| **Homöopathische Komplexmittel** | |
| Aurum metallicum praeparataum D10, Ferrum-Quarz D2, Kalium phosphoricum D6 | Neurodoron® (TAB) |
| Avena sativa D2, Coffea arabica D12, Passiflora incaranat D2, Zincum isovalerianicum D4 | Neurexan® (TAB, TRO) |
| Coffea arabica D6, Gelsemium sempervirens D4, Passiflora incarnata Ø, Reserpinum D6, Veratrum album D6 | dystoLoges® (TAB) |

◻ Tab. 13.2 Schüßler-Salze und ihr Einsatz bei Burnout

| Schüßler-Salz | Anwendungsgebiet |
|---|---|
| Nr. 5 Kalium phosphoricum D6 | Schwache, gestresste Nerven, Depressionen |
| Nr. 7 Magnesium phosphoricum D6 | Nervosität, Unruhe, Anspannung |

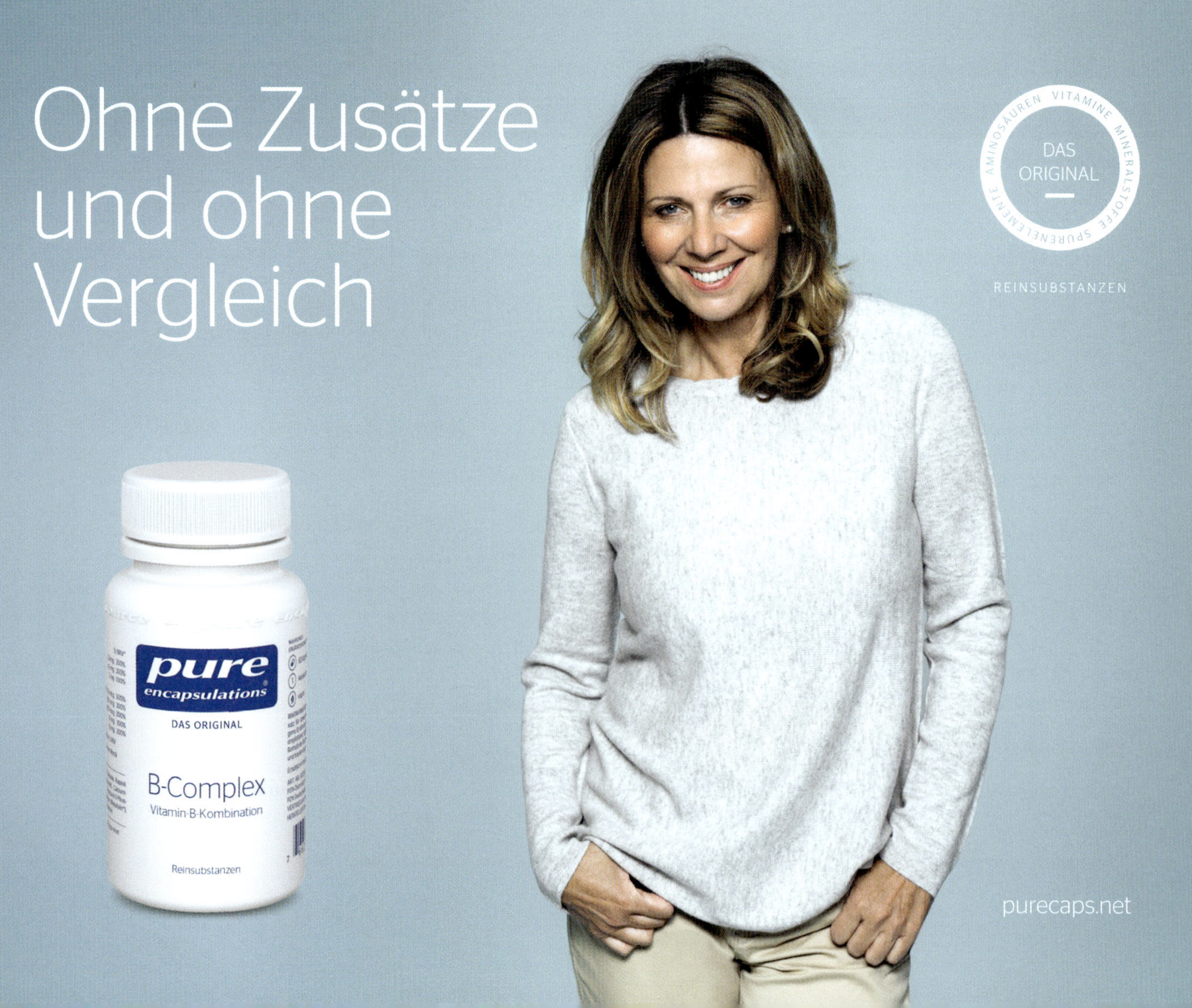

## Ergänzende Empfehlungen

In den meisten Fällen stehen neben der Behandlung der vielfältigen somatischen, d.h. körperlichen Beschwerden Methoden zum allgemeinen Stressabbau im Mittelpunkt einer Therapie gegen das Burnout-Syndrom. Nach einem langen, anstrengenden Arbeitstag ist es unerlässlich, abzuschalten, die Arbeit loszulassen und zur Ruhe zu kommen. Oft helfen dabei relativ einfache, alltägliche Methoden: Spazierengehen, sportliche Betätigung, Ausdauertraining, Hobbys, Musik, Lesen oder einfaches Nichtstun.

Wirksame Entspannungsübungen bei Burnout und Stress sind:

- progressive Muskelentspannungsübungen,
- Meditation, autogenes Training, Yoga-Übungen,
- Körperarbeit zur Entspannung (z.B. Tai-Chi und Chi-Gong als ganzheitliches Gesundheitstraining),
- Stressabbau durch körperliche Aktivität, wie z.B. leichtes Joggen, Fahrrad fahren an der frischen Luft, Schwimmen oder Walken,
- Schlafhygiene (▸ Seite 259).

## Grenzen der Selbstmedikation

Wenn die nichtmedikamentösen Maßnahmen oder die Einnahme eines pflanzlichen Mittels oder eines hochwertigen, hochdosierten Mikronährstoff-Produkts nicht innerhalb von 2–4 Wochen zum Erfolg führen, ist ein Arztbesuch anzuraten. Wenn die Symptome schon ausgeprägt sind, kann unter Umständen eine medikamentöse Behandlung in Absprache mit dem Arzt erfolgen. Die medikamentöse Therapie ist rein symptomatisch und richtet sich nach der Art der auftretenden Beschwerden. Der Fokus der medikamentösen Therapie liegt dabei auf mehreren verschiedenen Medikamentenklassen, wie z.B. sedierende Antidepressiva, atypische Neuroleptika, Tranquilizer oder Stimulanzien. Die aufgeführten Medikamente werden nur im Einzelfall und nach sorgfältiger Abwägung der Vor- und Nachteile (Nebenwirkungen) eingesetzt. Des Weiteren steht eine Psychotherapie als Behandlung zur Verfügung. Das Behandlungsschema des Burnout zielt darauf ab, der betroffenen Person wieder zu einer positiven, optimistischen und konstruktiven Lebenseinstellung zu verhelfen.

# Prüfungsangst

## Allgemeines

Ängste sind Teil des Lebens und in vielen Situationen ist ihr Auftreten ganz natürlich. Je mehr vom Prüfungsergebnis abhängt (z.B. die Staatsexamen der Pharmazie oder das PTA-Examen) desto nervöser ist man in der Regel.

Adrenalin (auch Epinephrin) ist ein zur Gruppe der Catecholamine gehörendes Hormon. Es ist außerdem ein wichtiger Neurotransmitter. Man bezeichnet das Hormon auch als Stresshormon, weil es in Stresssituationen in der Nebenniere gebildet und ins Blut ausgeschüttet wird. Denn die Freisetzung von Adrenalin ermöglicht es dem Körper, schnell an Energiereserven heranzukommen. Adrenalin wird aber auch bei psychischer Belastung, also auch vor oder bei Prüfungen gebildet, um Herz-Kreislauf-System und Stoffwechsel schnell an die jeweilige Situation anzupassen. Die Freisetzung von Adrenalin bewirkt, dass sich unser Blutdruck und die Herzfrequenz erhöhen. Das macht sich bei der betreffenden Person an folgenden Symptomen bemerkbar:

Bei Anspannung und Prüfungsangst schüttet der Körper Adrenalin aus. ○ Abb. 13.2

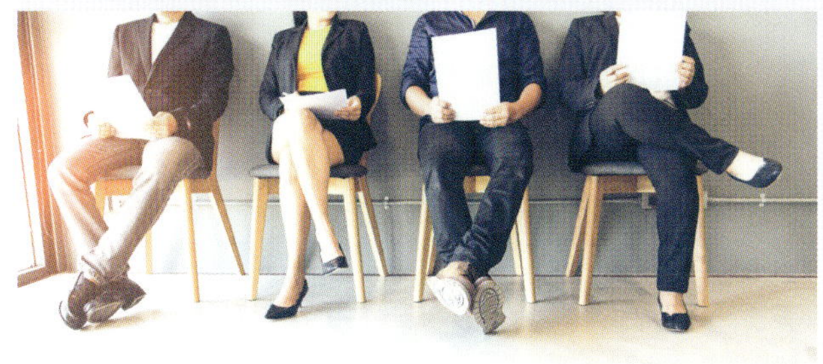

- zittrige Knie/Hände,
- Herzrasen,
- beschleunigte Atmung,
- flauer Magen,
- Schwitzen,
- Schwindel.

Problematisch wird die Prüfungsangst, wenn sie nicht mehr in einem natürlichen Verhältnis zur „Bedrohung“ steht. So ist Nervosität direkt vor der Prüfung völlig normal, zwei Wochen davor aber schon unter Schlaflosigkeit zu leiden, ist ein schlechtes Zeichen. Prüfungsängste in einem bestimmten Ausmaß können sich allerdings auch positiv auswirken, da ein erhöhtes Erregungslevel zur Steigerung von Konzentration und Aufmerksamkeit führt.

## Therapiemöglichkeiten

Die Nervosität vor einer Prüfung ist ganz normal und bedarf nicht des Einsatzes von Arzneimitteln. Lediglich über den Einsatz von einem Passionsblumenkraut-Trockenextrakt kann nachgedacht werden (□ Tab. 13.3). Der Vorteil: Im

□ Tab. 13.3 Phytopharmaka bei Prüfungsangst

| Inhaltsstoff | Handelspräparat |
|---|---|
| Passionsblumen-Trockenextrakt (5–7:1) 425 mg | Lioran® (HKP), Pascoflair® (UTA), PassioBalance® (UTA), Valverde® Passiflor forte (UTA) |
| Lavendelöl 80 mg | Lasea® (WKP) |

13

Tab. 13.4 Komplementärmedizinische Empfehlungen bei Prüfungsangst

| Mittel | Beschwerdebild/Anwendungsgebiet |
|---|---|
| **Homöopathika** | |
| Argentum nitricum C30<br>Strophantus gratus D4<br>Gelsemium sempervirens D12 | Examensangst, Lampenfieber, Nervöser Durchfall, Magenschmerzen, Unfähigkeit sich zu konzentrieren, Zerstreutheit, Schwindelgefühl, Kopfweh, Angstgefühl und unruhiger Schlaf (Träume), innere Gehetztheit, Herzklopfen, Zittern |
| Lycopodium clavatum D6 | Geringes Selbstvertrauen, extreme Nervosität vor der Prüfung mit Verdauungsbeschwerden und Blähungen |
| **Schüßler-Salze** | |
| Nr. 5 Kalium Phosphoricum D6 | Black Out während der Prüfung, bei körperlicher und geistiger Erschöpfung, Konzentrationsmangel, Nervosität, zum Lernen |
| Nr. 7 Magnesium phosphoricum D6 | Entspannt bei Nervosität, Prüfungsangst und Einschlafschwierigkeiten |
| Nr. 14 Kalium bromatum D6 | Ergänzung zu Nr. 7 bei Ruhelosigkeit, Nervosität und Schlafstörungen |
| Nr. 22 Calcium carbonicum D6 | Bei starker Belastung oder Ermüdung. Auch in Ergänzung zum „Energietrio" Nr. 2,5 und 7. |
| **Bachblüten** | |
| Bach Notfalltropfen (Star of Bethlehem, Rock Rose, Impatiens, Cherry Plum, Clematis) | Schock, Panikgefühle, mentaler Stress und Spannung, Angst, die Kontrolle zu verlieren, Gefühl der Machtlosigkeit |

Gegensatz zu anderen Phytopharmaka wirken die Inhaltsstoffe der Passionsblume sehr schnell (meistens innerhalb weniger Tage) und wirken auf natürliche Weise gegen innere Anspannung und nervöse Unruhe. Lavendelöl wirkt bei Unruhezuständen aufgrund ängstlicher Verstimmungen und kann ebenfalls helfen, wenn es früh genug eingesetzt wird, da die volle Wirkung erst nach zwei Wochen einsetzt.

### Passionsblumenkraut

Passionsblumenkraut ist nicht bei Prüfungsangst zugelassen, aber zur Behandlung von Unruhezuständen und Angstgefühlen. Die Dauer der Anwendung der pflanzlichen Mittel ist prinzipiell nicht begrenzt, bei Beschwerden die länger anhalten, sollte aber eine ärztliche Rücksprache erfolgen. Auch die Verträglichkeit ist bei Langzeiteinnahme sehr gut und es besteht weder ein Abhängigkeitsrisiko, noch kommt es zu einer Abschwächung der Wirkung bzw. zu einer Gewöhnung.

Auch homöopathische Mittel können eingesetzt werden, da diese keine unerwünschten Nebenwirkungen wie z. B. Müdigkeit aufweisen, die in einer Prüfung von Nachteil wären (Tab. 13.4).

## Ergänzende Empfehlungen

- Als nichtmedikamentöse Maßnahme empfiehlt sich das Autogene Training, welches verstärkt mit der Vorstellungskraft arbeitet. Yoga und Meditations-Praktiken gibt es in vielen unterschiedlichen Spielarten, die auch zum Erfolg führen können.
- Sport ist in mehrfacher Hinsicht hilfreich: Zum einen konzentriert man sich zumindest für eine Weile auf etwas anderes als auf die Prüfung und zum anderen werden gezielt Stresshormone abgebaut.
- Wegen der Prüfungsangst das Lernen bis zum letzten Drücker aufzuschieben, ist eine schlechte Idee: Der Zeitdruck verschlimmert dann den Stress nur noch und erhöht damit auch die Angst vor und in der Prüfung. Deshalb: Ihr Kunde soll rechtzeitig mit dem Lernen anfangen!

## Grenzen der Selbstmedikation

Wenn die Mittel der Selbstmedikation nicht helfen, Entspannungstechniken, Sport und gute Vorbereitung ebenfalls keine Besserung bringen, dann bleibt immer noch eine Psychotherapie. Alternativ kann man sich an die Beratungsstelle der Universitäten wenden.

# Schulangst

Die Angst davor, in die Schule zu gehen, betrifft hauptsächlich jüngere Schüler von der Grundschule bis zur achten oder neunten Klasse. Die alltägliche Schulsituation kann für manche Kinder mit großer Angst besetzt sein: Entweder aus Leistungsdruck den Eltern, Lehrern oder Mitschülern gegenüber. Also letztendlich der Sorge davor, die Aufgaben nicht erfüllen zu können oder dass diese nicht zu zufriedenstellenden Ergebnissen führen. Oder aber aus sozialer Angst, die mit Unsicherheit im Sozialkontakt zum Beispiel mit Mitschülern oder Lehrern einhergeht.

Also Angst vor Gewalt, Mobbing oder Ausgrenzung an der Schule zum Beispiel, weil ein Kind nicht die angesagte Markenmode trägt oder wegen äußerlicher Merkmale gehänselt wird.

Wenn die tägliche Schulpflicht psychische und psychosomatische Reaktionen (z. B. Kopf- oder Bauchschmerzen) hervorruft, spricht man von Schulangst. Jeder fünfte Schüler in Deutschland soll unter Schulangst leiden. Dabei sind Mädchen offenbar öfter betroffen als Jungen.

## Ergänzende Empfehlungen

Schulangst ist eine Angststörung, die im schulischen Kontext entsteht und dort auch wieder abgebaut werden muss. Um Ängste im schulischen Umfeld zu bekämpfen, ist ein gezieltes Zusammenarbeiten aller Beteiligten, also besonders Eltern, Lehrer, Kinder aber auch Kinder- und Jugendpsychiater und Psychotherapeuten, Schulpsychologen, Sozialpädagogen erstrebenswert. Bei hartnäckiger Schulangst mit Lernblockaden kann eine sogenannte kognitive Verhaltenstherapie durch den Kinderarzt oder Facharzt wirksam helfen.

Grundsätzlich müssen Kinder lernen, Ängste und angstauslösende Situationen zu bewältigen und Angst bis zu einem bestimmten Ausmaß als normalen Teil des Lebens zu tolerieren. Deshalb sollten Eltern einem ängstlichen Kind – bis auf Ausnahmefälle – keine Medikamente zur Beruhigung verabreichen; auch keine pflanzlichen Mittel wie Baldriantropfen.

Allerdings besteht die Möglichkeit, ergänzend zur Bewältigungstherapie, Kindern homöopathische Mittel zu verabreichen, sozusagen als off-label-use (▫ Tab. 13.5). Es gibt verschiedene Globuli, die bei ängstlichen Zuständen eingesetzt werden, die helfen den Tag-Nacht-Rhythmus zu stabilisieren und einen erholsamen Schlaf fördern. Die natürlichen Pflanzenauszüge in den Homöopathika beruhigen bei Unruhe und Nervosität.

**Wenn Sie ein Arzneimittel als „off-label-use" empfehlen, haftet für eventuelle gesundheitsschädliche Nebenwirkungen nicht der pharmazeutische Unternehmer, sondern Sie als Apotheke!**

# Leichte depressive Verstimmungen

## Allgemeines und Ursachen

1,6 Millionen Menschen leiden in Deutschland unter depressiven Verstimmungen. Müde, lustlos, der Alltag wird als trostlos empfunden – solche depressiven Stimmungen kann jeder Mensch im Laufe des Lebens haben. Depressive Verstimmungen sind von „echten" behandlungsbedürftigen Depressionen abzugrenzen. Unter Depressionen leiden in Deutschland etwa vier Millionen Menschen. Depressionen können sich organisch bemerkbar machen, in erster Linie kommt es aber zu einem veränderten emotionalen Befinden sowie veränderten Verhaltensweisen unterschiedlich starker Ausprägung.



▫ Tab. 13.5 Homöopathika und ihr Einsatz bei Schulangst

| Mittel | Beschwerdebild |
|---|---|
| Argentum nitricum D12 | Ängstliches, nervöses und zappeliges Kind; wird krank vor Angst; nervöser Darm und Blase; Angst vor bevorstehenden Ereignissen (Prüfung, Zahnarzt) |
| Gelsemium D12 | Vor Angst schwach, zittrig, benommen, wie gelähmt; Durchfall; Angst vor dem (Zahn-)Arzt; akute Prüfungsangst und Lampenfieber; Blackout |
| Strophantus D4 | Das Herz schlägt bis zum Hals; das Gesicht ist rot-fleckig, schneller Puls, beklommenes Gefühl; bekommt keine Luft beim Sprechen |
| Silicea D12 | Angst vor allem Neuen, vor Misserfolgen und Versagen; schüchtern und nervös |
| Calmedoron® (Avena sativa Ø, Humulus lupulus Ø, Passiflora incarnata, Valeriana off. Ø) | Bei Einschlafstörungen und Nervosität (Anwendung ab Säuglingsalter) |

Typisch für eine depressive Verstimmung ist eine traurige und melancholische Grundstimmung. Häufig treten Schlafstörungen auf. Auch körperliche Beschwerden begleiten das seelische Tief: Vor allem Rückenschmerzen, Magenprobleme oder ein Druckgefühl in der Brust machen sich bemerkbar. Bei Kindern und Jugendlichen wird anstelle einer melancholisch-depressiven Stimmungslage häufig ein gereiztes und aggressives Verhalten beobachtet. Trotz Niedergeschlagenheit können Betroffene alltägliche Anforderungen bewältigen – anders als bei Depressionen. Depressive Menschen leiden unter Antriebsstörungen. Sie sind häufig nicht in der Lage, Freude zu empfinden. Schuld- und Minderwertigkeitsgefühle sowie ständige Angst begleiten die Betroffenen. Die meisten Menschen, die an einer Depression erkranken, erleiden in ihrem Leben mehr als eine depressive Episode. Eine depressive Verstimmung kann durch Stress, Leistungsdruck oder seelische Belastungen, z. B. durch ein negatives Erlebnis in der Familie, aber auch infolge von Erkrankungen (Schilddrüsenunterfunktion, Herzinfarkt) ausgelöst werden. Eine veränderte Hormonsituation kann ebenso ein Grund für depressive Verstimmungen sein: In der Pubertät und in den Wechseljahren gehören Sie zu den typischen Reaktionen des Körpers auf eine veränderte Hormonsituation. Selbst positive Ereignisse wie die Geburt können ein seelisches Tief verursachen (Baby-Blues). Depressive Verstimmungen klingen wieder ab, wenn sich die Umstände ändern oder Unterstützung gefunden wird.

## Winterdepression

Wenn im Herbst so langsam die trübe Jahreszeit einsetzt, die Tage kürzer werden, die Sonne weniger scheint und es nass und kalt wird, schlägt diese Veränderung der Jahreszeit vielen Menschen auf das Gemüt. Manchen Menschen setzt die lichtarme Jahreszeit besonders zu. Neben getrübter Stimmung leiden manche Patienten auch an Antriebslosigkeit, Hoffnungslosigkeit und emotionalen Schwankungen. Möglich sind auch körperliche Beschwerden wie Kopfschmerzen, Herzrasen oder Hitzewallungen. Hält die Niedergeschlagenheit über einen längeren Zeitraum an, handelt es sich vermutlich um eine Winterdepression, auch saisonale affektive Dysfunktion genannt. Etwa jede fünfte Person leidet zumindest unter einer leichten Form dieser Winterdepression, dem Winterblues. Von einer klinischen Winterdepression, die die Lebensqualität mitunter stark einschränken kann, sind bis zu 5 % der Bevölkerung betroffen, wobei Frauen die Mehrheit der Betroffenen darstellen. Bei ausgeprägter Niedergeschlagenheit, die länger als zwei Wochen andauert, ist es ratsam den Arzt aufzusuchen.

Vorher kann z. B. von der Apotheke der Vitamin-D-Wert bestimmt werden, da es Hinweise zwischen Vitamin-D-Mangel und depressiven Symptomen gibt. Bei einem zu niedrigen Vitamin-D-Spiegel gibt es eine reichliche Auswahl an Vitamin-D-Produkten in Tropfen- und Tablettenform (▸ Kap. 16).

Als Hauptursache für jährlich wiederkehrende Gemütsschwankungen in den Herbst-und Wintermonaten gelten Tageslichtmangel und die geringe Lichtintensität im Winter. In skandinavischen Ländern, wo es im Winter tagsüber nur sehr kurz hell ist, leiden weitaus mehr Menschen an der saisonalen affektiven Dysfunktion als im Mittelmeerraum, wo es länger hell ist und die Sonne öfter scheint. Trifft zu wenig Tageslicht auf die Netzhaut des Auges, kann es zu einer Störung des Gehirnstoffwechsels kommen: Aufgrund des Lichtmangels schüttet die Zirbeldrüse vermehrt das „Schlafhormon" Melatonin aus. Das macht müde und schlapp. Außerdem mangelt es den meisten winterdepressiven Menschen an Serotonin. Um diesen Botenstoff bilden zu können, benötigt der Körper die Aminosäure Tryptophan. Einige Nahrungsmittelquellen sind z. B. Parmesan, Nüsse, Fleisch, Fisch oder Hülsenfrüchte. Außerdem ist es möglich, Tryptophan als Monopräparat zu substituieren. Bei leichten Depressionen kann auch Johanniskraut helfen.

Wenigen Sonnenstunden und das nasskalte Wetter können zu einer Winterdepression führen. ○ Abb. 13.3

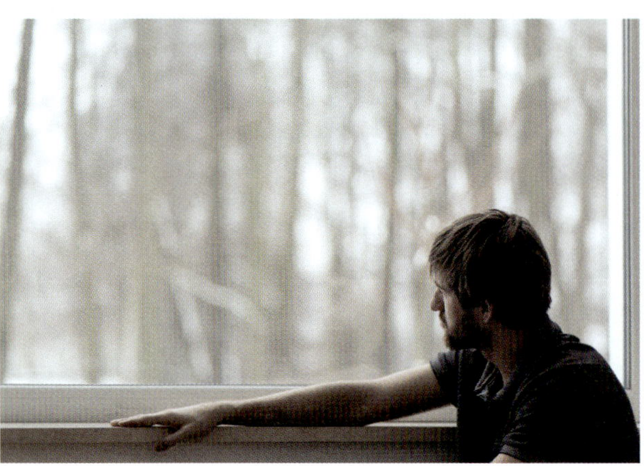

## Therapiemöglichkeiten

Die Auswahl des geeigneten OTC-Produkts richtet sich nach der Symptomlage des Kunden. Für die Indikation „leichte vorübergehende depressive Störungen" oder auch „Winterdepression" ist die Selbstmedikation mit einem Johanniskraut-Präparat möglich (□ Tab. 13.6). Dabei sollte die Tagesdosis an Johanniskraut-Präparat aus Trockenextrakt bei mind. 600 bis max. 900 Milligramm liegen. Johanniskraut wirkt stimmungsaufhellend und antriebssteigernd. Der Nachteil bei Johanniskraut: Der vollständige Wirkeintritt wird erst innerhalb von vier Wochen während der Behandlung erwartet.

Bei der Beratung in der Apotheke sind eventuelle Nebenwirkungen, aber vor allem Wechselwirkungen von **Johanniskraut** mit Blutgerinnungshemmern, Immunsuppressiva oder oralen Kontrazeptiva unbedingt zu beachten.

Begleiten Schlafstörungen und/oder innere Unruhe die depressiven Verstimmungen, können Kombinationspräparate all diese Symptome gemeinsam angehen. Dazu stehen Präparate zur Verfügung, die neben Johanniskrautextrakt beispielsweise Extrakte aus der Baldrianwurzel (beruhigend, schlaffördernd), Passionsblumenextrakt (angstlösend und entspannend) Hopfen und Melissenblätter (beruhigend) enthalten. Erste entspannende Wirkungen setzen sehr schnell ein, wenn Passionsblume, Johanniskraut und Baldrian als Dreierkombination eingesetzt werden. Die Passionsblume zeigt eine ausgeglichene Wirkung bei nervöser Ängstlichkeit und wirkt entspannend und beruhigend. Zudem verstärkt sie die Wirkung des Johanniskrauts, sodass auf eine hohe Dosierung von Johanniskraut verzichtet werden kann.

Der Pflanzenextrakt von Baldrian unterstützt bei Ein- und Durchschlafstörungen und psychischen Anspannungszuständen bzw. bei Unruhe und kann sowohl am Tag als auch in der Nacht (in unterschiedlichen Konzentrationen) eingesetzt werden. Aufgrund der allmählich einsetzenden Wirkung ist Baldrianwurzel nicht zur akuten Behandlung von nervös bedingten Schlafstörungen geeignet. Um einen optimalen Behandlungserfolg zu erzielen, wird empfohlen, Baldrian kontinuierlich über zwei bis vier Wochen einzunehmen. Wenn die Symptome nach dieser kontinuierlicheren Anwendung andauern oder sich verschlimmern, sollte ein Arzt aufgesucht werden.

Die Dauer der **Anwendung** ist bei den meisten **pflanzlichen Arzneimitteln** grundsätzlich nicht begrenzt. Tritt jedoch nach vier bis sechs Wochen keine Besserung ein, ist durch einen Arzt zu überprüfen, ob diese Therapieform fortgesetzt werden soll.

Baldrian wirkt beruhigend. Die Wurzel wird in flüssigen und festen Arzneimitteln verarbeitet. ◘ Abb. 13.4

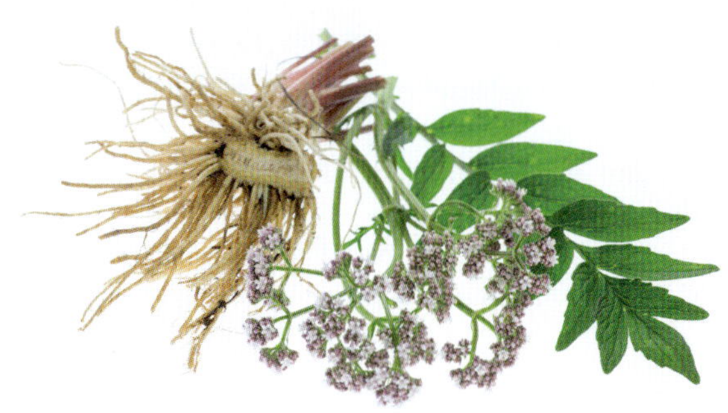

Weiterhin stehen homöopathische Komplexmittel in der Selbstmedikation zur Verfügung. Bei Unruhezuständen und ängstlicher Verstimmung lässt sich zudem ergänzend Lavendelöl empfehlen.

## Ergänzende Empfehlungen

- Körperliche Aktivität hat einen positiven Einfluss auf ein Stimmungstief.
- Tageslicht wirkt günstig, vor allem im Herbst und Winter helfen Spaziergänge.
- Freiräume und Ruhephasen im anstrengenden Alltag sind zu empfehlen.

◘ Tab. 13.6 Präparatebeispiele bei leichten depressiven Verstimmungen

| Wirkstoff | Handelspräparat |
|---|---|
| **Phytopharmaka** | |
| Johanniskraut-Trockenextrakt (3–6:1) 900 mg | Laif® 900 Balance (FTA) |
| Lavendelöl | Lasea® (WKP) |
| Johanniskraut-Trockenextrakt (4,6–6,5:1) 60 mg, Baldrianwurzel-Trockenextrakt (3,8–5,6:1) 28 mg, und Passionsblumen-Trockenextrakt (6,25–7,1:1) 32 mg | Neuropas balance® (FTA) |
| Baldrianwurzel-Extrakt (1:9–11) 0,186 ml, Johanniskraut-Blüten-, Blätter-, Stängel-Extrakt (1:9–11) 0,186 ml und Melissenblätter-Extrakt (1:4–6) 0,188 ml | Sedariston® (TRO) |
| **Homöopathische Komplexmittel** | |
| Acid. phosphor. D2, Ambra grisea D3, Panax ginseng ∅, Tunera diff. ∅ | Manuia® (TAB) |
| Anamirta cocculus D4, Cimicifuga racem. D2, Cypripedium pubescens D3, Lilium lancifolium D4, Passiflora incarnata D3, Platinum metallicum D8, Strychnos ignatii D6, Valeriana off. D2, Zincum isovalerianicum D3 | Calmvalera® (TRO) |

13

▫ Tab. 13.7 Schüßler-Salze und ihr Einsatz bei leichten depressiven Verstimmungen

| Schüßler-Salz | Anwendungsgebiet |
|---|---|
| Nr. 5 Kalium phosphoricum D6 | Schwache gestresste Nerven, Stimmungsschwankungen, Depressionen |
| Nr. 7 Magnesium phosphoricum D6 | Nervosität, Unruhe, Anspannung |

- Oft hilft es, mit nahestehenden Menschen über Probleme und Sorgen zu sprechen.
- Bäder mit Fichtennadel-oder Rosmarinblätterextrakten wirken belebend.
- Vitamin D hat bei depressiven Verstimmungen in dunklen Wintermonaten eine günstige Wirkung.

## Grenzen der Selbstmedikation

Die Grenzen zwischen einer depressiven Verstimmung und einer klinischen Depression sind fließend. Depressive Verstimmungen bessern sich meistens nach wenigen Tagen, das heißt, sie müssen nicht zwingend behandelt werden. Eine ärztliche Behandlung ist notwendig, wenn die Beschwerden länger als zwei Wochen anhalten und Hinweise auf eine klinische Depression bestehen. Wenn Sie Patienten haben, die folgende Symptome beschreiben, sollten Sie zu einem Arztbesuch raten und keine Selbstmedikation anbieten:

- verändertes Erleben: Hoffnungslosigkeit, Schuld-und Angstgefühle bestimmen das Leben,
- verändertes Empfinden: man empfindet sich selbst als wert-und nutzlos,
- verändertes Verhalten: das Interesse an Hobbys oder Geselligkeit geht verloren, man zieht sich immer mehr zurück,
- körperliche Beschwerden: Appetitstörungen, Verlust der Libido (Sexualtrieb), Müdigkeit.

Der Hausarzt entscheidet, ob eine Überweisung zum Facharzt oder Psychotherapeuten sinnvoll ist. Bei leichten depressiven Verstimmungen kann eine kurzzeitige Psychotherapie viel bewirken. Unter Umständen müssen rezeptpflichtige Medikamente wie z. B. Selektive-Serotonin-Inhibitoren (SSRI) oder trizyklische Antidepressiva eingenommen werden.

# Schlafstörungen

## Allgemeines

Ein Drittel unseres Lebens verbringen wir im Schlaf. Das bedeutet, dass der Schlaf mehr Zeit einnimmt als die Arbeit. Dennoch haben wir den Eindruck, dass die Arbeit unser Leben ausfüllt. Noch immer ist die Schlaffunktion eines der großen Geheimnisse, das die Biochemie und die Genetik erst nach und nach beantworten. Der Schlaf hat eine lebenswichtige Funktion. Wir benötigen ihn zur Regeneration und Erholung. Wer gut schläft, fühlt sich am nächsten Morgen ausgeruht und ist konzentriert und aufnahmefähig bei der Arbeit.

Aus der Medizin kommt der Begriff „**Insomnie**", um Ein- und Durchschlafschwierigkeiten zu bezeichnen. „**Somnus**" kommt aus dem Lateinischen und heißt „Schlaf". „Insomnie" beschreibt die Unfähigkeit schlafen zu können.

Im Schlaf erlebt man verschiedene Schlafphasen. Das Hypnogramm ist exemplarisch. ○ Abb. 13.5

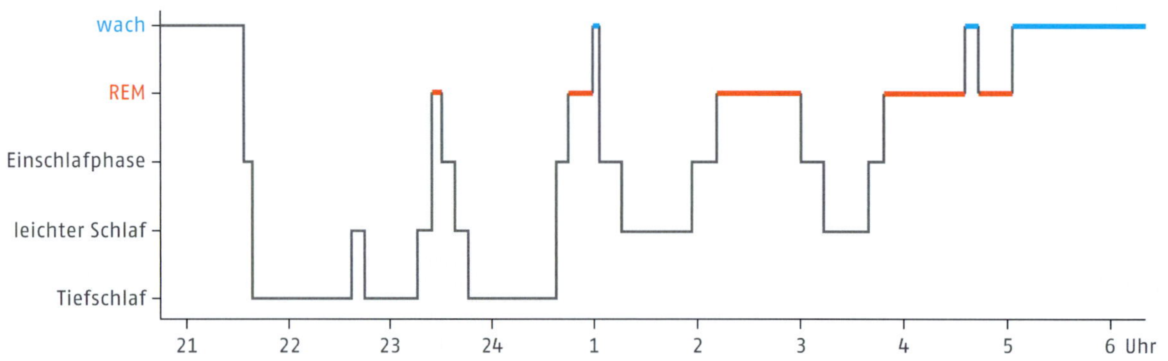

Der Schlaf unterliegt Biorhythmen, die auch die Schlafqualität bestimmen. Der Schlaf besteht aus Zyklen, die sich im Laufe der Nacht vier- bis fünfmal wiederholen. Jeder Zyklus von 90 plus/minus 20 Minuten umfasst Phasen von leichtem Schlaf, tiefem Schlaf und paradoxem Schlaf mit raschen Augenbewegungen (REM-Phase, Rapid Eye Movement) und Träumen (Abb. 13.5).

Diese Zyklen sind zu Beginn, in der Mitte und am Ende der Nacht von unterschiedlicher Dauer. Die ersten beiden Zyklen der Nacht beinhalten mehr Tiefschlaf, wohingegen während der letzten Zyklen gegen Morgen der leichte und der paradoxe Schlaf überwiegen.

Die Dauer eines vollständigen Zyklus ist von Mensch zu Mensch sehr unterschiedlich. Aufgrund dieser angeborenen rhythmischen und zeitlichen Organisation unseres Schlafes wird man niemals einen Frühzubettgeher in einen Spätzubettgeher oder einen Langschläfer in einen Frühaufsteher verwandeln. Auch die benötigte Schlafmenge ist von Person zu Person unterschiedlich (Tab. 13.8).

Das Risiko für Schlafstörungen steigt mit zunehmendem Alter, Frauen sind etwas häufiger betroffen als Männer. Werden Schlafstörungen nicht behandelt, können Folgeerkrankungen wie Herz-Kreislauf-Beschwerden entstehen.

Sehr wenige Menschen wissen, wie viele Stunden sie wirklich schlafen. Um das genau bemessen zu können, muss man ein Schlaftagebuch führen. Die Schlafmenge hängt nicht nur von der Dauer ab, sondern auch von der Qualität bzw. der Schlaftiefe. Das erklärt auch, warum man lange schlafen kann und sich morgens trotzdem nicht ausgeschlafen fühlt. Viele Kunden, die unter Schlafstörungen leiden, versuchen durch Arzneimittel ihre Schlafdauer zu verlängern. Dabei sollte ebenso viel Wert daraufgelegt werden, die Schlafqualität zu verbessern und für tieferen Schlaf zu sorgen.

Um Schlafstörungen vorzubeugen, sollte man sich immer an seiner inneren biologischen Uhr richten, die einem sagt, wann man zu Bett gehen sollte. Wenn man diese nicht beachtet, ist ein erster negativer Faktor für Schlafstörungen geschaffen.

## Ursachen

### Schlafstörungen: Formen

- Veränderungen der Schlafdauer (zu kurzer Schlaf oder zu langer Schlaf),
- Veränderungen des Schlafprofils (z. B. fehlende Tiefschlafphasen),
- Veränderungen der Schlafqualität (Schlafwandeln),
- Einschlaf- und Durchschlafstörungen,
- kombinierte Schlafstörungen → vor allem im Alter sind Mischformen häufig.

Die Ursache von Schlafstörungen ist sehr komplex: Nervosität führt häufig zu Schlafstörungen, vor allem zu Einschlafstörungen. Hektik, Stress, körperliche Anspannung oder auch seelische Konflikte während des Tages verhindern die innere Ruhe am Abend: Bis zum Einschlafen vergeht häufig mehr als eine halbe Stunde, schlimmstenfalls sogar mehrere Stunden. Es gibt verschiedene Ursachen von Schlafstörungen:

Tab. 13.8 Schlafbedarf nach Lebensalter

| Altersgruppe | Schlafbedarf |
|---|---|
| Säuglinge | Bis zu 18 Stunden |
| Kleinkinder | Ca. 10–15 Stunden |
| Schulkinder | Altersabhängig 8–10 Stunden |
| Erwachsene | Ca. 6–9 Stunden |
| Senioren ab 65 Jahre | Ca. 6–8 Stunden |

#### Schlafstörungen durch äußere Ursachen

- Ein unregelmäßiger Biorhythmus, Schichtarbeit oder häufige Dienstreisen (Jetlag) können den Schlaf beeinträchtigen.
- Änderung von Schlafgewohnheiten oder Schlafrhythmen, ein ungewohnter Schlafraum, ungewohnte Sinneseindrücke (Geräusche, Helligkeit), ungewohntes Klima.
- Alkohol macht zwar müde und fördert das Einschlafen. Zu viel Alkohol aber verhindert jedoch ganz erheblich das Durchschlafen. Aufputschende Substanzen wie Coffein oder Energy-Drinks sind mindestens vier Stunden bevor man einschlafen möchte nicht mehr zuzuführen.
- Äußere Störfaktoren wie nächtlicher Lärm oder Helligkeit beeinträchtigen ebenfalls die Schlafqualität.
- Ganz entscheidend ist, ob man den Tag ausgeglichen oder unter Anspannung und Leistungsdruck verbracht hat.
- Schlafstörungen können jedoch auch eine Folge **organischer Erkrankungen** sein: Chronische Schmerzen, Entzündungen des Nervensystems, Epilepsie und hoher Blutdruck sind nur einige Ursachen.

Der Hauptteil der Ein- und Durchschlafstörungen hat seelische Ursachen. Man nennt sie die „psychogene Schlafstörungen". Insbesondere die Depression zählt dazu, bei der man abends schlechter einschläft und morgens früher erwacht. Einer der Hauptfaktoren für diese Art der Ein- und Durchschlafstörungen ist Stress.

#### Schlafstörungen im Zusammenhang mit anderen psychischen Problemen

- depressive Erkrankungen,
- Angsterkrankungen,
- Schlafstörungen nach traumatischen Erlebnissen,
- Alkoholabhängigkeit,
- Schlafstörungen bei Schlafmittelabhängigkeit,
- Schlafstörung bei Abhängigkeit von stimulierenden Substanzen.

Kinder und Jugendliche leiden immer häufiger unter Schlafproblemen. Kinderärzte empfehlen eine psychologische Beratung der Eltern und Jugendlichen. In einigen Fällen wird eine Behandlung mit Präparaten aus der Naturheilkunde und Pflanzentherapie empfohlen. Nur in Einzelfällen wird die schwere Insomnie bei Kindern und Jugendlichen mit verschreibungspflichtigen Medikamenten behandelt.

Die Klagen bei Schlafstörungen sind vielfältig, betreffen Einschlaf- oder Durchschlafschwierigkeiten oder die Schlafqualität insgesamt. Normalerweise schläft man innerhalb von 15–30 Minuten ein. Normal ist auch, dass man ein- bis dreimal pro Nacht aufwacht, man sollte allerdings innerhalb von rund 15 Minuten wieder einschlafen. Ein zu frühes, endgültiges Aufwachen am Morgen ist ein Zeichen einer inneren „Zeiterscheinung" von Angststörungen oder Umweltproblemen. Schlafstörungen verursachen auch fast während des gesamten Tages Beschwerden. Typisch sind Phasen mangelnder Wachsamkeit, Schläfrigkeit bis hin zum „Augen zu fallen", Stimmungs-und Konzentrationsstörungen und Gereiztheit. Schwere Schlaflosigkeit führt zu einer starken Beeinträchtigung der sozialen und beruflichen Leistungsfähigkeit: Reizbarkeit, Angst, Tagesschläfrigkeit, Erschöpfung oder starke Unruhe können Folgeerkrankungen wie Depressionen und Herz-Kreislauf-Erkrankungen hervorrufen.

### Schlafstörungen: Arten

Die internationale Klassifikation der Schlafstörungen unterscheidet bezüglich der Dauer der Schlafstörungen folgende Schweregrade:

akute Schlafstörungen: Dauer von vier Wochen oder weniger,
nichtakute Schlafstörungen: Dauer von mehr als vier Wochen, aber weniger als sechs Monaten,
chronische Schlafstörungen: Dauer von sechs Monaten oder länger.

Für einen Großteil der Betroffenen mit Schlafstörungen handelt es sich im Wesentlichen um Schlaflosigkeit. Dennoch sind übermäßiger Nachtschlaf und Schläfrigkeit am Tag Symptome, die ebenso quälend sind wie Schlafmangel. Vollkommen erschöpft aus einem „bleiernen" Schlaf erwachen und bei der geringsten Aktivität einnicken, das ist das Leid der Personen, die an übermäßiger Tagesmüdigkeit (Hypersomnie) leiden. Etwa 5 % der Bevölkerung sind davon betroffen. Die Ursachen der Hypersomnie sind zahlreich und die Behandlungen vielfältig. Eine der häufigsten, aber heute immer noch schlecht diagnostizierten Ursachen ist die Schlafapnoe.

## Schlafapnoe

An erster Stelle der Schlafstörungen, die mit einer erhöhten Tagesmüdigkeit verbunden sind, steht das „Schlafapnoe-Syndrom". Die Patienten haben subjektiv den Eindruck, nachts lange geschlafen zu haben, sind aber tagsüber sehr müde. Das Schlafapnoe-Syndrom zeichnet sich dadurch aus, dass nachts Hunderte Male die Atmung aussetzt. Die oberen Luftwege kollabieren, der Sauerstoff im Blut fällt ab, was mit einer Aufwachreaktion einhergeht. Diese ist aber so extrem kurz, dass der Betroffene sie gar nicht bewusst wahrnimmt. Der Körper reagiert sofort, um die bedrohliche Situation zu beenden: er „weckt" den Schlafenden, die Anspannung seiner Muskulatur erhöht sich wieder, er schnappt nach Luft. Dieser gestörte Atemmechanismus tritt im Laufe der Nacht immer wieder auf, sobald der Betroffene tief und entspannt schläft. Sein Schlaf führt durch diese ständigen kurzen Aufwachreaktionen zu einem extrem verminderten Tief- und REM-Schlafanteil, der Körper kann sich gar nicht erholen. Tagsüber leidet der Patient unter extremer, unüberwindbarer Müdigkeit. Für die Betroffenen unerklärlich, denn oft bemerken sie gar nicht, dass sie nachts immer wieder „aufwachen". Zu den möglichen Risikofaktoren gehören unter anderem Übergewicht, anatomisch enge Stellen im Nasen-Rachen-Raum, Alkohol und Rauchen. Männer sind doppelt so oft betroffen wir Frauen. Schlafapnoen sollten dringend ärztlich abgeklärt werden!

## Restless-Legs-Syndrom

Das Restless-Legs-Syndrom (RLS) ist eine Erkrankung der unruhigen, ruhe- oder rastlosen Beine. Für einen Außenstehenden ist es nicht nachvollziehbar, welches Krankheitsbild bzw. welches Leiden sich hinter dieser Bezeichnung verbirgt. Die Beschwerden treten dann auf, wenn der Körper zur Ruhe kommt. In der Regel ist dies am Abend und in der Nacht, wenn ein Ziehen, Reißen oder auch Kribbeln in den Beinen sich bemerkbar macht. Die Ursachen des RLS sind noch nicht geklärt. Etwa 5–10 % der Bevölkerung sind vom RLS betroffen, jedoch nur bei ca. 1–2 % sind die Beschwerden so stark, dass sie behandlungsbedürftig sind. Die häufigsten Erkrankungen bzw. Faktoren, die dieses RLS auslösen können, sind:

- Schilddrüsenfunktionsstörungen,
- eine Schwangerschaft,
- Anämie durch Eisenmangel,
- Rheumatoide Arthritis,
- dialysepflichtige Niereninsuffizienz,
- Stoffwechselstörungen.

Der Verlauf ist über viele Jahre wechselnd ausgeprägt, d. h. störende Beschwerden können oft mit mehrwöchigen beschwerdefreien Intervallen abwechseln.

## Schlaflosigkeit durch Smartphones

Die Smartphones haben den Medienkonsum digitaler Medien revolutioniert. Das erste iPhone eroberte 2007 den Markt und heute sind die Smartphones mit Touchscreen nicht mehr wegzudenken. Als Schlafräuber sind die modernen Medien daher zu bezeichnen, da uns die Lichtemissionen, also die blauen Wellenlängen, mit denen uns die Geräte beleuchten, dauerhaft munter halten. Diese Lichteinflüsse können dafür sorgen, dass wir uns weniger müde fühlen. Sie zeigen einen ähnlichen Effekt auf unseren Organismus wie Koffein. Dazu kommt die Möglichkeit einer Rund-um-die-Uhr-Erreichbarkeit und dass die neusten

Informationen lediglich Sekunden entfernt abzufragen sind. Für viele Berufstätige ist diese ständige Erreichbarkeit, vielleicht sogar die Angst davor einen wichtigen Anruf zu verpassen, ein Auslöser für Schlafstörungen oder Burnout.

## Therapiemöglichkeiten

In der Apotheke klagen die meisten Kunden besonders häufig über Ein-und Durchschlafstörungen. Gelegentliche, leichtere Schlafstörungen können mit Arzneimitteln aus der Selbstmedikation behandelt werden. Hier kann man auf Medikamente pflanzlichen Ursprungs zurückgreifen. In erster Linie werden Produkte mit Baldrian eingesetzt, es wird aber auch auf Hopfen und Passionsblumen, die häufig kombiniert eingesetzt werden, zurückgegriffen (◘ Tab. 13.9). Diese Pflanzen haben eine beruhigende, entspannende und schlaffördernde Wirkung, verursachen kaum Nebenwirkungen und führen auch bei längerem Gebrauch nicht zur Abhängigkeit. Die gewünschte Wirkung tritt allerdings oft erst nach ein-bis zwei Wochen regelmäßiger Einnahme ein. Heilpflanzen wie Baldrian und Hopfen können nicht nur das Einschlafen, sondern auch die Schlafqualität verbessern.

Zeigen pflanzliche Präparate keine Wirkung, kann kurzfristig ein Antihistaminikum der ersten Generation ($H_1$-Antihistaminikum) eingesetzt werden, wo man sich die Nebenwirkung der starken Müdigkeit zunutze macht. Diese Medikamente verkürzen die Einschlafzeit durch ihren schnellen Wirkungseintritt. Diese Mittel sollten unbedingt acht Stunden bevor man wieder aufwachen möchte eingenommen werden, da sonst ein Hangover-Effekt eintreten kann. Bei bestimmungsgemäßem Gebrauch ist die Gefahr einer Abhängigkeit eher gering. Trotzdem sollten Antihistaminika nur so kurz wie möglich angewandt werden, da diese Mittel die Schlafphasen, besonders die der Tiefschlafphase, verändern können und der Schlaf als nicht erholsam empfunden wird. Problematisch bei der Anwendung der $H_1$-Antihistaminika ist das Nebenwirkungsprofil, das vor allem durch die Blockade muskarinischer Acetylcholinrezeptoren bedingt ist, also sogenannte anticholinerge Nebenwirkungen. Dazu gehören vor allem Mundtrockenheit, Obstipation, und gastro-ösophagealer Reflux. Diese unerwünschten Arzneimittelwirkungen treten vornehmlich bei älteren Patienten auf, weswegen diese Stoffgruppe nicht bei Patienten über 65 Jahre eingesetzt werden sollte. Außerdem sind für $H_1$-Antihistaminika zahlreiche Kontraindikationen bekannt, die Sie bei der Beratung mit einbeziehen müssen.

Besonders die gleichzeitige Einnahme von $H_1$-Antihistaminka mit **Alkohol** ist kontraindiziert. Viele Patienten, die keinen Schlaf finden, greifen am Abend gerne zu einem Glas Rotwein oder zu einem Bier.

Noch kurz E-Mails checken, Nachrichten lesen oder Chatten – viele Menschen nutzen das Smarthone auch noch kurz vor dem Schlafengehen. ○ Abb. 13.6

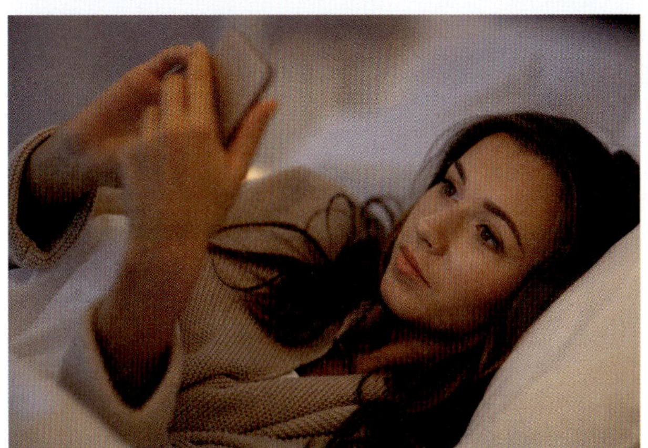

### Bedeutung des Droge-Extrakt-Verhältnisses

Bei fast allen pflanzlichen Arzneimitteln wird das Droge-Extrakt-Verhältnis (DEV) angegeben. Der exakte Wirkstoffgehalt ist damit aber nicht immer direkt erkennbar. Das DEV gibt an, aus wieviel frischer Droge 1 Gramm Trockenextrakt gewonnen wurde. Enthält z. B. eine Tablette eines pflanzlichen Präparats 100 Milligramm eines Trockenextrakts im Droge-Extrakt-Verhältnis 5:1 entspricht also der Inhalt einer Tablette dem von 500 Milligramm frischer Droge. Die Wirkstoffdichte pflanzlicher Drogen variiert in Abhängigkeit von Parametern wie Anbaugebiet, Anbauart oder auch Sonnenscheindauer. Somit ist auch die für die Herstellung einer definierten Menge Trockenextrakt erforderliche Menge an frischer Droge variabel. Die Inhaltsangabe eines Dragees mit Passionsblumenkrauttrockenextrakt könnte dann dementsprechend lauten: Ein Dragee enthält 450 mg Trockenextrakt aus Passionsblumenkraut mit dem DEV 4,5–6,5:1.

## Ergänzende Empfehlungen

Bevor man eine Schlaflosigkeit medikamentös behandelt, muss man versuchen, die Ursache dafür zu erkennen.

Wenn man morgens wach ist, sollte man aufstehen, selbst, wenn es eine Stunde früher ist als gewohnt. Es ist nutzlos krampfhaft zu versuchen, nochmals einzuschlafen. Selbst wenn man schlecht geschlafen hat, sollte man versuchen, während der Woche immer zur gleichen Zeit aufzustehen.

Die Ernährung spielt eine entscheidende Rolle in Bezug auf den Schlaf und beeinflusst ihn bei allen Menschen egal welche Altersgruppe, vom Säugling bis zum Senior. Ernährungsfehler sind eine der häufigsten Ursachen für Schlafstörungen. Die Ernährung kann unseren Schlaf fördern oder stören.

◘ Tab. 13.9 Präparatebeispiele bei Schlafstörungen

| Wirkstoff | Handelspräparat |
|---|---|
| **Allopathika** | |
| Diphenhydramin | Dorm® (TAB), Halbmond® (TAB), Nervo Opt N® (TAB), Vivinox® Sleep/Sleep Stark (TAB) |
| Doxylamin | Gittalun® (BTA), Hoggar® Night (TAB), Schlafsterne® (TAB), Sedaplus® (SAF) |
| **Phytopharmaka** | |
| Baldrianwurzel-Trockenextrakt (6–7,4:1) 441,35 mg | Baldriparan® stark Nacht (UTA) |
| Baldrianwurzel-Trockenextrakt (5–8:1) 187 mg und Hopfenzapfen (7–10:1) 41,88 mg Trockenextrakt | Allunapret® (FTA) |
| Baldrianwurzel-Trockenextrakt (3–6.1) 150 mg, Hopfenzapfen-Trockenextrakt (4–8:1) 30 mg und Passionsblumen-Trockenextrakt (4–7:1) 80 mg | Kytta Sedativum® (UTA) |
| Lavendelöl (80 mg) | Lasea® (WKP) |
| Johanniskraut-Trockenextrakt (5–7 : 1) 100 mg, Baldrianwurzel-Trockenextrakt (4–7 : 1) 50 mg | Sedariston® Konzentrat (HKP) |
| Baldrianwurzel-Extrakt (1:9–11) 0,186 ml, Johanniskraut-Blüten-, -Blätter-, -Stängel-Extrakt (1:9–11) 0,186 ml und Melissenblätter-Extrakt (1:4–6) 0,188 ml | Sedariston® (TRO) |
| Baldrian-Tinktur (1:5) 0,5 ml und Melissenblättern-Fluidextrakt (1:0,8–1,2) 0,5 ml | Sedariston® TRO für die Nacht |
| Vit. $B_6$ 3,5 mg, Vit. $B_{12}$ 3,75 µg, Folsäure 300 µg, Magnesium 75 mg, Zink 2,5 mg, , L-Tryptophan 250 mg, Melissenextrakt 1000 mg | Pure Encapsulations® Schlaf Formel (KAP) |
| **Homöopathisches Komplexmittel** | |
| Avena sativa 2b Ø, Coffea tosta-ethanol. Decoctum D60, Humulus lupulus Ø, Passiflora incarnata Ø, Valeriana officinalis ethanol. Decoctum Ø | Calmedoron® (DIL, GLO) |

◘ Tab. 13.10 Schüßler-Salze und ihr Einsatz bei Schlafstörungen

| Schüßler-Salz | Anwendungsgebiet |
|---|---|
| Nr. 6 Kalium phosphoricum D6 | Schlaflosigkeit durch Stress bedingt |
| Nr. 7 Magnesium phosphoricum D6 | Grundsätzliche Schlafprobleme |
| Nr. 11 Silicea D12 | Restless legs |

Wenn man mitten in der Verdauungsphase, vor allem nach einer reichhaltigen, schwer verdaulichen und eventuell noch gut begossenen Mahlzeit schlafen geht, erleichtert das höchstens das Einschlafen, aber schon sehr bald wird der Schlaf häufig durch Verdauungsprobleme und die durch den Alkohol bedingte Erregung unterbrochen. Im Allgemeinen wird empfohlen, frühestens zwei Stunden nach dem Abendessen schlafen zu gehen. Eine Ausnahme bilden lediglich Säuglinge und kleine Kinder.

Es gibt eine Diätetik des Schlafes. Am Abend sollte der Konsum von Fleisch eingeschränkt werden, da es eher anregend wirkt. Als Abendessen sollten bei Schlafstörungen leichte, gut verdauliche Speisen verzehrt werden: Gemüse, Suppen, leicht verdauliche Kohlenhydrate wie Kartoffeln.

Nahrungsmittel wie Milchprodukte, Eier und Käse führen dem Organismus Calcium zu, das beruhigende Eigenschaften hat. Abends sind anregende Getränke wie schwarzer Tee und Kaffee zu vermeiden. Ein Kräutertee am Abend mit Baldrian, Passionsblume und Melisse erweist sich bei leichten Einschlafstörungen bereits als sehr wirkungsvoll.

### Mittagsschlaf

Die Wirkung eines Mittagsschlafes ist nicht unumstritten, ausgiebige Studien oder wissenschaftliche Beweise für eine positive Wirkung fehlen. Die Tendenz, mittags schlafen zu wollen, ist Teil des zirkadianen Rhythmus. Der Mittagsschlaf hat bei jedem, vor allem bei denen, den es an Schlaf mangelt, eine wohltuende Wirkung. Er sollte jedoch 30 min. nicht übersteigen um nicht in eine Tiefschlafphase zu gelangen und nur zwischen 13.00 und 15.00 Uhr abgehalten werden.

Leicht verdauliches Abendbrot wie Gemüsesuppe fördert den gesunden Schlaf. **o Abb. 13.7**

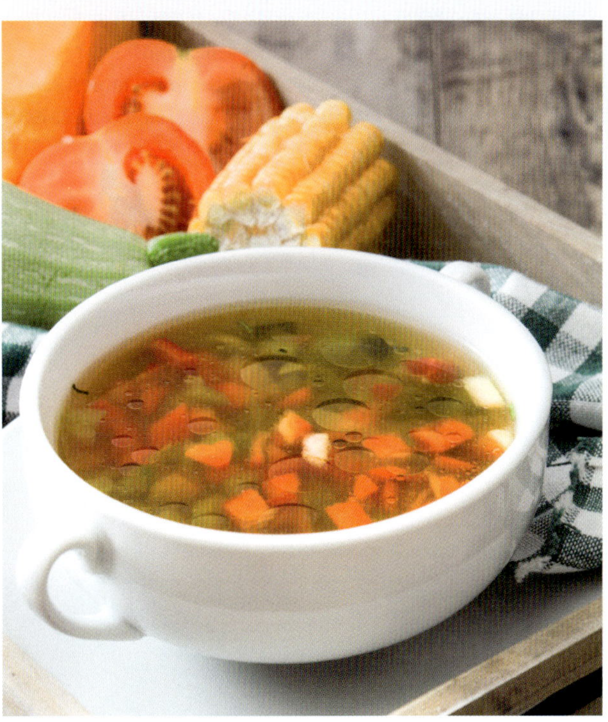

Sport ist ideal zur Bekämpfung von Stress. Es wird empfohlen, die sportliche Aktivität mindestens drei Stunden vor dem Schlafengehen zu beenden, weil sonst das Risiko von Einschlafstörungen besteht. Älteren Menschen wird ein Spaziergang empfohlen.

Eine intensive geistige Tätigkeit sollte man kurz vor dem Schlafengehen vermeiden. Auch sollte man besser nicht vor dem Fernseher einschlafen.

Die Schlafumgebung sollte bezüglich Dunkelheit, Temperatur (18–20 °C) und Qualität des Betts optimiert werden. Vor allem sollte das Schlafzimmer ein Ort der Ruhe sein, also am besten ohne Fernseher und ohne mobile Endgeräte. Das Bett ist zum Schlafen da, also keine Arbeit mit in das Bett nehmen. Lesen oder sanfte Musik sind ein gutes „Schlafmittel".

## Grenzen der Selbstmedikation

Klinisch manifestierte Schlaflosigkeit gilt als ernstzunehmende Krankheit mit erheblichen negativen Auswirkungen auf die Gesundheit.

Wenn ein Kunde mindestens dreimal pro Woche unter den folgenden Beschwerden leiden sollte, ist ein Arztbesuch anzuraten:

- Gestörte Schlafdauer: Betroffene schlafen schlecht ein und wachen ungewollt früh wieder auf.
- Gestörte Schlafqualität: Der Schlaf wird als nicht erholsam empfunden.
- Tagesmüdigkeit: Betroffene schlafen tagsüber immer wieder ungewollt kurz ein.

Der Arzt kann über einen Schlaf-Fragebogen die Schlafqualität-und -dauer, die Einnahme von Schlafmitteln (Rx oder OTC) und eventuelle Tagesmüdigkeit der letzten vier Wochen ermitteln.

Alternativ kann der Patient Schlaftagebücher führen. Der Arzt kann auf diese Weise beurteilen, welche Form der Schlafstörung vorliegt und wie stark die nächtliche Unruhe ausgeprägt ist. Je nach Beschwerdebild werden weitere Untersuchungen angeordnet, die eine organische Ursache der Schlaflosigkeit ausschließen sollen. Zur Therapie werden grundsätzlich entspannende und verhaltensändernde Maßnahmen empfohlen. Eine medikamentöse Therapie mit starken, verschreibungspflichtigen Arzneimitteln ist nur dann erforderlich, wenn sich die Schlafstörungen durch andere Maßnahmen nicht in den Griff bekommen lassen und sich der Schlafmangel auf die Leistungsfähigkeit am Tag auswirkt.

Bei chemischen, verschreibungspflichtigen und OTC-Arzneimitteln gilt: So kurz wie nur möglich, so niedrig dosiert wie nur möglich und keinesfalls abrupt absetzen! Als vertretbare maximale Dauer der **medikamentösen Schlafmitteltherapie** wird in der Regel vier – acht Wochen angesehen.

## Literatur


Blaschek W. Wichtl – Teedrogen und Phytopharmaka. 6. Aufl., Wissenschaftliche Verlagsgesellschaft Stuttgart, 2016

Deutsche Restlegs-Legs-Vereinigung: www.restless-legs.org (Zugriff 21.08.17)

Käch W. Biochemische Mineralstoffe nach Dr. Schüssler. Santénatur, Walter Käch, Hochdorf, Schweiz, 2010

Kyberg Vital: www.kyberg-vital.de/aminoplus-burnout.html (Zugriff 23.08.17)


13

Kyberg Vital: www.kyberg-vital.de/chronischer-stress-aminoplus-neurostress.html (Zugriff 23.08.17)

Mepha-Ratgeber: Besser informiert über Burnout – das arbeitsbezogene Erschöpfungssyndrom. Stand 08/2014. Verfügbar unter: http://iframe.shop.mepha.ch/dta.php/prodspecs/mepha/serviceprods/225306.pdf (Zugriff 01.09.17)

Mepha-Ratgeber: Besser informiert über Schlaf und Schlafstörungen. Stand 02/2015. Verfügbar unter: http://iframe.shop.mepha.ch/dta.php/prodspecs/mepha/serviceprods/224982.pdf (Zugriff 01.09.17)

Monks – Ärzte im Netz GmbH: www.neurologen-und-psychiater-im-netz.org/kinder-jugend--psychiatrie/erkrankungen/schulvermeidung-schulangst-schulphobie-schuleschwaenzen/schulangst/ (Zugriff 23.08.17)

Zeller-Ratgeber: Moderne Schlafräuber – Spannende Informationen und Tipps rund um den Schlaf. Verfügbar unter: https://zellermedical.ch/wp-content/uploads/2015/10/Final_0570246_Ratgeber_redormin_07_15_d.pdf (Zugriff 30.08.17)

# 14 Kinderwunsch, Schwangerschaft und Stillzeit

Stephanie Paul

Emma Lüttichhausen betritt heute gar nicht so gut gelaunt wie sonst immer die Apotheke. Sie wirkt eher etwas geknickt. Sie wartet geduldig bis die gleichaltrige Apothekenmitarbeiterin Frau Deisen mit ihrem Kundengespräch fertig ist. Als sie nun an der Reihe ist, verlangt sie etwas gegen Regelschmerzen und am besten noch etwas, was sie wieder aufmuntert.

Frau Deisen fragt vorsichtig nach, was sie denn bedrücke. Als hätte Frau Lüttichhausen nur auf diese Frage gewartet, sprudelt es förmlich aus ihr heraus. Sie hat schon seit einem halben Jahr ihre Pille abgesetzt und sie ist immer noch nicht schwanger. Es kommt ihr auch schon wie eine Ewigkeit vor und es ist immer noch nichts passiert, außer dass ihre Menstruation immer unregelmäßiger kommt und sie immer ungeduldiger wird. Frau Deisen beruhigt ihre Kundin und berichtet von ihren Erfahrungen. Es ist ganz normal, dass es einer Frau mit Kinderwunsch gar nicht schnell genug gehen kann, sobald der Beschluss gefasst wurde, dass man Nachwuchs möchte. Es gibt zahlreiche Hilfsmittel, die nicht nur die Menstruation regulieren, sondern auch die Fruchtbarkeit steigern und den fruchtbaren Zeitpunkt erkennen lassen. Viele Faktoren entscheiden über die Fruchtbarkeit.

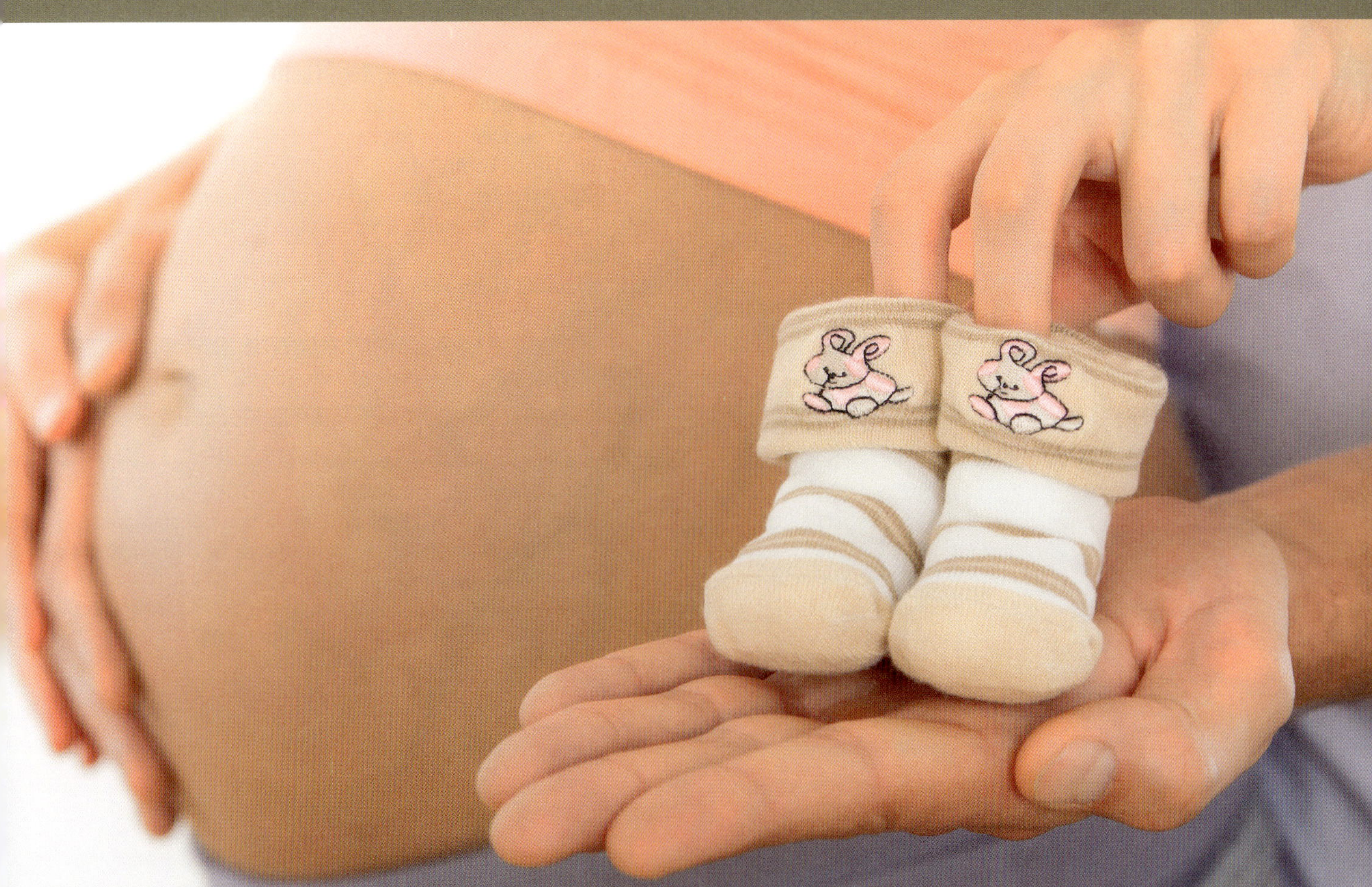

# Kinderwunsch

Die Bereitstellung einer reifen, befruchtungsfähigen Eizelle ist Voraussetzung für eine Schwangerschaft.

## Der Zyklus

Der Zyklus beginnt mit dem ersten Tag der Monatsblutung. Der Zyklus wird in drei Phasen eingeteilt:

- die Proliferationsphase vor dem Eisprung,
- die Ovulationsphase um den Eisprung,
- die Lutealphase nach dem Eisprung.

Im Zyklus muss die befruchtungsfähige Eizelle innerhalb des Eierstocks heranreifen (Proliferationsphase). Der Eisprung findet in der Mitte des Zyklus statt (Ovulationsphase). Die Eizelle wird dann in den Eileiter abgegeben und bewegt sich in Richtung Gebärmutter und Muttermund. Auf dieser Reise muss sie auf das männliche Sperma treffen. So kann es zur Verschmelzung von Ei und Samenzelle kommen (o Abb. 14.1). Wichtig ist, dass sich die Gebärmutterschleimhaut so aufbaut, dass sich die Eizelle darin einnisten kann und zum Embryo entwickelt. Diese Prozesse sind hormongesteuert, deshalb ist es wichtig, dass der Körper die richtigen Hormone zur richtigen Zeit in ausreichender Menge ausschüttet.

**Proliferationsphase:** In der Proliferationsphase produziert das Gehirn FSH (Follikelstimulierendes Hormon). Unter Einfluss des Hormons beginnen mehrere Primärfollikel im Eierstock zu reifen. Sie produzieren Estrogen. Estrogen ist auch verantwortlich für den Aufbau der Gebärmutterschleimhaut.

**Ovulationsphase:** Nur einer der Follikel erreicht die volle Reife. Die Estrogenkonzentration im Blut steigt kontinuierlich. Ab einem bestimmten Niveau führt sie zu einem schnellen Anstieg des luteinisierenden Hormons, kurz LH. Hat der LH-Peak seinen Höhepunkt erreicht, wird die Eizelle aus dem Follikel gelöst und freigesetzt. Das LH ist ungefähr 24–36 Stunden vor dem Eisprung stark erhöht. In dieser Zeit ist die Frau bereit zur Empfängnis. Die Eizelle ist 24 Stunden überlebensfähig, das Sperma dagegen 3–5 Tage. Deshalb sind der Tag vor und der Tag des Eisprungs selbst die fruchtbarsten Tage, an denen die Chance schwanger zu werden am größten ist.

**Die Lutealphase:** Nach dem Eisprung beginnt die zurückbleibende Follikelhülle sich zum Gelbkörper (Corpus luteum) zu entwickeln und das Hormon Progesteron zu produzieren. Progesteron und Estrogen sorgen weiterhin für den Aufbau der Gebärmutterschleimhaut. Die Schleimhaut wird zunehmend dicker, sodass sich die befruchtete Eizelle hervorragend einnisten kann. Fünf bis acht Tage benötigt die befruchtete Eizelle bis sie sich in die Gebärmutter einnistet.

Die Befruchtung einer Eizelle findet im Eileiter statt. o Abb. 14.1

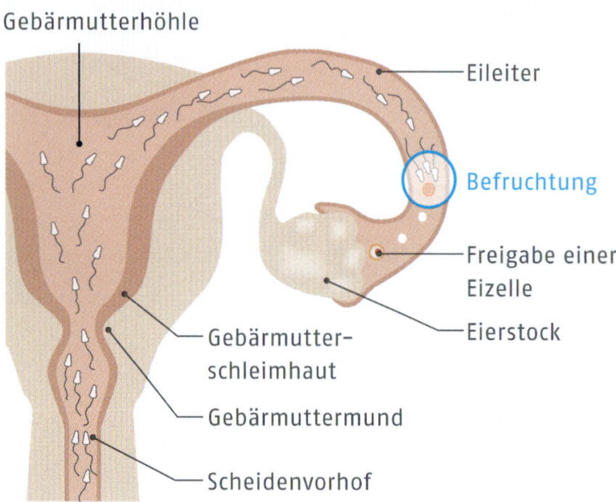


## Zyklusregulierende Arzneimittel

Durch einen unregelmäßigen Zyklus kann das Eintreten einer Schwangerschaft manchmal länger auf sich warten lassen. Hat man einen unregelmäßigen Zyklus, gibt es unterschiedliche Maßnahmen, um diesen wieder zu normalisieren.

### Homöopathika

Eine Kombination aus Apis regina D4, Argentum metallicum und Ovaria bovis D4 setzt man ein, wenn es Probleme mit der Eizellreifung gibt. Der Eisprung findet dann nicht in der Mitte des Zyklus statt (Tag 14), sondern erst viel später nach dem 20. Zyklustag oder wenn in anderen Fällen die zweite Zyklushälfte kürzer als zwölf Tage ist.

Die Kombination regt die Eizellreifung an und unterstützt diese. Außerdem kann die Qualität der Eizelle verbessert werden. Der Eisprung kann drei bis vier Tage früher eintreten. Hinzu kommt noch, dass die Qualität und die Menge des Zervixschleims verbessert werden können.

Dosierung: Es sollen dreimal täglich fünf Globuli eingenommen werden und zwar in der 1. Zyklushälfte vom 1. Zyklustag an bis zum Eisprung.

**Die Globuli dürfen nicht eingenommen werden, wenn man:**

- allergisch auf Bienengift reagiert,
- zur Zystenbildung neigt,
- schon andere den Eisprung fördernde Mittel einnimmt wie z. B. Clomifen, denn sonst kann es auch zu erhöhter Zystenbildung führen,
- zu Endometriose neigt oder sogar hat.

## Phytopharmaka

**Mönchspfeffer (Agnus Castus):** Er ist auch unter dem Namen Keuschlamm bekannt und fördert die Hormonregulation bei unregelmäßigem Zyklus (▸Seite 211). Bei Zyklustempoanomalien wie zu kurzen, zu langen Zyklen, Zyklen ohne Eisprung oder Zyklen mit prämenstruellem Syndrom kann Mönchspfeffer den natürlichen Zyklusablauf wieder herstellen. Der unregelmäßige Zyklus beginnt sich wieder einzupendeln und das prämenstruelle Syndrom wird gemildert. Es kann aber auch ein hormonelles Ungleichgewicht vorliegen, ohne dass Beschwerden oder Unregelmäßigkeiten der Periode darauf hinweisen. Dies kann ein Grund für ungewollte Kinderlosigkeit sein. Durch das Ungleichgewicht kann nämlich der Eisprung ausbleiben und es steht keine befruchtungsfähige Eizelle zur Verfügung. Ebenso kann der Follikel in der ersten Zyklushälfte nicht genügend Estrogen bilden. Das hat zur Folge, dass der Schleim des Muttermundes zu zäh bleibt und nicht durchgängig für Samenfäden ist. Eine weitere Ursache kann sein, dass zwar ein Eisprung stattfindet, aber der Gelbkörper zu schwach ist, um genügend Progesteron zu produzieren. Die Gebärmutterschleimhaut wird so ungenügend aufgelockert, sodass sich eine befruchtete Eizelle dort nicht einnisten kann. Es hat zwar eine Empfängnis stattgefunden, aber die Schwangerschaft kann trotzdem nicht fortbestehen.

Mönchspfeffer bringt die Abfolge der Hormone in das richtige Verhältnis zueinander. Es greift direkt in den Hormonhaushalt ein. Ein häufiger Grund für das Hormonungleichgewicht ist ein erhöhter **Prolaktinwert**. Je höher der Prolaktinwert ist, desto größer ist das Risiko eines Estrogenmangels und dieser Estrogenmangel kann zu Fruchtbarkeitsstörungen führen. Es kommt zu einer geringeren Ausschüttung der Hormone LH und FSH. Mönchspfeffer senkt den Prolaktinspiegel, indem er die Dopamin-Rezeptoren direkt in der Hypophyse anspricht (◘ Tab. 14.1). Im Gegenzug steigt die Produktion anderer Hormone wie Estrogen, FSH und LH. Nun kann FSH für einen ordnungsgemäßen Eisprung sorgen und LH fördert die Entstehung des Gelbkörpers, die Progesteron-Ausschüttung nimmt zu. Progesteron hält den Zyklus konstant und gibt der befruchteten Eizelle die Chance, dass sie sich ordnungsgemäß in der Gebärmutterschleimhaut einnisten kann.

Tee aus Himbeerblättern fördert den Aufbau der Gebärmutterschleimhaut. ● Abb. 14.2

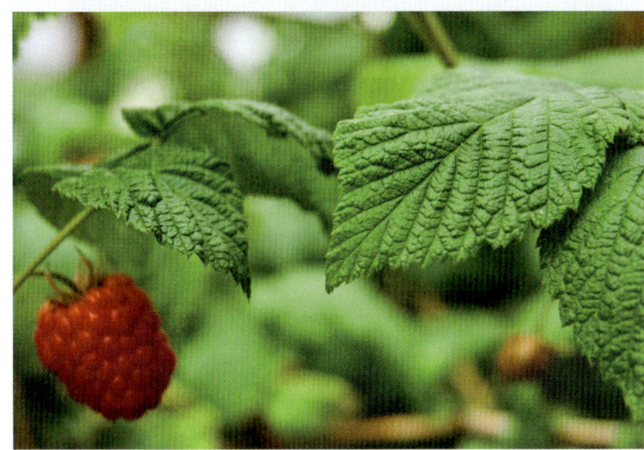

**Himbeerblättertee:** Die in Himbeerblättern enthaltenen Phytohormone haben eine estrogenähnliche Wirkung und können dadurch auch zyklusregulierend wirken. In der ersten Zyklushälfte angewandt führt dies zu positiven Auswirkungen auf die Eizellreifung. Bei längeren Zyklen kann der Eisprung früher kommen und zudem wirken sich die Phytohormone positiv auf den Aufbau der Gebärmutterschleimhaut aus. Die zusätzliche durchblutungsfördernde Wirkungsweise der Himbeerblätter kann diesen Effekt noch unterstützen. Empfohlen werden zwei bis drei Tassen pro Tag (◘ Tab. 14.1).

# Hilfsmittel zur Bestimmung des Eisprungs

## Ovulationstests

Ein Ovulationstest wird verwendet zur sicheren Feststellung der fruchtbaren Phase und er gibt Hinweise darüber, ob überhaupt ein Eisprung stattfindet. Die fruchtbaren Tage erstrecken sich über einen Zeitraum von ca. fünf Tagen. Die Chance auf eine Befruchtung wird erhöht. Die besten Tage um schwanger zu werden sind die beiden Tage vor der Ovu-

◘ Tab. 14.1 Präparatebeispiele bei Kinderwunsch

| Inhaltsstoff | Handelspräparat |
|---|---|
| **Phytopharmaka** | |
| Mönchspfeffer | Agnolyt® (HKP, TRO), Agnucaston® (FTA), Agnus Castus AL® (FTA) |
| Himbeerblättertee | Bombastus Himbeerblättertee (TEE) |
| **Anthroposophikum** | |
| Apis regina-Glycerolauszug D4, Argentum metallicum D5, Ovaria bovis-Glycerolauszug D4 | Ovaria comp. WALA® (GLO) |

14

lation und der Eisprungtag selbst. Beim Eisprung wird die Eizelle in den Eileiter abgegeben und bewegt sich von dort aus in Richtung Gebärmutter. Wenn sie während dieser Zeit auf Spermien trifft, kann es zu einer Verschmelzung von Ei und Samenzelle kommen. Aufgrund der Lebensdauer der Eizelle und der Spermien kommt es auf das richtige Timing an. Die Wahrscheinlichkeit schwanger zu werden ist größer, wenn man vor dem Eisprung Geschlechtsverkehr hat als nachher (▸ Seite 210).

Mit einem Ovulationstest kann man bei richtiger Anwendung mit 98%iger Wahrscheinlichkeit den Zeitpunkt des Eisprungs bestimmen. An den Tagen um den Eisprung wird die Konzentration des luteinisierenden Hormons (LH) im Urin gemessen. LH löst den Austritt einer reifen Eizelle aus dem Eierstock aus. Ungefähr 24–36 Stunden vor dem Eisprung steigt der LH-Spiegel stark an. Ein Ovulationstest erkennt diesen starken Anstieg des LH-Spiegels und zeigt diese Hormonkonzentration an.

Ganz grob findet der Eisprung 14 Tage vor der nächsten Periode statt. Damit man den Eisprung nicht verpasst, ist es sinnvoll schon einige Tage früher zu testen – mindestens schon 17 Tage vor der nächsten Regel. Der Beginn des Tests wird immer an der Länge des Zyklus festgelegt. Hat man einen sehr kurzen Zyklus, sollte man schon um den 7. Zyklustag mit dem Test beginnen.

Es gibt verschiedene Ausführungen von Ovulationstests (◻ Tab. 14.2). Vom Prinzip sind sie alle gleich. Einige sind etwas komfortabler als andere. Es gibt einfache Papierstreifen oder digitale Testsysteme. Sie sind genau wie Schwangerschaftstests alle zum Einmalgebrauch bestimmt. Auf dem Markt befinden sich Teststreifen zum direkten Selbstablesen oder digitale Varianten, bei denen die Teststäbchen in einen Monitor zur Auswertung eingeführt werden. So hat man die Möglichkeit über einen längeren Zeitraum die Hormonveränderung zu beobachten. Genau wie bei einem Schwangerschaftstest soll bei den meisten Tests konzentrierter Urin verwendet werden. Deshalb ist es ratsam ca. vier Stunden vorher nicht auf die Toilette zu gehen und keine großen Flüssigkeitsmengen vor dem Test zu sich zu nehmen. Häufig wird empfohlen den Test morgens nach dem Aufstehen zu machen.

Die Testspitze wird entweder in den Urin gehalten oder bei den einfacheren Tests wird der Urin in einem trockenen und sauberen Becher aufgefangen und der Teststreifen dort hinein gehalten.

Beim Kontakt der Testspitze mit dem Urin reagieren die Referenz- und die Testlinie auf dem Teststäbchen. Auf dem Streifen sind Antikörper angebracht, die den Nachweis für den erhöhten LH-Wert liefern. Nach einigen Minuten kann das Ergebnis abgelesen werden.

**Einfache Ovulationstests:** Der Test zeigt zwei farbige Linien. Einmal die Kontroll- bzw. die Referenzlinie, die anzeigt, dass der Test funktioniert hat und die Testlinie, deren Farbe intensiver wird, je höher die Konzentration des Hormons ist. Ist die Testlinie heller als die Kontrolllinie zeigt der Test an, dass noch kein ausreichender Anstieg des LH erfolgt ist. Ist die Testlinie genauso stark oder stärker gefärbt als die Referenzlinie, so ist die LH-Konzentration stark angestiegen und in den nächsten 24–36 Stunden findet der Eisprung statt. Wenn gar keine Linie auf dem Teststreifen zu sehen ist, dann hat der Test nicht funktioniert und sollte wiederholt werden.

**Digitale Ovulationstests:** Die komfortableren Tests sind digital. Sie zeigen keine Linie, sondern Symbole auf einem Display an. Ist kein ausreichender bzw. sprunghafter LH-Anstieg erfolgt, ist z. B. ein leerer Kreis sichtbar. Bei einem deutlichen, meist sprunghaften LH-Anstieg erscheint beispielsweise ein Smiley. Der Vorteil der digitalen Tests ist, dass keine Teststreifen interpretiert werden müssen.

Es gibt schon weiterentwickelte Tests mit dualer Hormonanzeige, die zusätzlich zum LH-Anstieg auch noch den Estrogenanstieg anzeigen. So werden die vier fruchtbarsten und nicht nur die zwei fruchtbarsten Tage vor dem Eisprung ermittelt, da dem LH-Anstieg in der Regel zwei Tage zuvor ein Estrogenanstieg vorausgeht. Dieser ist durch einen blinkenden Smiley erkennbar und bedeutet hohe Fruchtbarkeit. Steigt im Anschluss das LH an, zeigt der Test einen konstanten Smiley und dies bedeutet maximale Fruchtbarkeit. So kann man noch zwei weitere fruchtbare Tage nutzen, da die Spermien bis zu fünf Tage überleben.

Mehrere Firmen bieten mittlerweile auch schon ganze Monitore an, die die Zykluslänge der Frau genau erfassen und ihr dadurch mitteilen, wann auf den Estrogen- und LH-Anstieg getestet werden soll. Zum Ende des Zyklus zeigen einige sogar schon an, dass bei Ausbleiben der Menstruation ein Schwangerschaftstest mit dem Monitor gemacht werden kann, da der Monitor auf Basis der gemessenen Werte den Zeitpunkt der nächsten Periode ermittelt. Der Vorteil zur Temperaturkurve ist, dass der Ovulationstest schon vor dem Eisprung die Tage ermittelt, an denen die Befruchtungsrate am höchsten ist. Bei der Temperaturkurve ist der Zeitpunkt des Eisprungs erst im Nachhinein bekannt, da die Temperatur erst einen Tag nach dem Eisprung ansteigt.

### Tägliches Messen der Basaltemperatur

Anhand eines Thermometers (◻ Tab. 14.2) mit zwei Nachkommastellen soll jeden Morgen schon vor dem Aufstehen die Temperatur am besten oral gemessen werden. Diese Werte kann man in ein Kurvenblatt eintragen. Hat ein Eisprung stattgefunden, steigt die Temperatur um 0,2 °C bis 0,4 °C an. Diese Methode ist im Vergleich zu den Ovulationstests sehr viel preiswerter, hat aber den Nachteil, dass man erst im Nachhinein erfährt, ob und wann der Eisprung stattgefunden hat.

## Grenzen der Selbstmedikation

Wann sollte man den Arzt aufsuchen? Es ist gut möglich, dass der Ovulationstest einen Monat lang keinen zweiten Strich oder Smiley anzeigt. Dann findet in dem Monat kein Eisprung statt. Das LH steigt wenig bis gar nicht an, sodass es nicht vom Teststreifen erfasst werden kann. Es kann unterschiedliche Ursachen haben wie z. B. Stress. Zeigt der Test mehrere Monate keinen LH-Anstieg an, sollte ein Frauenarzt aufgesucht werden, um eventuell von ihm einen Hormonstatus oder ein Zyklusmonitoring vornehmen zu lassen.

Tab. 14.2 Medizinprodukte zur Bestimmung des Eisprungs

| Wirkstoff | Handelspräparat |
|---|---|
| **Ovulationstest, einfacher Streifentest zur Messung von LH** | |
| Manuelles Ablesen, Messung LH | Cyclotest® Ovulationstest |
| **Digitale Ovulationstests** | |
| Digital, Messung von LH, Anzeige zwei Tage vor Eisprung | Clearblue® Digital Ovulationstest |
| Digital, Messung von LH und Estrogen, Anzeige vier Tage vor Eisprung | Clearblue® Fortschrittlich und Digital |
| **Fertilitätsmonitore testen den Eisprung u. Eintritt einer Schwangerschaft** | |
| Fertilitätsmonitor, duale Hormonanzeige, LH und Estrogen | Clearblue® Fertilitätsmonitor Advanced |
| **Basalthermometer** | |
| Basalthermometer mit zwei Nachkommastellen | Cyclotest® lady, Geratherm® basal |

# Schwangerschaftstests

Häufig werden Schwangerschaftstests gemacht, um sicher zu gehen, ob eine Schwangerschaft vorliegt oder nicht. Selbst Symptome wie Übelkeit, ungewöhnliche Müdigkeit, Spannung in der Brust oder sogar das Ausbleiben der Regel sind kein 100%iges Indiz für eine Schwangerschaft. Bis zu 99,9 % Sicherheit gibt heutzutage ein richtig angewandter Schwangerschaftstest. Die Frau hat die Möglichkeit entweder zu Hause einen Urintest zu machen oder beim Frauenarzt einen Bluttest. Schneller und einfacher ist die Durchführung eines Urintests zu Hause. Bei den Tests wird das Schwangerschaftshormon β-hCG (= Beta-Humanes Choriongonadotropin) nachgewiesen (Tab. 14.3).

Das hCG wird etwa ab dem vierten Tag nach der Befruchtung von der Plazenta gebildet, deshalb ist es ein typisches Hormon für eine bestehende Schwangerschaft. Das hCG kann im Bluttest schon ungefähr 7 bis 10 Tage nach der Befruchtung und im Urintest frühestens nach 10 Tagen nachgewiesen werden. Sicher ist der Test aber erst nach 14–17 Tagen nach dem Eisprung. Die Konzentration des Hormons verdoppelt sich alle 1,3–2 Tage. Das sind nur Richtwerte, die von Frau zu Frau schwanken können. Zum Beispiel liegt bei einer Zwillingsschwangerschaft der hCG-Wert meist höher. Der Grund für sehr niedrige hCG-Werte, die eventuell noch nicht im Urin nachgewiesen werden können, kann sein, dass der Urin sehr stark verdünnt ist oder die Befruchtung doch erst später stattgefunden hat. Im schlimmsten Fall kann ein sehr geringer und langsam ansteigender hCG-Wert auch ein Indiz für eine nicht funktionsfähige Schwangerschaft sein. Es kann eine Eileiterschwangerschaft vorliegen oder der Embryo entwickelt sich nicht ordnungsgemäß. Manchmal ist es ratsam einige Tage später den Test zu wiederholen, um ein eindeutigeres Ergebnis zu bekommen.

## Nachweisgrenzen

Die verschiedenen Schwangerschaftstests haben unterschiedliche Empfindlichkeiten. Der Test mit der höchsten Empfindlichkeit hat eine niedrige Nachweisgrenze von nur 10mIU/ml für das Schwangerschaftshormon. Mit diesem Frühtest ist es möglich schon zehn Tage nach dem Eisprung zu testen. Je sensibler ein Schwangerschaftstest ist, desto eher zeigt er die Schwangerschaft an. Nachteilig ist aber die geringere Zuverlässigkeit des Ergebnisses, das falsch negativ sein kann, wenn noch nicht genügend hCG gebildet wurde oder nach einigen Tagen nicht mehr positiv ist, wenn der Embryo sich nicht richtig eingenistet hat und er mit der nächsten Regelblutung, die meist dann etwas verspätet kommt, mit abgeht. Mit jedem Tag warten steigt die Zuverlässigkeitsrate. Vorsicht bitte bei den Tests, die als Frühtests beworben werden, aber eine Nachweisgrenze von 25mIU/ml haben:

Zehn Tage nach der Befruchtung kann ein Urintest eine Schwangerschaft bestätigen. Abb. 14.3

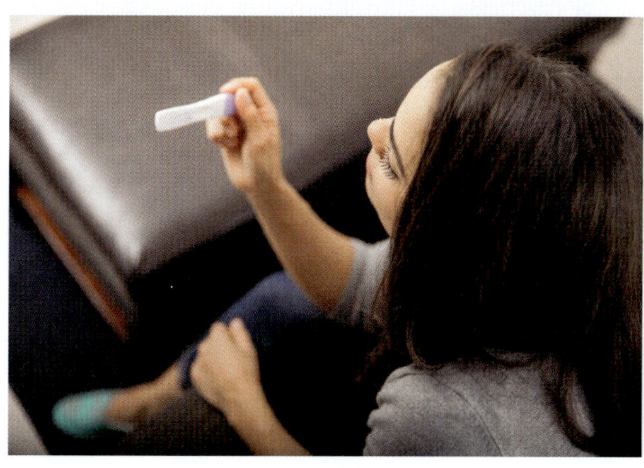

Bei denen kann vier Tage vor Fälligkeit der Regel der Test positiv ausfallen, muss aber nicht. Ein Test mit 50mIU/ml soll auf keinen Fall vor der Fälligkeit der Menstruation angewendet werden. Sie können erst ab einer höheren Konzentration des hCG-Hormons eine Schwangerschaft nachweisen. Wichtig ist immer nach dem Ausbleiben der Regel zu fragen, wenn ein Schwangerschaftstest in der Apotheke verlangt wird. Das hilft bei der Auswahl. Will zum Beispiel der Partner den Test kaufen und kann die Frage nicht genau beantworten, ist man auf der sicheren Seite mit einem Frühtest. Dieser kann natürlich auch nach dem erwarteten Ausbleiben der Blutung gemacht werden.

Die Tests unterscheiden sich aber nicht nur in der Empfindlichkeit, sondern auch noch in der Anwendung.

## Funktionsweise eines Schwangerschaftstests

Sowohl beim Bluttest als auch beim Urintest wird das Hormon hCG bestimmt. Mit monoklonalen Antikörpern kann das hCG im Schwangerschaftstest nachgewiesen werden. Der Teststreifen ist mit Antikörpern getränkt. Ist hCG im Urin vorhanden, binden die Antikörper an und machen das Vorhandensein des hCG eindeutig über eine Verfärbung des Teststreifens sichtbar. Je nach Hersteller wird ein „+“ oder „–“, ein zweiter Strich oder das Wort „schwanger“ angezeigt. Selbst wenn der Teststreifen nur schwach sichtbar ist, ist der Test positiv. Die Tests sind am zuverlässigsten, wenn sie mit Morgenurin und dem Mittelstrahl gemacht werden. Selbst wenn in der Packungsbeilage steht, er kann zu jeder Tageszeit gemacht werden. Wenn der Test nicht mit Morgenurin gemacht wird, ist es ratsam vorher nicht Unmengen getrunken zu haben und ungefähr 4 Stunden vorher nicht zur Toilette zu gehen, damit der Urin etwas konzentrierter ist. Nur sehr selten ist hCG außerhalb einer Schwangerschaft vorhanden. Das ist z. B. der Fall, wenn ein Tumor vorliegt, der hCG produziert.

**Die heute üblichen Tests** werden entweder direkt im Urinstrahl durchgeführt oder der Urin kann auch erst in einem sauberen Becher aufgefangen werden und dann wird das Teststäbchen dort hineingehalten. Wichtig ist die angegebene Ablesezeit zu beachten, ab wann und wie lange der Test aussagekräftig ist. Jede dritte Frau interpretiert das Ergebnis eines Tests nicht richtig. Genau in dieser Situation ist ein zuverlässiges Ergebnis wichtig. Aus diesem Grund wurden digitale Tests entwickelt, die in Worten „schwanger“ oder „nicht schwanger“ im Display stehen haben. Es gibt sogar schon welche, bei denen noch zusätzlich die Woche seit der Empfängnis angezeigt wird, wie „1–2“, „2–3“ oder „3+“ – aber Achtung, er zeigt an, wie lange die Befruchtung zurückliegt und nicht in welcher Schwangerschaftswoche man ist.

# Nahrungsergänzung und Folsäure

Viele sind noch im Glauben, dass man in der Schwangerschaft und Stillzeit für zwei essen muss. Dies ist nicht der Fall. Der Körper benötigt nur ungefähr 10 % (250Kcal) mehr Energie pro Tag, aber der Mikronährstoffbedarf steigt an. Mikronährstoffe, Vitamine und Mineralstoffe sind wichtig für einen ungestörten Ablauf vieler Stoffwechselprozesse im Körper (▸ Kap. 16). Sie können gar nicht oder nur zum Teil vom Körper gebildet werden. Deshalb sollen gerade in der Schwangerschaft mehr Lebensmittel mit einem hohen Nährstoffgehalt und Vitaminen gegessen werden, aber mit weniger Kalorien. Bei einigen Mineralstoffen, Vitaminen und Mikronährstoffen ist der Bedarf so erhöht, dass dieser nicht ausreichend mit der Ernährung gedeckt werden kann. Dieses Defizit soll durch Nahrungsergänzungsmittel ausgeglichen werden (◘ Tab. 14.4). Diese sollen möglichst frühzeitig eingenommen werden, einige schon ab Kinderwunsch, da sie einen positiven Einfluss auf die Fruchtbarkeit haben können. Andere hingegen reichen ab Schwangerschaftsbeginn. Besonders wichtig und möglichst früh soll die Folsäure eingenommen werden. Den Zeitpunkt des Beginns oder das Beenden der Einnahme zu bestimmen ist nicht ganz leicht. Manchmal lässt eine Schwangerschaft länger auf sich warten als gewünscht oder die Frau ist schon schwanger und weiß noch gar nichts davon.

## B-Vitamine

B-Vitamine gehören zu den wasserlöslichen Vitaminen und sind unerlässlich für den Stoffwechsel.

### Folsäure

Es ist die synthetische Form des Vitamins Folat. Folsäure und die in Lebensmittel natürlicherweise vorkommenden Folate gehören zu den B-Vitaminen und sind wasserlöslich. Folate sind wichtig für die Zellteilung beim Embyro und ebenso tragen sie zum Wachstum des mütterlichen Gewebes während der Schwangerschaft bei. Folate kommen in

◘ Tab. 14.3 Schwangerschaftstests

| Genauigkeit in mIU/ml | Handelspräparat |
|---|---|
| 10 mIU/ml | Clearblue® Early Schwangerschaftstest zur Früherkennung, Cyclotest® Schwangerschaftsfrühtest, Yes & No® Schwangerschaftstest |
| 25 mIU/ml | Clearblue® Digital Schwangerschaftstest mit klarem Ergebnis, Clearblue® Digital Schwangerschaftstest mit Wochenbestimmung, Clearblue® Plus Schwangerschaftstest, Femtest® |

Lebensmitteln vor wie in Blättern von grünem Gemüse. Dazu zählen Grünkohl, Spinat, Rosenkohl und Brokkoli, Zitrusfrüchte wie Apfelsinen, Bananen, Mangos und Roggenvollkorngetreide. Leider geht ein Teil des Folates während der Lagerung und des Kochens verloren. Aus diesem Grund muss Folsäure auf jeden Fall supplementiert werden, da man es nicht schafft, durch Nahrungsmittel die erforderliche Menge zu sich zu nehmen. Täglich sollen mindestens 400 µg Folsäure eingenommen werden. Empfohlen werden häufig 800 µg ab Kinderwunsch bzw. spätestens vier Wochen vor Eintreten einer Schwangerschaft bis mindestens zum Ende des ersten Trimenon. Wichtig ist die frühe Gabe, da viele Frauen vorher mit der Antibabypille verhüten. Diese ist ein sogenannter „Folsäure-Räuber". Es dauert ca. sechs Wochen bis ein ausreichend hoher Folatspiegel erreicht wird. Manche Menschen können aufgrund eines Gendefektes Folsäure nur in geringer Menge in den aktiven Metaboliten Metafolin umwandeln. Metafolin ist eine bereits biologisch aktive Folatform, die dem Körper direkt zur Verfügung steht. Es ist wichtig frühzeitig einen ausreichend hohen Folatspiegel zu haben, da sich das Neuralrohr (Spina bifida) bereits in der Frühschwangerschaft (3–4 Wochen nach der Konzeption) schließt. Durch einen Mangel besteht ein erhöhtes Risiko für angeborene Fehlbildungen wie Neuralrohrdefekte, Herzfehler und Lippen-Kiefer-Gaumenspalten.

**Folsäure-Räuber:** Es gibt Frauen, die trotz Kinderwunsch Dauermedikamente einnehmen müssen. Einige Medikamente hemmen die Resorption von Folsäure. Zu diesen zählen Carbamazepin und Phenobarbital. Wichtig ist, dass diese Frauen ihren Folsäurebedarf mit 5 mg täglich decken. Dies gilt ebenso für Frauen, bei denen in einer vorangegangenen Schwangerschaft ein Neuralrohrdefekt beim Fötus vorlag.

### Vitamin $B_{12}$ (Cobalamin)

Es trägt zur Funktion und Entwicklung des Gehirns, des Nerven- und Immunsystems des Ungeborenen bei sowie zur Blutbildung. Ein starker Vitamin-$B_{12}$-Mangel hat auch neurologische Schäden zur Folge. Im Gegensatz zu all den anderen B-Vitaminen befindet sich das Vitamin $B_{12}$ ausschließlich in tierischen Nahrungsmitteln. Deshalb sind auch Veganer und Vegetarier prädestiniert für einen Vitamin-$B_{12}$-Mangel. Es kommt in Fleisch, Fisch, Eiern und in kleinen Mengen in Milchprodukten vor, sofern diese nicht pasteurisiert sind. Aber nichtpasteurisierte Milchprodukte sind wegen der Gefahr durch Ansteckung mit Listerien in der Schwangerschaft tabu. Vitamin $B_{12}$ ist sehr hitzeempfindlich und denaturiert schnell bzw. beim zu starken Erhitzen wird es zerstört. Vitamin-$B_{12}$-Mangel führt auch indirekt zu einem Folsäuremangel. Selbst wenn man genügend Folsäure zu sich nimmt, kann diese ohne Vitamin $B_{12}$ nicht ihre Aufgaben erfüllen. Andersherum kann Vitamin $B_{12}$ ohne Folsäure seine Rolle im Homocystein-Abbau nicht erfüllen. Die beiden Vitamine sind voneinander abhängig (▸ Seite 325).

### Vitamin $B_6$ (Pyridoxin)

Es trägt wie Vitamin $B_{12}$ zur Entwicklung und Funktion des Gehirns, des Nerven- und Immunsystems sowie zur Bildung der roten Blutkörperchen bei. Außerdem spielt es eine wichtige Rolle im Aminosäurestoffwechsel bzw. im Proteinstoffwechsel. Vitamin $B_6$ befindet sich nicht nur wie $B_{12}$ in tierischen Produkten und Milchprodukten, sondern auch noch in Bananen, Kartoffeln, Walnüssen und Getreide.

### Vitamin $B_1$ (Thiamin)

Es trägt wie Vitamin $B_6$ und $B_{12}$ zu einem normalen Energiestoffwechsel und zur Funktion des Nervensystems bei. Es ist enthalten in Vollkornprodukten, Sonnenblumenkernen, Kartoffeln und grünen Erbsen.

### Vitamin $B_2$ (Riboflavin)

Dieses B-Vitamin ist wichtig für den Energiestoffwechsel in allen Körperzellen. Es ist vorhanden in Milch, Fisch, Gemüse und Vollkornprodukten.

## Iod

Iod soll auch schon ab Kinderwunsch bis zum Ende der Stillzeit supplementiert werden, da es in Deutschland nicht in ausreichenden Mengen mit der Nahrung eingenommen werden kann. Deutschland ist ein Iodmangelgebiet. Tierische und pflanzliche Agrarprodukte sind eher iodarm. Aus diesem Grund wurde z. T. auch das Speisesalz iodiert, welches zum Backen von Brot verwendet wird. Auch Tierfutter wird iodiert, sodass der Mensch am Ende der Nahrungskette durch Milchprodukte mehr Iod zu sich nimmt. Selbst wenn zusätzlich noch mindestens zweimal pro Woche Meeresfisch gegessen wird, reicht die Iodzufuhr in der Schwangerschaft nicht aus. Erschwerend kommt noch hinzu, dass der Mangel nicht so schnell ausgeglichen werden kann.

Iod ist ein essenzielles Spurenelement. Es wird von der Schilddrüse zur Bildung von Schilddrüsenhormonen benötigt. Diese sind an der Regulation wichtiger Stoffwechselvorgänge im Körper beteiligt. Die Schilddrüse sorgt so für den Energiestoffwechsel in den Zellen. Sie ist an der Steuerung des Körperwachstums, der Knochenreifung und der Entwicklung des kindlichen Gehirns bzw. zentralen Nervensystems beteiligt. Eine zu geringe Iodzufuhr kann zu Störungen der Schilddrüsenfunktion bei Mutter und Kind führen. Ein Mangel erhöht das Risiko für Fehlgeburten und -bildungen wie z. B. die Entwicklung eines hypothyreoten Iodmangelstrumas beim Neugeborenen.

Der tägliche Bedarf in der Schwangerschaft beträgt 230 µg und 260 µg für Stillende. Da ein Teil des Bedarfs durch Nahrungsmittel gedeckt werden kann, wird eine Ergänzung von 100–150 µg Iod pro Tag empfohlen. In der Schwangerschaft benötigt der Körper mehr Iod, da der mütterliche Grundumsatz steigt und die renale Elimination zunimmt. Außerdem beginnt die kindliche Schilddrüse ungefähr ab der 12. Schwangerschaftswoche zu arbeiten, wodurch zusätzlich mehr Iod benötigt wird.

Frauen mit einer Schilddrüsenerkrankung sollen unbedingt vor der Einnahme von Iodid einen Arzt zu Rate ziehen.

14

## Eisen

Eisen ist ein essenzielles Spurenelement. Der Eisenbedarf steigt in der Schwangerschaft um 100 % an. So liegt der tägliche Bedarf bei 30 mg/Tag, bei Stillenden liegt er bei 20 mg/Tag. Eisen ist an der Bildung von Hämoglobin beteiligt, einem Protein, dass für die Sauerstoffversorgung der Zellen zuständig ist. Dadurch, dass das mütterliche Blutvolumen ansteigt und der Fötus und die Plazenta wachsen, haben Schwangere einen erhöhten Bedarf an Eisen.

Besteht bei einer Schwangeren Eisenmangel, wirkt es sich nachteilig auf das Ungeborene aus, denn dessen Versorgung erfolgt über den mütterlichen Blutkreislauf. Besonders leidet die Entwicklung der Plazenta darunter. Dadurch kann es beim Fötus zu Nährstoff- und Sauerstoffmangel kommen. Dies hat wiederum zur Folge, dass es zu Entwicklungsverzögerungen, geringerem Geburtsgewicht oder sogar zu einer Frühgeburt kommen kann. Die Schwangere spürt den Eisenmangel durch Müdigkeit und Erschöpfung. Häufig sehen sie auch besonders blass aus. Ein Teil des Eisenbedarfs kann durch die Nahrung gedeckt werden. Eisen ist sowohl in tierischen als auch in pflanzlichen Lebensmitteln enthalten. Zu den tierischen Produkten zählt besonders mageres rotes Fleisch. Zu den pflanzlichen eisenhaltigen Lebensmitteln zählen Spinat, Hülsenfrüchte, Linsen, Vollkornprodukte wie Haferflocken, Roggenvollkornmehl, Hirse und Weizenkleie. Das im Fleisch enthaltene Eisen kann besser verwertet werden als das in Pflanzen enthaltene, dies ist nicht so gut bioverfügbar. Für die verbesserte Resorption wird empfohlen entweder Vitamin-C-reiches Gemüse dazu zu essen oder ein Glas Orangensaft zu trinken. Getränke, die die Eisenresorption hemmen wie Kaffee, Tee oder Milch sollen eher gemieden oder zwei Stunden Abstand gehalten werden. Ein weiterer Anteil des Eisens kann durch entsprechende Nahrungsergänzungsmittel für Schwangere und Stillende gedeckt werden. Ein reines Eisenpräparat soll nur nach Rücksprache mit dem Arzt eingenommen werden. Er setzt dieses nur bei diagnostiziertem Mangel ein, wenn der Hämoglobin-Wert unter 11,0 g/dl fällt. Von der Selbstmedikation ist auf jeden Fall abzuraten, da zu viel Eisen auch zu gesundheitlichen Problemen führen kann (▸ Seite 323).

Während der Schwangerschaft sollte auf eine Omega-3-Fettsäure-haltige Ernährung geachtet werden. ○ Abb. 14.4

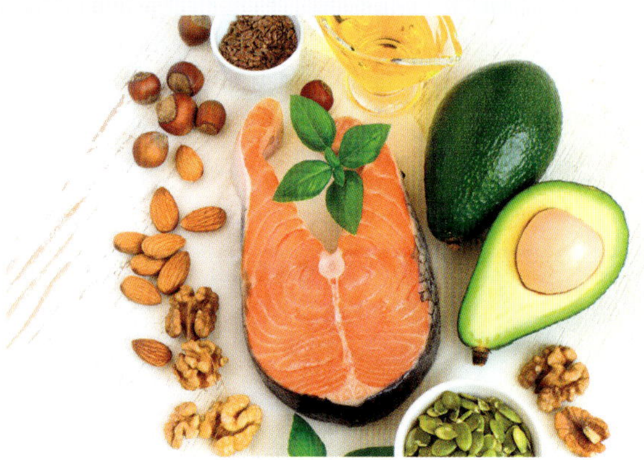

## Vitamin D

Der Vitamin-D-Bedarf in der Schwangerschaft beträgt ca. 20 µg pro Tag, das entspricht etwa 600–800 I. E.. Zu einem geringen Teil kann der Vitamin-D-Bedarf über Nahrungsmittel gedeckt werden. Vitamin D ist in fettreichen Meeresfischen und in geringen Mengen im Eigelb sowie in Champignons und Avocados enthalten. Zusätzlich kann der Körper es in den Monaten April bis Oktober unter UVB-Strahlung selbst synthetisieren. Man muss allerdings bedenken, dass bei der Anwendung von Sonnencremes mit hohem LSF die für die Vitamin-D-Synthese notwendigen Wellenlängen des Lichts herausgefiltert werden und so die Produktion nicht in Gang kommt. Dasselbe gilt in den Wintermonaten, in denen die Intensität der Sonneneinstrahlung in unseren Breitengeraden zu gering ist. In diesen Monaten muss auf jeden Fall substituiert werden (▸ Seite 322). Die Einnahme in höheren Dosen darf nur nach Rücksprache mit dem Arzt erfolgen, da es zu einer Überdosierung kommen kann. Vitamin D spielt eine wichtige Rolle im Calcium-Stoffwechsel. Es sorgt dafür, dass Calcium aus der Nahrung ins Blut und in die Knochen gelangen kann. In der Schwangerschaft ist es auch für die Knochenmineralisierung und für die Zähne des Kindes zuständig ebenso für das Immunsystem und die Funktion der Plazenta. Eine Unterversorgung kann zu Komplikationen wie Bluthochdruck, Frühgeburten, Schwangerschaftsdiabetes oder Infektionen führen.

## Omega-3-Fettsäuren

Besonders wertvoll sind mehrfach ungesättigte Omega-3-Fettsäuren, besonders die Docosahexaensäure (DHA) und die Eicosapentaensäure (EPA). Sie sind ein wichtiger Baustein für alle Zellmembranen und unterstützen die Entwicklung des Gehirns, des Nervensystems und des Sehvermögens bzw. der Netzhaut des Babys. Deshalb wird empfohlen ab der 13. Schwangerschaftswoche mindestens 200 mg Omega-3-Fettsäuren pro Tag zu sich zu nehmen. Dies erreicht man, indem Schwangere zweimal pro Woche Fisch essen, davon mindestens einmal fetten Seefisch wie Lachs, Makrele, Hering oder Sardine. Fette Seefische enthalten mehr Omega-3-Fettsäuren als Fische aus Aquakultur. Wird kein oder ungenügend Fisch gegessen, sollen Omega-3-Produkte mit Fischöl supplementiert werden. Zusätzlich gibt es pflanzliche Öle, die reich an ungesättigten Fettsäuren sind sowie einige Gemüsesorten. Dazu zählen z. B. Avocados, Walnüsse sowie pflanzliche Öle wie Raps-, Soja-, Lein-, Maiskeim- und Sonnenblumenöl. Man sollte sie immer festen Fetten, wie Butter und Margarine vorziehen, aber nicht dem Fischöl.

Aber Vorsichtig! Dauerhaft sollen nicht mehr als zwei Fischmahlzeiten pro Woche verzehrt werden aufgrund möglicher Schwermetallbelastungen des Fisches. Im Zweifelsfall sollte besser auf ein Fertigpräparat zurückgegriffen werden. Besonders wichtig sind die Omega-3-Fettsäuren in den letzten Schwangerschaftsmonaten. Die Schwangere versorgt das Kind über die Nabelschnur. Es werden etwa 50–60 mg DHA und EPA über die Plazenta an das Ungeborene abgegeben. Ist die Schwangere ausreichend versorgt, ist auch das Ungeborene versorgt.

## Vitamin A

Vitamin A ist in der Schwangerschaft besonders wichtig sowohl für die Mutter als auch für die Entwicklung des Kindes. Es ist verantwortlich für die Wachstumsprozesse der Zellen und trägt dazu bei Haut und Schleimhäute gesund zu halten. Wichtig ist Vitamin A auch für die Augen. Es ist für den Sehvorgang unerlässlich. Der Körper benötigt unter anderem Vitamin A für den Aufbau von Knochen, Zähnen, Haut und Haaren, Schleimhäuten, Nägeln und Blut. Der tägliche Bedarf von Schwangeren liegt bei 1,1 mg. Durch ausgewogene Ernährung kann der Bedarf gedeckt werden. Schwangere sollen nur auf keinen Fall, besonders im 1. Trimenon, Leber verzehren. Leber ist mit Vitamin A stark angereichert, da es dort gespeichert wird. Ebenso soll auf Nahrungsergänzungsmittel mit Vitamin A, wenn sie nicht speziell für Schwangere sind, oder mit Vitamin A angereicherte Lebensmittel verzichtet werden. Erhöhte Dosen von Vitamin A sind fruchtschädigend, somit kann es zu Missbildungen des Kindes kommen oder zur Fehlgeburt. Die Vorstufe Provitamin A, die als Betacarotin bekannt ist, ist dagegen ungefährlich. Betacarotin kennen wir aus Gemüse wie Mohrrüben, Kürbis oder Paprika. Der Körper wandelt diese Vorstufe bedarfsgerecht in Vitamin A um. Zu viel Gemüse geht also nicht! Nur der Überschuss an Carotin wird in die Haut eingelagert und färbt diese gelblich orange.

## Calcium

Calcium ist der Mineralstoff, der im Körper am häufigsten vorkommt. Er befindet sich zu 99 % in den Knochen und in den Zähnen. Gerade in der Schwangerschaft ist Calcium in Kombination mit Vitamin D unentbehrlich für den Aufbau des kindlichen Skeletts. Es gibt den Knochen Stabilität und Festigkeit.

**Dosierung:** 1000 mg pro Tag werden in der Schwangerschaft empfohlen. Diese können gut durch pasteurisierte Milch und Milchprodukte gedeckt werden. Wer keine Milchprodukte mag oder verträgt, soll auf ein calciumhaltiges Mineralwasser zurückgreifen. Wenn der Körper der Schwangeren nicht genügend Calcium zur Verfügung stellt, greift der Embryo auf die Calcium-Vorräte aus den Knochen der Mutter zurück (▸ Seite 319).

## Magnesium

Magnesium ist ein basischer Mineralstoff. Es ist ein wichtiger Bestandteil vieler Enzyme. Es fördert die Erregungsübertragung von den Nerven auf die Muskeln und trägt zum normalen Energiestoffwechsel bei. Aufgrund der erhöhten Stoffwechselleistung in der Schwangerschaft steigt der Bedarf an Magnesium. Die Schwangere muss auch noch zusätzlich das ungeborene Kind mit Magnesium versorgen. Eine unzureichende Magnesiumversorgung kann die Schwangere in den Muskeln spüren, z. B. in Form von Wadenkrämpfen. Länger anhaltende oder starke Wadenkrämpfe bzw. Beschwerden im Bein sollen immer vom Arzt abgeklärt werden, da diese ein Anzeichen für eine Venenentzündung oder Thrombose sein können.

Ein Mangel an Magnesium kann frühzeitige Wehen auslösen und sogar zu einer Fehlgeburt führen. Häufig wird Magnesium auch bei vorzeitiger Wehentätigkeit vom Arzt verordnet. Hinzu kommt, dass Magnesium häufig zur Besserung und Vorbeugung verschiedener Beschwerden, die während der Schwangerschaft auftreten können, eingesetzt werden kann. Dazu zählen Morgenübelkeit, Krämpfe, Ödeme, Verstopfung, Kopfschmerzen, Bluthochdruck und Schwangerschaftsdiabetes. Der Bedarf kann durch Hülsenfrüchte, die sich nicht optimal in der Schwangerschaft eignen, besser dagegen durch Vollkornbrot, Käse, Milch oder Nüsse gedeckt werden. Reicht dies nicht aus, ist es sinnvoll Magnesium zu supplementieren (▸ Seite 318).

Zwei Wochen vor dem Geburtstermin wird keine Einnahme von Magnesium mehr empfohlen, da es wehenhemmend wirken kann.

## Zink

Zink ist ein Spurenelement, welches aber nicht unbegrenzt durch Nahrungsergänzungsmittel in der Schwangerschaft zugeführt werden darf, da es sich immerhin um ein Schwermetall handelt und sich im Körper des Ungeborenen einlagern kann. Es ist an vielen Stoffwechselprozessen beteiligt und entscheidend für die Eiweiß- bzw. DNA-Synthese, die Zellteilung und kann das Zellwachstum während der Schwangerschaft unterstützen. Außerdem wirkt es sich positiv auf das Immunsystem aus. Natürliche Zinklieferanten sind Haferflocken, Nüsse, Vollkornprodukte und Fleisch.



## Selen

Es trägt im Zusammenhang mit Iod zur normalen Schilddrüsenfunktion bei und schützt die Zellen als Antioxidans vor Stress. Selen ist enthalten in Paranüssen (▸ Seite 327).

## Nahrungsergänzungsmittel in der Stillzeit

Die meisten Nahrungsergänzungsmittel sind ab der 13. Schwangerschaftswoche bis zum Ende der Stillzeit geeignet. Es ist wichtig auch nach der Geburt ein Nahrungsergänzungsmittel einzunehmen. Nach der Geburt sind die Nährstoffe wichtig für die Regeneration der Mutter, außerdem steigt der Grundumsatz, da das Neugeborene über die Muttermilch mit wichtigen Nährstoffen von ihr versorgt wird. Die Nährstoffe sind für das Baby für ein gesundes Wachstum und gesunde Entwicklung wichtig.

Die Hersteller bieten die Vitaminpräparate an für die Phasen Kinderwunsch und 1. Trimenon (bis zur 12. Woche) und für die Zeit ab der 13. Schwangerschaftswoche bis zum Ende der Stillzeit.

Tab. 14.4 Nahrungsergänzungsmittel bei Kinderwunsch, Schwangerschaft und Stillzeit

| Inhaltsstoff | Handelspräparat |
|---|---|
| **Präparat bei Kinderwunsch** | |
| Vit. $B_2$ 1,4 mg, Vit. $B_{12}$ 0,0025 mg, Vit. D 0,02 mg, Vit. E 2,4 mg, Folsäure 0,4 mg, Metafolat 0,416 mg, Pyridoxin 1,4 mg, Kaliumiodid 0,15 mg | Femibion® Babyplanung 0 (TAB) |
| **Präparate bei Kinderwunsch und im 1. Trimenon** | |
| Vit. $B_1$ 1,2 mg, Vit. $B_2$ 1,6 mg, Vit. $B_3$ 15 mg, Vit. $B_5$ 6 mg, Vit. $B_6$ 1,9 mg, Vit. $B_7$ 0,06 mg, Vit. $B_{12}$ 0,0035 mg, Vit. D 0,02 mg, Vit. E 13 mg, Folsäure 0,4 mg, Metafolat 0,416 mg, Calcium, Iodid 0,15 mg, Kalium | Femibion® Schwangerschaft 1 $D_3$+800 (TAB) |
| Vit. $B_{12}$ 0,009 mg, Vit. D 0,02 mg, Folsäure 0,8 mg, Kaliumiodid 0,15 mg | Folio 1® forte (TAB) |
| Vit. $B_{12}$ 0,009 mg, Vit. D 0,02 mg, Folsäure 0,8 mg | Folio 1® forte jodfrei (TAB) |
| Vit. A 0,77 mg, Vit. $B_1$ 1,23 mg, Vit. $B_2$ 1,4 mg, Vit. $B_3$ 18 mg, Vit. $B_5$ 6 mg, Vit. $B_6$ 1,9 mg, Vit. $B_7$ 0,03 mg, Vit. $B_{12}$ 0,0026 mg, Vit. C 85 mg, Vit. D 0,005 mg, Vit. E 10 mg, Folsäure 0,4 mg, Metafolat 0,451 mg, Calcium, Eisen, Kaliumiodid 0,15 mg, Kupfer, Magnesium, Mangan, Natriumselenit, Zink | Elevit® 1 Kinderwunsch und Schwangerschaft (TAB) |
| **Präparate ab der 13. Woche und in der Stillzeit** | |
| Vit. $B_{12}$ 0,009 mg, Vit. D 0,02 mg, Folsäure 0,4 mg, Kaliumiodid 0,15 mg | Folio 2® (TAB) |
| Vit. $B_{12}$ 0,009 mg, Vit. D 0,02 mg, Folsäure 0,4 mg | Folio 2® jodfrei (TAB) |
| Vit. $B_1$ 1,2 mg, Vit. $B_2$ 1,6 mg, Vit. $B_3$ 15 mg, Vit. $B_5$ 6 mg, Vit. $B_6$ 1,9 mg, Vit. $B_7$ 0,06 mg, Vit. $B_{12}$ 0,0035 mg, Vit. D 0,02 mg, Vit. E 25 mg, Folsäure 0,2 mg, Metafolat 0,2 mg, Calcium, Iodid 0,15 mg, Kalium, Fischöl ≙ DHA 200 mg | Femibion® Schwangerschaft 2 (KAP + TAB) |
| Pro-Vit. A, Vit. $B_1$ 1,23 mg, Vit. $B_2$ 1,4 mg, Vit. $B_3$ 18 mg, Vit. $B_5$ 6 mg, Vit. $B_6$ 1,9 mg, Vit. $B_7$ 0,03 mg, Vit. $B_{12}$ 0,0026 mg, Vit. C 85 mg, Vit. D 0,005 mg, Vit. E 10 mg, Folsäure 0,2 mg, Metafolat 0,226 mg, Eisen, Kaliumiodid 0,15 mg, Kupfer, Magnesium, Mangan, Natriumselenit, Zink | Elevit® 2 (WKP) |
| **Präparat vor und während der ganzen Schwangerschaft und Stillzeit** | |
| Vit. $B_1$ 3 mg, Vit. $B_2$ 3,5 mg, Vit. $B_3$ 36 mg, Vit. $B_5$ 18 mg, Vit. $B_6$ 5 mg, Vit. $B_7$ 0,15 mg, Vit. $B_{12}$ 0,009 mg, Vit. C 110 mg, Vit. D 0,015 mg, Vit. E 36 mg, Vit. K 0,06 mg, Folsäure 0,500 mg, Calcium, Chrom, Eisen, Iod, Kupfer, Magnesium, Selen, Zink, Molybdän, 0,15 mg, Betacarotin 2 mg, Omega-3-Fettsäuren 360 mg (DHA 300 mg, EPA 40 mg), Lactococcus lactis, Lactobacillus casei, Lactobacillus acidophilus, Bifidobacterium bifidum, zusammen $3 \times 10^9$ KBE | Orthomol® natal (GRA, TAB) |

# Hilfsmittel beim Stillen

## Milchbildungsförderung

In den ersten Tagen nach der Geburt setzt der Milcheinschuss ein. Wichtig ist nun, dass das Baby gleich und regelmäßig an die Brust angelegt wird, denn die Milchbildung und der Milchfluss werden durch den Saugreiz des Babys reguliert. Die Milchbildung kann unterstützt werden durch Milchbildungstee, auch kurz „Stilltee" genannt (Tab. 14.5). Durch die pflanzlichen Bestandteile mit ätherischen Ölen wird der Milchfluss auf natürliche Weise angeregt. Die Hauptbestandteile aller Stilltees sind Fenchel, Anis und Kümmel. Empfohlen werden drei Tassen pro Tag. Die meisten Tees sind in Form von Teebeuteln erhältlich. In der Regel übergießt man diese mit 200 ml kochendem Wasser und lässt fünf Minuten abgedeckt ziehen.

## Ergänzende Empfehlungen

In der Stillzeit soll vermehrt getrunken werden, besonders Wasser. Viele Hebammen raten zum Trinken von Malzbier, weil Malz die Milchbildung wohl zusätzlich fördert. Wenn das Kind in kürzeren Intervallen angelegt wird, immer an beiden Seiten der Brust und die Seiten frühestens nach zehn Minuten gewechselt werden, erhöht das die Menge der gebildeten Milch. In vollen Brüsten wird die Milchbildung eher

Tab. 14.5 Präparatebeispiele für Milchbildungstees

| Inhaltsstoff | Handelspräparat |
|---|---|
| Anis, Kümmel, Fenchel, Bockshornklee | Stilltee Weleda |
| Anis, Fenchel, Melisse, Kümmel, Karotten | H&S Bio-Stilltee® |
| Anis, Fenchel, Kümmel, Zitronengras, Zitronenmelisse | Hipp® Mama Bio-Stilltee |
| Anis, Kümmel, Melisse, Fenchel, Himbeerblätter, Dill, Majoran | Stilltee Bio Salus® |
| Kümmel, Anis, Fenchel, Melisse | Sidroga® Bio-Stilltee |
| Anis, Brennnessel, Fenchel, Kümmel | Bombastus® Stilltee öko |

gehemmt. Besser ist es sogar, wenn das Baby erst eine Brust völlig leer trinkt. In den ersten drei bis fünf Minuten kommt die dünne durststillende Milch, danach erst die sättigende Kalorienreiche. Falls das Baby trinkschwach ist, kann man ersatzweise abpumpen. So wird durch den natürlichen oder „künstlichen" Saugreiz der Milchfluss angeregt.

## Stillöl/Milchbildungsöl

Zusätzlich kann die Milchbildung durch ein **Stillöl** angeregt werden. Die Stillöle enthalten echte ätherische Öle wie Fenchel und Kümmel zur Anregung des Milchbildungsprozesses und des Milchflusses. Unterstützend wirkt eine behutsame Brustmassage. Es regt zusätzlich die Durchblutung an und fördert die Durchwärmung der Brust (Tab. 14.6).

**Milchbildungsöle** basieren auf Ölauszügen von Arnikablüten, Birkenblättern und Calendulablüten in Verbindung mit ätherischen Ölen von Kümmel, Lavendel und Rosmarin. Sie regen die Durchblutung, Stoffwechselprozesse und Wärmebildung an und unterstützen die Milchbildung und Drüsentätigkeit. Außerdem werden Verkrampfungen gelöst. Es soll bei den ersten Anzeichen von Spannungsgefühlen und Verhärtungen der Brust angewendet werden. 2–3 × tgl. kann nach dem Stillen die Brust eingestrichen werden. Die Brustwarzen und der Warzenhof sollen aber ausgespart und vor dem Stillen die Brust am besten abgespült werden, um das Baby nicht zu irritieren durch den ungewohnten Duft und Geschmack.

Für einen besseren Milchfluss können Mütter Stillöle verwenden. Abb. 14.5

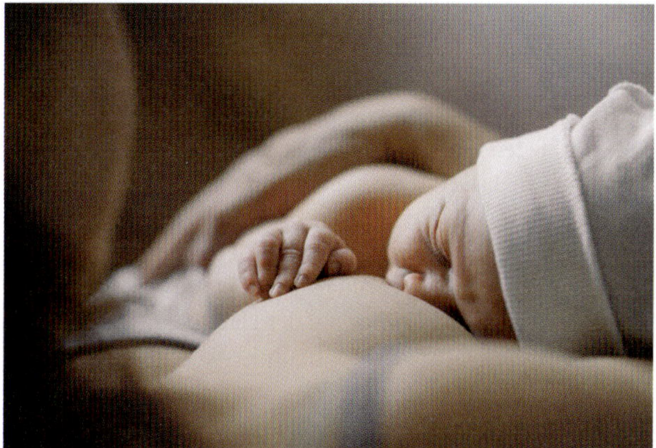

## Malvenöl

Es wird eingesetzt, wenn die Brust aufgrund von Erschöpfung und Unruhe verspannt ist und die Milchbildung verhindert. Es dient zur besseren Entspannung der Brust und durchwärmt und löst sie. Die Pflanzenauszüge regen den aufbauenden Stoffwechsel an, gerade bei nervöser Erschöpfung (Tab. 14.6).

Tab. 14.6 Präparatebeispiele für Stillöle

| Wirkstoff | Handelspräparat |
|---|---|
| Fenchel-, Kümmel- u. Mandelöl (Grundlage) | Stillöl Weleda |
| Arnika- u. Calendulablüten, Birkenblätter, Kümmel-, Lavendel- u. Rosmarinöl | Milchbildungsöl Weleda |
| Alcea rosea e floribus W 5%, Johanniskraut- u. Pelargoniumblüten-Öl, Prunus spinosa e floribus W 5%, Sambucus ex umbella W 5%, Tilia e floribus W 5% | Malvenöl WALA® (OEL) |

Auf dem Markt sind neben Einweg- (A) auch Mehrweg-Stilleinlagen (B) verfügbar. ○ Abb. 14.6

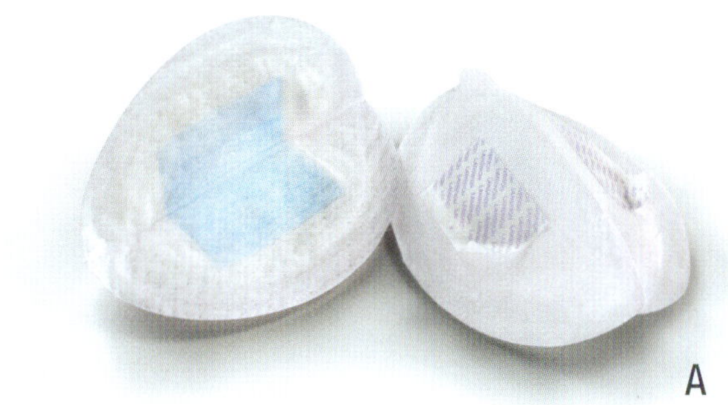


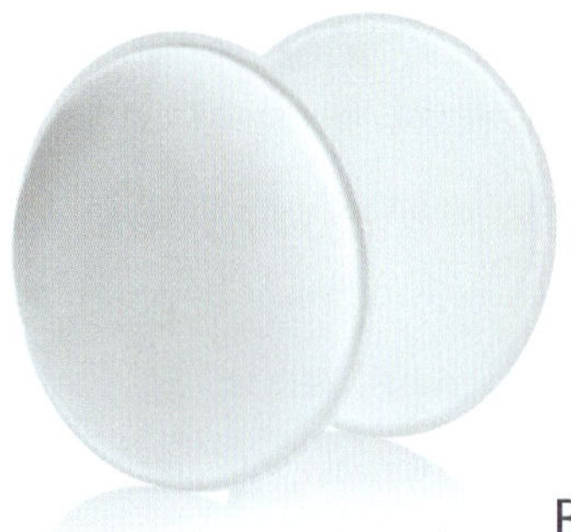


## Stilleinlagen

In der Stillzeit kann immer unerwünscht Milch aus der Brust austreten und durch die Kleidung sichtbar werden. Es ist Frauen besonders unangenehm, wenn bei ihnen ein Fleck auf der Brust erscheint. Dieser Situation können Stilleinlagen Abhilfe leisten, außerdem übernehmen Stilleinlagen die Funktion die Brustwarzen sauber und trocken zu halten, um so das Risiko von wunden oder gar infizierten Brustwarzen bis hin zur Brustentzündung zu reduzieren.

Stilleinlagen sind regelmäßig zu wechseln, besonders wenn sie feucht sind. Es darf auf der Haut auf keinen Fall ein feuchtes Milieu entstehen, deshalb ist so wichtig, dass die Stilleinlagen saugfähig und atmungsaktiv sind. Bei dem Angebot auf dem Markt ist es nicht immer einfach für die Mutter, vor allem beim ersten Kind, die richtige Stilleinlage zu finden (□ Tab. 14.7). Die Wahl ist hauptsächlich zu treffen nach der Milchmenge, also der Saugkapazität, und dem Material. Sie soll für die Anwenderin angenehm zu tragen sein und bei gereizten Brustwarzen diese beruhigen. Für einige Frauen sind Einmalprodukte praktischer, andere greifen aus ökologischen Gründen bewusst zu den Wiederverwendbaren (○ Abb. 14.6).

### Einweg-Einlagen

Sie bestehen je nach Firma aus Vlies oder Zellstoff. Bei den meisten ist die Innenseite ein Vlies, in der Mitte ein feuchtigkeitsadsorbierendes Material gefolgt von einer wasserundurchlässigen Außenschicht. Haftstreifen oder eine körpergerechte Form sorgen dafür, dass sie natürlich diskret und sicher sitzen.

**Vorteile** sind:

- Sie haben die höchste Saugkraft, dadurch entstehen keine Flecken auf dem T-Shirt.
- Sie sind einzeln verpackt und praktisch für unterwegs.
- Sie sind hygienisch, es besteht eine geringere Infektionsgefahr, gerade bei wunden und offenen Brustwarzen sind sie die bessere Wahl.

**Nachteil** ist:

- Sie sind nicht umweltfreundlich und sie sind teuer.

### Mehrweg-Stilleinlagen

Es sind Stilleinlagen aus Naturmaterialien wie Wolle-Seide, Baumwolle oder reine Seide. Sie adsorbieren rasch die Feuchtigkeit und fördern die Luftzirkulation für gesunde Haut.

**Stilleinlagen aus Wolle:** Sie saugen viel Feuchtigkeit auf, fühlen sich aber nicht feucht an. Sie enthalten Wollfett (Lanolin), welches hautpflegende und entzündungshemmende Eigenschaften hat. Aber Vorsicht ist geboten: einige Menschen entwickeln Allergien dagegen. Ein Nachteil ist der Pflegeaufwand: Die Stilleinlagen dürfen nicht in die Waschmaschine, sondern müssen mit der Hand gewaschen werden.

**Stilleinlagen aus Seide:** Reine Seide fühlt sich angenehm auf der Haut an. Sie besitzt einen hohen Tragekomfort und ist weich und anschmiegsam. Besonders bei schmerzenden Brustwarzen kühlt sie und lässt die Haut atmen. Ein Nachteil ist, dass die Saugfähigkeit geringer ist als bei Einwegeinlagen.

**Stilleinlagen aus Baumwolle:** Sie sind hautfreundlich, atmungsaktiv, relativ robust und pflegeleicht. Ein Nachteil ist wie bei Stilleinlagen aus Seide, dass auch sie eine geringe Saugfähigkeit besitzen. Außerdem fühlt sich die mit Milch vollgesogene Baumwolle auf der Haut feucht und kalt an. Für eine absolute Sicherheit kann man Baumwoll- bzw. Seiden-Stilleinlagen auf die Haut legen und darüber, also auf der BH-Seite, noch eine Einweg-Einlage verwenden.

## Milchauffangschale

Wenn übermäßig viel Muttermilch austritt und Stilleinlagen nicht mehr genügen, kann man Milchauffangschalen verwenden. Sie werden immer weniger empfohlen, da durch die austretende Milch ein feucht warmes Klima herrscht. Dieses ist wiederum schlecht für die Brustwarzen. Es fördert das Wundsein und das Risiko einer Infektion steigt. Es soll auf keinen Fall die aufgefangene Milch, die zwischen den Mahlzeiten gesammelt wird, noch an das Baby verfüttert werden, da diese Milch nicht mehr keimfrei ist. Man kann gut während der Stillmahlzeit die Milch aus der nicht angelegten

Brust auffangen und noch verfüttern. Die meisten Milchauffangschalen kann man über einen integrierten praktischen Ausguss entleeren, sodass keine kostbare Milch verloren geht. Bei dem Material handelt es sich um eine BPA(Bisphenol A)-freie Polypropylenschale mit weicher Silikonmembran, die einen hohen Tragekomfort bietet und sich dadurch unter der Kleidung nicht abzeichnet und dem Baby sicheres Material bietet.

**Bisphenol A (BPA)**

Bei BPA handelt es sich um ein Xeno-Estrogen, das bei der Herstellung von Polycarbonatkunststoffen verwendet wird. Es steht im Verdacht, gesundheits- und erbgutschädigend zu sein, wenn es durch Wärmeeinwirkung oder durch Kontakt mit Säuren oder Laugen aus diesen Kunststoffen herausgelöst wird. In der EU-Verordnung ist deshalb inzwischen geregelt, dass BPA nicht zur Herstellung von Säuglingsflaschen aus Polycarbonat eingesetzt werden darf.

## Stillhütchen

Stillhütchen sind auch unter dem Namen Brusthütchen bekannt. Sie dienen als Hilfsmittel bei Problemen, damit das Baby lernt an der Brust zu trinken. Probleme treten häufig auf, wenn:

- die Mutter Hohl- oder Flachwarzen hat: das Baby hat Probleme die Warze richtig zu fassen.
- das Baby für den Saugreflex aufgrund des Stresses von der Geburt oder wegen einer Frühgeburt zu schwach ist.

Bei Stillhütchen handelt es sich um kleine, flexible Brustwarzenaufsätze aus Silikon, die über die Brustwarze gestülpt werden. Sie sind härter, breiter und länger als die Brustwarze der Mutter. So imitieren sie eine ausgeprägte Brustwarzenform im Mund des Babys und erzeugen damit einen stärkeren Saugstimulus. Außerdem bilden sie eine kleine Barriere zwischen der Brustwarze der Mutter und dem Mund des saugenden Babys. So werden die Brustwarzen weniger beansprucht. Sie sollen aber nicht aufgrund von wunden Brustwarzen verwendet werden. Dabei schaffen sie nicht genügend Abhilfe. Stillhütchen werden von vielen Hebammen und Stillberaterinnen nicht befürwortet. Das zugrunde liegende Problem wird dadurch nicht behoben und das Baby gewöhnt sich daran, sodass es ohne gar nicht mehr trinken möchte.

## Brustwarzencreme

Durch die Beanspruchung der Brustwarzen während des Stillens können der Haut natürliche Fette entzogen werden und dieses hat zur Folge, dass es zum Verlust der hauteigenen Feuchtigkeit kommt. Die natürliche Hautschutzbarriere geht verloren und so haben pathogene Mikroorganismen wie Pilze und Bakterien ein leichtes Spiel. Besonders unangenehm wird es für die Mutter, wenn durch die feinen Risse die Mikroorganismen in die Haut eindringen. Die wunden Brustwarzen können sich entzünden und schmerzen. Um diesem Prozess vorzubeugen gibt es Brustwarzencremes.

### Lanolin Brustwarzencreme

Es sind ultrahoch aufgereinigte, geruchs- und geschmacksfreie Lanolinprodukte. Sie sind dadurch hypoallergen und frei von Duft- und Farbstoffen, Konservierungsmitteln, Antioxidationsmitteln und frei von Zusatzstoffen wie Paraffin. Es werden ausschließlich natürliche Inhaltsstoffe verwendet. Deshalb braucht das Produkt vor dem Stillen auch nicht entfernt werden. Lanolin bringt schnelle Linderung bei empfindlichen und trockenen Brustwarzen. Es stellt den Feuchtigkeitshaushalt wieder her und bildet eine Schutzbarriere. Hinzu kommt noch, dass es sich gut verreiben lässt und nicht schmiert. Es kann auch für kleine Verletzungen, wunden Babypopo, trockene Lippen oder andere trockene Hautstellen verwendet werden (◘ Tab. 14.7).

### Brustwarzenbalsam

Er besteht aus einer Auswahl von pflanzlichen Ölen, die die metabolischen Vorstufen der Hautlipide, Steroide und Prostaglandine bilden, und enthält den Hautbestandteil Squalen, welches einen wesentlichen Bestandteil des menschlichen Talgs darstellt. Durch diese Inhaltsstoffe wird genau wie beim Lanolin die Hautschutzbarriere wieder hergestellt und die Brustwarzen ausreichend gepflegt. Der Balsam ist angenehm auf der Haut. Er ist nicht klebrig, hinterlässt weder Geschmack noch Geruch und ist auch für den Säugling ungefährlich, sodass er vor dem Stillen nicht entfernt werden muss (◘ Tab. 14.7).

## Hydrogel-Pads

Wenn es in der Stillzeit zu Schmerzen durch wunde und rissige Brustwarzen kommt, bringen Hydrogel-Pads schnell Linderung. Sie haften auf der Haut und sind angenehm kühlend. Sie wirken so wie ein schützendes und kühlendes Polster auf der Haut. Die Hydrogel-Pads unterstützen den Heilungsprozess, indem sie Feuchtigkeit bewahren und die Haut geschmeidig halten, außerdem haben sie einen sehr angenehmen kühlenden Effekt. Der Kühleffekt kann erhöht werden, indem man das Pad vor der Anwendung für eine Stunde in den Kühlschrank legt. Dann kann es nach dem Stillen auf die gereinigte Brust gelegt werden. Es kühlt 24 Stunden und kann vor jedem Stillen abgenommen werden und gleich danach weiter verwendet werden (◘ Tab. 14.7).

## Imprägnierte Kompressen

Bei entzündeten Brustwarzen kann man gut imprägnierte Kompressen verwenden. Die Kompressen sind mit bioaktivem Gel, welches pflanzliche Inhaltsstoffe enthält, imprägniert. Bei den pflanzlichen Inhaltsstoffen handelt es sich um einen 2QR Komplex, der aus der Aloe barbadensis miller gewonnen wird. Dieses Gel hilft Infektionen zu verhindern (Mastitis), da es verhindert, dass die Bakterien sich überhaupt auf der Haut anheften können. Außerdem gibt es schnelle Abhilfe bei wunden, gereizten und entzündeten Brustwarzen. Das Gel hat eine beruhigende Wirkung auf wunde Brustwarzen und unterstützt die natürliche Heilung der Brustwarzen und des umliegenden Gewebes durch ein feuchtes Wundmilieu. Da die Kompressen auf der Rückseite

◘ Tab. 14.7 Präparatebeispiele für Stillhilfen

| Produktkategorie | Handelspräparat |
| --- | --- |
| **Stilleinlagen** | |
| Einweg | Medela® Stilleinlage Einweg |
| Waschbar bei 40–60 °C | Medela® waschbare Stilleinlage |
| **Imprägnierte Stilleinlage** | |
| Mit Bioaktivem Gel (2QR Komplex) imprägnierte Stilleinlage | Multi-MAM® Stilleinlage |
| **Brustenwarzencreme** | |
| Lanolin | Medela® Purelan 100, Lansinoh® HPA (HPA = ultrareines Wollwachs medizinischer Güte) |
| **Brustwarzen-Balsam** | |
| Helianthus Annus, Butyrospermum Parkii, Squalene, Ricinoleate | Multi-MAM® Balsam |
| **Hydrogelpads** | |
| Hydrogel Pads | Medela® Hydrogel Pads |

◘ Tab. 14.8 Therapieergänzendes Präparatebeispiel bei Mastitis

| Inhaltsstoff | Handelspräparat |
| --- | --- |
| Citronensäure, Alumen, Rosmarinöl, Arnikatinktur, Thymol, Hühnerei denaturiert, Bergamottöl (furocunarinfrei), Citronenöl, Orangenblütenöl | Retterspitz® äußerlich (FLU) |

imprägniert sind, erfüllen sie auch den Zweck einer Stilleinlage und verhindern das Austreten der Milch.

## Retterspitzwickel

Eingesetzt wird es bei heftigem Milcheinschuss nach der Geburt, bei schmerzhaftem Milchstau und bei Brustentzündung (Mastitis). Der Retterspitzwickel ist eine Hydrotherapie. Die physikalische Wirkung des Retterspitzwickels umfasst vier Phasen:

- Phase 1: Kältereiz,
- Phase 2: Erwärmung als Reaktion,
- Phase 3: Freiwerden der Inhaltsstoffe,
- Phase 4: Wärmeentzug durch Verdunstung.

Zudem haben die einzelnen Inhaltsstoffe noch bedeutsame Wirkungen:

- Thymianöl wirkt entzündungshemmend, antibakteriell und schmerzlindernd,
- Arnikatinktur wirkt auch entzündungshemmend, antibakteriell und zusätzlich abschwellend, sodass die Gewebeschwellungen reduziert werden,
- Rosmarinöl fördert die Durchblutung und mindert ebenfalls den Schmerz,
- Orangenblütenöl beruhigt natürlich und löst Krämpfe,
- Bergamottöl hat eine entzündungshemmende Wirkung.

Die Inhaltsstoffe von Retterspitz gehen nicht in die Muttermilch über, deshalb können die Wickel bedenkenlos angewendet werden (◘ Tab. 14.8). Der Vorgang soll mehrmals täglich wiederholt werden. Der Wickel unterstützt den Heilungsprozess und hilft, das Fieber zu senken. Er kann anderthalb bis zwei Stunden liegen bleiben, es entsteht eine feuchte Dunstatmosphäre. Im Gleichgewicht von Kühlung, Durchblutung und Verdunstung herrscht bis zum Trockenwerden des Wickels ein effektiver Zustand der Volldurchblutung bei angenehmer Empfindung. Vor dem Stillen soll Retterspitz® von der Brust abgewaschen werden.

Zur Behandlung einer Mastits können auch Homöopathika verwendet werden (◘ Tab. 14.8). Tritt nach einem Tag keine Besserung ein oder wird die Entzündung von Fieber begleitet, sollte unbedingt ein Arzt aufgesucht werden. Zum Teil ist eine Ibuprofeneinnahme und Antibiotikatherapie notwendig.

## Milchpumpen

Es wird immer häufiger zu Milchpumpen gegriffen. Die Gründe warum Mütter während der Stillzeit zur Milchpumpe greifen sind ganz unterschiedlich. Aus medizinischer Sicht ist es sinnvoll:

- wenn eine Brustentzündung oder Milchstau vorliegt,
- wenn das Neugeborene noch nicht in der Lage ist lange genug und kräftig an der Brust zu trinken.

◻ Tab. 14.9 Homöopathika und ihr Einsatz bei Mastitis

| Inhaltsstoff | Beschwerdebild |
|---|---|
| Bryonia D6 | Brustentzündungen, schwere, harte Brüste |
| Phytolacca D6 | Entzündete Brüste, Schmerzen beim Saugen, empfindliche, wunde Brustwarzen |

In der heutigen Zeit sind immer mehr Mütter schnell wieder berufstätig und nutzen die Vorteile des Abpumpens. Das Baby kann unabhängig vom Rhythmus der Mutter Muttermilch aus der Flasche bekommen und die Mutter ist dadurch flexibler. Sie kann sich neben „Mutter sein" und eventuellen Arbeiten auch Freizeit gönnen.

Es gibt verschiedene Arten von Milchpumpen. Ganz grob unterscheidet man die elektrischen Milchpumpen und die Handmilchpumpen, die auch manuelle Pumpen genannt werden (◻ Tab. 14.11).

Der Abpumpvorgang läuft folgendermaßen ab: Zuerst wird die Saugglocke auf die Brustwarze gesetzt. Es ist wichtig die richtige Größe der Brusthaube zu haben, sonst funktioniert die Pumpe nicht ordnungsgemäß. Die Größe der Saugglocke ist abhängig von der Größe der Brustwarze. Es gibt unterschiedliche Größen von S bis XXL.

### Manuelle Pumpen

Bei manuellen Pumpen handelt es sich immer um einseitige Pumpen. Sie sind geeignet für Mütter, die überwiegend stillen und nur selten von der Pumpe Gebrauch machen. Der Anschaffungspreis ist relativ gering. Die manuelle Pumpe eignet sich auch gut für unterwegs. Sie ist einfach zu transportieren, da sie handlich und klein ist. Man benötigt keinen Strom oder Batterien. Es gibt die Handmilchpumpe mit dem 2-Phasen-Pump-Programm von einigen Anbietern, d. h. der Saugrhythmus des Babys wird imitiert.

Für den Dauergebrauch sind Handmilchpumpen nicht optimal. Sie können kraftzehrend und anstrengend im Gebrauch sein. Es kann nur einseitig abgepumpt werden. Die Pumpleistung ist geringer als bei einer elektrischen Milchpumpe. So dauert der Abpumpvorgang auch wesentlich länger.

### Elektrische Milchpumpen

Es gibt eine zahlreiche Auswahl an elektrischen Milchpumpen (○ Abb. 14.7). Sie unterscheiden sich hauptsächlich in der Größe und somit in der Pumpleistung. Die unterschiedliche Pumpleistung kommt schon alleine dadurch zustande, ob es sich um eine Pumpe mit Einzel- oder Doppelpumpset handelt. Die Doppelpumpe hat den Vorteil, dass simultan beidseitig abgepumpt wird und so mehr Milch mit einem höheren Energiegehalt zur Verfügung steht, als bei einseitigen Pumpen.

Die kleinste elektrische Doppelpumpe ist so klein, dass sie in die Handfläche passt und nur 370 g wiegt. Sie ist besonders praktisch für viel beschäftigte Mütter. Die Milchpumpe passt sogar in die Hosentasche. Zudem ist das Display beleuchtet. Dies hilft für eine gute Handhabung in schlecht beleuchteten Räumen. Die Milchpumpe hat einen wiederaufladbaren Akku, der für drei Stunden Abpumpzeit reicht. Andere elektrische Pumpen können unterwegs mit Batterie, die für ca. eine Stunde reicht, abpumpen.

Je nach Größe haben sie einen Clip, mit dem man die Pumpe an der Hose befestigen kann oder ein Band mit dem man sie umhängen kann. So ist man beim Stillen flexibler. Hilfreich ist auch eine Transporttasche, in der das ganze Zubehör Platz findet zum Auffangen, Kühlen und Transportieren der Muttermilch. Viele Milchpumpen besitzen eine 2-Phasen Expression Technologie, die das natürliche Saugen des Babys nachempfindet. Man gewinnt so mehr Milch in kürzerer Abpumpzeit. Außerdem fällt einem der Wechsel vom Stillen zum Abpumpen bzw. umgekehrt einfacher.

## Still-Bustier

Für Mütter, die sich beim Abpumpen nicht Zeit und Ruhe gönnen können, oder einfach nur die Hände frei haben wollen, gibt es ein Still-Bustier, das freihändiges Abpumpen erlaubt. Durch das Bustier können die Brusthaube und Flasche nicht verrutschen. Es hat vorne einen Reißverschluss, sodass man ihn unproblematisch an- und ausziehen kann. Es ist möglich ihn so zu tragen oder über dem Still-BH oder Still-Top.

## Sauger und Flaschen

Von Vorteil ist es, für Babys einen Sauger zu finden, der der mütterlichen Brustwarze nachempfunden ist, damit sich das

○ Abb. 14.7 Elektrische Milchpumpen gibt es in unterschiedlicher Ausführung – mit einem Einzel- oder Doppelpumpset.

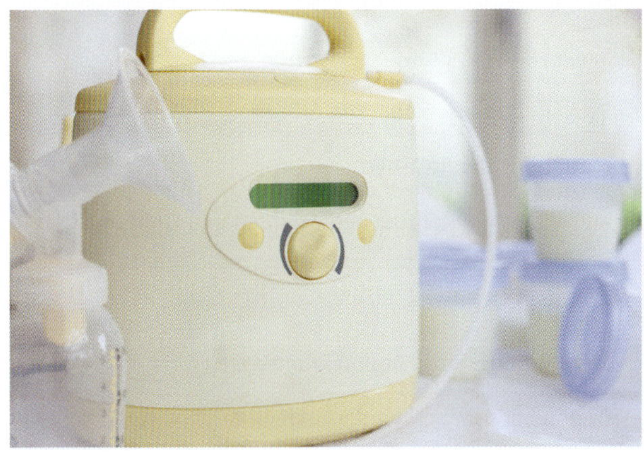

Baby schnell umgewöhnen kann von der Brust auf die Flasche z. B. beim Zufüttern (◻ Tab. 14.11). Bei Flaschen soll darauf geachtet werden, dass die Flasche ein Luftregelsystem hat, damit das Baby nicht zu viel Luft einatmet.

### Muttermilchbeutel/-becher

Es gibt Beutel mit einem Fassungsvermögen von ca. 150 ml. In denen kann Milch gesammelt und im Kühlschrank aufbewahrt werden oder sogar im Tiefkühlschrank eingefroren werden (◻ Tab. 14.10).

### Mikrowellenbeutel zur Desinfektion

Es sind Beutel, die ca. 20mal verwendet werden können zur hygienischen Desinfektion von Zubehör in weniger als drei Minuten in der Mikrowelle (◻ Tab. 14.11).

◻ Tab. 14.10 Haltbarkeit von Muttermilch

| Temperatur | Aufbewahrungszeit |
|---|---|
| Bei Raumtemperatur (ca. 21 °C) | Max. 8 Stunden |
| Im Kühlschrank (+4 °C bis +6 °C) | Max. 72 Stunden |
| Im ***-Gefrierfach (-18 °C) | Max. 6 Wochen |

## Selbstmedikation bei banalen Erkrankungen in Schwangerschaft und Stillzeit

### Einführung

Über 80 % aller Schwangeren nehmen mindestens einmal ein Medikament in der Schwangerschaft ein, weniger als die Hälfte davon werden vom Arzt verordnet. Gerade deshalb ist es so wichtig, dass die Schwangeren ausreichend beraten werden. Sie haben nicht nur die Verantwortung für sich, sondern auch für das Ungeborene.

Wichtig ist immer das Nutzen-Risiko-Verhältnis abzuwägen, dieses muss durch einen Arzt erfolgen: Als erstes sollten immer nichtmedikamentöse Maßnahmen und Medikamente, die für Schwangere geeignet sind, in Betracht gezogen werden. Bringen diese nicht die erforderliche Linderung, sollte unbedingt ein Arzt aufgesucht werden, ebenso bei unklaren Beschwerden.

Eine gute Hilfe bei der Beratung in der Apotheke ist www.embryotox.de. Dort werden verschiedene Medikamente und Erkrankungen anhand Erfahrungsberichten von Schwangeren und Stillenden bewertet.

Die Firmen schreiben fast immer, dass vor Anwendung des Arzneimittels Rücksprache mit dem Arzt zu halten ist. Dies beruht darauf, dass der Hersteller kein Haftungsrisiko eingehen möchte.

◻ Tab. 14.11 Präparatebeispiel für Milchpumpen und Zubehör

| Produktkategorie | Handelspräparat |
|---|---|
| **Milchpumpen** | |
| Handmilchpumpe | Medela® Harmony, Philips Avent® Handmilchpumpe |
| Elektrische Milchpumpe mit Doppelpumpenset | Lansinoh® 2in1 elektrische Milchpumpe Natural Wave, Medela® Freestyle, Medela® Swing Max, Medela® Symphony (Leihgerät), Philips Avent® Elektrische Doppelmilchpumpe |
| Elektrische Milchpumpe mit Einzelpumpenset | Lansinoh® elektrische Milchpumpe, Medela® Swing |
| **Sauger** | |
| Sauger in einer Größe | Calma Sauger von Meleda® |
| Sauger in unterschiedlichen Größen | Naturnah-Flaschen von Philips® Avent |
| **Muttermilchbeutel/-becher** | |
| Muttermilchbeutel zum Aufbewahren und Einfrieren | Lansinoh® Muttermilchbeutel, Medela® Muttermilch Aufbewahrungsbeutel |
| Aufbewahrungsbecher für Muttermilch 180 ml | Aufbewahrungsbecher für Muttermilch Philips® Avent |
| **Sterilisations- bzw. Desinfektionsbeutel** | |
| Desinfektionsbeutel für die Mikrowelle | Medela® quick clean Mikrowellenbeutel |

## Erkrankungen im Magen-Darm-Bereich

Gerade Schwangere leiden häufig unter Blähungen, Verstopfung, Sodbrennen und Übelkeit. Der Hauptgrund dafür ist die hormonelle Umstellung. Besonders zu Beginn einer Schwangerschaft steigt der Progesteronwert im Blut an. Dadurch entspannt die glatte Muskulatur, aber nicht nur wie gewünscht in der Gebärmutter, sondern auch im Darm. Dies hat zur Folge, dass es zu einer verlängerten Verweilzeit der Nahrung im Darm kommt und Probleme wie z. B. Blähungen oder Verstopfungen verursacht.

### Blähungen (Flatulenz)

**Ursachen und Symptome:** Durch die längere Verweildauer der Nahrung im Darm können sich vermehrt Darmgase bilden, die in Form von Blähungen den Körper verlassen. Hinzu kommt noch, dass in der fortgeschrittenen Schwangerschaft das Ungeborene auf den Darm drücken kann oder die wachsende Gebärmutter auf den Magen. Dies fördert die Beschwerden weiter.

**Nichtmedikamentöse Therapie bei Blähungen in der Schwangerschaft:** Es gibt viele nichtmedikamentöse Maßnahmen. Dazu zählen:

- blähende Speisen wie Hülsenfrüchte, Lauch, Kohl zu meiden,
- mehrere kleine Mahlzeiten anstatt ein oder zwei große Mahlzeiten bevorzugen,
- sich bewusst Zeit zum Essen nehmen, nicht hastig essen,
- kohlensäurehaltige Getränke meiden,
- Zuckeraustauschstoffe besonders Sorbitol meiden,
- bei langen sitzenden Tätigkeiten aufrecht sitzen, sodass der Bauch nicht eingeklemmt wird,
- weite bequeme Kleidung tragen, die nichts einengen oder abdrücken kann,
- ausreichend bewegen,
- sanfte Bauchmassage im Uhrzeigersinn,
- ein warmes aber nicht heißes Körnerkissen wirkt gut krampflösend,
- Kümmel-Anis-Fenchel-Tee oder Tee mit Melisse, entweder als Teebeutel oder losen Tee aus der Apotheke in Arzneibuchqualität. Kümmel-Anis-Fenchel-Früchte sollten am besten erst kurz vor dem Gebrauch angestoßen werden, damit sie noch besonders reich an ätherischen Ölen sind.

**Medikamentöse Therapie bei Blähungen in der Schwangerschaft:** Ganz unbedenklich ist der Einsatz von Entschäumern wie Simeticon, da diese aufgrund ihrer Molekülgröße nicht vom Körper aufgenommen werden (◘ Tab. 14.12). Simeticon wirkt rein physikalisch. Es wird im Körper weder enzymatisch noch chemisch verändert und passiert so unverändert den Magen-Darm-Trakt und wird vollständig wieder ausgeschieden. Simeticon lässt die Schaumbläschen im Darm zerfallen. Die freigesetzte Luft verlässt über den Enddarm den Körper.

Der Einsatz von Medikamenten in der Schwangerschaft erfolgt immer nach einer Nutzen-Risiko-Abschätzung.

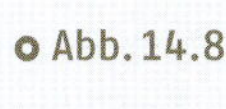

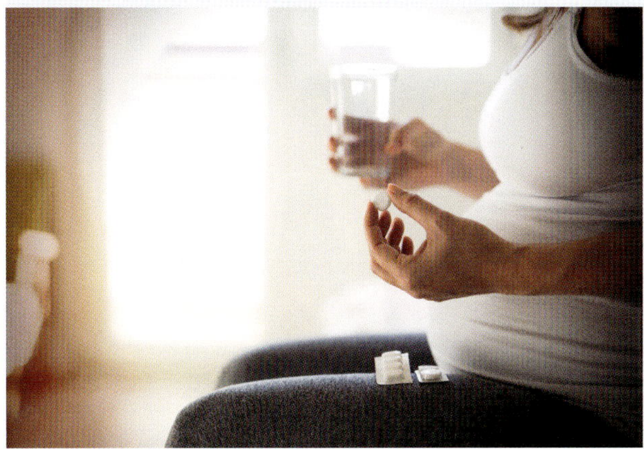

◘ Tab. 14.12 Präparatebeispiel bei Blähungen

| Wirkstoff | Handelspräparat |
|---|---|
| Simeticon | Espumisan® (EMU, KTA, WKP), Lefax® (KTA, PPL, WKP), Sab simplex® (KTA, SUS, WKP) |
| Simeticon 250 mg hochdosiert | Lefax® intens Flüssigkapseln (WKP) |

### Verstopfung (Obstipation)

**Ursachen und Symptome:** Bis zu 40 % aller Schwangeren leiden in der Schwangerschaft unter Verstopfung. Die verminderte Darmmotilität und dadurch verlängerte Darmpassage der Nahrung begünstigen, dass dem Darminhalt vermehrt Flüssigkeit entzogen wird. Der Stuhl dickt an und es kommt zu einer gestörten Stuhlfrequenz. Außerdem können auch Nahrungsergänzungsmittel wie Eisen eine Obstipation auslösen. Bei einer seltenen Darmentleerung handelt es sich nicht gleich um eine Verstopfung. Wenn die Stuhlentleerung weniger als jeden dritten Tag erfolgt, spricht man erst von einer Obstipation. Normal ist mindestens jeden 3. Tag oder maximal dreimal täglich. Hält das Problem länger als drei Monate an, spricht man von einer chronischen Obstipation.

**Nichtmedikamentöse Therapie bei Verstopfung in der Schwangerschaft:** Wichtig ist es immer als erstes nichtmedikamentöse Maßnahmen in Erwägung zu ziehen wie:

- auf eine ausreichende Flüssigkeitszufuhr zu achten,
- auf eine ballaststoffreiche Ernährung wie Vollkornprodukte zu achten,
- zusätzlich gezielte verdauungsfördernde Nahrungsmittel wie getrocknetes Obst einzunehmen,
- Verzicht auf stopfende Nahrungsmittel wie Schokolade, weißes Mehl,

Durch ihre quellende Wirkung können indische Flohsamen eine Verstopfung lösen, wenn man dazu nicht genügend trinkt. ○ Abb. 14.9

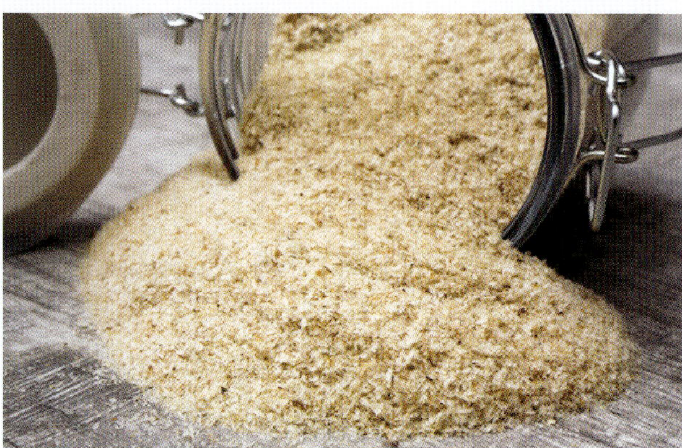

- soweit es möglich ist viel Bewegung, leichte sportliche Tätigkeit wie Walking, Radfahren oder Schwimmen,
- genügend Zeit für den Toilettengang mit einplanen.

**Medikamentöse Therapie bei Verstopfung in der Schwangerschaft:** Helfen diese Maßnahmen nicht, kann man zu Füll- bzw. Quellstoffen greifen (□ Tab. 14.13). Diese bewirken eine Volumenvermehrung des Darminhaltes, wodurch die Peristaltik des Darms erhöht wird. Sie werden nicht resorbiert und sind die erste Wahl in allen Phasen der Schwangerschaft. Besonders wichtig ist, dass dazu genügend getrunken wird, sonst besteht die Gefahr eines Darmverschlusses.
Beispiele für Quellmittel:

- Leinsamen, am besten geschrotet, damit die Quellstoffe besser quellen können,
- Weizenkleie,
- indische Flohsamenschalen, diese gibt es auch als Pulver mit Apfel- oder Orangengeschmack.

Wenn die Quellstoffe in der Schwangerschaft nicht wirksam sind, kann als Mittel der 2. Wahl auf osmotisch wirkende Laxanzien wie Lactulose zurückgegriffen werden. Zucker werden von der Darmflora im Darm vergärt und führen zu einer Erhöhung des Säuregehalts. Dadurch regen sie den Dickdarm an und halten Wasser zurück, was zu einer Erweichung des Stuhls führt. Empfehlenswert ist, dass die Produkte einschleichend dosiert werden, sonst können Blähungen entstehen. Eine Alternative zur Lactulose stellt das wasserbindende Laxans Macrogol dar. Dieses bindet Wasser, macht den Stuhl weicher und gleitfähiger. Von Vorteil ist, dass es einen Wasser- und Salzverlust verhindert und den Darm nicht reizt. Es wird weder absorbiert noch metabolisiert.

Erst wenn Quellstoffe und Osmolaxanzien nicht ausreichen, ist eine kurzfristige Anwendung von Bisacodyl und Natriumpicosulfat in allen Phasen der Schwangerschaft möglich. Sie bewirken eine aktive Sekretion von Elektrolyten und Wasser in das Darmlumen und hemmen die Resorption von Wasser- und Elektrolyten aus dem Dickdarm. So entsteht eine Volumenzunahme des Darminhaltes, der Füllungsdruck im Darm wird verstärkt und die Darmperistaltik wird angeregt.

Ebenso stehen rektal defäkationsfördernde Laxanzien wie Mannitol, Sorbitol und Glycerol zur Verfügung. Sie haben den Vorteil, dass die Wirkung schnell eintritt.

Salinische Osmolaxanzien wie z. B. Bittersalz sind obsolet wegen einer möglichen Störung des Elektrolythaushalts. Ungeeignet sind auch pflanzliche Laxanzien wie Sennes, Aloe, Rharbarberwurzel oder Faulbaumrinde, da sie wehenauslösend sein können ebenso wie Rizinusöl und Paraffin.

**Ergänzende Therapie:** Wenn es in der Schwangerschaft zu Verstopfung kommt, kann auch ein Magnesiummangel dahinterstecken (▸ Seite 271). Magnesium wirkt nicht direkt abführend. Es ist für das effiziente Arbeiten der Darmmuskulatur notwendig und verbessert die Beweglichkeit des Darms. Außerdem entspannt es die Darmwand und den Schließmuskel zwischen Dünndarm und dem Dickdarm. So kann die Nahrung leichter durch den Verdauungstrakt. Hinzu kommt noch, dass Magnesium bei einem ausgewogenen Spiegel Wasser in den Dickdarm zieht. Dadurch erweicht der Stuhl und kann leichter den Darm passieren. Wichtig ist eine ausreichende Flüssigkeitszunahme. Dies kann man am besten gleich durch in Wasser auflösbares Magnesium tun. Wenn die Schwangere zusätzlich ein Eisenpräparat einnimmt, ist es besonders wichtig, ihr mit auf den Weg zu geben, dass zwischen beiden Präparaten mindestens zwei Stunden Abstand sein sollten.

## Reflux und Sodbrennen

**Ursachen und Symptome:** In der Schwangerschaft leidet fast jede Schwangere mindestens einmal unter gastrointestinalen Beschwerden wie Emesis oder Unverträglichkeiten von

□ Tab. 14.13 Präparatebeispiele bei Obstipation

| Wirkstoff | Handelspräparat |
|---|---|
| **Quellstoffe** | |
| Indische Flohsamenschalen | Mucofalk® Orange/Apfel (GRA) |
| Leinsamen | Leinsamen Bombastus® |
| **Laxanzien** | |
| Lactulose | Bifiteral® (SIR), Lactulose Hexal® (SIR) |
| Milchzucker | Edelweiss® Milchzucker |
| Macrogol | Movicol® (PUL), Macrogol Hexal® (PUL) |
| Bisacodyl | Dulcolax® (DRA, SUP) |
| Natriumpicosulfat | Dulcolax® (TRO), Laxoberal® (TRO) |
| Sorbitol | Microlax® (KLI) |
| Glycerol | Glycilax® (SUP) |

bestimmten Speisen. Es ist besonders schwierig diese Symptome von einem echten Reflux zu unterscheiden. In der fortgeschrittenen Schwangerschaft leiden 50 % der Schwangeren unter Reflux, begleitet durch das Symptom Sodbrennen. Hauptsächlich ist dieses im letzten Drittel der Schwangerschaft der Fall, da das wachsende Baby auf die inneren Bauchorgane drückt und den Magen nach oben schiebt. Hinzu kommt noch, dass es auch hier durch den erhöhten Progesteronspiegel zur Entspannung bzw. zum verminderten Tonus der glatten Muskulatur kommt. Der Schließmuskel zwischen Magen und Speiseröhre entspannt. Im entspannten Zustand ist die Funktion des Schließmuskels eingeschränkt. So kann es vermehrt zu einem Reflux des Mageninhalts in die Speiseröhre kommen.

**Nichtmedikamentöse Therapie bei Sodbrennen:** Die Ernährungs- und Lebensgewohnheiten ändern, wie:

- mehrere kleine Mahlzeiten,
- bei Beschwerden nach den Mahlzeiten und nachts ist eine aufrechte Lagerung des Oberkörpers empfehlenswert,
- nach dem Essen am besten nicht hinlegen, erst noch etwas warten,
- abends keine üppigen warmen Mahlzeiten mehr und Verzicht auf schwer verdauliche, fette Mahlzeiten,
- Meiden von Schokolade, stark zuckerhaltigen oder fetten Speisen, Kaffee und scharfen Gewürzen, säurehaltigen Speisen und Fruchtsäften,
- keine enge einschnürende Kleidung tragen.

**Medikamentöse Therapie bei Sodbrennen:** In der Allopathie weist nur Gaviscon® Studien an Schwangeren auf. Der Wirkstoff Alginat ist pflanzlich und wird aus der Braunalge gewonnen. Er reagiert ziemlich zeitnah nach der Einnahme mit der Magensäure und legt sich dadurch auf den flüssigen Mageninhalt wie eine Schutzbarriere. Diese Schutzbarriere verhindert den Rückfluss des sauren Mageninhalts in die Speiseröhre. Der Wirkstoff wird nicht vom Körper systemisch aufgenommen.

- Antazida sind Mittel der 1. Wahl in der Schwangerschaft (◘ Tab. 14.14). Sie wirken lokal und nicht systemisch.
- Calcium- und Magnesiumcarbonat: Beide Inhaltsstoffe sind bedenkenlos und gut einsetzbar in der Schwangerschaft. Calcium- und Magnesiumcarbonat neutralisieren die überschüssige Magensäure und wandeln sie in Wasser und andere natürliche Substanzen um. Dadurch werden die Beschwerden gelindert.
- Schichtgitterantazida (Magaldrat oder Hydrotalcit): Sie bestehen aus Aluminium- und Magnesiumhydroxiden und -sulfaten. Die Salze reagieren schrittweise mit der Magensäure und neutralisieren diese. Die Säureneutralisation im Magen läuft kontrolliert ab und nur dann, wenn zu viel Säure vorhanden ist. So kann es nicht passieren, dass der Mageninhalt basisch wird, sondern bleibt im optimalen pH-Bereich. Sie können kurzfristig in der Schwangerschaft angewendet werden und zählen mit zu den Mitteln der Wahl. Wegen des Aluminiumgehalts muss man sich keine Sorgen machen, da nur geringe Mengen an Aluminium-Ionen freigesetzt und resorbiert werden.

**Wichtig: Bei allen Antazida mindestens zwei Stunden Abstand zu anderen Medikamenten einhalten.**

Wenn der Reflux bzw. das Sodbrennen so stark sind, dass keine Alginate oder Antazida mehr ausreichen, kann auf $H_2$-Rezeptorantagonisten oder Protonenpumpenhemmer ausgewichen werden. Kleine Packungen sind zwar verschreibungsfrei, aber es sollte grundsätzlich Rücksprache mit dem Arzt gehalten werden.

- Ranitidin ein $H_2$-Rezeptorantagonist: Die Anwendung ist in allen Phasen der Schwangerschaft möglich. Es dient als Mittel der 2. Wahl, wenn Antazida nicht ausreichen. Ranitidin unterdrückt die Bildung von Magensäure.
- Omeprazol und Pantoprazol – Protonenpumpeninhibitoren: Sie blockieren die Magensäureproduktion effektiv und nachhaltig und werden in der Schwangerschaft ein-

◘ Tab. 14.14 Präparatebeispiele bei Sodbrennen

| Wirkstoff | Handelspräparat |
|---|---|
| **Antazida** | |
| Alginate | Gaviscon® (KTA, SUS) |
| Calcium- und Magnesiumcarbonat | Rennie® (KTA) |
| Aluminium- und Magnesiumhydroxid und -sulfate | Magaldrat-ratiopharm® 800 mg (TAB), Talcid® (KTA, SUS) |
| **$H_2$-Rezeptorantagonist** | |
| Ranitidin | Ranitidin 75 mg 1A Pharma® (FTA) |
| **Protonenpumpenhemmer** | |
| Omeprazol 20 mg | Omep® 20 mg (msr. HKP) |
| Pantoprazol 20 mg | Pantozol Control® (msr. TAB) |

Tab. 14.15 Homöopathika und ihr Einsatz bei Sodbrennen

| Mittel | Beschwerdebild |
|---|---|
| Robinia pseudoacacia D12 | Bei Hyperacidität, was zur Folge hat, dass Symptome wie Sodbrennen, scharfes Aufstoßen, Brennen in Ösophagus und Magen auftreten. |
| Capsicum D6 oder D12 | Brennende Schmerzen, die im Magen und hinter dem Brustbein auftreten. Weitere Symptome wie Sodbrennen und häufiges Aufstoßen mit schlechtem Mundgeruch und großem Durst. Besonders wenn die Symptome während des Essens besser werden und danach schlechter. |

gesetzt, wenn Antazida und $H_2$-Antagonisten nicht mehr ausreichen. Diese Anwendung ist auch in allen Phasen der Schwangerschaft möglich, aber wenn die Beschwerden so stark sind, ist es sinnvoll erst Rücksprache mit dem Arzt zu halten. Omeprazol ist das in der Schwangerschaft am besten untersuchte Mittel aus dieser Substanzklasse.

Auch die **Homöopathie** bietet Behandlungsoptionen (Tab. 14.15).

## Übelkeit und Erbrechen in der Schwangerschaft

40 bis 50 % der Schwangeren leiden unter mehr oder weniger starken Beschwerden. Es kann von leichtem Unwohlsein bis hin zu schwerem Erbrechen mit Gewichtsverlust, Dehydratation und Störungen des Elektrolythaushalts einhergehen. Das kann sogar einen Klinikaufenthalt notwendig machen. Ab der 2. bis zur 16. Schwangerschaftswoche kann die Übelkeit mit oder ohne Erbrechen am häufigsten auftreten, meist nur morgens. Sie kann aber auch den ganzen Tag über auftreten. Einige Schwangere leiden sogar bis zur 20. Schwangerschaftswoche oder sogar die gesamte Zeit unter den Beschwerden. Die Übelkeit entsteht durch den starken Hormoncocktail, den der Körper der Schwangeren verarbeiten muss. Vermutlicher Auslöser ist das Schwangerschaftshormon Humanes Choriongonadotropin, kurz hCG, dafür verantwortlich. Es steigt bis zur 10. Schwangerschaftswoche an, da erreicht die hCG-Kurve ihren Höhepunkt, danach fällt sie wieder ab. Bei vielen Frauen lässt mit fallender hCG-Kurve auch die Übelkeit nach. Zusätzlich begünstigt der hohe Prostaglandin-Spiegel und der durch das Progesteron relaxierte untere Ösophagussphinkter die Übelkeit und das Erbrechen.

Im ersten Trimenon einer Schwangerschaft können Übelkeit und Erbrechen vermehrt auftreten. Abb. 14.10

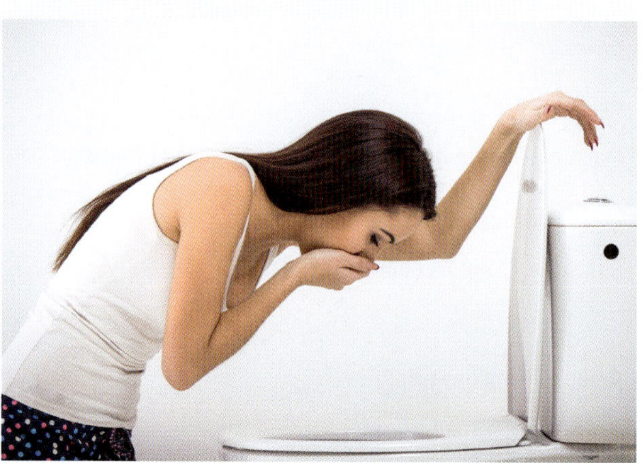

### Exkurs: Hyperemesis gravidarum

Bei der Hyperemisis gravidarum handelt es sich nicht nur um die normale Schwangerschaftsübelkeit. Es kommt dabei zum häufigem bis unaufhörlichem Erbrechen. Dadurch verliert die Schwangere nicht nur viel Flüssigkeit, sondern auch noch viele Elektrolyte. Diese müssen wieder ersetzt werden. Es muss auf jeden Fall ein Arzt aufgesucht werden. Droht eine Dehydratation ist ein stationärer Krankenhausaufenthalt, bei dem Infusionen gegeben werden, notwendig.

### Nichtmedikamentöse Therapie

Schwangere sollen es primär mit einer Umstellung der Essgewohnheiten versuchen die Übelkeit in den Griff zu bekommen. Die erste kleine Mahlzeit, wie ein Zwieback oder Keks, sollte am besten schon im Bett eingenommen werden bevor man aufsteht. Außerdem sollen die Mahlzeiten in kleinen Portionen über den Tag verteilt werden. Hilft dieses nicht, kann man es mit beruhigendem Melissen- oder Ingwer Tee versuchen. Allgemein hat Ingwer eine antiemetische Wirkung, ob im Essen als Tee oder konzentriert als Kapsel. Ingwer soll nur nicht in hohen Dosen über einen längeren Zeitraum eingenommen werden, weil immer noch kontrovers diskutiert wird, ob Ingwer in höheren Dosen eine wehenfördernde Wirkung hat. Belegt werden konnte dies aber bisher nicht.

Akkupressurarmbänder werden ebenfalls gegen Schwangerschaftserbrechen angeboten. Dabei handelt es sich um eine natürliche Akkupressur ohne Nadeln. Es sieht aus wie ein Schweißband für das Handgelenk, enthält aber von innen eine Noppe aus Kunststoff. Diese übt einen kontinuierlichen Druck auf den P6 (= Nei-Kuan)-Punkt aus und führt so zu einer Linderung der Übelkeit.

Hochdosiertes Vitamin $B_6$ zusammen mit Vitamin $B_1$ und $B_{12}$ ist eine weitere Option. Es wurde in entsprechender

Tab. 14.16 Präparatebeispiele bei Schwangerschaftsübelkeit

| Inhaltsstoff | Handelspräparat |
|---|---|
| **Anthroposophikum** | |
| Artemisia absinthium ex herba Infusum Ø, Gentiana lutea Decoctum Ø, Strychnos nux-vomica ferm 35b D4, Taraxacum officinale ferm 34c Ø | WALA® Gentiana Magen Globuli velati (GLO); Dosierung: 3 × tgl. 5–10 GLO, 15–30 min vor der Mahlzeit |
| **Nahrungsergänzungsmittel** | |
| Vitamin $B_1$, $B_6$, $B_{12}$ | Nausema® (DRA) |

Tab. 14.17 Alternative Heilmethoden und ihr Einsatz bei Schwangerschaftsübelkeit

| Mittel | Beschwerdebild/Anwendungsgebiet/Handelspräparat |
|---|---|
| **Homöopathika (GLO, TAB)** | |
| Lobelia inflata D6 | Starke Übelkeit, Würgereiz, Erbrechen mit Schwindel bis hin zur Kollapsneigung und/oder kaltem Schweiß; Dosierung: 3 × tgl. 5 Globuli |
| Ipecacuanha | Bei Übelkeit mit Erbrechen ohne Besserung selbst wenn man sich übergeben hat und nichts mehr im Magen hat |
| Sepia D12 | Ekelgefühl und anhaltender Übelkeit, meist Verschlimmerung morgens beim Erwachen sowie nachmittags. Die Übelkeit wird besonders durch Gerüche und Essen schlimmer; Dosierung: 2–3 × tgl. 5 Globuli |
| Colchicum D12 | Überempfindlichkeit gegen Gerüche, Abneigung gegen Essen und Kreislaufbeschwerden mit Kollapsneigung und kaltem Schweiß; Dosierung: 3 × tgl. 5 Globuli |
| **Schüßler-Salze** | |
| Nr. 5 Kalium phosporicum | Gegen Übelkeit |
| Nr. 8 Natrium chloratum | Zur Regulierung der Magensäfte und des Wasserhaushalts |
| **Alternative Heilmethode** | |
| Akkupressurarmband | Seaband® mama |

Konzentration speziell für Schwangere entwickelt, außerdem ist es sanft und gut verträglich. Vitamin $B_6$ sorgt dafür, dass die Hormontätigkeit reguliert wird, welche gerade im ersten Trimenon extrem hoch ist bzw. ansteigt. Vitamin $B_6$ und $B_{12}$ unterstützen außerdem noch das Immunsystem und die Bildung der roten Blutkörperchen. So wirken sie der Müdigkeit entgegen. Hinzu kommt noch, dass die drei B-Vitamine den Energiestoffwechsel und die Funktion des Nervensystems unterstützen. Das Präparat kann problemlos ergänzend zu einem Nahrungsergänzungsmittel mit Folsäure für die Schwangerschaft eingenommen werden. Es wird empfohlen 3 × 1 Tablette pro Tag zu nehmen.

## Medikamentöse Therapie

Wenn die leichten Methoden nicht helfen, ist der Weg zum Arzt unumgänglich. In der Regel wird Dimenhydrinat gegen Übelkeit vom Arzt empfohlen, solange kein Risiko für eine Frühgeburt besteht. Es dämpft relativ schnell die Tätigkeit des Brechzentrums. Man kann es als Zäpfchen oder Dragees einsetzen. Es ist ein gut erforschter Wirkstoff, trotzdem soll immer das Nutzen-Risiko-Verhältnis betrachtet werden. Im letzten Schwangerschaftsdrittel soll es nicht mehr eingesetzt werden, da es kontraktionsfördernd sein kann und somit eine wehenfördernde Tätigkeit hat. Dadurch steigt das Frühgeburtsrisiko.

Das Mittel der Wahl im Ausland ist Doxylamin häufig in Kombination mit Pyridoxin. Doxylamin ist in Deutschland weder gegen Emesis noch gegen Hyperemesis gravidarum zugelassen, nur gegen Schlafstörungen. Wenn Dimenhydrinat nicht helfen sollte, könnte man der Schwangeren den Tipp geben mit dem Arzt über den Einsatz von Doxylamin zu sprechen. Einige Ärzte schreiben es als Off-label-Anwendung auch schon auf. Es ist wichtig, zu klären, ob die Schwangere darüber vom Arzt aufgeklärt wurde. Beide Mittel haben den Nachteil, dass sie müde machen. In der Apotheke darf Doxylamin nicht zur Selbstmedikation empfohlen werden.

**Ein anthroposophisches Kombipräparat** mit Artemisia absinthium, Gentiana lutea, Strychnos nux-vomica und Taraxacum officinale hilft durch Harmonisierung der Tätigkeit des Verdauungstrakts gegen die Übelkeit (◻ Tab. 14.16).

## Herpes in der Schwangerschaft

### Ursachen und Symptome

Beim Herpes simplex-Virus handelt es sich um einen DNA-Virus, der bläschenartige Haut- und Schleimhautausschläge verursacht.

**Herpes simplex Typ 1** ist Auslöser hauptsächlich von **Herpes labialis**. Die Fieberbläschen treten im Mundbereich auf. 85 % der weltweiten Bevölkerung sind Träger des Virus.

**Herpes simplex Typ 2** ist Erreger des Genitalherpes. Hier sind nur 15 % der Bevölkerung Träger.

Die Viren schlummern im Körper. Ein Herpesbläschen-Ausbruch dauert üblicherweise sieben bis zwölf Tage und durchläuft fünf verschiedene Phasen (▸ Kap. 6). Die Infektion bricht aus, wenn das Immunsystem geschwächt ist, durch Stress oder Hormonumstellung. Dieses ist besonders in der Schwangerschaft und Stillzeit der Fall. Frauen, die zu Lippenbläschen neigen, leiden in der Schwangerschaft häufig an den unangenehmen Symptomen. Das Herpesvirus ist hochinfektiös in akuten Phasen, wenn die Bläschen gerade platzen. Lippenherpes ist in dieser Phase z. B. durch Speichel übertragbar. Die Betroffenen müssen besonders auf Hygiene achten und auf jeden Fall vor jedem Toilettengang immer gut und gründlich die Hände waschen, damit die Infektion nicht von den Lippen auf den Genitalbereich übertragen wird. Eine genitale Infektion kann für das Baby bei der Geburt gefährlich werden, deshalb wird auch bei genitalen Infektionen ab der 36. SSW bis zur Entbindung eine antivirale Therapie empfohlen. Fast noch wichtiger ist es, dass die Mutter in der Stillzeit gründlich auf Hygiene achtet und nicht das Baby abküsst oder mit ihm schmust. Die Hände sollten nach Berührung desinfiziert werden und eventuell sogar ein Mundschutz getragen werden.

Cremes mit Aciclovir können in der Schwangerschaft verwendet werden. ○ Abb. 14.11

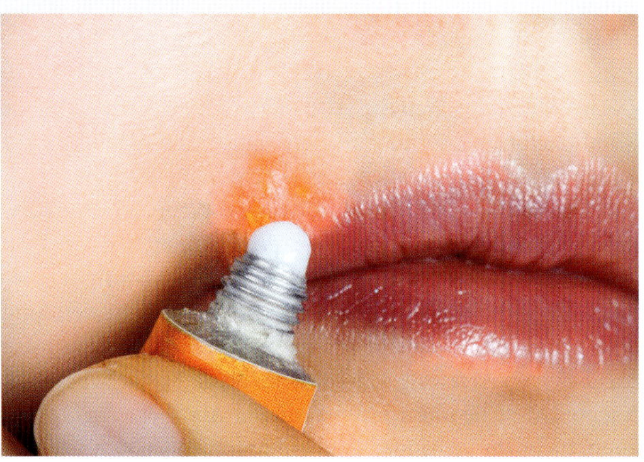

### Grenzen der Selbstmedikation

Immer wenn eine Herpes-Infektion im Genitalbereich auftritt, ist das kein Fall für die Selbstmedikation. Das gleiche gilt für sehr ausgeprägte Herpes labialis-Erscheinungen, die auch sehr lange zum Abheilen brauchen oder sich in Augennähe manifestieren.

### Nichtmedikamentöse Therapie bei Lippenherpes

Die Patches gegen Herpesbläschen enthalten keine Wirkstoffe. Also sind sie ganz unbedenklich in Schwangerschaft und Stillzeit und die schonendste Variante. Sie wirken auf Basis der Hydrokolloid-Technologie. Es entsteht ein optimales Wundheilungsumfeld für die Lippenbläschen, was den natürlichen Wundheilungsprozess fördert. Das Patch reduziert nachweislich die Krusten-und Schorfbildung durch das Feuchthalten der Wunde und mindert das Schmerzgefühl. Die Patches sind einfach anzuwenden. Wichtig ist, dass sie für mindestens 15 Sekunden angedrückt werden. Dann können sie bis zu zwölf Stunden halten. Sie lösen sich von alleine ab und sollen auch nicht vorher aktiv abgezogen werden. Man kann damit unbeschwert lachen, essen und sprechen. Es ist ultradünn und durchsichtig, sodass es kaum auffällt und es ist sogar überschminkbar. Zu den diskreten Eigenschaften kommt noch das Wichtigste hinzu: die Bläschen werden abgedeckt und beugen so einer Verschmutzung vor und das Risiko für weitere Ansteckung aus der Wunde heraus wird reduziert. So eignet es sich besonders gut für Mütter mit Babys oder Kleinkindern. Es gibt mehr Sicherheit, dass die Mutter nicht mit der Wunde in Berührung kommt und ihr Kind ansteckt. Es eignet sich aber auch besonders gut für Schwangere, da die Infektionsübertragung in den Genitalbereich auch reduziert wird und der Körper nicht zusätzlich mit einem Wirkstoff belastet wird. Hinzu kommt noch, dass es sehr gut die Symptome lindert.

### Medikamentöse Therapie bei Lippenherpes

**Allopathische Arzneimittel** zur lokalen Anwendung enthalten folgende Wirkstoffe:

**Aciclovir:** Es ist wirksam bei Herpes simplex Typ I und II und wirkt virustatisch. Aciclovir dringt in die Hautzellen ein und wird als falscher Baustein in die DNA des Herpesvirus eingebaut. Es kann topisch, oral oder intravenös angewendet werden. In geringen bis größeren Mengen geht es auf den Fötus über, je nach Applikationsart. Eine lokale Anwendung ist in der ganzen Schwangerschaft unbedenklich, da nur geringe Mengen resorbiert werden. Nach Nutzen-Risiko-Abwägung kann es auch systemisch in der gesamten Schwangerschaft angewendet werden. Aufgrund der jahrelangen Erfahrung gilt die topische Anwendung als unbedenklich im Gegenteil zu Penciclovir.

**Penciclovir:** Bei dem Virustatikum Penciclovir liegen keine ausreichenden Erfahrungen über die Anwendung in der Schwangerschaft beim Menschen vor. Deshalb wird zum erprobten Aciclovir geraten.

**Die pflanzliche Alternative** bei Lippenherpes ist hochkonzentrierter Melissenextrakt (◻ Tab. 14.18). Er ist lokal gut wirksam und effektiv gegen Herpes simplex. Es ist ein unbedenklicher Wirkstoff aus der Natur, der zusätzlich noch

Tab. 14.18 Präparatebeispiele bei Lippenherpes

| Wirkstoff | Handelspräparat |
|---|---|
| **Allopathikum (Virustatikum)** | |
| Aciclovir | Aciclovir ratiopharm® (CRE), Zovirax® (CRE) |
| **Phytopharmaka** | |
| Melissenextrakt, hochkonzentriert | Lomaherpan® (CRE) |
| Lippenpflege mit hochkonzentriertem Melissenextrakt | Lomaprotect® Stift |
| **Medizinprodukte** | |
| Hydrokolloidpflaster | Compeed® Herpespflaster (PFL), Zoviprotect® (PFL) |

hautfreundlich ist. Melissenextrakt hat eine 2-fache Wirkung: Er schützt die Hautzellen vor dem Eindringen der Viren und macht die Viren zugleich unschädlich. Wird der hochkonzentrierte Melissenextrakt gleich bei den allerersten Anzeichen, wie dem Kribbeln, aufgetragen, dann kann er den Herpesausbruch noch unterdrücken. Melissenextrakt ist ein gut verträglicher Wirkstoff, der nicht in die DNA der Viren angreift und bedenkenlos in der Schwangerschaft angewendet werden kann.

Neben Cremes werden auch Lippenpflegestifte mit konzentriertem Melissenextrakt und hohem UV-Schutz angeboten. Der Lippenstift hat eine vorbeugende und schützende Wirkung dank des Melissenextrakts. Die hautpflegenden Eigenschaften fallen zusätzlich ins Gewicht ebenso wie der UV-Schutz, der Herpes-auslösende Sonnenstrahlen abschirmt.

## Vaginalmykose

Vaginale Pilzinfektionen treten in der Schwangerschaft häufig auf. 30 % der Schwangeren leiden darunter. Durch die hormonelle Umstellung kommt es zu einer Veränderung des Scheidenmilieus. Der Zuckergehalt der Zellen in der Vaginalschleimhaut steigt an, so finden die Scheidenpilzerreger, dabei handelt es sich meistens um Candida albicans (85 %), einen besonderen Nährboden vor. Ein geschwächtes Immunsystem, wie es in der Schwangerschaft vorliegen kann, begünstigt dieses noch zusätzlich. Es kommt zum Juckreiz im Intimbereich, Brennen beim Wasserlassen und Ausfluss. Normalerweise lässt sich der Scheidenpilz gut und unkompliziert selbst behandeln, nur in der Schwangerschaft ist dies kein Fall für die Selbstmedikation. Es gehört in die Hand des Arztes. Candida albicans stellt kein erhöhtes Risiko für den Verlauf der Schwangerschaft dar. Nur durch die Veränderung des Scheidenmilieus haben es auch Fremdkeime einfacher und gefährliche Keime bzw. Bakterien können sich leichter vermehren. Durch Bakterien steigt die Gefahr einer aufsteigenden Infektion. Dies kann wiederum zur Folge haben, dass es zu einem vorzeitigen Blasensprung, vorzeitigen Wehen oder sogar zur Frühgeburt oder möglicher Auslösung eines Aborts kommen kann. Zum Ende der Schwangerschaft ist es besonders wichtig den Pilz zu behandeln. Sonst wird der Pilz bei der Geburt auf den Magen-Darm-Trakt und der Mundhöhle des Neugeborenen übertragen und es kann zu Windel- bzw. Mundsoor kommen.

### Medikamentöse Therapie

**Lokale Antimykotika** sind Mittel der Wahl, die in allen Phasen der Schwangerschaft als unbedenklich gelten, jedoch nur nach Anweisung des Arztes angewandt werden dürfen:

- **Clotrimazol** (ein Imidazol): Es hemmt das Wachstum und die Vermehrung der Pilze, in höheren Konzentrationen wirkt es auch fungizid. Clotrimazol schädigt nur die Zellmembran der Pilze jedoch nicht die der menschlichen Körperzellen. Der Körper und die physiologische Vaginalflora werden somit nicht belastet. Es wurde keine fruchtschädigende (= teratogene) Wirkung nachgewiesen. Der Erfahrungsumfang ist sehr hoch, somit ist es das Mittel der ersten Wahl.
- **Nystatin** (Polyen-Antimykotikum): Es bindet sich an wichtige Bestandteile in der Zellmembran von Pilzen. Diese wird dadurch undicht. So werden Stoffwechselprozesse der Pilze gestört und sie sterben ab. Es greift genau wie Clotrimazol auch nicht die menschliche Zellmembran an.

Beide Wirkstoffe gibt es in Form von Vaginaltabletten, -cremes oder Kombipackungen (Tab. 14.19). Wichtig ist, dass der innere und der äußere Intimbereich großzügig behandelt werden. In der Schwangerschaft sollen keine Applikatoren verwendet werden, es wird stattdessen empfohlen, die Tablette bzw. die Creme vorsichtig mit dem Finger einzuführen.

### Ergänzende Empfehlungen

Nach erfolgter Therapie kann eine Milchsäurekur zur Wiederherstellung des physiologischen Scheidenmilieus und Stabilisierung durchgeführt werden, damit die Schwangere vor einem neuen Pilzbefall geschützt ist. Dies gilt allerdings nur für Candidainfektionen nach vorangegangener Antibiotikatherapie, da in diesem Fall die Lactobazillen in der Vaginalflora größtenteils zerstört sind. Bei intakter Flora kann eine erneute Infektion sogar begünstigt werden, da Pilze das saure Milieu lieben und sich dort schnell ausbreiten können. Die Anwendung der Milchsäurekur ist in allen Phasen der Schwangerschaft möglich. Auf sonstige Hausmittel sollte man

Tab. 14.19 Präparatebeispiele bei vaginalen Mykosen

| Wirkstoff | Handelspräparat |
|---|---|
| **Allopathika (Antimykotika)** | |
| Clotrimazol | Antifungol Hexal® (VCR, VTA), Canesten Gyn® (VCR, VTA), Fungizid-ratiopharm® (VCR, VTA), Kadefungin® (VCR, VTA), Mykofungin® (VCR, VTA) |
| Nystatin | Biofanal Kombipackung® (VCR + VTA) |
| **Medizinprodukt, ergänzend** | |
| Milchsäure | KadeFungin® Milchsäurekur (GEL) |

Tab. 14.20 Komplementärmedizinische Empfehlungen bei grippalem Infekt

| Inhaltsstoff | Handelspräparat |
|---|---|
| **Homöopathikum** | |
| Ferrum phosphoricum | Ferrum phosphoricum D6 und D12 DHU® |
| **Anthroposophikum** | |
| Aconitum napellus D1, Bryonia D1, Eucalyptus globulus Ø, Eupatorium perfoliatum D1, Ferrum phosphoricum D6, Schoenocaulon officinale Ø | Infludoron® Weleda (GLO) |

auf jeden Fall verzichten. Die Milchsäurekur findet in der Schwangerschaft auch Anwendung bei erhöhten pH-Werten.

## Erkältung/grippaler Infekt

Schwangere sind häufiger von einer Erkältung betroffen. Dies ist darauf zurückzuführen, dass das Immunsystem mehr beansprucht und gefordert wird. Es ist damit beschäftigt das Baby zu schützen. Die Viren und Bakterien haben ein einfaches Spiel die Schutzbarriere des Körpers zu durchbrechen. Eine Erkältung ist in der Regel aber harmlos für die Mutter und das Ungeborene. Die Viren befallen hauptsächlich die Nasen- und Rachenschleimhaut sowie die oberen Atemwege. Bevor sie tiefer in den Körper eindringen können, bildet das Immunsystem genügend Abwehrstoffe. Das Baby ist durch Nestschutz bei Erkältung in der Schwangerschaft vor Viren geschützt. Die Viren passieren aber auch nicht die Plazenta, da sie nicht im Blut zirkulieren.

Einer Erkältung vorbeugen kann man schlecht, aber das Risiko zu erkranken kann man senken, indem man auf eine abwechslungsreiche, ausgewogene und vitaminreiche Ernährung achtet. Zusätzlich ist es ratsam den Stress zu reduzieren, ausreichend zu schlafen und Bewegung an der frischen Luft wie z. B. spazieren gehen. Nur auf Sport soll bei einer Erkältung in der Schwangerschaft verzichtet werden, da der Körper sonst zusätzlich belastet würde.

Die Erkältung, ein viraler Infekt, äußert sich in Husten, Schnupfen und Kopfschmerzen. Diese Symptome halten meist eine Woche an. Direkt kann nichts gegen die Viren unternommen werden, sondern es können nur die Symptome gelindert werden. Die werdende Mutter soll sich in erster Linie viel Ruhe gönnen. Medikamente sollen nur eingenommen werden, wenn es unbedingt nötig ist. Falls der Griff zu Medikamenten unumgänglich ist, sind immer Monopräparate den Kombinationspräparaten vorzuziehen. Ebenso sind Medikamente zu bevorzugen, die schon länger auf dem Markt sind. Bei diesen ist mehr über mögliche Nebenwirkungen bekannt als bei neuen Medikamenten.

### Grippaler Infekt

Ferrum phosphoricum stärkt in der Schwangerschaft das Immunsystem von Mutter und Kind. Es ist das Akutmittel und kann bei vielen entzündlichen Erkrankungen, die plötzlich beginnen, gegeben werden und bei ersten Anzeichen einer Erkältung wie Niesen, Fließschnupfen, Frieren, leicht erhöhter Temperatur (Tab. 14.20).

### Schnupfen

Gerade in der Schwangerschaft leiden viele Frauen unter Schnupfen. Es handelt sich aber nicht immer um einen Erkältungsschnupfen, sondern es kann sich auch eine hormonell bedingte Schleimhautschwellung, der Schwangerschaftsschnupfen (Rhinopathia gravidarum), hinter den Symptomen verbergen. Dieser entsteht durch die verstärkte Blutzirkulation, die auf erhöhte Progesteron- und Estrogenwerte zurückzuführen ist.

**Physikalische Therapie bei Schnupfen in der Schwangerschaft:** Egal ob es sich um Schwangerschaftsschnupfen oder Erkältungsschnupfen handelt, es soll möglichst auf physikalische Maßnahmen zurückgegriffen werden.

**Präparate auf Meersalzbasis** leisten hier gute Dienste. Darunter befinden sich isotone Meersalz-Nasensprays. Sie haben einen Salzgehalt von 0,9 %, genau wie der Salzgehalt in der Nasenschleimhaut. Einige Präparate enthalten noch zusätzlich Dexpanthenol zum Schutz der Schleimhäute. Die isotonen Meersalznasensprays dienen zur Pflege, Reinigung und Befeuchtung der Nasenschleimhaut. Schnupfennasen werden dadurch schneller frei, das Naseputzen wird erleichtert und die Nase kann sich rascher vom Schnupfen erholen. Hinzu kommt, dass die Abwehr von Erregern unterstützt wird. An einer befeuchteten Schleimhaut können sich Keime nicht so leicht festsetzen. Deshalb können sie auch gut vorbeugend angewandt werden (◘ Tab. 14.21).

Die **Nasendusche mit Salz** ist eine hervorragende Alternative zum isotonen Meersalznasenspray. Die Nasendusche hat ebenso reinigende, befeuchtende und pflegende Effekte. Man kann sie anwenden zur Nasenpflege, als Vorbeugung vor Erkältungen oder bei akutem Schnupfen. Am besten wendet man die Nasendusche an, sobald die Nase kribbelt und sich ein Schnupfen bemerkbar macht. Das natürliche Salz unterstützt die Nasenschleimhaut in ihrer Selbstreinigungsfunktion. Es befreit die Nase von täglichen Belastungen wie Pollen, Viren und Bakterien, so wirkt es vorbeugend vor Erkältungskrankheiten. Außerdem wirkt die Nasendusche in Kombination mit dem Salz aktiv schleimlösend und so befreit es die Nase bei akuten Erkältungskrankheiten. Man kann schnell wieder gut durchatmen. Die Nasendusche nie nur mit reinem Wasser anwenden, dadurch wird die Nasenschleimhaut gereizt und schwillt an. Es gibt verschiedene Konzentrationen vom Salz. 2,95 g Salz ist bei akuten Erkrankungen anzuwenden und die 2,5 g Nasenspülsalz wendet man vorbeugend zur Pflege an. Wichtig ist immer das Salz gut zu lösen und am angenehmsten für die Anwenderin ist es, wenn man lauwarmes Wasser verwendet.

Das **isotonische Meersalznasenspray** und die Nasendusche wirken nicht abschwellend. Wenn das Gefühl immer noch da ist, die Nase ist verstopft und man bekommt keine Luft, eignet sich sehr gut ein **hypertones Meersalz-Nasenspray**. Der Salzgehalt ist nicht physiologisch, sondern liegt bei 22 % und wirkt natürlich abschwellend. Durch den höheren Salzgehalt des hypertonen Nasensprays wird der Schleimhaut flüssiges Sekret entzogen bis ein Konzentrationsausgleich stattgefunden hat. Die Flüssigkeitseinlagerungen in der Nasenschleimhaut werden verringert. Durch diesen osmotischen Effekt kommt es zur Abschwellung der Nasenschleimhaut und man kann besser durchatmen. Das hypertone Meersalznasenspray wirkt abschwellend, pflegend und befeuchtend. Es kommt nicht wie bei einem chemischen abschwellenden Nasenspray zum Gewöhnungseffekt und es trocknet nicht die Schleimhäute aus. In der Schwangerschaft kann man auch gut ohne den Körper zu belasten die Inhalation anwenden. Dies kann mit oder ohne Zusätze wie Meersalz oder Kamillenblüten erfolgen. Schon alleine das gezielte Einatmen von warmem Wasserdampf sorgt für Linderung und beruhigt gereizte Atemwege.

Mit Ferrum phosphoricum bietet die Homöopathie Linderung bei grippalen Infekten. ◘ Abb. 14.12

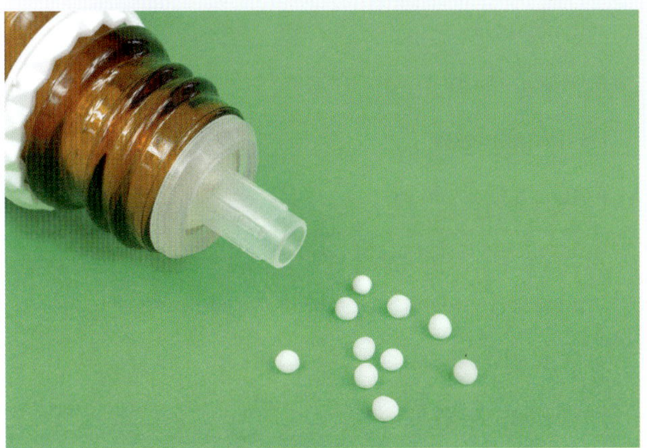

> Vorsicht ist geboten bei Inhalationsmitteln mit starken ätherischen Ölen. In hohen Dosen können die Aromastoffe aus dem ätherischen Öl über die Plazenta in den Blutkreislauf des Kindes übergehen. Ätherische Öle können auch frühzeitige Wehen auslösen oder zu Komplikationen führen.

**Medikamentöse Therapie bei Schnupfen in der Schwangerschaft:** Häufig und am schnellsten greifen die Schwangeren zu einem reinen abschwellenden Nasenspray mit einem **α-Sympathomimetikum** (◘ Tab. 14.21). Dabei gilt es allerdings einige Dinge zu beachten und man sollte nicht allzu leichtfertig danach greifen. Ein abschwellendes Nasenspray mit dem Inhaltsstoff Oxymetazolin oder Xylometazolin soll nur kurzfristig, d. h. maximal eine Woche angewendet werden um eine Gewöhnung und daraus resultierende Schleimhautatrophie zu vermeiden. Am besten wählt man auch eine niedrige Dosierung, da die Wirkstoffe plazentagängig sind. Bei einer höheren Dosierung über einen längeren Zeitraum hat das Nasenspray systemische Nebenwirkungen. Es kommt zur Verengung der Blutgefäße in der Plazenta. Bei einer erheblichen Überdosierung kann die Blutversorgung des Babys im Mutterleib beeinträchtigt werden. In der Stillzeit ist es möglich, dass die Milchproduktion vermindert wird. Abschwellendes Nasenspray mit einem α-Sympathomimetikum soll auch nicht angewendet werden, wenn man unter trockener Nasenschleimhaut (Rhinitis sicca) leidet.

> Lokale α-Sympathomimetika sollen nur kurzfristig angewendet werden. Eine indikationsgerechte Anwendung in therapeutischer Dosierung ist über die gesamte Schwangerschaft möglich.

Tab. 14.21 Präparatebeispiele bei Schnupfen

| Wirkstoff | Handelspräparat |
|---|---|
| **Allopathika (α-Symphathomimetika)** | |
| Xylometazolin | Olynth® (NAS), Otriven® (NAS, NTR) |
| Oxymetazolin | Nasivin® (NAS) |
| **Medizinprodukte** | |
| Isotone Kochsalzlösung | Olynth® Salin (NAS) |
| Isotones Meersalz Nasenspray | Rhinomer® (NAS) |
| Isotones Meersalznasenspray mit Dexpanthenol | Bepanthen® (NAS), Mar plus® (NAS) |
| Hypertones Meersalznasenspray | Rhinomer plus® (NAS) |
| Physiologisches Salz | Emser® Nasenspülsalz physiologisch (PUL) |
| Hypertones Salz | Emser Salz® (PUL) |

Tab. 14.22 Homöopathika und ihr Einsatz bei Schnupfen

| Mittel | Beschwerdebild |
|---|---|
| Allium cepa D6 | Verstopfte Nase in der Nacht, morgens verstärktes Fließen, häufige Niesanfälle, Jucken und Kratzen in der Nase |
| Luffa operculata D6 | Anwendung bei verschiedenen Arten von Schnupfen unter anderem auch bei akutem Schnupfen |

**Therapieergänzende Maßnahmen:** Damit die Schwangeren besonders in der Nacht besser Luft bekommen, bringt häufig schon eine aufrechte Schlafposition etwas Vorteil und ein gut gelüfteter Raum, in dem nicht zu trockene Luft herrscht.

## Produktiver Husten

**Nichtmedikamentöse Therapie bei produktivem Husten in der Schwangerschaft:** Bei einem Husten mit festsitzendem Schleim in den Bronchien ist es ratsam viel zu trinken. Schwangere und Stillende dürfen nur eine eingeschränkte Menge Kräutertee konsumieren. Im Kräutertee können trotz guter Prüfung immer noch Pyrrolizidinalkaloide, die hepatotoxisch und karzinogen sein können, vorkommen. Durch eine ausreichende Flüssigkeitszufuhr kann sich der Schleim lösen und abgehustet werden. Das Abhusten ist wichtig, denn der festsitzende Schleim bildet einen guten Nährboden für Bakterien. Zusätzlich kann man noch inhalieren, um die Atemwege zu befeuchten und den festsitzenden Schleim zu lösen. Hilft dies alles nicht, muss auf Arzneimittel zurückgegriffen werden.

**Medikamentöse Therapie bei produktivem Husten in der Schwangerschaft:** Mittel der Wahl in der Schwangerschaft und Stillzeit sind **Expektoranzien** (Tab. 14.23):

- Ambroxol Saft, Lutschtabletten oder Kapseln: Ambroxol wirkt sekretolytisch, sekretomotorisch und hat einen lokalanästhetischen Effekt, der als Lutschtablette bei Halsschmerzen genutzt wird.
- Acetylcystein als Saft oder Brausetabletten: Es wirkt sekretolytisch.
- Bromhexin Saft.

Diese drei Schleimlöser sind schon lange auf dem Markt und es liegen Erfahrungsberichte vor. Weniger gut untersucht sind die pflanzlichen Expektoranzien wie z. B. Efeublättertrockenextrakt oder Thymian. Häufig enthalten die pflanzlichen Zubereitungen Alkohol, diese sollten sowieso gemieden werden.

## Trockener Reizhusten

**Nichtmedikamentöse Therapie bei trockenem Reizhusten in der Schwangerschaft:** Gerade am Anfang oder am Ende einer Erkältung wird man oft von einem trockenen Reizhusten gequält, häufig in Kombination mit Kratzen im Hals. Auch hier wird wie bei produktivem Husten die Inhalation mit Wasserdampf bzw. Salz empfohlen. So werden die Schleimhäute gut befeuchtet. Zusätzlich hilft es viel zu trinken, aber nicht zu kalte Getränke. Unterstützend wirkt auch das Lutschen von Pastillen oder Bonbons. Diese sollten nur nicht zu scharf sein. Scharfe Bonbons mit Eukalyptus oder Menthol fördern eher noch einen Hustenreiz. Das Lutschen der Bonbons regt den Speichelfluss an und befeuchtet so die Schleimhaut. Ebenso bieten sich Pastillen mit Emser Salz an, die für eine noch stärker anhaltende Befeuchtung sorgen. Als weitere Lutschpastille eignen sich Pastillen, die einen

Schutzfilm auf die Atemwege legen, wie Isländisch Moos oder Hyaluronsäure.

**Medikamentöse Therapie bei trockenem Reizhusten in der Schwangerschaft:** Ist angezeigt, wenn die obigen Maßnahmen nicht greifen. Dann kann man kurzfristig **Hustenstiller** einnehmen (◘ Tab. 14.23).

- Eibischwurzel als pflanzliches Mittel: zur Unbedenklichkeit der Einnahme in der Schwangerschaft und Stillzeit liegen keine ausreichenden Erfahrungen vor.
- Dextromethorphan: Langezeiterfahrungen liegen vor. Die Anwendung ist in allen Phasen der Schwangerschaft möglich, nur nicht kurz vor der Geburt, denn es könnte sonst bei dem Baby eine atemdepressive Wirkung zeigen. Dextromethorphan hat ein geringes, aber vorhandenes Suchtpotential, deshalb soll die Wirkung auf wenige Tage, das bedeutet 2–3 Tage, beschränkt werden.

## Halsschmerzen

Bei Halsschmerzen in der Schwangerschaft oder Stillzeit kann man ebenfalls mit Kamille, Salz oder ohne Zusatz inhalieren ebenso viel trinken und lutschen.

Die gleichen Präparate zum Lutschen wie bei Reizhusten eignen sich auch bei Halsschmerzen. Zusätzlich bieten sich Ambroxol-haltige Lutschtabletten an (◘ Tab. 14.25). Sehr empfehlenswert ist auch mit Salzwasser zu gurgeln.

Vorsicht ist geboten bei Salbeibonbons oder Tee. Salbei in höheren Dosen kann abortiv wirken und auch die Milchbildung hemmen.

## Schmerzen und Fieber

Gerade im Zusammenhang mit einem grippalen Infekt können Kopfschmerzen und Fieber auftreten. In der Schwangerschaft kann es gefährlich für das Ungeborene werden, wenn das Fieber mehrere Tage über 39 °C steigt. Es kann frühzeitige Wehen auslösen und zu einer Frühgeburt führen.

Milde Hustenbonbons, Honig und Tee lindern den trockenen Reizhusten. ◘ Abb. 14.13

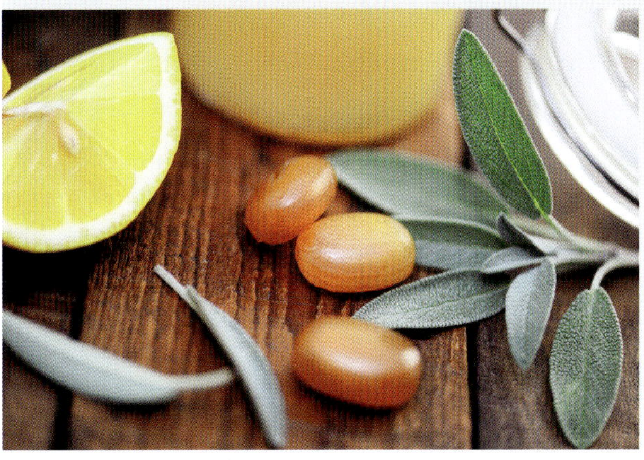

◘ Tab. 14.23 Präparatebeispiele bei Husten

| Wirkstoff | Handelspräparat |
|---|---|
| **Produktiver Husten** | |
| Ambroxol | Mucosolvan® (KAP, SAF) |
| Acetylcystein | ACC® akut 200 mg oder 600 mg (BTA) |
| Bromhexin | Bromhexin Krewel Meuselbach® (TAB, TEI) |
| **Trockener Reizhusten** | |
| Dextromethorphan | Silomat® DMP (LUP, KAP), Wick Hustenstiller (SAF) |

◘ Tab. 14.25 Präparatebeispiel bei Halsschmerzen

| Wirkstoff | Handelspräparat |
|---|---|
| Ambroxol | Mucoangin® (LUP) |

◘ Tab. 14.24 Homöopathika und ihr Einsatz bei Husten

| Mittel | Beschwerdebild |
|---|---|
| **Produktiver Husten** | |
| Pulsatilla D6 | Es wird eingesetzt bei Husten mit gelb-grünem Schleim, der morgens locker und abends wieder fest wird |
| Ipecacuanha D6 | Bei Husten mit zähem Schleim der Rasseln verursacht und schwer abgehustet werden kann; der Husten bzw. Schleim kann sogar zu Übelkeit und Erbrechen führen |
| **Trockener Reizhusten** | |
| Drosera D6 | Bellender Reizhusten und heftige Hustenattacken bis hin zur Atemnot |
| Bryonia D6 | Harter trockener Husten, der sich allmählich entwickelt, gieriger Durst |
| Belladonna D6 | Fieber, kein Durst vorhanden, bellender, krampfartiger Husten, Gefühl eines wunden Halses |

Tab. 14.26 Präparatebeispiele bei Kopfschmerzen

| Wirkstoff | Handelspräparat |
|---|---|
| **Allopathika (Analgetika)** | |
| Paracetamol als Mittel der 1. Wahl | ben-u-ron® (KAP, TAB), Paracetamol Hexal® (TAB) |
| Ibuprofen im 1. und 2. Trimenon | Dolormin® (FTA, WKP), Ibu ratiopharm® (FTA) |
| **Phytopharmakon** | |
| Pfefferminzöl | Euminz® (LSG) |

Tab. 14.27 Homöopathika und ihr Einsatz bei Kopfschmerzen

| Mittel | Beschwerdebild |
|---|---|
| Belladonna D6 | Plötzliche, heftige Beschwerden, pulsierend, klopfend |
| Bryonia D6 | Berstende, rasende Kopfschmerzen, Schläfenschmerz von der Stirn zum Nacken ziehend |
| Gelsemium D6 | Dumpfe Hinterkopfschmerzen, zieht zur Stirn nach vorne, Sehstörungen, Schwindel |
| Nux vomica D6 | Spannungskopfschmerzen, Schmerzen mit Übelkeit und Erbrechen, Hinterkopfschmerzen |
| Pulsatilla D6 | Drückende Kopfschmerzen, Schmerzen mit wechselndem Ort |

Wenn das Fieber nach zwei Tagen nicht sinkt, ist es kein Fall mehr für die Selbstmedikation und es muss ein Arzt aufgesucht werden.

**Nichtmedikamentöse Therapie bei Fieber und Schmerzen in der Schwangerschaft:** Wadenwickel sind die erste Option, Fieber zu senken.

Bewegungsschmerzen können physiotherapeutisch behandelt werden.

**Medikamentöse Therapie bei Fieber und Schmerzen in der Schwangerschaft:** Angezeigt, wenn die Alternativen versagen. Mittel der Wahl bei Fieber und Kopfschmerzen ist Paracetamol (Tab. 14.26). Man kann es die gesamte Schwangerschaft und Stillzeit einnehmen. Es hat wenig Nebenwirkungen, wenn die maximale Dosis nicht überschritten wird. Als Einzeldosis dürfen 1–2 Tabletten à 500 mg eingenommen werden. Die Tageshöchstdosis sollte nicht mehr als 3–4 Tabletten sein.

Alternativ im 1. und 2. Trimenon steht Ibuprofen zur Verfügung. Acetylsalicylsäure eignet sich eher weniger, kann aber auch im 2. Trimenon eingesetzt werden als Mittel 2. Wahl. Es sollte nicht im 1. Trimenon genommen werden, da es zu einem erhöhten Blutungsrisiko kommen kann. Eine Low-Dose-Behandlung zur Prophylaxe wiederholter Spontanaborte ist davon ausgenommen.

Allgemein sind NSAID (Nichtsteroidale Antirheumatika) im 3. Trimenon kontraindiziert. Es kann zu einem vorzeitigen Verschluss des Ductus arteriosus Botalli im fetalen Blutkreislauf kommen. Hinzu kommen noch die wehenhemmende Wirkung und die erhöhte Blutungsgefahr unter der Geburt.

## Kopfschmerzen unbekannter Ursache

Kopfschmerzen, die nicht im Zusammenhang mit einem grippalen Infekt auftreten und unbekannter Ursache sind, sind ernst zu nehmen. Sie müssen auf jeden Fall durch gute Beratung bzw. bei anhaltenden Schmerzen durch den Arzt abgeklärt werden.

Wenn eine Schwangere ein Schmerzmittel verlangt, soll immer gefragt werden, wie stark die Schmerzen sind, wie lange sie schon bestehen und in welcher Schwangerschaftswoche sie sich befindet.

Kopfschmerzen können ein Signal von Schwangerschaftskomplikationen wie Hypertonie, Präeklampsie, Hypoglykämie oder dem HELPP-Syndrom sein. In einigen Fällen können Kopfschmerzen auch auf Schwangerschaftsdiabetes hinweisen.

### Nichtmedikamentöse Therapie

Steht einer Selbstmedikation nichts im Weg, empfehlen sich folgende Maßnahmen:

- Eine Migränebrille zum Kühlen leistet die besten Dienste in Kombination mit Entspannungsübungen.
- Hat die Schwangere nicht die Zeit dafür, besteht die Möglichkeit Pfefferminzöl, das es in der Darreichungsform eines Rollers gibt, auf die Stirn aufzutragen.
- Handelt es sich um Verspannungskopfschmerzen, sind die Einnahme von Magnesium und eine Wärmeanwendung sehr hilfreich. Dazu wird ein warmes, aber nicht heißes Körnerkissen auf die Schulter oder in den Nacken gelegt.

### Medikamentöse Therapie

Bei den **allopathischen Wirkstoffen** gelten hier die gleichen Einschränkungen für Paracetamol und NSAID wie bei Fieber in der Schwangerschaft (▸ Seite 290).

Auch in der Stillzeit sollen Medikamente nur eingenommen werden, wenn es umbedingt nötig ist. ○ Abb. 14.14

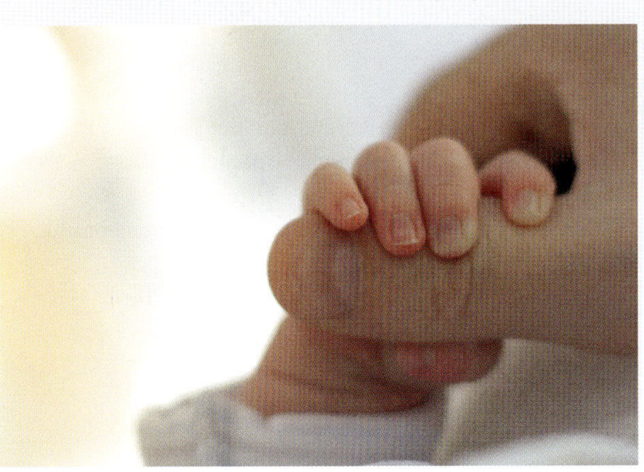

## Medikamente in der Stillzeit

In der Stillzeit sollen nur Medikamente eingenommen werden, wenn es unbedingt nötig ist. Bei der Stillzeit ist zu beachten, dass die Einnahme von Arzneimitteln, die schnell wirken, direkt nach dem Stillen erfolgen soll, damit diese Arzneistoffe bis zum nächsten Stillen schon zum größten Teil abgebaut werden und so weniger über die Muttermilch an das Kind weitergegeben werden. Bei Retardpräparaten wird empfohlen, diese vor dem Stillen einzunehmen, da die maximale Konzentration so erst nach dem Stillen erreicht wird.

Es ist wichtig, dass die Medikamente so niedrig dosiert wie möglich genommen werden, da fast alle Medikamente in die Muttermilch übergehen. Es werden zwar meist keine pharmakologisch wirksamen oder toxischen Dosen erreicht, aber trotzdem soll nicht sorglos damit umgegangen werden. Wenn ein für den Säugling schädliches Medikament eingenommen werden soll, muss unbedingt eine Stillpause eingelegt werden. Man kann vorher genügend Muttermilch abpumpen und einfrieren (□ Tab. 14.10), sodass man zu der Einnahmezeit des Medikaments diese Milch verfüttern kann und seine zu dem Zeitpunkt abpumpt und verwirft.

### Mittel der 1. Wahl

**Blähungen (Flatulenz):** Genau wie in der Schwangerschaft sollen zuerst die gleichen nichtmedikamentösen Maßnahmen ergriffen werden. Wenn dies nicht hilft, kann auch in der Stillzeit bedenkenlos zu Simeticon gegriffen werden (□ Tab. 14.12). Leiden die Säuglinge auch unter Blähungen können diese auch schon Simeticon verabreicht bekommen (▸ Kap. 15).

**Verstopfung (Obstipation):** Als erstes soll man es mit ballaststoffreicher Kost probieren. Reicht diese Maßnahme nicht aus, kann man es zusätzlich mit Füll-, Quellstoffen oder Lactulose probieren.

**Sodbrennen und Reflux:** Wenn die nichtmedikamentösen Maßnahmen nicht mehr helfen (▸ Seite 280), dann ist auch in der Stillzeit die Kombination aus Calcium- und Magnesiumcarbonat das Mittel der Wahl.

**Herpes labialis:** Die beste Variante ist ein Hydrokolloid-Pflaster. Es lässt das Herpesbläschen gut und schmerzfrei abheilen und sorgt außerdem dafür, dass das Baby vor den Viren geschützt ist.

**Vaginalmykose:** In der Stillzeit kann man auch gut Clotrimazol oder Nystatin auf der Schleimhaut anwenden. Zusätzliche Hygienemaßnahmen in der Stillzeit sind sinnvoll: Die Mutter soll gründlich, besonders nach der Behandlung mit dem Medikament, ihre Hände waschen. So wird die Gefahr einer Übertragung von Erregern reduziert.

**Schnupfen:** Auch in der Stillzeit kann sehr gut auf Inhalieren, Nasendusche und isotone bzw. hypertone Nasensprays zurückgegriffen werden (□ Tab. 14.21).

**Produktiver Husten:** Ebenso wie in der Schwangerschaft sind die Mittel der Wahl, wenn die nichtmedikamentösen Maßnahme nicht greifen, Ambroxol, Acetylcystein und Bromhexin (▸ Seite 288).

**Reizhusten:** Wenn auf ein Arzneimittel zurückgegriffen werden muss, darf man kurzfristig Dextromethorphan einnehmen.

**Halsschmerzen:** Häufig hilft viel zu lutschen, nur nicht mit Salbei, da es abstillend wirken kann. Ebenso keine Bonbons mit starken ätherischen Ölen, da diese in die Muttermilch übergehen können und das Baby nicht mehr trinken mag.

**Schmerzen und Fieber:** Die Mittel der Wahl sind Paracetamol und Ibuprofen. Selbst wenn Spuren in die Muttermilch übergehen, ist es kein Problem. Bei Ibuprofen lässt sich, wenn die Mutter die übliche therapeutische Dosierung einnimmt, der Wirkstoff nicht einmal in der Muttermilch nachweisen. Es eignet sich auch besonders gut aufgrund seiner entzündungshemmenden Eigenschaften bei einer Brustentzündung und bei entzündeten Brustwarzen. Häufig ermöglicht das Schmerzmittel in diesem Fall das Weiterstillen.

Wenn man verunsichert ist und gar nicht weiß, welche Arzneimittel in der Stillzeit geeignet sind, kann man Medikamente einnehmen, die auch für Babys zugelassen sind. Diese sind weniger bedenklich, besonders dann wenn sie in die Muttermilch übergehen.

## Literatur

Bionorica®: www.bionorica.de/rund-um-ihre-gesundheit/heilpflanzen/m%C3 %B6nchspfeffer.html

Clearblue®: http://de.clearblue.com

DHU: Homöopathisches Repetitorium. Deutsche Homöopathie-Union, Karlsruhe März 2013

Dr. Renner, Katja Seminar Apothekerkammer Nordrhein Arzneimittel in Schwangerschaft und Stillzeit

Embryotox: http://embryotox.de/

Femibion®: www.femibion.com/de_DE/produkte.html

Fernfortbildung PTA Inside® Schwangerschaft und Stillzeit 2. Überarbeitete Auflage 2009 Inside Verlag

Lanisoh®: https://lansinoh.de/

Medela: www.medela.de/stillen-fuer-muetter

Multi-Mam: www.multi-mam.de/

Philips: www.philips.de/c-m-mo/philips-avent-babyartikel/baby-erstausstattung

PTAheute: Arzneimittel in der Schwangerschaft. Ausgabe 20/2013

Wala: Schwangerschaft und Stillzeit. 3. Aufl., Februar 2016. Verfügbar unter: www.walaarzneimittel.de/files/walaarzneimittel/service/broschueren/Patienteninformation-Schwangerschaft-und-Stillzeit.pdf (Zugriff 23.10.17)

Wiesenauer M, Knapp S. Homöopathie in Schwangerschaft und Babyzeit. S. Hirzel Verlag, Stuttgart 2017

# 15 Bagatellerkrankungen bei Säuglingen und Kleinkindern

Stephanie Paul

Heute geht Bea zu ihrer Freundin Tanja. Tanja hat während des Studiums den kleinen Felix bekommen. Der kleine Felix ist ja ganz süß, nur wenn er irgendetwas hat, kann er wie am Spieß schreien. Dann ist Bea super froh, dass sie nur zu Besuch ist und jederzeit wieder gehen kann. Sie könnte es sich nicht vorstellen neben dem ganzen Unistress auch noch ein Baby zu versorgen. Als Bea schon zur Tür reinkommt versucht Tanja Felix zu beruhigen. Tanja ist völlig fertig, weil Felix schon den ganzen Tag schreit und sie weiß gar nicht, was er hat. Bea fragt ganz besorgt, ob Felix krank ist. Tanja zuckt kurz mit den Schultern. Sie weiß es auch nicht. Sie ist einfach ratlos.

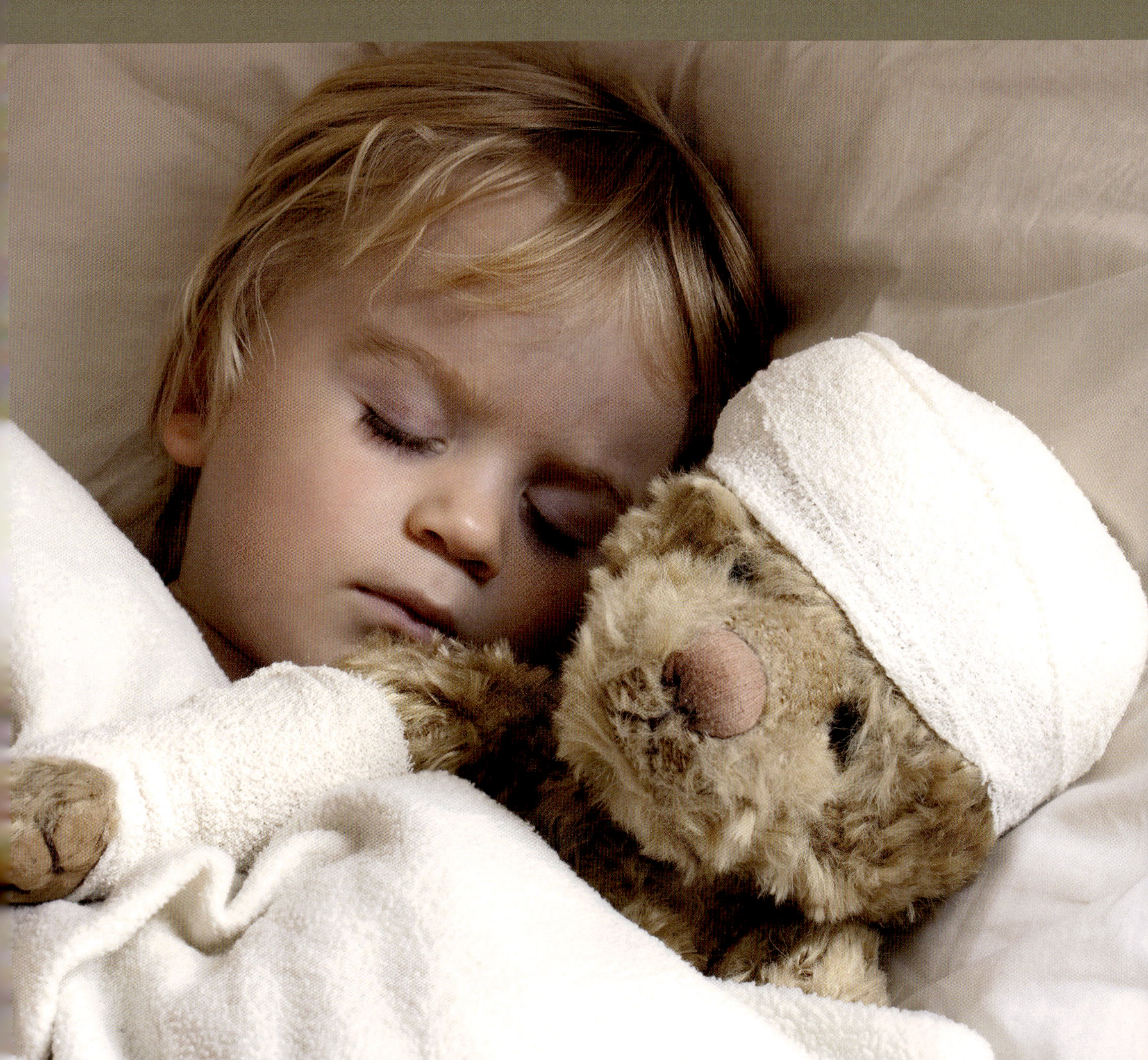

# Windeldermatitis und Windelsoor

## Aufbau der Haut

Die Haut des Babys ist genau wie bei einem Erwachsenen aus drei Schichten aufgebaut. Sie ist aber noch nicht vollständig entwickelt.

**Oberhaut (Epidermis):** Sie bildet die äußerste Hautschicht. Die oberste Zellschicht der Oberhaut, also die Kontaktfläche nach außen, ist die Hornschicht. Bei Babys ist sie im Vergleich zu Erwachsenen 30 % dünner. Die Hornschichtzellen sind wasserhaltiger als bei Erwachsenen und nicht so dicht gepackt, sodass sich größere Lücken zwischen den Hornzellen befinden.

**Lederhaut (Dermis oder Corium):** Sie liegt unter der Oberhaut und schützt den Körper vor mechanischen Einwirkungen und Temperaturschwankungen. In ihr befinden sich die Schweiß- und Talgdrüsen. Diese produzieren Lipide, die an die Hautoberfläche abgegeben werden = Hydro-Lipid-Schicht. Diese schützt die Haut vor dem Austrocknen. Außerdem sorgt sie für den sauren pH-Wert der Haut. Die saure Lipidschicht, auch Säureschutzmantel genannt, und die Hornschicht bilden die Barriere nach außen. Bei den Babys sind die Talg- und Schweißdrüsen noch nicht vollständig entwickelt, so fehlt der schützende Fettfilm und der natürliche Säureschutzmantel ist noch nicht stabil genug.

**Unterhaut (Subcutis):** Sie besteht aus Fettzellen und isoliert die tiefer liegenden Körperschichten gegen Hitze, Kälte und mechanischen Druck.

## Schilderung der Schwachpunkte

Die Haut eines Babys ist im Gegensatz zum Erwachsenen noch nicht vollständig entwickelt. Dies kann zu Problemen führen, da sie schon die gleichen Funktionen übernehmen muss. So ergeben sich automatisch einige Schwachpunkte. Erst ab der Pubertät entspricht die Haut der eines Erwachsenen. Dadurch dass die Haut noch viel dünner ist, etwa fünfmal dünner als Erwachsenenhaut, reagiert sie viel sensibler auf Reize und Temperaturschwankungen. Die Barrierefunktion ist noch nicht vollständig ausgebildet. Es ist keine ausreichende Hornschicht vorhanden, sie ist lückenhaft. Die Haut kann zwar durch die Lücken schneller Feuchtigkeit aufnehmen, aber gibt sie auch viel schneller wieder ab. Dadurch kommt es zur trockenen Haut beim Baby. Auch der Schutz vor äußeren Einflüssen ist nicht ausreichend gewährleistet und Erreger können leichter eindringen. Der noch nicht so stabile Säureschutzmantel bietet Bakterien und Pilzen die Möglichkeit sich leichter zu vermehren, in saurer Umgebung wie beim Erwachsenen ist dies nicht der Fall. Bei Babys dauert es auch viel länger bis sich der physiologische Säureschutzmantel der Haut nach häufigem Kontakt mit Wasser und Seife wieder regeneriert hat. Durch die noch nicht vollständig aktiven Talgdrüsen produzieren die Babys weniger Lipide, was auch zu trockener und empfindlicher Haut führt. Ebenso können die Babys aufgrund der verminderten Schweißdrüsen weniger Schweiß produzieren und leichter überhitzen.

Windeldermatitis tritt bei fast jedem Baby mindestens einmal auf. **o Abb. 15.1**

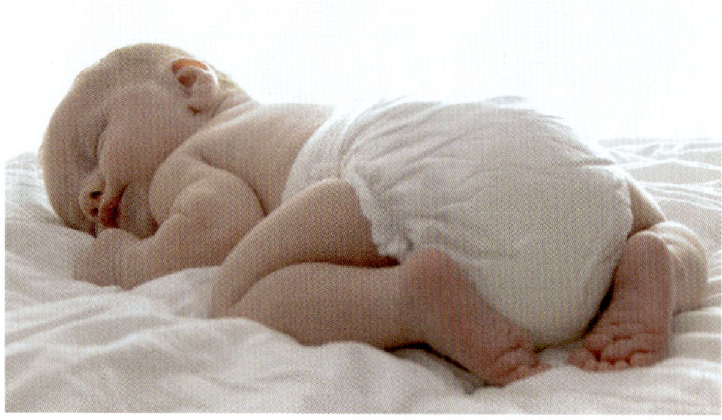

## Ursachen und Symptome

**Die Windeldermatitis** ist eine Hautreizung bis hin zur entzündlichen Hauterkrankung im Windelbereich des Babys. Es handelt sich hier um eine typische Symptomatik im Säuglingsalter. Fast jedes Baby macht sie mindestens einmal durch. Die Entstehung, Häufigkeit und Schwere ist von vielen unterschiedlichen Faktoren abhängig wie Alter, Ernährung, soziale Bedingungen, Hygienebedingungen und Klima. Der Windelbereich kommt häufig mit Urin und Stuhl in Kontakt. Dadurch kommt es zu einem feuchtwarmen Milieu in der Windelregion. Die Haut weicht auf, es kommt zu einer Schädigung der Hornschichtbarriere. Die Haut wird so durchlässiger für Reizstoffe wie aggressive Substanzen aus dem Stuhl und Urin. Wird die nasse Windel nicht bald gewechselt, zersetzt sich der Harnstoff zu Ammoniak. Dieser reizt besonders die Haut, denn er schwächt deren natürlichen Säureschutzmantel durch leichte pH-Verschiebung in den basischen Bereich.

So sind die mechanische Barriere und das chemische Schutzschild durchlässiger für Reize.

Zu den chemischen Reizen zählen:

- Duftstoffe aus Reinigungstüchern,
- Weichspüler- bzw. Waschmittelreste,
- Säure von Nahrungsmitteln wie Säure von Zitrusfrüchten in Obstbreien und Säften oder bestimmte Gemüsesorten; bei Stillbabys, wenn die stillende Mutter Zitrusfrüchte oder scharfe Gewürze gegessen hat,
- starkes Schwitzen,
- Antibiotika: sie können das Gleichgewicht der Hautflora stören, wodurch sich Hefepilze leichter ausbreiten können.

Zu den mechanischen Reizen zählen:

- scheuernde bzw. schlecht sitzende Windeln,
- Sandkörner, Krümel, die in die Windel gerutscht sind.

Die Wärme im Windelbereich begünstigt das Wundsein, denn je wärmer die Haut wird, umso höher steigt ihr Wassergehalt und desto empfindlicher wird sie.

Durch die Windeldermatitis ist die Haut leicht angreifbar. Hinzu kommt, dass die Feuchtigkeit und Wärme die Vermehrung der Mikroflora bzw. der Keimflora begünstigen. Das feuchtwarme Klima im Windelbereich schwächt den natürlichen Abwehrschutz. Der bereits in der Hautflora vorhandene Hefepilz Candida albicans breitet sich auf der wunden Haut aus und es kommt zum **Windelsoor**. Die wunde Haut ist ebenfalls empfindlicher für die Besiedlung mit Bakterien. Es kommt zu einer Superinfektion.

Ursache für den Windelsoor ist aber nicht nur die Windeldermatitis, sondern er kann auch begünstigt werden durch:

- nachlässige Hygiene,
- Behandlung mit Antibiotika,
- Durchfall,
- Allergien, Erkrankungen des Immunsystems oder andere Infektionskrankheiten.

Symptomatisch bei der Windeldermatitis ist der gerötete Windelbereich bis hin zum ausgeprägten Wundsein. Hinzu können Anzeichen einer Entzündung kommen wie Schwellung, Rötung, Nässen, Schmerzen, Pustel- oder sogar Bläschenbildung. Diese Bläschen können aufgehen und bluten. Es kommt zur Krustenbildung. Die Dermatitis kann nicht nur am Gesäß und in den Gesäßfalten auftreten, sondern sich über die ganze Genitalregion bis hin zum Oberbauch und den Oberschenkelinnenseiten ausbreiten. Wenn sich auf dieser erkrankten Haut Hefepilze (Candida albicans) ansiedeln und es zum Windelsoor kommt, äußert sich dieser hauptsächlich durch nässende Pöckchen und Pusteln sowie durch Schuppung, die sich ringförmig ausbreiten können. Die Haut ist leicht angreifbar. Kommt es zusätzlich durch Bakterienbefall zu einer Superinfektion bilden sich nässende oder eitrige Wunden. Das Baby reagiert empfindlich auf Berührung, Bewegung oder hat sogar Schmerzen beim Stuhlgang.

## Therapiemöglichkeiten

### Gerbstoffhaltige Arzneimittel

Empfehlenswert sind Bäder und Salben mit gerbstoffhaltigen Zusätzen: Diese wirken entzündungshemmend und abschwellend. Heutzutage werden weniger die natürlichen Gerbstoffe wie Eichenrindenextrakte verwendet, sondern die synthetischen wie Tamol bevorzugt eingesetzt (◻ Tab. 15.1).

**Tamol** hat folgende Eigenschaften:

- Es verdichtet die äußere Hautschicht. Dadurch entsteht eine Art Schutzfilm gegen reizende Stoffe und Erreger.
- Es wirkt wundheilungsfördernd, entzündungshemmend, juckreizstillend und adstringierend.
- Es ist sehr gut verträglich und eine längere Anwendungsdauer ist therapeutisch vertretbar.

Am effektivsten sind Sitzbäder 1–2× tgl. in Tamol, das entweder in Portionsbeuteln oder in der Dose mit Messlöffel verfügbar ist. Das verwendete Wasser sollte handwarm sein.

### Wundheilungsfördernde Arzneimittel

Am häufigsten werden **Salben und Pasten mit Zinkoxid** eingesetzt. Zink fördert die Wundheilung und wirkt entzündungshemmend. Es deckt das Entzündungsgebiet ab und trocknet den Entzündungsherd aus, da es die Feuchtigkeit absorbiert. Außerdem schützt es vor äußeren Einflüssen. Damit sich die Salben bzw. Pasten besser auftragen lassen, werden sie mit Paraffinöl oder Lebertran versetzt (◻ Tab. 15.1). **Lebertran** macht nicht nur die Salbe weich, sondern hat auch noch andere positive Eigenschaften:

- Er enthält Vitamin A und fördert somit die Wundheilung.
- Durch die zusätzliche Versorgung der Haut mit Vitamin A trägt er dazu bei, die Funktionsfähigkeit des Gewebes zu erhalten, er erhöht die Widerstandskraft und beugt so Entzündungen vor.
- Es kommt zur schnelleren Regeneration vorgeschädigter Haut.

Weitere wundheilungsfördernde Stoffe sind:

- **Dexpanthenol:** Es kann sehr gut auch schon vorbeugend gegen einen wunden Babypo eingesetzt werden, da Dexpanthenol die natürliche Schutzfunktion unterstützt und bei einem wunden Po den natürlichen Heilungsprozess fördert.
- **Hamamelis-Destillat:** Es soll schon bei den ersten Anzeichen eines wunden Babypos verwendet werden. Neben der wundheilungsfördernden Wirkung hemmt Hamamelis Entzündungen, mindert Nässen und Brennen und soll auch Pilze und Bakterien abwehren. Ist Hamamelisdestillat in einer guten Salbengrundlage verarbeitet, wird die gereizte Haut zusätzlich gepflegt und die Barrierefunktion stabilisiert (○ Abb. 15.2).
- **Hamamelisrinde:** Die Inhaltsstoffe aus der Hamamelisrinde wirken speziell adstringierend.
- **Calendulaauszug:** Er unterstützt die Neubildung von gesundem Hautgewebe und besitzt eine entzündungshemmende Wirkung.
- **Linola® Schutzbalsam:** Hierbei handelt es sich um eine lipophile Zubereitung, die einen durchsichtigen Schutz-

Hamamelis hat eine wundheilungsfördernde Wirkung. ○ Abb. 15.2

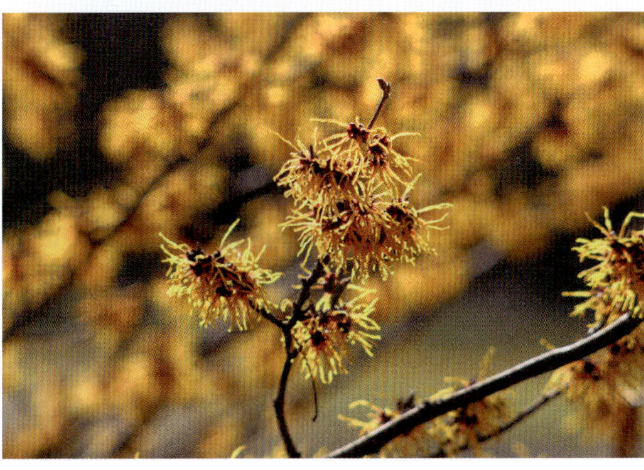

15

◘ Tab. 15.1 Präparatebeispiele bei Windeldermatitis

| Wirkstoff | Handelspräparat |
|---|---|
| **Allopathika** | |
| Gerbstoff | |
| Tamol | Tannolact® (BAD, CRE, LOT) |
| Wundheilungsförderer | |
| Zinkoxid | Zinksalbe Lichtenstein (SAL) |
| Lebertran + Zinkoxid | Desitin® (SAL) |
| Lebertran, Zinkoxid, Hamamelis, Harnstoff | Mirfulan® Wund- und Heilsalbe (SAL) |
| Dexpanthenol | Bepanthen® (SAL), Panthenol Lichtenstein (SAL) |
| u.a. Bisabolol, Glycerol, Kokos glyceride | Linola® Schutz-Balsam (BAL) |
| **Phytopharmakon (Wundheilungsförderer)** | |
| Hamamelisblätter/-rinde | Hametum® Wund- und Heilsalbe (SAL) |
| **Anthroposophikum** | |
| Calendula officinalis 2a Ø | Calendula Wundsalbe Weleda (SAL) |

◘ Tab. 15.2 Komplementärmedizinische Empfehlungen bei Windeldermatitis

| Mittel | Beschwerdebild/Anwendungsgebiet |
|---|---|
| **Homöopathikum** | |
| Chamomilla D6 | Bei Windelausschlag mit deutlicher Reizbarkeit |
| **Anthroposophikum** | |
| Hepar sulfuris D6 Weleda | Bei Pusteln und Eiterbläschen |

◘ Tab. 15.3 Präparatebeispiele bei Windelsoor

| Wirkstoff | Handelspräparat |
|---|---|
| Nystatin + Zinkoxid | Multilind® Heilsalbe (PAS) |
| Nystatin | Mykoderm® Heilsalbe (SAL) |
| Miconazol + Zinkoxid | Infectosoor® Zinksalbe (SAL) |
| Miconazol | Mykoderm® Miconazolcreme (CRE) |

◘ Tab. 15.4 Homöopathikum und sein Einsatz bei Windelsoor

| Mittel | Beschwerdebild |
|---|---|
| Chamomilla D6 | Bei Windelausschlag mit deutlicher Reizbarkeit |

film auf dem Po hinterlässt. Dadurch werden Reizstoffe abgehalten und zusätzlich werden weniger Reizungen durch mechanisches Reiben ausgelöst. Ein Feuchtigkeitsstau unter der Windel wird verhindert, da der Schutzbalsam atmungsaktiv ist. Zusätzlich enthält der Balsam wertvolle Komponenten aus Pflanzen, die gegen Hautirritationen wirken.

### Antimykotika bei Windelsoor

**Nystatin:** Das am häufigsten angewandte Antimykotikum Nystatin gibt es als Paste, Creme oder Salbe (◘ Tab. 15.3). Es wird nicht resorbiert und ist lokal gut verträglich. Es hat eine fungistatische Wirkung. Einige topische Zubereitungen enthalten nur Nystatin, in anderen ist es mit Zinkoxid kombiniert. Wichtig ist die Häufigkeit und Länge der Anwendung: Mindestens drei bis viermal täglich muss es aufgetragen werden und die Therapiedauer soll eine Woche nicht unterschreiten. Empfohlen werden zwei bis vier Wochen.

**Miconazol:** Auch das Antimykotikum Miconazol wird häufig bei Windelsoor eingesetzt. Es hat ein breites Wirkspektrum gegen Dermatophyten (Hautpilze), Hefen, Schimmelpilze und einige grampositive Bakterien. Es wirkt ebenfalls wie Nystatin fungistatisch, d. h. das Wachstum und die Vermehrung von Pilzen werden gehemmt.

## Ergänzende Empfehlungen

Das Trockenhalten der Haut ist die wichtigste unterstützende Maßnahme. Das Baby soll so oft wie möglich „unten ohne“ sein, damit möglichst viel Luft an die Haut kommt. Die beste und schnellste Wirkung haben halbstündige Luftbäder. Zusätzlich tut dem Po noch Wärme gut, indem man das Baby unter eine Wärmelampe legt oder bei warmem

Wetter hinter eine Fensterscheibe bzw. im Sommer nach draußen.

Ansonsten muss die Windel sehr häufig (mindestens sechsmal täglich) gewechselt werden. Sobald sie nass ist, muss eine Neue angezogen werden. Sie sollte auch nicht zu straff sitzen.

Empfehlenswert ist die Verwendung von hoch adsorbierenden, luftdurchlässigen Wegwerfwindeln. Es ist dort besonders wichtig auf gute Qualität zu achten. Denn die Windel soll weder scheuern noch kratzen. Zusätzlich kann man noch Heilwolle in die Windel legen, das dient zur besseren Belüftung und Abheilung der Haut.

Es kommt auch auf die richtige Reinigung an: Reibung soll vermieden werden. Reste von zinkhaltigen Salben können am besten mit Öl vorsichtig abgenommen werden. Sonst ist der Windelbereich nur mit klarem Wasser mit oder ohne Zusatz von im sauren Bereich gepufferten Waschzusätzen zu reinigen. Die Haut sollte nicht zu lange oder mit zu warmem Wasser in Berührung kommen, damit sie nicht weiter aufweichen kann.

Feuchttücher sind zu vermeiden ebenso parfümierte Cremes und Öle oder Babypuder. Puder und die Feuchtigkeit verklumpen und irritieren so viel mehr die Haut.

Nach der Reinigung soll vorsichtig die Haut trocken getupft und nicht gerieben werden.

Damit der Po besser geschützt ist, können Salben zur Stärkung der Schutzbarriere verwendet werden bzw. Heilsalben und entzündungshemmende Salben oder Pasten.

Das Baby und die stillende Mutter sollen säurehaltige sowie scharfe Nahrung meiden. Diese können die Haut im Windelbereich noch zusätzlich irritieren. Die Mutter kann zur Beruhigung auch etwas Muttermilch auf die gereizte Haut geben.

## Grenzen der Selbstmedikation

Bei häufig wiederkehrender Windeldermatitis ist es wichtig, dass vom Arzt abgeklärt wird, ob keine grundsätzlichen Erkrankungen wie Allergien, Erkrankungen des Immunsystems oder andere infektionsbegünstigende Allgemeinerkrankungen vorliegen.

Auch wenn sich die Windeldermatitis großflächig ausbreitet und schon auf andere Hautareale übergeht, soll ein Kinderarzt aufgesucht werden, ebenso bei Fieber über 39 °C.

Vermutet man, dass es sich um einen Hefepilz (Candida albicans) handelt, ist es ratsam, dieses vom Arzt abklären zu lassen. Es schadet zwar nicht, wenn ein Antimykotikum angewandt wird, wenn gar kein Pilz vorhanden ist, aber es muss unbedingt abgeklärt werden, ob die Mundschleimhaut auch gleichzeitig betroffen ist. In diesem Fall sollte eine Mitbehandlung des Magen-Darm-Trakts in Betracht gezogen werden, da sonst immer neue Hefekeime aus dem Darm austreten und die Haut von neuem besiedeln können.

# Zahnungsbeschwerden

## Zahnentwicklung

Die Zahnentwicklung beginnt schon vor der Geburt des Babys. Sie beginnt ca. 40 Tage nach der Befruchtung. Zuerst entsteht die Zahnleiste. Später spezialisieren sich die Zellen zur Zahnknospe, diese dient als Grundlage für Milchzähne. So sind die Milchzähne bereits vor der Geburt im Kieferknochen angelegt.

Das Milchgebiss hat sich ungefähr sechs bis acht Wochen vor der Geburt fertig gebildet. Die Zähne beginnen zwischen dem sechsten und neunten Lebensmonat schubweise durchzubrechen. Der Durchbruch erfolgt durch langsames Vorrücken, die darüber liegende Schleimhaut wird dünner und geht auf damit der Zahn durchtreten kann. Bei den meisten Babys kommen die mittleren Schneidezähne im Unterkiefer zuerst. Es folgen die oberen Schneidezähne gefolgt von den seitlichen Schneidezähnen. Zuletzt kommen die Eck- und Backenzähne. Erst zwischen dem 20. und 30. Monat ist das Milchgebiss mit insgesamt 20 Zähnen vollständig. Es sind alles nur allgemeine Richtwerte, die Zeiten können natürlich variieren.

## Ursachen und Symptome

Das Durchbrechen der Milchzähne durch die Mundschleimhaut und das Heraustreten aus dem Kiefer können beim Baby Schmerzen verursachen. Jedes Baby reagiert anders auf den Milchzahndurchbruch. Bei einigen Babys bekommen die Eltern es fast gar nicht mit, da passiert es symptomlos über Nacht. Andere hingegen können sich richtig krank fühlen.

Die Babys sind dann unruhig, schreien stundenlang vor Schmerzen, reagieren mit Fieber und sind besonders anfällig für Krankheiten. Es gibt zahlreiche unterschiedlich ausgeprägte Symptome, die die Milchzähne ankündigen. Das häufigste Anzeichen ist das verstärkte Sabbern. Es kann so ausgeprägt sein, dass der Babymund schon von außen im Lippenumfeld wund ist. Ein anderes häufiges Indiz ist, wenn das Baby auf Gegenstände beißt. Alles was es in die Hand bekommt, wird als „Beißring“ benutzt. Es ist egal, ob es der eigene Bauklotz oder ein Stück Möhre ist.

Das Baby versucht den Schmerz wegzubeißen. Der Druck der Gegenstände gegen das Zahnfleisch hilft dem Baby den Schmerz zu lindern und wirkt sich beschleunigend auf das Durchstoßen des Milchzahnes aus. Die Eltern entdecken beim Schauen in den Mund nicht selten eine hellweiße Wölbung, wo der Zahn bald heraustritt.

Zahlreiche **Symptome** können auftreten, müssen aber nicht. In der Regel haben die Babys bei den hinteren Zähnen größere Probleme als bei den Schneidezähnen. Folgende Symptome können beobachtet werden:

- vermehrter Speichelfluss,
- vermehrtes Saugen oder Beißen des Babys, Lutschen an den Fingern und der Hand,
- Reiben am Zahnfleisch,
- angeschwollenes Zahnfleisch,

- Entzündung der Mundschleimhaut über den entstehenden Zähnen, weißliches Zahnfleisch an der Durchbruchstelle,
- Reizbarkeit,
- unruhiger Schlaf bis hin zu Schlafstörungen,
- Weinen,
- Appetitverlust,
- Verdauungsbeschwerden wie weicher Stuhl oder sogar Durchfall,
- Wundsein im Pobereich oder Ausschlag,
- Ausschlag im Gesicht, Flush, rote Wangen,
- leicht erhöhte Temperatur bis hin zum Fieber.

Während des Zahnens steigt die Infektanfälligkeit, deshalb leiden Babys häufig parallel unter einer Erkältung.

## Therapiemöglichkeiten

### Zahnungsgele

Am schnellsten und stärksten lindern Zahnungsgele die Beschwerden. Sie wirken lokal genau da, wo der Zahn durchbricht. Als Akuttherapeutikum sind sie Mittel der Wahl.

Die meisten Gele beinhalten einen lokalanästhesierenden Stoff wie Lidocain oder Polidocanol. Diese Substanzen sind sofort schmerzstillend und werden häufig in Kombination mit einem entzündungshemmenden Stoff wie z. B. Kamillenextrakt, Salbei oder Malve angewendet.

Kamille hat den Vorteil, dass es entzündungshemmend und wundheilungsfördernd zugleich wirkt. Malvenextrakt beruhigt hingegen das Zahnfleisch.

Das Malvengel enthält zusätzlich noch Dexpanthenol, welches für die Zellneubildung verantwortlich ist und so zur Regeneration der irritierten Mundschleimhaut beiträgt. Hinzu kommt, dass es dadurch die hauteigene Elastizität verbessert. Am besten kann das Gel mit gut gereinigten Fingern auf das gereizte Zahnfleisch aufgetragen und leicht einmassiert werden. Das Gel kühlt angenehm das Zahnfleisch.

### Homöopathie

Reicht das Gel gegen die Schmerzen nicht aus, ist das Baby empfindlich, weint schnell, ist das Gesicht einseitig gerötet, beruhigt Herumtragen oder Schaukeln, können zusätzlich noch Zahnungsglobuli mit **Chamomilla** gegeben werden.

Reagiert das Baby beim Zahnen mit heißer roter Zahnfleischschwellung, hohem plötzlichen Fieber und ist sehr aktiv, kann **Belladonna** Linderung bringen.

**Ferrum phosphoricum** ist dagegen eher bei einhergehendem Fieber wirksam.

Am besten gibt man das Kügelchen, indem man es mit dem sauberen Finger tief in die Backentasche schiebt. 15 bis 20 Minuten vor und nach der Einnahme soll das Kind nicht essen oder trinken.

Anstelle von Globuli können unterstützend bei Zahnungsbeschwerden auch homöopathische Zäpfchen gegeben werden. Sie können eingesetzt werden bei akuten fieberhaften Erkrankungen und Unruhezuständen im Zusammenhang mit Zahnungsbeschwerden (◻ Tab. 15.5).

Die Zäpfchen enthalten Tollkirsche (Belladonna), welche fiebersenkend wirkt, entzündungshemmende und dadurch schmerzstillende Kamille, Schlafmohn, welcher einen ruhigen, ausgleichenden Schlaf bei fieberhaften Erkrankungen fördert, und Sonnenhut (Echinacea), der die körpereigenen Abwehrkräfte stärkt.

### Anthroposophie

Auch in der Anthroposophie gibt es Zäpfchen bei Zahnungsbeschwerden: Sie enthalten eine Kombination aus Kamille, Breitwegerich gegen Schmerzzustände im Kopfbereich und gegen Entzündungen, fiebersenkende Tollkirche, Küchenschelle gegen Erkältungsneigung und Austernschalenkalk für den kindlichen Stoffwechsel und gegen Schleimhauterkrankungen (◻ Tab. 15.5).

### Schmerz- und fiebersenkende Mittel

Wenn die Babys bzw. Kleinkinder nicht auf die homöopathischen bzw. anthroposophischen Mittel ansprechen, können Paracetamol oder Ibuprofen in Zäpfchen- oder Saftform gegeben werden.

Kommen die ersten Zähnchen durch, sind Beißringe gefragt. ○ Abb. 15.3

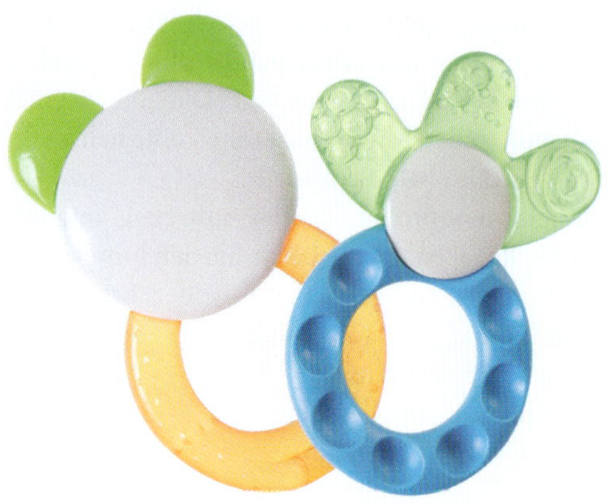

## Ergänzende Empfehlungen

**Veilchenwurzel:** Traditionell werden bei Zahnungsbeschwerden gerne Veilchenwurzeln eingesetzt. Es handelt sich dabei um holzartige Iriswurzelteile auf denen das Baby herumkaut, wodurch die Schmerzen gelindert werden sollen. Der Nachteil ist, dass es nicht sehr hygienisch ist, da die Wurzel nicht gut gereinigt werden kann. Außerdem besteht die Gefahr, dass größere Wurzelteile davon abgehen und verschluckt werden oder im Hals stecken bleiben. Deshalb ist die Anwendung sehr fraglich.

**Beißringe und Co:** Besser geeignet sind hingegen Beißringe (○ Abb. 15.3). Diese können gut mit Spülmittel und Wasser gereinigt werden. Durch den Druck, den die Babys darauf ausüben, wird der Schmerz gelindert. Es gibt verschiedene Ausführungen von Beißringen. Wichtig ist, dass sie PVC-frei sind und ohne schädliche Weichmacher. Einen beson-

Tab. 15.5 Präparatebeispiele bei Zahnungsbeschwerden

| Wirkstoff | Handelspräparat |
|---|---|
| **Allopathika** | |
| Zahnungsgele | |
| Lidocain, Polidocanol, Kamillenextrakt | Dentinox®-Gel (GEL) |
| Auszug aus Kamillenblüten u. Polidocanol | Kamistad® Baby (GEL) |
| Malvenextrakt, Dexpanthenol, Polidocanol | Mama Natura Dentilin® Zahnungsgel (GEL) |
| Auszug aus Salbeiblättern u. Kamillenblüten, Lidocain | Infectogingi® Mundgel (GEL) |
| Schmerzmittel | |
| Paracetamol | ben-u-ron® (SAF, SUP) |
| Ibuprofen | Nurofen® (SAF, SUP) |
| **Phytopharmakon** | |
| Kamillen-, Nelken-, Pfefferminz- u. Salbeiöl, Propolistinktur | Osa® Pflanzen-Zahngel (ZGE) |
| **Homöopathische Komplexmittel** | |
| Calc. carbonicum Hahnemanni Dil. C8, Calc. phosphoricum Dil. D12, Ferrum phos. Dil. C8, Magnesium phosphoricum Dil. C6, Matricaria recutita Dil. D6 | Osanit® zuckerfreie Zahnungskügelchen (GLO) |
| Atropa belladonna, Calcium carbonicum Hahnemanni, Matricaria recutita, Plantago major, Pulsatilla pratensis | Viburcol® N (SUP) |
| **Anthroposophikum** | |
| Argentum metallicum praeparatum D19, Chamomilla radix-ethanol. Decoctum D2, Echinacea ∅, Echinacea purpurea ex planta tota ∅, Papaver somniferum D3 | Weleda Fieber- und Zahnungszäpfchen (SUP) |

15

ders guten Effekt haben Eisbeißringe. Diese Beißringe sind mit einem Kühlgel gefüllt. Legt man diese in den Kühlschrank, haben sie einen guten Kühleffekt. **Wichtig:** diese Beißringe dürfen niemals in das Gefrierfach, denn zu viel Kälte schädigt das Zahnfleisch.

Alles was kalt ist wird als besonders angenehm empfunden, auch kalte Apfel- oder Möhrenstückchen. Diese sollte man aufgrund der Verschluckungsgefahr niemals ohne Aufsicht geben. Kälte mindert die Durchblutung und nimmt so die Schwellung, lindert die Schmerzen und hemmt die Entzündung. Es gibt Beißringe mit verschiedenen Oberflächen. Einige haben Rillen, Noppen, Borsten oder sind aus abwechslungsreichen Materialien, die unterschiedliche Härtegrade aufweisen.

**Bernsteinkette:** Viele Mütter haben auch gute Erfahrungen mit Bernsteinketten gemacht. Die Meinungen gehen sehr auseinander. Am besten man probiert es einfach aus. Bernstein soll ätherische Öle freisetzen. Diese Öle sollen sich wohltuend auf den Organismus des Babys auswirken. Es gibt spezielle Bernsteinketten für Babys. Die Kette muss eine Sollbruchstelle besitzen, z. B. ein Steckverschluss, der sich bei Zug an der Kette vollständig öffnet. Sie muss reißfest sein und die Bernsteine einzeln verknotet, denn falls die Kette doch einmal reißen sollte, ist dann lediglich nur ein Stein lose.

## Grenzen der Selbstmedikation

Es soll ein Arzt aufgesucht werden bei länger andauernden Beschwerden wie Fieber, Erbrechen, Durchfall und Hautausschlägen, da diese Symptome auch andere Ursachen haben können als das Zahnen. Ebenfalls soll man zum Arzt gehen, wenn das Kind sehr hoch fiebert.

Einige Kinder zahnen früher, andere hingegen später. Ist aber nach zwölf Monaten noch kein Zahn in Sicht, sollte ein Zahnarzt aufgesucht werden.

# Blähungen, Verstopfung und Durchfall

## Der Magen-Darm-Trakt

Der Magen-Darm-Trakt wird auch Verdauungstrakt genannt. Die Verdauung (Digestion) beginnt schon im Mund mit der Nahrungsaufnahme und endet mit der Ausscheidung durch den After. Dabei werden Nährstoffe freigesetzt, zerlegt und aufgenommen. Da Babys Muttermilch oder Säuglingsnahrung, die flüssig ist, bekommen, brauchen sie erst gar nicht die Nahrung im Mund zerkleinern. Dieser flüssige „Brei" wandert über den Magen in den Dünndarm und weiter in den Dickdarm. Die unverwertbaren Reste werden dann ausgeschieden. Der Verdauungstrakt eines Säuglings bzw. Kleinkindes unterscheidet sich vom ausgereiften Verdauungstrakt, indem er nur eingeschränkt funktionsfähig ist. Dies liegt einerseits daran, dass er noch nicht vollständig entwickelt ist und andererseits kann der Verdauungstrakt noch nicht kontrolliert werden.

Das Verdauungssystem ist einfach noch nicht ausgereift, da die biochemischen Prozesse für die Entwicklung mehr Zeit benötigen als die Schwangerschaft dauert. Außerdem ist bei der Geburt der Verdauungstrakt noch steril. Er wird erst nach und nach durch die Nahrungsaufnahme mit Darmbakterien besiedelt. Da es etwas Zeit braucht die optimale Darmflora zu entwickeln, ist das der Grund dafür, dass Kinder in den ersten Lebenswochen oder Monaten häufig Blähungen und Bauchschmerzen haben. Die Entwicklung der **Darmflora** ist von unterschiedlichen Faktoren abhängig:

- der Art der Geburt,
- dem Alter,
- der Ernährung,
- eventuellen Antibiotikagaben.

## Blähungen und Dreimonatskoliken

### Ursachen und Symptome

Blähungen entstehen durch Gasbildung im Magen-Darm-Trakt. Die Gasbläschen wandern in den Darm und drücken dort auf die Darmwand und führen so zu Schmerzen. Blähungen sind bei Säuglingen etwas ganz normales. Viele Babys leiden in den ersten Lebensmonaten unter Blähungen, die sich bis zu Krämpfen (Dreimonatskoliken) steigern können. Die Hauptursache liegt in der Unreife des Darms. Weitere Ursachen können sein:

- Störungen bei der Entwicklung des kindlichen Verdauungstrakts,
- Fütterungsfehler, wie zu hastiges Trinken und verschluckte Luft, die in den Magen- und Darm-Trakt gelangt,
- Unruhe im sozialen Umfeld; da das Verdauungssystem zentral gesteuert ist, können psychologische Faktoren die Funktion der Verdauung beeinflussen,
- selten, aber nicht auszuschließen, sind Unverträglichkeiten auf Kuhmilch oder Milchzucker,
- bei Kleinkindern kann auch ballaststoffreiche Ernährung wie Vollkornprodukte oder Gemüse der Grund sein,
- bei Stillkindern kann es an der Nahrung der Mutter liegen, denn wenn sie blähende Speisen gegessen hat, überträgt es sich über die Muttermilch.

Hauptsymptom von Blähungen und Dreimonatskoliken ist die Entweichung von Luft. Da diese aber nicht immer so ausweichen kann, kommen häufig noch unangenehme Begleitsymptome hinzu. Dreimonatskoliken sind Blähungen und Bauchschmerzen, die in der zweiten Lebenswoche beginnen und nach drei bis vier Monaten abklingen. Handelt es sich um „normale" Blähungen sind die Symptome noch lange nicht so ausgeprägt wie bei einer Dreimonatskolik. Bei Blähungen ist meist der Bauch aufgetrieben und fühlt sich gespannt an. Die vermehrten Gasbläschen erzeugen ein Völlegefühl oder Druck. So können sie auch schmerzhafte Darmkrämpfe verursachen.

Die Babys fangen häufig nach der Nahrungsaufnahme an zu schreien, weil sie durch die Beanspruchung des Magen-Darm-Trakts zu Krämpfen neigen. Sie lassen sich dann auch durch nichts beruhigen und schreien Stunden lang. Bei einigen Babys fängt dieses erst am frühen Abend an. Es ist ein schrilles Schreien. Das Gesicht kann rot anlaufen vor Schreien oder weil es so angestrengt drückt. Die Babys können dabei auch die Stirn runzeln, die Händchen zu Fäusten ballen und haben einen angespannten Bauch. Einige Babys ziehen zur Entlastung ihre Beinchen an sich heran, andere überstrecken sich und versuchen sich so Erleichterung zu verschaffen. Es wird vermutet, dass bei den Babys durch das Schreien noch mehr Luft in den Bauch gelangt. Das Baby findet einfach keine Ruhe. Es kann vor Schmerzen nicht schlafen. Die Koliken reißen es immer wieder aus dem Schlaf. Dadurch wird das Kind noch müder und überreizter.

### Therapiemöglichkeiten

Wenn das Kind unter Blähungen leidet, ist es sehr hilfreich eine Linderung mit einem **Fenchel-Anis-Kümmel-Tee** auszuprobieren. Die ätherischen Öle wirken entkrampfend und lassen die Gase besser entweichen. Bei Stillkindern ist es sinnvoll, wenn die Mutter auch mehrmals täglich davon trinkt. So gibt sie die Wirkstoffe an das Kind weiter. Die krampflösende Wirkung von Kümmel wird auch in Form von Zäpfchen oder Salben genutzt (◘ Tab. 15.6).

Die **anthroposophischen Zäpfchen** enthalten zusätzlich zum entblähenden Kümmel (Carvi fructus) noch Tabak (Nicotiana tabacum) und Tollkirsche (Atropa belladonna), welche entkrampfend auf die Darmmuskulatur wirken, und Kamille (Matricaria chamomilla) mit ihrer beruhigenden Wirkung auf den Darm.

Möchte man den kleinen Körper nicht systemisch belasten oder therapieergänzend noch etwas tun, empfinden viele Babys eine **Bauchmassage** unterstützt von Öl oder Salbe mit ätherischem Öl wie Kümmelöl als sehr wohltuend. Wichtig ist, dass es um den Nabel herum im Uhrzeigersinn einmassiert wird. Die Massage hilft, dass die Nahrungsbestandteile und Luftbläschen im Darm schneller weiter transportiert werden und sich in die richtige Richtung bewegen. So werden leichte Verkrampfungen gelöst und Blähungen gelindert.

Eine weitere Alternative sind Tropfen, die den Bakterienstamm Lactobacillus reuteri protectis enthalten. Es sind natürliche **Milchsäurebakterien**, die Zucker zu Milchsäure abbauen. Sie sind insbesondere für Säuglinge geeignet. Unabhängig vom Alter sollen einmal täglich fünf Tropfen gegeben werden, bei einem Baby am besten in einen Teelöffel Muttermilch oder Säuglingsnahrung, nur nicht in warme Getränke oder Speisen. Lactobacillus reuteri protectis kommt auch als natürlicher Bestandteil in der Muttermilch und in der Darmflora vor. Führt man die Kulturen von außen zu, können sie den Darm schneller besiedeln und wirken so der mangelhaften Ausbildung der Darmflora entgegen.

Ohne Bedenken kann auch ein **Entschäumer** gegeben werden. Er wirkt rein physikalisch und wird vom Körper nicht aufgenommen, sondern verlässt ihn unverändert. Er wirkt nur lokal im Magen-Darm-Trakt und gelangt nicht in die Blutbahn. Bei dem Entschäumer handelt es sich um Simeticon, welches die Schaumbläschen im Darm zerfallen lässt. Die freigesetzte Luft verlässt durch ein Bäuerchen oder über den Enddarm den Körper.

**Es wird folgendermaßen angewendet**: Simeticon kann direkt in das Fläschchen gegeben oder es kann vor dem Stillen verabreicht werden. Empfohlen werden vor dem Stillen ein bis zwei Pumpstöße bzw. 15 Tropfen Entschäumer mit dem Löffel in die Wangentasche. Bekommt das Baby die Flasche, soll die Dosis direkt in die fertig zubereitete Flasche gegeben werden. So wird die Schaumbildung im Babymagen vermindert.

## Ergänzende Empfehlungen

Bei akuten Krampfbeschwerden kann auch eine **Wärmflasche** mit nicht zu heißem Wasser oder ein aufgewärmtes Körnerkissen wahre Wunder bewirken. Die Wärme wirkt entkrampfend.

Kleine **Gymnastikübungen** wie z. B. beim Wickeln das Baby auf dem Rücken liegend mit den Beinen in der Luft „Rad fahren" oder eine „Kerze machen" lassen oder ganz sanft die Beine gegen den Bauch drücken. So kann besser Luft entweichen. Der Fliegergriff ist auch sehr angenehm für die Kleinen. Das Bäuchlein wird auf den Unterarm gelegt und die freie Hand wird unter den Bauch des Babys geschoben. Durch den Druck und die Wärme wird ihm Erleichterung geschaffen (Abb. 15.5).

Eine Bauchmassage mit Kümmelöl kann Flatulenzen mildern. Abb. 15.4

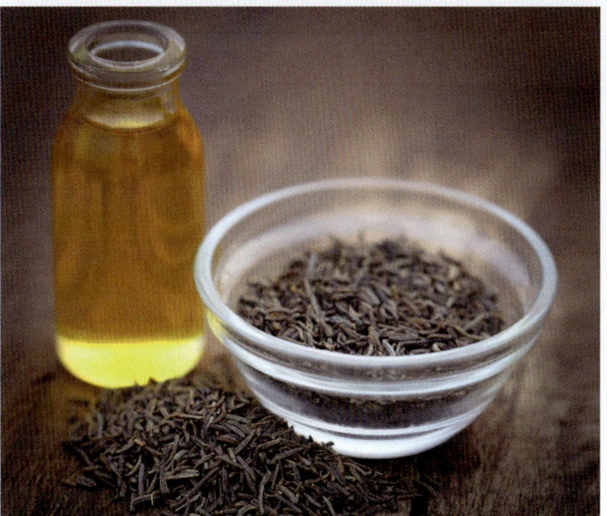

**„Luftfreies" Füttern:** Das Baby soll weder beim Stillen noch mit der Flasche zu viel Luft verschlucken. Beim Stillen kann man verhindern, dass das Kind zu viel Luft schluckt, indem es nicht nur an der Brustwarze nuckelt, sondern den ganzen Warzenvorhof mit einsaugt. Beim Füttern mit der Flasche dagegen sollte man auf ein kleines Saugloch zurückgreifen und eventuell auf „Antikolikflaschen". Es ist egal, ob das Kind gestillt oder mit der Flasche gefüttert wird: Das Kind soll möglichst eine aufrechte Sitzposition dabei haben, also leicht senkrecht, sodass es mit dem Bauch tiefer liegt als mit dem Köpfchen. So kann verschluckte Luft noch während des Trinkens wieder aus dem Magen nach oben steigen. Wichtig ist auch, dass beim Füttern öfter Zeit für ein Bäuerchen eingeräumt wird, z. B. zwischen dem Anlegen der einen und der anderen Brust, spätestens aber nach der Mahlzeit.

15

Tab. 15.6 Präparatebeispiele bei Blähungen

| Wirkstoff | Handelspräparat |
|---|---|
| **Allopathika** | |
| Lactobacillus reuteri protectis | BiGaia® (TRO) |
| Simeticon | Lefax® (PPL), Sab simplex® (SUS) |
| **Phytopharmaka** | |
| Fenchel-Anis-Kümmeltee | Sidroga® TEExpress Bäuchlein Bär (TEE) |
| Salbe mit Kümmelöl | Windsalbe® (SAL) |
| **Anthroposophika** | |
| Atropa belladonna ex herba ferm 33a D2, Chamomilla e radice ferm 33c Ø, Kümmel-Dickextrakt, Nicotiana tabacum ferm 33b D4 | Carum carvi comp. Säuglingszäpfchen WALA® (SUP), Carum carvi Kinderzäpfchen WALA® (SUP) |

Der Fliegergriff vermag die Bauchschmerzen des Babys zu lindern. ○ Abb. 15.5

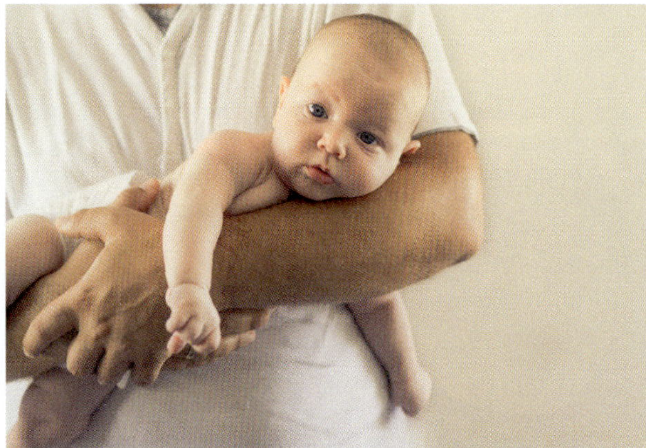

Kinder, die bereits selbständig essen, sollen sich genügend **Zeit und Ruhe** gönnen und das **Essen** gut durchkauen. Sie sollen lieber kleine Portionen verzehren und auf stark blähende Speisen verzichten bzw. nur in kleinem Maße essen. Getränke sollen möglichst wenig bis gar keine Kohlensäure enthalten. Ebenso sollen Mütter, die stillen, nichts Blähendes essen. Dazu gehören jegliche Art von Kohl, Broccoli, Sauerkraut, Krautsalat, Lauchsorten, Zwiebeln, Knoblauch und Hülsenfrüchten.

Wichtig ist für die Babys in der Phase, in der sie von Blähungen gequält werden, viel **Ruhe und Zuwendung**. Die Eltern sollen auf jeden Fall Ruhe bewahren, denn Stress und Nervosität übertragen sich auf das Kind. Monotone Hintergrundgeräusche können sich auch beruhigend auf Babys auswirken.

### Grenzen der Selbstmedikation

Bei Blähungen oder Dreimonatskoliken ist keine ärztliche Behandlung notwendig. Nur wenn das Baby langanhaltend schreit, sollte man den Arzt aufsuchen, um andere Erkrankungen auszuschließen. Dauerhafte und langanhaltende Blähungen häufig im Zusammenhang mit Durchfall, können auch auf eine Nahrungsmittelunverträglichkeit hinweisen. Dies sollte unbedingt ärztlich abgeklärt werden.

## Verstopfung

Wenn ein Kind mal einige Tage nicht zur Toilette kann, spricht man nicht gleich von einer Verstopfung (Obstipation). Einige Kinder haben mehrmals täglich Stuhlgang andere dagegen nur alle 10 Tage. Die Stuhlfrequenz und -konsistenz sind abhängig vom Alter, von der Ernährung, ob es ein Stillkind oder ein Flaschenkind ist, von Medikamenten oder von bestehenden Grunderkrankungen.

Erst wenn der Stuhl hart oder schmerzhaft ist und sich so die Darmentleerung als schwierig erweist, spricht man von einer Verstopfung. Der Stuhl wird nur verzögert und nicht vollständig abgegeben. Chronisch wird die Verstopfung, wenn die Symptomatik über zwei Monate anhält.

### Ursachen und Symptome

Selten steckt eine organische Ursache hinter einer Verstopfung. Bei den Kleinkindern hängt die Ursache häufig von der Nahrung ab. Stillbabys haben fast nie Probleme mit Verstopfung. Das liegt daran, dass die Muttermilch besser verdaulich ist. Säuglingsnahrung kann schon eher zu Verstopfungen führen, z. B. wenn die Nahrung falsch zubereitet wurde oder das Kind etwas in der Nahrung nicht verträgt.

Genauso können Probleme auftreten, wenn die Stillkinder umgestellt werden auf Beikost. Der Darm muss sich auf Nahrungsmittel einstellen. Dabei zu beachten ist, dass man dem Kind immer genügend Flüssigkeit anbietet und auch ballaststoffreiche Nahrung.

Die nächste Ursache kann auftreten, wenn die Kleinen „Trocken-werden“ sollen. Die Umstellung von der Windel auf das Töpfchen oder die Toilette fällt nicht allen Kindern einfach. Werden sie noch zusätzlich unter Druck gesetzt, halten sie manchmal erst recht ein.

Weitere exogene Faktoren spielen eine Rolle wie:

- die Umgebungsänderung, z. B. bedingt durch die Tagesmutter oder Kita,
- Änderung des Tagesrhythmus,
- Stress,
- perianale Entzündungen wie Fissuren oder Rhagaden.

Allgemeine Erkrankungen können auch in Frage kommen wie z. B. eine Unterfunktion der Schilddrüse(Hypothyreose). Sehr selten stecken wirklich kolorektale Erkrankungen wie eine Verengung des Dickdarms dahinter.

Das **Hauptsymptom,** über das die kleinen Kinder bei einer Verstopfung häufig klagen, sind Bauchschmerzen. Der Bauch ist aufgebläht und z. T. auch verhärtet. Zusätzlich leiden die Kinder unter Appetitlosigkeit. Es geht selten und wenn nur extrem harter Stuhl ab. Ein Baby, das noch nicht sagen kann, was es hat, äußert die Beschwerden, indem es die Beine Richtung Bauch anzieht und weint. Bei einem Kind, welches schon trocken ist, können Kotspuren in der Unterwäsche auch ein Indiz für Verstopfung sein. Es kommt dadurch zu Stande, dass der Stuhl einhärtet und wie ein Pfropfen im Mastdarm festsitzt. Der Stuhl davor beginnt zu vergären und sich zu verflüssigen. Dieser läuft dann an dem Pfropf vorbei in die Unterhose.

### Therapiemöglichkeiten

Zuerst sollte mit nichtmedikamentösen Maßnahmen versucht werden die Verstopfung in den Griff zu bekommen. Dies erfolgt in erster Linie durch Ernährungsumstellung. Wenn bei Babys normale Kost eingeführt wird, sollen sie zunächst nur leichte oder Schonkost erhalten. Bei älteren Kindern dagegen wird eine vollwertige ballaststoffreiche Ernährung empfohlen, sie sollen am besten fünfmal täglich Gemüse, Obst, Vollkornprodukte sowie Kartoffeln essen. Viel trinken ist auch das A und O wie z. B. Wasser, Kräuter-, Früchtetees oder verdünnte Fruchtsäfte, damit der Stuhl aufweichen kann. Zusätzlich viel Bewegung hilft dem Darm in Gang zu kommen. Da die Babys sich noch nicht so viel bewegen können, kann eine leichte Bauchmassage hilfreich sein. Tritt die Verstopfung bei der Umstellung von der Windel auf die Toilette auf, ist es wichtig, das Kind nicht unter

◘ Tab. 15.7 Präparatebeispiele (Laxanzien) bei Verstopfung

| Wirkstoff | Handelspräparat |
|---|---|
| Glycerin 85 % | Babylax® (KLI), Glycilax® f. Kinder (SUP) |
| Sorbitol-Lösung 70 %, Natriumcitrat, Dodecyl, Natriumsalz 70 % | Microlax® (KLI) |
| Natriumdihydrogenphosphat, Natriumdihydrogencarbonat | Lecicarbon® K (SUP), Lecicarbon® S (SUP) |
| Lactose | Edelweiss® Milchzucker |
| Lactulose | Bifiteral® (SIR), Lactulose Hexal® (SIR) |

Druck zu setzen, sondern eher zum Toilettengang zu ermutigen. Dem Kind soll auch genug Zeit eingeräumt werden, um sein „Geschäft" zu erledigen.

Hilft dieses alles nicht, kann nach ärztlicher Abklärung, dass die Verstopfung keine organische Ursache hat, medikamentös nachgeholfen werden. Bei akuter Verstopfung können rektale Mittel gegeben werden, diese eignen sich sogar schon für Säuglinge. Der Magen-Darm-Trakt wird geschont und es tritt eine schnell vorhersehbare Wirkung ein. Sie sind sanft und problemlos anzuwenden. Dazu zählen Zäpfchen oder Klistiere mit Glycerol. Sie fördern die Verdauung, indem sie den Darminhalt aufweichen und die Gleitfähigkeit des Stuhls erhöhen.

Miniklistiere mit Mineralien wie Natriumcitrat, Dodecyl, Natriumsalz und Sorbitol binden Wasser und weichen so den verhärteten Stuhl auf. Die Miniklistiere haben den Vorteil, dass sie eine besonders dünne Tülle an der Tube haben und so noch viel dünner als ein Zäpfchen sind und dadurch leichter einzuführen sind (◘ Tab. 15.7).

Bei **Babys** soll nur eine halbe Tube des **Klistiers** gegeben werden. Damit man es besser abschätzen kann, soll vorher die erste Hälfte entsorgt und die zweite Hälfte in den Enddarm appliziert werden. Wichtig ist, dass die Tube immer gedrückt wieder aus dem After gezogen wird, denn sonst zieht sich die Flüssigkeit in die Tube zurück.

Es gibt Zäpfchen die natürliches $CO_2$ entwickeln, das im Darm auch schon vorhanden ist. Diese Zäpfchen regen die Darmtätigkeit an.

Nachdem der angestaute Stuhl entleert worden ist, muss darauf geachtet werden, dass die Verstopfung nicht zu schnell wieder auftritt. Sehr gut können in dieser Phase dem Kind Milchzucker oder Sirupe mit Lactulose gegeben werden. Diese erhöhen die Wassermenge im Darm durch einen osmotischen Effekt und machen so den Stuhl weicher. Die Mittel können mit in die Milchflasche gegeben werden, es wird allerdings eine einschleichende Dosierung empfohlen, da häufig Blähungen als Nebenwirkung auftreten können. Nur Vorsicht, es besteht dann Kariesgefahr für Dauernuckler.

Wenn diese Abführhilfen nicht wirksam sind, kann der Arzt ein wasserbindendes Laxans verordnen. Es enthält Macrogol mit Mineralstoffen (Movicol junior®) und wird nach Auflösen des Pulvers in Wasser getrunken.

Diphenolische Abführmittel wie Bisacodyl oder Natriumpicosulfat sind **bei Kindern** unter zwei Jahren bzw. letzteres unter vier Jahren **kontraindiziert.** Außerdem haben diese Abführmittel noch den Nachteil, dass sie Krämpfe auslösen können. Anthrachinone und Präparate die Flohsamen enthalten sind für Kinder unter zwölf Jahren kontraindiziert. Flohsamen bringt die Gefahr mit sich, dass es bei ungenügender Flüssigkeitszufuhr zum Darmverschluss kommen kann.

### Grenzen der Selbstmedikation

Es soll ein Arzt aufgesucht werden, wenn die Beschwerden trotz nichtmedikamentöser Maßnahmen anhalten, um abzuklären, welche Ursache dahinter steckt:

- bei akuter Verstopfung im Säuglingsalter,
- bei begleitenden Symptomen wie Übelkeit, Erbrechen oder sogar Fieber,
- bei starken Bauchschmerzen,
- bei blutigem Stuhl.

## Durchfall

Unter Durchfall (Diarrhö) versteht man häufigen Stuhlgang, der sehr flüssig ist. Die Menge bei der Darmentleerung ist ungewöhnlich hoch ebenso der Wasser- und Salzgehalt des Stuhls.

Allgemein ist die Darmtätigkeit erhöht. So werden die Nahrungsbestandteile schneller hindurch befördert. Die Stuhlentleerung findet innerhalb von 24 Stunden mindestens dreimal statt. Wenn der Durchfall durch Viren oder Bakterien ausgelöst wurde, ist es eine Art Schutzmaßnahme für den Körper. So werden die „Fremdlinge" schnell aus dem Körper heraus befördert. Meist hält der Durchfall nur wenige Tage an, dann spricht man von einem akuten Durchfall. Bestehen die Beschwerden länger als ca. fünf Tage oder treten immer wieder auf, ist der Durchfall chronisch und die Behandlung gehört auf jeden Fall in die Hand des Arztes.

## Ursachen und Symptome

Durchfall kann unterschiedliche Ursachen haben. Bei Säuglingen und Kleinkindern sind Viren wie Rota-, Noro- oder Adenoviren, aber auch Bakterien wie E. coli die Hauptauslöser, seltener Pilze oder Parasiten. Das Immunsystem von Kindern ist noch nicht vollständig ausgebildet, daher ist die Anfälligkeit für virale oder bakterielle Infektionen grundsätzlich erhöht. Sie haben gegen die möglichen Verursacher von Magen- und Darmproblemen noch keine Abwehrkräfte entwickelt. Auch im Zusammenhang mit anderen Erkrankungen wie fiebrigen Atemwegserkrankungen oder Mittelohrentzündung kann Durchfall im Säuglings- bzw. Kindesalter auftreten.

Deshalb ist es wichtig im Beratungsgespräch zu fragen, ob neben dem Durchfall noch andere Krankheitsanzeichen aufgetreten sind.

Weitere Ursachen können verdorbene Lebensmittel oder falsche Ernährung wie zu kaltes, zu schnelles Essen oder zu viel durcheinander Essen sein, z. B. eine große Menge von abführend wirkendem Obst, Fruchtsäften oder Zuckeraustauschstoffen.

Auch der Einsatz von Medikamenten kann ein Auslöser für Durchfall sein: gerade bei den Kleinen kommt es vor, dass es zum „Antibiotika-induzierten" Durchfall kommen kann. Das Antibiotikum hat nicht nur die „schlechten", sondern auch die „guten" Bakterien abgetötet. Dadurch ist die Darmflora gestört.

Kleine Kinder reagieren nicht selten bei der Umstellung von Muttermilch auf Beikost oder beim Abstillen mit Durchfall. Der Darm muss sich an die Umstellung gewöhnen. Durchfall kann auch psychisch bedingt auftreten bei Stress, Aufregung oder Angst.

Treten die Durchfälle immer wieder auf und es kreist gerade nicht ein Virus im Kindergarten, können die Durchfälle auch mit einer Grunderkrankung, einer Nahrungsmittelunverträglichkeit oder -allergie zusammenhängen. Wiederholte Durchfälle mit massigen fettglänzenden übelriechenden Stühlen können auf eine Stoffwechselstörung hinweisen und sollten auf jeden Fall vom Arzt abgeklärt werden.

Häufiger Stuhlgang ist meist nicht das einzige Symptom einer Durchfallerkrankung: Oft wird der Durchfall noch begleitet von Appetitlosigkeit, Blähungen, Bauchschmerzen, Erbrechen und Fieber.

## Therapiemöglichkeiten

### Durchfall bei Kindern

Am allerwichtigsten ist die frühzeitige Behandlung, damit es gerade bei den Kleinen nicht zur Dehydratation kommt. Der Mineralstoff- und Flüssigkeitsverlust kann nämlich im Verhältnis zum Körper sehr hoch sein. Der Verlust an Flüssigkeit und Elektrolyten kann Funktionen von Herz, Nieren oder Gehirn beeinträchtigen, es besteht Lebensgefahr! Kleinkinder unter zwei Jahren gehören bei Durchfall immer in ärztliche Behandlung!

Der Flüssigkeitsverlust muss so schnell wie möglich ausgeglichen und der Durchfall gestoppt werden. Optimal sind Rehydratationspräparate, viel bekannter als **Elektrolytlösungen**, zur Stabilisierung des Stoffwechsels (◘ Tab. 15.8). Die Elektrolytlösungen müssen meist noch selbst hergestellt werden, indem eine fertig abgeteilte Pulvermenge in einer

◘ Tab. 15.8 Präparatebeispiele bei Durchfall

| Wirkstoff | Handelspräparat |
|---|---|
| **Elektrolyte** | |
| Kalium- u. Natriumchlorid, Glucose-Monohydrat, Dinatriumhydrogencitrat | Oralpädon® neutral/Erdbeere/Apfel Banane (PUL) |
| Kalium- u. Natriumchlorid, D-Glucose, Natriumcitrat | Elotrans® (PUL) |
| **Elektrolyte + Darmkulturen** | |
| Kalium- u. Natriumchlorid, Glucose, Natriumcitrat, Lactobacillus rhamnosus | InfectoDiarrstop® LGG (PUL) |
| **Darmkulturen** | |
| Lactobacillus rhamnosus | InfectoDiarrstop® LGG Mono (PUL) |
| Saccharomyces boulardii | Perenterol® junior (PUL) |
| **Gerbstoffe** | |
| Tannin | Tannalbin® (TAB) |
| Tannin, Ethacridinlactat | Tannacomp® (FTA) |
| **Pektine** | |
| Pektin aus Äpfeln und Kamillenblüten-Fluidextrakt | Diarrhoesan® (SAF) |

bestimmten Menge Wasser aufgelöst wird. Wichtig ist, dass die in der Packungsbeilage angegebene Wassermenge eingehalten wird, damit die Konzentration an Elektrolyten und Zuckergehalt im Verhältnis zur Flüssigkeit stimmt. So kann gut der Flüssigkeitsverlust wieder ausgeglichen werden. Auch wenn die Kinder großen Durst haben, sollen sie nicht alles auf einmal trinken. Gerade auch dann nicht, wenn der Durchfall noch von Erbrechen begleitet wird. Sonst kommt die Lösung sofort wieder heraus.

Langsam soll dem Kind **teelöffelweise** alle paar Minuten die **Lösung** zugeführt werden. Behält das Kind die Lösung in sich und klagt nicht über Übelkeit, kann nach einer halben bis ganzen Stunde die Menge erhöht werden.

Die fertig hergestellte Lösung sollte möglichst nicht zu lange stehen, sondern nach jeder Anwendungspause frisch hergestellt werden. Teilweise enthalten die Elektrolytlösungen zusätzlich Lactobazillen, die die gestörte Darmflora schneller wieder aufbauen und so die Durchfallzeit verkürzen.

Es gibt auch Präparate, die nur die Lactobazillen enthalten oder andere Mikroorganismen wie die Arzneihefe Saccharomyces boulardii zur **Regeneration der Darmflora.** Zusätzlich stabilisiert die Arzneihefe die Darmflora und deren natürliche Schutzfunktion. Ab dem zweiten Lebensjahr darf man sie in der Selbstmedikation geben. Bei jüngeren Kindern nur nach Absprache mit dem Arzt.

Bei den **Antidiarrhoika** können gerbstoffhaltige Präparate eingesetzt werden mit Tannin, einem Naturprodukt, das aus Galläpfeln gewonnen wird. Es dichtet die Darmschleimhaut ab und vermindert so den Wasser- und Elektrolytverlust.

Es gibt ein Mittel gegen Durchfall, in dem Tannin mit Ethacridin kombiniert ist. Neben dem abdichtenden Effekt des Tannins auf die Darmschleimhaut wirkt Ethacridin desinfizierend und krampflösend. Dieses Präparat darf von Kindern ab fünf Jahren in der Selbstmedikation eingenommen werden.

Traditionell wird auch eine Kombination aus Apfelpektin und Kamillenextrakt angewandt bei Durchfall.

**Loperamid** ist in der Selbstmedikation erst ab zwölf Jahren zugelassen. Bei Kindern zwischen zwei und acht Jahren kann es der Kinderarzt in flüssiger Form verordnen, die Dosierung wird dann nach dem Körpergewicht berechnet bzw. ab acht Jahren beträgt die Einzeldosis 2 mg Loperamidhydrochlorid. Unter zwei Jahren ist es kontraindiziert.

## Ergänzende Empfehlungen

Am wichtigsten ist der Ausgleich des Flüssigkeitsverlustes. Neben Elektrolytlösung kann man mit Wasser und Kräutertees den Flüssigkeitsbedarf auffüllen und bei älteren Kindern eignet sich auch verdünnter schwarzer Tee. Die ständige Flüssigkeitszufuhr soll solange erfolgen bis der wässrige Stuhl aufhört. Circa sechs Stunden nach dem letzten wässrigen Stuhl kann bzw. soll sogar mit Nahrung begonnen werden. Es muss keine Heilnahrung gegeben oder Schondiät eingehalten werden, aber man sollte darauf achten, dass der Bauch nicht mit schwer verdaulicher oder fettiger Nahrung belastet wird. Gut eignen sich Haferflockensuppe, gequetschte Banane, Karotten- oder Kartoffelbrei, Zwieback oder geriebener Apfel. Der geriebene Apfel hat noch den Vorteil, dass die enthaltenen Pektine stuhlaufquellend wirken und so den Durchfall lindern können. Milch und Milchprodukte sollen erst gegeben werden, wenn der Stuhl fester geworden ist. Ansonsten gilt: keine Milch, kein Fett, keine Säfte.

Säfte und stark gesüßte Speisen können aufgrund des hohen Zuckergehalts den Durchfall noch verstärken, außerdem enthalten Fruchtsäfte noch zu viel Säure.

Stillkinder sollen auf jeden Fall weiter gestillt werden. Muttermilch ist sehr gut für die Darmflora und das Immunsystem der Kleinen. Die stillende Mutter soll nur auf zuckerhaltige und stark gewürzte Speisen verzichten.

## Grenzen der Selbstmedikation

Je jünger das Kind ist, desto gefährlicher kann der Durchfall werden. Es besteht die Gefahr der Exsikkose (Austrocknung) und infolge des Mineralstoffverlustes kommt es unter Umständen auch zu toxischen Erscheinungen.

Wenn bei einem Kind Durchfall im Zusammenhang mit Erbrechen auftritt, muss man immer auf Zeichen der Austrocknung achten, wie z. B. keine Urinproduktion mehr, trockene Schleimhäute (sehr trockener Mund, kaum Tränenbildung).

Besteht die **Gefahr**, dass das Kind austrocknet, muss sofort ein Arzt aufgesucht werden. Dies kann auch trotz Gabe von Elektrolytlösung passieren, wenn das Kind die Lösung nicht in sich behält oder der Durchfall nicht stoppt.

Hält der Durchfall länger an oder ist sehr wässrig, soll ebenfalls ein Arzt aufgesucht werden.

Dringende Warnsignale sind auch Fieber, starke Bauchschmerzen oder Blut im Stuhl.

Handelt es sich nicht um akuten sondern immer wiederkehrenden chronischen Durchfall, muss die Ursache auch unbedingt vom Arzt geklärt werden.

Neben den Rhinoviren sind die Adenoviren der häufigste Auslöser der akuten Rhinitis. ○ Abb. 15.6

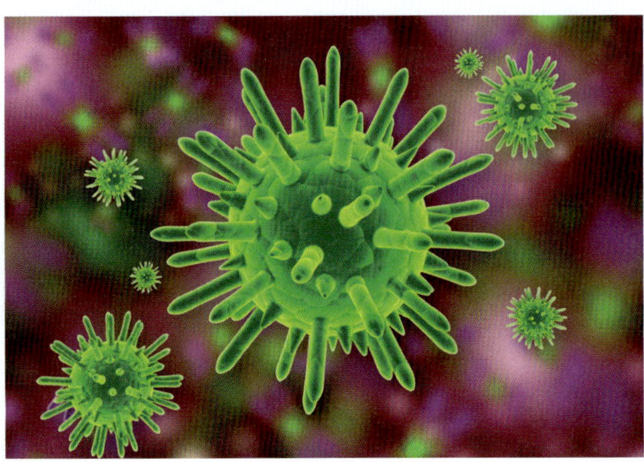

Mit dem Sekretsauger für den Mund können Eltern vorsichtig den Naseneingang absaugen. ○ Abb. 15.7

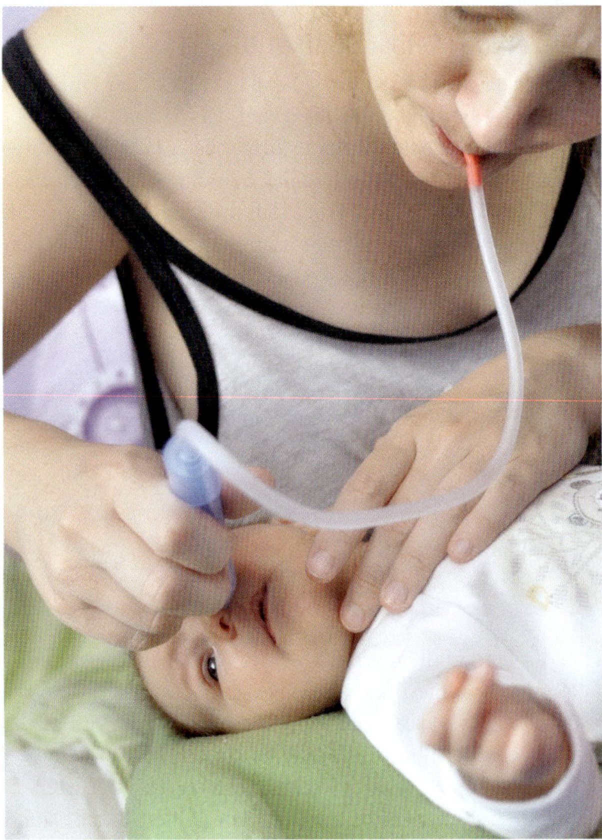

# Schnupfen

## Was passiert bei Schnupfen?

Bei akutem Schnupfen liegt eine Entzündung der Nasenschleimhaut vor. Durch die Entzündung kommt es zu einer vermehrten Sekretabsonderung und die Blutgefäße der Schleimhaut weiten sich. Dadurch schwillt die Schleimhaut an und der Weg für die durchgehende Luft ist erschwert. Dies ist die natürliche Reaktion des Körpers auf die Viren. Durch den Entzündungsprozess kommen mehr Abwehrzellen in diesen Bereich und durch die vermehrte Sekretbildung werden die Erreger leichter weggespült. Wenn man häufig unter immer wiederkehrendem Schnupfen leidet, ist er nicht gleich chronisch. Von einem chronischen Schnupfen spricht man erst, wenn der Schnupfen länger als drei Monate andauert.

## Ursachen und Symptome

Akute Rhinitis, „normaler" Schnupfen, wird meistens durch Viren ausgelöst. Eine Vielzahl von Viren kann dafür verantwortlich sein. Mehr als 200 „Schnupfenviren" kommen als mögliche Auslöser in Frage. Meistens wird die Erkältung von Rhino- oder Adenoviren ausgelöst. Die Inkubationszeit kann wenige Stunden bis sieben Tage dauern und der Schnupfen dauert meist eine Woche.

Die Viren werden durch Tröpfcheninfektion z. B. beim Niesen oder durch Schmier- bzw. Kontaktinfektion durch Händedruck oder gemeinsam genutztes Spielzeug übertragen. Deshalb betrifft es auch besonders häufig Kinder, die im Kindergarten oder in der Kindertagesstätte mit vielen Kindern aufeinander treffen. So haben die Viren ein besonders leichtes Spiel.

Es gibt gerade bei Säuglingen auch noch eine andere Art von Schnupfen. Es ist der „Säuglingsschnupfen". Dieser wird nicht durch Viren übertragen. Das Baby macht schnorchelartige Atemgeräusche. Wenn das Baby aufgeregt ist, nimmt das Schnorcheln zu. Die Nasenschleimhäute schwellen nämlich in diesem Alter bei jeder Erregung an und da das Baby noch ganz kleine Nasengänge hat, bekommt es so schwer Luft.

Durch die Abwehrreaktion der Schleimhaut kommt es zu einer laufenden Nase und durch die Anschwellung der Schleimhäute zu einer verstopften Nase.

Weitere Symptome sind:

- Niesen, bis hin zum Niesreiz,
- übermäßige Absonderung von dick- oder dünnflüssigem Sekret,
- gerade bei Kindern: Unruhe, Weinerlichkeit.

Säuglinge, die in den ersten Monaten ausschließlich durch die Nase atmen, bekommen so schwerer Luft. Dadurch fällt ihnen auch das Trinken schwerer. Dies hat wiederum zur Folge, dass sie in dieser Zeit weniger zu sich nehmen.

◘ Tab. 15.9 Präparatebeispiele bei Schnupfen

| Inhaltsstoff | Handelspräparat |
|---|---|
| **Allopathika** | |
| **Befeuchtende Nasensprays** | |
| Kochsalzlösung 0,9%ig | Olynth® Salin (NTR) |
| Meersalz mit Dexpanthenol | Bepanthen® Meerwasser-Nasenspray (NAS), MAR® plus 5 % Nasen-Pflegespray (NAS) |
| **Vasokonstriktorische Nasensprays/-tropfen** | |
| Oxymetazolin | Nasivin® Dosiertropfer f. Babys (NTR), Nasivin® ohne Kons. (NAS) |
| Xylometazolin | Olynth® f. Kinder (NAS, NTR), Otriven® f. Säuglinge/Kinder (NAS, NTR) |
| **Phytopharmaka** | |
| Angelikawurzel, Johanniskrautöl, Majoran, Thymian | Engelwurzbalsam (BAL) |
| Ampfer, Eisenkraut, schwarzer Holunder, Schlüsselblume | Sinupret® (SAF) |
| **Inhalativa** | |
| Eukalyptus- u. Kiefernnadelöl | Pinimenthol® Erkältungsbalsam mild (SAL) |
| Eukalyptus- u. Fichtennadelöl | Babix®-Inhalat N (INH) |
| **Medizinprodukte** | |
| Sektretsauger für den Mund | NoseFrida® Nasensauger |
| Sekretsauger mit Ballon | NUK® Nasensauger |
| Sekretsauger für den Staubsauger | Angel-Vac® Nasensauger |
| **Homöopathisches Komplexmittel** | |
| Acidum silicicum D2, Apis mellifica D4, Baptisia tinctoria D4, Echinacea D2, Euspongia officinalis D6, Hepar sulfuris D3, Hydrargyrum biiodatum D9, Hydrargyrum sulfuratum rubrum D3, Kalium bichromicum D8, Lachesis D8, Luffa operculata D4 | Sinusitis Hevert® SL (TAB) |

## Therapiemöglichkeiten

Bei trockener, entzündeter Nasenschleimhaut eignen sich besonders gut **Kochsalz- oder Meersalz-Nasentropfen**. Ab dem zweiten Lebensjahr darf man auch Spray anwenden. Sie befeuchten die Schleimhäute und lösen gleichzeitig die Krusten. Bei wunden Schleimhäuten empfiehlt sich eine Kombination mit Dexpanthenol, die ab dem zweiten Lebensjahr geeignet ist (◘ Tab. 15.9). Nur wenn die Kleinen gar keine Luft bekommen und die Nasennebenhöhlen betroffen sind und nichts anderes hilft, soll in der Selbstmedikation auf abschwellende Nasentropfen zurückgegriffen werden.

Diese enthalten entweder **Xylometazolin oder Oxymetazolin** und lassen schnell die Schleimhäute abschwellen und das Sekret abfließen (◘ Tab. 15.9). Die Belüftung der Nasengänge wird verbessert und die Gefahr, dass eine **Mittelohrentzündung** (▸ Seite 14) entstehen kann, wird verringert. Deshalb soll auch immer achtsam die Nase geputzt werden. Das Kind sollte jedes Nasenloch einzeln putzen. Sonst kann es passieren, dass der Schleim durch den Druck ins Mittelohr gepresst wird. Durch die abschwellenden Nasentropfen kommt es aber leider auch zu unerwünschten Wirkungen. Sie können die Funktion der Nasenschleimhaut schädigen, weshalb sie nur maximal eine Woche lang angewandt werden sollen. Es besteht die Gefahr des Arzneimittelschnupfens und der Schleimhautschädigung, d. h. die Nasenschleimhaut schwillt ohne Wirkstoffzufuhr und, obwohl keine Erkältung vorliegt, nicht mehr auf Normalniveau ab.

Sehr viele Eltern schwören auf **Nasensekretsauger** (◘ Tab. 15.9). Es ist optimal, wenn die Kleinen in der Regel im Alter unter drei Jahren es akzeptieren. Gerade weil sie noch nicht die Nase schnäuzen können, ist dies eine gute Methode die Nase vom Sekret zu befreien und eine freie

▫ Tab. 15.10 Homöopathika und ihr Einsatz bei Schnupfen

| Mittel | Beschwerdebild |
|---|---|
| Sambucus nigra D3 | Bei dickflüssigem Schnupfen, die Nase ist verstopft und der begleitende Husten klingt hohl |
| Pulsatilla pratensis D12 | Bei erhöhter Infektanfälligkeit, Nase und Augeninnenwinkel sind stark verschleimt, das Nasensekret wechselnd wässrig oder gelblich |

Nase zu bekommen. Es wird vorsichtig der Naseneingang abgesaugt. Den Sauger darf man nicht tief in die Nase stecken, sonst kann es zusätzlich die Nasenschleimhaut reizen und durch die Reizung schwillt sie weiter an. Es gibt verschiedene Arten:

- **Nose Frida:** Bei Nose Frida wird das Sekret mit dem Mund abgesaugt (○ Abb. 15.7). Ein kleines dünnes Saugröhrchen wird an die Nasenöffnung gehalten. Der Sauger hat den Vorteil, dass er mit einem saugfähigem Hygienefilter ausgestattet ist, den man nach jeder Benutzung auswechselt. Es ist eine sehr hygienische Variante.
- **NUK Nasensauger:** Der Sauger enthält eine breite Sicherheitstülle. Die hat den Vorteil, dass ein tiefes Eindringen in die Nase verhindert wird. Der Pumpball wird angedrückt und die Tülle vorsichtig an das Nasenloch gehalten. Wichtig ist, dass das andere Nasenloch zugehalten wird.
- **Angel Vac:** Es ist ein Nasensekretsauger für den Staubsauger. Viele Eltern erschrecken vor dem Gedanken mit dem Staubsauger das Sekret aus der Nase ihres Säuglings zu saugen, aber während des Absaugens reguliert das Gerät automatisch die Saugkraft und sichert das kontrollierte Absaugen des Sekrets aus der Nase. Die Absaugung erfolgt mit Hilfe und nicht mit der Kraft des Staubsaugers. Viele Babys empfinden den Staubsauger auch als beruhigendes Geräusch.

Reicht das Absaugen des Sekrets nicht aus, kann zusätzlich eine **Erkältungssalbe** oder ein **Erkältungsöl** verwendet werden (▫ Tab. 15.9). Nicht alle Zubereitungen sind schon für die Säuglinge geeignet. Da muss unbedingt ganz streng darauf geachtet werden.

Für Kinder sind **Kampfer und Menthol** nicht geeignet. Schon eine geringe Dosis kann zu starken Reaktionen des Organismus führen, denn die Atemwege sind noch nicht ausgewachsen. Sie können bei kleinen Kindern Bronchialkrämpfe auslösen und bis hin zum Atemstillstand führen.

Vorsicht ist auch geboten bei den Anwendungsbereichen. Viele für Säuglinge geeignete Präparate enthalten Eukalyptusöl, welches Cineol als Bestandteil hat. Diese Präparate dürfen bei Kindern unter zwei Jahren **nicht im Bereich Hals, Gesicht und besonders Nase** angewendet werden. Die ätherischen Öle sollen lediglich durch Auftropfen auf die Kleidung, die Bettwäsche oder Stofftiere inhaliert werden – also nicht direkt auf die Haut. Bei Kindern ab zwei Jahren kann eine Salbe auf Brust oder Rücken aufgetragen werden. Häufig ist Eukalyptus mit Fichtennadelöl kombiniert. Die ätherischen Öle fördern die Durchblutung der Schleimhaut in den Atemwegen. Dadurch kommen die Abwehrzellen schneller in die „entzündete“ Schleimhaut und bekämpfen so besser die Krankheitserreger. Zudem wirken sie sekretolytisch, d. h. schleimlösend, indem sie den tief sitzenden Schleim verflüssigen und die Flimmerhärchen in den Atemwegen anregen. So können Flimmerhärchen den verflüssigten Schleim aus den tiefen Atemwegen nach oben transportieren.

Für die Babys und Kleinkinder gibt es besonders milde Salben bzw. Balsame wie **Engelwurzbalsam** oder **Majoranbutter**.

Bei Neugeborenen darf auch dieses nicht auf die Haut, sondern es soll auf ein kleines Tuch aufgebracht werden und das Tuch ins Bettchen gelegt werden. Bei Babys und Kleinkindern kann man den **Balsam** dünn auf den Nasenrücken und die Stirn auftragen und bei älteren Kindern auch auf die Nasenflügel.

Besonders empfehlenswert ist es vor dem Schlafengehen, damit das Kind nachts eine freie Nase hat. Engelwurzbalsam enthält Angelikawurzel, Majoran, Thymian und Johanniskrautöl. Die Bestandteile lösen auch den Schleim und durchwärmen das Gewebe, sodass es zur schnelleren Linderung der Symptome kommt.

**Pflanzliche Medikamente** zum Einnehmen sind in der Selbstmedikation für Kinder ab zwei Jahren geeignet. Es handelt sich um einen Saft, der folgende Substanzen enthält:

- Schlüsselblume (Primula veris): Die Wirkstoffe aus Blüten und Kelch wirken schleimlösend und entzündungshemmend.
- Schwarzer Holunder (Sambucus nigra): Die Blüten wirken schleimlösend.
- Ampfer (Rumex species): Die Wirkstoffe aus Blätter und Stängel lösen den Schleim und sind entzündungshemmend. Hinzu kommt noch, dass sie antibakteriell wirken.
- Eisenkraut (Verbene officinalis): Die Wirkstoffe aus Blättern und Stängel sind ebenfalls schleimlösend und entzündungshemmend.

Es gibt auch **homöopathische Kombipräparate**, die schon für Säuglinge und Kinder geeignet sind. Da die Babys die Tabletten noch nicht unter der Zunge zergehen lassen können, können sie zerdrückt werden und in den Brei bzw. mit in die Flasche gegeben werden. Das Kombipräparat enthält Apis, Baptisia, Cinnabaris, Echinacea, Hepar sulfuris, Kalium bichromicum, Lachesis, Luffa, Mercuris bijodatus, Silicea Spongia. Es wirkt abschwellend auf die Schleimhaut und entzündungshemmend. Zusätzlich lindert es die Begleiterscheinungen wie Zerschlagenheit, Kopfdruck und Juckreiz.

Es kann nicht nur bei Schnupfen sondern auch sehr gut eingesetzt werden bei Entzündungen des Hals-Nasen-Rachen-Raums und Nebenhöhlenentzündungen.

In der Homöopathie steht als Einzelsubstanz **Sambucus nigra** zur Verfügung. Es wird gerne bei dem nicht viralen Säuglingsschnupfen eingesetzt. Ebenfalls Anwendung findet **Pulsatilla** bei leichtem wechselnd wässrig gelblichem Nasensekret (◘ Tab. 15.10).

## Ergänzende Empfehlungen

Vorbeugung ist besser als jede Therapie. Es ist wichtig, dass gerade Kinder, wenn sie aus dem Kindergarten oder der Schule nach Hause kommen, vor dem Essen ihre Hände waschen. Dadurch wird das Infektionsrisiko von Erkältungskrankheiten herabgesetzt. Die Hände von Säuglingen sollte man nie mit ungewaschenen Händen anfassen, da sie diese häufig in den Mund stecken. Trotz „Nestschutz“ erkranken auch diese oft an einer Erkältung.

Wenn eine Erkältung das Kind erwischt hat, wird empfohlen die Atemwege feucht zu halten. Dies gelingt durch:

- viel trinken wie Mineralwasser, warme Tees oder Suppen,
- hohe Luftfeuchtigkeit im Zimmer. Dies kann man mit einer Schale Wasser auf der Heizung erreichen,
- nicht zu hohe Raumtemperatur,
- für viel Frischluft sorgen, entweder durch regelmäßiges Lüften oder durch Spaziergänge,
- durch Inhalation mit Kochsalz,
- bei älteren Kindern Durchspülung der Nase mit einer Salzlösung mit Hilfe der Nasendusche.

Das Kind sollte nicht toben, sondern sich viel ausruhen und schlafen. Wenn das Kind nicht ins Bett möchte, dann soll versucht werden, dass es sich schont, indem man dem Kind auf dem Sofa vielleicht eine Geschichte vorliest.

Ein altes Hausmittel sind Zwiebelsäckchen. Dazu wird eine Zwiebel geschält und in Würfel geschnitten. Die zerschnittene Zwiebel wird in ein Leinentuch oder Babysöckchen gewickelt und über dem Babybettchen aufgehängt. Der austretende Saft bzw. Geruch verflüssigt den Schleim, sodass die Nase freier wird und das Kind besser atmen kann.

## Grenzen der Selbstmedikation

Spätestens wenn der Schnupfen nach einer guten Woche immer noch nicht weg ist oder zumindest besser geworden ist, sollte man mit dem Kind zum Arzt gehen ebenso wenn zusätzlich starke Ohrenschmerzen und Atemprobleme auftreten.

> Je jünger das Kind ist, desto früher wird geraten **zum Arzt zu gehen**. Eine frühzeitige Behandlung ist wichtig, damit es nicht zu einer Nasennebenhöhlenentzündung oder Mittelohrentzündung kommt.

Tritt bei dem Kind nur einseitig Sekret aus der Nase, welches eventuell noch blutig ist, muss untersucht werden, ob es vielleicht einen Fremdkörper in der Nase hat.

# Husten

## Atemwege

Jeder gesunde Mensch atmet ab ungefähr dem sechsten Lebensmonat durch den Mund und die Nase. Atmet man durch den Mund gelangt die Luft unbefeuchtet und nicht gereinigt in die Luftröhre. Durch die Luftröhre kommt die Luft in die Bronchien, die mit feinsten Flimmerhärchen ausgekleidet sind. Die Flimmerhärchen bewegen sich ununterbrochen in Richtung Rachen, damit kleine Fremdpartikel und Schleim herausbefördert werden. Kommt es zu einer Erkältung (akute Virusinfektion der oberen Atemwege) reagiert der Körper als schützenden Reflex mit Husten. Es ist eine natürliche Abwehrfunktion und dient der Selbstreinigung. Durch den Virusinfekt reagiert nämlich die Schleimhaut der Atemwege mit einer Entzündung. Diese verursacht, dass mehr Schleim produziert wird (○ Abb. 15.8). Der Körper versucht den Schleim mit den Krankheitserregern durch Husten loszuwerden.

Bei Kindern sind die unteren Atemwege im Verhältnis zum Erwachsenen noch relativ eng, deshalb kann schon eine kleine Entzündung mit nur wenig Schleim die Atemwege reizen. Dies ist unter anderem auch der Grund dafür, dass beim Kind viel häufiger aufeinanderfolgende Infekte auftreten. Der Husten kann auch viel länger als beim Erwachsenen dauern. Hinzu kommt noch, dass Babys und Kleinkinder oft Mühe haben abzuhusten.



Bei einem Virusinfekt sind die Bronchien entzündet und verschleimt. ○ Abb. 15.8

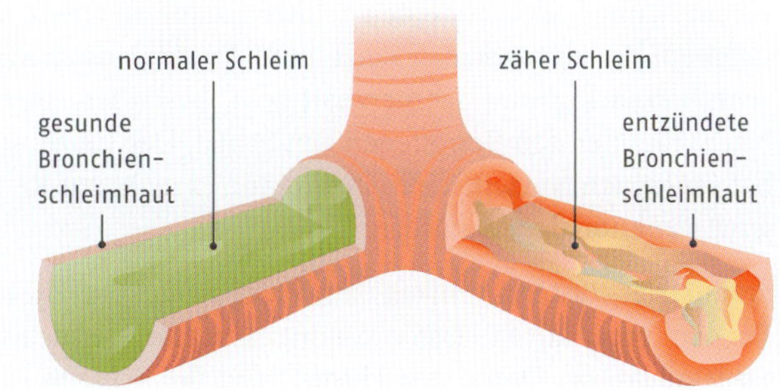

### Definition Husten

Der akute Husten kann gut zwei Wochen bis maximal acht Wochen dauern. Als chronisch bezeichnet man den Husten laut WHO erst, wenn der Husten und Auswurf an den meisten Tagen während mindestens drei Monaten in zwei aufeinanderfolgenden Jahren vorhanden ist.

## Ursachen und Symptome

Die häufigste Ursache für Husten ist eine virale Infektion, also eine Erkältung. Bei einem intakten Immunsystem wehrt der Körper die Krankheitserreger normalerweise ab, aber gerade in den Wintermonaten, wenn das Immunsystem geschwächt ist durch z. B. kalte Füße oder nasse Kleidung, haben die Viren ein leichtes Spiel. Gerade Kinder kommen in der Krabbelgruppe oder im Kindergarten besonders häufig mit Viren in Kontakt. Das Virus kann sich dann schnell in der Bronchialschleimhaut ausbreiten. In einigen Fällen kann sich auf den Virusinfekt eine bakterielle Infektion draufsetzen und es kommt zu einer Superinfektion.

Weitere Auslöser für Husten bei Kindern sind Allergien, Asthma oder eine Pseudo-Krupp Attacke, sehr selten auch aufsteigende Magensäure. Manche Kinderkrankheiten wie Masern, Windpocken oder Scharlach werden auch von Husten begleitet.

**Erkältungshusten** kann in drei Phasen eingeteilt werden:

**1. Phase:** Diese kann zwei bis drei Tage dauern. Die Erkältung fängt mit einem trockenen unproduktiven Reizhusten an, ausgelöst durch die Schleimhautreizung bzw. -entzündung. Gerade dieser trockene Husten kann bei Kindern zum Erbrechen führen, weil bei den Kleinen der Schließmechanismus des Magens noch nicht vollständig ausgebildet ist und durch den ruckartigen Reizhusten der Mageninhalt aufsteigen kann.

Darauf folgt die **2. Phase:** Diese kann in der Regel gut zwei Wochen dauern. Dabei handelt es sich um den schleimbildenden produktiven Husten. Der Schleim wird von den Schleimhäuten gebildet und als wichtiger Reflex durch Husten aus den Atemwegen heraustransportiert.

Bei einigen mehr als bei anderen ausgeprägt ist die **3. Phase:** es ist die Abheilungsphase. Der Husten wird wieder trocken. Diese Phase kann bis zu acht Wochen dauern.

**Trockener Reizhusten:** Die Rachenschleimhaut ist gereizt. Dadurch kommt es beim geringsten externen Reiz wie z. B. einem Krümel oder trockenen Schleimhäuten zu einem lästigen quälenden trockenen Reizhusten. Dieser Husten kann sehr hartnäckig und schmerzhaft sein, besonders in der Nacht raubt er den Betroffenen den Schlaf. Der Reizhusten hat gar keinen Nutzen, durch ihn kommt es nicht zur Reinigungsfunktion der Atemwege.

**Produktiver Husten:** Sinnvoll ist nur der produktive Husten. Bei dem produktiven Husten kommt es zu einer vermehrten Schleimbildung. Durch den Husten wird der Schleim nach oben befördert. Dies ist auch besonders wichtig, da er sonst als Nährboden für andere Krankheitserreger wie Bakterien dient.

## Therapiemöglichkeiten

### Sekretolytika

Sie sollen das Abhusten bei produktivem Husten erleichtern, indem der Schleim gelöst und verflüssigt wird. Eine Reihe von Kinderärzten verordnet Sekretolytika eher zurückhaltend, da sie nicht möchten, dass in den natürlichen Reinigungsmechanismus eingegriffen wird oder sie nicht von deren Wirksamkeit überzeugt sind. Viele Eltern kommen daher in die Apotheke und möchten ohne Rezept einen Schleimlöser haben, weil sie das Gefühl haben, es tut ihrem Kleinen gut. Gerade bei pflanzlichen Sekretolytika wurde auch die Wirksamkeit belegt.

Zu den am häufigsten eingesetzten **chemischen Wirkstoffen** zählen Ambroxol und Acetylcystein für Kinder in Saftform. Gerade Ambroxol löst den zähen Hustenschleim und schützt vor neuem Schleim. So wird die Heilung gefördert. Acetylcystein löst den Schleim und erleichtert das Abhusten.

Sie sollen nur nicht zu spät vor dem Schlafengehen gegeben werden, weil sie das Abhusten fördern und das Liegen eher hinderlich ist. Das Kind kommt sonst so vor Husten nicht in den Schlaf.

**Pflanzliche Sekretolytika** liegen als Mono- und Kombipräparate vor. Es handelt sich dabei häufig um thymianhaltige Präparate zum Teil kombiniert mit Efeu. Thymian hilft besonders den festsitzenden zähflüssigen Schleim in den Atemwegen zu lösen und abzutransportieren.

Thymian-Efeu-Kombinationen bewirken, dass der Schleim gelöst wird, die Entzündungsbeschwerden in den Bronchien bekämpft werden und so das Abhusten erleichtert wird.

Es gibt auch Monopräparate mit Efeu. Sie lösen den Schleim und reduzieren den Hustenreiz, fördern das Durchatmen, indem sie die Verkrampfung der Bronchialmuskulatur lösen und lindern die Entzündung.

Viele Sekretolytika sind für die Selbstmedikation schon ab dem ersten, aber spätestens ab dem zweiten Lebensjahr zugelassen je nach Hersteller.

### Antitussiva

Sie werden gegen Reizhusten eingesetzt. Damit sie das Abhusten nicht beinträchtigen, sollen sie so wenig wie möglich eingesetzt werden. Es ist sinnvoll diese in der Nacht zu geben, wenn der Hustenreiz sonst das Kind nicht zur Ruhe kommen lässt.

Wichtig ist, dass genügend **Abstand** zwischen dem Sekretolytikum und dem Antitussivum liegt, da es sonst zu einem Sekretstau kommen kann.

Die **chemischen Hustenstiller** enthalten Pentoxyverin. Sie können den Husten stillen, aber nicht komplett unterdrücken. Häufig haben gerade die Eltern noch mehr Erwartungen in einen Hustenstiller und denken er wirkt nicht, wenn das Kind trotzdem noch einmal husten muss. Es handelt sich aber um einen normalen Reflex.

Es gibt auch **pflanzliche Hustenstiller**. Häufig haben diese den Vorteil, dass sie den Hustenreiz langanhaltend stillen und die gereizten Schleimhäute noch zusätzlich beruhigen. Hier ist die Eibischwurzel zu nennen. Sie ist reich an Schleimstoffen, die sich wie ein beruhigender Schutzfilm über die Schleimhäute legen. So wird der lästige Hustenreiz gelindert. Es gibt einige Präparate bei dem die Eibischwurzel mit Honig kombiniert ist (◻ Tab. 15.11).

Bei medizinischem Honig wurde nachgewiesen, dass er zur Linderung von trockenem Husten bei Erkältung beiträgt. Er hat antibakterielle und entzündungshemmende Eigenschaften.

Präparate mit Honig sind ab dem zweiten Lebensjahr für die Selbstmedikation zugelassen und Eibisch-Monopräparate schon ab dem ersten Lebensjahr.

Damit der **Schutzfilm** vom **Eibisch** sich besonders gut auf der gereizten Schleimhaut entfalten und wirken kann, wird empfohlen mindestens 30 Minuten nach der Einnahme nichts zu essen oder zu trinken.

Einen Hustenstiller auf **homöopathischer Basis** gibt es mit Sonnentau und Efeu. Er wirkt gut gegen Reizhusten und wirkt zusätzlich noch krampflösend, d.h. lindert die Entzündung in den Bronchien. In Saftform ist dieser ab dem sechsten Monat zugelassen und die Tropfen darf man seinem Baby schon ab dem dritten Monat geben, allerdings sollte man beachten, dass man mit Kindern unter einem Jahr bei Husten immer zum Arzt gehen sollte (▸ Seite 313).

Ein weiteres homöopathisches Kombipräparat gibt es als Globuli. Sie haben eine hustenreizstillende und schleimlösende Wirkung zugleich. Dadurch kommt es zu einer Besserung der Beschwerden bei Entzündung der Atemwege. Man darf sie den Babys schon ab dem sechsten Lebensmonat geben (◻ Tab. 15.11).

Zu den **anthroposophischen Arzneimitteln** zählt das Weleda Hustenelixier. Es beruhigt die Atemwege und den Hustenreiz und verflüssigt außerdem den fest sitzenden Schleim. So wird das Abhusten erleichtert und die Atemwege von Bakterien und Viren befreit. Dadurch wird das Immunsystem entlastet und das Kind fühlt sich wieder schneller fit. Zugelassen ist das Elixier für Kinder ab einem Jahr (◻ Tab. 15.11).

## Ergänzende Empfehlungen

Möchten die Eltern nicht gleich zum Hustensaft greifen, ist es **besonders wichtig viel zu trinken**. Dies ist auch therapiebegleitend schon sehr empfehlenswert. Bei zähem Schleim hilft eine ausreichende Trinkmenge in Form von Wasser oder Tee den Schleim zu verflüssigen. Tees haben häufig noch einen wohltuenden beruhigenden Effekt auf die Schleimhäute.

Bei Reizhusten wirkt ein Löffel Honig im Tee wie ein wahres Wunder. Er beruhigt die Atemwege und der Reizhusten wird gestillt. Honig dürfen Kinder erst ab einem Jahr zu sich nehmen. Säuglinge unter einem Jahr sollen keinen Honig bekommen, weil sie das Bakterium Clostridium botulinum noch nicht abwehren können, das sich auf Honig ansiedeln kann. Nehmen die Babys das Bakterium über Honig auf, gelangt es in den Darm. Da die Darmflora aber noch nicht genügend ausgereift ist, hat das Bakterium ein leichtes Spiel und bildet Toxine, welche verschiedene Muskulaturen wie z.B. die Darmmuskulatur oder Atem- und Schluckmuskulatur lahm legen können.

Sirupe, z.B. aus Eibischwurzel, lindern den Hustenreiz. ⭘ Abb. 15.9

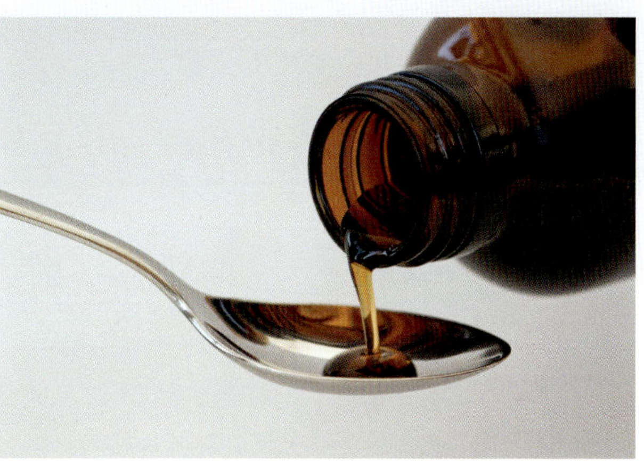

Es gibt spezielle **Hustentees für Kinder**, die den Hustenreiz beruhigen oder auch den Schleim lösen. Die Kombination aus Anis, Thymian und Lindenblüten ist für Kinder ab einem Jahr geeignet. Anis und Thymian helfen dem Kind leichter abzuhusten und die in den Lindenblüten enthaltenen Schleimstoffe zeigen eine hustenreizlindernde Wirkung.

Ab der ersten Woche darf eine Teemischung aus Kamille, Anis, Zitronengras, Fenchel, Pfefferminz und Krauseminze gegeben werden. Da steht die expektorierende Wirkung von Anis und Fenchel im Vordergrund.

Die Schleimhäute kann man nicht nur durch Flüssigkeitszufuhr feucht halten, sondern auch noch durch die **Inhalation mit Kochsalzlösung**. Dadurch werden die Schleimhäute direkt befeuchtet. Immer mehr Familien legen sich einen elektronischen Vernebler zu, z.B. einen Pari Boy oder adäquate günstigere Geräte.

Durch die Inhalation mit der Kochsalzlösung wird der Schleim dünnflüssiger und lässt sich leichter abhusten. Es gibt speziell für Babys extra Babymasken für den elektrischen Vernebler, sodass die Kleinen ihn auch schon benutzen können.

Bei älteren Kindern (Herstellerhinweise beachten) kann klassisch mit einer **Erkältungsalbe**, in heißem Wasser aufgelöst, inhaliert werden. Wichtig ist, dass erst das heiße Wasser und dann die Erkältungssalbe in die Schale gegeben wird. Gerade in den ersten Minuten werden die wichtigsten ätherischen Öle freigeben.

Erkältungssalben oder Balsame bzw. Öl sind häufig wohltuend um den Schleim zu lösen, egal ob als Einreibung oder Inhalation. Wichtig sind auch hier die Anwendungsbeschränkungen wegen der ätherischen Öle zu beachten.

▫ Tab. 15.11 Präparatebeispiele bei Husten

| Wirkstoff | Handelspräparat |
|---|---|
| **Allopathika** | |
| Sekretolytika | |
| Ambroxol | Ambroxol ratiopharm® (SAF), Mucosolvan® Kindersaft (SAF) |
| Acetylcystein | ACC® Kindersaft (SAF) |
| Hustenreizstiller | |
| Pentoxyverin | Sedotussin® Hustenstiller (SAF), Silomat® (SAF) |
| **Phytopharmaka** | |
| Sekretolytika | |
| Thymian | Thymiverlan® (LSG) |
| Thymian, Efeu | Bronchipret® TE (SAF) |
| Efeu | Mucohelix® (SIR), Prospan® (SAF) |
| Hustenreizstiller | |
| Eibischwurzel | Phytohustil® Hustenreizstiller (SIR) |
| Eibischwurzel, Honig | Silomat® gegen Hustenreiz Eibisch/Honig-Sirup (SIR) |
| Hustentees | |
| Anisfrüchte, Lindenblüten, Thymian | Sidroga® Bio Kinder-Hustentee |
| Kamille, Anis, Zitronengras, Fenchel, Pfefferminz, Krauseminze | H&S® Bio „Atme sanft durch!" Baby- und Kindertee (FBE) |
| **Homöopathische Komplexmittel** | |
| Cephaelis ipecacuanha D4, Cinchona pubescens D1, Cuprum sulfuricum D4, Dactylopius coccus D1, Drosera Ø, Hedera helix Ø, Hyoscyamus niger D4 | Monapax® (SAF, TRO) |
| Atropa belladonna D5, Bryonia D3, Cephaelis ipecacuanha D3, Cetraria islandica D3, Drosera D3 | Bronchobini® (GLO) |
| **Anthroposophika** | |
| Cephaelis ipecacuanha ethanol. Decoctum Ø = D1, Dekokt von Andorn, Anis, Bittersüßstängel, Quendelkraut u. Thymiankraut; Drosera D2, Eibischwurzel- u. Gerstenmalz-Extrakt, Pulsatilla pratensis D3 | Weleda Hustenelixier (SIR) |
| Fichtenspitzen- u. Spitzwegerichblätter-Fluidextrakt, Petasites e radice ferm 33c D3 | Plantago Hustensaft WALA® (SIR) |

Sonst gilt auch hier genau wie beim Schnupfen die Luftfeuchtigkeit in den Räumen hoch zu halten und viel frische Luft. Ebenso wichtig ist es dem Körper Ruhe zu gönnen.

Viele Mütter schwören gerade bei ihren Kleinen auf **alte Hausmittel**. Bei Husten kann ein Brustwickel Linderung bringen. Ein warmer Brustwickel z. B. mit gequetschten Kartoffeln oder warmem Wasser lindert den Hustenreiz, wirkt entkrampfend und schleimlösend.

Ein anderes Rezept ist Zwiebelsaft mit Kandiszucker. Dafür wird eine gewürfelte Zwiebel mit Kandiszucker bei schwacher Hitze aufgekocht und stehen gelassen. Der Sud wird filtriert und in kleinen Schlucken getrunken. Die Zwiebeln enthalten ätherische Öle, schwefelhaltige Verbindungen und Flavonoide, die in Kombination keimabtötend und leicht antientzündlich wirken. Dies beruhigt die Bronchien und lindert den Hustenreiz.

## Grenzen der Selbstmedikation

Der Husten soll vom Arzt abgeklärt werden, wenn das Kind:

- noch unter einem Jahr ist,
- akute Hustenanfälle und hohes Fieber hat,
- gelblich zähen Schleim hustet,
- Atemschwierigkeiten hat und der Husten von einem Pfeifen oder Keuchen begleitet wird.

Hält der Husten länger (ca. 2–3 Wochen) an und fühlt sich das Kind abgeschlagen, soll unbedingt noch abgeklärt werden, ob es sich nicht um eine Bronchitis, Asthma, Lungenentzündung, Pseudo-Krupp oder Keuchhusten handelt.

## Literatur

Bambini: www.bambini-kinderarznei.de/home/

DHU. Homöopathisches Repetitorium. Ausgabe März 2013

Fernfortbildung zur Fachberaterin PTA Inside® Kindergesundheit in der Selbstmedikation Inside Verlag

Lefax® Verdauungsratgeber. Völlegefühl - Tipps bei Verdauungsbeschwerden. Verfügbar unter: www.lefax.de/static/documents/Enzym_LefaxEV-Info_Verdauungsratgeber_3.pdf (Zugriff 08.11.2017)

Mama natura®: www.mama-natura.com/de/index.html

Mickan Arzneimittel GmbH: www.mickan.de/babix-inhalat-n/

Mirfulan®: www.mirfulan.de/windeldermatitis.html

Morck H, Liekfeld H, Engels E, Schneider L. Kinder in der Apotheke. 2. Aufl., Avoxa Mediengruppe, Eschborn 2009

Pädia: www.paedia.de/produkte/bigaia-tropfen/

15

# 16 Mikronährstoffe, Nahrungsergänzung und künstliche Ernährung

Lars Peter Frohn

Bea's Mutter hat schon lange aufgehört, auf die im Alltag ständig wiederkehrende Frage „Wie geht es Ihnen"? mit „Danke, gut" zu antworten. Stattdessen sagt Sie „Es geht so", denn so richtig gut oder so richtig schlecht geht es ihr nicht. Deshalb ist die gelernte Designerin auch noch nicht zum Arzt gegangen, sondern wendet sich zunächst einmal an die Apotheke ihres Vertrauens. Sie berichtet ihrem Apotheker von Konzentrationsstörungen, dass Sie ab und zu stolpert und nicht gut schläft. Auffallend ist ihre blasse Haut. „Frau Reinhardt, seit wann sind Sie jetzt Vegetarierin?" „Seit dem letzten Lebensmittelskandal – danach war mir die Lust auf Fleisch vergangen" berichtet sie. „Und meinen Rat, etwas zu substituieren, haben Sie bisher nicht befolgt, oder? Weder Eisen, noch Vitamin $B_{12}$, noch Vitamin D?" „Nein", sagt sie leise und senkt den Blick, als ob ihr das peinlich wäre. „Ach Frau Reinhardt, das ist doch nicht schlimm! Aber jetzt müssen Sie was tun, denn das, was Sie mir gerade berichtet haben, sind die ersten Symptome die durch einen Mangel an Mikronährstoffen hervorgerufen sind! Kommen Sie, ich berate Sie nochmal dazu, was Sie jetzt unbedingt tun sollten!"

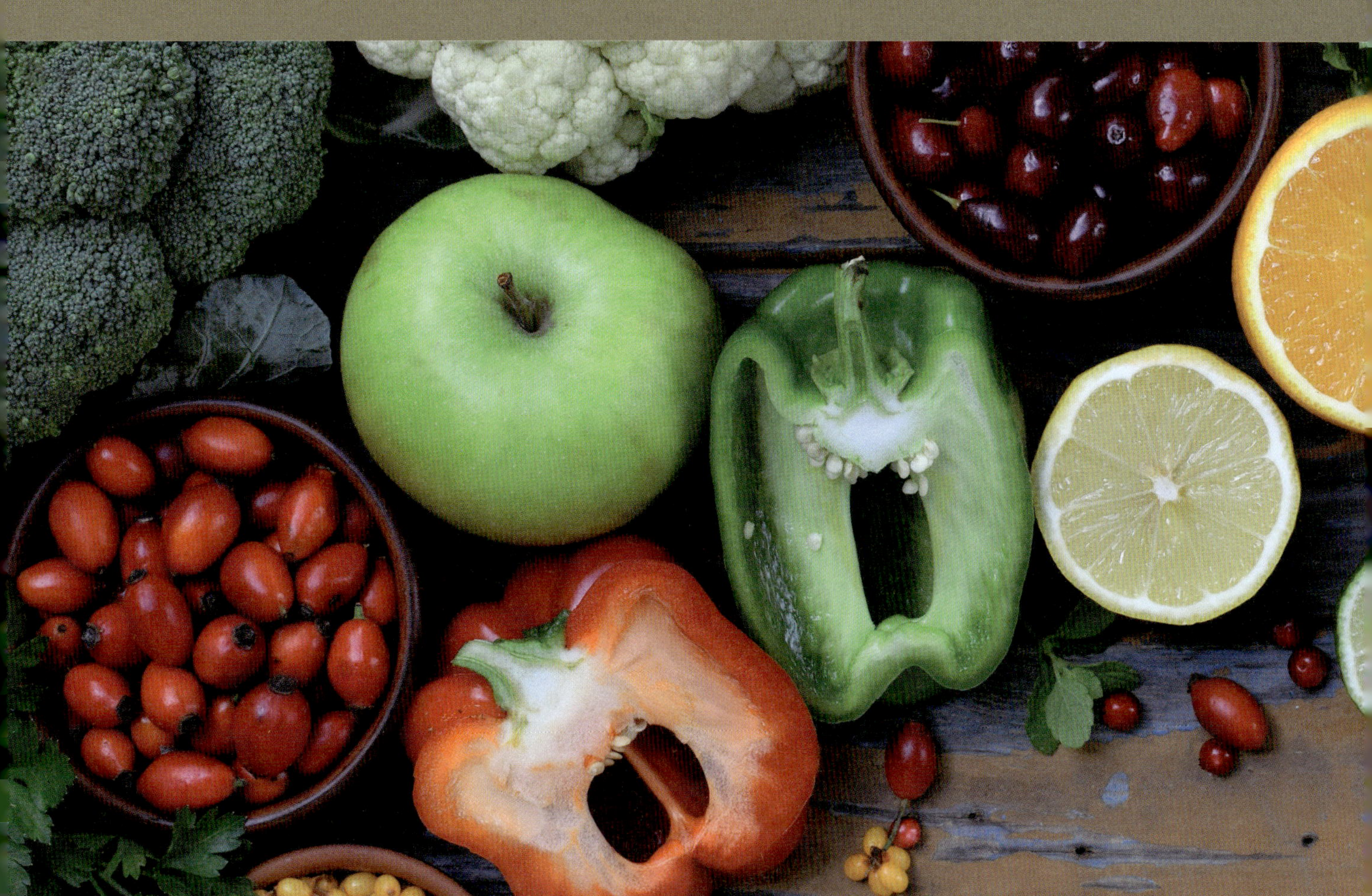

# Einleitung

Zu den Mikronährstoffen gehören in erster Linie Vitamine, Mineralstoffe und Spurenelemente. Vitamine sind essenzielle Nahrungsbestandteile, die für die Aufrechterhaltung von Stoffwechselprozessen benötigt werden.

**Essenziell** bedeutet, dass diese Stoffe mit der Nahrung zugeführt werden müssen. Der Körper kann diese nicht selbst synthetisieren.

Es gibt 13 Vitamine, die aufgrund ihrer unterschiedlichen chemischen Eigenschaften in zwei Gruppen unterteilt werden:

- die vier lipophilen (fettlöslichen) Vitamine A, D, E und K und
- die neun hydrophilen (wasserlöslichen) Vitamine: die acht Vitamine der B-Gruppe und das Vitamin C.

**Die B-Vitamine**

Thiamin (Vitamin $B_1$),
Riboflavin (Vitamin $B_2$),
Niacin (Vitamin $B_3$),
Pantothensäure (Vitamin $B_5$),
Pyridoxin (Vitamin $B_6$),
Folsäure (Vitamin $B_9$),
Biotin (Vitamin H),
Cobalamin (Vitamin $B_{12}$).

Weiterhin gibt es die für den Körper essenziellen **Mineralstoffe** Calcium, Magnesium, Kalium, Natrium, Chlorid und Phosphor. **Spurenelemente** sind anorganische Elemente, die ebenfalls essenziell sind. In unserem Körper sind diese Stoffe nur in „Spuren" enthalten. Zu den wichtigsten Spurenelementen zählen Iod, Fluor, Selen, Eisen und Zink.

Kochen mit frischen Zutaten sorgt für eine gute Mikronährstoffversorgung. ○ Abb. 16.1

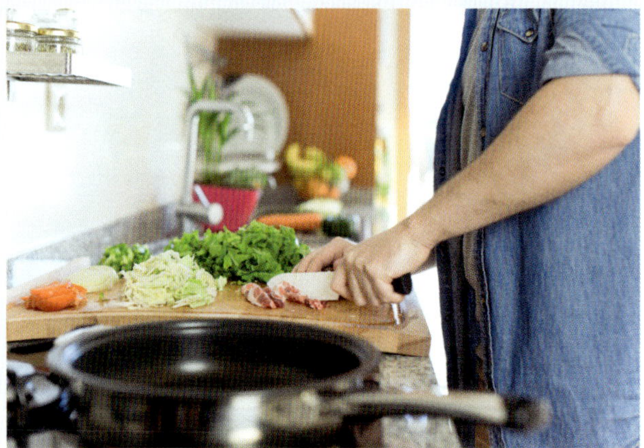

Zu den **Vitaminoiden**, den vitaminähnlichen Verbindungen zählt man L-Carnitin, Coenzym $Q_{10}$ und α-Liponsäure. Der Körper kann sie in begrenzter Menge selbst herstellen und muss sie aber auch zum Teil mit der Nahrung aufnehmen.

Bei der Beratung über das sehr komplexe Thema der Vitamine und Mikronährstoffe gibt es in der Apotheke zwei Möglichkeiten: Sie beraten Ihre Kunden im Bereich der Prävention, also darüber, wie es erst gar nicht zu einem Mangel an lebenswichtigen Mikronährstoffen kommt. Das gestaltet sich in der Praxis leider aber als recht schwierig. Oder Sie beraten Ihre Kunden zu Erkrankungen, die durch eine Unterversorgung mit Vitaminen (Hypovitaminose) entstehen können, meistens im Zusammenhang mit der Einnahme anderer Medikamente.

Neben der **Hypovitaminose** (Unterversorgung an Vitaminen) gibt es die eher seltene und wenn überhaupt nur bei den fettlöslichen Vitaminen auftretende **Hypervitaminose** (Überversorgung an Vitaminen). Bei einem kompletten Mangel an Vitaminen spricht man von einer Avitaminose. Das kommt aber nur bei Personen in Entwicklungsländern vor.

Das große Problem bei Hypovitaminosen: Unser Körper hat keine Anzeige wie das Auto, das ständig über den Füllstand des Tanks informiert. Somit bemerkt der Kunde die Symptome eines Vitaminmangels erst dann, wenn bereits die ersten (klinischen) Symptome auftreten. Diese können auch unspezifisch sein, z. B. Müdigkeit, und werden von Ihren Kunden oft nicht in einen direkten Zusammenhang mit einem Mangel an Mikronährstoffen in Verbindung gebracht.

## Ursachen für einen Vitaminmangel

### Primäre Ursache

Dem Körper werden primär zu wenige Vitamine zugeführt. Besonders in der heutigen, hektischen Welt ist die freie Zeit, die man für Freunde, Familie, Hobbies aber auch für das Kochen zur Verfügung hat, immer knapp. Viele Menschen haben einfach nicht mehr die Zeit, mikronährstoffreich, also mit viel Gemüse, zu kochen. Dazu kommt oft Alkohol, Rauchen, Stress, also alles sogenannte Mikronährstoff-Räuber. Wenn dann noch die Einnahme von Medikamenten dazu kommt, ist ein Vitaminmangel nur die logische Konsequenz.

### Sekundäre Ursache

Bei einer gestörten intestinalen Resorption können die Vitamine, die dem Körper zugeführt werden, nicht von ihm in ausreichender Menge aufgenommen (resorbiert) werden. Dies gilt insbesondere für die fettlöslichen Vitamine, die bei der Resorption auf die Gallensalze aus der Leber angewiesen sind. Ein Beispiel eines wasserlöslichen Vitamins ist ein resorptionsbedingter Mangel an Vitamin $B_{12}$ (▸Seite 325), da dieses Vitamin bei der Resorption auf den Intrinsic Factor aus den Belegzellen angewiesen ist.

Der **Intrinsic Factor** ist ein in den Parietalzellen der Magenmukosa gebildetes Glykoprotein, das mit dem aus der Nahrung aufgenommenen Vitamin $B_{12}$ (Cobalamin) einen Komplex bildet und dadurch dessen Resorption ermöglicht.

### Weitere Ursachen

Ein Vitaminmangel kann auch dadurch entstehen, dass die Vorstufe des Vitamins im Körper nicht oder nur unzureichend in seine aktive Form überführt wird (meistens das 5-Phosphat des jeweiligen Vitamins). So wird die Umwandlung von Thiamin (Vitamin $B_1$) in das aktive Thiamin-5-Pyrophosphat unter Alkoholeinfluss gestört. Neben einer ungenügenden Aufnahme wird so ein Thiaminmangel bei Alkoholikern verstärkt. Einige Anbieter von Mikronährstoff-Produkten haben bereits die aktivierte Form galenisch verarbeitet.

Eine ganz wichtige Information innerhalb der Beratung der Mikronährstoffe ist es dem Kunden klar zu machen, dass kein Mikronährstoff alleine wirkt. Für unsere sehr komplexen Vorgänge im Körper, seien es Reaktionen des Intermediärstoffwechsels oder enzymatische Reaktionen, für alle werden immer eine Vielzahl an Mikronährstoffen benötigt, damit das „Zahnrad" des Organismus reibungslos funktioniert.

## Orthomolekulare Medizin

Neben dem Biochemiker Abram Hoffer (1917–2009) war der zweifache Nobelpreisträger Linus Pauling (1901–1994) der Wegbereiter der Orthomolekularen Medizin (OM).

„**Orthomolekulare Medizin** ist die Erhaltung guter Gesundheit und die Behandlung von Krankheiten durch Veränderung der Konzentrationen von Substanzen im menschlichen Körper, die normalerweise im Körper vorhanden sind und für die Gesundheit erforderlich sind" (Linus Pauling, 1968).

Die Basis der orthomolekularen Behandlung ist eine Zufuhr körpereigener, orthomolekularer Substanzen bzw. Mikronährstoffe in der richtigen Menge und Kombination. Dies ist u. a. dadurch begründet, dass die Stoffwechselvorgänge zur Energiegewinnung sehr komplexer Natur sind, d. h. es werden viele verschiedene Mikronährstoffe in unterschiedlicher Dosierung zur optimalen Verstoffwechselung benötigt. Der Mangel eines einzigen Mikronährstoffs kann den ganzen Stoffwechselvorgang bremsen oder gar blockieren.

Einer der wichtigen Grundsätze in der Orthomolekularen Medizin ist die Optimaldosierung. Das bedeutet, dass alle Mikronährstoffe deutlich höher eingesetzt werden, als z. B. die Referenzwerte, die von der Deutschen Gesellschaft für Ernährung (DGE) empfohlen werden. Diese zielen aber auch nur darauf ab, einen Mangel gerade so zu verhindern. Außerdem können bei diesen Referenzwerten keine individuellen persönlichen Eigenschaften wie z. B. Krankheiten oder der Lebensstil (z. B. Rauchen) berücksichtigt werden.

Die herkömmlichen Multivitaminpräparate sind deshalb vom Standpunkt der orthomolekularen Therapie gesehen wertlos. Sie können aufgrund ihrer geringen Konzentration alleine Mangelerscheinungen nicht verhindern und eine präventive oder gar therapeutische Wirkung im orthomolekularen Sinn nicht erreichen. Denn das Kernziel der Orthomolekularen Medizin mit dem Einsatz von Mikronährstoffen ist es, dass eine Supplementierung immer gezielt auf die individuellen Bedürfnisse und das jeweilige Krankheitsbild abgestimmt ist. Dieser Ansatz sei am Beispiel Magnesium erläutert: Der Tagesbedarf eines „normalen" Erwachsenen beträgt 300–400 mg. Leistungssportler haben einen Tagesbedarf bis zu 1000 mg täglich und bei bestimmten Erkrankungen wie Hypertonie oder Schlafstörungen beträgt die empfohlene Tagesdosis 400–1200 mg täglich. In den Kurzprofilen der unten aufgeführten Mikronährstoffe sind die Tagesdosierungen der Orthomolekularen Medizin mit aufgeführt.

### Zöliakie

Die Zöliakie ist eine gluteninduzierte Erkrankung der Dünndarmschleimhaut. Die Krankheit wird durch eine genetische Disposition ausgelöst. Dabei kommt es durch eine Immunreaktion gegen das Protein Gluten, das in vielen Getreidearten vorkommt, zu schwerwiegenden Veränderungen der Dünndarmschleimhaut. Diese verliert dadurch ihre digestive und absorptive Funktion für die meisten Nährstoffe und auch für die fettlöslichen Vitamine. Als Therapie gibt man eine glutenfreie Kost auf Kartoffel-, Reis-oder Maisbasis. Schätzungen zufolge sind weltweit bis zu 1%, in Deutschland rund 0,5% der Bevölkerung – also ca. 400.000 Deutsche – von Zöliakie betroffen. Durch die verminderte Nährstoffaufnahme ist eine Supplementierung vor allem an dem fettlöslichen Vitamin $D_3$ sowie an B-Vitaminen, Eisen, Selen, Zink, Calcium und Magnesium erforderlich.

# Mengenelemente (Mineralien)

Hinweis: Aus Gründen des Umfangs können hier nicht alle Stoffe besprochen werden, sondern nur die, die aus Sicht des Autors den größten Stellenwert in der Beratung in der Apotheke haben. Ausgiebige Literatur über Mikronährstoffe bieten die Bücher von Herrn Uwe Gröber, erschienen im Deutschen Apotheker Verlag. Bei den hier vorgestellten Stoffen werden bewusst nur die wichtigsten Informationen teilweise tabellarisch (kompakt) dargestellt, damit diese für die Beratung in der Apotheke schnell gefunden werden können.

## Magnesium

Alle energieabhängigen Vorgänge in unserem Organismus würden ohne Magnesium nicht funktionieren. Es reguliert die Reizübertragung auf Muskeln und Nerven und gewährleistet somit das reibungslose Funktionieren des gesamten Muskelapparates. Sowohl bei körperlicher wie auch psychischer Belastung ist der Bedarf stark erhöht. Da Magnesium die Funktion des Zentralnervensystems mitreguliert, kann es bei nervlicher Übererregbarkeit, Schlaflosigkeit oder depressiver Verstimmung helfen. Zudem zeigt Magnesium viele positive Effekte auf den Energiestoffwechsel und die Herzfunktion. Im letzten Drittel der Schwangerschaft verhindert eine ausreichende Magnesiumzufuhr vorzeitige Wehen. Bei Kindern sind rasche Ermüdbarkeit, Kopfschmerzen oder Konzentrations-und Schlafstörungen oft ein Hinweis auf einen gesteigerten Magnesiumbedarf. Ein Absinken des Magnesiumspiegels führt längerfristig zu einem Magnesiummangel. Die Anzeichen dafür können vielfältig sein, zum Beispiel durch Nervosität und Konzentrationsschwäche oder nächtliche Wadenkrämpfe.

Die tägliche Magnesium Zufuhr eines erwachsenen Menschen sollte unabhängig vom Alter und Geschlecht ca. 300 bis 400 mg betragen. Aufgrund des positiven Effektes auf den Schlaf kann man einen Teil des täglichen Magnesiumbedarfs am Abend vor dem Schlafengehen einnehmen.

Besonders viel Magnesium enthalten Vollkornprodukte, Bohnen, Nüsse und Haferflocken. Auch bestimmte Mineralwässer haben einen hohen Anteil als Magnesiumquelle. Ein erhöhter Bedarf ist aber meistens nicht durch die tägliche Ernährung auszugleichen, es sollte eine ausreichende Menge Magnesium zugeführt werden.

Bestimmte Lebensumstände wie Stress, Sport und einseitige Ernährung können die Magnesiumverluste erhöhen.

Bei der Einnahme von Magnesium sollte auf die Form geachtet werden: Organische Salze (Glycinat, Citrat, Orotat) werden vom Körper besser aufgenommen als die anorganischen Salze wie z. B. das Oxid. Die Tagesdosis sollte nicht auf einmal eingenommen werden, sondern über den Tag verteilt, z. B. als Pulver in einer Flasche stilles Wasser oder wenn die Einnahme in Kapsel-oder Tablettenform erfolgt mehrmals täglich eine Kapsel/Tablette schlucken.

Ein erwachsener Mensch sollte täglich 300–400 mg Magnesium zu sich nehmen. **o Abb. 16.2**

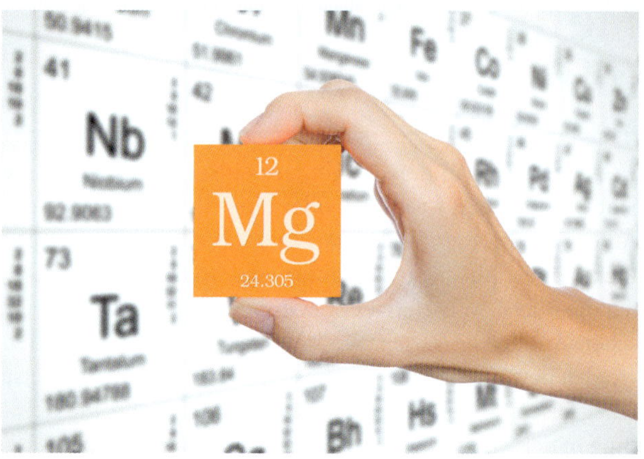


### Magnesium kompakt

**Wichtige Funktionen:** Aktivierung von mehr als 300 Enzymen (alle energieabhängig), Kohlenhydrat-, Fett- und Eiweißstoffwechsel, Calciumantagonist, Stabilisierung der Zellmembranen, beteiligt am: Herz-Kreislauf-System, Knochenstoffwechsel, Mineralstoff- und Vitaminstoffwechsel.

**Lebensmittelquellen:** Vollkorn, Bananen, Nüsse, Magnesium-reiche Mineralwässer (> 100 mg/l).

**Mangelsymptome:** Übererregbarkeit, Krämpfe, Lid- und Muskelzuckungen, Zittern, Stressanfälligkeit, Herzrhythmusstörungen, Angst, Depression, Kopfschmerzen (Migräne), Schlafstörungen.

**Risikogruppen/erhöhter Bedarf:** Schwangere, Stressgeplagte, Sportler, hoher Alkoholkonsum.

**Arzneimittel/Nährstoffe, die den Magnesiumbedarf erhöhen können:** Abführmittel, Diuretika, Antibabypille, Herzglykoside, ACE-Hemmer, Zink, Phosphat (→ Beeinträchtigung der Resorption/Utilisation).

**Interaktionen mit Arzneimitteln/Nährstoffen:** Herzglykoside, Methotrexat, Thiazide, Schleifendiuretika, Vitamin $B_1$ und Vitamin $B_2$ Mangel, Koffein, Alkohol (→ erhöhte Magnesiumexkretion).

**Erkrankungen mit erhöhtem Bedarf:** Herz-Kreislauferkrankungen (z. B. Herzrhythmusstörungen), Krämpfe, Migräne, Diabetes.

**Tagesdosis in der Orthomolekularen Medizin:** Erwachsene: 400–1000 mg oder mehr.

### Magnesium im Sport

Hohe körperliche Belastungen im Sport begünstigen besonders durch die gesteigerte Schweißproduktion Magnesiumverluste. Die über die Nahrung zugeführte Menge reicht bei weitem nicht aus um den Magnesiumhaushalt auszugleichen.

Magnesium ist im Muskelstoffwechsel ein wichtiger Gegenspieler von Calcium. Bei der Muskelkontraktion strömt Calcium in die Muskelzelle. Magnesium stoppt diesen Calcium-Einstrom, was zur Muskelentspannung führt. Zu niedrige Magnesiumspiegel können dementsprechend zu Muskelkrämpfen führen.

Da Magnesium für die Energiebereitstellung im Körper eine entscheidende Rolle spielt, führt ein Magnesiummangel zwangsläufig zu einer verminderten Leistungsfähigkeit.

Direkt vor dem Sport und während des Sports ist eine **Einnahme von Magnesium** jedoch nur in geringer Menge empfehlenswert, da während starker Belastung die Aufnahmefähigkeit des Körpers verringert ist und deshalb die unerwünschte abführende Wirkung verstärkt werden kann.

Die Dosierung von Magnesium bei Sportlern ist je nach Sportart und Intensität bis zu 1000 mg täglich. Diese Menge sollte natürlich nicht auf einmal zugeführt werden, da sonst als Nebenwirkung Durchfall auftreten wird.

Tab. 16.1 Mikronährstoffpräparate mit Magnesium

| Mikronährstoff | Handelspräparat |
|---|---|
| Magnesiumglycinat 120 mg | Pure Encapsulations® Magnesium (KAP) |
| Magnesiumcitrat 100 mg | OrthoDoc® Magnesium (KAP) |
| Magnesiumcitrat 300 mg | Magnesium Diasporal® (GRA) |
| Magnesiumorotat 32,8 mg | Magnerot® Classic N (TAB) |
| Magnesiumhydrogenaspartat 121,5 mg | Magnesium Verla® (BTA) |
| Magnesiumoxid 150 mg/243 mg/375 mg | Magnetrans® forte/extra/ultra (KAP) |
| Magnesiumcitrat und Magnesiumoxid (150 mg Mg), Superoxid-Dismutase | Orthomol Magnesium Plus (KAP) |

Tab. 16.2 Schüßler-Salz mit Magnesium

| Schüßler-Salz | Anwendungsgebiet |
|---|---|
| Nr. 2 Calcium Phosphoricum in Komb. mit Nr. 7 Magnesium Phosphoricum | Calcium Phosphoricum in Kombination mit Magnesium Phosphoricum lindert Krämpfe |

## Calcium

Calcium ist ein Mineralstoff, der für den ganzen Organismus wichtig ist. Das Skelett und die Zähne eines Erwachsenen enthalten 99 % des im Körper vorhandenen Calciums. Die Gesamtmenge an Calcium im Körper beträgt 1 bis 1,5 kg.

Gut 200 verschiedene Knochen bilden das Gerüst unseres Körpers. Die Knochen sind aber nicht „tot“: Vor allem im Knocheninneren wird ständig neues Material auf-und abgebaut. Zuständig dafür sind die Osteoblasten und Osteoklasten. Wenn sich Auf-und Abbau die Waage halten, entsteht im Knochen ein dichtes Netzwerk kleiner Knochenbälkchen: filigrane Verstrebungen, die als Geflecht höchste Stabilität und gleichzeitig Flexibilität garantieren.

Im Alter von etwa 35 Jahren ist dieses Netzwerk am stabilsten. Wie widerstandsfähig es ist, hängt unter anderem davon ab, wie knochenfreundlich, also wie calciumreich in der Kindheit und Jugend gelebt wurde. Ungefähr ab 40 werden die Knochen natürlicherweise bei Frauen und Männern schwächer. Fehlt nun Calcium im Blut, werden Osteoklasten aktiviert und die Knochenbälkchen werden spröde und brüchig. Kommen weitere knochenschwächende Faktoren (z. B. Medikamenteneinnahme) dazu, entsteht Osteoporose.

Um eine perfekte Wirkung von **Calcium und Magnesium** zu erzielen, ist vor allem eine ausreichende Versorgung beider Mineralstoffe entscheidend. So benötigt ein Erwachsener pro Tag circa die dreifache Menge an Calcium (1000 mg) im Vergleich zu Magnesium. Eine gleichzeitige Einnahme beider Stoffe ist möglich, da eine Interaktion bzw. Resorptionshemmung nur nach extremer Überdosierung stattfindet.

Der tägliche Calciumbedarf beträgt 1 bis 1,5 Gramm und kann durchaus über die Nahrung aufgenommen werden. Veganer und ältere Menschen (▸ Seite 215) sollten Calcium zur Nahrung ergänzen.

### Calcium kompakt

**Wichtige Funktionen:** Aufbau der Knochen und der Zähne, Herz-, Nerven- und Muskelfunktion, Blutgerinnung, Stabilisierung der Zellmembranen, Reizübertragung im Nervensystem.

**Lebensmittelquellen:** Milchprodukte, Grünkohl, Calciumreiche Mineralwässer (> 300 mg/l).

**Mangelsymptome:** Knochenbrüchigkeit, Osteoporose, Arteriosklerose, Erregbarkeit der Nerven (Muskelzuckungen), gestörte Blutgerinnung.

**Risikogruppen/erhöhter Bedarf:** Schwangere, Stillende, Kinder im Wachstum, Alter ≥ 60, Sportler, Menopause.

**Arzneimittel/Nährstoffe, die den Calciumbedarf erhöhen können:** Antazida, Glucocorticoide, Protonenpumpenhemmer, Antiepileptika, Laxanzien, L-Thyroxin, Vitamin D-Mangel, Magnesiummangel (→ Beeinträchtigung der Resorption/ Verwertung).

**Interaktionen mit Arzneimitteln/Nährstoffen:** ASS, Antiepileptika, Furosemid, Glucocorticoide, Koffein, Zucker (→ erhöhte Exkretion).

**Erkrankungen mit erhöhtem Bedarf:** Allergieneigung, Osteoporose, Rachitis, Krampfzustände (Tetanie).

**Tagesdosis in der Orthomolekularen Medizin:** Erwachsene: 500–2000 mg.

Die Osteoporose zeigt sich in abnehmender Knochenmasse. ○ Abb. 16.3

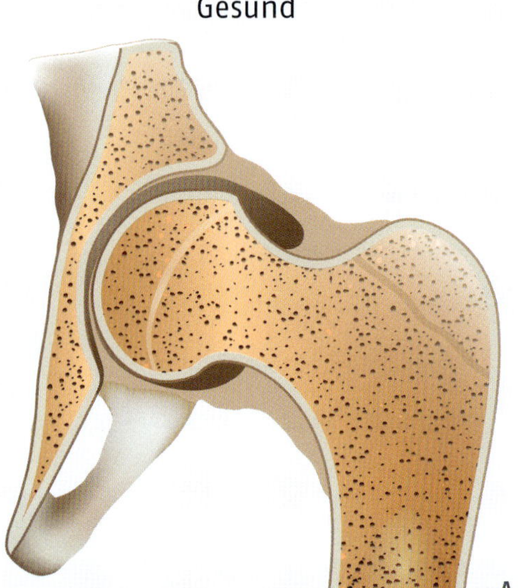


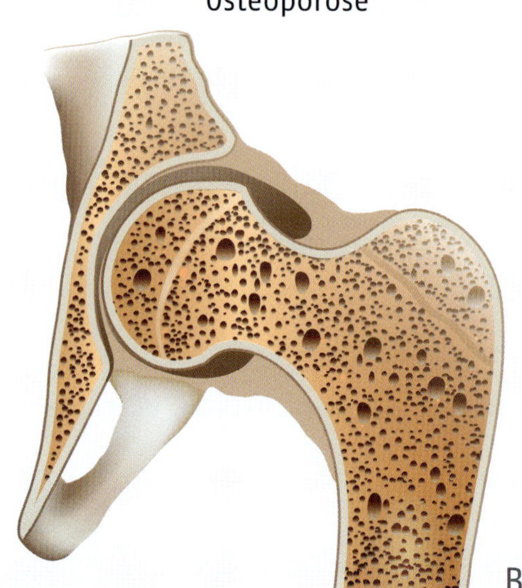


## Osteoporose

Osteoporose ist eine häufig auftretende Erkrankung. Jede dritte Frau und jeder siebte Mann erleiden im fortgeschrittenen Alter Knochenbrüche, die mit Osteoporose zusammenhängen. Ungefähr ab dem 40. Lebensjahr wird die Knochenmasse stärker ab- als aufgebaut. Pro Jahr wird die Knochenmasse um rund 1 % verringert (○ Abb. 16.3). Dies ist ein langsamer, natürlicher Prozess, der völlig schmerzfrei verläuft. Dieser kann verstärkt werden durch:

- bei Frauen: Absinken des Estrogenspiegels nach den Wechseljahren, dadurch wird weniger Calcium in die Knochen eingelagert,
- bei Männern: Durch Absinken des Testosteronspiegels wird die Knochenmasse geschwächt,
- Essstörungen und/oder einen zarten Körperbau und Untergewicht (BMI 18 oder weniger),
- gewisse Medikamente wie Cortison, Medikamente gegen Depressionen, Epilepsie.

Zu den **Risikofaktoren** der Osteoporose gehören:

- bereits erlittener Knochenbruch,
- Schenkelhalsbruch bei einem Elternteil,
- plötzlich auftretende Rückenschmerzen,
- hoher Nikotin- und Alkoholkonsum,
- schlanker Körperbau.

Die überwiegende Mehrheit der Patienten leidet an **primärer Osteoporose**. Dabei kann man nach dem Lebensalter, in dem die Osteoporose auftritt, verschiedene Formen unterscheiden: Bei Frauen nach den Wechseljahren spricht man von einer **Postmenopausalen Osteoporose**. Eine andere Form der primären Osteoporose ist die **Senile Osteoporose**, die auch Männer betrifft. Die **Juvenile Osteoporose** bei Kindern und Jugendlichen tritt eher selten auf.

Die **Sekundäre Osteoporose** ist durch eine Grunderkrankung (z. B. Hyperthyreose, Morbus Cushing) oder deren medikamentöse Therapie (z. B. Glucocorticoide, Schleifendiuretika) verursacht.

Typische Osteoporose Frakturen sind z. B. Brüche des Oberschenkelhalses oder der Wirbelkörper im Rückgrat. Auch andere Knochen können scheinbar ohne Anlass brechen. Die Knochenbrüche führen zu Krankenhausaufenthalten, bei älteren Menschen häufig zum Verlust der Selbstständigkeit, zu Pflegebedürftigkeit oder gar zum Tod.

Osteoporosepatienten leiden oft unter Schmerzen, die ihre Lebensqualität stark beeinträchtigen.

## Ergänzende Empfehlungen

- Der tägliche Bedarf von 1–1,5 g Calcium sollte auf mindestens drei Portionen verteilt werden.
- Genügend Eiweiß stärkt die Muskeln und stützt das Skelett: mindestens 1 g pro kg Körpergewicht.
- Nicht rauchen, wenig Alkohol.
- Vitamin $D_3$ fördert die Aufnahme von Calcium. Empfohlen sind 1.000 I. E. Vitamin D als Begleittherapie bei Osteoporose.
- Die Knochen und Muskeln kann man stärken mit regelmäßiger Bewegung: z. B. Walken oder leichtes Joggen eignen sich, weil dabei das ganze Körpergewicht das Skelett belastet und somit stärkt.
- Bauch-und Rückenmuskulatur-Training: Übungen für den Rumpf stärken die Muskulatur rund um die Osteoporose-gefährdete Wirbelsäule.
- Gleichgewichtstraining, um gefährliche Stürze zu verhindern.

# Kalium

Kalium ist das bedeutendste Kation des Extrazellulärraums und an der metabolischen Aktivität jeder Zelle beteiligt. Für die Zellfunktion ist es essenziell, da es für den Flüssigkeitsgehalt (osmotischen Druck) in der Zelle verantwortlich ist.

Tab. 16.3 Mikronährstoffpräparate mit Calcium

| Mikronährstoff | Handelspräparat |
|---|---|
| Calcium 500 mg/1000 mg | Calcium-Sandoz® Forte/Fortissimum (BTA) |
| Calcium 500 mg | Calcium-ratiopharm® 500 mg (KTA) |
| Calcium 600 mg/1200 mg, Vit. D 10 µg/20 µg | Calcium-Sandoz® D Osteo/Osteo Intens (BTA) |
| Calcium 130 mg, Vit. $D_3$ 1,5 µg, Kupfer 0,5 mg, Magnesium 30 mg, Mangan 1,33 mg, Zink 5 mg | Pure Encapsulations® Calcium Complex (KAP) |
| Calcium 800 mg, Vit. $B_6$ 5,6 mg, Vit. $B_{12}$ 10 µg, Vit. C 300 mg, Vit. $D_3$ 25 µg, Vit. $K_1$ 70 µg, Folsäure 200 µg, Mangan 1,2 mg, Zink 10 mg, L-Arginin 0,5 g, L-Lysin 1,2 g | aminoplus® Osteo (GRA) |

Tab. 16.4 Homöopathisches Komplexmittel mit Calcium

| Mittel | Beschwerdebild |
|---|---|
| Nr. 1 Calcium fluoratum D12 in Kombination mit Nr. 2 Calcium phosphoricum D6 und Nr. 17 Manganum sulfuricum D6 | Bei Osteoporose zur Härtung der Knochenstruktur |

Zusammen mit Natrium hält der Mineralstoff das Konzentrationsgefälle an der Zellwand aufrecht (Natrium-Kalium-Pumpe). Durch die dabei entstehende elektrische Spannung wird die Übertragung von elektrischen Impulsen an Nerven- und Muskelzellen ermöglicht.

Die Symptome eines Kaliummangels können Lähmungserscheinungen der Muskulatur, Obstipation und Reizleitungsstörungen am Herzen sein, was sich durch Arrhythmien bemerkbar macht.

Eine hohe Zufuhr von **Kalium** sollte bei gestörter Nierenfunktion und bei Einnahme von kaliumsparenden Diuretika (z. B. Spironolacton) vermieden werden.

## Kalium kompakt

**Wichtige Funktionen:** Erregung von Nerven und Muskeln, Reizleitung des Herzens, Säure-Basen-Haushalt, Aufbau von Kohlenhydratspeichern, Blutdruckregulation.

**Lebensmittelquellen:** Bananen, Kartoffeln.

**Mangelsymptome:** Verstopfung, Erschöpfungszustände, Herzrhythmusstörungen, Muskelschwäche, Appetitlosigkeit, Übelkeit, Störungen im Säure-Base-Haushalt.

**Risikogruppen/erhöhter Bedarf:** Leistungssportler, kaliumarme Ernährung (wenig Obst/Gemüse).

**Interaktionen mit Arzneimitteln/Nährstoffen:** Betablocker, Glucocorticoide, nicht-Kalium-sparende Diuretika, Coffein (→ erhöhte Kaliumexkretion, Risiko für Hypokaliämien).

Tab. 16.5 Mikronährstoffpräparate mit Kalium

| Mikronährstoff | Handelspräparat |
|---|---|
| Kalium 314 mg | Kalinor®-retard P (HKP) |
| Kalium 976 mg | Kalitrans® (BTA) |
| Kalium 314 mg | Rekawan® (HKP) |
| Kaliumcitrat 140 mg, Magnesiumcitrat 70 mg | Pure Encapsulations® Kalium-Magnesium (KAP) |

Tab. 16.6 Homöopathikum mit Kalium

| Mittel | Beschwerdebild |
|---|---|
| Nr. 5 Kalium phosphoricum D6 | Mangel an diesem Mittel mindert körperliche, geistige und seelische Fähigkeiten |

**Interaktionen mit Arzneimitteln/Nährstoffen:** ACE-Hemmer, $AT_1$-Antagonisten, Kalium-sparende-Diuretika, NSAID (Erhöhung der Kaliumblutspiegel, Risiko für Hyperkalämien).

**Erkrankungen mit erhöhtem Bedarf:** Schwere Durchfälle, Erbrechen, Herz-Kreislauferkrankungen (z. B. Bluthochdruck, Herzrhythmusstörungen).

**Tagesdosis in der Orthomolekularen Medizin:** Erwachsene: 100–3000 mg, zum Teil mehr.

▫ Tab. 16.7 Mikronährstoffpräparate mit Vitamin D

| Mikronährstoff | Handelspräparat |
|---|---|
| Vitamin $D_3$ | OrthoDoc® Vitamin $D_3$ 1.000 I. E. (TRO), Pure Encapsulations® Vitamin $D_3$ 1.000 I. E. (TRO), Vigantol® 500/1.000 I. E. (TAB), Vigantolvit® 2.000 I. E. (KAP), Vitamin D3 Hevert 1.000 I. E. (TAB) |
| Vitamin $D_3$ 50 µg, Vitamin $K_2$ 80 µg | Debora® plus $K_2$ (KAP) |
| Vitamin-D-Tests | Biovis®, Lab4more®, Medivere® |

## Vitamin D

Das „Hormon" Vitamin D hat in den letzten Jahren an Bedeutung im Gesundheitsbewusstsein der Kunden deutlich zugenommen. Viele Ärzte verordnen mittlerweile zu Lasten der Krankenkassen erstattungsfähige Vitamin-D-Produkte.

Vitamin D ist einerseits für die Knochengesundheit und für den gesamten Bewegungsapparat, insbesondere für die Muskeln von Bedeutung. Andererseits spielt die Wirkung von Vitamin D bei Herzkreislauf- und Krebserkrankungen, neurologischen Erkrankungen, Autoimmunerkrankungen und Infektionen eine wesentliche Rolle für die Gesunderhaltung in jedem Lebensabschnitt. Der Bedarf an Vitamin D wird mehrheitlich durch die UV-Licht induzierte Vitamin-D-Synthese über die Haut gedeckt. Allerdings ist es aufgrund der geographischen Gegebenheit der Bevölkerung in weiten Teilen Europas (oberhalb des 35. Breitengrades) also auch der deutschen, von Oktober bis März nicht möglich, kutan ausreichend Vitamin D zu bilden. Denn in dieser Zeit liegt der UV-Index unter drei und weist damit eine zu geringe Intensität der UV-B Strahlen auf, die für die Bildung von Vitamin D wichtig ist.

### Welche Arten von UV-Strahlung gibt es?

Wie das sichtbare Licht in verschiedene Farben, so wird die UV-Strahlung in drei Bereiche unterteilt: UVA, UVB und UVC.

- Die **UVC**-Strahlung wird von der Lufthülle der Erde völlig verschluckt und erreicht die Erdoberfläche nicht.
- Die **UVB**-Strahlung wird vom Ozonmantel der Lufthülle teilweise geschwächt.
- Die **UVA**-Strahlung wird ähnlich wie das sichtbare Licht von der Lufthülle weitgehend durchgelassen.

Beim Deutschen Wetterdienst oder beim Bundesamt für Strahlenschutz kann man sich jederzeit über den aktuellen UV-Index informieren.

Der UV-Index bewegt sich in Deutschland im Winter zwischen 0 und 2 und im Sommer bis zu 8. Unterschätzt wird auch die Einschränkung der endogenen Vitamin-D-Synthese durch Sonnencremes. So kann bereits ein Lichtschutzfaktor ab 10 die körpereigene Vitamin-D-Synthese um 99 % herabsetzen.

> Um im Sommer genug UV-Strahlung an die Haut zu lassen, empfiehlt sich ein etwa zehnminütiger Aufenthalt in der Sonne ohne Sonnenschutz. Das gilt aber nicht für extrem helle Hauttypen (▸ Kap. 6).

Vitamin D kommt in Nahrungsmitteln lediglich in geringen Mengen vor. Hartnäckig hält sich das Gerücht, dass in Milch genug Vitamin D vorhanden ist. In 31 Litern Milch steckt der Tagesbedarf von 1.000 I. E. Vitamin D! Lediglich in Hering und Lebertran steckt eine gute Vitamin-D-Quelle. Besonders im Winter empfiehlt sich die Supplementierung von mindestens 1.000 I. E. täglich am besten in einer flüssigen, öligen Lösung. Bei einer hohen Dosierung wird eine Kontrolle des Vitamin-D-Status empfohlen. Ein optimaler Wert ist 80–100 nmol/l (40–60 ng/ml), ein schwerer Mangel liegt bei einem Wert von unter 50 nmol/l (20 ng/ml) vor.

### Vitamin D kompakt

**Wichtige Funktionen:** Knochenstoffwechsel, Calciumaufnahme aus dem Darm, Steuerung des Zellwachstums, Insulinausschüttung, Immunmodulation, Hautschutz (Psoriasis), Stärkung der Muskelfunktion, Stärkung der Herz-Muskel-Leistung, antikanzerogene Eigenschaften.

**Lebensmittelquellen:** Lebertran, Seefisch, Sonnenlicht (ab einem UV-Index von 3).

**Mangelsymptome:** Kinder: Rachitis, Wachstumsstörungen. Erwachsene: Osteoporose, Knochenbrüchigkeit, erhöhte Infektanfälligkeit, depressive Verstimmung, Müdigkeit, Schwäche, Muskelschwäche, Glucoseintoleranz.

**Risikogruppen/erhöhter Bedarf:** Säuglinge, Schwangere, Vegetarier, geringe Sonnenlichtexposition (Oktober–März), Alter $\geq 50$, Übergewicht, Bettlägerigkeit.

**Arzneimittel, die den Nährstoffbedarf erhöhen können:** Antiepileptika, HIV-Proteasehemmer, Rifampicin, Alkohol, Calciummangel (→ durch Beschleunigung des Vitamin-D-Abbaus durch Enzyminduktion).

**Interaktionen mit Arzneimitteln/Nährstoffen:** Antazida, Glucocorticoide, Laxanzien, Zytostatika (→durch Beeinträchtigung der Resorption/Utilisation).

**Erkrankungen mit erhöhtem Bedarf:** Gestörte Fettresorption, Rachitis, Osteoporose, Rheuma, Erkrankungen der Niere und Schilddrüse, Zöliakie, Alzheimer, Arthrose, Asthma, Diabetes, HIV.

**Tagesdosis in der Orthomolekularen Medizin:** Erwachsene: 5–25 µg (200–4.000 I. E.) → Kontrolle durch Blutbild).

## Eisen

Eisen übernimmt eine essenzielle Funktion als Zentralatom der Häm-Gruppe im Hämoglobin und ist somit maßgeblich an der Bildung, am Transport sowie an der Speicherung von Sauerstoff beteiligt (○ Abb. 16.4). Wichtige Funktionen sind außerdem die Neusynthese von Erythrozyten, der Transfer von Elektronen sowie zahlreiche Oxidations- und Reduktionsreaktionen im Körper. Neben Eisen sind auch die B-Vitamine $B_2$, $B_6$, $B_{12}$ (▸ Seite 325) und Folsäure für die Bildung roter Blutkörperchen wichtig.

> Eisen ist kein Fall für eine höher dosierte (> 15 mg/Tag) und/oder längere Selbstmedikation! Diese sollte nur nach hämatologisch und differenzialdiagnostisch (in einem Blutbild) nachgewiesenem Eisenmangel erfolgen.

Bei einem Blutbild ist der Eisenwert noch interpretationsfreudiger, wenn gleichzeitig das **Ferritin**, also der Eisenspeicher bestimmt wird, da Ferritin mit den Eisenspeicherbeständen des Organismus korreliert.

In der Therapie des Eisenmangels wird aus Gründen der besseren Bioverfügbarkeit 2-wertiges Eisen eingesetzt. 3-wertiges Eisen, wie es vorwiegend in Pflanzen vorkommt, wird naturgemäß am schlechtesten resorbiert. Dagegen wird das 2-wertige Eisen, wie es in Fleisch- und Fischprodukten vorkommt, gut resorbiert.

Wenn zur besseren gastrointestinalen Verträglichkeit (häufige Nebenwirkung von Eisen sind Magen-Darm-Beschwerden, Durchfall, Verstopfung, Sodbrennen, Übelkeit, Erbrechen) das Eisen Supplement zu einer Mahlzeit genommen wird, muss allerdings der Anteil an adsorptionshemmenden Nahrungsbestandteilen (z. B. Oxalate, Phosphate) sowie Kaffee, Tee und Milch reduziert bzw. besser ganz weggelassen werden.

> Durch die Kombination von **Eisen mit Vitamin C**, entweder in Kombination mit einem NEM oder als Vitamin-C-reiche Nahrungsmittel, z. B. Orangensaft, Zitrusfrüchte, kann die Resorption von Eisen im Körper erhöht werden.

### Eisen kompakt

**Wichtige Funktionen:** Blutbildung, Sauerstoffversorgung der Organe, Bestandteil von Enzymen (z. B. Energiebereitstellung), Zellteilung, Fettsäuresynthese.

Ist ausreichend Eisen im Blut vorhanden, wird unser Organismus optimal mit Sauerstoff versorgt. ○ Abb. 16.4

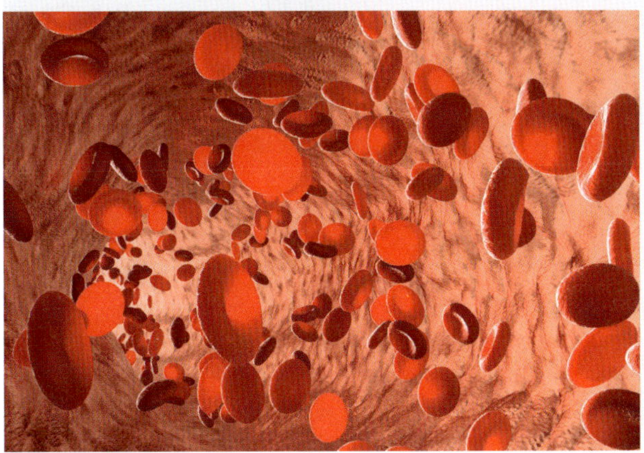

**Lebensmittelquellen:** Fleisch, Pfifferlinge, Weizenkleie, Tofu.

**Lebensmittel, welche die Eisenresorption vermindern:** Milchprodukte, Rotwein, Kleie, Getreide, Spinat, Kaffee, Schwarztee.

**Lebensmittel, welche die Eisenresorption fördern:** Tierisches Protein, Citrus-und andere Früchte.

**Mangelsymptome:** Blutarmut, blasse Haut, Nervosität, Müdigkeit, Abnahme der Leistungsfähigkeit (ATP-Produktion), Konzentrations- und Lernschwäche Schwindel, Haarausfall, Infektanfälligkeit.

**Risikogruppen/erhöhter Bedarf:** Frauen (Menstruation), Schwangere, Leistungssportler, Vegetarier, Kindheit und Wachstum, hoher Kaffee- und Teekonsum.

**Interaktionen mit Arzneimitteln/Nährstoffen:** Antazida, Protonenpumpenhemmer, Colestyramin, Allopurinol, Bisphosphonate, Tetracycline, Laxanzien, Salicylate/ASS, Calcium, Magnesium, Zink, Pytinsäure (Soja-, Getreidepro-

□ Tab. 16.8 Mikronährstoffpräparate mit Eisen

| Mikronährstoff | Handelspräparat |
|---|---|
| Eisen(II) 100 mg | Ferro sanol® duodenal (HKP) |
| Eisen(II) 25 mg | Eisen-Sandoz® (BTA) |
| Eisen(II) 35 mg | Eisen Verla® (UTA) |
| Eisen(II) 15 mg, Vit. C 175 mg | Pure Encapsulations® Eisen-C (KAP) |
| Eisen(II) 14 mg, Vit. C 75 mg | Hypo-A® Eisen plus Acerola Vit. C (KAP) |
| Eisen(II) 12 mg, Vit. C, Kräuterextrakte | Floradix® mit Eisen (LSG) |

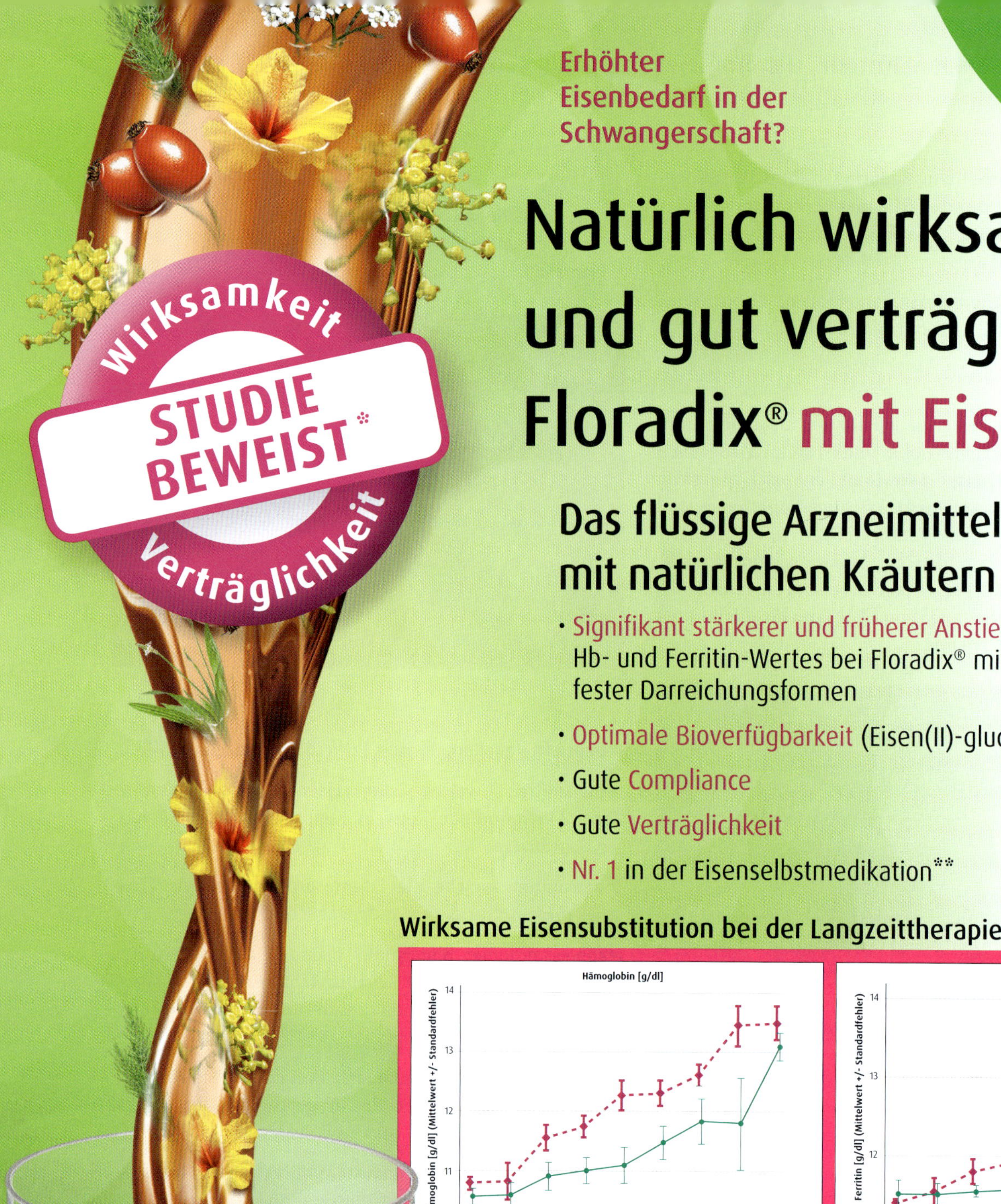


**Floradix® mit Eisen: Wirkstoff:** Eisen(II)-gluconat. **Zus.:** 100 ml (entsprechend ca. 109 g) enth. als Wirkstoff: 703,3 – 773,9 mg Eisen(II)gluconat (Ph. Eur.) entsprechend 81,75 mg Eisen(II)-Ionen. **Sonst. Best.:** Ascorbinsäure, Wässriger Auszug (1 : 28,2) aus einer Mischung von Hibiskusblüten, Bitterer Fenchel, Mohrrübe, Queckenwurzelstock, Schafgarbenkraut, Angelikawurzel, Schachtelhalmkraut, Spitzwegerichblätter, Wacholderbeeren, Wegwartenwurzel, Bitterorangenschale (3:2,3:2,3:2,3:2,3:1,15:1,15:1,15:1,15:1:0,64)-Auszugsm. Wasser, Hefeautolysat, Traubensaft-Konzentrat rot, Kirschsaft-Konzentrat, Birnensaft-Konzentrat, Brombeersaft-Konzentrat, Schwarzes Johannisbeersaft-Konzentrat, Honig, Hagebutten-Dickextrakt, Fructose-Sirup 70%ig, Orangenaroma, Apfelsinenaroma, Wasser. Enthält Fructose und Invertzucker. Bitte Packungsbeilage beachten. **Anwendungsgeb.:** Bei erhöhtem Eisenbedarf, wenn ein Risiko für die Entstehung eines Eisenmangels erkennbar ist. **Gegenanz.:** Eisenkumulation, Eisenverwertungsstörungen, Allergie gegen einen Inhaltsstoff. **Anw. in Schwangersch. und Stillz.:** Einnahme nach Rücksprache mit dem Arzt. **Nebenwirk.:** Allergische Reaktionen (z. B. Gesichtsschwellung, Hautausschlag), gastrointestinale Störungen, wie z. B. Magendruck, Völlegefühl und Verstopfung. Hinweis: Es kann eine völlig harmlose Dunkelfärbung des Stuhls auftreten. Diese Stuhlfärbung ist unbedenklich. Durch die Einnahme von flüssigen Eisenpräparaten kann es in Einzelfällen zu geringfügigen Dunkelfärbungen der Zahnoberflächen kommen.

SALUS Pharma GmbH · 83052 Bruckmühl · info@floradix.de

Beratungskompass 01/18

Tab. 16.9 Homöopathika im Zusammenhang mit Eisen

| Mittel | Beschwerdebild |
|---|---|
| Nr. 3 Ferrum phosphoricum D12 | Unterstützt bei Eisenmangel zusätzlich zu eisenhaltigen Arzneimitteln |
| Nr. 17 Manganum sulfuricum D12 | Der Begleiter des Eisens: Zur Ergänzung von Ferrum phosphoricum bei Eisenmangel und seinen Begleiterscheinungen wie Energielosigkeit und Abgeschlagenheit |

Tab. 16.10 Mikronährstoffpräparate mit Vitamin $B_{12}$

| Mikronährstoff | Handelspräparat |
|---|---|
| Vit. $B_{12}$ 0,5 mg, Glutamin 60 mg, Phosphonoserin 40 mg | Vitasprint B12 (TRA) |
| Vit. $B_1$ 0,17 mg, Vit. $B_2$ 0,21 mg, Vit. $B_6$ 0,21 mg, Vit. $B_{12}$ 0,5 mg, Glutamin 60 mg, Serin 40 mg | Eunova® B12 Komplex (TRA) |
| Vit. $B_{12}$ 1 mg | $B_{12}$ Ankermann® (UTA) |
| Vit. $B_{12}$ 0,5 mg | OrthoDoc® Vitamin $B_{12}$ (LUT) |
| Vit. $B_{12}$ (Mecobalamin) 1 mg/ml | Pure Encapsulations® $B_{12}$ liquid (TRO) |

dukte), Polyphenole (Kaffee, Tee, Rotwein), Milchprodukte (→ Beeinträchtigung der Eisenresorption/-verwertung).

**Erkrankungen mit erhöhtem Bedarf:** Blutarmut (Eisenmangelanämie), Gastritis.

**Tagesdosis in der Orthomolekularen Medizin:** Erwachsene: 10–200 mg.

## Vitamin $B_{12}$

Hydroxocobalamin (auch Hydroxycobalamin) ist eine natürliche Form von Vitamin $B_{12}$, wie sie auch in unserem Körper vorkommt. Von allen $B_{12}$-Formen ist Hydroxocobalamin eine der häufigsten Formen von Vitamin $B_{12}$ in natürlichen Nahrungsmitteln. Im Intermediärstoffwechsel spielen Vitamin-$B_{12}$-abhängige Methylierungsreaktionen eine zentrale Rolle. Die coenzymatisch aktiven Formen von Vitamin $B_{12}$ (Hydroxocobalamin) sind Methylcobalamin (=Wirkform im Zytosol) und Adenosylcobalamin (=Wirkform in den Mitochondrien). Vitamin $B_{12}$ ist besonders wichtig für die Bildung der roten Blutkörperchen.

Vegetarier und Veganer sowie ältere Menschen mit Magenschleimhautveränderungen sind Hauptrisikogruppen für einen Vitamin-$B_{12}$-Mangel. Außerdem entwickeln Patienten mit einer dauerhaften Protonenpumpenhemmer-Einnahme einen Mangel: Arzneimittel wie Omeprazol oder Pantoprazol hemmen durch die Unterdrückung der Säurebildung auch die Aufnahme von Vitamin $B_{12}$.

### Vitamin $B_{12}$ kompakt

**Wichtige Funktionen:** Aufbau der Erbsubstanz, Zellteilung, Blutbildung, Bau der Nervenfasern, Folsäure-Aktivierung, Homocystein-Entgiftung.

**Lebensmittelquellen:** Leber, Fisch, Eier, Milch.

**Mangelsymptome:** Blässe, Blutarmut (Anämie), Reizbarkeit, Nervenschmerzen, Taubheitsgefühl, Müdigkeit, Schwäche, erhöhtes Homocystein, Schlaflosigkeit, Tinnitus.

**Risikogruppen/erhöhter Bedarf:** Vegetarier, Senioren über 60, Leistungssportler, Hyperthyreose.

**Interaktionen mit Arzneimitteln/Nährstoffen, die den Vitamin-$B_{12}$-Bedarf erhöhen können:** Antazida, Antiobiotika, Antiepileptika, orale Kontrazeptiva, Metformin, Antirheumatika (→ durch Beeinträchtigung der Resorption/Utilisation).

**Erkrankungen mit erhöhtem Bedarf:** HIV, Diabetes, Blutarmut, Gastritis, erhöhtes Homocystein, Morbus Crohn, Erkrankungen der Bauchspeicheldrüse, Magen/Darm-Teilentfernung.

**Tagesdosis in der Orthomolekularen Medizin:** Erwachsene: 5–1500 µg.



# Immunsystem und freie Radikale

## Die Aufgaben des Immunsystems

Das Immunsystem ist ein hochkomplexes biologisches System des menschlichen Körpers, das tagtäglich Höchstleistungen für die Gesundheit erbringt. Die Aufgabe des Immunsystems ist es den Organismus vor körperfremden Substanzen und Krankheitserregern zu schützen:

- Elimination von pathologischen Mikroorganismen und ihren toxischen Bestandteilen, von virusinfizierten und entarteten Zellen (Tumorzellen) und von fremden Zellen

(Differenzierung von „Fremd" und „Eigen" z. B. bei Transplantatabwehr).

- Die Unterscheidung zwischen „Eigen" und „Fremd" selbst und fremd ist die Grundvoraussetzung für die Immunität.
- Alle Zellen haben charakteristische Strukturen (Antigene) auf der Zelloberfläche. Unser Immunsystem erkennt deshalb fremde Oberflächen und bekämpft diese Zellen.
- Eindringende Fremdkörper werden von unterschiedlichen Typen von Leukozyten (Weiße Blutzellen) bekämpft, die diese in sich aufnehmen und verdauen (Phagozytose) oder die Fremdkörper durch die Abgabe lytischer Stoffe bekämpfen. Diese Abwehrreaktion tritt in immer gleicher Form auf.
- Bei der spezifischen Immunität werden für jeden Fremdkörper spezielle Abwehrmechanismen entwickelt, indem passende Antikörper synthetisiert und bestimmte Abwehr- und Gedächtniszellen aktiviert werden.
- Freie Radikale können ebenfalls Krankheitserreger abwehren und unschädlich machen. Sie sind in geringen Mengen also wichtig für unser Immunsystem. In zu hoher Anzahl können freie Radikale den Körper aber schädigen.

## Freie Radikale

Der Körper „kämpft" täglich gegen freie Radikale, die im Körper durch Überlastung der Verbrennungsprozesse in Mitochondrien oder durch physikalische oder chemische Einflüsse von außen entstehen: Übermäßige Sonneneinstrahlung, Elektrosmog, verschmutzte Luft und verunreinigtes Wasser gelten zum Beispiel als Ursachen für freie Radikale. Eine Überbelastung mit freien Radikalen nennt man auch „oxidativen Stress".

Freie Radikale können in den Körper gelangen, indem einer der obigen Einflüsse von außen Moleküle des Körpers in freie Radikale zerteilt. Freie Radikale können auch durch Essen, Trinken oder Einatmen von Substanzen, die freie Radikale enthalten, in den Körper gelangen, zum Beispiel durch Zigarettenrauch oder Umweltgifte. Ein weiterer Faktor ist unsere „moderne" Ernährung: Neben Junkfood kommt überwiegend industriell verarbeitetes, prozessiertes und gekochtes Essen auf den Teller. Dieses enthält kaum noch wichtige, funktionale und natürliche Mikronährstoffe, die eine gesunde Ernährung enthalten sollte. Stattdessen nehmen wir viele Nahrungszusatzstoffe und andere Chemikalien auf.

**Wissenschaftler schätzen, dass wir täglich mit 60000–80000 Fremdsubstanzen in Berührung kommen.**

Stress (physisch und psychisch) gehört bei den meisten Menschen zum Alltag und lässt die Entstehung von Radikalen ebenfalls wachsen. Der Körper versucht den Stress durch einen erhöhten Stoffwechsel zu kompensieren. Durch diese Kompensation werden vermehrt alle Arten von Mikronährstoffen, also auch Antioxidanzien, verbraucht. Das gilt ebenso bei exzessiven sportlichen Betätigungen.

Freie Radikale sind sehr aggressive und reaktionsfreudige Stoffwechselschädlinge, die irreversible Schädigungen wichtiger Zellstrukturen verursachen können. Im schlimmsten Fall können die körpereigenen Reparaturmechanismen (z. B. die Superoxiddismutase (SOD)) die Schäden nicht mehr auffangen und eine Schädigung des Erbmaterials kann die Folge sein. Diese Schädigung ist übrigens eine der Hauptursachen für die Zellalterung, die sich besonders in der Hautalterung bemerkbar macht. Bei irreversiblen Veränderungen (Mutationen) kann es fortan zu „Kopierfehlern", also mutagenen und kanzerogenen Prozessen kommen, die die Entstehung von Krebs fördern können.

**Freie Radikale sind Stoffwechselmoleküle, denen ein Elektron fehlt. Sie sind deshalb positiv geladen, instabil und überaus reaktiv.**

Ist das Immunsystem geschwächt, so empfiehlt sich neben gesunder Ernährung das Zuführen von Mikronährstoff-Präparaten. o Abb. 16.5

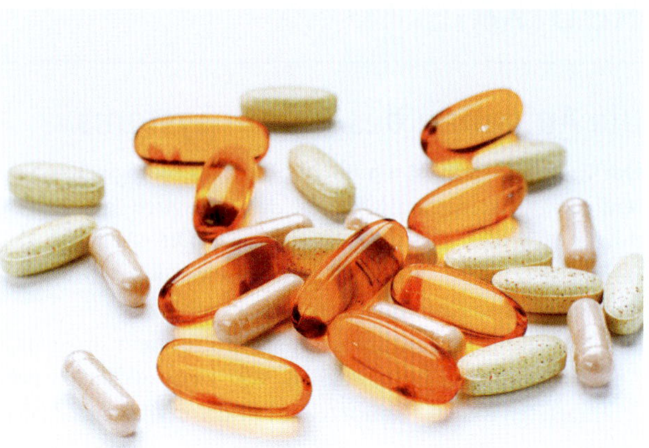

Die freien Radikale können nicht nur die Zellen schädigen, sondern auch die Abwehrzellen, also z. B. Makrophagen oder Leukozyten. Hinzu kommt, dass der Organismus vermehrt freie Radikale bildet, wenn er sich mit Krankheitserregern auseinandersetzt. Die Atemwegsschleimhaut und das Immunsystem benötigen für ihre Abwehrfunktionen viele verschiedene Mikronährstoffe.

Vor allem Antioxidanzien sind also für den Schutz vor freien Radikalen essenziell. Der beste Lieferant ist eine ausgewogene Ernährung, viel frisches Obst und Gemüse. Diese Art der Ernährung ist jedoch meistens sehr zeitaufwendig und vor allem von vielen Berufstätigen nicht umzusetzen. Stattdessen wird, wie oben erwähnt, mikronährstoffarmes Kantinen-essen oder Fast Food zu sich genommen.

Ein geschwächtes Immunsystem ist nicht mehr in der Lage, auf fremde Erreger und körpereigene Zellen angemessen zu reagieren. Dies kann zu einer schwachen oder sogar fehlenden Immunreaktion führen. Um das Immunsystem in extremen Stressphasen, einen Zeitraum mit eher ungesundem Essen oder vor allem in der Erkältungssaison zu stärken, empfiehlt sich die Einnahme eines hochwertigen komplexen Mikronährstoff-Präparats.

Besonders in den kalten Monaten, in denen sich durch die trockene Luft Bakterien und Viren schneller verbreiten, können Sie Ihre Kunden nicht nur im akuten Beschwerdefall (Grippe, grippaler Infekt) beraten, sondern bereits durch die prophylaktische Gabe vor der Erkältungssaison die Gesundheit Ihrer Kunden unterstützen.

## Selen

Deutschland und Europa sind Selenmangelgebiete: Die Böden in sind arm am Spurenelement Selen. Deshalb kann der menschliche Selenbedarf über den Verzehr von Lebensmitteln allein meist nicht gedeckt werden. Selen spielt nicht nur eine Rolle, um der Entstehung bestimmter Krankheitszustände entgegenzuwirken, wie z. B. als Radikalfänger. Das Spurenelement wird auch in der Behandlung verschiedener Erkrankungen eingesetzt, vor allem bei Krebserkrankungen, aber auch bei Rheuma und chronischen Entzündungen. Bei Hashimoto-Thyreoiditos kann Selen als Natriumselenit die Entzündungsaktivität im Schilddrüsengewebe vermindern. Besonders wichtige Enzyme, die freie Radikale abfangen, sind die selenabhängigen Glutathionperoxidasen, die in jeder Körperzelle aber auch in jeder Immunzelle vorkommen. Ein Selenmangel vermindert sowohl die Wirksamkeit als auch die Anzahl der Immunzellen sowie die Fähigkeit, Antikörper gegen Fremdstoffe zu bilden. Somit spielt Selen eine wichtige Rolle als wirksames Antioxidans und als „Unterstützer" für das Immunsystem.

### Selen kompakt

**Wichtige Funktionen:** Antioxidans, Schutz der Erbsubstanz, Immunabwehr, Schilddrüsenfunktion, Krebsvorbeugung und ergänzende Krebstherapie.

**Lebensmittelquellen:** Seefisch, Leber, Vollkorn, Paranüsse.

**Mangelsymptome:** Infektanfälligkeit, erhöhtes Risiko für Krebs (z. B. Prostata, Lunge), Störung der Schilddrüsenfunktion.

**Risikogruppen/erhöhter Bedarf:** Raucher, hoher Alkoholkonsum, Schwermetallbelastung, Schwangere, Vegetarier, Alter $\geq 60$.

**Arzneimittel, die den Nährstoffbedarf erhöhen können:** Chemotherapie bei Krebs, Diuretika, Antazida, Corticoide.

**Interaktionen mit Arzneimitteln/Nährstoffen, die den Selenbedarf erhöhen können:** Antazida, Laxanzien, Zytostatika, Alkohol, Corticoide, Diuretika, Valproinsäure, Zink, Vitamin C (→ durch Beeinträchtigung der Resorption und Abfall des Selenspiegels).

**Erkrankungen mit erhöhtem Bedarf:** Krebs, HIV, KHK, Rheuma, Diabetes, Virusinfektionen, Darmerkrankungen.

**Tagesdosis in der Orthomolekularen Medizin:** Erwachsene: 50–1000 µg, zum Teil mehr.

Eine gängige Form des **Selens** in NEM ist Natriumselenit. Damit diese Präparate richtig wirken, sollten zwischen der Selen-Einnahme und Vitamin C bzw. der Nahrungsaufnahme mindestens zwei Stunden liegen. Sonst wird das Selen in eine unwirksame Form überführt, die nicht mehr von den Zellen verwertet werden kann. Organisches Selen, wie z. B. das Selenmethionin sollte zu einer Mahlzeit eingenommen werden.

## Therapiemöglichkeiten

Ein Nahrungsergänzungsmittel, das das Immunsystem unterstützt, sollte vor allem Selen (dann als Selenmethionin) und die Vitamine C, D und E enthalten, die dazu beitragen, Zellen vor oxidativem Stress zu schützen. Zusätzlich wird dadurch die normale Funktion des Immunsystems unterstützt. Weitere wertvolle Spurenelemente – Zink, Chrom und Molybdän – spielen für das Immunsystem und die Funktion der Zellen eine wichtige Rolle, indem sie den Abbau bestimmter Proteinbausteine regulieren und oxidativem Stress entgegenwirken. Viele Produkte enthalten darüber hinaus hochwertige Pflanzenextrakte, die ebenfalls als Radikalfänger für die Immunabwehr fungieren. Aminosäuren, die Bausteine der Eiweiße, sind aktive Stoffe um das Immunsystem zu stimulieren und werden ebenfalls in einigen Produkten eingesetzt. Als Darreichungsformen stehen neben Tabletten auch trinkfertige Lösung, Granulat und Direktgranulat zur Verfügung.

## Ergänzende Empfehlungen

Es gibt viele Möglichkeiten seine Abwehrkräfte zu stärken. Ein gesundes und kräftiges Immunsystem kann helfen Krankheitserreger zu bekämpfen und einen Krankheitsausbruch im Zusammenhang mit einem geschwächten Immunsystem zu verhindern. Das kann man erreichen durch:

- Verzicht auf Genussgifte und andere Tätigkeiten, die den Körper mit freien Radikalen belasten,
- Abstand von Zigaretten, Alkohol, verbranntem Fleisch, Smog oder zu starker Sonneneinstrahlung nehmen,
- regelmäßige Bewegung an der frischen Luft, z. B. Spaziergänge, Sport,
- eine ausgewogene Ernährung, die den Organismus mit allen notwendigen Vitaminen, Mineralstoffen und Spurenelementen versorgt.

Tab. 16.11 Mikronährstoffpräparate für das Immunsystem

| Inhaltsstoff | Handelspräparat |
|---|---|
| Vit. C 500 mg, Vit. D 7,5 µg, Vit. E 10 mg, Molybdän 60 µg, Selen 50 µg, Zink 10 mg, Pflanzenextrakte aus Cistus 100 mg, Traubenschalen 150 mg und Tomate 5 mg | Aspecton® Immun (TRA) |
| Vit. C 200 mg, Vit. $D_3$ 10 µg, Zink 10 mg, Aloe Vera 200 mg, Arabinogalaktan 200 mg, Citrus-Bioflavonoide 100 mg, Hesperidin Methyl Chalcon 100 mg, Holunderbeeren-Extrakt 150 mg, Maitake-Pilz-Extrakt 150 mg, Melissen-Extrakt 200 mg, Taigawurzel-Extrakt 75 mg, Tragantwurzel Extrakt 75 mg | Pure Encapsulations® Immun aktiv (KAP) |
| Vit. $B_2$ 4,2 mg, Vit. $B_6$ 4,5 mg, Vit. $B_{12}$ 9 µg, Vit. C 300 mg, Vit. E 30 mg, Folsäure 1200 µg, Chrom 50 µg, Kupfer 2 mg, Magnesiumcitrat 100 mg, Mangan 2 mg, Selen 100 µg, Zink 10 mg, Beta-Carotin 2 mg, L-Arginin 2 g, L-Cystein 0,1 g, L-Glutamin 3 g, L-Glycin 0,7, L-Lysin 1 g, L-Methionin 0,5 g, Taurin 1 g, Molybdän 50 µg | aminoplus® immun (GRA) |
| Vit. A 450 µg, Vit. $B_1$ 25 mg, Vit. $B_2$ 25 mg, Vit. $B_3$ 60 mg, Vit. $B_5$ 18 mg, Vit. $B_6$ 20 mg, Vit. $B_7$ 165 µg, Vit. $B_{12}$ 6 µg, Vit. C 950 mg, Vit. D 5 µg, Vit. E 150 mg, Vit. K 60 µg, Folsäure 800 µg, Chrom 30 µg, Eisen 8 mg, Iod 150 µg, Kupfer 500 µg, Mangan 2 mg, Selen 50 µg, Zink 10 mg, Beta-Carotin 4 mg, Citrus-Bioflavonoide 5 mg, Lutein 800 µg, Lycopin 200 µg, Molybdän 60 µg | Orthomol® Immun (KAP, TAB, TRA) |
| Aroniasaft (aus Konzentrat) (87,3 %) Aroniasaftkonzentrat (2,7 %), Vit. $B_1$ 1,1 mg, Vit. $B_2$ 1,4 mg, Vit. $B_3$ Vit. 16 mg, $B_5$ 6 mg, Vit. $B_6$ 1,4 mg, Vit. D 10 µg, Selen 50 µg, Zink 4,5 mg | Aronia+immun® (TRA) |
| Selen 50 µg/100 µg/200 µg | Cefasel® (TAB) |

Tab. 16.12 Physiologische pH-Werte im Körper

| Organ/Körperflüssigkeit | pH-Wert |
|---|---|
| Blut | 7,35–7,45 |
| Speichel | 6,5–7,0 |
| Tränenflüssigkeit | 7,35–7,40 |
| Magensaft | 1,2–3,0 |
| Gallenflüssigkeit | 6,2–8,5 |
| Fruchtwasser | 8,0 |

# Säure-Basen-Produkte

Unter dem Begriff „Säure-Basen-Haushalt" werden physiologische Regelmechanismen des Körpers zusammengefasst, die einer ausgeglichenen Menge an Säuren und Basen und damit u. a. der Homöostase des (Blut-)pH-Werts dienen. Alle unsere Körperflüssigkeiten besitzen einen charakteristischen pH-Wert, der von stark sauer bis zu basisch reicht (Tab. 16.12). Blut hat z. B. einen pH-Wert von 7,4, der Magensaft einen pH-Wert von 1,0 bis 1,5 und die Tränenflüssigkeit weist einen pH-Wert von 7,35 auf. Das Sekret der Bauchspeicheldrüse liegt mit pH 8,0 im basischen Bereich.

Für einen optimal funktionierenden Stoffwechsel ist es entscheidend, dass der spezifische pH-Wert der jeweiligen Körperflüssigkeit in engen Grenzen gehalten wird. Der Organismus verfügt entsprechend über eine Vielzahl verschiedener Puffersysteme, um den pH-Wert konstant zu halten. Unter den Puffersystemen des Blutes ist an erster Stelle das Hydrogencarbonat-System mit $CO_2$ als Säureanhydrid und $HCO_3^-$ als korrespondierende Base zu nennen. Ein weiteres Puffersystem bilden die anorganischen Phosphate (Phosphat-Puffersystem) wobei das primäre Phosphat ($H_2PO_4^-$) als Säure und das sekundäre Phosphat ($HPO_4^{2-}$) als korrespondierende Base wirken.

## Störungen des Säure-Basen-Haushalts

Liegt der Blut-pH-Wert unter 7,35, spricht man von einer Azidose (Übersäuerung, d. h. zu hohe $H^+$-Konzentration), liegt der pH-Wert über 7,45 hingegen von einer Alkalose (Basenüberschuss, d. h. zu niedrige $H^+$-Konzentration). Störungen des Säure-Basen-Haushalts sind häufig: Zum einen sind die körpereigenen Pufferkapazitäten begrenzt und dadurch schnell überlastet, zum anderen können bestimmte Lebensumstände und Erkrankungen das Gleichgewicht stören.

## Überlastung des Säure-Basen-Haushalts

Bei einem Übermaß an Säuren in unserem Organismus werden die basischen Puffer-Reserven im Blut stark beanspruch, ohne dass es dabei zu einer pH-Veränderung im Blut kommt. Es entsteht eine **latente Azidose** (Säurebelastung im Gewebe). Eine Vielzahl von Einflüssen kann zu einer übermäßigen Säurebildung im Körper führen. Besonders Lebensmittel führen zu einer Azidose.

Grundsätzlich unterscheidet man zwischen säure- und basenbildenden Nahrungsmitteln. Dabei ist es unerheblich, ob die Lebensmittel sauer schmecken. Zitronen gehören zum Beispiel nicht zu den säurebildenden Nahrungsmitteln. Wichtig für die Einteilung bzw. Unterscheidung ist vielmehr, wie die Lebensmittel hauptsächlich verstoffwechselt werden.

### PRAL-Wert

Zur Orientierung wurden für Nahrungsmittel sogenannte PRAL-Werte vergeben, die deren Effekt auf den Säure-Basen-Haushalt definieren.

Der PRAL-Wert steht für die „Potential renal acid load", also potenzielle Säurebelastung der Niere und wird in Milliäquivalent pro 100 g Lebensmittel (mEq/100 g) angegeben. Danach werden Lebensmittel nach ihrer potenziellen Säurebelastung der Niere eingeteilt. Der Wert gibt also Aufschluss darüber, wie hoch die Säureausscheidung über die Niere beim Verzehr von 100 g eines Lebensmittels ist. Im Internet findet man zahlreiche Listen zum Ausdrucken.

Im Grunde sind proteinhaltige Nahrungsmittel besonders stark säurebildende Lebensmittel. Dies liegt an den in Eiweißen enthaltenen schwefelhaltigen Aminosäuren (Cystein und Methionin), die im Körper zu Schwefelsäure verstoffwechselt werden und so zu einer Säurebelastung führen. Phosphat in der Nahrung gilt ebenfalls als Protonenspender und damit als mögliche Quelle für eine Übersäuerung.

Bei einer Azidose unterscheidet man zwischen äußeren und stoffwechselbedingten, inneren Faktoren.

### Äußere, säurebildende Einflussfaktoren

- Hohe Zufuhr säurebildender Lebensmittel (vor allem tierisches Eiweiß): Fleisch, Wurstwaren, Fisch, Meeresfrüchte, Milch, Käse, Getreide (Brot-und Backwaren) Teigwaren,
- einseitige Ernährung, Kantinenessen, Fast Food und zu wenig frisches Obst und Gemüse, Fehlen von basischen Mineralstoffen in der Ernährung,
- mangelnde Versorgung mit wichtigen säureneutralisierenden Mineralstoffen und Spurenelementen wie Magnesium, Calcium, Zink, Kalium und Mangan,
- niedrige oder falsche Flüssigkeitszufuhr: Süßgetränke und phosphathaltige Getränke (Cola) statt Wasser oder Tee,
- regelmäßiger und übermäßiger Konsum von Genussmitteln wie Alkohol und Tabak,
- Bewegungsarmut, welche zu verminderter Säureausscheidung führt,
- hohe psychische und physische Belastungen, Stress und Schlafmangel.

Die pH-Skala **o Abb. 16.6**

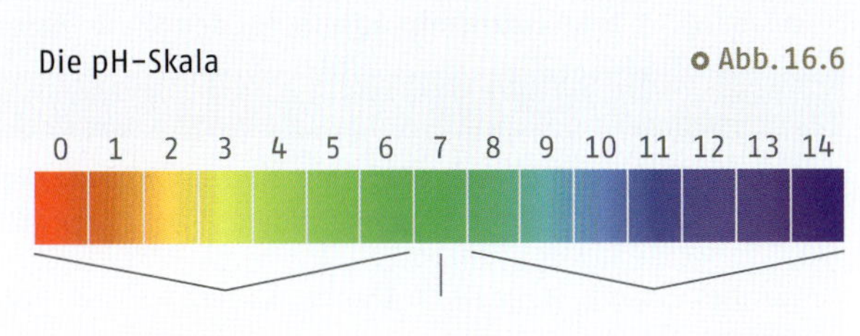


### Übersäuerung bei Diäten

Beim Fasten oder bei Diäten zur Gewichtsreduktion kommt es idealerweise zum Fettabbau. Durch den oxidativen Abbau von Fettsäuren entstehen allerdings sogenannte Ketosäuren, die zu einer Übersäuerung, einer Ketoazidose, führen können. Diese beeinflusst die gesamte Stoffwechselleistung und damit auch ggf. den weiteren Fettabbau, sodass es zu einer Stagnation der Gewichtsabnahme kommen kann. Eine Ketoazidose kann auch bei Diabetes mellitus entstehen und die gleichen Folgen haben.

### Innere, säurebildende Einflussfaktoren

- Verminderte Säureausscheidungs-Kapazität (z. B. bei chronischen Nierenfunktionsstörungen),
- chronisch-entzündliche Darmerkrankungen,
- diverse Krankheiten (z. B. Diabetes).

Eine Übersäuerung kann lange Zeit unentdeckt bleiben. **Folgende Beschwerden** können Zeichen einer längerfristig bestehenden Übersäuerung sein:

- Müdigkeit und Erschöpfung,
- verringerte Leistungsfähigkeit,
- erhöhte Stressempfindlichkeit, Nervosität,
- nachlassende Konzentration,
- verminderte Widerstandskraft,
- Muskel- und Gelenkbeschwerden, Veränderungen der Haut, Haare und Nägel.

## Selbstmedikation

Zunächst einmal muss festgestellt werden, ob tatsächlich eine Übersäuerung des Organismus vorliegt. Auch wenn ggf. die o. a. Symptome auftreten, kann dies auch andere Ursachen haben. Der Urin-pH ist zur Einmalmessung aufgrund der physiologisch normalen Schwankungsbreite zwischen pH 5 und 8 nicht dazu geeignet, einen Rückschluss auf den aktuellen Säure-Basen-Status zu ziehen. Sie können in Ihrer Apotheke den Basentest nach Sander z. B. beim Labor medivere® oder biovis® bestellen.

Um den Körper von überschüssiger Säure zu befreien ist es angezeigt, eine Kur über mehrere Wochen mit reichlich basischen Mineralstoffen und Spurenelementen durchzuführen, bis der Körper überschüssige Säure neutralisiert und ausgeschieden hat. Calcium, Magnesium, Zink, Mangan

Tab. 16.13 Mikronährstoffpräparate für den Säure-Basen-Haushalt

| Mikronährstoff | Handelspräparat |
|---|---|
| Calcium 550 mg, Magnesium 150 mg, Natrium 375 mg, Kalium 350 mg, Zink 5 mg, Eisen 5 mg, Kupfer 1 mg, Molybdän 50 µg, Chrom 40 µg, Selen 30 µg | Basica® Vital (GRA) |
| Calcium 900 mg, Magnesium 150 mg, Kalium 420 mg, Natrium 1245 mg, Zink 10 mg | Pure Encapsulations® Basenpulver plus (PUL) |
| Calcium 235 mg, Magnesium 86 mg, Zink 1,67 mg, Mangan 0,33 mg, Kupfer 0,167 mg, Chrom 6,67 µg | Flügge® Basen-Medical® Plus (TAB) |
| Calcium 481 mg, Natrium 294 mg, Magnesium 182 mg, Zink 1,5 mg | Basentabs pH-balance Pascoe® (TAB) |
| Calcium 249, Magnesium 249, Eisen 3,5 mg, Zink 3,1 mg, Selen µg, Mangan 1,2 µg, Iod 70 µg, Chrom 40 µg, Molybdän 50 µg | Megamax® Basomax plus (PUL) |

Tab. 16.14 Homöopathika für den Säure-Basen-Haushalt

| Mittel | Beschwerdebild |
|---|---|
| Nr. 8 Natrium chloratum D6, Nr. 9 Natrium phosphoricum D6, Nr. 10 Natrium sulfuricum D6 | Als wichtiges Säure-Basen-Mittel bei Übersäuerung kombiniert man die Schüßler-Salze mit den Nummern 8,9 und 10 |
| Nr. 4 Kalium chloratum D6, Nr. 6 Kalium sulfuricum D6, Nr. 9 Natrium phosphoricum D6, Nr. 10 Natrium sulfuricum D6 | Zur Entschlackung, Entgiftung und Ausleitung. Für eine verbesserte Entgiftung und Ausleitung die Nr. 4, 6 und 9 mit der Nr. 10 kombinieren |

und Selen sind die wichtigsten Stoffe zum Entsäuern. In der Selbstmedikation müssen Sie Ihren Kunden darauf hinweisen, dass es mit einer Kur mit Tabletten nicht getan ist. Vielmehr ist ein wesentlicher Faktor die basenreiche Ernährung: Für einen dauerhaften Erfolg ist es wichtig, dass die tägliche Kost auf eine basenreiche Ernährung umgestellt wird.

## Ergänzende Empfehlungen

- Säureliefernde Lebensmittel (z. B. Fleisch, Milch, Getreideprodukte) konsequent mit basenbildenden Lebensmitteln (z. B. Früchte, Gemüse) innerhalb einer Mahlzeit oder eines Tages ergänzen,
- Reduktion der Portionsgrößen der Eiweißbeilagen (Käse, Fleisch, Fisch, Ei),
- als Stärkebeilage vermehrt Kartoffeln einsetzen,
- mindestens ein bis zwei Liter täglich trinken, vorzugsweise Wasser und Kräutertees; mit einer ausreichenden Flüssigkeitszufuhr können die Nieren Säuren besser ausscheiden,
- Gemüse-und Fruchtsäfte als optimale Basenlieferanten trinken, jedoch nicht mehr als 250 ml täglich,
- Süßigkeiten und Kuchen durch Trockenfrüchte oder Fruchtdesserts ersetzen oder ganz weglassen.

## Grenzen der Selbstmedikation

Nicht unter die Selbstmedikation fallen krankheitsbedingte Störungen des Säure-Basen-Haushalts. Hier besteht meistens nur die Möglichkeit einer Infusionstherapie. Erkrankungen, bei denen eine mögliche Störung des Säure-Basen-Haushalts zu beachten ist, sind beispielsweise:

- chronisches Erbrechen,
- Diabetes mellitus,
- Diarrhöen,
- Emphysem,
- Leberzirrhose,
- Niereninsuffizienz.

In solchen Fällen gilt es in erster Linie, die Grunderkrankung zu therapieren und somit das Gleichgewicht wieder herzustellen.

# Kölner Liste

Leistungssportler, die an Wettkämpfen teilnehmen, greifen oft auf Nahrungsergänzungsmittel zurück, um ihre Leistung zu steigern. Die Nationale Anti Doping Agentur (NADA) warnt auf ihrer Homepage davor, dass Nahrungsergänzungsmittel im Gegensatz zu Arzneimitteln keine behördliche Zulassung benötigen. Sie werden nicht auf ihre gesundheitliche Unbedenklichkeit und stoffliche Reinheit hin überprüft. Laut Nahrungsergänzungsmittel- und Lebensmittelkennzeichnungsverordnung müssen zwar generell alle Zutaten auf der Packung angegeben werden, dies ist allerdings in der Praxis nicht immer realisiert. Auf der Kölner Liste® sind Nahrungsergänzungsmittel gelistet, die auf Dopingsubstanzen getestet wurden. Die Veröffentlichung eines Produkts auf der

Kölner Liste® bedeutet nicht, dass ein Produkt grundsätzlich frei von Prohormonen bzw. Anabolika oder Stimulanzien ist. Es bedeutet lediglich, dass das Dopingrisiko minimiert ist. Die Einschätzung des Dopingrisikos liegt beim Sportler selbst. Einige in Apotheken erhältliche Nahrungsergänzungsmittel stehen auf der Kölner Liste® und können deshalb Sportlern, die an offiziellen Wettkämpfen teilnehmen, guten Gewissens empfohlen werden. Auf der Homepage kann man in der stets aktuellen Produktdatenbank nach den Produkten suchen, die in die Kölner Liste® aufgenommen sind.

## Sportlernahrung/Eiweißpulver

In den letzten Jahren haben Sport-und Fitness-Studios den Markt der Sportlernahrung und auch Ernährungsberatung als Einnahmequelle für sich entdeckt. Ob die Qualität der Beratung dabei sichergestellt ist, ist zumindest fraglich. Auch gibt es mittlerweile viele (Internet) Shops, in denen Kilopackungen Eiweißpulver und Sportlernahrung, hauptsächlich für Kraftsportler, verkauft werden. Hochwertiges Eiweißpulver gibt es aber auch in der Apotheke. Und dazu noch eine ausführliche, fachmännische Beratung.

Proteine (Eiweiße) tragen zur Zunahme und zur Erhaltung der Muskelmasse bei. Eiweiß benötigt der Körper in erster Linie als Baustoff, um körpereigene Substanzen wie Muskeln, Bindegewebe oder auch Enzyme, Hormone und Antikörper aufzubauen. Eiweiß setzt sich zusammen aus den 18 Aminosäuren, von denen die essenziellen Aminosäuren mit der Nahrung zugeführt werden müssen.

### Aminosäuren

**Essenzielle** Aminosäuren: L-Leucin, L-Isoleucin, L-Lysin, L-Methionin, L-Phenylalanin, L-Threonin, L-Tryptophan, L-Valin
**Nichtessenzielle** Aminosäuren: L-Alanin, L-Arginin, L-Asparagin, L-Asparaginsäure, L-Cystein, L-Glutamin, L-Glutaminsäure, L-Glycin, L-Histidin, L-Prolin, L-Serin, L-Tyrosin (essenziell für Kinder)

Besonders eiweißhaltig sind tierische Lebensmittel wie Fleisch, Fisch, Eier, Milch- und Milchprodukte wie Quark, Käse, Jogurt. Ein übermäßiger Verzehr an diesen Produkten kann die Gesundheit aber auch beeinträchtigen, da die tierischen „Begleitstoffe" Fett, Cholesterin aber auch Purine den Körper belasten können. Außerdem habe diese Lebensmittel einen negativen Einfluss auf den Säure-Basen Haushalt und können zu einer Azidose führen (▸Seite 328). Der Vorteil der in der Apotheke erhältlichen Eiweißpulver ist in den meisten Fällen ein besonders hochwertiger Rohstoff, der frei ist von den Begleitstoffen. Gute Produkte deklarieren die biologische Wertigkeit, die bei Molkeprotein weist die höchste biologische Wertigkeit mit 105–110 auf.

### Biologische Wertigkeit

Die Biologische Wertigkeit (BW) ist eine Methode zur Abschätzung der Qualität von Proteinen in Lebensmitteln. Sie gilt als Maß dafür, wie viel eines aufgenommenen Nahrungsproteins in körpereigenes Protein umgewandelt werden kann. Der Referenzwert „100" des Volleis entspricht jedoch keiner 100%igen Umsetzung, wodurch für die biologische Wertigkeit ein Wert von 100 gerade von kombinierten Lebensmitteln oder eben Eiweißpulvern leicht übertroffen werden kann.

16

▫ Tab. 16.15 Eiweißpulver

| Handelspräparat | Eiweißquelle und Proteingehalt pro 100 g Pulver | Biologische Wertigkeit (BW) | Zubereitung | Merkmale und Geschmack |
|---|---|---|---|---|
| Megamax® Eiweiß 100 | Molkenprotein und Milcheiweiß<br>81 g | BW 100 | 2 gut gehäufte EL (ca. 30 g) mit 300 ml fettarmer Milch in einen Mixbecher geben und 30 Sek. kräftig schütteln. Einnahme zwischen zwei Mahlzeiten oder direkt nach einer Trainingseinheit. | Enthält nur etwa 5 % Kohlenhydrate<br>Neutral, Vanille, Schoko, Cappuccino, Banane, Himbeere, Erdbeere |
| Isostar® Powerplay High Protein 90 | Milchprotein, Molkenprotein, hydrolisiertes Weizenprotein, Sojaproteinisolat<br>82 g | k. A. | Eine Portion (3 EL = ca. 25 g) in 175 ml Wasser oder fettarmer Milch auflösen. | Vanille, Schoko, Neutral |

◻ Tab. 16.15 Eiweißpulver (Fortssetzung)

| Handelspräparat | Eiweißquelle und Proteingehalt pro 100 g Pulver | Biologische Wertigkeit (BW) | Zubereitung | Merkmale und Geschmack |
|---|---|---|---|---|
| Megamax® Whey Protein | Molkenprotein-Konzentrat<br>74 g | BW 104 | 2 EL des Pulvers in 300 ml laktosefreie Milch oder Wasser und in einem Shaker 30 Sek. lang kräftig schütteln. | Mit etwa 4 % Kohlenhydraten; laktosefrei bei Zubereitung mit Wasser oder lactosefreier Milch; kann Spuren von Soja, Hühner-Eiweiß und Gluten enthalten<br>Schoko, Vanille |
| Megamax® Soja Eiweiß | Sojaprotein | BW 100 | 1–2 EL (à 30 g) in 300 ml Wasser oder Magermilch einrühren. Eine Stunde vor dem Training oder Wettkampf trinken. | Veganes Protein; enthält L-Methionin und Taurin<br>Vanille, Schoko |
| Megamax® Weight Gainer | Milcheiweiß<br>22 g | k. A. | 1–2 EL (à 30 g) in 300 ml Wasser oder Magermilch einrühren. Eine Stunde vor dem Training oder Wettkampf trinken. | Mit komplexen Kohlenhydraten + Glucose + Fructose; nur 0,7 % Fett<br>Vanille, Schokolade Erdbeere, Banane |
| Megamax® Bio Eiweiß | Molkenproteinkonzentrat aus kontrolliert biologischer Landwirtschaft<br>82 g | BW 100 | 2 gut gehäufte EL Pulver (ca. 30 g) in 300 ml Wasser oder in fettarme Biomilch einrühren und mit einem Mixbecher ca. 30 Sek. lang kräftig schütteln. Vorzugsweise zwischen den Mahlzeiten oder nach dem Training/Wettkampf trinken. | Erfüllt alle Normen der europäischen Bio-Verordnung; enthält 18 Aminosäuren; enthält ca. 5 % Kohlenhydrate; ohne Zusatz von Süßungsmitteln, Vitaminen und Aromen; enthält Molkeneiweiß, Lactose, kann Spuren von Soja, Hühner-Eiweiß und Gluten enthalten<br>Neutral |
| Multan® mit L-Carnitin | Sojaprotein, Magermilch-Joghurtpulver, Milcheiweiß<br>67 g | k. A. | 3 ML in 300 ml kalorienarme Flüssigkeit einrühren. | Enthält L-Carnitin und Topinambursaftpulver<br>keine Angabe zum Geschmack |

## Chemical Score

Einige Produkte geben alternativ oder zusätzlich auch Chemical Score (SC) an. Allerdings ist dieser Wert in Deutschland nicht sehr gängig. Um den Chemical Score zu berechnen, vergleicht man die Aminosäuren der Nahrungsmittel mit denen, die in einem Ei vorkommen. Der Wert für den Chemical Score ergibt sich aus nur einer ganz bestimmten Aminosäure. Welche Aminosäure das genau ist, hängt davon ab, wie das jeweilige Eiweißprotein aufgebaut ist. So wird die limitierende Aminosäure in ein Verhältnis mit dem Referenzprotein (Ei) gesetzt, um den Chemical Score zu bestimmen.

Die biologische Wertigkeit von pflanzlichem Eiweiß (biologische Wertigkeit von Sojamilch =84) gegenüber tierischem Eiweiß wie Milcheiweiß oder Molkeeiweiß ist deutlich geringer, da es nicht das vollständige Aminosäurespektrum aufweist.

Ausdauersportlern wird empfohlen, pro Tag ca. 1,5 g Eiweiß pro kg Körpergewicht aufzunehmen. Für Kraftsportler gilt eine Zufuhrmenge von ca. 2 g pro kg Körpergewicht.

Ein sehr weit verbreiteter **Nierensteintyp** wird aus Harnsäure gebildet, einem Abfallprodukt, das bei einer sehr eiweißhaltigen Ernährung entsteht. Weisen Sie Ihren Kunden unbedingt darauf hin, dass er es nicht übertreiben soll. Vor allem: Viel trinken!

Mittlerweile gibt es neben vegetarischen auch vegane, glutenfreie, lactosefreie und sojafreie Eiweißpulver.

# Enterale Ernährung

Die enterale Ernährung ist eine Form der medizinischen Ernährung und umfasst sowohl Sondennahrung als auch Trinknahrung. Die Nährstoffzufuhr erfolgt über den Magen-Darm-Trakt.

Beide Formen der enteralen Ernährung können sowohl als alleinige Nährstoffquelle dienen, was häufig bei Patienten zum Einsatz kommt, die zur Nahrungsaufnahme selbst nicht mehr in der Lage sind. Die Trinknahrung wird hingegen eher zur Ergänzung der normalen Ernährung eingesetzt, vor allem bei bestimmten Erkrankungen z. B. von niereninsuffizienten Patienten im Stadium vor und während der Dialyse, für Milcheiweißallergiker, für Verbrennungs- und Tumorpatienten. Die Ernährung mit einer speziellen Trinknahrung bei diesen besonderen Krankheitsbildern ist oft die einzige Möglichkeit zu verhindern, dass Krankheitssymptome weiter auftreten. Bei bestimmten seltenen angeborenen Stoffwechselerkrankungen wie beispielsweise der Phenylketonurie (PKU) ist die Trinknahrung leider eine der wenigen Möglichkeiten lebenswichtige Stoffe aufzunehmen.

### Phenylketonurie

Die Phenylketonurie ist eine mit gestörtem Stoffwechsel der Aminosäure Phenylalanin einhergehende Stoffwechselerkrankung. In Deutschland tritt die Phenylketonurie bei einer von 7.000 Lebendgeburten auf. Sie wird autosomal-rezessiv vererbt. Die Therapie besteht in einer Phenylalanin-armen Diät. Phenylalanin ist in fast allen natürlichen Proteinen enthalten, weswegen Erkrankte auf eine spezielle Trinknahrung zurückgreifen müssen.

## Künstliche Ernährung

Die **Sondenernährung** ist hier nur der Vollständigkeit halber aufgeführt, da sie eine Form der enteralen Ernährung darstellt, aber normalerweise nicht in den Bereich der Selbstmedikation fällt.

Bei der Sondenernährung wird der Zugang zum Magen über einen dünnen Schlauch hergestellt, der entweder durch die Nase (=Nasensonde) oder direkt durch die Bauchdecke (PEG-Sonde= perkutane endoskopisch kontrollierte Gastrostomie) gelegt wird (○ Abb. 16.7). Die Sondenernährung wird enterale Ernährung genannt, wobei häufiger der Begriff „künstliche Ernährung" verwendet wird, da es sich hier nicht um den normalen Weg der Nahrungszufuhr handelt. Das „künstliche" bezieht sich allerdings nicht auf die Art und Zusammensetzung der Nährstoffe. **Enterale Ernährung** enthält alle lebenswichtigen Nährstoffe in der jeweils für den Anwendungsbereich richtigen Menge. Eine künstliche Ernährung ist grundsätzlich immer dann in Betracht zu ziehen, wenn ein Mensch keine Nahrung auf natürlichem Wege mehr zu sich nehmen kann. In diesem Fall ist das Überleben davon abhängig, dass dem Betroffenen in ausreichendem Maß Flüssigkeit und Nährstoffe zugeführt werden. Eine künstliche Ernährung soll, soweit es seine Erkrankung zulässt, sein Überleben sichern und zu seiner Lebensqualität beitragen.

Die natürliche Nahrungsaufnahme über den Mund kann bei einer Vielzahl von Erkrankungen behindert oder eingeschränkt sein. Dann kann der Organismus derart geschwächt sein, dass Essen und Trinken vorübergehend nicht in ausreichendem Umfang möglich ist:

- Bei akuter Erkrankung, z. B. nach schwerer Bauchoperation, bei schwerer Lungenentzündung, oder im Rahmen einer Chemotherapie bei bösartigen Erkrankungen.
- Bei Verschluss der Speiseröhre oder des Mageneinganges z. B. durch einen Tumor.
- Bei neurologischen Erkrankungen kann die Koordination des Schluckvorganges im Gehirn gestört sein.
- Bei Demenzerkrankungen in weit fortgeschrittenem Stadium (z. B. Alzheimererkrankung) kann es vorkommen, dass der Mensch das Essen und Schlucken regelrecht „verlernt".
- Bei dauerhaftem Bewusstseinsverlust (z. B. Wachkoma) besteht aufgrund der hochgradigen Hirnschädigung in der Regel völlige Schluckunfähigkeit.
- Bei schwerwiegenden psychiatrischen Krankheiten z. B. schwerer Magersucht oder Depression kann es zu Phasen kommen, in denen die Erkrankung dem Menschen das Essen und Trinken unmöglich macht.

## Trinknahrung

Neben der Sondennahrung zählt auch die Trinknahrung zur medizinisch-enteralen Ernährung, wobei hier die Aufnahme wie bei einem herkömmlichen Lebensmittel erfolgt, also eine aktive orale Aufnahme. In konzentrierter Form sind in der Trinknahrung alle lebensnotwendigen Nährstoffe wie Eiweiß, Kohlenhydrate, Fette, Vitamine, Mineralstoffe und Spurenelemente enthalten. Solch eine Trinkmahlzeit wirkt unterstützend, um schnell Ernährungsdefizite zu mindern, allgemein ungewolltem Gewichtsverlust entgegen zu wirken sowie Gewicht zunehmen zu können. Durch die hohe Energie- und Nährstoffdichte ist eine enterale Ernährung in



Bei der Sondenernährung wird die Nahrung direkt in den Magen oder Dünndarm geleitet. ○ Abb. 16.7

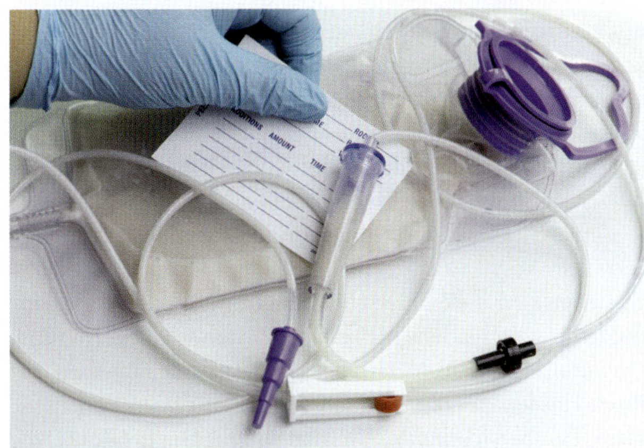

Form einer vollbilanzierten Trinknahrung sowohl zur ergänzenden als auch zur ausschließlichen Ernährung geeignet.

> Trinknahrungen sind bilanziert. Das heißt: Sie enthalten alle Nährstoffe, die der Körper braucht, in genau der richtigen Menge und abgestimmt auf das jeweilige Krankheitsbild.

Mit bis zu 400 kcal pro Flasche gibt es Trinknahrung mit hohem Energiegehalt. Zusätzlich ist die meiste Trinknahrung sehr reich an Eiweiß. Das ist wichtig, da in den meisten Krankheitssituationen ein erhöhter Bedarf an diesem Nährstoff besteht. Trinknahrungen sind mit oder ohne Ballaststoffe erhältlich. Häufig gibt es Trinknahrungen in unterschiedlichen Geschmacksrichtungen wie beispielsweise Vanille, Waldfrucht, Aprikose-Pfirsich, Lemon, Cappuccino, Schokolade und mit einem neutralen Geschmack. Die neutrale Variante eignet sich besonders gut zur Anreicherung von süßen und pikanten Speisen. Ähnlich wie Sahne kann sie z. B. unter Suppen, Saucen und Quarkspeisen gerührt werden.

Trinknahrung gibt es auch in verschiedenen Energiedichten. So können Patienten, die einen ebenso hohen Eiweißbedarf, aber einen nicht ganz so hohen Energiebedarf haben, entsprechend formulierte Trinknahrungen zu sich nehmen.

Die Trinknahrungen stehen auch in verschiedenen Konsistenzen zur Verfügung, ähnlich wie ein Pudding oder Joghurt und können mit einem Löffel gegessen werden, sofern der körperliche Zustand des Patienten dies zulässt.

Auch für den Nährstoffbedarf von Kindern gibt es Trinknahrungen. Für Kinder von ein bis zwölf Jahren gibt es die speziell an ihren Bedarf angepassten Trinknahrungen. Auch hier stehen in der Regel verschiedene Varianten mit Ballaststoffen und ohne Ballaststoffe zur Verfügung.

Die Auswahl der im Handel befindlichen Produkte ist recht unübersichtlich und aus diesem und anderen Gründen empfiehlt z. B. die Kassenärztliche Vereinigung Nordrhein, dass die enterale Ernährung nicht unter einem Handelsnamen, sondern als „Sondennahrung normokalorisch“ oder „Trinknahrung hochkalorisch“ mit Angabe zu Menge und Dauer verordnet werden soll. Bei der Auswahl in der Apotheke sollte sich an folgenden Merkmalen des Patienten, ob mit ärztlicher Verordnung oder im Rahmen der Selbstmedikation, orientiert werden:

- normale Stoffwechsellage bei normaler Verdauungs- und Resorptionsleistung,
- pathologisch veränderte Stoffwechsellage bei normaler Verdauungs- und Resorptionsleistung,
- eingeschränkte Verdauungs- und Resorptionsleistung.

Es stehen sehr viele unterschiedlich zusammengesetzte Produkte für verschiedene körperliche Zustände zur Verfügung. Die zahlreichen Anbieter der Trinknahrungen haben auf ihren Homepages die Produkte für die einzelnen Patientengruppen übersichtlich zusammengestellt. Die Produkte, die in der Apotheke meistens über den Großhandel bezogen werden können sind in ▫ Tab. 16.16 dargestellt.

### Mangelernährung

Mangelernährung beschreibt einen Mangelzustand an Energie, Eiweiß oder anderen Stoffen. Es kann sich um einen generellen Mangel an allen Nährstoffen und Energie handeln, aber auch um Mangelzustände einzelner Nährstoffe (z. B. Eiweiß, Vitamine). Ein deutlicher Gewichtsverlust innerhalb kurzer Zeit ist ein erstes und ernstzunehmendes Anzeichen einer Mangelernährung.

> Als kritischen Gewichtsverlust bezeichnet man eine Gewichtsreduktion um 5 % des Ausgangsgewichts in drei Monaten oder 10 % in sechs Monaten.

Mangelernährung ist besonders bei alten Menschen weit verbreitet. Die Prävalenz steigt mit zunehmender Hilfs- und Pflegebedürftigkeit und mit schlechter werdendem Gesundheits- und Allgemeinzustand an. Selbstständig zu Hause lebende Senioren, Heimbewohner und geriatrische Patienten haben eine hohe Prävalenz für eine Mangelernährung. Speziell abgestimmte Trinknahrung kann helfen, der Mangelernährung vorzubeugen oder verlorenes Gewicht wieder zuzulegen, da die vollbilanzierte Trinknahrung alle täglich benötigten Makro- und Mikronährstoffe enthält.

## Ergänzende Empfehlungen

- Wenn Ihr Patient zum ersten Mal Trinknahrung zu sich nimmt, soll er mit kleinen Portionen beginnen und langsam und schluckweise trinken. Wenn man über einen längeren Zeitraum nur wenig Nahrung zu sich genommen hat, muss sich der Magen- und Darmtrakt erst wieder langsam daran gewöhnen, dass Nährstoffe geliefert werden.
- Die süßen Varianten schmecken gekühlt am besten. Die Geschmacksrichtungen Vanille und Schokolade sind auch leicht erwärmt lecker und sorgen für etwas Abwechslung.
- Geben Sie Ihrem Patienten einen Hinweis auf die Haltbarkeit nach Anbruch: nach dem Öffnen ist die angebrochene Dose (Drink, Pudding) für max. 24 Stunden im Kühlschrank aufzubewahren.
- Trinknahrungen können sehr vielseitig eingesetzt und gut in die normale Ernährung integriert werden, sonst wird es trotz der vielen Geschmacksrichtungen die im Handel erhältlich sind schnell eintönig.

## Infusionen

Der Vollständigkeit halber soll an dieser Stelle die Infusion erwähnt werden, die ebenfalls unter die „künstliche Ernährung“ einzuordnen ist. Infusionen werden normalerweise nur in der Akutmedizin eingesetzt (z. B. akute Durchfallerkrankung mit Austrocknungsgefahr, Lungenentzündung).

Tab. 16.16 Beispielhafte Trinknahrungen zur künstlichen Ernährung

| Firma | Eigenschaft | Handelspräparat | Darreichungsform |
|---|---|---|---|
| Fresenius Kabi | Für die normale Stoffwechsellage | Fresubin® Energy | Drink, Suppe (warm), Trinknahrung zum Löffeln, Joghurtdrink |
| | Für eine veränderte Stoffwechsellage | Diben® | Drink |
| | Für eine eingeschränkte Verdauungs-und Resorptionsleistung | Provide Xtra®<br>Survimed® OPD | Drink |
| | Für eine veränderte Stoffwechsellage | Supportan® | Drink |
| | Orale Supplemente | Calshake® | Trinknahrung in Pulverform |
| Fresubin Kabi | Für Kinder ab 1 Jahr | Frebini® | Drink |
| Nutrica | Vollbilanziert, hochkalorisch | Fortimel® Compact | Drink |
| | Bilanziert, hochkalorisch | Fortimel® Yoghurt Style | Drink |
| | Hochkalorisch, eiweißreich | Forticreme® | Trinknahrung zum Löffeln |
| | Fett-Emulsion zur Energieanreicherung | Calogen® | Drink auf Basis pflanzlicher Fette |
| B. Braun | Hochkalorisch, vollbilanziert, ohne Ballaststoffe | Nutricomp® Drink Plus | Drink |
| Nestlé | Energiereich, mit Eiweiß und Nahrungsfasern | Resource® 2.0 Fibre | Drink |
| | Energiereich, mit Nahrungsfasern | Resource® 2.5 compact | Drink |
| | Energiereich | Resource® energy | Drink |
| | Vollbilanziert, hochkalorisch, abgestimmt auf Nährstoffbedürfnisse älterer Personen | Resource® Senior Activ | Drink |
| | Energiereich, angepasstes Eiweißprofil für Kinder ab 1 Jahr | Resource® Junior | Drink |
| | Energiereich, mit Nahrungsfasern, angepasstes Eiweißprofil für Kinder ab 1 Jahr | Resource® Junior Fibre | Drink |
| Hipp | Süß, pikant, vollbilanziert, auf der Basis natürlicher Lebensmittel | Hipp Trinknahrung | Getränk |
| Abbott Nutrition | Hochkalorisch, ohne Ballaststoffe | Ensure® Plus | Drink |
| | Hochkalorisch, mit hochwertigem Eiweiß, mit Ballaststoffen | Ensure® Two Cal | Drink |
| Megamax® | Bei erhöhtem Energiebedarf, hoher Anteil an komplexen, langkettigen Kohlenhydraten | Aufbaukost | Pulver zum Einrühren in Wasser oder Magermilch |

16

Eine dauerhafte Zufuhr der erforderlichen Nährstoffe mittels intravenöser Infusionen ist, von Ausnahmen abgesehen, nicht vorteilhaft.

## Literatur


Basica-Ratgeber: Die Basica Engergie-Kur. Verfügbar unter: www.basica.de/fileadmin/user_upload/Basica_EnergieKur.pdf (Zugriff 02.08.17)

Burgerstein-Ratgeber: Basische Mineralstoffe und Spurenelemente zur Hamonisierung des Säure-Basen-Haushaltes. Verfügbar unter: www.burgerstein.ch/sites/default/files/products/flyer/basen_d_1.pdf (Zugriff 02.08.17)

DAP-Fortbildung: Latente Azidose. www.deutschesapothekenportal.de/interaktiv/ (Zugriff 21.06.17)

Dr. Reinwald: www.drreinwald.de/dr-reinwald-vital/ernaehrungswissen/radikale-oxidation.html (Zugriff 19.07.2017)

DocCheckFlexikon: http://flexikon.doccheck.com/de/Spezial:Mainpage (Zugriff 18.07.2017)

Fresenius Kabi: www.ernaehrungstherapie-hilft.de/Ernaehrungstherapie.htm (Zugriff 19.07.2017)

Fresenius Kabi: www.ernaehrungstherapie-hilft.de/Trinknahrung.htm (Zugriff 19.07.2017)

Fresenius Kabi: www.fresenius-kabi.de/ernaehrung_enteral.htm (Zugriff 19.07.2017)

Forum Orthomolekulare Medizin: www.f-o-m.de/de/was-ist-orthomolekulare-medizin.html (Zugriff 12.07.2017)

Gröber U. Mikronährstoffe. 3. Aufl., Deutscher Apotheker Verlag, Stuttgart 2011

Heimspiele GmbH: www.koelnerliste.com/koelner-liste.html (Zugriff 20.07.2017)

Käch W. Biochemische Mineralstoffe nach Dr. Schüssler. Santénatur, Walter Käch, Hochdorf, Schweiz, 2010

Königshoff M, Brandenburger T. Kurzlehrbuch Biochemie. 3. Aufl., Thieme, Stuttgart 2012

Kyberg Vital: www.kyberg-vital.de/aminoplus-immun-immunsystem-staerken.html (Zugriff 25.07.2017)

Mikronährstoff-Berater Lars P. Frohn. Das Mikronährstoff-Lexikon: www.mikronaehrstoff-berater.de (Zugriff 01.08.2017)

Nationale Anti Doping Agentur: www.nada.de/de/medizin/nahrungsergaenzungsmittel/ (Zugriff 15.07.2017)

Nutricia: www.fortimel.de/fachkreise/ernaehrung-im-alter/folgen-mangelnernaehrung-gebrechlichkeit/ (Zugriff 19.07.2017)

Nutricia: www.nutricia.de/medizinisch_enterale_ernaehrung/ (Zugriff 19.07.2017)

Sill-Steffens R, Kraus-Rauch C, Repp V. Selen – Ein lebenswichtiges Spurenelement. Deutsche Gesundheitshilfe, Frankfurt am Main 2001 (Zugriff 15.07.2017)

# 17 Lifestyle

Lars Peter Frohn

„Da steht Ihr Freund vor der Tür", ruft die PTA dem Chef im Büro zu. „Welcher denn? Kommt er nicht rein?" fragt der Chef aus dem Büro. „Keine Ahnung wie er heißt, er raucht noch." „Ach ja, dann weiß ich schon wen Sie meinen", erwidert der Chef, „ich komme, er will zu mir". Und schon wird die Apothekentür schwungvoll aufgedrückt „Hallo Frank". Theas Bruder, ein übergewichtiger Mann Mitte 30 betritt grinsend die Apotheke. „Hallo Jens" begrüßt ihn der Apotheker. „Das Rauchen immer noch nicht aufgegeben?" „Ach weißt Du, wenn ich schon zu dick bin, dann kann ich auch rauchen." Über diese sinnlose Logik lacht er lauthals, während der Apotheker den Kopf schüttelt. „Mensch Jens, Du musst mehr auf Dich achten!" „Mache ich doch! Ich nehme mir eine Auszeit von der Arbeit und gehe sechs Monate auf Weltreise." „Wirklich? Klasse! Und vorher hörst Du mit dem Rauchen auf und nimmst zehn Kilo ab", lacht der Apotheker. „Schön wäre es ja. Obwohl Du mich immer gut beraten hast, habe ich es bisher nicht geschafft. Aber jetzt brauche ich Deine Empfehlung, was ich alles auf die Reise mitnehmen soll." „Ok, dann erzähl mir doch mal, welche Länder Du bereist und wir legen los!"

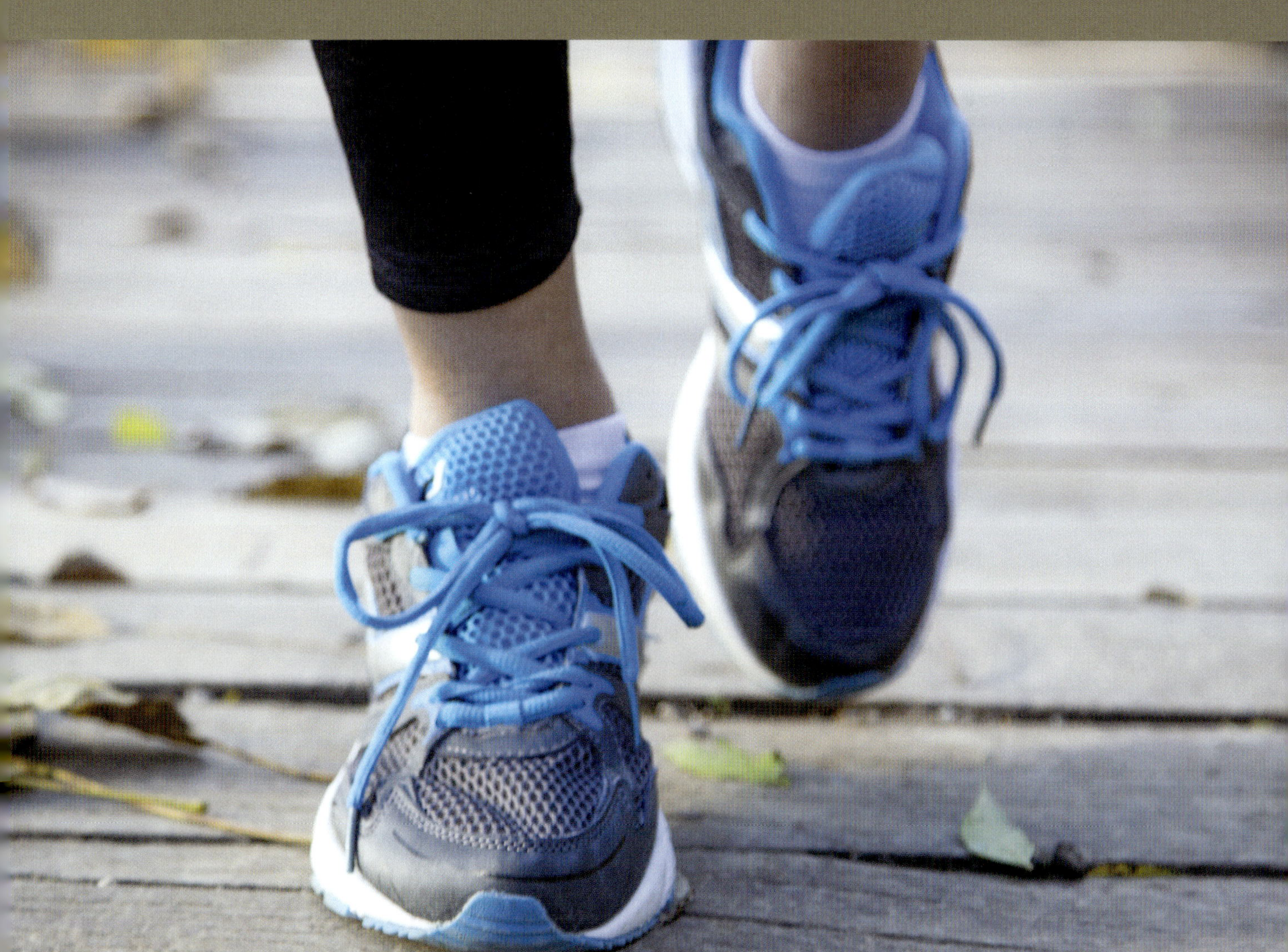

Um Übergewicht zu ermitteln werden Körpergewicht, BMI, Taillen- und Bauchumfang untersucht. ○ Abb. 17.1

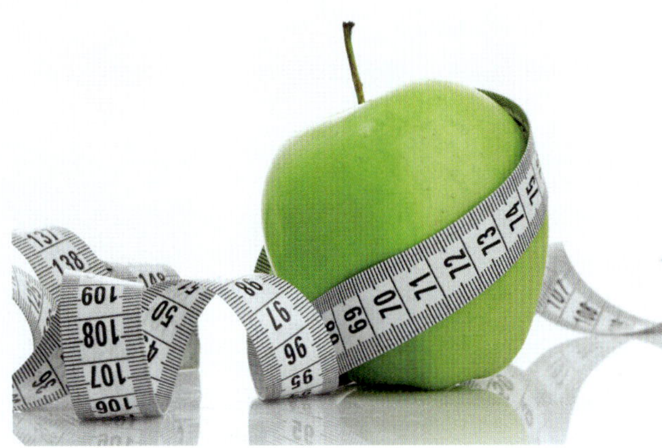

# Übergewicht

## Body-Mass-Index

Um das Körpergewicht eines erwachsenen Menschen beurteilen zu können, wird der Body-Mass-Index (BMI) berechnet. Der BMI gibt an, ob Normal-, Unter- oder Übergewicht vorliegt. Er errechnet sich aus dem Körpergewicht (in Kilogramm) geteilt durch die Körpergröße in Zentimetern zum Quadrat.

Der **BMI** berechnet sich aus dem Körpergewicht [kg] dividiert durch das Quadrat der Körpergröße [m²]. Die Formel lautet:

$$\text{BMI} = \frac{\text{Körpergewicht}}{(\text{Körpergröße in m})^2}$$

Übergewicht ist eigentlich keine Erkrankung. Wenn das Gewicht jedoch ein bestimmtes Maß überschreitet, wird dies als Adipositas (Fettleibigkeit) bezeichnet und damit als Krankheit eingestuft.

Die Weltgesundheitsorganisation (WHO) definiert ein normales Körpergewicht als BMI <25 kg/m². Übergewicht beginnt bei einem BMI von 25 kg/m² und mehr. Von Adipositas spricht man bei einem BMI von 30 kg/m² (□ Tab. 17.1). Der BMI kann jedoch nicht bei allen Personengruppen angewendet werden. Für Kinder- und Jugendliche gelten andere Grenzwerte. Bei Kraftsportlern, also Personen mit hohem Muskelanteil, liefert der BMI kein zuverlässiges Ergebnis.

Mit dem Übergewicht wächst auch das Risiko, eine chronische Krankheit zu entwickeln. In Deutschland sind 67,1 % der Männer und 53 % der Frauen übergewichtig mit einem Body-Mass-Index (BMI) über 25. Adipös mit einem BMI über 30 sind 23,3 % der Männer und 23,9 % der Frauen hierzulande (Alter 18–91 Jahre). 1998 lag der Anteil bei Männern noch bei rund 19 % und bei Frauen bei 22,5 %. Den größten Adipositas-Anstieg verzeichnet bei Männern wie Frauen die Altersgruppe der 25- bis 34-Jährigen – also die jungen Leute, die mit Computern und vielen Unterhaltungsmedien aufgewachsen sind.

## Andere Kenngrößen

Ein anderer Richtwert für die Bestimmung von Übergewicht ist der **Taillenumfang**, den man mit dem Maßband bestimmen kann. Er soll bei Frauen nicht mehr als 80 cm und bei Männern nicht mehr als 94 cm betragen. Fettzellen am Bauch sind sehr stoffwechselaktiv und geben vermehrt Fettsäuren ins Blut ab. Dies führt zu schädlichen Ablagerungen an den Gefäßwänden und erhöht damit das Risiko für Herz-Kreislauf-Erkrankungen.

Ein anderer Wert zur Ermittlung des Idealgewichts stellt der WHtR dar. WHtR ist die Abkürzung von „**W**aist to **H**eight **R**atio" und bedeutet wörtlich übersetzt „Taille zu Höhe Verhältnis". Anders als beim BMI wird beim WHtR nicht das Körpergewicht, sondern **der Taillenumfang zur Körpergröße ins Verhältnis gesetzt**. Der WHtR ist somit ein Versuch, neben dem reinen Gewicht auch die Verteilung des Körperfetts zu ermitteln. Neben dem WHtR gibt es noch das Taille-Hüft-Verhältnis „**W**aist to **h**ip **r**atio" (WHR), das ebenfalls die Abschätzung der Verteilung des Körperfetts ermöglichen soll. Der Waist-to-Hip Ratio vergleicht den Bauchumfang mit dem Hüftumfang. Die Vorteile des WHtR

□ Tab. 17.1 Klassifikation der Adipositas bei Erwachsenen gemäß dem BMI

| Kategorie | BMI [kg/m²] | Risiko für Folgeerkrankungen |
|---|---|---|
| Untergewicht | <18,5 | Niedrig |
| Normalgewicht | 18,5–24,9 | Durchschnittlich |
| Übergewicht | 25–29,9 | Gering erhöht |
| ▪ Adipositas Grad I | 30–34,9 | Erhöht |
| ▪ Adipositas Grad II | 35–39,9 | Hoch |
| ▪ Adipositas Grad III | ≥40 | Sehr hoch |

gegenüber dem WHR: Die Körpergröße ist meistens bekannt, man muss also nur den Bauchumfang messen. Umfangmessungen sind schwieriger und daher oft ungenauer als Längenmessungen, also hat das WHtR eine Fehlerquelle weniger als das WHR. In seiner Bedeutung für die Gesundheit entspricht das Waist-to-Height Ratio 0,51 einem Body Mass Index 25 und WHtR 0,57 einem BMI 30.

Der **WHtR** ist das Verhältnis von Taillenumfang zur Körpergröße. Die Formel lautet: WHtR= TaillenumfangKörpergröße (in cm)

## Energiebilanz

Übergewichtige Personen haben im Tagesverlauf meistens eine positive Energiebilanz. Unter der Kalorienbilanz (auch Energiebilanz) versteht man das Verhältnis zwischen Kalorienzufuhr (Energiezufuhr) und Kalorienverbrauch (Energieverbrauch). Werden mehr Kalorien aufgenommen als verbraucht, nimmt man zu. Werden zu viele Kalorien aufgenommen, werden diese als Körperfett gespeichert – egal ob die Kalorien in Form von Eiweiß, Fett oder Kohlenhydraten aufgenommen werden. Langfristig entsteht so Übergewicht. Für eine Gewichtsreduktion ist in erster Linie eine negative Energiebilanz entscheidend.

## Ursachen und Folgen

Übergewicht bzw. Adipositas entstehen, wenn die Energiezufuhr den Energieverbrauch übersteigt. Das beginnt bereits, wenn täglich 100 kcal zu viel aufgenommen werden.

Was kann außerdem zu Übergewicht führen?

- Fettreiche, ballaststoffarme und unausgewogene Kost sowie unregelmäßige Essenszeiten oder zu schnelles Essen begünstigen Übergewicht.
- Mangelnde körperliche Bewegung verringert den Energieverbrauch.
- Übergewicht kann allerdings auch eine genetische Ursache haben, z. B. familiäre Disposition.
- Verschiedene Medikamente wie Glucocorticoide, Antibabypille, Antidiabetika, Antidepressiva und Neuroleptika können den Appetit steigern.
- Schlafmangel, Stress oder Unausgeglichenheit sind häufig der Auslöser für gestörtes Essverhalten.
- Niedriger Sozialstatus.
- Essstörungen.
- Andere Ursachen, z.B. Immobilisierung, Schwangerschaft oder Nikotinverzicht.
- Hormonelle Erkrankungen wie Schilddrüsenunterfunktion (Hypothyreose).

Übergewichtige Personen sind oft kurzatmig, ermüden schneller und schwitzen stark. Echte gesundheitliche Probleme bereiten aber die mit Übergewicht verbundenen Folgekrankheiten wie Bluthochdruck, Diabetes, Fettstoffwechselstörungen, Gallenblasenerkrankungen sowie Knie-und Hüftgelenkarthrose.

Adipöse Menschen sollten regelmäßig zum Arzt gehen, um Folgeerkrankungen früh zu erkennen und zu behandeln. Der Arzt kann unterschiedliche Maßnahmen zur Gewichtsreduktion empfehlen. Welche Strategie die richtige ist, hängt von verschiedenen Faktoren ab wie Gewicht, körperliche Belastbarkeit und möglichen Vorerkrankungen. Bei schwerer Adipositas und bereits auftretenden Begleiterkrankungen werden rezeptpflichtige Medikamente wie Statine, Bluthochdruckmittel oder ggf. Insulin verordnet. Wichtig ist ein geändertes Ess-und Bewegungsverhalten. Bei extremer Adipositas sind auch operative Eingriffe möglich.

Studien zeigen einen Zusammenhang zwischen dem Körpergewicht und Krebs. Übergewichtige Frauen haben ein höheres Risiko für gynäkologische Tumore und Brustkrebs, übergewichtige Männer für Prostata- und Darmkrebs.

Die beste Therapie für eine übergewichtige Person ist in erster Linie eine Ernährungsumstellung und Bewegung mit mindestens 30 Minuten körperlicher Aktivität am Tag. Welche Form der körperlichen Aktivität besonders geeignet ist, hängt vom Lebensalter und dem aktuellen Gesundheitszustand ab. Meistens wird durch diese Umstellung schon das Gewicht normalisiert.

## Therapiemöglichkeiten

Am besten wäre es natürlich, es kommt gar nicht erst zu Übergewicht oder Adipositas und deshalb sind in erster Linie präventive Maßnahmen empfehlenswert. Um Übergewicht und Adipositas zu verhindern, sollte den Kunden folgende leitliniengerechte Empfehlungen mit an die Hand gegeben werden:

- Bedarfsgerechte Ernährung, regelmäßige körperliche Aktivität, Gewichtskontrolle.
- Der Verzehr von Lebensmitteln mit hoher Energiedichte ist zu reduzieren und der mit geringer Energiedichte zu erhöhen.
- Der Verzehr von „Fastfood" ist zu reduzieren.
- Der Konsum von Alkohol ist zu reduzieren.
- Der Konsum von zuckerhaltigen Softdrinks ist zu reduzieren.

Diese Maßnahmen sind zwar Präventionsmaßnahmen, sie sind aber auch „Mittel der Wahl" für eine nichtmedikamentöse Therapie zur Behandlung des Übergewichts bzw. Adipositas.

Die medikamentöse Therapie ist keine primäre Behandlungsform von Übergewicht und Adipositas, da bereits durch Änderung der Ernährung und der Bewegung das Körpergewicht reduziert werden kann. Medikamente kommen erst zum Einsatz, wenn durch Lebensstiländerungen keine oder eine unzureichende Gewichtsabnahme erzielt wird.

Auch Abnehm-Shakes können viel Zucker enthalten – achten Sie beim Produkt auf einen Eiweißanteil von 80 %. ○ Abb. 17.2

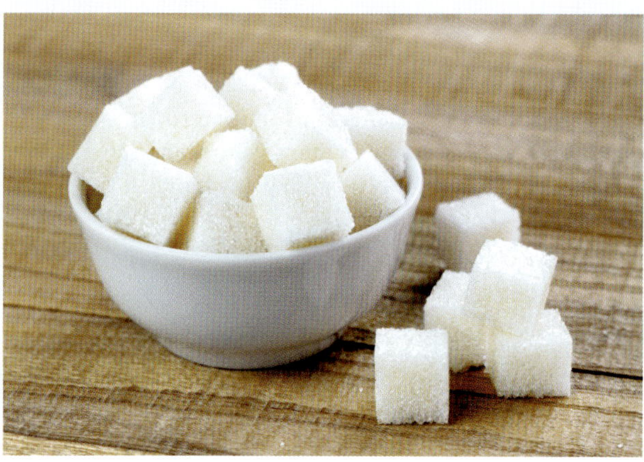

Kapseln oder Tabletten die Quellstoffe, z. B. der Algen-Quellstoff Laminaria digitata enthalten, erhöhen das Sättigungsgefühl im Magen und sollen den Anwender dazu bringen, insgesamt weniger zu essen und somit die tägliche Kalorienaufnahme zu vermindern. Glucosamin-Verbindungen, wie z. B. der Faserstoff Polyglucosamin, sollen die Aufnahme der Nahrungsfette aus dem Darm reduzieren.

Bei der Einnahme von Quellstoffen oder Glucosamin-Verbindungen ist bei der Beratung wichtig zu erwähnen, dass bei der Einnahme viel getrunken werden muss, um eine Verstopfung oder schlimmstenfalls einen Darmverschluss zu verhindern.

Bewährt haben sich auch sogenannte Formula-Diäten oder Abnehm-Shakes. Das sind Pulver, die mit Wasser oder Milch angerührt werden können und eine Mahlzeit ersetzen sollen. Sie enthalten wenig Kalorien, aber alle lebenswichtigen Nährstoffe in ausreichender Menge, sodass Mangelerscheinungen nicht zu befürchten sind.

Im Pulver zugesetzter Kristallzucker (Saccharose), Traubenzucker (Glucose) aber auch Honig bewirken im Körper eine Insulinausschüttung, wodurch der Blutzuckerspiegel rasch absinkt und dadurch ein Hungergefühl verursacht wird.

Deswegen sind nicht alle Pulver gleichermaßen zu empfehlen, da viele Produkte zu viel (versteckte) Zucker enthalten. Ein gutes Produkt zeichnet sich durch einen Eiweißanteil von mindestens 80 % und einen Kohlenhydratanteil von maximal 5 % aus. Eiweiß-Produkte können auch von Kraftsportlern zum Muskelaufbau eingenommen werden .

Ob Phytoestrogene bzw. Isoflavone aus Soja, wie sie in manchen Eiweiß-Pulvern zu finden sind, genau wie eine Hormonersatztherapie das Krebsrisiko steigern könnten, ist umstritten. Das Bundesinstitut für Risikobewertung weist schon seit Längerem darauf hin, dass Langzeituntersuchungen zur Sicherheit solcher Mittel fehlen.

Nach dem gleichen Prinzip wie beim Pulver wirken Diätsuppen, die durch einen hohen Eiweißanteil einen Sättigungseffekt erzielen sollen. Nach der Anwendung von den soeben erwähnten Mitteln tritt leider sehr oft der sogenannte „Jo-Jo-Effekt“ auf und das Gewicht steigt schnell wieder an.

In der Selbstmedikation steht als weiteres Mittel Orlistat mit 60 mg Wirkstoff zur Verfügung. Dieses kann zur Gewichtsabnahme empfohlen werden. Es ist bei Patienten mit einem BMI $\geq 28\,kg/m^2$ zugelassen. Orlistat hemmt im Gastrointestinalbereich Lipasen und reduziert dadurch die Absorption von Fetten: Etwa ein Viertel der Fette wird unverdaut über den Stuhlgang wieder ausgeschieden. Das Mittel sollte in Verbindung mit einer leicht hypokalorischen, **fettreduzierten** Ernährung angewendet werden, da sonst die sehr häufig vorkommenden Nebenwirkungen (z. B. Ölige Flecken, Flatulenz mit Stuhlabgang, Stuhldrang, fettiger öliger Stuhl) verstärkt auftreten können.

□ Tab. 17.2 Präparatebeispiele bei Übergewicht

| Inhaltsstoff | Handelspräparat |
|---|---|
| Glucosamin (β-1,4-Polymer aus D-Glucosamin und N-Acetyl-D-Glucosamin, aus Krebstierpanzer) | Formoline L112 (TAB) |
| Glucomannane | CM3® Alginat (KAP), Megamax® Glucomannan Sättigungskapseln (KAP), xlim® Aktiv Sättigungskapseln (KAP) |
| Orlistat | Orlistat Ratiopharm®/Hexal® 60 mg (HKP) |
| L-Carnitin | aminoplus® Carnitin (KAP), Pure Encapsulations® L-Carnitin (KAP) |
| Suppen | apoday® Slim, Gehe Balance® Diätsuppe, Xlim® Aktiv Mahlzeit |

Der Wirkstoff Orlistat weist zahlreiche Wechselwirkungen mit anderen Arzneimitteln, auch viele sonstige Wechselwirkungen und viele Nebenwirkungen auf. In der Beratung muss vollständig geklärt werden, ob das Mittel für den Patienten bedenkenlos anzuwenden ist.

Caseinat ist aufgeschlossenes, denaturiertes bzw. funktionell verändertes Milcheiweiß (Casein).

Die zahlreichen Formula- und Diätdrink-Produkte unterscheiden sich in verschiedenen Merkmalen. Exemplarisch finden Sie in ◘ Tab. 17.3 gängige Apothekenprodukte mit ihren wichtigsten Eigenschaften.

◘ Tab. 17.3 Formula- und Diätdrink-Produkte als Pulver

| Hersteller/ Handelspräparat | Standard-Zubereitung | Hauptzutat/ Eiweißquelle | Geschmacksrichtungen | Besonderheiten u. Verpackungseinheit |
|---|---|---|---|---|
| Wepa apoday® Slim | 30 g in 300 ml fettarme Milch (1,5 %) geben und gut in einem Shaker schütteln<br>261 kcal pro Portion | Soja-und Milcheiweiß | Schokolade, Vanille, Latte Macchiato | Glutenfrei<br>in 450 g Dose (15 Portionen) und 1 × 30 g Beutel |
| Dr. B. Scheffler Body Control | 30 g in 300 ml fettarme Milch (1,5 %) geben und 20 Sek. in einem Shaker schütteln<br>261 kcal pro Portion | Molken-, Sojaeiweiß und Caseinat | Himbeer-Joghurt, Zitrone-Joghurt, Vanille | Glutenfrei<br>in 480 g Dose (16 Portionen) |
| Weber & Weber Multan® figur-former | 33,3 g in 300 ml kalorienarme Flüssigkeit einrühren<br>117 kcal pro Portion | Milcheiweiß, Joghurtpulver | Neutraler Geschmack | Enthält L-Carnitin, soja- u. glutenfrei, ohne Zuckerzusatz und Süßstoffe<br>in 450 g Dose (13 Portionen) |
| Schneekoppe VITAsan Slim® | 25 g in 300 ml fettarme Milch (1,5 %) geben und mit dem Shaker gut schütteln<br>240 kcal pro Portion | Milcheiweiß | Latte Macchiato, Pannacotta-Waldfrucht, Schokolade, Vanille | Enthält bei der Geschmacksrichtung Latte Macchiato 22,5 g Koffein, glutenfrei und laktosearm<br>450 g Dose (18 Portionen) |
| Naturwohl Pharma Yokebe® | 50 g in 200 ml fettarme Milch (1,5 %) einrühren, ½ TL Pflanzenöl dazugeben<br>287 kcal pro Portion | Sojaproteinisolat, Molkenprotein und Milchproteinkonzentrat | Getreide/Honig, Vanille | Enthält Honig, kann Spuren von Hühnerweiß enthalten, Allergiker sollten ärztlichen Rat einholen, glutenfrei<br>Vanille: Laktosefrei<br>500 g Dose (10 Portionen) |
| Biomo-Vital xlim® Aktiv Mahlzeit | 20 g in 257 ml fettarme (1,5 %) Milch im Shaker vermengen<br>200 kcal pro Portion | Molkeneiweiß-Konzentrat, Sojaeiweißisolat, Milcheiweiß | Vanille, Schoko | Kann Spuren von Hühnerweiß enthalten, glutenfrei, auch laktosefrei erhältlich<br>500 g Dose (25 Portionen)<br>10 Portionsbeutel |
| Megamax® Diät-Drink | 25 g in 250 ml fettarme (1,5 %) Milch 30 Sek. im Shaker schütteln<br>212 kcal pro Portion | Molkeneiweiß-Konzentrat, Sojaeiweiß-Isolat, Süßmolkenpulver, Magermilchpulver | Cappuccino, Karamell, Schokolade, Vanille | Kann Spuren von Gluten und Hühnereiweiß enthalten, ohne Zuckerzusatz<br>425 g Dose (17 Portionen)<br>7×25 g versch. Geschmacksrichtungen |

□ Tab. 17.4 Komplementärmedizinische Empfehlungen bei Übergewicht

| Mittel | Beschwerdebild/Anwendungsgebiet |
|---|---|
| **Homöopathikum** | |
| Fucus vesiculosus D12 | Ständiger Appetit, insbesondere auf Süßigkeiten, Trägheit und Müdigkeit, Neigung zum Frieren |
| **Schüßler-Salze** | |
| Nr. 22 Calcium carbonicum D12 | Sehr starker Appetit, Patient neigt zu Wassereinlagerungen, ist blass und kränklich; besonders geeignet bei übergewichtigen Kindern |
| Nr. 9 Natrium phosphoricum D6 | Unterstützung des Fettstoffwechsels, Gewichtsreduktion und Entschlackung |
| Nr. 17 Manganum sulfuricum D12 | Verlangen nach Süßem |

### Molkeproteinarten

Es gibt verschiedene Molkenproteinarten, die sich in der Art der Herstellung unterscheiden:

**Molkenprotein-Konzentrat:** Durch Ultrafiltration hergestellt. Es besitzt einen Proteingehalt von etwa 70–80 %.

**Molkenprotein-Isolat:** Durch Ionentauschverfahren oder Mikrofiltrationsverfahren hergestellt. Durch letzteres Herstellungsverfahren kann eine besonders hohe Reinheit erreicht werden, mit einem Proteinanteil von etwa 90 bis 96 % sowie einem geringen Fett- und Laktosegehalt von weniger als 1 %. Des Weiteren ist Molkenprotein-Isolat aufgrund seiner praktischen Laktosefreiheit besonders für Personen mit Laktoseintoleranz geeignet.

**Molkenprotein-Hydrolysat:** Herstellung durch Hydrolyse. Anwendung hauptsächlich in Aminosäurentabletten und -kapseln.

Bei den zur Verfügung stehenden homöopathischen Mitteln und Schüßler-Salzen, die bei Übergewicht eingesetzt werden können, sollte dem Kunden das Mittel angeboten werden, welches am besten zu seinem Beschwerdebild passt (□ Tab. 17.4).

## Ergänzende Empfehlungen

Nachhaltig wirkungsvoll ist fast immer eine dauerhafte Ernährungsumstellung mit Bewegung. Zusätzlich zu der Bewegung macht die Einnahme von L-Carnitin, wie es auch in manchen Eiweiß-Shakes zugesetzt ist, durchaus Sinn. L-Carnitin sorgt u. a. dafür, dass bestimmte Stoffe wie langkettige Fettsäuren durch die Zellwände der Mitochondrien transportiert werden, um dort in Energie umgewandelt zu werden. Die Fettverbrennung in den Zellen wird durch L-Carnitin optimiert, aber nur mit einem entsprechenden Bewegungsprofil und einer Einnahme von mindestens 1 g täglich.

Weiterhin gibt es einen „Goldstandard“ an Empfehlungen, die auch nachhaltig zum Erfolg führen: Lebensmittel ohne Zuckerzusatz bevorzugen, extrem fetthaltige Speisen meiden, also vielseitig und ausgewogen ernähren. Viel Wasser trinken, mindestens zwei Liter täglich und sportliche Aktivitäten ausüben.

## Grenzen der Selbstmedikation

Bei starker Adipositas sollte der Kunde an einen Arzt verwiesen werden, um eventuelle Begleiterkrankungen wie Diabetes, Bluthochdruck oder erhöhte Cholesterin-und Triglycerid Werte abzuklären.

# Raucherentwöhnung

## Allgemeines

Die Abhängigkeit des Rauchens bzw. die Tabakabhängigkeit ist durch ein eingeengtes Verhaltensmuster im Umgang mit Tabak sowie durch einen starken Wunsch nach Tabakkonsum charakterisiert. Der innere Zwang zu rauchen wird meist dann bewusst, wenn versucht wird, den Konsum zu beenden oder zu kontrollieren.

Zigaretten sind Risikofaktor Nummer eins für Lungen-Herz-Kreislauf-Erkrankungen. Ein Rauchstopp ist jederzeit sinnvoll: das Herzinfarktrisiko ist bereits nach einem rauchfreien Jahr um 50 % reduziert; nach 15 Jahren sind das Herzinfarkt- und Lungenkrebsrisiko nicht mehr höher als bei einem Nichtraucher. Allein die Bundesrepublik zählt jährlich 106 000 Todesfälle durch die Folgen des Tabakkonsums – weltweit sind es fünf Millionen. Im Mittel leben Raucher zehn Jahre kürzer als Nichtraucher und von den rund 4800 Substanzen im Tabakrauch sind wenigstens 90 gesichert oder zumindest mutmaßlich krebserregend oder mutagen.

Nicht erst seit Zigarettenschachteln mit abschreckenden Bildern „geschmückt“ sind, ist Rauchern das Gesundheitsrisiko bewusst, dem sie sich aussetzen. So versuchen jedes Jahr 20 bis 30 % aller Raucher das Rauchen aufzugeben – geschieht dies ohne verhaltenstherapeutische oder medikamentöse Unterstützung, sind von ihnen nach sechs Monaten nur noch 3 bis 7 % abstinent.

## Therapiemöglichkeiten

Die medikamentöse Behandlung des entwöhnungswilligen Rauchers zielt auf eine Überwindung der Entzugssymptomatik nach Beendigung des Tabakkonsums hin.

Wenn das Rauchverlangen überhandnimmt, sind in der Apotheke in erster Linie Nikotinersatz-Produkte zu empfehlen, die vor allem dann angewendet werden, wenn der Patient das Rauchverlangen spürt (Abb. 17.3). Zur Linderung von Entzugssymptomen und zur Unterstützung der Raucherentwöhnung bei Nikotinabhängigkeit gibt es in der Selbstmedikation verschiedene verfügbare medikamentöse Hilfen zur Unterstützung (Tab. 17.5):

- Nikotinpflaster (unterschiedliche Stärken und Pflastersysteme),
- Nikotinkaugummi (2 und 4 mg, verschiedene Geschmacksrichtungen),
- Nikotinlutschtablette (1,5, 2 und 4 mg),
- Nikotin-Mundspray,
- Nikotin-Inhaler (15 mg/Patrone).

Hilfsmittel zur Raucherentwöhnung Abb. 17.3

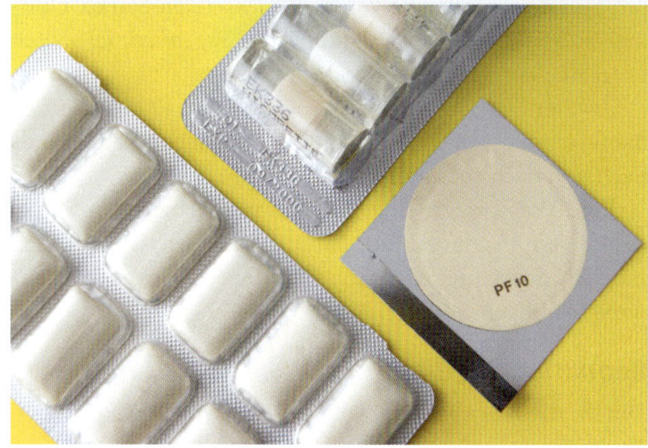


## Pflaster

Im Handel sind verschiedene Nikotinpflaster mit verschiedenen Stärken und unterschiedlicher Applikationsdauer (16 oder 24 Stunden).

Die Anfangsdosis richtet sich nach dem bisherigen Rauchverhalten. Das Pflaster gibt über den Tag verteilt Nikotin in kontrollierten Dosen ab. Nach und nach soll die Stärke des Pflasters reduziert werden. Eine Entwöhnungsdauer von zwölf Wochen wird angestrebt. Es wird täglich ein Pflaster, am besten morgens, an eine trockene, fettfreie und unbehaarte Stelle des Körpers, am besten im Bereich des Oberkörpers, der Hüfte oder des Oberarms aufgeklebt. Je nach Produkt kann das Pflaster am Abend entfernt werden oder es bleibt 24 Stunden auf der Haut.

**Wenn sich die Haut gereizt anfühlt oder wenn Blasen entstehen, kann das ein Hinweis darauf sein, dass der Patient auf das Nikotin oder auf den Kleber allergisch reagiert. Weisen Sie darauf hin, dass die Anwendung des Pflasters umgehend einzustellen ist und je nach Schwere der Hautreaktion ein Arzt zu kontaktieren ist.**

Am besten sind die Pflaster geeignet für Raucher mit einem regelmäßigen Rauchverhalten, also nicht für Gelegenheitsraucher. Dadurch wird der Patient den ganzen Tag über mit einem relativ gleichbleibenden Nikotinspiegel versorgt. Es ist nicht notwendig, eine Pflaster-Pause einzulegen. Allerdings sollte die Stelle, auf der das Pflaster aufgeklebt wird, ständig gewechselt werden, um Hautreaktionen zu vermeiden.

### Entsorgung von Nikotinpflastern

Nach entfernen des Pflasters sollte dieses umgehend z. B. auf ein Blatt Papier aufgeklebt werden oder gut zusammengeknüllt und dann in einen verschlossenen Papierkorb geworfen werden. Dann besteht keine Gefahr, dass das Pflaster ungewollt in falsche Hände oder Münder gelangt.

## Kaugummi

Zu empfehlen sind Raucherkaugummis mit Nikotin, die zunächst zur Verringerung des Zigarettenkonsums verwendet werden, um auf diesem Wege den Einstieg in den Rauchausstieg zu erreichen. Raucherkaugummis sind mit zwei verschiedenen Nikotin-Stärken im Handel. 2 mg Kaugummis werden bei Personen eingesetzt, die weniger als 20 Zigaretten pro Tag rauchen und bei denen die Entzugserscheinungen beim Entwöhnen nicht so stark sind. Die 4 mg Stärke wird eingesetzt, wenn die Person mehr als 30 Zigaretten am Tag raucht und/oder die Entzugserscheinungen sehr stark sind. Raucher, die zwischen 20 und 30 Zigaretten täglich rauchen, können je nach Entzugserscheinungen 2 mg oder 4 mg anwenden.

### Anwendung von Nikotinkaugummis

Wichtig bei der Anwendung der Kaugummis ist die richtige Kautechnik. Nach mehrmaligem Kauen entsteht ein scharfer Geschmack. Das freigesetzte Nikotin wird buccal im Mund aufgenommen und gelangt so in den Blutkreislauf. Wenn der scharfe Geschmack wahrgenommen wird, wird das Kaugummi „geparkt": Es wird zwischen dem Zahnfleisch und der Wange liegen gelassen, bis der kräftige Geschmack nachlässt.

Bei ununterbrochenem Kauen wird mehr Nikotin abgegeben, als der Mund auf einmal aufnehmen kann. Dann wird das Nikotin heruntergeschluckt und es wird keinerlei Wirkung zeigen. Wenn der Anwender ein Kratzen im Hals oder ein Brennen im Magen spürt, sollte eine Kaupause von mindestens fünf Minuten eingelegt werden. Der Kreislauf „kauen, parken, kauen, parken" wird etwa 30 Minuten lang wiederholt, bis das gesamte Nikotin abgegeben wurde.

Die Kaugummis sind geeignet für alle Raucher, die entweder sofort mit dem Rauchen aufhören wollen, oder sich für die schrittweise Rauchentwöhnung entschieden haben.

### Sofortiger Rauchstopp

**Erster Schritt** von der ersten Woche bis zur 6. Woche: Die Dosierung in diesem Zeitraum beträgt etwa ein Kaugummi pro Stunde, unabhängig von der eingesetzten Stärke. Optimal sind 8–12 Nikotinkaugummis pro Tag, maximal sollten es 16 Stück pro Tag sein.

**Zweiter Schritt** von der 7. Woche bis zur 12. Woche: Für die folgenden 4–6 Wochen soll die Anzahl der Kaugummis nach und nach auf null reduziert werden.

Eine Therapie, die länger als 6 Monate dauert, wird nicht empfohlen. Um einen Rückfall zu vermeiden, ist es jedoch möglich, dass einige ehemalige Raucher eine längere Anwendung benötigen.

### Reduktionsmethode

Durch die Verwendung von Nikotinkaugummis in den Rauchpausen sollte das Rauchverlangen verringert und so die rauchfreie Phase nach und nach verlängert werden. Ziel sollte es sein, dadurch das Rauchen so weit wie möglich einzuschränken. Sobald man sich dazu in der Lage fühlt, sollte ein vollständiger Rauchstopp erfolgen. Allerdings nicht später als 6 Monate nach Beginn der Anwendung der Nikotin Kaugummis.

## Lutschtabletten

Nikotinlutschtabletten funktionieren nach demselben Prinzip und sind in einer Wirkstärke von 1 mg, 2 mg und 4 mg im Handel.

Die Anwendung der Lutschtablette funktioniert folgendermaßen: Eine Lutschtablette wird in den Mund gelegt und von Zeit zu Zeit von einer Seite der Mundhöhle zur anderen geschoben, bis sie sich vollständig aufgelöst hat. Das dauert im Allgemeinen 20–30 Minuten, je nach Produkt.

Während der Anwendung der Lutschtabletten sollte man nicht essen oder trinken, da Getränke wie Kaffee oder Fruchtsäfte die Aufnahme von Nikotin vermindern können. Die Lutschtabletten sollten weder gekaut noch geschluckt werden.

Auch bei den Lutschtabletten gibt es zwei Therapiemöglichkeiten, die des sofortigen Rauchstopps und die Reduktionsmethode.

### Sofortiger Rauchstopp

Hier wird für die ersten sechs Wochen eine 2 mg Lutschtablette bei Rauchverlangen angewendet. Die Dosierung beträgt 8–12 Stück pro Tag. Innerhalb der folgenden sechs Wochen soll die Anzahl der Lutschtabletten nach und nach auf Null reduziert werden.

### Reduktionsmethode

Bei der Reduktionsmethode soll in den ersten sechs Wochen der Konsum an Zigaretten mit eisernem Willen um 50 % verringert werden und bei Rauchverlangen eine 2 mg oder 4 mg Lutschtablette angewendet werden. Innerhalb von sechs Monaten soll versucht werden, den Zigarettenkonsum auf Null zu reduzieren und bei Rauchverlangen soll eine 2 mg Tablette gelutscht werden. Auch hier beträgt die Dosierung 8–12 Stück pro Tag.

## Spray

Das Nikotinspray ist eine Darreichungsform mit schneller Wirkung gegen akutes Rauchverlangen. In kritischen Momenten, wie z. B. beim Autofahren, beim Kaffee oder Abendessen, einem geselligen Abend mit Alkohol oder in stressigen Situationen kann Rauchverlangen besonders heftige Auswirkungen haben: Wird es innerhalb von zehn Minuten nicht gelindert, ist der Griff zur „Notfallzigarette" fast vorprogrammiert – woraus sehr oft wieder eine feste Rauchgewohnheit wird. Das Spray soll das akute Verlangen nach einer Zigarette innerhalb einer Minute verhindern.

### Die richtige Dosierung

Bei einer empfohlenen 12-Wochen-Therapie mit dem Nikotinspray muss man folgendermaßen vorgehen:

In der ersten bis 6. Woche gibt man einen Sprühstoß anstatt einer Zigarette, und zwar ein bis zwei Sprühstöße alle 30–60 Minuten. Die Maximaldosis an Sprühstößen ist nicht mehr als 64 am Tag, aufgeteilt in nicht mehr als 4 pro Stunde. Mehr als 2 Sprühstöße sollte man nicht hintereinander anwenden.

Zwischen der 7. und 9. Woche sollte die Anzahl der Sprühstöße deutlich verringert werden, wobei zum Ende der 9. Woche nur noch halb so viele Sprühstöße wie in den ersten sechs Wochen benötigt werden sollten.

Ab der 10. und bis zur 12. Woche sollte die Anzahl der Sprühstöße auf 4 × täglich reduziert werden und in der 12. Woche ganz abgesetzt werden.

Das Spray sollte unbedingt in den Bereich der Wangentasche eingesprüht werden, da sonst ein starkes Schärfegefühl im Mund ausgelöst werden kann.

Außerdem sollte das Spray nicht in Kontakt mit den Lippen kommen, da die Haut an dieser Stelle besonders dünn ist und ebenfalls ein starkes und unangenehmes Schärfegefühl entstehen kann.

## Inhaler

Ein Nikotininhalator ist vor allem für Raucher geeignet, denen es schwerfällt, ihre Rauchgewohnheiten wie das „Hand-zum-Mund-Führen" aufzugeben. Denn am Inhaler muss man ebenfalls wie bei einer Zigarette „ziehen" oder „paffen".

Der Inhaler besteht aus einem Mundstück und auswechselbaren Kunststoffpatronen, die medizinisches Nikotin enthalten. Durch das Saugen am Mundstück verdampft eine bestimmte Menge des Nikotins aus der Patrone und wird über die Mund- und Rachenschleimhaut vom Körper aufgenommen.

Beim Verlangen nach einer Zigarette wird eine Patrone in das Mundstück eingesetzt. Der Anwender kann je nach bevorzugter Inhalationstechnik (kräftiges Ziehen oder flaches „Paffen") Nikotindampf über das Mundstück einsaugen.

**Für eine optimale Unterstützung bei einem Rauchausstieg sollte der Inhaler mindestens 20 Minuten lang angewendet werden und diese Anwendung sollte stündlich wiederholt werden.**

Bei Raumtemperatur reicht eine Patrone im Durchschnitt für sieben bis acht Anwendungen.

Ein Nikotininhalator ist sowohl für Raucher geeignet, die entweder sofort mit dem Rauchen aufhören wollen, oder sich für den schrittweisen Rauchausstieg entschieden haben. Die empfohlene Behandlungsdauer mit einem Inhaler beträgt drei bis sechs Monate.

### Sofortiger Rauchstopp

Die Dosierung beim sofortigen Rauchstopp richtet sich nach dem täglichen Zigarettenkonsum:

- Bei einem Zigarettenkonsum bis 20 Stück am Tag sollten in den ersten zwölf Wochen der Anwendung drei bis vier Patronen pro Tag angewendet werden.
- Bei einem Zigarettenkonsum von mehr als 20 Stück täglich wird die Anwendung von mindestens vier bis sechs Patronen pro Tag empfohlen.

Für die folgenden sechs bis acht Wochen im zweiten Schritt, von der 13. bis zur 20. Woche, wird die Anzahl der Patronen nach und nach herabgesetzt und irgendwann auf Null reduziert. Sobald täglich nur noch eine Patrone angewendet wird, kann die Behandlung ohne Probleme beendet werden.

Ob sofortiger Rauchstopp oder die Reduktionsmethode – die Rauchentwöhnung kann unterschiedlich von statten gehen. ○ Abb. 17.4

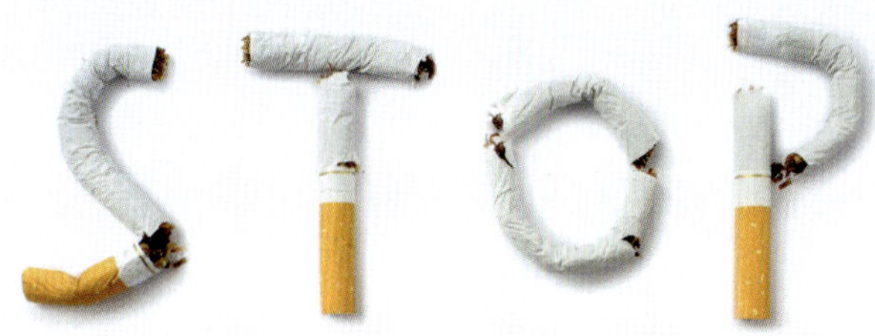

### Reduktionsmethode

Für einen schrittweisen Rauchstopp sollte der Inhaler am Anfang in der Phase zwischen dem Rauchen von Zigaretten verwendet werden, um das Rauchverlangen zu verringern und so die rauchfreie Phase zu verlängern. Ziel sollte es sein, das Rauchen so weit wie möglich einzuschränken. Spätestens sechs Monate nach Beginn der Anwendung sollte ein vollständiger Rauchstopp erfolgen.

## Ergänzende Empfehlungen

Starken Rauchern mit schweren Entzugserscheinungen wird eine Kombinationstherapie empfohlen. Dafür eignen sich Pflaster plus Inhaler oder Kaugummis oder Spray. Insbesondere starke Raucher profitieren hinsichtlich ihrer Erfolgschancen von diesen Kombinationen.

Bei allen Nikotinersatzprodukten ist immer der starke Wille des Rauchers gefragt! Ohne den wird man nicht vom Rauchen loskommen.



□ Tab. 17.5 Präparatebeispiele bei Raucherentwöhnung

| Darreichungsform | Handelspräparat |
|---|---|
| Kaugummis | Nicorette® 2 mg/4 mg (Whitemint, Freshmint, Freshfruit), Nicotinell® 2 mg/4 mg (Spearmint, Tropenfrucht und Cool Mint) |
| Lutschtabletten | Nicorette® 2 mg/4 mg (Freshmint), Nicotinell® Lutschtabletten 1 mg/2 mg (Mint) |
| Pflaster | Nicotinell®:<br>■ 17,5 mg/24-Stunden-Pflaster<br>■ 35 mg/24-Stunden-Pflaster<br>■ 52,5 mg/24-Stunden-Pflaster |
| | Nicorette® TX 10 mg 15 mg 25 mg |
| Spray | Nicorette® Spray 1 mg/Sprühstoß |
| Inhaler | Nicorette® Inhaler 15 mg |

◘ Tab. 17.6 Komplementärmedizinische Empfehlungen zur Raucherentwöhnung

| Mittel | Beschwerdebild/Anwendungsgebiet |
|---|---|
| **Homöopathika** | |
| Tabacum D30 | Akutes, starkes Verlangen nach Tabak, besonders nach dem Aufstehen |
| Nux vomica D30 | Betroffener zittert, ist mürrisch, reizbar, angespannt, klagt über Kopfschmerz und wirkt leicht depressiv |
| Plantago major D4 | Gereiztheit in der Entzugszeit |
| **Schüßler-Salze** | |
| Nr. 6 Kalium sulfuricum D6 | Fördert die Zellerneuerung, gilt als Sauerstoffüberträger |
| Nr. 7 Magnesium phosphoricum D6 | Zur Unterstützung bei Suchtverhalten |
| Nr. 10 Natrium sulfuricum D6 | Als Unterstützung bei der Entgiftung |

Weitere Tipps, die Ihren Kunden bei der Raucherentwöhnung helfen können:

- Wenn das Rauchverlangen eintritt, sollte man sich sofort mit etwas anderem beschäftigen, z.B. spazieren gehen oder die Hände mit einem Antistressball beschäftigen.
- Auch sollte man viel Wasser in kleinen Schlucken trinken. Hilfreich ist, das Wasser etwa 3 Sekunden im Mund zu behalten, bevor es geschluckt wird.
- Außer den Händen kann man auch den Mund beschäftigen: mit klein geschnittenem Obst oder zuckerfreien Bonbons oder Kaugummis.

Die höchste Rückfallgefahr besteht in den ersten Tagen der Nikotinabstinenz – sie sinkt mit der Dauer des Tabakverzichts. Also ermutigen Sie Ihre Kunden am Anfang umso mehr!

## Grenzen der Selbstmedikation

Wenn eine medikamentöse Behandlung in der Selbstmedikation bei (starken) Rauchern nicht ausreichend wirksam ist, kann mit verschreibungspflichtigen Arzneimitteln ein Schritt weiter gegangen werden. Dazu stehen die Wirkstoffe Bupropion (Zyban®) und Vareniclin (Champix®) und Nortriptylin, (in Deutschland „off-label-use") zur Verfügung. Diese sind rezeptpflichtig, dennoch aber nicht erstattungsfähig. Sie fallen nicht unter die First-Line-Therapie zur Rauchentwöhnung, sondern sollen erst dann zum Einsatz kommen, wenn eine Nikotinersatztherapie erfolglos geblieben ist.

> Die Anwendung von allen nikotinhaltigen Produkten sollte sechs Monate nicht überschreiten.

Die verschreibungspflichtigen Raucherentwöhnungsmittel sollen nach Aufklärung über mögliche Risiken in Kombination mit einer langwirksamen Nikotinersatztherapie (Pflaster) angewendet werden.

# Reiseapotheke

In jedes Reisegepäck gehört auch eine Reiseapotheke. Natürlich bestimmen Reiseziel und Reisedauer den Inhalt der Reiseapotheke. Familien mit Kindern benötigen andere Medikamente als Senioren oder Menschen mit chronischen Erkrankungen.

Was gehört in eine Reiseapotheke? Manch einer leidet regelmäßig am Urlaubsziel an einer Verstopfung, andere reagieren auf fremde Speisen und einen Klimawechsel mit Durchfall. Wer das weiß, dem sollte am besten ein mild abführendes Präparat oder ein Mittel gegen Durchfall für die Reiseapotheke empfohlen werden. Wer aus der Erfahrung weiß, dass er auf Klimaanlagen in Hotels mit Heiserkeit und Schnupfen oder auf trockene Flugzeugluft mit gereizten Augen reagiert, dem sollte ebenfalls das passende Präparat empfohlen werden. Ganz wichtig bei Fernreisen in Länder mit gering ausgebautem Gesundheitssystem: sterile Einmalspritzen mitnehmen, da diese im Notfall nicht immer zur Verfügung stehen. Anderenfalls besteht ein hohes Infektionsrisiko.

Vor der Reise ist die generelle Überprüfung des Impfschutzes notwendig. Unter Umständen sind bei Fernreisen weitere Impfungen notwendig, die länderspezifisch ausfallen können. Vor einer Reise ins „exotische" Ausland außerhalb Europas ist daher grundsätzlich eine reisemedizinische Beratung in der Apotheke zu empfehlen. Außerdem stehen neben darauf spezialisierten niedergelassenen Ärzten auch Tropeninstitute als kompetente Anbieter zur Verfügung. Empfehlenswert sind auch die Internetseiten des Auswärtigen Amtes, das über aktuelle gesundheitliche Risiken im Reiseland informiert, und der Gesundheitsreiseführer der World Health Organization (WHO), der auch Weltkarten zur Verbreitung verschiedener Infektionskrankheiten beinhaltet. Weitere Informationen findet man auf den Internet-Seiten des Robert-Koch-Instituts (RKI) zu reiseassoziierten Infektionskrankheiten.

**Bei der Beratung von Kundinnen, die mit der „Pille" verhüten, sollte bei einem Reiseland mit Zeitverschiebung ein Hinweis zur Einnahme erfolgen.**

Wenn die „Pille" im Urlaubsland nach deutscher Zeit eingenommen werden möchte, ist kein besonderer Hinweis zur Einnahme erforderlich. Sollte es allerdings zu einer zeitlichen Veränderung bei der Einnahme kommen, ist besonders bei reinen Gestagenpräparaten (Minipille, z.B. Microlut®) auf das nur sehr kleine Zeitfenster hinzuweisen: Die Minipille hat ein Zeitfenster von nur 3 Stunden! Die Mikropille (z.B. Valette®, Maxim ®, Belara®) und Minipillen mit dem Gestagen Desogestrel haben ein Zeitfenster von 12 Stunden.

In ◘ Tab. 17.7 sind wichtige Medikamente für die **Reiseapotheke** zusammengestellt. In der Apotheke kann je nach Reiseziel und Empfindlichkeit des Kunden ein individuelles Reiseset zusammengestellt werden.

Dauermedikamente gehören bei Fernreisen in einer Menge, die für mindestens drei Tage reicht, in das Handgepäck.

Für den Transport von Insulin oder anderen wärmeempfindlichen Medikamenten gibt es spezielle Kühltaschen, die auch in der Apotheke gekauft werden können.

### Insulin auf Reisen

Bei Flugreisen gehört Insulin in das Handgepäck und nicht in den Koffer. Im Frachtraum eines Flugzeuges kann es frieren, was das Insulin zerstören würde. Aber CAVE: Coolpads für die Kühlung des Insulins enthalten Flüssigkeit. Ihr Kunde soll mit dem Flughafen oder der Fluggesellschaft abklären, ob es Probleme bei der Sicherheitskontrolle gibt und ob ggf. ein ärztliches Schreiben mitgeführt werden sollte.

Für die Mitnahme von starken Schmerzmitteln, die unter das Betäubungsmittelgesetz fallen, sollte sich der Patient unbedingt vom verschreibenden Arzt eine mehrsprachige Bescheinigung ausstellen lassen, welche Angaben zu Einzel- und Tagesdosierungen, Wirkstoffbezeichnung und Dauer der Reise enthält. Diese Bescheinigung ist ebenfalls durch die zuständige oberste Landesgesundheitsbehörde oder eine

◘ Tab. 17.7 Bestandteile der Reiseapotheke

| Indikation | Medikamente |
|---|---|
| Erkältungsbeschwerden | Nasenspray, Hustenlöser/Hustenblocker, Mittel gegen Fieber und Kopfschmerzen, Halsschmerztabletten |
| Hautprobleme und Hautschutz | Sonnenschutz, Après-Creme, kühlendes Gel/Creme bei Sonnenbrand, Herpes-Salbe, Insektenschutz, juckreizmindernde und entzündungshemmende Salbe bei Insektenstichen |
| Sonnenallergie, Sonnenbrand | Orale Antihistaminika, spezifische emulgatorfreie Sonnenschutzpräparate, Salben und Cremes gegen Sonnenbrand |
| Augenirritationen | Reizlindernde Augentropfen, Präparate gegen trockene Augen, desinfizierende Augensalbe |
| Magen-Darm-Beschwerden | Medikamente gegen akuten Durchfall, Durchfallprophylaxe, Elektrolytmischung, Abführmittel, Medikamente gegen Völlegefühl/Blähungen, Mittel gegen Sodbrennen |
| Insektenschutz; Malariaprophylaxe | Repellenzien für Haut und Kleidung |
| Mückenstiche | Gele und Cortison-haltige Cremes |
| Reiseübelkeit | Kaugummis oder Tabletten mit Antiemetikum, Kapseln mit Ingwerpulver |
| Schmerzen | Schmerzmittel |
| Ohrenprobleme bei Wassersportlern | Taucherohrentropfen |
| Verhütung | Pille → nicht vergessen und Einnahmezeitpunkt bei eventueller Zeitverschiebung beachten, Kondome |
| Verletzungen | Desinfektionsmittel, Wund-und Heilsalbe, Pflaster, Blasenpflaster, Verbandmull, Tupfer, je nach Land sterile Spritze, Kanüle, Tupfer |
| Verstauchungen und Prellungen | Kühlendes/abschwellendes Gel, Kühlkompressen, Bandagen |
| Persönliche Medikamente | Ausreichender Vorrat an Medikamenten, die ständig genommen werden müssen |
| Kinder | Kindgerechte Arzneimittel und Darreichungsformen: Saft, Zäpfchen |

von ihr beauftragte Stelle zu beglaubigen und bei der Reise mitzuführen. Die Formulare können Sie Ihrem Kunden von der Homepage des Bundesinstituts für Arzneimittel und Medizinprodukte (BfArM) ausdrucken und mitgeben.

Im außereuropäischen Ausland bestehen oft besondere Einfuhrbedingungen für Medikamente. Genauere Informationen findet man bei der Botschaft des entsprechenden Reiselandes.

## Reisedurchfall

Die häufigste Beschwerde in den Ferien ist der Reisedurchfall, an dem in einigen Ländern sogar jeder zweite Reisende erkrankt. Exotische Speisen, heißes Klima und niedrige Hygienestandards gelten als typische Auslöser des Reisedurchfalls. Für Betroffene besonders wichtig ist die rechtzeitige Behandlung von Durchfall schon ab den ersten Beschwerden, denn unbehandelt verliert der Körper große Mengen an Wasser und wertvollen Mineralstoffen. Dies kann zur Schwächung des Körpers bis zur Dehydrierung führen, was gerade bei Kindern und älteren Personen besonders gefährlich ist.

Patienten, die Omeprazol oder Pantoprazol als Dauermediaktion einnehmen, sind mehr gefährdet, da die PPIs als UAWs „Durchfall" verursachen. Dieser Patientengruppe hilft vor der Reise Arzneihefe als Prophylaxe.

### Therapiemöglichkeiten

Bei Durchfallbeschwerden rechtzeitig eingenommen kann Loperamid helfen. Aber Vorsicht: Sollte der Durchfall mit hohem Fieber einhergehen oder ist Blut und/oder Schleim im Stuhl, sollte auf ein nicht Loperamid-haltiges Mittel ausgewichen werden. Hier ist es wahrscheinlich, dass eine Virusinfektion vorliegt und dann sollte „alles raus". Hier muss auf ein anderes Mittel, z.B. auf die Arzneihefe Saccharomyces boulardii zurückgegriffen werden. Das ist auch das Mittel der Wahl zur Vorbeugung bei Reisedurchfall.

Loperamid-haltige Präparate stoppen den Durchfall rasch. Doch bei einer Virusinfektion sind sie kontraindiziert. ○ Abb. 17.5

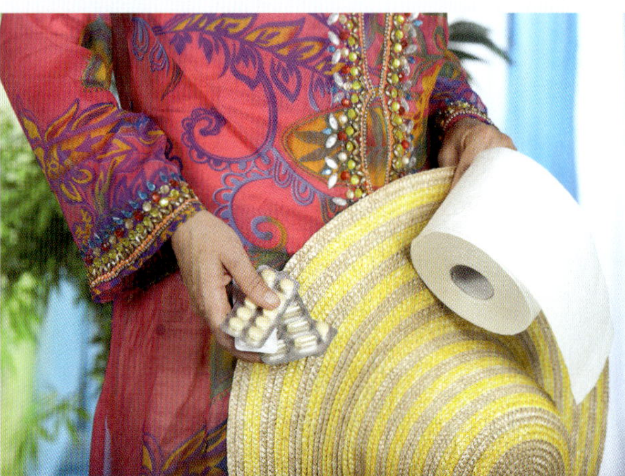

Zusätzlich wichtig ist es, die verloren gegangene Flüssigkeit und Elektrolyte schnell wieder zu ersetzen, damit der Kreislauf nicht beeinträchtigt wird (◘ Tab. 17.9). Drei bis vier Liter müssen zwingend über den Tag verteilt getrunken werden.

### Tipps zum Schutz vor Reisedurchfall

Besonders in Gebieten mit niedrigen Hygienestandards sind Maßnahmen und Grundregeln zur Vermeidung von Reisedurchfall unerlässlich:

- Vor jedem Essen Hände waschen.
- Nur Wasser aus original verpackten Flaschen trinken (auch beim Zähne putzen).
- Unbedenklich: frisch gekochter Kaffee oder Tee mit abgekochtem Wasser.
- Grundsatz bei Obst und Gemüse: boil it, cook it peel it or forget it.
- Hände weg von rohen Lebensmitteln. Gemüse, Fleisch und Fisch nur gar verzehren, Salat besser ganz vermeiden.
- Auf Eiswürfel in Getränken verzichten.
- Bei Speisen aus Straßenküchen ist Vorsicht geboten.
- Stehende Gewässer meiden, diese sind oft mit Parasiten verseucht, die Durchfall verursachen können.

### Grenzen der Selbstmedikation

Vor allem bei Reisedurchfall ist es wichtig, Elektrolyte zu sich zu nehmen, was per Infusion deutlich besser und schneller geht. Bei großem Flüssigkeitsverlust kann es schnell zu lebensbedrohlichem Flüssigkeitsmangel kommen, deswegen ist der Gang zum Arzt, sofern möglich, in solchen Fällen unbedingt anzuraten (▸ Seite 198).

## Insektenschutz

Auf Reisen spielt das Thema Insektenschutz eine wichtige Rolle. Ein zuverlässiges Repellent kann in bestimmten Regionen vor der Übertragung von Krankheiten wie Malaria oder Dengue-Fieber durch Mückenstiche schützen. Als Repellent kann eine Substanz nur wirken, deren Dampfdruck beziehungsweise Siedepunkt zwischen 100–300 Grad Celsius liegt, denn erst die Verdunstung von der Haut ermöglicht es, dass die Wirksubstanz bei Mücken „ankommt". So wirken Repellenzien als ein unsichtbarer Duftmantel, der Insekten abwehrt oder verhindert, dass diese den Geruch eines potenziellen Wirtes wahrnehmen.

Die sogenannte „mittlere Schutzdauer" eines Produkts, die in Standardtests bestimmt wird, findet sich auf der Packung wieder. Viele Repellenzien sind so zusammengesetzt, dass sie Mücken meistens sechs bis acht Stunden abwehren. Bei Zecken ist diese Zeit mit vier Stunden oft erheblich kürzer.

Die Schutzdauer eines Insektensprays kann individuell variieren und hängt von weiteren Faktoren ab wie Temperatur, Luftfeuchte, Wind, Schweiß oder Kontakt mit Wasser. Bei gleichzeitiger Verwendung von Sonnencreme sollte das Repellent erst circa 20 Minuten später aufgetragen werden.

Die Wirksamkeit der in der Apotheke erhältlichen Produkte (◻ Tab. 17.8) wird zumeist gegen zwei Mücken getestet: die in Europa verbreitete Stechmücke (Hausmücke) Culex pipiens sowie gegen eine tropische Art, meist die Gelbfiebermücke Stegomyia (Aedes) aegypti, eine recht aggressive und tagaktive Mückenart. Als „Goldstandard" wird in den meisten Repellenzien das von der US-Armee 1946 patentierte N,N-Diethyl-m-toluamid (DEET) eingesetzt, welches als das wirksamste Mittel gegen Mücken, Bremsen, Kriebelmücken, Fliegen und auch Zecken gilt. Gegen Läuse, Flöhe, Bienen und Wespen ist DEET hingegen nicht oder weit weniger wirksam. Bei Säuglingen darf DEET nicht angewendet werden. Bei Kindern ab zwei Jahren ist die Insektenabwehr mit DEET möglich, allerdings ist eine wiederholte, mehrtägige oder großflächige Anwendung zu vermeiden. Außerdem bieten verschiedene Anbieter ihre Produkte in unterschiedlichen Stärken an. Manche dieser Produkte sind bereits für Kinder ab zwei Jahren geeignet, andere Produkte sind erst von Erwachsenen ab 18 Jahren anzuwenden.

Als Mittel der zweiten Wahl zählt Icaridin ebenso wie DEET zu den tropentauglichen Wirkstoffen, gilt aber als hautverträglicher, trotzdem sollte es aber nicht bei Kindern unter zwei Jahren angewendet werden. Die Wirkdauer von Ethylbutylacetylaminoproprionat (EBAAP) ist um einiges kürzer als bei DEET und Icaridin, es ist aber auch gegen Wespen, Bienen und Sandmücken wirksam. Aber: Gegen die Anopheles-Mücke, die Malaria übertragen kann, ist die Substanz weniger wirksam als DEET oder Icaridin und daher für Aufenthalte in den Tropen, genauer in Malariagebieten, nicht zu empfehlen. Dieser Wirkstoff sollte bei Kindern erst nach dem ersten Lebensjahr angewendet werden.

Es gibt kaum pflanzliche Wirkstoffe, deren Wirksamkeit an die der konventionellen Mittel herankommt: Aus den Hochblättern des Eukalyptus citriodora-Baumes wird zunächst ein Öl-Extrakt gewonnen, das sogenannte Citriodora Öl. Durch einen speziellen Prozess, der dem natürlichen Vorgang in den Blättern dieser Eukalyptusart ähnelt, erfolgt die Umwandlung von Citronellol in PMD (p-Menthan-3,8-diol).

**Wichtiges zu Insektenschutzmitteln**

Wägt man Nutzen und Risiken ab, gibt es zu DEET und Icaridin keine Alternativen, sollten Urlauber in Gebiete mit Infektionsrisiko durch Insektenstiche reisen.

Arm- und Halsbänder sowie elektrische Ultraschallgeräte, die Mücken akustisch vertreiben sollen, gelten als wirkungslos.

Die Konzentrationen der Wirkstoffe sind in den einzelnen Produkten unterschiedlich. Aus diesem Grund sind die Produkte nicht immer für Kinder geeignet bzw. unterscheiden sich, ab welchem Alter sie bei Kindern eingesetzt werden dürfen.

## Malaria

Die Malaria ist eine Tropenkrankheit, die von einzelligen Parasiten, den Plasmodien, hervorgerufen wird. Die Erreger werden durch den Stich der Anopheles-Mücke auf den Menschen übertragen. Das typische Symptom einer Malariainfektion sind Fieberschübe, die bei einigen Malariaformen rhythmisch auftreten können.

Malaria ist die häufigste Tropenkrankheit. An ihr erkranken jährlich ca. 300 Millionen Menschen, mehr als eine Million Menschen sterben pro Jahr an dieser Erkrankung.

◻ Tab. 17.8 Übersicht der Repellenzien nach Wirkspektrum und -dauer

| Wirkstoff | Wirkspektrum | Wirkdauer | Handelspräparat | ab... Jahre |
|---|---|---|---|---|
| Diethyltoluamid (DEET) | Bremsen, Fliegen, Stechmücken, Zecken | Gegen Mücken bis 8 Stunden, gegen Zecken bis zu 2 Stunden | Anti Brumm® forte (SRP) | ab 3 |
| | | | Autan® Tropical Dry (SPR) | ab 2 |
| | | | Nobite® (SPR) | ab 5 |
| | | | Jungle Formula by Azaron® Xtreme (SPR) | ab 18 |
| Icaridin (Bayrepel®) | Bremsen, Fliegen, Stechmücken, Zecken | Bis zu 8 Stunden vor Mücken und Bremsen und bis zu 4 Stunden vor Zecken | Anti Brumm® Classic (SPR), Autan® Family Care (SPR), Doctan® (SPR), Jungle Formula by Azaron® Complete (SPR) | ab 2 |
| Ethyl-Butylacetylamino-propionat (EBAAP, IR 3535) | Bienen, Bremsen, Fliegen, Stechmücken, Wespen, Zecken | Bis zu 6 Stunden gegen Mücken und bis zu 4 Stunden gegen Zecken | Stichfrei kids® (LOT) | ab 1 |
| | | | Jungle formula by Azaron® Kids (LOT) | ab 1 |
| Citriodiol® bzw. PMS | Mücken, Zecken | Bis zu 6 Stunden vor Mücken und bis zu 4 Stunden vor Zecken | Anti Brumm® Naturel (SPR) | ab 1 |
| | | | Jungle Formula by Azaron® Natural (SPR) | ab 3 |

17

Besonders betroffen sind Gebiete (ca. 90 %) in Afrika südlich der Sahara bis zum Norden Südafrikas. Zu den gefährdeten Gebieten in Asien zählen große Teile Indiens, die Grenzgebiete von Thailand nach Myanmar (Burma), Laos und Kambodscha sowie Papua-Neuguinea und Umgebung mit den Nachbarinseln Timor und den Salomonen. In Südamerika sind Teile Brasiliens betroffen.

Diese Aufzählung ist nicht vollständig. Das Robert-Koch-Institut hat auf seiner Homepage eine Liste mit den Tropeninstituten in Deutschland veröffentlicht, die bei Bedarf, also vor der Reise oder im schlimmsten Fall bei einer Infektion kontaktiert werden können.

Selbstverständlich gehört eine Malaria-Therapie bzw. eine medikamentöse Malaria-Prophylaxe nicht in die Selbstmedikation der Apotheke.

### Möglichkeiten der Malaria-Prophylaxe

Im Rahmen einer guten Beratung in Ihrer Apotheke können Sie den Kunden, der sich in ein Malaria-Risiko Gebiet begibt, nützliche Informationen an die Hand geben, um Risikofaktoren zu vermeiden. Besonders die Anwendung hochwirksamer Insektensprays (□ Tab. 17.8) aus der Apotheke stehen bei der Beratung im Vordergrund.

Weiterhin sollten Ihre Kunden:

- Kleidung tragen, die Arme und Beine bedeckt.
- Repellenzien gleichmäßig auf alle ungeschützten Hautareale auftragen. Dieses sollte spätestens nach Ablauf der auf der Packung angegebenen Wirkdauer wiederholt werden.
- Dunkle Kleidung vermeiden, da diese Mücken und Moskitos anziehen.
- Unter einem möglichst mit Insektiziden imprägnierten Moskitonetz schlafen bzw. in mückensicheren Räumen übernachten.
- Darauf achten, dass Fenster und Türen über Mückengitter verfügen.
- Abendliche Aufenthalte an stehenden Gewässern und Schwimmbädern vermeiden.

## Reiseübelkeit

Viele Menschen haben mit der Reisekrankheit schon Erfahrung gemacht. Sei es persönlich oder als Zeuge eines Betroffenen, sei es im Auto, in der Bahn, besonders wenn man gegen die Fahrtrichtung sitzt oder auf dem Schiff bei stärkerem Wellengang. Die ersten Symptome beginnen mit Gähnen, Müdigkeit, Kopfschmerzen bis hin zu Übelkeit und Erbrechen. Die Reisekrankheit ist natürlich keine Krankheit, denn die Symptome klingen vollständig ab nachdem die Reise beendet ist. Der Gleichgewichtssinn ist für das Phänomen der Reisekrankheit, der **Kinetose**, verantwortlich. Als Kinetose wird die körperliche Reaktion auf ungewohnte Bewegungen, zum Beispiel in Verkehrsmitteln, bezeichnet. Hierbei kommt es vereinfacht beschrieben zu einem Konflikt unserer Sinneseindrücke. Beim Autofahren z. B. nimmt das Auge eine schnelle Bewegung wahr, das Gleichgewichtsorgan im Ohr meldet dem Gehirn jedoch Stillstand. Bei der Seekrankheit ist dieser Konflikt jedoch genau anders herum: Das Gleichgewichtsorgan meldet dem Gehirn, dass sich der Körper in Bewegung befindet. Besonders der Sehsinn vermittelt dem Gehirn aber den Eindruck von Stillstand.

Bei der Reisekrankheit geht man beim bisherigen Stand der Forschung davon aus, dass das Gehirn den inneren Konflikt mit einer hohen Ausschüttung der Hormone Dopamin und Serotonin zu lösen versucht. Als „Nebenwirkung" können dabei Anzeichen eines Bewegungsschwindels bis hin zur schweren Übelkeit entstehen.

Leider typisch für die Reisekrankheit: Die Übelkeit hält auch nach einem eventuellen Erbrechen an, denn dieses bringt keine Erleichterung.

Als Mittel stehen in der Selbstmedikation Tabletten, Kaugummis und für Kinder Saft und Suppositorien zur Verfügung (□ Tab. 17.9). Die meisten Mittel enthalten den chemischen Wirkstoff Dimenhydrinat, ein Arzneimittel aus der Klasse der Antihistaminika, das zur Therapie und zur Prophylaxe von Übelkeit und Erbrechen eingesetzt wird. Außerdem steht in der Selbstmedikation aus der gleichen Wirkstoffgruppe der Wirkstoff Diphenhydramin zur Verfügung. Weiterhin gibt es als pflanzliche Alternative Ingwerwurzelstock für Kinder ab sechs Jahren, dem ebenfalls eine antiemetische Wirkung zugesprochen wird. Ingwerwurzelstock steht als Fertigarzneimittel in Kapselform zur Verfügung. Der Vorteil dieses pflanzlichen Produkts: es hat fast keine Nebenwirkungen. Eine sehr häufige Nebenwirkung der chemischen Mittel ist Müdigkeit, aber auch Mundtrockenheit und Magen-Darm-Probleme können auftreten.

Sollte eine Reisekrankheit bekannt sein, sollte man ein Mittel aus der Gruppe der Antihistaminika 30 Minuten vor Reiseantritt einnehmen. Bei Verwendung eines Kaugummis gegen Reiseübelkeit kann das Kaugummi einfach aus dem Mund genommen werden, wenn die Symptome verschwunden sind – maximal aber nach 30 Minuten kauen. Die Dosierung des pflanzlichen Ingwerwurzelstocks ist bei Erwachsenen und Kindern über sechs Jahren ebenfalls eine halbe Stunde vor Reiseantritt zwei Hartkapseln und dann alle vier Stunden zwei Hartkapseln mit ausreichend Flüssigkeit.

## Wassersport

In den letzten Jahren haben viele Urlauber den Wassersport für sich entdeckt, sei es Tauchen, Surfen, Wasserski, Schwimmen oder Kitesurfen. Besonders Taucher klagen während ihres Tauchurlaubes über Schmerzen in den Gehörgängen. So ist die Otitis externa bei Wassersportlern häufiger anzutreffen als eine Mittel- oder Innenohrentzündung. Bei der Otitis externa handelt es sich um eine Entzündung der Haut und Subkutis im Bereich des äußeren Gehörganges. Sowohl gechlortes Süßwasser als auch Salzwasser setzen der Haut im Gehörgang zu, denn die schützende Fettschicht wird abgewaschen und zusätzlich wird die Gehörgangshaut aufgeweicht. Dadurch kommt es zu einer Verschiebung des normalerweise sauren pH-Werts im Ohr in das leicht basische. Zusätzlich wirkt ein osmotischer Effekt, der den Hautzellen Wasser entzieht. Außerdem reizen Salz-und Sandkristalle aus dem Meerwasser die Haut. Als Summe dieser Einflüsse fangen die Ohren an zu jucken und wehzutun. Hilfreich sind hier Ohrentropfen z. B. mit Isopropylalkohol und Essigsäure, die aber zusätzlich Glycerol enthalten sollten, damit das Ohr nicht noch mehr austrocknet (□ Tab. 17.9). Nach NRF 16.2. kann man Essigsäure/Propylenglykol Ohrentropfen herstellen. Alternativ kann man dem Kunden ein desinfizierendes und pflegendes Fertigarzneimittel anbieten (Exkurskasten ▸ Seite 14). Die Ohrentropfen können sowohl prophylaktisch verabreicht werden, sowie zur Begleittherapie einer medikamentösen Behandlung bei Entzündungen des äußeren Gehörgangs angewendet werden (◦ Abb. 17.6). Wenn die Ohrenschmerzen sehr stark sind, sollte unbedingt ein Arztbesuch angeraten werden, um eine Mittelohrentzündung (Otitis media) auszuschließen.

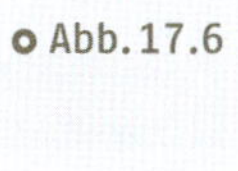

Vor der Anwendung von Ohrentropfen sollte das Fläschchen in der geschlossenen Hand oder Hosentasche auf Körpertemperatur erwärmt werden. ◦ Abb. 17.6

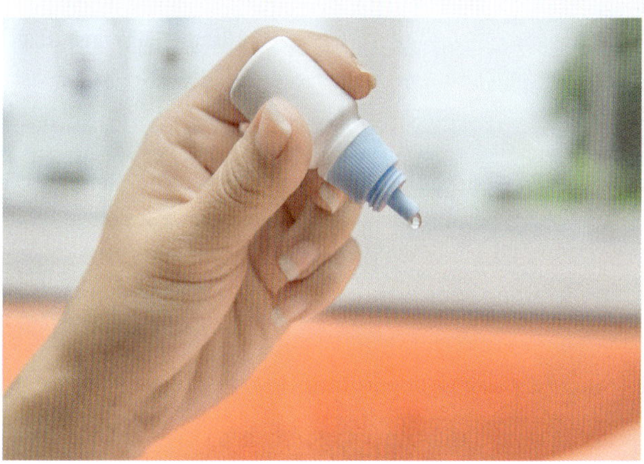

## Sonnenallergie

Mit der umgangssprachlichen Bezeichnung „Sonnenallergie" ist eine Lichtdermatose gemeint, die wohl vorwiegend durch den UV-A-Anteil der Sonnenstrahlung ausgelöst wird. In Deutschland sind schätzungsweise 10 bis 20 % der Bevölkerung betroffen. Am häufigsten zeigt sich eine Sonnenallergie bei jungen Frauen mit hellem Pigmentierungstyp. Auch Kinder können davon betroffen sein. Diese Hautreaktion tritt vorwiegend zu Beginn der Sonnensaison oder zu Beginn des Urlaubs auf, wenn die Sonne bei den ersten Sonnenbädern auf sonnenentwöhnte Haut trifft. Wenige Stunden bis Tage nach dem Aufenthalt in der Sonne kommt es zu stark juckenden Hautausschlägen oder schmerzhaften Bläschen. Die Hautausschläge treten bei Erwachsenen besonders oft am Dekolleté sowie an Schultern, Armen und Handrücken auf, bei Kindern auch im Gesicht. Eine Linderung tritt meist erst nach einigen Tagen Sonnenabstinenz auf. Prophylaktisch empfiehlt sich die Gabe von Calcium und Vitamin D (▫ Tab. 17.9). Hier muss die Einnahme aber mindestens eine Woche vor Beginn der intensiven Sonnenexposition beginnen.

Weiterhin sollte Sonnenschutz ohne Emulgatoren, Duft-, Farb- oder Konservierungsstoffe verwendet werden. Bei der Auswahl des Sonnenschutz-Produkts ist darauf zu achten, dass Sonnenschutz mit ausreichendem UV-A-Schutz aufgetragen wird. Bei einer sehr starken Neigung zu Sonnenallergie ist es notwendig, die Haut mit Kleidung vor direktem Sonnenkontakt zu schützen und starke Sonneneinstrahlung zu meiden (▸ Seite 86).

▫ Tab. 17.9 Präparatebeispiele für die Reiseapotheke

| Indikation | Handelspräparat |
|---|---|
| Erkältungsbeschwerden | ACC akut® (BTA), Aspirin complex® (GRA), Lemocin® (LUT), Grippostad® (HKP), Nasenspray AL®, Nasic® (SPR) Phytohustil® (SIR), Silomat® (LUT, SIR, TRO) |
| Sonnenschutz | Eubos®, Eucerin®, Ladival®, Roche Posay®, Widmer® |
| Sonnenallergie | Calcium Sandoz Sun® (BTA), Ladival® Allergische Haut (GEL), Widmer® All Day (MIL) |
| Sonnenbrand | Calendumed® (GEL), Ebenol® (CRE), Fenistil® (GEL) |
| Augen | Euphrasia® (AT), Berberil® (AT), Hylo Comod® (AT), Posiformin® (AUS) |
| Magen/Darm | Elotrans® (PUL), Imodium akut® (KAP, SMT), Lopedium akut® (KAP), Perenterol® forte (KAP) / junior (PUL), Tannacomp® (FTA), Uzara® (LSG) |
| Malaria Prophylaxe | Anti Brumm® (LOT, SPR), Nobite® (SPR) |
| Mückenstiche | Combudoron® (GEL), Ebenol® (CRE), Fenistil® (GEL), Rivanol® (SAL) |
| Reiseübelkeit | Emesan® (SUP, TAB), Reisetabletten Stada®, Superpep® (KDA), Vomex® (DRA, SUP), Zintona® (KAP) |
| Schmerzen | Aspirin® (TAB), ASS+C-ratiopharm® (BTA), Ibuhexal akut (FTA), Naproxen 250 Stada® (TAB), Paracetamol 500-1A Pharma® (TAB) |
| Ohrentropfen für Wassersportler | Normison®, NRF 16.2., Otodolor® direkt |
| Verletzungen | Bepanthen® Antiseptische Wundcreme, Betaisodona® (LSG, SAL), Hansaplast® (PFL), Lohmann & Rauscher® Verbandstoffe, Octenisept® (SPR) |

Tab. 17.9 Präparatebeispiele für die Reiseapotheke (Fortsetzung)

| Indikation | Handelspräparat |
|---|---|
| Verstauchungen/Prellungen | Bauernfeind® Bandagen, Eisspray ratiopharm®, Nexcare® ColdHot Pack, Weleda Arnika (ESS, SAL) |
| Sonstiges | BBraun® Einmalspritzen, Mosquito® Zeckenpinzette, Sterican® Nadeln, Wepa® Fieberthermometer |

Tab. 17.10 Schüßler-Salze und ihr Einsatz auf Reisen

| Schüßler-Salz | Anwendungsgebiet |
|---|---|
| Nr. 3 Ferrum phosphoricum D12 | Das Notfallmittel: Es kommt zum Einsatz, wenn etwas akut schmerzhaft, rot und heiß ist: Fieber, Sonnenbrand, Insektenstiche |
| Nr. 5 Kalium phosphoricum D6 | Bei Reise- und Seekrankheit |
| Nr. 25 Aurum chloratum natronatum D12 | Unterstützt bei allen rhythmischen Störungen, auch bei Jetlag |
| Nr. 3 Ferrum phosphoricum als Gel | In Kombination mit Natrium chloratum bei Sonnenbrand und Insektenstichen |
| Nr. 8 Natrium chloratum als Gel | In Kombination mit Ferrum phosphoricum bei Sonnenbrand und Insektenstichen |

## Grenzen der Selbstmedikation auf Reisen

Auf der Reise gilt erst einmal das Gleiche wie zu Hause: bei allen akuten Beschwerden, bei denen Ihr Kunde hier zum Arzt gehen würde, sollte er auch im Reiseland zum Arzt gehen. Besonders dann, wenn er in exotischen Gebieten unterwegs ist. Vor allem bei Reisedurchfall ist es wichtig, Elektrolyte zu sich zu nehmen, was per Infusion deutlich besser und schneller geht. Bei großem Flüssigkeitsverlust kann es schnell zu lebensbedrohlichem Flüssigkeitsmangel kommen, deswegen ist der Gang zum Arzt in solchen Fällen unbedingt anzuraten.

## Literatur

BfArM. Reisen mit Betäubungsmitteln. Verfügbar unter www.bfarm.de/DE/Bundesopiumstelle/Betaeubungsmittel/Reisen/_node.html

Biermann D. Beratungstipps für Wassersportler. Pharm Ztg online, 2010. Verfügbar unter: www.pharmazeutische-zeitung.de/?id=35091 (Zugriff 23.08.17)

DAP. Produktübersicht Formula- und Diätdrink-Produkte. Stand 02/2017. Verfügbar unter: www.deutschesapothekenportal.de/fileadmin/user_upload/download/produktuebersichten/dap_produktuebersicht_diaet-produkte.pdf (Zugriff 02.08.17)

DAZ online. Jetzt ist endgültig Schluss: So kann die Raucherentwöhnung gelingen. Verfügbar unter: www.deutsche-apotheker-zeitung.de/daz-az/2017/daz-1-2017/jetzt-ist-endgueltig-schluss (Zugriff 04.09.17)

DAZ online. Mit dem Rauchen aufhören. Verfügbar unter: www.deutsche-apotheker-zeitung.de/news/artikel/2016/12/30/mit-dem-rauchen-aufhoeren/chapter:2 %20/ (Zugriff 04.09.17)

DocCheckFlexikon: http://flexikon.doccheck.com/de/Spezial:Mainpage (Zugriff 09.09.17)

GlaxoSmithKline: www.nicotinell.de/rauchen-abgewoehnen.html (Zugriff 08.09.17)

Goebel R, Schulz M. Insekten erfolgreich abwehren. Pharm Ztg online, 2006. Verfügbar unter: www.pharmazeutische-zeitung.de/index.php?id=1640 (Zugriff 13.07.17)

Grünwalder: www.gruenwalder.de/Ihre-Gesundheit/Reisen/reisekrankheit.html (Zugriff 08.09.17)

Hermes: www.antibrumm.com/anwendungsgebiete/reisen/insektenschutz-auf-reisen/ (Zugriff 09.09.17)

Johnson & Johnson: www.nicorette.de/produkte/ (Zugriff 08.09.17)

Käch W. Biochemische Mineralstoffe nach Dr. Schüssler. Santénatur, Walter Käch, Hochdorf, Schweiz, 2010

Müller C. Mit dem Rauchen aufhören: Wie klappt es endlich? PTAheute online, 2016. Verfügbar unter: www.ptaheute.de/news/artikel/mit-dem-rauchen-aufhoeren-wie-klappt-es-endlich/ (23.08.17)

Rahlenbeck S, Müller-Stöver I, Doggett S. Insektenschutz: Wie man das Stichrisiko senkt. Dtsch Arztebl, 2013. Verfügbar unter: www.aerzteblatt.de/archiv/143452/ Insektenschutz-Wie-man-das-Stichrisiko-senkt (Zugriff 28.07.17)

RKI. Adressen der Tropeninstitute in Deutschland, Stand 08/2015: www.rki.de/DE/Content/Infekt/Reisemedizin/Adressen.html (Zugriff 09.09.17)

RKI. Degs Studie zur Gesundheit Erwachsener in Deutschland:www.rki.de/DE/Content/Gesundheitsmonitoring/Studien/Degs/degs_node.html (Zugriff 09.09.17)

RKI. Reiseimpfungen: www.rki.de/DE/Content/Kommissionen/STIKO/Reiseimpfung/reiseimpfung_node.html (Zugriff 09.09.17)

S3-Leitlinie Interdisziplinäre Leitlinie der Qualität S3 zur „Prävention und Therapie der Adipositas" Version 2.0. Stand 04/2014. Verfügbar unter: www.adipositas-gesellschaft.de/fileadmin/PDF/Leitlinien/S3_Adipositas_Praevention_Therapie_2014.pdf (Zugriff 06.09.17)

S3-Leitlinie Screening, Diagnostik und Behandlung des schädlichen und abhängigen Tabakkonsums. Stand 02/2015. Verfügbar unter: www.dg-sucht.de/fileadmin/user_upload/pdf/leitlilnien/AWMF_76-006_S3-Leitlinie_Tabak.pdf (Zugriff 06.09.17)

Stada: www.ladival.de/mein-sonnenschutz/sonnenallergie.html (Zugriff 06.09.17)

# Bildnachweis

### Kapitel 1

Einstiegsbild NinaMalyna/stock.adobe.com
Abb. 1.1 DAV, Stuttgart
Abb. 1.2 silencefoto/stock.adobe.com
Björn Wylezich/stock.adobe.com
Abb. 1.3 photophonie/stock.adobe.com
Abb. 1.4 arborpulchra/stock.adobe.com
Abb. 1.5 DoraZett/stock.adobe.com
Abb. 1.6 DAV, Stuttgart
Abb. 1.7 Picture-Factory/stock.adobe.com
Abb. 1.8 Lutz Peter/stock.adobe.com
Abb. 1.9 Heike Rau/stock.adobe.com

### Kapitel 2

Einstiegsbild Alkimson/stock.adobe.com
Abb. 2.1 Kateryna_Kon/stock.adobe.com
Abb. 2.2 Schliener/stock.adobe.com
Abb. 2.3 Dan Race/stock.adobe.com
Abb. 2.4 Heiko Barth/stock.adobe.com
Abb. 2.5 Klaus Eppele/stock.adobe.com

### Kapitel 3

Einstiegsbild Africa Studio/stock.adobe.com
Abb. 3.1 DAV, Stuttgart (nach einer Vorlage von Ilva Großbach)
Abb. 3.2 Kanachaifoto/stock.adobe.com
Abb. 3.3 Dmytro Sukharevskyi/stock.adobe.com
Abb. 3.4 Baibaz/stock.adobe.com
Abb. 3.5 patronestaff/stock.adobe.com
Abb. 3.6 snyGGG/stock.adobe.com

### Kapitel 4

Einstiegsbild Creativa Images/stock.adobe.com
Abb. 4.1 Henrie/stock.adobe.com
Abb. 4.2 emer/stock.adobe.com
Abb. 4.3 VIKTORIIA/stock.adobe.com
Abb. 4.4 olegmalyshev/stock.adobe.com
Abb. 4.5 bilderzwerg/stock.adobe.com
Abb. 4.6 PhotoSG/stock.adobe.com
Abb. 4.7 DAV, Stuttgart

### Kapitel 5

Einstiegsbild Astrid Gast/stock.adobe.com
Abb. 5.1 Nach necozawa/stock.adobe.com
Abb. 5.2 ChaotiC_PhotographY/stock.adobe.com
Abb. 5.3 FS-Stock/stock.adobe.com
Abb. 5.4 silencefoto/stock.adobe.com
Abb. 5.5 Nach elina22/stock.adobe.com
Abb. 5.6 Victoria M/stock.adobe.com
Abb. 5.7 Daisy Daisy/stock.adobe.com
Abb. 5.8 pilipphoto/stock.adobe.com
Abb. 5.9 cipollimartina/stock.adobe.com
Abb. 5.10 BillionPhotos.com/stock.adobe.com
Abb. 5.11 Heiko Zahn/stock.adobe.com
Abb. 5.12 nakedking/stock.adobe.com
Abb. 5.13 blauviolette/stock.adobe.com
Abb. 5.14 Schlierner/stock.adobe.com

### Kapitel 6

Einstiegsbild aleshin/stock.adobe.com
Abb. 6.1 Busch/Schiffter-Weinle, PKA 26
Abb. 6.2 Heller/Ehrbeck-Lahrs/Unthan, PKA Lerntrainer 2
Abb. 6.3 llhedgehogll/stock.adobe.com
Abb. 6.4 finecki/stock.adobe.com
Abb. 6.5 panthesja/stock.adobe.com
Abb. 6.6 Pixelmixel/stock.adobe.com
Abb. 6.7 suriya/stock.adobe.com
Abb. 6.8 279photo/stock.adobe.com
Abb. 6.9 Jeanette Dietl/stock.adobe.com
Abb. 6.10 Halfpoint/stock.adobe.com
Abb. 6.11 finecki/stock.adobe.com
Abb. 6.12 Ulrich/stock.adobe.com
Abb. 6.13 grafikplusfoto/stock.adobe.com
Abb. 6.14 Nach macrovector/stock.adobe.com
Abb. 6.15 Milan Lipowski/stock.adobe.com
Abb. 6.16 Greenpapillon/stock.adobe.com
Abb. 6.17 JorgeAlejandro/stock.adobe.com
Abb. 6.18 Heike Rau/stock.adobe.com
Abb. 6.19 damato/stock.adobe.com
Abb. 6.20 Peter Heimpel/stock.adobe.com
Abb. 6.21 Xaver Klaussner/stock.adobe.com

### Kapitel 7

Einstiegsbild Kletr/stock.adobe.com
Abb. 7.1 DAV, Stuttgart
Abb. 7.2 Rumkugel/stock.adobe.com
Abb. 7.3 margo555/stock.adobe.com
Abb. 7.4 Nach reineg/stock.adobe.com
Abb. 7.5 japolia/stock.adobe.com
Abb. 7.6 serojpg/stock.adobe.com
Abb. 7.7 Kzenon/stock.adobe.com
Abb. 7.8 Barabas Attila/stock.adobe.com
Abb. 7.9 suman/stock.adobe.com
Abb. 7.10 Nach rob3000/stock.adobe.com
Abb. 7.11 AB Photography/stock.adobe.com
Abb. 7.12 Voyagerix/stock.adobe.com
Abb. 7.13 Andrea/stock.adobe.com
Abb. 7.14 kasanka19/stock.adobe.com

### Kapitel 8

Einstiegsbild underdogstudios/stock.adobe.com
Abb. 8.1 beawolf/stock.adobe.com
Abb. 8.2 bilderstoeckchen/stock.adobe.com
Abb. 8.3 Adriana/stock.adobe.com
Abb. 8.4 showcake/stock.adobe.com
Abb. 8.5 DAV, Stuttgart
Abb. 8.6 astrosystem/stock.adobe.com
Abb. 8.7 unpict/stock.adobe.com
Abb. 8.8 Kittiphan/stock.adobe.com

**Kapitel 9**

Einstiegsbild Marina Lukáčová/stock.adobe.com
Abb. 9.1 Nach designua/stock.adobe.com
Abb. 9.2 Boyan Dimitrov/stock.adobe.com
Abb. 9.3 Václav Mach/stock.adobe.com
Abb. 9.4 kleberpicui/stock.adobe.com
Abb. 9.5 Bernd S./stock.adobe.com
ExQuisine/stock.adobe.com
Abb. 9.6 Nach Avanne Troar/stock.adobe.com
Abb. 9.7 airborne77/stock.adobe.com
Abb. 9.8 magmac82/stock.adobe.com
Abb. 9.9 Robert Kneschke/stock.adobe.com
Abb. 9.10 DAV, Stuttgart

**Kapitel 10**

Einstiegsbild AB Visual Arts/stock.adobe.com
Abb. 10.1 DAV, Stuttgart
Abb. 10.2 highwaystarz/stock.adobe.com
Abb. 10.3 anetlanda/stock.adobe.com
Abb. 10.4 DingDong/stock.adobe.com
Abb. 10.5 contrastwerkstatt/stock.adobe.com

**Kapitel 11**

Einstiegsbild Heike Rau/stock.adobe.com
Abb. 11.1 Nach elenabsl/stock.adobe.com
Abb. 11.2 Apperger, Wechseljahre
Abb. 11.3 DAV, Stuttgart
Abb. 11.4 aboikis/stock.adobe.com

**Kapitel 12**

Einstiegsbild AnnaReinert/stock.adobe.com
Abb. 12.1 chombosan/stock.adobe.com
Abb. 12.2 Busch/Schiffter-Weinle, PKA 26
Abb. 12.3 Axel Kock/stock.adobe.com
Abb. 12.4 Belsana, Bamberg
Abb. 12.5 petzshadow/stock.adobe.com

**Kapitel 13**

Einstiegsbild simoneminth/stock.adobe.com
Abb. 13.1 tech_studio/stock.adobe.com
Abb. 13.2 freebird7977/stock.adobe.com
Abb. 13.3 Photographee.eu/stock.adobe.com
Abb. 13.4 unpict/stock.adobe.com
Abb. 13.5 DAV, Stuttgart
Abb. 13.6 Syda Productions/stock.adobe.com
Abb. 13.7 chandlervid85/stock.adobe.com

**Kapitel 14**

Einstiegsbild detailblick-foto/stock.adobe.com
Abb. 14.1 DAV, Stuttgart
Abb. 14.2 Canoo7/stock.adobe.com
Abb. 14.3 AntonioDiaz/stock.adobe.com
Abb. 14.4 colnihko/stock.adobe.com
Abb. 14.5 Romanova Anna/stock.adobe.com
Abb. 14.6 Lanisoh Laboratories, Berlin
Medela, München
Abb. 14.7 tiagozr/stock.adobe.com
Abb. 14.8 nd3000/stock.adobe.com
Abb. 14.9 ghazii/stock.adobe.com
Abb. 14.10 VadimGuzhva/stock.adobe.com
Abb. 14.11 kolesnikovserg/stock.adobe.com
Abb. 14.12 Michael Tieck/stock.adobe.com
Abb. 14.13 Printemps/stock.adobe.com
Abb. 14.14 tostphoto/stock.adobe.com

**Kapitel 15**

Einstiegsbild barneyboogles/stock.adobe.com
Abb. 15.1 Gabees/stock.adobe.com
Abb. 15.2 kr7ni/stock.adobe.com
Abb. 15.3 PhotographyByMK/stock.adobe.com
Abb. 15.4 Swapan/stock.adobe.com
Abb. 15.5 tata99may/stock.adobe.com
Abb. 15.6 abhijith3747/stock.adobe.com
Abb. 15.7 itsmejust/stock.adobe.com
Abb. 15.8 DAV, Stuttgart
Abb. 15.9 monropic/stock.adobe.com

**Kapitel 16**

Einstiegsbild Oksana_S/stock.adobe.com
Abb. 16.1 jolopes/stock.adobe.com
Abb. 16.2 concept w/stock.adobe.com
Abb. 16.3 Nach reineg/stock.adobe.com
Abb. 16.4 dimamoroz/stock.adobe.com
Abb. 16.5 lisa_16/stock.adobe.com
Abb. 16.6 Nach dmutrojarmolinua/stock.adobe.com
Abb. 16.7 Sherry Young/stock.adobe.com

**Kapitel 17**

Einstiegsbild Boggy/stock.adobe.com
Abb. 17.1 Natalia Merzlyakova/stock.adobe.com
Abb. 17.2 windu/stock.adobe.com
Abb. 17.3 RFBSIP/stock.adobe.com
Abb. 17.4 Hayati Kayhan/stock.adobe.com
Abb. 17.5 absolutimages/stock.adobe.com
Abb. 17.6 ohishiftl/stock.adobe.com

# Sachregister

E

T

# Der Herausgeber

### Lars P. Frohn

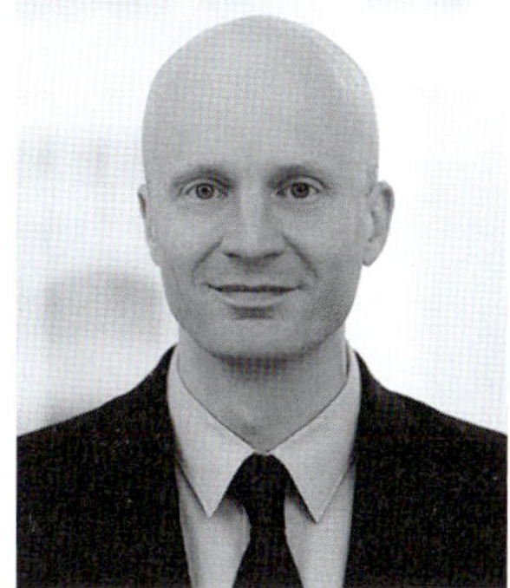

Der Apotheker Lars P. Frohn (Jg. 1973) studierte Pharmazie in Bonn und erlangte dort ebenfalls den Abschluss des postgraduierten Studienganges „Master of Drug Regulatory Affairs". Nach dem Studium absolvierte er einen Auslandsaufenthalt an der University of Sydney, Australien.

Nach einer zweijährigen Anstellung in der Apotheke seines Vaters übernahm er Apothekenvertretungen in Deutschland und der Schweiz. Während dieser Zeit erweiterte er sein Tätigkeitsfeld und engagierte sich fortan vermehrt in der betriebswirtschaftlichen Beratung und im Projektmanagement von Apotheken und Apothekenketten (Schweiz). Seit 2014 ist er außerdem als Autor und Dozent tätig. 2015 hat er die Weiterbildung zum Praktischen Betriebswirt für die Pharmazie (WDA) erfolgreich abgeschlossen und 2016 erlangte er den Abschluss „MBA Health Care Management" an der Universität Bayreuth. Seine beim Deutschen Apotheker Verlag erschienenen Werke sind „Pille danach", „HV-Fragen – Import, Zuzahlung, Rabattverträge" sowie „Pflichtschulung Lagerung".

# Die Autorinnen

### Stephanie Paul

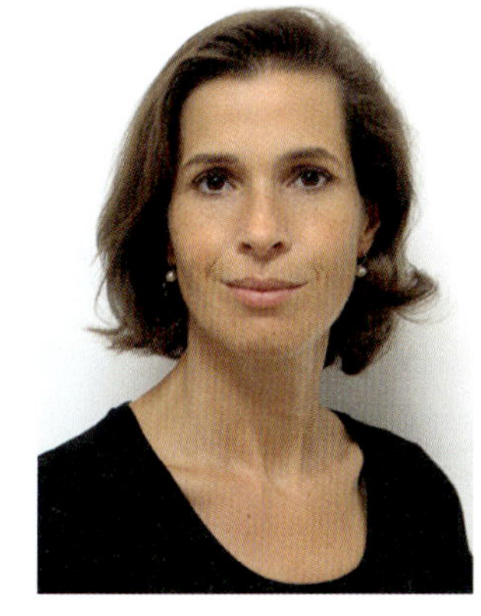

Ausbildung zur pharmazeutisch-technischen Assistentin. Danach Studium der Pharmazie an der Rheinischen Friedrich-Wilhelms-Universität Bonn. Gesammelte Erfahrungen in der Industrie bei Hoffmann la Roche und Bayer im Zuge des praktischen Jahres. Seit der Approbation 2005 tätig in der öffentlichen Apotheke. Davon 10-jährige Leitungserfahrung einer Filialapotheke. Autorin für die PTA heute.

### Ilva Großbach

Studium der Pharmazie an der Friedrich-Schiller-Universität Jena mit Abschluss im Jahr 2011. Seit 2012 Filialleitung einer öffentlichen Apotheke im Großraum Ludwigsburg mit übergeordneten Aufgaben im Apothekenverbund wie der Betreuung des Qualitätsmanagements und der Auszubildenden, der Personaleinsatzplanung sowie der Durchführung von Schulungen und Vorträgen. Seit 2014 externe Webshopredakteurin für die DAN Netzwerk Deutscher Apotheker GmbH.

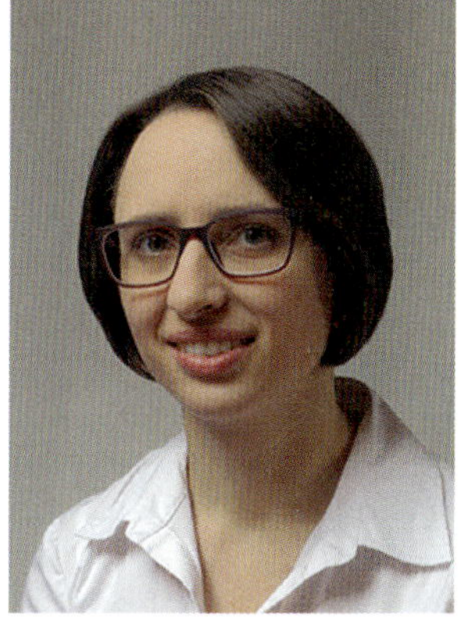

### Karin Diesner

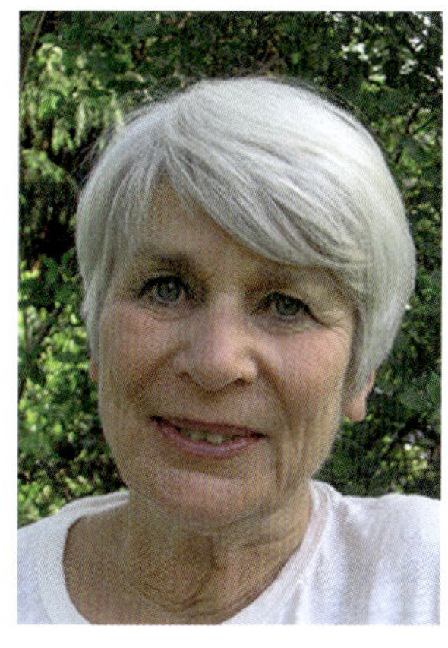

Studium der Pharmazie an der Julius-Maximilians-Universität Würzburg, seit 1972 in öffentlichen Apotheken tätig. Fachapothekerin für Offizin-Pharmazie. 2003 bis 2016 Mitglied der Vertreterversammlung der Landesapothekerkammer Baden-Württemberg, Tätigkeit als QMS-Auditorin und Referentin der Landesapothekerkammer Baden-Württemberg. Ehemalige Leiterin des Pharmazeutischen Arbeitszirkels in Heidelberg. Autorin für den Deutschen Apotheker Verlag mit den Hörbüchern „Beratung in der Apotheke" und „Konfliktgespräche in der Apotheke" sowie als Autorin der mindCards „Augentropfen und Augensalben".

### Ines Winterhagen

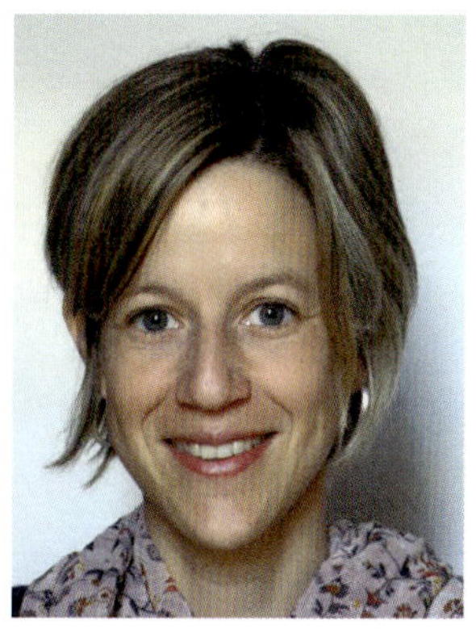

Studium der Pharmazie an der Universität Marburg. Fachapothekerin für Offizinpharmazie, Homöopathie und Naturheilkunde. Athina-Intensivfortbildung. Referentin im Bereich der Fort- und Weiterbildung sowie Mitglied im Ausbildungs- und Weiterbildungsausschuss der Landesapothekerkammer Baden-Württemberg. Autorin für den Deutschen Apotheker Verlag.